# 护理基础理论与临床实践

主　编　孟凡爱　杨红艳　徐秀云　高　艳
　　　　程文杰　董红梅　牛永杰　李红娜

中国海洋大学出版社
·青岛·

图书在版编目(CIP)数据

护理基础理论与临床实践 / 孟凡爱等主编. -- 青岛 ：中国海洋大学出版社，2024. 9.
ISBN 978-7-5670-3987-2

Ⅰ. R47

中国国家版本馆 CIP 数据核字第 20247TU935 号

Basic Nursing Theory and Clinical Practice

出版发行　中国海洋大学出版社
社　　址　青岛市香港东路 23 号　　邮政编码　266071
出 版 人　刘文菁
网　　址　http://pub. ouc. edu. cn
电子信箱　369839221@qq. com
订购电话　0532－82032573(传真)
责任编辑　韩玉堂　李　燕　　电　　话　0532－85902349
印　　制　蓬莱利华印刷有限公司
版　　次　2024 年 9 月第 1 版
印　　次　2024 年 9 月第 1 次印刷
成品尺寸　185 mm×260 mm
印　　张　50.5
字　　数　1330 千
印　　数　1～1000
定　　价　228.00 元

发现印装质量问题，请致电 0535－5651533，由印刷厂负责调换。

# 《护理基础理论与临床实践》编委会


**主　编**　孟凡爱　山东第一医科大学第一附属医院<br>
　　　　　　　　　山东省千佛山医院<br>
　　　　　杨红艳　山西省长治医学院附属和济医院<br>
　　　　　徐秀云　山东省济南市中医医院<br>
　　　　　高　艳　山东国欣颐养集团枣庄中心医院<br>
　　　　　程文杰　黑龙江省佳木斯大学附属第一医院<br>
　　　　　董红梅　中国人民解放军总医院第八医学中心<br>
　　　　　牛永杰　中国人民解放军总医院第八医学中心<br>
　　　　　李红娜　中国人民解放军总医院京北医疗区北清路门诊部

**副主编**　李旭侠　山东省阳谷县中医医院<br>
　　　　　于雅征　北京丰台区中医医院(南苑医院)<br>
　　　　　张　亮　宁夏医科大学总医院<br>
　　　　　张　芳　中国人民解放军总医院第二医学中心<br>
　　　　　张慧玲　山西省长治医学院附属和济医院<br>
　　　　　刘晶菁　山西省长治医学院附属和济医院<br>
　　　　　张竹青　中国人民解放军总医院第七医学中心<br>
　　　　　赵凯丽　山西省长治医学院附属和济医院<br>
　　　　　韩　凤　山西省长治医学院附属和济医院<br>
　　　　　洪艳霞　山东省荣成市斥山街道卫生院<br>
　　　　　冯　娜　山西省太原市精神病医院<br>
　　　　　程晓英　山西省长治医学院附属和济医院<br>
　　　　　王　芳　内蒙古自治区人民医院<br>
　　　　　朱金梅　山西省大同市第三人民医院<br>
　　　　　孟祥枝　内蒙古医科大学附属医院<br>
　　　　　董红梅　内蒙古自治区人民医院<br>
　　　　　张　巍　中国人民解放军总医院第五医学中心<br>
　　　　　樊建芳　中国人民解放军总医院京中医疗区定阜街门诊部<br>
　　　　　张　颖　中国人民解放军总医院第八医学中心<br>
　　　　　张素丽　中国人民解放军总医院第八医学中心

肖艳苓　中国人民解放军总医院第八医学中心
张雅君　中国人民解放军总医院第五医学中心
肖书翻　中国人民解放军总医院第八医学中心
王金玲　中国人民解放军总医院第八医学中心
于孟楠　中国人民解放军总医院第八医学中心
张　婷　中国人民解放军总医院第五医学中心
丁　娟　新疆维吾尔自治区伊犁州中医医院
康红霞　新疆维吾尔自治区伊犁州中医医院
刘　云　中国人民解放军总医院第八医学中心
陈月青　山西省大同市第三人民医院
田晶晶　中国人民解放军总医院第五医学中心
张　雨　中国人民解放军总医院第五医学中心
赵倩倩　河北医科大学口腔医院
冯　蕊　河北医科大学口腔医院
朱亚琼　河北医科大学口腔医院
李　洋　中国人民解放军总医院第八医学中心
刘亚婷　中国人民解放军总医院第五医学中心
李　辉　山西省长治市人民医院
王欣阳　中国人民解放军总医院第八医学中心
任庆芳　中国人民解放军总医院第九医学中心
曾芙蓉　中国人民解放军总医院第五医学中心
季　涛　中国人民解放军总医院第五医学中心
董诺诗　中国人民解放军总医院第八医学中心
吴艳霞　中国人民解放军总医院第五医学中心
于宏坡　中国人民解放军总医院第五医学中心
祁微微　中国人民解放军总医院第五医学中心
李　佳　宁夏回族自治区贺兰县人民医院
王红梅　宁夏回族自治区贺兰县人民医院
马凤珍　宁夏回族自治区人民医院
徐欣欣　浙江省杭州市康复医院

**编　委**　张　静　山东省济阳区妇幼保健计划生育服务中心
张娜娜　江苏省南京市第一医院

# 前　言

随着科学技术的飞速发展和医学的不断进步，护理学科发生了根本性的变化，现代临床医学对护理人员有了更高的要求。护理工作要坚持以患者为中心，以患者安全为重点，护理服务要让患者满意、让社会满意。要达到这些要求，护理人员必须掌握扎实的医学护理基础知识、熟练的专业技能、规范的技术操作，做到默契的医护配合，这是保证患者安全和医疗护理质量的关键。为此，我们参考大量书籍资料编写了此书。

本书主要介绍了呼吸内科疾病、心内科疾病、消化内科疾病、肾内科疾病等临床常见疾病的护理，分别从病因、临床表现、辅助检查、主要护理诊断/问题、护理措施等方面进行了阐述，同时针对手术室护理、急诊科疾病护理、基础护理等相关护理内容也做了详细介绍。全书内容丰富，覆盖面广，科学实用，充分吸收了近几年的护理新理论、新知识和新技术，可以帮助临床护理人员培养良好的思维判断能力，使护理工作更加有条理，更加严谨安全。希望本书能为护理工作者处理相关问题提供参考。

本书的编写设置：主编孟凡爱编写了前言、第十三章第二十九节至第三十节、第十三章第四十九节至第五十一节、第十三章第五十七节至第六十一节，共51.76千字；主编杨红艳编写了第三章第十九节至第三十九节，共105.30千字；主编徐秀云编写了第十五章，共51.72千字；主编高艳编写了第十一章第一节至第二节、第十一章第十节至第十二节，共31.98千字；主编程文杰编写了第十九章，共31.42千字；主编董红梅编写了第十二章第六节至第七节，共19.35千字；主编牛永杰编写了第三章第一节、第三章第十节至第十一节，共22.93千字；主编李红娜编写了第十六章第三节至第六节，共21.15千字；副主编李旭侠编写了第一章第四节至第五节、第十八章第一节至第四节，共 31.25 千字；副主编于雅征编写了第十二章第九节至第十节，共 10.60 千字；副主编张亮编写了第二章第十节至第十四节，共 31.12 千字；副主编张芳编写了第一章第一节至第二节，共 11.76 千字；副主编张慧玲编写了第十三章第一节至第十六节、第十三章第五十三节至第五十六节，共 104.67 千字；副主编刘晶菁编写了第十三章第十七节至第二十八节、第十三章第四十五节至第四十八节，共 102.24 千字；副主编张竹青编写了第十章第二节至第三节，共 10.29 千字；副主编赵凯丽编写了第十三章第三十一节至第四十四节，共 51.16 千字；副主编韩凤编写了第三章第二节至第九节、第三章第十二节至第十八节，共 102.64 千字；副主编洪艳霞编写了第十二章第一节至第四节，共 12.16 千字；副主编冯娜编写了第七章第一节，共 6.55 千字；副主编程晓英编写了第四章第一节至第七节，共 52.15 千字；副主编王芳编写了第十一章第十三节至第十六节，共 30.73 千字；副主编朱金梅编写了第五章第三节至第五节，共 10.92 千字；副主编孟祥枝编写了第二章第一节至第七节，共 52.57 千字；副主编董红梅编写了第十一章第十七节至第二十二节，共 32.13 千字；副主编张巍编写了第十四章第二节，共 5.62 千字；副主编樊建芳编写了第十六章第一节至第二节，共 12.16 千字；副主编张颖编写了第十七章第一节，共 6.78 千字；副主编张素丽编写了第十七章第四节，共 9.20 千字；副主编肖艳苓编写了第十七章第五节至第六节，共 5.92 千字；副主编张雅君编写了第十一章第二十三节，共 6.54 千字；副主编肖书翻编写了第一章第七节，共 5.30 千字；副主编王金玲编写了第一章第六节，共 5.46 千字；副主编于孟楠编写了第一章第三节，共 5.92 千字；副主编张婷编写了第十一章第三节、第十一章第二十四节，共 5.76 千字；副主编丁娟编写了第六章第一节，共 6.52 千字；副主编康红霞编写了第六章第二节，共 6.36 千字；副主编刘云编写了第十二章第五节，共 6.25 千字；副主编陈月青编写了第二章第八节至第九节、第九章第一节至第二节，共 17.65 千字；副主编田晶晶编写了第十一章第四节至第五节，共 6.58 千字；副主编张雨编写了第十一章第六节至第七节，共 6.35 千字；副主编赵倩倩编写了第十二章第十二节至第十三节，共7.95千字；副主编冯蕊编写了第十二章第十四节，共6.23千字；副主编朱亚琼编写了第十二章第十一节，共6.75千字；副主编李洋编写了第十七章第七节，共5.14千字；副主编刘亚婷编写了第十一章第八节至第九节，共5.46千字；副主编李辉编写了十三章第五十二节，共4.36千字；副主编王欣阳编写了第十七章第二节至第三节，共5.30千字；副主编任庆芳编写了第十章第一节，共6.57千字；副主编曾芙蓉编写了第十六章第七节至第八节，共6.36千字；副主编季涛编写了第五章第一节，共6.52千字；副主编董诺诗编写了第九章第三节至第四节，共6.70千字；副主编吴艳霞编写了第五章第二节，共5.30千字；副主编于宏坡编写了第十八章第五节至第六节，共5.46千字；副主编祁微微编写了第十四章第一节，共6.22千字；副主编李佳编写了第九章第五节，共10.92千字；副主编王红梅编写了第八章第三节至第五节，共10.60千字；副主编马风珍编写了第四章第八节，共5.62千字；副主编徐欣欣编写了第十二章第八节，共5.82千字；编委张静编写了第八章第一节至第二节，共3.85千字；编委张娜娜编写了第七章第二节，共6.32千字。

由于编者的经验和水平有限，书中难免有不足之处，欢迎广大读者批评指正。

编　者

2024年8月

# 目录

第一章　呼吸内科疾病护理 …………………………………………………………………… (1)
第一节　支气管哮喘 …………………………………………………………………… (1)
第二节　支气管扩张 …………………………………………………………………… (5)
第三节　肺结核 …………………………………………………………………… (8)
第四节　慢性支气管炎 …………………………………………………………………… (12)
第五节　肺炎 …………………………………………………………………… (16)
第六节　肺血栓栓塞症 …………………………………………………………………… (22)
第七节　纤维支气管镜检查 …………………………………………………………………… (26)
第二章　心内科疾病护理 …………………………………………………………………… (30)
第一节　循环系统疾病常见症状与体征 …………………………………………………………………… (30)
第二节　原发性高血压 …………………………………………………………………… (36)
第三节　慢性心力衰竭 …………………………………………………………………… (41)
第四节　急性心力衰竭 …………………………………………………………………… (48)
第五节　心绞痛 …………………………………………………………………… (51)
第六节　急性心肌梗死 …………………………………………………………………… (54)
第七节　感染性心内膜炎 …………………………………………………………………… (59)
第八节　病毒性心肌炎 …………………………………………………………………… (63)
第九节　心包炎 …………………………………………………………………… (66)
第十节　经皮冠状动脉腔内介入治疗护理 …………………………………………………………………… (71)
第十一节　冠状动脉旁路移植手术护理 …………………………………………………………………… (74)
第十二节　经皮冠状动脉造影术护理配合 …………………………………………………………………… (77)
第十三节　经皮冠状动脉介入治疗护理配合 …………………………………………………………………… (81)
第十四节　先天性心脏病介入治疗护理配合 …………………………………………………………………… (87)
第三章　消化内科疾病护理 …………………………………………………………………… (91)
第一节　消化系统疾病常见症状和体征的护理 …………………………………………………………………… (91)
第二节　消化系统常用诊疗技术及护理 …………………………………………………………………… (98)
第三节　消化内科疾病专科护理常规 …………………………………………………………………… (102)
第四节　胃食管反流病 …………………………………………………………………… (108)
第五节　急性胃炎 …………………………………………………………………… (112)
第六节　慢性胃炎 …………………………………………………………………… (114)
第七节　消化性溃疡 …………………………………………………………………… (117)

第八节　上消化道出血……………………………………………………………（123）
第九节　胃癌………………………………………………………………………（128）
第十节　溃疡性结肠炎……………………………………………………………（132）
第十一节　肠结核…………………………………………………………………（135）
第十二节　结核性腹膜炎…………………………………………………………（139）
第十三节　克罗恩病………………………………………………………………（143）
第十四节　肝硬化…………………………………………………………………（146）
第十五节　肝性脑病………………………………………………………………（153）
第十六节　原发性肝癌……………………………………………………………（158）
第十七节　急性胰腺炎……………………………………………………………（163）
第十八节　慢性胰腺炎……………………………………………………………（168）
第十九节　消化内镜的清洗、消毒与灭菌 ………………………………………（171）
第二十节　消化内镜的保养与维护………………………………………………（181）
第二十一节　消化内镜附件的清洗、消毒与保养 ………………………………（183）
第二十二节　内镜下黏膜切除术的护理配合……………………………………（185）
第二十三节　内镜下黏膜剥离术的护理配合……………………………………（189）
第二十四节　经口内镜下肌切开术的护理配合…………………………………（194）
第二十五节　经自然腔道内镜手术的护理配合…………………………………（196）
第二十六节　内痔硬化术及内镜套扎术的护理配合……………………………（199）
第二十七节　经皮内镜下胃造瘘术的护理配合…………………………………（201）
第二十八节　上消化道支架置入术的护理配合…………………………………（205）
第二十九节　十二指肠支架置入术的护理配合…………………………………（208）
第三十节　下消化道(肠道)支架置入术的护理配合……………………………（209）
第三十一节　上消化道狭窄扩张术的护理配合…………………………………（212）
第三十二节　小肠镜检查的护理配合……………………………………………（215）
第三十三节　无痛性内镜检查及护理配合………………………………………（219）
第三十四节　胶囊内镜检查及护理配合…………………………………………（221）
第三十五节　内镜下消化道息肉切除术的护理配合……………………………（224）
第三十六节　双气囊小肠镜下息肉切除的护理配合……………………………（229）
第三十七节　经皮内镜下空肠造瘘术的护理配合………………………………（232）
第三十八节　双气囊小肠镜下止血治疗的护理配合……………………………（234）
第三十九节　经内镜逆行胰胆管造影治疗及护理配合…………………………（237）
**第四章　肾内科疾病护理** ……………………………………………………（240）
第一节　泌尿系统疾病常见症状体征的护理……………………………………（240）
第二节　急性肾小球肾炎…………………………………………………………（245）

第三节 急进性肾小球肾炎……(249)
第四节 慢性肾小球肾炎……(252)
第五节 肾病综合征……(256)
第六节 急性肾损伤……(262)
第七节 慢性肾衰竭……(267)
第八节 糖尿病肾病……(273)
**第五章 血液内科疾病护理**……(277)
第一节 巨幼细胞贫血……(277)
第二节 溶血性贫血……(281)
第三节 造血干细胞移植感染管理……(285)
第四节 造血干细胞移植药物管理……(288)
第五节 造血干细胞移植患者和照顾者教育……(290)
**第六章 风湿免疫科疾病护理**……(292)
第一节 类风湿关节炎……(292)
第二节 系统性红斑狼疮……(296)
**第七章 精神科疾病护理**……(300)
第一节 精神分裂症……(300)
第二节 儿童自闭症……(304)
**第八章 妇产科疾病护理**……(308)
第一节 宫颈炎……(308)
第二节 急性盆腔炎……(309)
第三节 子宫肌瘤……(310)
第四节 不孕病……(312)
第五节 产科一般护理常规……(313)
**第九章 老年病护理**……(318)
第一节 老年急性心肌梗死……(318)
第二节 老年慢性胃炎……(320)
第三节 老年消化性溃疡……(322)
第四节 老年急性脑血管疾病……(324)
第五节 老年糖尿病……(326)
**第十章 肿瘤内科疾病护理**……(334)
第一节 鼻咽癌……(334)
第二节 肺癌……(338)
第三节 喉癌……(340)

第十一章　急诊科疾病护理……(345)
第一节　急诊科的任务与设置……(345)
第二节　急诊科的护理管理……(348)
第三节　呼吸困难……(353)
第四节　胸痛……(355)
第五节　急性腹痛……(357)
第六节　意识障碍……(359)
第七节　呕血……(360)
第八节　咯血……(363)
第九节　抽搐……(364)
第十节　中暑……(366)
第十一节　淹溺……(370)
第十二节　电击伤……(374)
第十三节　强酸、强碱损伤……(379)
第十四节　毒蛇咬伤……(381)
第十五节　心肺脑复苏……(386)
第十六节　多发性创伤……(393)
第十七节　急性呼吸衰竭……(398)
第十八节　急性心律失常……(401)
第十九节　多器官功能障碍综合征……(406)
第二十节　癫痫……(409)
第二十一节　休克……(412)
第二十二节　肾上腺皮质功能危象……(416)
第二十三节　糖尿病酮症酸中毒……(419)
第二十四节　低血糖危象……(423)
第十二章　外科疾病护理……(425)
第一节　夹板固定术……(425)
第二节　石膏绷带固定术……(426)
第三节　止血技术……(428)
第四节　外伤包扎技术……(430)
第五节　肠梗阻……(432)
第六节　泌尿系统损伤……(437)
第七节　泌尿系统结石……(444)
第八节　泌尿系统感染……(449)
第九节　糖尿病足……(453)

第十节 烧烫伤……………………………………………………………………………(456)
第十一节 静脉中深度镇静下口腔种植常规护理…………………………………………(460)
第十二节 局部麻醉下口腔种植术并发症及其护理………………………………………(464)
第十三节 静脉镇静下口腔种植术并发症及其护理………………………………………(467)
第十四节 牙及牙槽外科患者围手术期护理……………………………………………(469)
**第十三章 手术室护理** ………………………………………………………………(474)
第一节 手术室环境管理的要求与规范……………………………………………………(474)
第二节 手术室环境监测与安全维护………………………………………………………(477)
第三节 手术室物资管理模式………………………………………………………………(479)
第四节 手术室危险化学品管理……………………………………………………………(484)
第五节 麻醉配合规范………………………………………………………………………(487)
第六节 麻醉后恢复室护理常规……………………………………………………………(496)
第七节 手术患者安全管理要求……………………………………………………………(500)
第八节 手术患者安全核查的要求与执行…………………………………………………(504)
第九节 手术病理标本的安全管理…………………………………………………………(506)
第十节 手术室护理不良事件管理…………………………………………………………(508)
第十一节 手术室职业暴露与防护…………………………………………………………(510)
第十二节 激光损伤…………………………………………………………………………(512)
第十三节 X线损伤…………………………………………………………………………(515)
第十四节 化学物质损伤……………………………………………………………………(518)
第十五节 锐器损伤…………………………………………………………………………(523)
第十六节 血源性感染………………………………………………………………………(525)
第十七节 术前护理…………………………………………………………………………(530)
第十八节 术中护理…………………………………………………………………………(534)
第十九节 术后护理…………………………………………………………………………(539)
第二十节 手术室护士岗位职责……………………………………………………………(545)
第二十一节 手术物品的传递………………………………………………………………(546)
第二十二节 手术人员的无菌准备…………………………………………………………(549)
第二十三节 手术区的准备…………………………………………………………………(551)
第二十四节 物品的准备……………………………………………………………………(553)
第二十五节 常用设备………………………………………………………………………(555)
第二十六节 常见手术体位安置原则………………………………………………………(560)
第二十七节 常见手术体位安置方法………………………………………………………(563)
第二十八节 普外科手术常用专科器械……………………………………………………(576)
第二十九节 手术中患者的监测……………………………………………………………(577)

第三十节　心胸外科手术护理配合……(582)
第三十一节　神经外科手术巡回护士护理配合……(587)
第三十二节　钻孔引流手术护理配合……(590)
第三十三节　颅内血肿清除术护理配合……(592)
第三十四节　翼点入路脑动脉瘤夹闭术护理配合……(597)
第三十五节　小脑幕下肿瘤切除术护理配合……(600)
第三十六节　脑膜瘤切除术护理配合……(601)
第三十七节　三叉神经微血管减压术护理配合……(603)
第三十八节　开放性颅脑外伤清创术护理配合……(604)
第三十九节　颅骨成形术护理配合……(606)
第四十节　脑室-腹腔分流术护理配合……(608)
第四十一节　脑室镜下第三脑室造瘘术护理配合……(610)
第四十二节　经鼻垂体瘤切除术护理配合……(611)
第四十三节　脊髓肿瘤切除术护理配合……(613)
第四十四节　颅内镜手术护理配合……(617)
第四十五节　甲状腺手术护理配合……(619)
第四十六节　乳腺手术护理配合……(623)
第四十七节　胃部手术护理配合……(626)
第四十八节　肠道手术护理配合……(631)
第四十九节　肝移植手术护理配合……(637)
第五十节　门静脉高压症手术护理配合……(639)
第五十一节　脾脏手术护理配合……(642)
第五十二节　腹部疝无张力修补术护理配合……(643)
第五十三节　开腹胰头十二指肠切除术护理配合……(646)
第五十四节　腹腔镜直肠癌根治术护理配合……(649)
第五十五节　开腹肝段切除术护理配合……(652)
第五十六节　腹腔镜肾癌根治术护理配合……(655)
第五十七节　妇产科手术护理配合……(657)
第五十八节　骨科手术护理配合……(661)
第五十九节　单纯肾切除手术护理配合……(665)
第六十节　五官科手术护理配合……(666)
第六十一节　整形外科手术护理配合……(671)
**第十四章　介入放射科护理……(675)**
第一节　介入病房护理常规……(675)
第二节　肿瘤介入治疗及护理……(679)

第十五章 中医护理 …………………………………………………………… (683)
第一节 神经根型颈椎病(项痹病)……………………………………… (683)
第二节 腰椎间盘突出症(腰痛病)……………………………………… (689)
第三节 胫腓骨骨折(骨折病)…………………………………………… (695)
第四节 骨关节炎(骨痹)………………………………………………… (700)
第五节 痔………………………………………………………………… (706)
第六节 肛裂……………………………………………………………… (712)
第十六章 门诊护理 …………………………………………………………… (717)
第一节 门诊护理管理制度……………………………………………… (717)
第二节 门诊护理常规…………………………………………………… (720)
第三节 门诊输液室护理常规…………………………………………… (724)
第四节 门诊输液室护理风险及防范…………………………………… (725)
第五节 伤口换药技术…………………………………………………… (733)
第六节 伤口换药的操作………………………………………………… (734)
第七节 静脉留置针输液技术操作规范………………………………… (738)
第八节 PICC 维护技术操作规范 ……………………………………… (740)
第十七章 静配中心护理操作……………………………………………… (742)
第一节 无菌技术标准操作流程………………………………………… (742)
第二节 无菌调配技术要求……………………………………………… (746)
第三节 全肠外营养液调配操作规程…………………………………… (747)
第四节 静脉药物调剂标准操作规程…………………………………… (749)
第五节 静脉用药集中调配标准操作规程……………………………… (755)
第六节 静脉药物配送标准操作规程…………………………………… (758)
第七节 静脉用药集中调配中心职业防护……………………………… (759)
第十八章 基础护理技术 …………………………………………………… (763)
第一节 体温的评估及异常时的护理…………………………………… (763)
第二节 脉搏的评估及异常时的护理…………………………………… (766)
第三节 呼吸的评估及异常时的护理…………………………………… (768)
第四节 血压的评估及异常时的护理…………………………………… (770)
第五节 Ⅰ期病房人员配备和资质……………………………………… (772)
第六节 Ⅰ期病房的条件建设…………………………………………… (774)
第十九章 健康体检护理 …………………………………………………… (776)
第一节 健康体检的重要性……………………………………………… (776)
第二节 健康体检的质量控制…………………………………………… (778)
第三节 健康体检超声检查相关知识…………………………………… (783)

第四节　健康体检项目及其临床意义……………………………………………………(785)
第五节　健康体检注意事项………………………………………………………………(790)
第六节　超重与肥胖健康管理……………………………………………………………(792)
**参考文献** ……………………………………………………………………………………(796)

# 第一章 呼吸内科疾病护理

## 第一节 支气管哮喘

支气管哮喘简称“哮喘”，是由多种细胞（如嗜酸性粒细胞、肥大细胞、T淋巴细胞、中性粒细胞、平滑肌细胞、气道上皮细胞等）和细胞组分参与的气道慢性炎症性疾病。其主要特征为气道慢性炎症、气道高反应性、广泛多变的可逆性气流受限和气道不可逆性结构改变（即气道重构）。其临床表现为反复发作的喘息、气急、胸闷或咳嗽等症状，常在夜间和（或）清晨发作、加剧，多数患者可自行缓解或经治疗缓解。

### 一、护理评估

#### （一）病因

哮喘的病因有许多因素参与，主要影响因素为遗传因素和环境因素。

1. 遗传因素

哮喘是一种多基因遗传病，其发病具有家族聚集倾向，亲缘关系越近，患病率越高。哮喘患者存在气道高反应性、IgE调节和特应性反应相关的基因。全基因组关联研究鉴定了多个哮喘易感基因位点，如5q12，22，23、17q12～17、9q24等。哮喘的表观遗传学研究将进一步揭示哮喘发病的遗传机制。

2. 环境因素

环境因素包括多种变应原因素，如室内变应原（尘螨、动物毛屑、蟑螂），室外变应原（花粉、草粉），职业变应原（油漆、饲料、染料），食物（鱼、虾、蟹、蛋类、牛奶），药物（阿司匹林、普萘洛尔、抗生素）和非变应原因素（如运动、大气污染、吸烟、肥胖等）。

#### （二）临床表现

1. 症状

为发作性伴有哮鸣音的呼气性呼吸困难或伴有咳嗽，常在夜间和（或）凌晨发作和加重。严重者被迫采取坐位或呈端坐呼吸，干咳或咳白色泡沫样痰，有时咳嗽或胸闷可为唯一症状。哮喘症状可在数分钟内发作，经数小时至数天，用支气管舒张药或自行缓解。某些患者在缓解数小时后可再次发作。

2. 体征

发作时胸部呈过度充气状态，有广泛的哮鸣音，呼气音延长。但在轻度或危重度哮喘急性发作时，哮鸣音可不出现。心率增快、奇脉、胸腹反常运动和发绀常出现在严重哮喘患者中。非发作期体检可无异常。

#### （三）实验室检查

1. 血液检查

过敏性哮喘患者可有血嗜酸性粒细胞增高。

2.痰液检查

可见较多嗜酸性粒细胞。通过诱导痰液中细胞因子和炎性介质含量的测定,有助于哮喘的诊断和病情严重程度的判断。

3.动脉血气分析

哮喘发作时由于气道阻塞、通气/血流比值失衡,可致肺泡-动脉血氧分压差($A\text{-}aDO_2$)增大;严重发作时可有缺氧,$PaO_2$ 降低,由于过度通气可使 $PaCO_2$ 下降,pH 上升,表现呼吸性碱中毒。病情进一步发展,气道阻塞严重,可有缺氧及 $CO_2$ 滞留,$PaCO_2$ 上升,表现呼吸性酸中毒。若缺氧严重,可合并代谢性酸中毒。

4.胸部 X 线/CT 检查

哮喘发作时胸部 X 线可见两肺透亮度增加,呈过度通气状态;胸部 CT 在部分患者可见支气管壁增厚、黏液阻塞。注意肺不张、气胸或纵隔气肿等并发症的存在。

## 二、主要护理诊断/问题

(1)气体交换受损与支气管痉挛、气道炎症、气道阻塞有关。

(2)清理呼吸道无效与痰液黏稠、排痰不畅,乏力有关。

(3)知识缺乏与缺乏支气管哮喘的保健、用药知识有关。

(4)恐惧和(或)焦虑与疾病反复发作、预后不可预测有关。

(5)活动无耐力与缺氧、乏力有关。

## 三、护理目标

(1)患者能保持最佳活动水平,无活动后气促发生。

(2)维持最佳呼吸形态,表现为呼吸频率/形态正常和呼吸平稳。

(3)患者能有效地咳出痰液,保持呼吸道通畅。

(4)焦虑减轻,表现为平静、合作。

(5)患者能够识别引起哮喘发作的原因,了解疾病的过程和诱发因素。

(6)患者了解药物的作用与不良反应,以及气雾剂的使用方法及注意事项。

## 四、护理措施

### (一)一般护理

1.休息与体位

保持环境安静、舒适,空气流通。病室不宜布置花草,避免使用羽绒、羊毛等制品。房间内可采用湿式清扫或吸尘打扫,避免尘埃飞扬。发作时协助患者采取舒适的半卧位或坐位,重度或危重发作取端坐卧位,用跨床桌和软垫供患者伏桌休息,以减轻体力消耗。

2.饮食与补液

发作期间应以清淡、易消化、高维生素、足够热量的流质或半流质饮食为主。如哮喘发作与食物(如鱼、虾蟹、蛋类、牛奶等)有关,应忌食。哮喘发作时,鼓励患者每日饮水2 000～3 000 mL,必要时遵医嘱静脉补液,以防痰栓阻塞气道。

3.合理氧疗

轻症患者可鼻塞给氧,吸氧流量为 2～4 L/min,伴有高碳酸血症时低流量吸氧,严重缺氧者给予面罩吸氧,必要时予以机械通气。

4.加强基础护理

大量出汗者应每日以温水擦浴，及时更换汗湿的衣服和床单，保持皮肤的清洁、干燥和舒适。

## (二)病情观察

观察患者有无哮喘发作的先兆；密切观察患者生命体征，注意意识、呼吸频率、节律、深度、呼吸困难程度，监测呼吸音、哮鸣音变化，监测动脉血气分析和肺功能情况；观察氧疗效果；重症患者应加强监护，及时发现危重症状或并发症。

## (三)对症护理

1.促进排痰，保持呼吸道通畅

补充水分有利于痰液的稀释，建立静脉通路，遵医嘱及时补液。遵医嘱给予痰液稀释药或雾化吸入治疗。遵医嘱正确使用支气管舒张药、激素等药物缓解气道炎症和痉挛。指导患者进行有效咳嗽、协助叩背，利于痰液排出。必要时建立人工气道以清除痰栓。

2.及时发现和处理并发症

急性发作时，注意气胸、肺不张等并发症发生，如并发气胸应立即排气减压。正确记录患者 24 h 出入量，监测水电解质平衡状况。反复发作者注意有无 COPD、间质性肺炎、肺心病等并发症发生。

## (四)药物治疗的护理

患者应遵医嘱正确应用支气管舒张药和糖皮质激素进行治疗，注意观察药物的疗效及不良反应。

1.给药方法

(1)定量式雾化吸入器(MDI)的使用方法：向患者介绍装置的结构特点，并示范吸入器的正确使用方法：用药前先摇匀药液，缓慢呼气至不能再呼时；患者张口将喷口放入口中，双唇含住喷口，经口缓缓吸气；深吸气过程中按压驱动装置将药液喷入；继续吸气至不能再吸时，屏气5～10 s，然后再缓慢呼气。建议休息 3 min 后再吸一次。老人和幼儿由于呼吸较难控制，可在吸入器喷口处接一个储雾罐(spacer)，有利于药液完全吸收。

(2)干粉准纳器的正确使用：用一只手握住外壳，另一只手的拇指放在手柄上，向外推动拇指直至完全打开，推动滑动杆直至听到“咔嗒”声；将吸嘴放入口中，经口深吸气，由准纳器吸入药物；屏气 10 s。在剂量指示窗口有相应显示；不要随意拨动滑动杆，以免造成药物的浪费。

(3)氧气雾化吸入：吸入时要注意湿化瓶内勿加蒸馏水，以防药液被稀释；调节氧流量达6～8 L/min，以达到有效的雾量；嘱患者用鼻深吸气用口呼气，保证药液到达小气道。

(4)缓释片和控释片：应整片吞服，以免破坏药物中缓释或控释的有效成分。重症患者常需静脉给药，严格控制给药速度。如需同时使用支气管舒张药和抗感染类喷雾剂，应先吸入支气管舒张药。

2.药物疗效及不良反应的观察

(1)$\beta_2$受体兴奋药：主要不良反应为偶有头痛、头晕、心悸、骨骼肌震颤等。药物用量过大可引起严重心律失常，甚至发生猝死。应指导患者按需用药，不可长期规律应用，以免引起$\beta_2$受体功能下降和气道反应性增高，出现药物耐受。沙丁胺醇静脉使用时要注意滴速，严密观察不良反应的发生。

(2)茶碱类药物：主要不良反应表现为胃肠道、心脏和中枢神经系统三方面的毒性反应。

氨茶碱用量过大或静脉用药速度过快可引起恶心、呕吐、头痛、失眠、心律失常，严重者可引起室性心动过速、抽搐、昏迷，甚至心脏搏骤停等。为防止不良反应，用药过程中应监测血药浓度，安全范围为6～15 μg/mL。

(3)糖皮质激素：吸入用药的主要不良反应为声音嘶哑、咳嗽、口咽部真菌感染和局部皮肤变薄等，应指导患者吸入激素后立即漱口、洗脸，减少口咽部药物残留。口服激素宜在饭后服用，以减少对胃肠道的刺激。全身使用激素时，应密切观察是否有消化道出血，监测血电解质，以防止水、电解质紊乱。

(4)其他：少数患者使用抗胆碱能药物有口苦或口干感或有痰液黏稠不易咳出。色甘酸钠吸入后部分患者咽喉部不适、胸部紧迫感甚至诱发哮喘，一般不采用溶液气雾吸入。酮替芬主要不良反应是嗜睡、倦怠，高空作业、驾驶人员等应慎用。白三烯调节剂可引起轻度胃肠道症状，偶有皮疹、转氨酶升高等表现。

## (五)重症哮喘的急救与护理

1.专人护理

必要时患者入住ICU，专人护理，严密监测病情变化，准备好抢救物品。

2.吸氧

按医嘱予以鼻塞或面罩给氧，必要时予机械通气。

3.用药护理

保持输液通畅，保证各种药物准确的应用，严密监测药物的疗效和不良反应，遵医嘱充分补液。

4.保持呼吸道通畅

协助患者翻身叩背，以利于痰液的排出。遵医嘱充分补液以稀释痰液，必要时机械吸痰。

5.病情监测

严密监测意识、生命体征、哮鸣音等症状和体征及血气分析、电解质等实验室检查，准确记录液体出入量。

6.心理护理

关心患者，陪伴和安慰患者，给予心理疏导，减轻患者紧张焦虑的情绪。

7.营养支持

勿勉强进食，可通过静脉补充高营养。

8.生活护理

做好口腔护理、皮肤护理，保持床单的整洁干燥。

## (六)心理护理

医护人员应关心患者，多陪伴和安慰患者，给予心理疏导，通过暗示、解说等方法消除过度紧张状态，教会患者放松技术以减轻恐惧，以免不良情绪可诱发或加重哮喘。动员与患者关系密切的家人或朋友参与对哮喘患者的管理，为其身心健康提供各方面的支持，提高患者的社会适应能力。

## (七)健康指导

哮喘患者的教育与自我管理是保证疗效，减少复发，提高患者生活质量的重要措施。

1.疾病知识指导

使患者能正确认识到坚持充分的正规治疗可以有效地控制哮喘的症状，即患者可达到没有或仅有轻微的症状，能坚持日常工作和学习。

2.识别和避免激发因素

与患者共同探讨并找出个体的过敏原和刺激因素，以便有效地控制环境及避免诱因。

3.学会病情自我监测

识别哮喘发作的先兆及加重的表现，学会发作时进行简单的紧急自我处理。做好哮喘日记，会利用峰速仪来监测自身的呼吸峰流速值(PEF)，判断气道是否狭窄，争取早期用药(在有症状前)。嘱患者随身携带止喘气雾剂，强调一出现哮喘发作先兆时，应立即进行简单处理。坚持定期复查。

4.用药指导

让患者了解常用治疗药物的作用特点、掌握药物的正确用法。

5.其他

(1)与患者共同制订预防复发的方案，通过参加体育锻炼、呼吸训练等方法增强体质，预防感冒，并在医生指导下应用色甘酸钠、酮替芬、丙酸倍氯米松气雾剂等药物预防哮喘发作。

(2)利用家庭和社会支持系统参与对哮喘患者的管理，为其身心健康提供各方面的支持。

(张　芳)

# 第二节　支气管扩张

支气管扩张症是指由支气管及其周围肺组织慢性炎症所导致的支气管壁组织破坏，管腔形成不可逆性扩张、变形。

本病多数为获得性，患者多有童年麻疹、百日咳或支气管肺炎等病史。临床主要表现为慢性咳嗽，咳大量脓痰和(或)反复咯血。

## 一、护理评估

### (一)病因

多种原因可以引起支气管扩张。由支气管-肺感染所致的支气管扩张和由支气管-肺结核所致的支气管扩张病例数已明显减少，但仍然是各种原因中最多见的。由其他原因引起的支气管扩张虽然少见，但也不应忽视，如宿主防御功能缺失、一些系统性疾病等。

### (二)临床表现

病程多呈慢性经过，发病多在小儿或青年。多数患者在童年有麻疹、百日咳或支气管肺炎迁延不愈病史，以后常有反复发作的下呼吸道感染。

1.症状

典型的症状为慢性咳嗽、大量脓痰和反复咯血。

(1)慢性咳嗽、大量脓痰：痰量与体位改变有关，常在晨起或夜间卧床转动体位时咳嗽、咳痰量增多。感染急性发作时，黄绿色脓痰明显增多，每日可达数百毫升，如痰有臭味，提示合并有厌氧菌感染。收集痰液于玻璃瓶中可为四层：上层为泡沫，下层为脓性黏液，中层为混浊黏液，底层为坏死组织沉淀物。

(2)反复咯血:是支气管扩张的另一典型症状,咯血程度不等,咯血量与病情严重程度、病变范围有时不一致。部分患者以反复咯血为唯一症状,平时无咳嗽、咳脓痰等症状,临床上称为“干性支气管扩张”,其支气管扩张多位于引流良好的部位。

(3)反复肺部感染:其特点是同一肺段反复发生肺炎并迁延不愈。常由上呼吸道感染向下蔓延,支气管感染加重、引流不畅时,炎症扩展至病变支气管周围的肺组织所致。感染重时,出现发热、咳嗽加剧、痰量增多、胸闷、胸痛等症状。

(4)慢性感染中毒症状:反复继发感染可有全身中毒症状,如发热、乏力、食欲减退、消瘦、贫血等,严重者可出现气促与发绀。

2.体征

早期或干性支气管扩张可无明显体征,病情严重或继发感染时病侧下胸部、背部常可闻及固定持久的湿啰音,有时可闻及哮鸣音,若合并有肺炎时,则可有叩诊浊音和呼吸音减弱等肺炎体征。随着并发症如支气管肺炎、肺纤维化、胸膜肥厚与肺气肿等的发生,可出现相应体征。病程较长的患者可有发绀、杵状指/趾等体征。

## 二、主要护理诊断/问题

(1)清理呼吸道无效与痰液黏稠、量多、不易咳出有关。

(2)潜在并发症——窒息与痰液黏稠、咯血有关。

(3)焦虑与病情迁延、间断大咯血有关。

(4)知识缺乏与缺乏支气管扩张的预防保健知识有关。

## 三、护理目标

(1)患者能保持最佳活动水平,无活动后气促发生。

(2)维持最佳呼吸形态,表现为呼吸频率/形态正常和呼吸平稳。

(3)患者能有效地咳出痰液,保持呼吸道通畅。

(4)焦虑减轻,表现为平静、合作。

## 四、护理措施

### (一)一般护理

1.休息与活动

急性感染或病情严重者应卧床休息。小量咯血者以静卧休息为主,大量咯血患者绝对卧床休息,取患侧卧位,头偏一侧。尽量避免搬动患者,减少肺活动度。

2.饮食护理

提供高热量、高蛋白、高维生素饮食,少量多餐,避免冰冷食物。保持口腔卫生,鼓励多饮水,每日饮水在1 500 mL以上,以保证呼吸道黏膜的湿润与黏膜病变的修复,有利于痰液的排出。大量咯血者应禁食;小量咯血者宜进少量温、凉流食,过冷或过热食物均易诱发或加重咯血;多饮水,多吃富含纤维素的食物,以保持大便通畅,避免排便腹压增加而引起再度咯血。

3.环境

室温保持在18~20 ℃,相对湿度以55%~60%为宜。室内每日通风2次,每次15~30 min,但避免患者直接吹风,以免受凉。保持温、湿度可避免因空气干燥降低气管纤毛运动的功能,使痰液易于咳出。及时清理痰杯、痰液,保持环境清洁、整齐。

### (二)病情观察

(1)仔细观察咳嗽和咳痰、咯血的情况,准确记录痰的颜色、性质和量,痰液静置后是否有分层现象。注意观察患者有无呼吸困难、窒息征象。

(2)按医嘱使用抗生素、祛痰药和支气管舒张剂,注意观察药物的疗效和不良反应。

### (三)症状、体征的护理

1.咳嗽、咳痰护理指导

患者进行有效咳嗽、更换卧位、叩背、体位引流,痰液黏稠无力咳出者,可行吸痰,重症患者在吸痰前后应适当提高吸氧浓度,以防吸痰引起低氧血症。

体位引流的原则是抬高病灶部位的位置,使支气管开口端向下,引流部位在上,利用重力的作用促使呼吸道分泌物排出体外。

2.咯血的护理

(1)对症护理:安排专人护理患者,保持口腔清洁、舒适,咯血后协助患者漱口,擦净血迹,防止因口咽部异味刺激引起剧烈咳嗽而诱发再度咯血。及时清理咯出的血块及污染的衣物、被褥,有助于稳定情绪,增加安全感,避免因精神过度紧张而加重病情。对精神极度紧张的患者建议给予小剂量镇静剂,咳嗽剧烈的患者可给予镇咳剂。

(2)保持呼吸道通畅:鼓励患者将气管内痰液和积血轻轻咳出,保持呼吸道通畅。咯血时协助轻轻拍击健侧背部,嘱患者不要屏气,以免诱发喉头痉挛,使血液引流不畅形成血块,导致窒息。

(3)病情观察:观察患者有无胸闷、气促、呼吸困难、发绀、面色苍白、出冷汗、烦躁不安等窒息征象;观察咯血频次、量、性质及出血的速度,生命体征及意识状态的变化;有无阻塞性肺不张、肺部感染及其他合并症表现。记录 24 h 咯血量。

### (四)用药护理

1.遵医嘱

使用抗生素、支气管舒张剂和祛痰剂等,指导患者掌握药物的疗效、剂量、用法和不良反应。

2.止血药护理

①垂体后叶激素可收缩小动脉,减少肺血流量,从而减轻咯血。但也能引起子宫、肠道平滑肌收缩和冠状动脉收缩,故冠心病、高血压患者及孕妇忌用。静脉输液速度勿过快,以免引起心悸、恶心、面色苍白等不良反应。②年老体弱、肺功能不全者在应用镇静剂和镇咳药后,应注意观察呼吸中枢和咳嗽反射受抑制情况,以早期发现因呼吸抑制导致的呼吸衰竭和不能咯出血块发生的窒息。

### (五)健康指导

1.疾病预防指导

支气管扩张是可以预防的,如积极治疗婴幼儿的呼吸道感染和肺不张,早期通过支气管镜或支气管切除术去除异物或腺瘤,积极早期治疗支气管结核和淋巴结结核等。只要支气管壁各层的组织尚未受到严重破坏,扩张的支气管有可能恢复正常。支气管扩张病情演变与感染密切相关,要积极预防呼吸道感染,增加营养的摄入,注意锻炼身体,天气变化随时增减衣物,避免受凉、酗酒及吸烟,预防感冒,减少刺激性气体吸入等对预防支气管扩张症有重要意义。

2. 疾病知识宣教

向患者及其讲解有关支气管扩张的发生、发展与治疗、护理过程，与患者及其家属共同制订长期防治计划。指导患者学会清除痰液的方法，学会自我监测病情，劳逸结合，维护心、肺功能，病情变化及时就诊。

（张　芳）

# 第三节　肺结核

结核病是由结核分枝杆菌引起的、可累及全身各个脏器的慢性传染性疾病，其中肺结核是最常见的结核病，占各器官结核病总数的80%～90%。世界卫生组织（WHO）统计表明，全世界每年发生结核病800万～1 000万，每年约有300万人死于结核病，是造成死亡人数最多的单一传染病。我国是世界上结核疫情最严重的国家之一。当前，结核病仍是一个十分突出的公共卫生问题，是全国十大死亡原因之一，因此结核病的控制工作还面临严峻的挑战。

## 一、护理评估

### （一）病因

1. 结核分枝杆菌

结核分枝杆菌属于分枝杆菌，生长缓慢，在改良的罗氏培养基上需培养4～6周，才能繁殖成明显的菌落。镜下呈细长稍弯的杆菌，涂片染色具有抗酸性。该菌为需氧菌，对外界抵抗力较强，在阴冷潮湿处能生存5个月以上，但在烈日下暴晒2 h，5%～12%来苏接触2～12 h，70%酒精接触2 min，或煮沸1 min，均能被杀灭。痰吐在纸上直接烧掉是最简单的灭菌方法。结核分枝杆菌分为人型、牛型和鼠型等种类。前两型为人类结核病的主要病原菌。结核分枝杆菌菌体含有：①类脂质，可引起单核细胞、上皮样细胞和淋巴细胞浸润而形成结核结节；②蛋白质，可引起过敏反应及中性粒细胞和大单核细胞浸润；③多糖类，能引起某些免疫反应（如凝集反应）。

结核病灶中的结核分枝杆菌、依其生长速度的不同分为：A群，生长代谢旺盛，不断繁殖的结核分枝杆菌，其特点为致病力强，传染性大，是引起结核病传染的重要菌群。采用抗结核的杀菌剂可杀灭此类细菌。异烟肼效果最佳，其次为链霉素、利福平。B群，在巨噬细胞内的酸性环境中能够生存，但生长缓慢，吡嗪酰胺的杀菌效果较好。C群，存在于干酪样坏死灶内，偶尔繁殖的细菌，利福平最为有效，常为日后复发的根源。D群，处于休眠状态的细菌，一般可逐渐被巨噬细胞吞噬杀死或自然死亡，很少引起疾病的复发。

2. 感染途径

结核分枝杆菌主要通过呼吸道传播，排菌的肺结核患者（尤其是痰涂片阳性，未经治疗者）是重要的传染源。当排菌的肺结核患者咳嗽、打喷嚏时形成含有结核分枝杆菌的微滴或吐痰将细菌排出，细菌可在大气中存活一定时间，健康人吸入后可造成感染。传染的次要途径是经消化道进入体内，如进食被结核分枝杆菌污染的食物。其他感染途径，如通过皮肤、泌尿生殖道，则很少见。感染结核分枝杆菌后，如果细菌多、毒力强、机体营养不良、免疫力低下则易患肺结核；反之，菌量少、毒力弱、机体抵抗力强，结核分枝杆菌可被人体免疫防御系统监视并杀灭，而不易患病。

## （二）临床表现

肺结核的症状和体征与疾病的分型、病期有一定的关系，所以临床表现多样化，典型表现常呈慢性经过，长期咳嗽、咳痰，有时咯血，伴有低热、盗汗、消瘦等全身中毒症状。有时患者无症状，仅于健康查体或就诊其他疾病时偶然发现。少数因突然咯血而就诊被确诊为肺结核。重者则可出现高热，甚至发展为败血症或呼吸衰竭。

1.症状

(1)全身症状可出现午后低热、乏力、食欲减退、体重减轻、盗汗等结核中毒症状，女性可出现月经失调或闭经，少数患者可出现结节性红斑。当肺部病变急剧进展或播散时，常起病突然，持续高热、大汗、衰弱。

(2)呼吸系统症状：①咳嗽和咳痰：一般呈慢性咳嗽、咳痰，多为干咳或咳少量白色黏液痰。当继发感染时痰呈黏液性或黏液脓性，合并慢性支气管炎时，白色黏液痰量可增加。②咯血：1/3～1/2 的患者有不同程度的咯血。咯血量以痰中带血到大咯血不等，甚至危及生命。结核炎性病灶中的毛细血管扩张常引起痰中带血；小血管损伤或来自空洞的血管瘤破裂多引起中等量以上的咯血；有时硬结钙化的结核病灶可因机械性损伤血管或合并支气管扩张而发生大咯血。咯血的症状与咯血的量有关，但更重要的是与气道的通畅有关。对于大咯血的患者，要高度警惕血凝块阻塞大气道引起的窒息。③胸痛：当肺结核炎性病灶累及壁层胸膜时，相应部位的胸壁有针刺样疼痛。随深呼吸和咳嗽其胸痛加剧。④胸闷、气短：结核病引起严重毒血症及高热可出现呼吸频率加快。慢性重症肺结核时，呼吸功能减退，可出现进行性呼吸困难，甚至呼吸衰竭。并发气胸或大量胸腔积液时，则有急性出现的呼吸困难，其呼吸困难的程度与胸腔积液、气胸出现的速度、气液量的多少有关。

2.体征

肺结核患者多呈无力型，营养不良；重症者可出现呼吸困难，多为混合型呼吸困难，可伴有发绀；高热者呈热病容。大部分患者呈扁平胸，当病灶小或位于肺组织深部，多无异常体征。若病变范围较大，患侧胸部呼吸运动减弱，叩诊呈浊音，听诊有时呼吸音减低，或为支气管肺泡呼吸音。因肺结核好发生在上叶的尖后段和下叶背段，故锁骨上下、肩胛间区叩诊略浊，咳嗽后闻及湿啰音，对诊断有参考意义。当肺部病变发生广泛纤维化或胸膜增厚粘连时，则患侧胸廓下陷，肋间隙变窄，气管移向患侧，叩诊浊音，而对侧可有代偿性肺气肿征。

## （三）辅助检查

1.结核分枝杆菌检查

痰中找到结核分枝杆菌是确诊肺结核的依据。其检查方法如下：①直接涂片法。适用于痰含菌量多时（每毫升 1 万～10 万）。此方法快速简便易行，抗酸染色较易掌握。②集菌法。收集 12～24 h 痰，检出率较高，每毫升含 1 000 个结核分枝杆菌便可获阳性结果。③培养法。较上述 2 种方法更为精确。当每毫升痰含 100 个结核菌可获阳性结果，但需时间较长。因为结核分枝杆菌的生长缓慢，使用改良的罗氏培养基，通常需要 2～8 周才能获得结果，虽然培养较费时，但精确可靠，特异性强，并且可对培养菌株做药物敏感性测定。近期采用的液体培养基和测定细菌代谢产物的 BACTEC-TB960 法阳性报告时间较普通培养缩短 10 d 左右，在培养阳性后 4～6 d 即可完成。④分子生物学检测。将痰标本在体外用聚合酶链反应（PCR）方法、使所含微量结核分枝杆菌DNA得到扩增,用电泳法检出。40个结核分枝杆菌就可有阳性结果,而且快速、简便,还可做菌型鉴定,但时有假阳性或假阴性。

2.胸部X线检查

胸部X线检查是早期发现肺结核,并对病灶部位、性质、范围以及治疗效果进行判断的重要检查方法。目前,在临床上有相当一部分肺结核是依据胸部X线来诊断的,因此,在诊断肺结核的同时,一定要排除其他肺部疾病,特别是注意与肺部肿瘤的鉴别,避免和减少误诊。常见的X线检查方法有透视、X线片、断层、特殊体位摄片(如前弓位有利于肺尖的暴露)。肺结核的常见X线表现有:①纤维钙化的硬结病灶,斑点、条索、结节状,密度较高、边缘清晰;②浸润性病灶,呈云雾状、密度较淡,边缘模糊等;③干酪性病灶,病灶密度较高,浓度不一;④空洞,为环形透亮区,有薄壁、厚壁等空洞。肺结核的好发部位多见于双肺上叶、锁骨上下、其次为下叶背段、下叶后段,且有多种不同性质的病灶混合存在肺内的迹象。渗出性、增殖并渗出性、干酪性病灶、空洞,或动态观察好转和恶化均属于活动性病灶,是化疗的对象;而斑块、条索、硬结钙化、结节性病灶,经动态观察稳定不变的属于非活动性病灶。

3.胸部CT检查

对于发现微小或隐蔽病灶,如纵隔病变、肺脏被心脏掩盖的部分等,了解病变范围及组成,对诊断均有帮助。

4.胸部MRI扫描

对肺结核的诊断价值不如胸部CT,但可作为X线和胸部CT扫描的补充。

## 二、主要护理诊断/问题

(1)营养失调——低于机体需要量与慢性疾病消耗有关。

(2)潜在并发症:咯血与结核分枝杆菌破坏肺部组织形成空洞有关。

(3)体温过高与结核分枝杆菌感染有关。

(4)活动无耐力与疾病导致体力下降有关。

(5)知识缺乏与缺乏肺结核治疗、传染、预防保健知识有关。

## 三、护理目标

(1)减轻和消除发热、胸痛等带来的不适感觉。

(2)患者的感染得到控制,体温正常。

(3)患者饮食种类符合营养需要,体重增加。

(4)患者能坚持治疗,表现为按时用药,咳嗽减轻,体重增加。

(5)患者能描述防治肺结核的基本知识。

(6)患者主诉无聊感减轻,情绪稳定。

(7)患者积极寻求健康帮助,增进信心、能力。

## 四、护理措施

(1)发热、肺代偿功能不全时,卧床休息,协助生活护理,满足患者生活需求。当毒性症状消失、病灶活动性减退时可以恢复适当体力活动,活动计划可在患者及其家属的参与下,根据实际情况共同拟订,活动量以不引起疲劳或不适为宜。

(2)观察痰的性状、颜色、量,鼓励患者将痰尽量咳出。若痰黏稠不易咳出,可给予辅助叩背，协助多饮水，必要时给予雾化吸入。

(3)注意室内通风，保持室内空气新鲜。有盗汗症状时，及时用温毛巾擦干身体汗液，并换掉潮湿内衣、被单等。

(4)胸痛时，评估疼痛的程度及患者的耐受能力。可给患侧卧位，必要时给予镇痛药。胸腔积液需抽吸时，护士应协助医生进行胸腔穿刺，做好配合及护理工作。

(5)注意体温、脉搏、呼吸等变化。若持续高热不退、脉搏快速、呼吸急促，均提示病情加重，应及时报告医生。

(6)严格执行消毒隔离制度。对开放性肺结核患者，应有单独一套用物(如包括餐具、痰杯等)，碗筷等餐具在用餐后煮沸 5 min 再洗涤，吃剩的饭菜煮沸 5 min 后弃去。便器、痰具消毒可用煮沸法或 1%过氧乙酸浸泡 1 h，被褥、书籍在强烈日光下暴晒 2 h。将痰吐入硬纸盒内用火焚烧，或吐在痰杯内加等量 1%消毒灵后加盖浸泡 1 h 灭菌。病室可用 15 W 紫外线灯照射，早、晚各 1 h，或以 1%～2%过氧乙酸喷雾消毒，每日 2 次，患者出院后病室及室内用具均需彻底消毒。

(7)遵医嘱准确用药：对活动性结核的药物治疗必须坚持早期、规律、联合、适量、全程的原则。目前常用的抗结核药物有：异烟肼、利福平、链霉素、乙胺丁醇、对氨水杨酸、吡嗪酰胺等。治疗方案需依据病理情况、药物特点合理制定。①标准治疗方案：分为强化治疗，一般为 3 个月；巩固治疗，一般为 9～15 个月。强化治疗阶段常选用两种杀菌药物加一种抑菌药物。经强化治疗后，痰菌转阴或病灶吸收好转，则转入巩固治疗，即选用一种杀菌药和一种抑菌药。总疗程为 12～18 个月，重症最长可至 24 个月。②短程治疗：短程化疗全程 6～9 个月，是联用 2 个以上高效抗结核药物，不但可杀死正在繁殖的结核菌，而且可影响代谢趋于静止和细胞内的结核分枝杆菌。一般认为前 2 个月强化阶段用 SM、INFI、RFP 和 PZA，后 7 个月巩固阶段用 INH、RFP 的方案较为满意。短程治疗目前正以疗效高、患者易坚持、药物不良反应小等优点而逐渐被推广。③糖皮质激素治疗：应用指征是病情严重、病变广泛并伴重度症状的急性粟粒性肺结核或干酪性肺炎，或急性结核性脑膜炎及其他浆膜炎症。常用泼尼松，每日 30 mg，分 3 次口服，症状减轻后逐渐减量直至停用，一般疗程为 4～6 周。

(8)健康教育

1)心理指导：由于肺结核是一种不愿被人们所接受的疾病，往往给患者及其家属造成很大心理负担，护理人员应及时对患者及其家属进行心理援助，并在家属的配合下，使患者保持良好的心态，积极进行治疗。

2)饮食指导：以高蛋白、高热量、高纤维素食物为宜。肺结核容易引起蛋白质的大量损失，蛋白质的摄取量每日需保持在 100～120 g，同时注意多食富含钙、B 族维生素、维生素 C 与维生素 D 的饮食，如肉、蛋、奶及水果。

3)出院指导：尽可能让患者了解有关消毒、隔离、服药等的注意事项以及生活安排、定期复查等方面知识。①居住环境注意空气流通，活动性结核患者有条件者尽可能与家人分室、分床就寝，若无条件可分头睡。②掌握饮食原则并坚持合理化饮食结构。③教会患者有关隔离知识，避免传染他人。④讲解按疗程坚持服药的重要性，同时使患者了解用药原则及不良反应的观察方法，可向患者提供有关药物的书面材料，指导患者按疗程正确用药。⑤指导患者门诊随访知识。

（于孟楠）

# 第四节 慢性支气管炎

慢性支气管炎是由支气管慢性炎症,造成反复咳嗽、咳痰或喘息等系列症状的疾病。排除其他疾病后,患者反复咳嗽、咳痰每年发病持续3个月,连续2年或以上的,一般可诊断为慢性支气管炎。

## 一、护理评估

### (一)健康史

询问患者是否有吸烟史,平均每日吸烟多少,吸烟历史有多久,是否有被动吸烟情况。询问患者既往是否有咳嗽咳痰,痰的颜色、性状如何,是否每年发病,发病时间多久,既往是否有过诊断,用药情况。本次发病是否有感染等诱因存在。

### (二)身体状况

1.症状

起病缓慢,病程较长,部分患者发病前有急性支气管炎、流感或肺炎等急性感染史,由于迁延不愈而发展为本病。主要表现如下。

(1)咳嗽、咳痰:慢性反复咳嗽、咳痰是本病突出表现。轻者仅在冬、春季发病,尤以清晨起床前后最明显,白天咳嗽较少。重症患者四季均咳,冬、春季加剧,日夜咳嗽,早晚尤为剧烈。一般痰呈白色黏液泡沫状,偶因剧咳而痰中带血。

(2)气喘:当合并呼吸道感染时,由于细支气管黏膜充血水肿,痰液阻塞及支气管管腔狭窄,可以产生气喘,为喘息型慢支表现。

(3)反复感染:寒冷季节或气温骤变时,容易发生呼吸道感染,此时患者气喘加重,痰量明显增多且呈脓性,伴有全身乏力、畏寒、发热等。

2.体征

早期多无特殊体征。急性发作时,双肺可闻及少许啰音或干啰音,多在背部及肺底部,咳嗽后可减少或消失。喘息型慢支发作时,可闻及哮鸣音及呼气延长,而且不易完全消失。长期反复发作可有肺气肿征象。

3.临床分型

慢性支气管炎可分为单纯型和喘息型2型。按病情进展又可分为3期。

(1)急性发作期:指在1周内出现脓性或黏液脓性痰,痰量明显增加,或伴有发热等炎症表现,或咳、痰、喘任何一项症状明显加剧。

(2)慢性迁延期:指有不同程度的咳、痰、喘症状迁延1个月以上者。

(3)临床缓解期:经治疗或自然缓解,症状基本消失或偶有轻微咳嗽、少量痰液,持续2个月以上者。

### (三)病因

慢性支气管炎的病因极为复杂,迄今尚有许多因素不够明确,往往是多种因素长期相互作用的综合结果。

1.感染

病毒、支原体和细菌感染是本病急性发作的主要原因。病毒感染以流感病毒、鼻病毒、腺病毒和呼吸道合胞病毒常见；细菌感染以肺炎链球菌、流感嗜血杆菌和卡他莫拉菌及葡萄球菌常见。

2.大气污染

化学气体如氯气、二氧化氮、二氧化硫等刺激性烟雾，空气中的粉尘等均可刺激支气管黏膜，使呼吸道清除功能受损，为细菌入侵创造条件。

3.吸烟

吸烟为本病发病的主要因素。吸烟时间的长短与吸烟量决定发病率的高低，吸烟者的患病率较不吸烟者高 2～8 倍。

4.过敏因素

喘息型支气管患者，多有过敏史。患者痰中嗜酸性粒细胞和组胺的含量及血中 IgE 明显高于正常。此类患者实际上应属慢性支气管炎合并哮喘。

5.其他因素

气候变化，特别是寒冷空气对慢支的病情加重有密切关系。自主神经功能失调，副交感神经功能亢进，老年人肾上腺皮质功能减退，慢性支气管炎的发病率增加。维生素 C 缺乏、维生素 A 缺乏，易患慢性支气管炎。

### (四)临床表现

1.症状

患者常在寒冷季节发病，出现咳嗽、咳痰，尤以晨起显著，白天多于夜间。病毒感染痰液为白色黏液泡沫状，继发细菌感染，痰液转为黄色或黄绿色黏液脓性，偶可带血。慢性支气管炎反复发作后，支气管黏膜的迷走神经感受器反应性增高，副交感神经功能亢进，可出现过敏现象而发生喘息。

2.体征

早期多无体征。急性发作期可有肺底部闻及干湿性啰音。喘息型支气管炎在咳嗽或深吸气后可闻及哮鸣音，发作时，有广泛哮鸣音。

3.并发症

(1)阻塞性肺气肿：为慢性支气管炎最常见的并发症。

(2)支气管肺炎：慢性支气管炎蔓延至支气管周围肺组织中，患者表现寒战、发热、咳嗽加剧，痰量增多且呈脓性；白细胞总数及中性粒细胞增多；胸部 X 线显示双下肺野有斑点状或小片阴影。

(3)支气管扩张。

### (五)辅助检查

1.血液检查

慢支急性发作期或并发肺部感染时，可见白细胞计数及中性粒细胞增多。缓解期多无变化。

2.痰液检查

急性发作期痰液外观多呈脓性，痰涂片或培养可明确致病菌。

3.X 线检查

早期可无异常，随病变进展可见两肺纹理增粗、紊乱，呈网状或条索状、斑点状阴影，以下肺野较明显。

### (六)治疗

1.急性发作期及慢性迁延期的治疗

以控制感染、祛痰、镇咳为主,同时解痉平喘。

(1)抗感染药物:及时、有效、足量,感染控制后及时停用,以免产生细菌耐药或二重感染。一般患者可按常见致病菌用药。可选用青霉素 G 80 万 U 肌内注射;复方磺胺甲噁唑(SMZ),每次 2 片,2 次/天;阿莫西林 2~4 g/d,分 3~4 次口服;氨苄西林 2~4 g/d,分 4 次口服;头孢氨苄 2~4 g/d 或头孢拉定 1~2 g/d,分 4 次口服;头孢呋辛 2 g/d 或头孢克洛 0.5~1 g/d,分 2~3 次口服。亦可选择新一代大环内酯类抗生素,如罗红霉素,0.3 g/d,2 次口服。抗菌治疗疗程一般为 7~10 d,反复感染病例可适当延长。严重感染时,可选用氨苄西林、环丙沙星、氧氟沙星、阿米卡星、奈替米星或头孢菌素类联合静脉滴注给药。

(2)祛痰镇咳药:刺激性干咳者不宜单用镇咳药物,否则痰液不易咳出。可给盐酸溴环己胺醇 30 mg 或羧甲基半胱氨酸 500 mg,3 次/天,口服。乙酰半胱氨酸(富露施)及氯化铵甘草合剂均有一定的疗效。α-糜蛋白酶雾化吸入亦有消炎祛痰的作用。

(3)解痉平喘:解痉平喘主要为解除支气管痉挛,利于痰液排出。常用药物为氨茶碱 0.1~0.2 g,8 h 1 次口服;丙卡特罗 50 mg,2 次/天;特布他林 2.5 mg,2~3 次/天。慢性支气管炎有可逆性气道阻塞者应常规应用支气管舒张剂,如异丙托溴铵(异丙阿托品)气雾剂、特布他林等吸入治疗。阵发性咳嗽常伴不同程度的支气管痉挛,应用支气管扩张药后可改善症状,并有利于痰液的排出。

2.缓解期的治疗

应以增强体质,提高机体抗病能力和预防发作为主。

3.中药治疗

采取扶正固本原则,按肺、脾、肾的虚实辨证施治。

### (七)心理-社会状况

慢性支气管炎临床呈慢性过程,上呼吸道感染时易引起疾病急性发作,对日常生活、工作造成一定的影响,患者常常因此焦虑和担心。

## 二、主要护理诊断/问题

1.清理呼吸道无效

清理呼吸道无效与呼吸道分泌物增多、黏稠有关。

2.体温过高

体温过高与慢性支气管炎感染有关。

3.潜在并发症

阻塞性肺气肿、支气管扩张。

## 三、护理目标

(1)能有效咳嗽,能排除痰液,不阻塞呼吸道。

(2)体温正常。

(3)尽可能减少发病次数,延缓病情进展。

## 四、护理措施

### (一)一般护理

保持房间内温暖舒适、空气流通。冬季有取暖设施。嘱患者随天气增减衣物，防止感染加重诱发疾病。有发热、喘息时，应卧床休息，取舒适坐位或半卧位，衣服要宽松，被褥要松软、暖和，以减轻对呼吸运动的限制。

缓解期进行适度锻炼以增强体质。饮食上给予高蛋白、高热量、高维生素、易消化饮食，避免过食甜食。鼓励患者多饮水，以利于稀释痰液。

### (二)病情观察

注意观察患者呼吸频率、节律、幅度是否有改变，观察患者咳嗽、喘息是否有好转，咳痰的颜色、量是否有改变。

观察患者体温是否下降，是否有胸痛等其他症状。观察患者肺功能检查、血常规检查、胸片、痰液等检查项目改善情况。

### (三)对症护理

一发热的护理观察并记录体温、脉搏、呼吸、血压，发热时鼓励患者多饮水，可用温水擦浴、冰袋、冰枕、冰帽等物理降温措施，给予降温。必要时遵医嘱给予退热药物。如患者出现大汗，需及时擦干并更换衣服被褥，防止患者受凉。

### (四)专科护理

1. 解除气道阻塞，改善肺泡通气

及时清除痰液，神志清醒患者应鼓励咳嗽，痰稠不易咳出时，给予雾化吸入或雾化泵药物喷入，减少，局部淤血水肿，以利痰液排出。危重体弱患者，定时更换体位，叩击背部，使痰易于咳出，餐前应给予胸部叩击或胸壁震荡。

方法：患者取侧卧位，护士两手手指并拢，手背隆起，指关节微屈，自肺底由下向上，由外向内叩拍胸壁，震动气管，边拍边鼓励患者咳嗽，以促进痰液的排出，每侧肺叶叩击 3～5 min。对神志不清者，可进行机械吸痰，需注意无菌操作。抽吸压力要适当，动作轻柔，每次抽吸时间不超过 15 s，以免加重缺氧。

2. 合理用氧减轻呼吸困难

根据缺氧和二氧化碳潴留的程度不同，合理用氧，一般给予低流量、低浓度、持续吸氧，如病情需要提高氧浓度，应辅以呼吸兴奋剂刺激通气或使用呼吸机改善通气，吸氧后如呼吸困难缓解、呼吸频率减慢、节律正常、血压上升、心率减慢、心律正常、发绀减轻、皮肤转暖、神志转清、尿量增加等，表示氧疗有效。若呼吸过缓，意识障碍加深，需考虑二氧化碳潴留加重，必要时采取增加通气量措施。

### (五)药物护理

遵医嘱给予患者抗生素治疗，注意观察药物的不良反应。痰液黏稠不易咳出者，鼓励患者多饮水，并遵医嘱给予雾化吸入、翻身、拍背等措施，并教会患者进行有效咳嗽，以促进痰液的排出。

### (六)心理护理

患者反复发作常会导致焦虑不安，跟患者及其家属讲解疾病发生发展过程，鼓励患者树立战胜身体的信心，积极配合医护人员的治疗，并保持愉快的心情，促进身体的康复。

### (七)健康指导

1.疾病知识指导

指导患者和家属了解本病的相关知识,以便让患者和家属积极配合治疗。预防受凉、感染等诱因,防止反复诱发疾病急性发作。根据自身情况制订锻炼计划,增强体质,提高免疫力,减少疾病发作。

2.生活知识指导

戒烟,同时避免被动吸烟,避免有害烟雾、化学物质等有害气体刺激。注意劳逸结合,避免过度劳累,保证充足睡眠。平时多饮水,饮食清淡有营养。根据天气情况及时增减衣物,注意保暖。

(李旭侠)

## 第五节　肺　炎

肺炎,指由病原微生物、免疫损伤、过敏、药物及理化因素等引起的终末气道、肺泡和肺间质的炎症,其中细菌感染最多见。自抗生素发明以来,肺炎预后有了明显提高。但近年来肺炎病死率又有所提高,因目前人口老龄化、吸烟、基础疾病、环境污染、生活习惯改变等,加之病原体变迁、医院获得性肺炎发病率增加、不合理使用抗生素因素导致耐药菌增加和部分人群贫困化加剧等因素有关。

### 一、护理评估

### (一)健康史

1.肺炎链球菌肺炎

询问患者是否有受凉、淋雨、醉酒、疲劳等诱因,是否有寒战、高热、胸痛、咳嗽咳痰等症状,是否诊断治疗过,服过何种药物,效果如何。

2.葡萄球菌肺炎

问患者其他部位是否有疖、痈等感染,是否有伤口,是否有呼吸道感染病史,是否有高热、寒战、咳黄脓痰等症状。

3.肺炎支原体肺炎

询问患者发病季节,家庭成员中是否有其他人患有相同症状,是否有咳嗽、头痛、咽痛、乏力等症状。

4.病毒性肺炎

询问患者年龄,既往身体健康状况,发病季节,是否有鼻塞、咽痛、发热、头痛等症状。

### (二)病因

1.肺炎链球菌肺炎

肺炎链球菌肺炎是由肺炎链球菌或肺炎球菌引起的肺炎,是寄生在口腔和鼻咽部的正常菌群,当机体防御功能减低时(如上呼吸道感染后、淋雨、受寒、醉酒、劳累等),肺炎球菌即可通过呼吸道进入肺内并大量繁殖,通过肺泡间孔播散至整个的肺叶或肺段,导致疾病的发生。肺炎球菌为革兰氏阳性菌，其菌体外有荚膜，不产生毒素，荚膜对组织具有侵袭作用，使人发病。

2. 葡萄球菌肺炎

葡萄球菌为革兰阳性球菌，可分为金黄色葡萄球菌和表皮葡萄球菌。其主要致病物质是毒素和酶，其中金黄色葡萄球菌致病力强，是化脓性感染的主要病菌，随着医院内感染增多，由金黄色葡萄球菌引起的肺炎也在不断攀升。

葡萄球菌感染来源主要如下。①继发血源性感染：葡萄球菌来自机体的其他部位，经过血液循环被运送至肺部，导致疾病的发生。②原发吸入性感染：因上呼吸道感染或其他原因导致机体抵抗力下降，使细菌从口腔内被吸入肺内引起感染。

3. 肺炎支原体肺炎

肺炎支原体是一种非典型病原体，介于细菌和病毒之间的致病菌，兼性厌氧，能独立生存的最小微生物。经呼吸道传播，健康人可经吸入空气中的分泌物而感染。感染后支原体吸附在纤毛上皮表面，抑制纤毛活动和破坏上皮细胞，引起咽炎、支气管炎、肺炎。其致病性可能与患者对病原体及其代谢产物的过敏有关。

4. 病毒性肺炎

引起成人病毒性肺炎的常见病毒为甲，乙型流感病毒，副流感病毒，呼吸道合胞病毒，腺病毒和冠状病毒等。感染常由上呼吸道向下蔓延所致。患者可同时受多种病毒感染，并常继发细菌感染。呼吸道病毒可通过飞沫传播，也可通过接触传播，传播速度快，传播面广，呈爆发或散发流行。

## （三）临床表现

1. 肺炎链球菌肺炎

（1）症状：多数患者发病前有受凉、淋雨、劳累、感染等诱因，大部分患者有上呼吸道感染的前驱症状。①呼吸系统症状：咳嗽咳痰和胸痛。患者初期可为干咳或伴有少量黏液痰，2～3 d出现铁锈色痰，4～5 d转为黏液脓性痰，后期出现稀薄淡黄色痰。胸膜受累时可出现胸痛，呈刺痛，咳嗽、深呼吸时疼痛加重。②全身症状：起病急骤，突然出现寒战、高热，体温可达39 ℃以上，呈稽留热，常伴有全身酸痛，疲乏无力的症状。部分患者可出现恶心、呕吐、腹胀、腹泻等消化道症状。

（2）体征：患者呈急性病容，口周可出现疱疹，若出现严重的呼吸困难患者，可出现发绀。肺部出现实变时叩诊呈浊音，呼吸音减弱，语颤增强，听诊可闻及支气管呼吸音，消散期可出现湿啰音。

（3）并发症：近年来因抗生素的广泛应用，严重的并发症已经少见，部分治疗不及时的患者可出现脓胸、脑膜炎、心包炎等。部分老年患者，因脓毒血症或毒血症状易发生感染性休克，表现为神志模糊嗜睡、谵妄，甚至昏迷，血压下降，四肢厥冷，多汗，发绀，心动过速、心律失常等症状，而高热、胸痛、咳嗽等症状并不突出。

2. 葡萄球菌肺炎

（1）症状：患者起病急骤，出现畏寒、高热，呈弛张热或不规则热，脓毒血症明显，全身肌肉疼痛，关节疼痛，精神萎靡不振，伴有进行性气急、发绀、咳嗽、胸痛，呈脓性痰，大量脓痰。也可出现脓血痰。病情严重者短期内可出现贫血，甚至全身衰竭或休克。院内感染的老年患者，症状可不典型，起病隐匿，体温也呈逐渐上升的走势。

（2）体征：患者早期可无明显体征，随后两肺出现散在湿啰音，病变较大或融合者可有肺实变体征。并发气胸或脓气胸则有相应的体征。

3.肺炎支原体肺炎

(1)症状:本病好发于秋、冬季,各年龄段均可发病,尤以儿童、青年多见,可引起散发或小流行。多数患者起病缓慢,潜伏期为2～3周,部分患者感染后无明显症状。患者可首先出现鼻塞、流涕、咽痛等上呼吸道感染的症状,伴有乏力、肌肉酸痛、头痛、发热等中毒症状,发热多为低热,少数可出现高热。呼吸系统症状以刺激性咳嗽为突出表现,持续时间较长,咳少量黏液痰,或伴有胸痛。

(2)体征:本病常无明显的体征,有的患者可出现咽部充血、颈部淋巴结肿大等体征。肺部可无明显体征,部分患者可闻及干湿啰音。

4.病毒性肺炎

(1)症状:病毒性肺炎是由于上呼吸道病毒感染向下蔓延致肺部导致,多发生于冬、春季节,多发生于免疫功能正常或抑制的成人或儿童。呈爆发或散发流行。婴幼儿、老人原有心肺疾患或妊娠的患者,病情较重,可导致死亡。

症状常较轻,好发于病毒疾病流行季节,但起病较急,发热、头痛、全身酸痛、倦怠等全身症状突出,常出现咳嗽、少痰或白色黏液痰、咽痛等呼吸道症状。小儿或老年人易发生重症肺炎,表现为嗜睡、精神萎靡、呼吸困难、发绀,甚至发生休克、心力衰竭、呼吸衰竭或ARDS等并发症。

(2)体征:患者常无显著胸部体征,病情严重者可出现呼吸频率增快,幅度变浅,心率增快,肺部干湿啰音。

### (四)辅助检查

1.肺炎链球菌肺炎

(1)血常规:白细胞总数增高,可达$(10\sim30)\times10^9/L$,中性粒细胞增高,部分患者可出现中毒颗粒和核左移。老年患者白细胞总数可不增高,但中性粒细胞仍会增高。

(2)痰液检查:可做痰涂片检查,可见成对或短链状排列的革兰阳性球菌,细菌培养为肺炎链球菌。

(3)X线检查:不同的病理期表现不同。充血期可仅有肺纹理增粗,实变期可有大片均匀致密的阴影,常以叶间胸膜为界,边界清楚;消散期可见阴影密度逐渐减低,透亮度增加,呈现小片状阴影,大小不等,后出现条索状阴影。2～3周阴影可完全被吸收。

(4)血气分析和生化检查;呼吸困难者需进行血气分析检查,可出现低氧血症、呼吸性碱中毒、代谢性酸中毒等。

2.葡萄球菌肺炎

(1)血常规:白细胞总数增高,常在$(15\sim20)\times10^9/L$,甚至可更高。中性粒细胞增高,可有核左移和中毒颗粒。

(2)病原学检查:可做痰培养和血培养,可见葡萄球菌。

(3)X线检查:病变常累及双侧,可见肺段或肺叶实变影,其中可见单个或多个脓肿并有液平面;血源性感染为双侧多发的脓肿,前期首先出现小片状阴影,随后出现空洞、液平面,累及到胸膜可出液气胸。易变性为金葡菌肺炎的重要体征。

3.肺炎支原体肺炎

(1)血常规:白细胞总数正常或略增高,中性粒细胞增多。

(2)病原学检查:可进行咽拭子、痰培养分离检测,但临床应用不普及。目前应用较多的是行血清支原体抗体的检测,急性期和恢复期抗体滴度在4倍以上有较大价值。

(3)X线检查:早期肺纹理增粗及网状阴影,可有多种形态的浸润性阴影,以下叶为多见,呈节段性斑片状模糊阴影。

4.病毒性肺炎

(1)血常规:白细胞总数正常或稍增高或偏低。

(2)病原学检查:痰涂片可见单核细胞。痰培养常无细菌生长。

(3)X线检查:致病源不同,X线表现可不同。可见肺纹理增多,呈小片状浸润阴影或广泛浸润,严重者可出现双肺弥散性结节性浸润。

### (四)心理-社会状况

评估患者对疾病的心理状态,当病情严重时,容易导致患者紧张焦虑的心理改变,对于老年人,容易出现休克性肺炎,可导致患者死亡。需评估患者对疾病的认识情况,及患者对疾病的心理反应。

## 三、治疗原则

1.肺炎链球菌肺炎

(1)一般治疗:患者应卧床休息,多饮水,严密观察体温、脉搏、呼吸和血压的情况。

(2)抗生素治疗:临床大多数肺炎链球菌对青霉素敏感,可首选青霉素治疗。轻者可给予青霉素G 240万U/d,分3～4次肌内注射;重者可给予240万U～400万U/d,分3～4次静脉滴注。对青霉素过敏患者,可选用喹诺酮类药物口服或静脉滴注,或头孢类药物。多重耐药菌株感染者,可给予万古霉素治疗。抗菌药物疗程一般为14 d,或热退后3 d由静脉改为口服。

(3)对症治疗:呼吸困难者应给予吸氧治疗。剧烈胸痛者,可适当给予镇痛药。刺激性干咳者,可给予盐酸可待因15～30 mg。咳嗽有痰者给予止咳化痰药物,如氨溴索。

(4)感染性休克的治疗:重症肺炎患者并发感染性休克时,除加强抗感染外,还需积极改善休克,改善器官灌注。①扩容:为治疗的首要方法。可给予羟乙基淀粉、低分子右旋糖酐等胶体液,可提高胶体渗透压,补充血容量;晶体液则可选用生理盐水、林格液等平衡液。补液原则为先快后慢、见尿补钾。②血管活性药物:在积极扩容的基础上,可加用血管活性药物,改善血液供应,保证重要器官的血液供应。临床上常用去甲肾上腺素、多巴胺和多巴酚丁胺。③纠正水电解质和酸碱平衡紊乱:根据电解质结果纠正电解质的紊乱,根据血气分析结果,及时处理酸碱平衡失调的情况。④糖皮质激素:给予糖皮质激素治疗有利于缓解中毒症状,改善病情,使血压回升。可给予氢化可的松每日200～300 mg,分3～4次或连续滴注,持续7 d。⑤维持重要脏器的功能:对心、脑、肾重要器官要严加监测并进行保护,如发现并发症,需及时进行处理,防止病情进一步恶化。

2.葡萄球菌肺炎

选择抗生素进行治疗,首先可根据经验选择用药,待血培养或痰培养结果出来后,选用针对性强的抗生素进行治疗。一般可选用耐青霉素酶的半合成青霉素或头孢菌素,常用苯唑西林钠3～4 g,静脉滴注,2次/天;头孢唑啉2～4 g,静脉滴注,2次/天。也可选用阿莫西林。如患者耐药,可选用万古霉素0.5 g,静脉滴注,3～4次/天。如为血源性感染,应同时针对原发病灶进行治疗。

3.肺炎支原体肺炎

本病有自限性，多数病例可自愈。早期使用抗生素治疗，可减轻症状并缩短病程。

(1)抗生素治疗：首选大环内酯类药物，如红霉素 1.0～1.5 g/d，口服或静脉滴注；阿奇霉素 0.5 g/d、罗红霉素或四环霉素类。喹诺酮类如左氧氟沙星，也可用于支原体肺炎的治疗。青霉素和头孢类治疗疗效不佳。

(2)对症支持治疗：咳嗽严重的患者，可给予镇咳药物。

4.病毒性肺炎

对症治疗为主，卧床休息，保持房间内空气流通，预防交叉感染。给予足量的维生素和蛋白质，多饮水及少量多次进餐，保持呼吸道通畅。给予抗病毒治疗：①利巴韦林，具有广谱抗病毒的作用，0.8～1.0 g/d，分 3～4 次服用。或静脉滴注或肌内注射，每日 10～15 mg/kg，分两次。②阿昔洛韦，每次 5 mg/kg，静脉滴注，一日 3 次，连续给药 7 d；也可给予其他抗病毒药物治疗，如金刚烷胺、更昔洛韦等；也可给予中药抗病毒治疗。

## 四、主要护理诊断/问题

1.体温过高

体温过高与致病菌引起的肺部感染有关。

2.清理呼吸道无效

清理呼吸道无效与肺部炎症、痰液黏稠、咳嗽无力有关。

3.气体交换受损

气体交换受损与肺部感染、痰液黏稠引起呼吸道不通畅、呼吸面积减少有关。

4.疼痛(胸痛)

疼痛(胸痛)与肺部炎症累积胸膜有关。

5.知识缺乏

缺乏疾病发生、发展、治疗等相关知识。

6.潜在并发症

感染性休克。

## 五、护理目标

(1)体温下降至正常。

(2)呼吸道保持通畅，能进行有效的呼吸；能有效排出痰液。

(3)胸痛缓解。

(4)对疾病的发生发展了解，并能做到有效预防。

## 六、护理措施

### (一)一般护理

1.休息与活动

体温高时需卧床休息，病情较轻时，限制患者活动，减少探视，集中安排治疗和护理活动，保证患者有足够的休息，减少氧耗量，缓解头痛、肌肉酸痛、胸痛等症状。指导患者采取舒适的体位，对于意识障碍的患者，可采取半坐卧位，或侧卧位，以预防或减少分泌物吸入肺内，或者堵塞呼吸道。定时翻身,防止压疮。

2.饮食

给予高热量、高蛋白、高维生素易消化饮食,宜少食多餐。发热者,多饮水,每日饮水量建议在2 000 mL以上,以帮助退热。心脏病和老年患者输液速度不宜过快过多。

## (二)病情观察

注意观察患者咳嗽咳痰有无好转,胸痛是否减轻,观察患者体温、呼吸幅度、频率和节律,心率,有无发绀必要时给氧。监测患者血压、尿量,并做好记录。观察患者胸片的变化,血常规血培养痰液检查等辅助检查。

## (三)对症护理

1.高热的护理

密切监测患者体温,体温超过37.5 ℃时,应每4 h测量1次体温,如体温发生剧烈急剧的变化,应及时报告给医师。体温超过38.5 ℃,需进行物理降温,可给予湿敷、温水擦浴、酒精擦浴、冰水灌肠等。必要时可遵医嘱给予解热镇痛药以降温。注意进行护理,如患者大汗,应及时更换衣服和被褥。保持干爽。并鼓励患者多饮水。

2.胸痛的护理

注意保持患者舒适的体位,患者胸痛时,常随呼吸、咳嗽加重,可采取患侧卧位,对胸廓运动有一定的限制作用,可减轻患者疼痛。疼痛剧烈时,患者咳嗽较重时,可给予镇咳药,或在咳嗽时用枕头等物夹紧胸部,减轻疼痛。

3.感染性休克的护理

(1)严密观察病情:密切注意患者生命体征,监测血压。如患者出现神志不清,四肢湿冷,面色苍白,脉搏细数,脉压变小,尿量减少等休克前期症状,需及时报告医师。

(2)体位:仰卧中凹位,抬高胸部20,抬高下肢30°,注意保暖,尽量减少搬动。

(3)补充血容量:建立两条静脉通道,遵医嘱给予补充液体,维持有效血容量,降低血液的黏稠度,防止弥散性血管内凝血的发生。补液速度不宜过快,随时观察患者血压、尿量、呼吸、脉搏等,监测中心静脉压。

(4)吸氧:出现发绀的患者,及时给予高流量吸氧,改善缺氧状态。

(5)纠正酸中毒:如有酸中毒者,可给予纠酸,5%碳酸氢钠静脉滴注,需单独使用。同时监测酸碱状况和电解质情况。

(6)应用血管活性药物的护理:应用血管活性药物时,应注意防止药物渗出血管外,引起局部组织坏死和影响疗效。同时应密切监测血压,维持收缩压在90～100 mmHg[①],保证重要器官的血液供应。

## (四)药物护理

遵医嘱给予抗生素治疗,需行皮试的,必须先行皮试,皮试阴性的患者方能使用。治疗过程中,密切观察患者反应,如出现皮疹、呼吸困难等现象,可能为过敏现象,应立即停止输液,及时报告医师。抗生素单独应用,最好不混合使用。现配现用,不可配置后放置过长时间。密切

①临床上仍习惯用毫米汞柱(mmHg)表示血压单位。1 kPa＝7.5 mmHg,1 mmHg≈0.133 kPa。全书同。

观察患者治疗后的反应，体温是否下降，咳嗽咳痰情况是否好转，胸痛是否好转等。

### (五)心理护理

患者因疾病易出现焦虑不安的心理变化，病情严重者甚至出现悲观失望的心理，此时需主动跟患者进行交流、安慰患者，并耐心讲解疾病的发生发展过程，告知患者肺炎治疗的方法和预后，解释说明各项操作的过程和目的，鼓励患者树立战胜疾病的信心。

### (六)健康教育

1.疾病知识指导

指导患者及其家属了解肺炎发生的病因和诱因，避免受凉、酗酒和过度疲劳等，尤其是年老体弱和免疫功能低下者，如患有糖尿病、血液病、营养不良、艾滋病等疾病。患者出院后，如需继续服药，应告知患者服药的注意事项，指导患者观察症状，如出现发热、咳嗽、呼吸困难等不适表现，应及时就诊。

2.生活指导

指导患者注意休息，劳逸结合，生活要有规律。制订恰当的锻炼计划，增强体质，提高抵抗力。天气变化时，要及时增减衣物，注意保暖，防止感染。对于意识障碍长期卧床者，指导患者家属注意帮助患者定时翻身拍背，改变体位，鼓励患者把痰液咳出，如出现感染征象，应及时就诊。

(李旭侠)

## 第六节　肺血栓栓塞症

肺血栓栓塞症(pulmonarythrombo-embolism，PTE)与深静脉血栓形成(deep venous thrombosis，DVT)合称为静脉血栓栓塞症(venous thromboembolism，VTE)。PTE和DVT的发病率和病死率较高，已成为世界性的重要医疗保健问题。美国年发病率约为1.17/1 000人。我国住院患者中PTE的比例为1.45‰，由于PTE症状缺乏特异性且无特殊的检查技术，漏诊和误诊现象仍然比较普遍。肺栓塞(pulmonary embolism，PE)是以各种栓子阻塞肺动脉或其分支为发病原因的一组疾病或临床综合征的总称，包括PTE、脂肪栓塞综合征、羊水栓塞、空气栓塞等。PTE为肺栓塞最常见的类型，是来自静脉或右心的血栓阻塞肺动脉或其分支所导致的以肺循环和呼吸功能障碍为主要临床和病理生理特征的疾病。PTE主要来源是DVT。

### 一、病因

PTE栓子来源于下腔静脉、上腔静脉或右心房，大部分血栓来源于下肢深静脉，尤其是从腘静脉上端到髂静脉段的下肢近端深静脉是栓塞好发部位(占50%～90%)。栓塞易发生于右侧和下肺叶。近年来，随着上腔静脉留置导管的应用和静脉化疗的增加，上腔静脉血栓的发生也越来越多。任何可能导致静脉血液滞留、静脉系统内皮损张和血液高凝状态的因素，即Virchow三要素，都是VTE的高危因素，分为遗传和后天获得。两种因素可以单独或协同存在。其中年龄是独立的危险因素，年龄增大血栓的发病率也增高。

## 二、临床表现

PTE的临床表现缺乏特异性，可以无症状，也可以出现血流动力学不稳定，甚至发生猝死。呼吸系统主要以呼吸急促最常见；循环系统可见心动过速，严重时出现血压下降甚至休克；患者也可出现发热，多为低热。常见的症状有：①不明原因的呼吸困难及气促，活动后明显，是PTE最常见症状；②胸痛：呼吸困难伴胸痛为最常见的一组症状；③晕厥：可为PTE的唯一或首发症状；④咯血：常为小量咯血，当呼吸困难、胸痛以及咯血同时存在时称为"肺梗死三联症"；⑤烦躁不安、惊恐甚至濒死感；⑥咳嗽、心悸等。

## 三、诊断要点

诊断PTE的关键是增强意识，诊断一般按疑诊、确诊、求因三个步骤进行。

1.根据临床情况疑诊PTE

如果患者突然发生不明原因的气促、胸痛、昏厥、单侧或双侧不对称性肿胀，应高度怀疑PTE，及时检测D-二聚体、血气分析、心电图、胸部X线片、超声心动图和进行下肢深静脉相关检查。

2.对疑诊病例进一步明确诊断(确诊)

临床表现和初步检查提示PTE，应做PTE确诊检查，如CT肺动脉造影、放射性核素肺通气/血流灌注、磁共振成像和磁共振肺动脉造影、肺动脉造影，其中一项阳性即可明确诊断。

3.寻找PTE的成因和危险因素(求因)

若怀疑患者发生了PTE，无论是否有DVT症状，都应进行下肢深静脉血栓的检查，明确栓子的来源，寻找诱发因素，如制动、创伤、肿瘤、有家族史等。易发人群应做原发性危险因素的检查。

## 四、治疗

急性肺栓塞的处理原则是早期诊断、早期干预，根据患者的临床分型，选择合适的治疗方案和治疗过程。PTE治疗的目的是使患者度过危险期，缓解栓塞和防止再发，尽可能地恢复和维持足够的循环血量和组织供氧。

1.一般处理

高度疑诊或确诊PTE的患者应卧床休息，护士应严密监测患者的呼吸、心率、血压、静脉压、心电图及血气的变化；患者应保持大便通畅，避免用力，防止栓子脱落。必要时可给予患者安慰并可适当使用镇静药、镇痛药及相应的对症治疗。

2.呼吸循环支持

低氧血症的患者可采用经鼻导管或面罩吸氧。当合并严重的呼吸衰竭时，可使用无创或有创机械通气。尽量避免气管切开，以免在抗凝或溶栓过程中出现局部大出血。出现右心功能不全但血压尚正常的患者，可给予多巴酚丁胺和多巴胺；若出现血压下降，可增大剂量或使用其他血管加压药物，如肾上腺素等。

3.溶栓治疗

主要适用于高危(大面积)PTE所致休克和/或低血压的患者；中危(次大面积)PTE若无禁忌证可以考虑溶栓；对于有活动性内出血和近期自发性颅内出血者禁忌溶栓。有明确溶栓指征的患者，溶栓进行得越早，治疗效果越好。常见的溶栓药物如下。

(1)尿激酶:负荷量 4 400 U/kg,静脉注射 10 min,随后以 2 200 U/(kg·h)持续静脉滴注 12 h;2 h 溶栓方案:按 2 万 U/kg 剂量持续静脉滴注 2 h。

(2)链激酶:负荷量 25 万 U,静脉注射 30 min,随后以 10 万 U/h 持续静脉滴注 24 h。链激酶具有抗原性,故用药前需肌内注射苯海拉明或地塞米松,以防止过敏反应。6 个月内避免再次使用。

(3)重组组织型纤溶酶原激活剂 50 mg、持续静脉滴注 2 h。溶栓治疗最主要的并发症是出血,最严重的是颅内出血,其发生率为 1%～2%。溶栓前宜留置外周静脉留置针,以便在溶栓中取血监测,避免反复穿刺。充分评估出血的危险性,做好输血的准备。在溶栓治疗时应降低出血的风险,尽量避免静脉切开、动脉穿刺以及其他侵入性操作。

4.抗凝治疗

抗凝治疗是 PTE 的基本治疗方法,使用抗凝治疗可以有效地减少 PTE 的再形成和复发率。常用抗凝药物主要有肝素、低分子量肝素和华法林。

5.动脉导管碎解和抽吸

血栓位于肺动脉主干或主要分支的高危(大面积)PTE,并存在以下情况者:溶栓治疗禁忌;经溶栓或积极的内科治疗无效;或在溶栓起效前(在数小时内)很可能会发生致死性休克,如果具备相当的专业人员和技术,可采用导管辅助去除血栓(导管碎解和抽吸肺动脉内巨大血栓),一般局部小剂量溶栓和机械碎栓联合应用。

6.肺动脉血栓摘除术

风险大、病死率高,需要较高的技术条件。仅适用于经积极的内科治疗或导管介入治疗无效的紧急情况,如致命性肺动脉主干或主要分支堵塞的高危(大面积)PTE,有溶栓禁忌证或在溶栓起效前(在数小时内)很可能会发生致死性休克。

7.放置腔静脉滤器

对于急性 PTE 合并抗凝禁忌的患者,为防止下肢深静脉大块血栓再次脱落阻塞肺动脉,可考虑放置下腔静脉滤器。对于上肢 DVT 可用上腔静脉滤器。置入滤器后如无禁忌证,建议常规抗凝治疗,定期复查滤器上有无血栓形成。

8.CTEPH 的治疗

口服华法林抗凝治疗,根据凝血酶原时间国际标准化比值(international normalized ratio,INR)调整剂量,维持 INR 2～3。若阻塞部位处于手术可及的肺动脉近端,可考虑行肺动脉血栓内膜剥脱术;反复下肢深静脉血栓脱落者,可放置下腔静脉滤器。

## 五、护理要点

1.休息与卧位

PTE 患者应绝对卧床休息,抬高床头或取半卧位,指导患者放松心情,深慢呼吸减少耗氧量。

2.氧疗

对于轻中度呼吸困难的患者,可采用鼻导管和面罩吸氧,纠正低氧血症。出现严重呼吸困难的患者可采用呼吸机辅助通气。

3.病情观察

(1)呼吸状态:当患者出现呼吸浅促、动脉血氧分压降低、心率加快时,提示机体缺氧、呼吸功能受损。

(2)意识状态:如果患者出现烦躁不安、意识模糊、定向力障碍等症状,提示患者脑缺氧。

(3)循环状态:监测患者有无血压和心率的改变,同时观察患者有无颈静脉怒张、肝颈静脉回流征阳性、肝大、下肢水肿等右心功能不全的表现,必要时可给予强心剂。患者出现低血压时,应给予患者升压药;伴有心功能不全时,注意限制水、钠摄入,记录患者出入量。

(4)心电活动:严重缺氧的患者可出现心动过速和心律失常,严密监测患者的心电图有无改变,有利于肺栓塞的诊断。

4.用药护理

急性 PTE 患者一般发病急、病情变化快,如突发的呼吸困难、胸痛等易使患者出现惊慌、恐惧等心理。可根据患者的情况适当使用镇静、止痛药等,注意观察患者是否出现呼吸抑制等情况,根据患者的反应及血气分析结果等,适当调节用药剂量。

5.溶栓治疗

主要适用于高危 PTE,对于部分中危患者,若无禁忌证也可考虑溶栓,溶栓尽可能在 PTE 确诊的前提下进行。溶栓后最常见的出血部位是血管穿刺处,因此避免反复穿刺血管,溶栓前宜留外周静脉留置针减少穿刺,按压止血时需延长压迫时间,观察按压的效果。

6.抗凝治疗

抗凝治疗为 PTE 和 DVT 的基本治疗方法,可有效防止血栓再生和复发,为机体发挥自身的纤溶机制溶解血栓创造条件。临床疑诊 PTE 时,无禁忌证时即可开始抗凝治疗。抗凝前应测定活化部分凝血活酶时间(activated partial thromboplastin time,APTT)、凝血酶原时间(prothrombin time,PT)及血常规。不可擅自停药,抗凝治疗的主要并发症是出血,注意监测血小板;当血小板迅速或持续降低达 30%以上,或血小板计数$<100\times10^9$/L,应立即停药。注意观察患者穿刺部位、牙龈、巩膜等有无出血,及时发现出血征象。选用软毛牙刷,男性剃须应选用相对安全的电动剃须刀。嘱患者无处方不能自行服用抗凝药物。

7.消除再栓塞的危险因素

(1)急性期:患者绝对卧床,在充分抗凝的前提下卧床 2～3 周,避免下肢过度屈伸,保持大便通畅、避免用力,防止深静脉血栓脱落。

(2)恢复期:需预防血栓的再形成,卧床时可进行下肢适当活动或被动关节活动。机械预防包括加压弹力袜、充气压缩泵和静脉足泵,也可以使用抗凝药物预防下肢血栓形成。

(3)观察下肢深静脉血栓形成的征象:下肢深静脉血栓形成以单侧下肢肿胀最为常见,因此需测量和比较双侧下肢周径,双下肢周径差$>$1 cm 有临床意义,观察局部皮肤颜色有无发绀,检查是否存在 Homan 征阳性。

8.预防指导

静脉血栓的预防非常重要,避免久坐、跷二郎腿。长途旅行时应隔 1～2 h 走动一下。对于长期卧床的患者,应指导患者进行床上活动,做踝泵运动,也可使用加压弹力抗栓袜、下肢静脉充气泵等。适当增加液体摄入量,防止血液浓缩。血栓发生的高危人群,可遵医嘱使用抗凝药物,防止血栓的形成。

(王金玲)

# 第七节　纤维支气管镜检查

纤维支气管镜(简称纤支镜)是一种导光器械,能将图像从一端传至另一端,具有镜体细、可弯曲、视野范围大、可直接看清气管的第三甚至第四级分支,并且可以直接吸痰,钳夹、钳取组织做病理检查或用毛刷行细胞学检查等优点,操作方便,患者痛苦小,为目前早期诊断肺癌的重要手段之一。

## 一、适应证

(1)不明原因的慢性咳嗽、咯血或痰中带血,经胸部 X 线检查等仍不能明确诊断者。

(2)不明原因的肺不张,或 X 线断层片显示支气管梗阻或狭窄者。

(3)不明原因的局限性哮鸣音。支气管镜有助于查明气道阻塞原因、部位、性质。

(4)不明原因的声音嘶哑。可能因喉返神经受累引起的声带麻痹和气道内新生物所致。

(5)同一肺叶或肺段的炎症反复发作,疑为阻塞性肺炎者。

(6)其他检查已有阳性发现,进-步做定位或定性诊断。如痰脱落细胞学查到癌细胞,而 X 线检查阴性的病例,需定位诊断;胸部 X 线片发现肺部阴影的定性诊断(借助钳取组织或刷出组织的病理或细胞学检查)。

(7)治疗性检查:如肺叶切除术后因无力咳痰而致肺不张等。

(8)胸部外伤、怀疑有气管支气管破裂,利用支气管镜检查明确诊断。

(9)机械通气时的气道管理。

(10)疑有气管、支气管瘘的确诊。

(11)肺或支气管感染性疾病的病因学诊断。

## 二、禁忌证

(1)具有不稳定的血流动力学状态。

(2)相对禁忌证(增加并发症的风险)

1)患者合作欠佳或无法平静。

2)近期诊断心肌梗死或不稳定性心绞痛。

3)目标病变近端局部气管阻塞严重。

4)中度到重度低氧血症或任何程度的高碳酸血症。

5)活动性大出血。

6)严重的高血压及心律失常。

7)尿毒症和肺动脉高压。

8)肺脓肿。

9)上腔静脉综合征。

10)疑有主动脉瘤。

11)严重衰弱和营养不良。

12)已知的或怀疑妊娠者。

13)重症哮喘。

14)颅内压增高。

15)多发性肺大泡。

16)严重凝血功能异常或血小板减少。

## 三、评估

(1)患者的生命体征、年龄、病情、全身状况、合作及配合、能力。

(2)支气管镜检查的必要条件:支气管镜检查可以在支气管镜室或手术室进行,甚至可以根据患者的病情及临床状况,在ICU或者急诊科的床边进行。

1)经过培训的工作人员:2名经验丰富的术者和两名助手(其中1名有执照的护士)。

2)控制感染的设备及环境:保证操作间充分的通风预防感染性疾病的传播。

3)术前内镜室环境:要求进行彻底的湿式清洁消毒、紫外线灯照射1 h;限制室内工作人员数量,操作者着装符合无菌操作要求。

## 四、用物

(1)支气管镜和配件。

(2)主机光源,以及图像采集设备。

(3)吸引活检针。

(4)细胞刷,活检钳,回收网篮等。提前确认支气管镜的内径、镜子配件与外径的兼容性。

(5)样本收集装置。

(6)牙垫。

(7)喉镜和不同型号的气管插管、必要时备喉罩。

(8)抢救设备及药品。

(9)静脉输液物品。

(10)水溶性润滑剂,凝胶润滑剂或者硅油。

(11)监护设备。

(12)氧气和负压系统。

(13)污物处理区,蛋白酶剂,消毒剂。

## 五、操作步骤

1.术前准备

(1)术者在进行支气管镜检查前,必须仔细评估胸片或胸CT,并提前制定治疗方案。

(2)术者在签署知情同意时,详细地向患者及家属解释检查过程、风险及受益,使患者更加配合。

(3)护士进行术前宣教:讲解目的、方法、注意事项等,缓解患者紧张情绪。

(4)禁食、水:术前8 h。

(5)实验室检查:一般情况下,常规检测血小板计数、出血、凝血时间检查、传染病学相关实验室检查。

(6)行抗凝血治疗的患者应至少在检查的前3天停用抗凝药物。

(7)行抗血小板治疗的患者应至少在检查的前5天停用抗血小板药。

(8)BUN(血尿素氮)>45 mmol/L的患者不应行支气管内组织活检。

(9)行心电图可以显示患者有无心脏疾病的风险、发现相关的病史。

(10)哮喘患者检查前建议使用β肾上腺素支气管扩张剂。

(11)提前应用阿托品或甘罗溴铵对减少检查相关的咳嗽或分泌物没有作用,不应作为常规使用。

(12)预防性应用抗生素用于有细菌性心内膜炎病史或心脏瓣膜病变的患者,不建议常规应用。

2.术中操作配合

(1)患者取半卧位或仰卧位。

(2)取下义齿。

(3)连接监护系统。

(4)给氧通过鼻导管途径吸氧。

(5)建立静脉通路。

(6)麻醉局部麻醉或局部麻醉+镇静镇痛。联合静脉镇痛镇静的方法可以减轻患者的痛苦,在镇静下比较容易保持体位,使血压、心律等更容易保持平稳。

1)局部麻醉:利多卡因是最常用的局部麻醉药,无利多卡因不良反应史时可使用。推荐给予2%利多卡因2 mL以达到最低有效作用,不超过5 mL/kg以免中毒(痉挛、心律失常)。在这方面,有研究显示较高的麻醉效果可提高患者耐受力,而且不导致中毒。

2)镇静:推荐谨慎的药物滴定,使用小剂量,持续评估患者状态及舒适度。咪达唑仑由于其起效迅速,并产生镇静与遗忘作用,成为最常用的苯二氮䓬类药物。评估患者具体情况如体重、心率、血压、有无饮酒史及镇静药物服药史,遵医嘱给药。

3)镇痛:枸橼酸舒芬太尼,根据患者情况,遵医嘱给药。

(7)局部麻醉患者告知避免咳嗽、讲话。

(8)支气管镜进入并仔细检查上呼吸道。

(9)在声门水平,利多卡因的作用使得支气管镜平稳通过声门。

(10)在声门处要检查其外形与活动情况。

(11)通过声门后进入气管、支气管进行全面检查。

(12)在镜检通道内使用规律的利多卡因剂量,一般是在气管、隆突、主支气管处给药。

(13)病变部位给予镜检通道下钳取病理或刷检。

(14)留取影像学资料。

(15)术中观察生命体征变化。

(16)退出支气管镜。

3.术后处置

(1)按照《内镜清洗消毒操作规范》消毒器械。

1)细胞刷:①细胞学检查,“Z”形涂片,95%酒精固定。②细菌学检查,“Z”形涂片,空气干燥放置。

2)活检钳:病理学检查,钳夹滤纸蘸取标本,置于含10%福尔马林的标本瓶内。

3)灌洗液:①细胞学检查,置于含95%酒精(灌洗液量的10%)灌洗瓶内。②细菌学检查,吸入灌洗瓶内送检。

4)穿刺活检:①细胞学检查,穿刺涂片向细胞刷。②病理学检查,组织条处理同活检钳。③冲洗液处理同灌洗液。

(2)正确处理标本,及时送检。

4.并发症

发热、喉部痉挛、声音嘶哑、出血、支气管痉挛、低氧血症、气胸等。

### (六)注意事项

(1)术中:使用毛刷及活检操作时,对于一些血供丰富的病变,即使凝血功能正常者,也应预防出血及气胸的发生。

(2)局部麻醉患者术后 2 h、局部麻醉+镇静麻醉患者术后 4 h 内勿进食水,因麻醉后功能尚未恢复,以免呛咳引发吸入性感染。

(3)检查后应尽量避免用力咳嗽,以免引起刷检或活检部位的出血。

(4)检查后患者应留诊观察 15～30 min。除常规一般生命体征外,主要观察患者有无咯血、声音嘶哑以及呼吸音情况。有出血者,尤其取活检的患者,观察时间不能少于 30 min,并做好相关健康教育,消除紧张情绪。多量出血者相应处理,待病情稳定后,护士应护送患者回病房或门诊留观室,并与临床医师交代病情。

(5)使用局部麻醉+镇静麻醉患者检查后,需要一定的时间恢复,直到镇静作用消失。至少 8 h 内不允许驾驶或参加危险的运动。

(6)建议每个支气管镜检查的患者能有一名家属陪同,以便发现检查后的并发症等不适时及时通知医师。

(7)遵守保护性诊疗措施。

(肖书翻)

# 第二章　心内科疾病护理

## 第一节　循环系统疾病常见症状与体征

循环系统疾病常见症状与体征有：心源性呼吸困难、心源性水肿、心悸、心源性晕厥和心前区疼痛。

### 一、心源性呼吸困难

心源性呼吸困难(cardiac dyspnea)是指由循环系统疾病引起的，患者呼吸费力，并伴有呼吸频率、节律和深浅度异常的表现。

#### (一)病因

1. 左心衰竭

左心衰竭导致肺淤血是心源性呼吸困难最常见的原因。常见疾病如高血压性心脏病、冠心病、风湿性心脏病、心肌炎等。其机制是：①肺淤血使气体弥散功能降低；②肺泡张力增高；③肺泡弹性减退，肺活量减少。

2. 右心衰竭

右心衰竭可导致体循环淤血。①体循环淤血致肝大甚至胸腔积液、腹腔积液，使呼吸受限；②右心房、上腔静脉压升高；③血中含氧减少，酸性代谢产物积聚。

3. 心包炎

心包炎见于渗出性或缩窄性心包炎，由于大量渗出液导致心包压塞，或心包纤维性、钙化使心脏舒张受限，引起体循环静脉淤血所致。

#### (二)临床特征

1. 劳力性呼吸困难

劳力性呼吸困难是心源性呼吸困难最早表现，多在较重的体力活动时发生或加重，休息后缓解或消失。其诱因常见于快步行走、步行上楼、穿衣、排便、洗漱、吃饭过饱等。

2. 夜间阵发性呼吸困难

夜间阵发性呼吸困难是心源性呼吸困难的典型表现，患者在夜间入睡后 1～2 h，因突然胸闷、气急而憋醒被迫坐起，呼吸深快，重者可有哮鸣音，并伴有咳嗽、咳白色泡沫痰、发绀，称之为“心源性哮喘”。

3. 端坐呼吸

端坐呼吸是严重肺淤血的表现，见于严重心功能不全的患者，平卧位时呼吸困难加重，半卧位或坐位时减轻。

#### (三)护理评估

1. 健康史

(1)病程与诱因：询问患者病程的长短和起病情况，如呼吸困难发生与持续的时间、表现形式、缓解方式等。呼吸困难发作前有无呼吸系统感染、心律失常、过度劳累和情绪激动等诱发因素。

(2)伴随症状：询问是否伴有咳嗽、咳痰、乏力，痰液的性质和量；是否出现心悸、胸痛、水肿等症状，出现的时间和严重程度；是否影响睡眠和日常生活。

(3)既往病史及治疗情况：既往有无高血压、风湿性心脏病、心肌病、糖尿病等疾病史。家族中有无类似的疾病史。患者有无吸烟嗜好、过敏史、住院史等。了解治疗及用药情况。

(4)社会-心理状况：患者因呼吸困难影响日常生活和睡眠导致心情烦躁、焦虑，疾病久治不愈易产生绝望等心理。

2. 护理体检

评估患者的意识状态、生命体征及营养状况。评估呼吸的频率、节律、深度，脉搏的频率、节律，血压，面容表情，体位，皮肤黏膜等；双肺有无湿啰音或哮鸣音；颈静脉有无充盈、怒张；注意患者的心率、心律、心音及心脏的大小。

3. 辅助检查

查看血气分析、X线、心电图和超声心动图等结果以了解患者的病情和病因。

## (四)主要护理诊断/问题

1. 气体交换受损

气体交换受损与肺淤血或伴肺部感染有关。

2. 活动无耐力

活动无耐力与氧的供需失衡有关。

3. 睡眠形态紊乱

睡眠形态紊乱与呼吸困难影响睡眠有关。

4. 焦虑

焦虑与呼吸困难影响到患者的日常生活、病情逐渐加重有关。

## (五)护理措施

1. 生活护理

(1)休息与体位：劳力性呼吸困难者，应减少活动量，以不出现症状为宜。有明显呼吸困难者要卧床休息，以减轻心脏负荷。保持病室的安静、舒适，并根据患者呼吸困难严重程度指导患者采取高枕卧位、半卧位或端坐位。夜间阵发性呼吸困难者要加强夜间巡视。要注意保证患者体位的稳定、舒适与安全，可用软垫或枕头垫于患者臂、肩、膝下，或床上放一小桌，让患者伏桌休息，必要时可加床栏。患者的盖被应轻软，衣服应宽松，以减轻患者的憋闷感。患者卧床休息期间，注意加强日常生活护理。

(2)饮食护理：宜进食低热量、低盐、产气少且含维生素丰富易消化的饮食。少食多餐，不宜过饱，以减轻心脏负荷。

2. 给氧

保持呼吸道通畅，有低氧血症者可根据情况通过鼻导管、面罩或无创正压通气给氧。一般给氧流量为2～4 L/min，急性肺水肿患者给氧流量为6～8 L/min并用酒精湿化，而肺源性心脏病患者给氧流量为1～2 L/min。

3. 病情观察

观察患者有无呼吸困难、发绀，是否伴有咳嗽、咳泡沫样痰，判断心功能状况，了解治疗后病情有无改善。应加强夜间巡视和床旁监护。

4.用药护理

遵医嘱用药,观察药物的疗效,注意有无不良反应。静脉输液时应严格控制输液量和速度,一般 24 h 内输液总量在 1 500 mL 内为宜,滴速为 20～30 滴/分。

5.心理护理

多关心、巡视患者,了解患者的心理状况,及时给予安慰和疏导以稳定患者的情绪。

6.协助及指导活动

在活动耐力可及的范围内,鼓励患者尽可能生活能自理,教育亲属理解并支持患者。对于只能部分自理的患者,可给予必要的协助。卧床的患者应加强生活护理,如洗脸、进食等,鼓励患者在床上进行一些肢体的主动或被动活动,以保持肌张力,预防下肢静脉血栓形成。结合患者实际情况帮助患者制订一个合理的活动计划,鼓励患者循序渐进地进行活动耐力的锻炼。

## 二、心源性水肿

心源性水肿(cardiogenic edema)是指由于心力衰竭引起的体循环静脉淤血,使机体组织间隙有过多的液体积聚而引起的水肿。

### (一)病因

最常见的病因是右心衰竭。由于右心衰竭引起体循环淤血,有效循环血容量减少,肾血流量减少,产生继发性醛固酮分泌增多而引起钠、水潴留。另外,由于静脉淤血、静脉压升高导致毛细血管静脉端静水压增高,组织液回吸收减少引起水肿。

### (二)临床特点

心源性水肿发展缓慢,其特点为:①呈对称性;②可凹陷性;③首先出现在身体下垂的部位。非卧床患者常见于足踝部、胫前部,长期卧床的患者见于腰骶部、会阴或阴囊部,严重者可发生全身性水肿,甚至出现胸腔积液、腹腔积液和心包积液。常在活动后出现或加重,休息后减轻或消失。水肿区皮肤发绀、感觉迟钝,易发生溃破、压疮及感染。

### (三)护理评估

1.健康史

(1)病程与诱因:询问患者病程的长短和起病情况,如水肿发生与持续的时间、严重程度、伴随症状及与活动、体位的关系。询问有无呼吸系统感染、过度劳累和情绪激动等诱因。患者每日进食的量、饮水量、蛋白质和钠盐的摄入量。

(2)伴随症状:询问患者是否出现腹胀、恶心呕吐、食欲缺乏等;是否出现颈静脉怒张、肝颈回流征阳性;是否出现胸闷、气促、呼吸困难。

(3)既往病史及治疗情况:既往有无慢性阻塞性肺气肿、肺动脉高压、风湿性心脏病、渗出性或缩窄性心包炎等疾病史。家族中有无类似的疾病史。患者有无吸烟嗜好、过敏史、住院史等。了解疾病发展、治疗及用药情况。

(4)社会-心理状况:患者是否因水肿引起躯体不适和形象改变而产生紧张情绪;是否因水肿影响到生活、工作及睡眠而出现焦虑;或因疾病长期反复发作而丧失治疗信心,甚至出现悲观、绝望等心理。

2.护理体检

评估患者的生命体征、出入液量、体重、胸围、腹围等;评估患者颈静脉充盈程度,有无胸腔积液和腹腔积液;评估患者皮肤的弹性和完整性,注意有无皮肤发绀、溃破、压疮、感染等情况。

3.辅助检查

血常规、尿常规、血生化检查,了解有无低蛋白血症、水、电解质及酸碱平衡紊乱等。

### (四)主要护理诊断/问题

1.体液过多

体液过多与体循环静脉淤血、低蛋白血症有关。

2.有皮肤完整性受损的危险

皮肤完整性受损与水肿部位血液循环障碍、营养不良、感觉迟钝、强迫体位或躯体活动受限有关。

### (五)护理措施

1.生活护理

(1)休息与体位:轻度水肿者应限制活动,重度水肿者需要卧床休息,伴胸腔积液或腹腔积液的患者宜采取半卧位。无明显呼吸困难者可抬高下肢,以利静脉回流,增加肾血流量,提高肾小球的滤过率,减轻水钠潴留,消除水肿并减轻心脏负担。

(2)饮食护理:向患者说明饮水、钠盐摄入、蛋白质与水肿的关系,嘱水肿患者进食高蛋白、清淡易消化、产气少的食物,少量多餐。限制钠盐摄入,一般每天食盐摄入量在 5 g 以内为宜;严重水肿且利尿效果差时,严格控制液体入量,入液量一般为前 1 d 尿量加 500 mL。

2.病情观察

观察心率、脉搏、呼吸、血压变化;观察水肿的特点,监测体重(同一时间、同类着装、同一体重计)、腹围、尿量及 24 h 液体出入量;观察有无早期压疮的发生。

3.用药护理

遵医嘱正确使用洋地黄、利尿剂等药物,注意观察用药后水肿的消退情况、尿量和体重的变化,监测有无电解质紊乱;水肿患者静脉补液时,输液速度应缓慢,一般控制在 30 滴/分钟以内。

4.皮肤护理

(1)增强皮肤抵抗力:经常清洗皮肤,保持皮肤黏膜清洁、干燥;经常按摩骨隆突处和受压部位,促进皮肤血液循环;最易发生压疮的部位可用减压敷料保护皮肤;给予高蛋白饮食,增强全身营养及皮肤抵抗力。

(2)避免皮肤受刺激:保持患者床褥清洁、柔软、平整、干燥,指导患者穿宽松、柔软、透气性好的棉质内衣,严重水肿者可使用气垫床;协助或指导患者每 2 h 翻身 1 次,膝部、踝部、足跟处可垫软枕以减轻压力,有阴囊水肿的男性患者可用托带支托阴囊;给患者翻身或协助患者使用便盆时动作应轻巧,切勿强行推拉,以免擦伤皮肤;用热水袋保暖时水温不宜太高,防止烫伤;作肌肉注射时应严格皮肤消毒并做深部肌肉注射,拔针后用无菌棉签按压,避免药液外渗,如有外渗,局部无菌巾包裹,防止继发感染。

(3)观察皮肤情况:观察水肿部位及其他受压部位的皮肤有无发红、破溃现象,一旦发生压力性损伤应积极按常规处理。

## 三、心悸

心悸(palpitation)是患者自觉心跳或心慌,伴心前区不适感。心悸可由生理性因素(如强体力劳动、精神紧张、大量吸烟、饮酒、浓茶、咖啡等)引起;也可由服用药物(阿托品、咖啡因、氨茶碱及肾上腺素等)引起;病理性因素如心律失常(期前收缩、心房扑动和颤动等)、器质性心脏病(风湿性心瓣膜病、心肌梗死、心肌炎、心肌病等)、全身性疾病(甲状腺功能亢进、贫血、高热和低血糖反应等)及心脏神经症等可引起心悸。其中病理性因素以心律失常最常见。精神因素常为发病诱因。

## (一)护理评估

1.健康史

(1)病程与诱因:询问心悸发作的次数、持续时间、严重程度及心悸对日常生活及自理有无造成影响。询问既往有无心脏病、心律失常、贫血、甲状腺功能亢进等病史;有无诱因,如情绪激动、吸烟或饮酒、浓茶、咖啡或使用氨茶碱及肾上腺素等药物。

(2)伴随症状:是否出现胸闷、胸痛、呼吸困难、黑蒙、晕厥等现象。

(3)既往病史及治疗情况:既往有无心动过速、期前收缩、心房颤动等心律失常;有无二尖瓣狭窄、主动脉瓣关闭不全等器质性心脏病;有无甲状腺功能亢进、贫血等全身性疾病史。患者有无酗酒、饮浓茶或咖啡的嗜好。了解疾病治疗及用药情况。

(4)社会-心理状况:评估患者因心悸不适易产生紧张的情绪,反复发作易引起焦虑不安,甚至恐惧等不良情绪。

2.护理体检

评估脉搏的频率和节律(心率、心律),自觉心跳的强度。评估呼吸、血压、神志改变,心前区不适、头晕、胸闷、胸痛等症状。

3.辅助检查

心电图检查可以帮助判断有无心律失常,以了解心悸的原因。

## (二)主要护理诊断/问题

1.活动无耐力

活动无耐力与心排血量减少有关。

2.焦虑

焦虑与心前区不适或心悸反复发作有关。

## (三)护理措施

1.生活护理

(1)环境:为患者创造良好的休息环境,一般室温为18～22 ℃,湿度以50%～60%为宜,保持空气清新,每日通风2次,每次15～30 min,特别应注意保持环境安静,避免嘈杂。

(2)休息与体位:轻的患者注意避免剧烈运动、情绪激动。病情严重的患者,特别是伴有心律失常的患者注意卧床休息,可取半卧位,但应避免左侧卧位。

(3)饮食护理:指导患者建立良好的生活习惯,少量多餐,避免过饱及刺激性的食物或饮料,如辣椒、浓茶、咖啡等,戒烟戒酒。

2.病情观察

注意观察脉搏、心率、心律变化,观察患者的伴随症状,必要时进行心电、血压监护,一旦发现严重的心律失常或心悸伴有胸痛,立即向医生报告并准备配合治疗。

3.用药护理

嘱患者定时定量服用药物,观察药物不良反应,原有症状加重或出现不适,应及时向医生报告。

4. 心理护理

建立良好的护患关系，取得患者的信任，详细了解患者的心理状况；向患者解释心悸严重程度并不一定与病情成正比，而紧张、焦虑等不良情绪却可使心悸加重；指导患者通过深呼吸、听音乐、看电视、与人谈话等方式转移注意力；鼓励家属多关心、体贴患者，尽可能地为患者消除后顾之忧。

## 四、心源性晕厥

心源性晕厥(cardiogenic syncope)是指由于心排血量突然减少或中断引起的一过性脑缺血、缺氧，从而出现的急性、短暂的意识丧失。一般心脏供血暂停 5 s 以上可发生晕厥，超过 10 s可出现抽搐称阿-斯综合征(Adams-Stokes syndrome)，是病情严重而危险的征兆。心源性晕厥常见病因有室性心动过速、心室颤动等心律失常；严重主动脉瓣狭窄、急性心肌梗死、梗阻性肥厚型心肌病、急性主动脉夹层、心脏压塞及左房黏液瘤等器质性心脏病，其中以严重心律失常最为常见。

### (一)护理评估

1. 健康史

(1)病程与诱因：询问患者晕厥的发作次数、历时长短、缓解方式及晕厥与姿势或活动的关系等。询问患者发作前有无紧张、恐惧等诱因。

(2)伴随症状：询问患者发作前是否有明显先兆，如心悸、出汗、头昏、黑蒙等症状。发作时是否伴有抽搐、发绀、呼吸困难、血压下降等。反复发作的晕厥是病情严重和危险的征兆。

(3)既往病史及治疗情况：询问患者有无引起晕厥的病史存在，如主动脉瓣狭窄、急性心肌梗死、心脏压塞等；有无疼痛、直立性低血压、低血糖、癔症、蛛网膜下隙出血等病史。了解相关疾病治疗及用药情况。

(4)社会-心理状况：评估患者是否因晕厥引起紧张、恐惧等心理反应。

2. 护理体检

评估患者晕厥发作前有无头晕、眼花、恶心、呕吐、出汗等先兆表现；晕厥发作时有无意识障碍、脉率增快、心音低钝或消失、抽搐、瘫痪等症状。

3. 辅助检查

可做心电图、超声心动图检查，协助判断晕厥的原因。

### (二)主要护理诊断/问题

1. 有受伤的危险

受伤与意识丧失引起跌倒损伤有关。

2. 潜在并发症

潜在并发症猝死。

### (三)护理措施

1. 生活护理

有晕厥史的患者平时应注意休息，避免过度劳累和精神紧张；晕厥发作频繁的患者应卧床休息，加强生活护理。

2. 安全护理

嘱患者要注意避免晕厥的诱因即避免情绪激动、疲劳、快速变换体位，改善闷热、通气不良的环境等；避免单独外出；出现头晕、黑蒙等晕厥先兆时应立即平卧休息，以免摔伤。

3.发作时护理

晕厥发作时，应积极改善患者的脑供血，让患者立即平躺于空气流通处，保持呼吸道通畅，将患者的头部放低，衣领松解开，给予吸氧，注意保暖。同时应注意密切观察患者的生命体征、意识及心电图的变化，准备好抢救用物和药品，一旦发现脉搏消失，应立即向医生报告并配合医生做好抢救。

4.心理护理

耐心向患者解释病情，以消除患者的紧张、焦虑情绪。

（孟祥枝）

# 第二节　原发性高血压

原发性高血压(primary hypertension)简称高血压，是以体循环动脉血压升高为主要临床表现的综合征，是最常见的慢性心血管疾病，也是重要的心脑血管疾病的危险因素，可致心、脑、肾和视网膜等靶器官的结构和功能受损，最终导致这些器官的功能衰竭。高血压分为原发性和继发性，本节主要阐述原发性高血压。根据世界卫生组织和国际高血压学会(WHO/ISH)高血压治疗指南将高血压诊断标准定义为：在未用降压药物的情况下，收缩压≥140 mmHg和(或)舒张压≥90 mmHg，根据血压升高水平，进一步将高血压分为1～3级。

根据2015年中国心血管病报告，我国18岁以上居民原发性高血压患病率达25.2%，全国高血压患者约2.7亿人，是患病率最高的慢性病且呈明显上升趋势。发病率城市高于农村，北方高于南方，沿海高于内地，脑力劳动者高于体力劳动者，青年期男性略高于女性，中年后女性稍高于男性。

## 一、病因病理

1.病因

尚未完全明确，目前认为是在一定的遗传背景下由多种因素相互作用而引起。

(1)遗传因素：高血压具有明显的家族聚集性。父母均有高血压，子女发病率高达46%，约60%高血压患者有家族史。

(2)年龄：高血压患病率随年龄增高而上升，35岁以后上升幅度较大。

(3)环境因素：有资料显示高血压的发生和血压水平与食盐摄入量呈正相关；高蛋白、高脂(特别是高饱和脂肪酸)、低钾、低钙饮食和叶酸缺乏等都可引起血压升高。长期精神紧张、压力大或环境噪声、视觉刺激下亦可引起高血压，故从事脑力劳动者和精神紧张度高的职业者容易患高血压。吸烟可使去甲肾上腺素分泌增加、损伤血管引起血压增高。

(4)其他：体重增加是血压升高的重要危险因素，约1/3高血压患者有不同程度肥胖，血压与体重指数(BMI)呈显著正相关。服用避孕药的女性血压高的发生率及严重程度与服用时间长短有关，停药后可逆转。睡眠呼吸暂停低通气综合征(SAHS)亦与高血压有关，50%SAHS

患者有高血压。

2.病理

(1)病理解剖:早期可无明显病理改变,晚期可导致重要靶器官如心、脑、肾、视网膜的损伤。

1)心:长期高血压可引起左心室肥厚和扩张,称为高血压心脏病。

2)脑:长期高血压使脑血管形成动脉瘤,一旦破裂可发生脑出血;高血压促使脑动脉粥样硬化,粥样斑块破裂可并发脑血栓形成。

3)肾:长期持续的高血压可导致肾小球纤维化、萎缩、肾动脉硬化,严重者可发生慢性肾衰竭;恶性高血压时,可在短期内出现肾衰竭。

4)视网膜:视网膜小动脉早期发生痉挛,随着病程进展出现硬化,血压急骤升高可引起视网膜渗出和出血。

(2)病理生理

1)交感神经系统活动亢进:长期过度紧张和反复的精神刺激等使大脑皮质兴奋与抑制失调,导致交感神经系统亢进,血浆儿茶酚胺浓度升高,全身小动脉收缩,外周血管阻力增高。

2)肾素-血管紧张素-醛固酮系统(RAAS)激活:肾小球球旁细胞分泌的肾素将肝合成的血管紧张素原水解为血管紧张素Ⅰ(AI),再经血管紧张素转换酶(ACE)的作用转化为血管紧张素Ⅱ(AⅡ)。AⅡ可使小动脉平滑肌收缩,外周血管阻力增加,还可刺激肾上腺皮质球状带分泌醛固酮,使肾小管对钠的重吸收增加,造成水钠潴留,血容量增加。

3)肾性水钠潴留:各种原因引起肾性水钠潴留,机体为避免心排出量增高使组织过度灌注,全身小动脉收缩增强,导致外周血管阻力增高。

4)胰岛素抵抗(insulin resistance,IR):约50%高血压患者存在不同程度IR,IR可造成继发性高胰岛素血症,使肾脏水钠重吸收增加,交感神经系统活性亢进,刺激血管壁增生肥厚致动脉弹性减退。

5)其他:细胞膜离子转运异常,血管内皮功能失调,代谢异常,饮酒过多等均可导致心排出量及外周血管阻力增加,而引起血压升高。

## 二、临床表现

1.症状

本病大多起病缓慢或隐匿,常见症状有头晕、头痛、颈项部僵硬、心悸、注意力不集中、失眠、乏力等,也可出现视力模糊、鼻出血等症状,典型的高血压头痛在血压下降后即可消失。症状轻重不一定与血压水平有关。可因劳累、激动、失眠等加重,休息后多可缓解。

2.体征

一般较少,除血压升高以外,体检时心脏听诊可听到主动脉瓣区第二心音亢进、收缩期杂音或收缩早期喀喇音。

3.并发症

随病程进展出现重要靶器官的损害,心、脑、肾等器官的功能障碍和器质性改变,是高血压患者致残、致死的主要原因。

(1)心脏:左心室肥厚扩张,最终出现左心衰竭。冠状动脉粥样硬化可致心律失常、心绞痛、心肌梗死甚至猝死。

(2)脑:短暂性脑缺血发作、脑血栓形成、脑出血。

(3)肾脏:肾动脉硬化和肾小球纤维化及萎缩,最终可发展为慢性肾衰竭。

(4)其他:主动脉夹层形成,常可致死;眼底病变如视力下降、视野异常等。

4. 高血压急症和亚急症

(1)高血压急症:高血压急症指在一些诱因的作用下,血压突然显著升高(一般超过180/120 mmHg),同时伴有进行性心、脑、肾等重要靶器官功能不全的表现。包括高血压脑病、恶性高血压、脑卒中、急性冠脉综合征、急性左心衰及主动脉夹层等。区别高血压急症和亚急症的唯一标准是有无新近发生的急性进行性靶器官损害,而不是以血压升高的程度为标准。

1)高血压脑病:是由于过高的血压突破了脑血流自动调节范围,使脑灌注过多,导致液体渗入脑血管周围组织,引起脑水肿。主要临床表现为严重头痛、呕吐、意识障碍、精神错乱,甚至昏迷。

2)恶性高血压:血压过高导致眼底和肾功能损害。发病急骤,舒张压持续≥130 mmHg,并有头痛、视力模糊、眼底出血、渗出和视盘水肿;出现持续蛋白尿、血尿与管型尿等,肾脏损害突出,进展迅速,预后很差。

(2)高血压亚急症:又称高血压危象,是由于交感神经兴奋性过高,导致血压明显升高但不伴有严重临床症状及进行性靶器官损害,患者可有血压明显升高的症状,如头痛、胸闷、烦躁不安和鼻出血等。

## 三、辅助检查

1. 常规检查

尿常规、血糖、血胆固醇、血甘油三酯、肾功能、血尿酸和心电图。部分患者根据需要可以进一步检查眼底、超声心动图、血电解质等。

2. 血压测量

定期正确测量血压是诊断高血压的关键。首诊时需测量双上臂血压,较高读数一侧的上臂血压在非同日 3 次收缩压均≥140 mmHg 或(和)舒张压均≥90 mmHg,可诊断为高血压。用小型携带式血压记录仪监测 24 h 动态血压变化,对高血压诊断有较高价值,有助于判断血压升高严重程度,了解血压昼夜节律,指导降压治疗以及评价降压药物疗效。

## 四、治疗要点

目前高血压尚无根治方法,降压治疗的最终目的是减少高血压患者心、脑血管病的发生率和死亡率。高血压治疗包括非药物治疗(治疗性生活方式干预)和药物治疗。

1. 非药物治疗

适用于所有高血压患者。包括:①控制体重;②减少钠盐摄入,每人每日食盐<6 g 为宜;③补充钙和钾盐;④减少脂肪摄入;⑤戒烟限酒;⑥增加运动;⑦减轻精神压力、保持心态平衡;⑧必要时补充叶酸制剂。

2. 药物治疗

(1)降压药物治疗对象:高血压 2 级或以上患者;高血压合并糖尿病,或已有心、脑、肾靶器官损害,或有并发症患者;血压持续升高 6 个月以上,改善生活方式后仍未有效控制者;心血管危险分层,高危和极高危患者必须使用降压药物治疗。

(2)降压药物应用的基本原则。①小剂量:采用较小有效治疗剂量,根据需要逐步增加剂量。②优先选择长效制剂:控制夜间血压和晨峰血压,更有效的预防心脑血管并发症。③联合用药:可增加降压效果又不增加不良反应,在低剂量单药治疗效果不满意时可选用联合治疗。④个体化:根据患者情况、药物有效性和耐受性,兼顾经济因素,选择合适的降压药。

(3)降压药物种类:目前常用降压药物可归纳为五大类。

1)利尿剂:主要通过排钠,减少细胞外容量,降低外周血管阻力达到降压作用。适用于轻、中度高血压,对高血压合并肥胖或糖尿病、合并心力衰竭、更年期女性及老年人高血压有较强的降压效果。常用药物有氢氯噻嗪、呋塞米、吲达帕胺、螺内酯等。

2)β受体拮抗剂:该类药主要通过抑制中枢和周围RAAS,抑制心肌收缩力和减慢心率而降压。适用于各种不同严重程度高血压,尤其是心率较快的中、青年患者或合并心绞痛患者,常用药物有普萘洛尔、美托洛尔、比索洛尔等。

3)钙通道阻滞剂:降压作用主要通过减少细胞外钙离子进入血管平滑肌细胞内,减弱兴奋-收缩耦联,降低阻力血管的缩血管效应,同时还可减少肾小管对钠的重吸收。适用于各种类型的高血压,尤其适用于老年收缩期高血压。常用药物有硝苯地平、氨氯地平、硝苯地平控释剂等。

4)血管紧张素转换酶抑制剂(ACEI):主要通过抑制循环和组织中的ACE,使血管紧张素Ⅱ(ATⅡ)生成减少,改善胰岛素抵抗和减少尿蛋白的作用。对肥胖、糖尿病及心脏、肾脏等靶器官受损的高血压患者有较好疗效,特别适用于伴有心力衰竭、心肌梗死后、糖耐量减退或糖尿病肾病的高血压患者。常用药物有卡托普利、依那普利、贝那普利等。

5)血管紧张素Ⅱ受体拮抗剂(ARB):降压作用主要通过阻断ATⅡ的缩血管、水钠潴留与血管重塑作用。此类药最大的特点是直接与药物有关的不良反应较少。常用药物有氯沙坦、缬沙坦、厄贝沙坦等。

3.高血压急症的治疗

治疗原则为尽快控制血压,防治靶器官损害和功能障碍。首选硝普钠,同时扩张动脉和静脉,降低前、后负荷。短时间内血压急骤下降,可使重要器官的血流灌注明显减少,故使用硝普钠必须密切监测血压,根据血压水平调节滴速。其次可选用硝酸甘油,扩张静脉和选择性扩张冠状动脉与大动脉,但降压作用不及硝普钠。根据病情可联合用药。

## 五、主要护理诊断/问题

1.急性疼痛:头痛

头痛与血压、颅内压升高有关。

2.有受伤的危险

受伤与头晕、体位性低血压反应、视力模糊有关。

3.知识缺乏

与缺乏高血压防治与自我管理知识有关。

4.潜在并发症

潜在并发症包括高血压危象、高血压脑病、脑卒中、心力衰竭等。

## 六、护理措施

1.生活护理

(1)休息与活动:保持病室环境清洁、安静、舒适。轻症患者注意劳逸结合,保证足够的睡眠，血压较高、症状明显者应卧床休息。血压稳定、无明显脏器功能损害者，除保证充足的睡眠外，可适当参加力所能及的工作，并根据年龄及血压水平选择适当运动方式，合理安排运动量。运动方式可以选择步行、慢跑、太极拳、气功等，运动时间、频度和强度以患者不出现不适为宜。

(2)饮食护理：给予患者低盐、低脂、低热量、高维生素饮食为宜。每日食盐摄入量不超过6 g，少吃咸菜、火腿、罐头、酱油和味精等含钠量高的食物；不吃或少吃肥肉和动物内脏；减少脂肪高胆固醇的摄入。

多食含钾、钙、镁及维生素丰富的食物如新鲜蔬菜、水果、牛奶、豆类、蘑菇、木耳等。适量补充蛋白质。戒烟限酒。

2.病情观察

定时测量血压，必要时进行动态血压监测；观察患者有无头痛、头晕、眼花、耳鸣、恶心、呕吐等症状；观察头痛性质、精神状态、视力、语言能力、肢体活动障碍等急性脑血管疾病的表现；观察有无呼吸困难、咳嗽、咳泡沫样痰，突然胸骨后疼痛等心脏受损的表现；注意有无尿量变化，有无水肿。如发现血压急剧升高，患者出现高血压急症与亚急症等表现，立即通知医生，积极配合抢救。

3.高血压急症的护理

(1)休息：立即安置患者绝对卧床休息，抬高床头，减少一切不良刺激和不必要的活动，协助生活护理。消除患者紧张心理、稳定情绪，必要时遵医嘱使用镇静剂。意识不清时应加床栏以防止坠床。发生抽搐时解开患者衣领，用牙垫置于上、下磨牙间，防止唇舌咬伤。

(2)吸氧：保持呼吸道通畅，给予氧气吸入，氧流量4～5 L/min。

(3)药物治疗：迅速建立静脉通道，遵医嘱给予降压、脱水、镇静等治疗。

1)降压：首选硝普钠静脉滴注，亦可选择硝酸甘油、尼卡地平等。硝普钠现用现配，避光输注，用药过程中严密监测血压，降压不宜过快或过低。若患者出汗、烦躁、头痛、心悸、胸骨后疼痛等血管过度扩张现象，应立即停止用药。

2)脱水：有颅内压增高者立即进行脱水治疗，常用20%甘露醇快速静脉滴注，呋塞米静脉注射。用药过程中注意观察尿量，监测电解质。

3)镇静：有烦躁、抽搐者可遵医嘱静脉注射地西泮或10%水合氯醛保留灌肠，注意观察呼吸情况，防止发生呼吸抑制。

(4)病情监测：严密观察神志、瞳孔、生命体征变化，观察有无肢体麻木、活动不灵活、语言不清、嗜睡等情况，必要时进行呼吸、血压、心电监护。

4.用药护理

(1)利尿剂：主要不良反应为电解质紊乱，在用药过程中注意观察记录24 h出入量，监测电解质变化，排钾利尿剂注意补钾；保钾利尿剂可引起高血钾，不宜与ACEI和ARB合用，肾功能不全者禁用。

(2)β受体阻滞剂：不良反应为心动过缓、乏力和四肢发冷等，在用药的过程中注意监测心率、脉搏变化，注意有无心动过缓。急性心力衰竭、支气管哮喘及房室传导阻滞患者禁用。

(3)钙通道阻滞剂：不良反应有头痛、颜面潮红、心悸和下肢水肿等。心力衰竭、窦房结功能低下或心脏传导阻滞患者不宜使用。

(4)血管紧张素转换酶抑制剂：不良反应有刺激性干咳、高血钾和血管性水肿等。用药过程中注意监测血钾和血压。

(5)血管紧张素Ⅱ受体阻滞剂：不良反应很少，不引起刺激性干咳，持续治疗的依从性高，主要不良反应为血钾升高。

5. 心理护理

了解患者性格的特征及心理特征，对患者进行个体化心理疏导，训练患者自我控制的能力，并指导患者自我放松，如心理训练、音乐治疗和缓慢呼吸等。

对于情绪激动易怒的患者，还应做好其亲属的工作，尽量保持平和心态，避免对患者造成不良刺激。

## 七、健康指导

1. 生活指导

指导患者合理饮食，适当运动，注意劳逸结合，避免情绪激动，维持心理平衡。避免长时间站立，改变姿势和体位时动作缓慢，不用过热的水洗澡和蒸气浴。若出现头晕、乏力、出汗等，立即平卧并抬高下肢，以促进下肢静脉血液回流，增加心脑血流量。

2. 疾病知识指导

(1)疾病知识宣教：让患者了解自己的病情，如高血压级别、危险因素及并发症，控制血压的重要性和终身治疗的必要性，指导患者遵医嘱长期坚持非药物及药物治疗，将血压控制在合适的范围，防止对脏器进一步损害。嘱咐患者不可自行更改服药时间，更不能擅自增减药物或停服药物，并注意药物的不良反应。

(2)血压测量指导：教会患者和家属正确的测量血压方法。测血压前避免饮用浓茶、可乐、咖啡、吸烟等；安静休息 5 min，连续测量 2 次取平均值；定时间(用药前测血压、用药后 30 min 复测 1 次)、定体位、定部位、定血压计测量血压；血压不稳定者早晨和晚上均需测量血压，血压控制稳定后，可每周测量一次血压。

(3)就诊指导：若出现胸痛、血压突然升高、剧烈头痛、视物模糊、心悸、肢体麻木、偏瘫、呕吐等症状，应及时就诊。

(孟祥枝)

# 第三节　慢性心力衰竭

慢性心力衰竭(chronic heart failure, CHF)，是多数心血管病的最终归宿。随着年龄的增加，心衰患病率迅速增加，70 岁以上人群患病率上升至 10%以上。心力衰竭患者 4 年死亡率达 50%。近年来我国引起慢性心力衰竭的病因以冠心病居首，高血压、扩张型心肌病呈上升趋势，风湿性心瓣膜病所占比例明显下降。

## 一、病因

1. 病因

(1)原发性心肌损害：心肌损害致使心肌收缩力减弱。包括缺血性心肌损害如冠心病心肌缺血和(或)心肌梗死、冠状动脉栓塞及冠状动脉炎等，以冠心病心肌梗死最常见；心肌炎和各种心肌病，其中病毒性心肌炎和扩张型心肌病较常见；心肌代谢障碍性疾病，以糖尿病心肌病最常见，而维生素 $B_1$ 缺乏症和心肌淀粉样变性等国内较少见。

(2)心脏负荷过重

1)前负荷(容量负荷)过重：见于心瓣膜返流性疾病，如主动脉关闭不全、肺动脉瓣关闭不全等；左右心或动静脉分流性先天性疾病如房间隔缺损、室间隔缺损、动脉导管未闭等；高动力循环状态(机体循环血量增加的一种病理生理现象)，如慢性贫血、甲状腺功能亢进等。

2)后负荷(压力负荷)过重：左室压力负荷过重见于高血压、主动脉瓣狭窄；右室压力负荷过重见于肺动脉高压、肺动脉瓣狭窄、肺栓塞等。

2. 诱发因素

有基础心脏疾病的患者常在一些可加重原有疾病或心脏负担的因素下诱发心衰。

(1)感染：是心力衰竭最常见、最重要的诱因，尤其是呼吸道感染，其次是感染性心内膜炎、全身性感染等。

(2)心律失常：各种快速性心律失常或严重的缓慢性心律失常均可诱发心力衰竭，如室性心动过速、房室传导阻滞、心房颤动等，尤其是快速性心律失常，其中心房颤动是诱发心力衰竭的重要因素。

(3)治疗不当：如洋地黄中毒、不恰当的停用降压药或应用负性肌力药如β受体阻滞剂、钙通道阻滞剂等。

(4)循环血容量增加：如静脉输液或输血过多过快、钠盐摄入过多等。

(5)身心过劳：如过度劳累、情绪激动、剧烈运动、精神过于紧张等。

(6)妊娠和分娩：可加重心脏负荷，增加心肌耗氧量，诱发心力衰竭。

(7)其他：合并甲状腺功能亢进、中重度贫血、肺栓塞、水、电解质及酸碱平衡失调等。

## 二、临床表现

1. 左心衰竭

主要表现为肺循环淤血和心排血量降低。

(1)症状：早期可无症状或仅出现面色苍白、心悸、乏力等。

1)呼吸困难：劳力性呼吸困难是左心衰竭最早、最常见的症状，患者在体力活动时发生或加重。主要是因为运动使回心血量增加，左心房压力增高，加重了肺循环淤血。典型患者可出现夜间阵发性呼吸困难，表现为患者入睡后突然憋气而惊醒，被迫采取端坐位，呼吸深快，轻者数分钟至数十分钟缓解，严重的可伴有哮鸣音，称“心源性哮喘”。其原因与睡眠平卧时回心血量增加、膈肌抬高致肺活量减少、夜间迷走神经张力增高及小支气管痉挛等因素有关。心力衰竭晚期患者休息时也有肺淤血，患者不能平卧，需取高枕卧位、半卧位或坐位以减轻呼吸困难，称端坐呼吸。根据端坐呼吸患者的坐位高低可以估计心力衰竭的程度，坐位越高提示心力衰竭越重。严重的患者可出现急性肺水肿。

2)咳嗽、咳痰、咯血：咳嗽较早出现，夜间多见，初期常于卧位时发生，坐位或立位时可减轻，患者常咳白色浆液样泡沫痰。偶因肺泡和支气管黏膜淤血，血浆外渗至肺泡而致粉红色或血丝痰。另外，由于长期淤血，肺循环和支气管循环间可形成侧支循环，随着肺静脉压力升高，支气管黏膜下的血管逐渐扩张，一旦扩张的血管破裂则可引起大咯血。

3)心排血量降低症状：由于心排血量下降，组织器官血液灌注不足，患者可出现乏力、头晕、嗜睡、失眠、烦躁、心悸、尿量减少甚至肾衰竭。

(2)体征

1)心脏:除有原发基础疾病的心脏体征外,还出现与心力衰竭有关的体征,即出现心脏增大,心尖冲动向左下移位,心率增快,心尖部闻及舒张期奔马律,部分患者有肺动脉瓣第二心音亢进。

2)肺部湿啰音:两肺底或全肺可闻及湿啰音,啰音的分布可随体位改变而变化。

3)其他:发绀、交替脉、哮鸣音、脉压减小等。

2.右心衰竭

体循环淤血为主要表现。

(1)症状:消化道症状是右心衰竭患者最常见的症状,可因胃肠道、肝脏等淤血出现食欲缺乏、恶心、呕吐、腹胀、上腹部疼痛、便秘等症状。继发于肺部疾病或左心衰竭的患者可出现明显的呼吸困难,单纯的右心衰竭可出现劳力性呼吸困难。

(2)体征

1)水肿:体循环静脉压力增高使皮肤等软组织出现水肿。水肿是右心衰竭的典型体征,水肿首先发生在身体下垂的部位,常呈压陷性、对称性,严重者可出现全身性水肿或伴随有胸腔积液、腹腔积液。

2)颈静脉征:颈静脉充盈、怒张是右心衰竭时的主要体征,肝颈静脉反流征阳性则更具有特征性。

3)肝脏肿大:肝脏因淤血肿大常伴压痛,持续慢性右心衰竭可致心源性肝硬化。

4)心脏体征:除基础心脏病的相应体征之外,可有右心衰竭的心脏体征,即心率增快,右心增大,心尖冲动向左移位,剑突下可见明显搏动,胸骨左缘第3、第4肋间可闻及舒张期奔马律等。也可因三尖瓣相对关闭不全出现反流性杂音,是右心衰竭较特异的体征。

3.全心衰竭

左心衰竭和右心衰竭的临床表现同时存在。继发于左心衰竭的右心衰竭,由于右心排血量的减少,体循环淤血的发生可使肺循环淤血减轻而表现为呼吸困难减轻,但发绀加重。

4.心功能分级

为便于临床估计病情和预后,并指导选择治疗护理方案,将心功能进行分级。目前临床应用最广的是美国纽约心脏病学会(NYHA)1928年提出,1994年重新修订的心功能分级方案。NYHA心功能分级方案以患者的临床表现和活动能力为依据,将心功能分为四级。这种分级方案的优点是简单易行,但其缺点是仅凭患者的主观感受和(或)医生的主观评价,患者个体差异很大。

## 三、辅助检查

1.影像学检查

(1)胸部X线:心力衰竭时心影常扩大,心脏扩大的程度和动态改变可间接反映心功能状态。左心衰竭时可见肺淤血征象,主要表现为肺门血管阴影增强、肺纹理增加等,肺动脉段膨出。右心衰竭时可见腔静脉扩张。

(2)超声心动图:是心力衰竭诊断中最有价值的检查方法。能显示心腔大小变化及心瓣膜结构,并可判断心室收缩、舒张功能。

(3)放射性核素:心脏血池显影有助于判断心室腔大小、计算射血分数和左心室最大充盈速率,反映心脏舒张功能。

(4)磁共振显像:能更精确的计算收缩末期、舒张末期心室容积、心搏出量和射血分数等。

2. 创伤性血流动力学监测

常用漂浮导管(Swan-Ganz 导管)床旁测定的方法,也可通过左心导管、左室造影的方法了解心排血量(CO)、心排血指数(CI)、肺毛细血管楔压(PCWP)、肺动脉压、右室压、右房压及压力曲线,评估心脏功能。

3. 心电图检查

可见左心室、右心室或左、右心室肥厚的心电图图形。

## 四、治疗要点

治疗目的是为防止和延缓心力衰竭的发生,缓解患者的症状,降低死亡率,延长寿命,提高运动耐量,改善生活质量。慢性心力衰竭采取综合治疗措施,主要是积极治疗原发病,去除诱因,合理用药以减轻心脏负荷,增加心肌收缩力,降低心力衰竭代偿中的负面效应,改善预后等。

1. 一般治疗

(1)休息:限制体力活动,避免精神紧张,减轻心脏负担。

(2)饮食:低钠饮食,少食多餐,适当限制水的摄入量。

(3)吸氧:给予持续氧气吸入,流量为 2～4 L/min。

2. 病因治疗

(1)病因治疗:对可能导致心脏功能受损的常见疾病如高血压、冠心病、糖尿病等,在尚未造成心脏器质性改变前即应早期进行有效的治疗,如药物降压、介入手术改善冠心病心肌缺血、慢性心瓣膜病换瓣等。

(2)控制和消除诱因:针对常见心力衰竭诱因如感染、心律失常、贫血、甲状腺功能亢进和电解质紊乱进行治疗。避免过度劳累、情绪激动等。

3. 药物治疗

(1)利尿剂:是心力衰竭治疗中最常用的药物,可减轻水肿,减轻心脏前负荷。常用利尿剂有排钾利尿剂和保钾利尿剂。其中排钾利尿剂包括噻嗪类利尿剂,如氢氯噻嗪、氯噻酮、吲达帕胺等。袢利尿剂,如呋塞米、依他尼酸、布美他尼等;保钾利尿剂有螺内酯、氨苯蝶啶等。

(2)血管扩张剂:血管扩张剂可减轻心脏前负荷和(或)后负荷。但 20 世纪 80 年代末以来血管扩张剂已逐渐被血管紧张素转换酶抑制剂(ACEI)取代。现仅在慢性心力衰竭加重时短期应用或急性心力衰竭时应用。

一般将血管扩张剂分为以下几类:扩张静脉类,如硝酸酯类(硝酸甘油、硝酸异山梨酯);扩张小动脉类,如酚妥拉明、肼屈嗪;扩张小动脉和静脉类,如硝普钠。

(3)改善心室重塑

1)肾素-血管紧张素-醛固酮系统抑制剂:血管紧张素转换酶抑制剂(ACEI)是目前治疗慢性心力衰竭的首选药。ACEI 除发挥扩血管作用、改善心力衰竭时的血流动力学减轻淤血症状外,更重要的是限制心肌、小血管的重塑,以达到维护心肌的功能,推迟充血性心力衰竭的进展,降低远期死亡率的目的。常用药物有卡托普利、贝那普利、培哚普利、咪达普利等。对 ACEI 引起的干咳不能耐受者可改用血管紧张素受体拮抗剂(ARB)。常用药物有坎地沙坦、氯沙坦、缬沙坦等。醛固酮受体拮抗剂可抑制心血管的重构、改善慢性心力衰竭的远期预后有很好的作用，常用药物有螺内酯。

2)β受体阻滞剂：目前认为β受体阻滞剂，如比索洛尔、美托洛尔等可对抗心力衰竭代偿中交感神经兴奋的不利影响，改善心室重塑，改善预后，降低死亡率。应用时从小剂量开始，逐渐加量，适量长期维持。

(4)增加心肌收缩力：治疗心力衰竭的主要药物。

1)洋地黄类药物：具有增强心肌收缩力，减慢心率的作用，是临床上最常用的强心药物。洋地黄制剂按其作用的快慢可分为：速效制剂，如毒毛花苷K、毛花苷C(西地兰)；中效制剂，如地高辛；缓效制剂，如洋地黄毒苷等。常根据发病缓急、病情轻重而选择制剂。目前临床常用的有地高辛、毛花苷C和毒毛花苷K，对中、重度心力衰竭，尤其对伴心房颤动、心室率快者疗效更好。

2)非洋地黄类正性肌力药。β肾上腺素能受体激动剂：如多巴胺、多巴酚丁胺等；磷酸二酯酶抑制剂：如氨力农、米力农等，增强心肌收缩力和心搏出量。

(5)改善心肌能量代谢：可用辅酶Q10或维生素$B_1$等改善能量代谢。

4. 手术治疗

目前已经开展的治疗心力衰竭的手术治疗方法有背阔肌转化心肌行左室增强术、左室减压术、骨骼肌主动脉外反搏等。终末期心力衰竭患者可考虑进行心脏移植。

5. 其他

目前通过心脏再同步化治疗(CRT)联合ACEI和β受体阻滞剂的应用，显著改善了重度心力衰竭患者的预后及生存质量，使患者免于心脏移植。致病性快速心律失常患者应用植入式心脏复律除颤器可进一步降低猝死。人工辅助循环可延长终末期心力衰竭患者的生存时间。

## 五、主要护理诊断/问题

1. 气体交换受损

气体交换受损与肺淤血有关。

2. 体液过多

体液过多与体循环淤血、水钠潴留、低蛋白血症有关。

3. 活动无耐力

活动无耐力与心排血量降低有关。

4. 焦虑

焦虑与病程漫长及担心预后有关。

5. 潜在并发症

潜在并发症包括洋地黄中毒、水电解质紊乱等。

## 六、护理措施

1. 生活护理

(1)休息与活动：休息可以减少组织耗氧量，降低心率和减少静脉回流，从而减轻心脏负担。休息期间，保持病室环境安静、舒适、空气清新，减少探视。心力衰竭患者应根据心功能情况，合理安排其生活、休息与活动。①心功能Ⅰ级者，不限制一般体力活动，但应避免重体力劳动和剧烈运动;②心功能Ⅱ级者应适当限制体力活动,保证充足的睡眠和休息,可适当增加午睡、夜间睡眠和间歇休息时间;③心功能Ⅲ级者需严格限制体力活动,以卧床休息为主,日常生活可自理或由他人协助自理;④心功能Ⅳ级者应绝对卧床休息,日常生活由他人护理。长期卧床的患者应协助其及时翻身、帮助按摩肢体、做肢体的被动活动或主动活动,用温水浸泡下肢。当心力衰竭改善后,应鼓励患者根据个体情况尽早作适量活动,以防静脉血栓、肺栓塞等并发症的发生。

(2)饮食护理:给予低热量、低钠、高蛋白、高维生素、清淡、易消化的食物,多食蔬菜水果。少食多餐、不宜过饱,以减轻心脏负担;避免产气食物,以防膈肌上抬加重呼吸困难;限制钠盐摄入,以减轻水肿,轻度心力衰竭钠盐摄入量在 5 g/d 以下,中度心力衰竭摄入量为 2.5～3 g/d,重度心力衰竭控制在 1 g/d 以下。限制含钠量高的食品,如腌腊制品、发酵面食、海产品、罐头、味精、碳酸饮料等,可用糖、醋等调节口味以增进食欲。根据心功能不全程度和利尿效果以及电解质情况调整钠盐的摄入量。

(3)保持大便通畅:心力衰竭患者因长期卧床、进食减少、肠道淤血、排便方式改变及焦虑等因素容易引起便秘。用力排便可增加心脏负荷,加重心力衰竭和诱发心律失常。长期卧床患者,鼓励其主动、被动运动肢体,经常变换体位,每天顺时针方向按摩腹部数次;饮食中增加粗纤维食物,如粗粮、芹菜、水果等;必要时遵医嘱给予缓泻剂,如开塞露、镁乳等。禁忌使用大剂量液体灌肠。

2.病情观察

严密观察患者心力衰竭的表现(如呼吸困难、肺部啰音、皮肤发绀及水肿等)是否减轻;观察有无肺部感染、下肢静脉血栓等并发症征象;注意血气分析、血氧饱和度、血电解质及酸碱平衡等检查结果,有无洋地黄中毒表现等。

3.用药护理

护士应向患者及其家属讲解药物作用及不良反应,遵医嘱正确使用药物,注意药物不良反应的观察和预防。

(1)利尿剂:用药前后仔细观察水肿的变化、准确记录尿量或 24 h 液体出入量、定期测量体重,以了解利尿效果。电解质紊乱是长期使用利尿剂最容易出现的不良反应。

1)密切观察药物不良反应:噻嗪类利尿剂和襻利尿剂主要不良反应为低钾血症,表现为乏力、腹胀、肠鸣音减弱、心律失常、心电图 U 波增高等,并可诱发心律失常或洋地黄中毒;其他不良反应有呕吐、腹泻、高血糖、高尿酸血症等。氨苯蝶啶不良反应有乏力、嗜睡、皮疹、胃肠道反应,长期用药可产生高钾血症,伴肾功能减退、少尿或无尿者慎用。螺内酯毒性小,可出现嗜睡、运动失调、男性乳房发育、面部多毛等,肾功能不全、高钾血症者禁用。

2)用药注意事项:①获取患者基本资料,包括体重和生命体征,以便于评价疗效。②用药期间,监测体液总容量状况,记录观察尿量与水肿消退情况。③监测血电解质水平,使用排钾利尿剂时注意观察有无低钾血症发生,同时指导患者摄入富含钾的食物,如西红柿、香蕉、柑橘、红枣、杏、马铃薯、豆类、新鲜橙汁等,必要时遵医嘱补充钾盐。口服钾时,应在饭后或与果汁一起服用,以减轻胃肠道不良反应;静脉补钾时,每 500 mL 液体中氯化钾含量不宜超过 1.5 g。保钾利尿剂一般与排钾利尿剂合用,不宜同时服用钾盐,肾功能不全及高钾血症者禁用。④利尿剂的应用通常以早晨或上午为宜,避免晚上用药,以免夜间频繁排尿影响休息。

(2)血管紧张素转换酶抑制剂:不良反应包括干咳、直立性低血压和头晕、一过性肾损害、皮炎、间质性肺炎、高钾血症、血管神经性水肿等。药物的使用宜从小剂量开始,逐渐增加剂量;用药期间需监测血压、血钾水平和肾功能;避免体位的突然改变。干咳不能耐受者时可改用ARB。

(3)硝酸酯制剂:可致头痛、面红、心动过速、血压下降等,尤其是硝酸甘油静脉滴注时,应严格掌握滴速。

(4)β受体阻滞剂:不良反应有液体潴留、心力衰竭恶化、心动过缓、低血压等。用药期间应监测心率和血压,当心率低于50次/分钟时,应暂停给药并及时报告医生。支气管哮喘、心动过缓、Ⅱ度及Ⅱ度以上房室传导阻滞者禁用,严重心力衰竭患者亦禁用。

(5)洋地黄类药:洋地黄制剂治疗量与中毒量接近,是发生洋地黄中毒的根本原因,应用洋地黄类药物的患者应加强护理。

1)禁忌证:肥厚性梗阻型心肌病、病态窦房结综合征、急性心肌梗死发生后24 h内、严重房室传导阻滞不宜使用,洋地黄中毒或过量者绝对禁忌。

2)注意事项:①给药前向患者解释洋地黄治疗的必要性及其中毒表现。②给药前护士应询问患者有无恶心、呕吐、乏力、色视等中毒表现,并测量其脉搏、心率、心律。若出现脉搏<60次/分钟或节律从规则变不规则或从不规则突然变规则,可能为洋地黄中毒应暂停给药,并立即报告医生。③胺碘酮、奎尼丁、普罗帕酮、维拉帕米、阿司匹林等药物,可与洋地黄相互作用发生中毒,给药前应询问有无上述药物及洋地黄用药史;洋地黄不能与钙剂同时应用,如需要应用,两者应相隔4 h。④由于老年人、心肌缺血缺氧、电解质和酸碱平衡紊乱(尤其是低钾、低镁、高钙)、肝肾功能不全者对洋地黄类

药物的耐受性更差,用药后更应严密观察。⑤如果一次漏服口服药,下一次不能补服。⑥用毛花苷C或毒毛花苷K时务必稀释后静脉注射,在10~15 min间缓慢注射,并同时监测心率、心律及心电图变化,记录给药时间。必要时监测血清地高辛浓度。

3)洋地黄中毒表现:①胃肠道反应:最常见,食欲缺乏是出现最早的中毒症状,继之可有恶心、呕吐,偶有消化道出血。②神经系统症状:洋地黄中毒的患者可出现头痛、乏力、失眠、眩晕、幻觉、黄视、绿视、红视或视力模糊、闪光等神经系统症状。③心律失常:是洋地黄中毒最重要的表现,以快速心律失常多见,最常见的是室性期前收缩,对洋地黄中毒的诊断具有重要意义,可表现为二联律、三联律,严重时会出现室扑和室颤;缓慢心律失常以二度Ⅱ型或三度房室传导阻滞较为多见;心电图ST段呈“鱼钩样”改变,见于长期服用洋地黄患者,为洋地黄效应。

4)洋地黄中毒处理:①首要措施为立即停用洋地黄类药。②低血钾者可口服或静脉补钾,停用排钾利尿剂。③纠正心律失常,快速性心律失常可用利多卡因或苯妥英钠;有传导阻滞及缓慢性心律失常者可用阿托品0.5~1.0 mg皮下或静脉注射,必要时安置临时心脏起搏器。

(6)非洋地黄类正性肌力药:长期应用可引起心律失常,注意观察心律、心率及心电图的变化。

4.心理护理

护理人员应多给患者心理支持以减轻患者焦虑。心力衰竭患者可感受到极大的身心社会限制并因不得不调整生活方式而倍感挫折。护理人员应鼓励患者表达他们的恐惧和担心,帮助他们采取恰当的应对技巧,并动员患者的家庭和社会支持系统为其提供恰当的支持。对焦虑较重者可遵医嘱给小剂量的镇静药。

## 七、健康指导

1.生活指导

向患者及其家属强调低钠饮食的重要性，指导患者进食高蛋白、高维生素、低热量、低钠、清淡易消化、富含纤维素的饮食，少量多餐，避免刺激性食物，戒烟酒，防便秘，排便时不可用力，以免增加心脏负荷而诱发心律失常。合理安排活动与休息，在心功能恢复后可从事轻体力劳动或工作，并循序渐进地进行运动锻炼，如打太极、散步等以提高活动耐力，活动量以不出现心悸、气急为原则，避免重体力劳动和剧烈运动，如擦地、登梯、快走等。

2.疾病知识指导

(1)延缓病程指导：向患者解释心力衰竭疾病过程和对生活的影响，指导患者积极治疗原发病，控制高血压、冠心病、甲亢等。育龄妇女避孕或在医生指导下妊娠、分娩；严格遵医嘱服药，在静脉输液时主动告诉护士自己有心脏病史，以便护士控制输液速度和量；积极预防上呼吸道感染；保持心情舒畅，避免精神紧张、兴奋，寻求轻松愉悦的生活方式。

(2)用药指导：指导患者严格遵医嘱用药，不得随意增减或撤换药物。告诉患者药物的名称、作用、剂量、用法、作用与不良反应等。服用洋地黄者，教会患者测量脉率、心率，识别洋地黄中毒反应，服药前后注意观察，如出现异常及时就诊。服用血管扩张剂者，嘱咐起床动作缓慢，防止发生体位性低血压。使用排钾利尿剂的患者嘱其多进食富含钾的食品、水果。

(3)自我监测指导：指导患者观察病情变化，注意观察有无足踝部水肿、体重增加、咳嗽、气急加重、尿少、厌食饱胀、心慌、乏力等症状出现，一旦出现应及时就诊。

(孟祥枝)

# 第四节　急性心力衰竭

急性心力衰竭是指由于心脏的结构或功能突发异常，引起心排血量在短时间内急剧下降，导致组织、器官灌注不足和急性淤血的综合征。最常见的是急性左心衰竭所引起的急性肺水肿，严重者可有心源性休克。临床上急性右心衰竭很少见，以下重点阐述急性左心衰竭。

## 一、病因病理

1.病因

常见病因，如急性广泛前壁心肌梗死、乳头肌断裂、室间隔破裂穿孔；感染性心内膜炎引起的瓣膜穿孔、腱索断裂所致急性反流；其他如高血压心脏病血压急剧升高，原有心脏病基础上快速性心律失常或严重缓慢性心律失常，输液过多过快等。

2.病理生理

由于心肌收缩力急剧下降或左室瓣膜急性反流，心排血量急剧减少，左室舒张末压迅速升高，肺静脉回流不畅，肺静脉压快速升高，肺毛细血管压升高，使血管内液体渗入到肺间质和肺泡内，形成急性肺水肿。早期可因交感神经激活，血压可升高，但随着病情持续进展，血压将逐步下降。

## 二、临床表现

1. 症状

患者突发极度呼吸困难，常被迫采取端坐位，呼吸频率可达每分钟 30～40 次，烦躁不安，表情恐惧，面色苍白或发绀，唇指青紫，大汗淋漓，可有濒死感；频繁的咳嗽、咳大量白色或粉红色泡沫样痰，严重时可有大量泡沫样液体由口、鼻涌出，甚至咯血。发病开始可有一过性血压升高，病情加重，血压可持续下降，甚至休克，严重者可出现意识障碍。如果不及时抢救，患者会迅速发生休克而死亡。

2. 体征

肺部听诊两肺布满哮鸣音和湿啰音，心尖部第一心音减弱，心率快，心尖部可闻及舒张期奔马律，肺动脉瓣第二心音亢进。

## 三、辅助检查

1. X 线检查

除原有心脏病的心脏形态改变以外，主要为肺部改变。肺水肿典型者双侧肺门可见蝶形大片云雾阴影，重度肺水肿可现大片绒毛状阴影。

2. 动脉血气分析

病情越严重，动脉血氧分压（$PaO_2$）降低越明显。

3. 血流动力学监护

急性左心衰竭时肺毛细血管楔压增高，合并休克时心排血量降低。

## 四、治疗要点

急性左心衰竭是内科急症，患者起病急，病情重，必须迅速采取措施以挽救其生命，治疗关键是缓解缺氧、减轻呼吸困难、纠正心力衰竭。

1. 体位

立即协助患者采取端坐位，两腿下垂（休克患者除外），以减少回心血量，减轻心脏负荷。

2. 吸氧

积极纠正缺氧是治疗的首要环节。立即鼻导管给氧，病情较重可用呼吸机正压给氧，使肺泡内压在吸气时增加，利于气体交换，对抗组织液向肺泡内渗透。

3. 镇静

首选吗啡，可使患者镇静，并有扩张外周血管，减轻心脏负荷和减慢呼吸，缓解呼吸困难的作用。

常用吗啡 3～5 mg 皮下注射或缓慢静脉注射。伴颅内出血、神志不清、休克和已有呼吸抑制或合并肺部感染者禁用。

4. 扩张血管

可降低外周血管阻力，减少回心血量，减轻心脏负荷。以静脉用药为主。常用的血管扩张剂有硝酸甘油、硝普钠、酚妥拉明、重组人脑钠肽（rhBNP）等。

5. 利尿

用快速利尿剂如呋塞米 20～40 mg 静脉推注，本药兼有扩张静脉的作用，可减轻心室前负荷。

6.强心

先用利尿剂,后用洋地黄类药。可用毛花苷C(西地兰)0.4 mg或毒毛花苷K 0.25 mg,以5%葡萄糖溶液20 mL稀释后缓慢静脉注射。

7.解除支气管痉挛

氨茶碱具有强心、利尿、平喘及降低肺动脉压等作用,对伴有支气管痉挛者可选用氨茶碱0.25 g加入5%葡萄糖液20 mL稀释后缓慢静脉注入(5 min以上)。

8.机械辅助治疗

极危重的患者,有条件的可采用主动脉内球囊反搏和临时心肺辅助系统治疗。

## 五、主要护理诊断/问题

1.气体交换受损

气体交换受损与急性肺水肿影响气体交换有关。

2.清理呼吸道无效

清理呼吸道无效与呼吸道出现大量泡沫样痰有关。

3.心排血量减少

心排血量减少与心肌收缩力减低,心脏负荷过重有关。

4.恐惧

恐惧与极度呼吸困难、严重的窒息感有关。

5.潜在并发症

心源性休克。

## 六、护理措施

1.生活护理

安置患者于重症监护病室,并协助患者取坐位,两腿下垂(休克者除外)。注意给患者提供合适的支撑物,保护患者的安全,防止坠床。

2.吸氧

保证气道通畅的基础上,给予高流量(6～8 L/min)氧气吸入,用20%～30%的酒精湿化,以降低肺泡内泡沫的表面张力,使泡沫破裂,改善肺泡通气。病情严重者可给予加压吸氧,必要时采用机械通气辅助呼吸。常采用呼气末正压通气(PEEP),也可采用面罩呼吸机持续加压(CPAP)给氧。通过氧疗应将血氧饱和度维持在95%以上。

3.病情观察

严密观察患者的呼吸、脉搏、血压、心音、意识、咳嗽、咳痰、啰音、皮肤颜色、温度、尿量、精神状态及血气分析、心电监护结果等。

4.用药护理

迅速建立两条静脉通路,遵医嘱正确使用药物,控制静脉输液速度,一般为每分钟20～30滴,注意观察药物疗效与不良反应。

(1)应用吗啡时注意观察有无呼吸抑制、血压下降、心动过缓等不良反应。

(2)应用利尿剂时注意水、电解质和酸碱平衡情况,严密观察尿量,严格记录24 h出入液量。

(3)应用血管扩张药严格遵医嘱用药并定时监测血压,尽量用输液泵控制滴速,根据血压调节剂量，维持收缩压在90～100 mmHg。硝普钠见光易分解，应现用现配，避光输注，因含有氰化物，用药时间不宜连续超过24 h。

(4)洋地黄类药应稀释后缓慢静脉推注，同时进行心电监护，密切观察心率、心律。

(5)氨茶碱应加入葡萄糖溶液中稀释后缓慢静脉推注，注意有无心律失常、血压下降、肌肉颤动等表现。

5.心理护理

抢救时护理人员应表情镇静、神态自若，操作熟练，忙而不乱，使患者产生信任感和安全感。尽可能守护在患者身旁，安慰患者，告诉患者医护人员正在积极采取有效措施，病情会逐渐得到控制，消除患者的紧张、恐惧心理。与患者及家属保持密切接触，提供情感支持。健康指导向患者的家属介绍急性心力衰竭的病因和诱因，嘱患者积极治疗原有心脏疾病，避免肺部感染、输液过多过快、用力排便、情绪激动等诱因。定期复查，如出现极度呼吸困难，频繁咳嗽，咳大量粉红色泡沫样痰时应立即取两腿下垂端坐位，并拨打急救电话或迅速送往医院。

(孟祥枝)

# 第五节　心绞痛

心绞痛(angina pectoris)是因冠状动脉供血不足，导致心肌急剧的、暂时的缺血与缺氧所引起的，以发作性胸痛或胸部不适为主要表现的临床综合征。

## 一、病因与发病机制

1.病因

目前引起心绞痛最常见的原因是冠状动脉粥样硬化引起血管管腔狭窄和(或)痉挛。其次是重度主动脉瓣狭窄或关闭不全、肥厚型心肌病、先天性冠状动脉畸形、冠状动脉扩张症、冠状动脉栓塞等。

2.发病机制

正常情况下，冠状动脉有很大的储备量，在剧烈活动或情绪激动等情况下，冠脉可适当扩张，血流量增加，以满足心肌需求。当冠脉狭窄时，在劳累、激动等心肌需血量增加的情况下，冠脉不能有效扩张增加心肌供血；或冠脉痉挛时，血流量进一步减少，最终心肌缺血缺氧。当心肌缺血、缺氧时可引起疼痛，致痛因素可能是心肌内积聚过多代谢产物，如乳酸、丙酮酸、磷酸等酸性物质，或类激肽的多肽类物质，刺激心脏自主神经传入纤维并反映至大脑，从而产生疼痛。

## 二、临床表现

1.症状

以发作性胸痛为主要临床表现，其特点为：

(1)部位：位于胸骨体上段或中段之后，可波及心前区，有手掌大小范围，甚至横贯前胸，界限不很清楚。常放射至左肩、左臂内侧达无名指和小指，或至咽、颈、背、上腹部等。

(2)性质：常为压迫、发闷或紧缩性，也可有堵塞、烧灼感，偶伴濒死感。

(3)诱因:常因体力劳动或情绪激动(如愤怒、焦虑、过度兴奋)所诱发,也可在饱餐、寒冷、阴雨天气、吸烟、心动过速时发病。

(4)持续时间:疼痛出现后逐步加重,一般可持续 1～5 min。疼痛可数天、数周发作一次,亦可一日内多次发作。

(5)缓解方式:多于停止原来的活动后即缓解和(或)舌下含服硝酸甘油几分钟内缓解。

2.体征

一般无异常体征。心绞痛发作时常出现面色苍白、表情焦虑、皮肤湿冷或出汗、血压升高、心率增快。

## 三、辅助检查

1.心电图

心电图是诊断心绞痛最常用的检查方法。约有半数患者静息心电图在正常范围,也可出现非特异性 ST-T 改变。心绞痛发作时常可出现暂时性心肌缺血性的 ST 段下移 0.1 mV 以上,发作缓解后恢复;有时出现 T 波倒置。对可疑冠心病患者可采用运动负荷试验及 24 h 动态心电图监测,能明显提高缺血性心电图的检出率。

2.放射性核素检查

利用放射性铊或锝显像所示灌注缺损,判断心肌供血不足部位,对心肌缺血诊断极有价值。如同时兼做运动负荷试验,则可进一步提高诊断的阳性率。

3.冠状动脉造影

具有确诊价值,并对选择治疗方案及预后判断极为重要。选择性冠状动脉造影可使左、右冠状动脉及其主要分支得到清楚的显影。管腔直径狭窄 50%～70%有一定意义,管腔直径缩小 70%～75%以上会严重影响血供。

4.其他

二维超声心动图可探测到缺血区心室壁的动作异常,冠状动脉内的超声显像可显示血管壁的粥样硬化病变等。

## 四、治疗要点

心绞痛的治疗原则是改善冠状动脉供血,减轻心肌的氧耗,治疗冠状动脉硬化。治疗目的为缓解症状,提高活动耐力,提高生活质量,阻止或延缓心肌梗死的发生,降低死亡率和住院率。

1.发作期

立即安置患者休息,舌下含服硝酸甘油制剂,如硝酸甘油、硝酸异山梨酯。必要时吸氧或使用镇静剂。

2.缓解期

避免各种诱发因素,使用作用持久的抗心绞痛药物,如硝酸酯类、β-受体阻滞剂、钙通道阻滞剂等。对符合适应证的心绞痛患者可行经皮腔内冠状动脉成形术(PTCA)、冠脉内支架植入术等。对病情严重、药物治疗效果不佳且经冠状动脉造影后显示不适合介入治疗者,应及时行冠状动脉旁路移植手术(冠状动脉搭桥术)。

## 五、主要护理诊断/问题

1. 急性疼痛

急性疼痛与冠脉供血不足，导致心肌缺血、缺氧有关。

2. 潜在并发症

心肌梗死。

3. 知识缺乏

缺乏冠心病、心绞痛的相关知识。

## 六、护理措施

1. 生活护理

(1)休息与活动：心绞痛发作时应立即停止活动，同时舌下含服硝酸甘油。缓解期可适当活动，避免剧烈运动，保持情绪稳定。秋、冬季外出应注意保暖，以防冠脉收缩，加重心肌缺血。

(2)饮食：宜低热量、低脂肪、低胆固醇、低糖、低盐、适量蛋白质、纤维素和丰富的维生素饮食，少食多餐，不宜过饱，不饮浓茶、咖啡，避免辛辣刺激性食物。

2. 病情观察

了解患者发生心绞痛的诱因，发作时疼痛的部位、性质、持续时间、缓解方式、伴随症状等。发作时应尽可能描记心电图，以明确心肌供血情况，观察症状变化，警惕急性心肌梗死的发生。

3. 对症护理

缓解疼痛的方法包括立即停止活动，卧床休息，保持环境安静，消除紧张、焦虑情绪，以减少心肌的耗氧。立即舌下含服硝酸甘油，必要时用硝酸甘油静脉滴注。有条件者吸氧 2～3 L/min。

4. 用药护理

观察药物不良反应，应用硝酸甘油时，嘱咐患者舌下含服，或嚼碎后含服应在舌下保留一些唾液，以利药物迅速溶解而吸收，含药后应平卧，以防低血压的发生。服硝酸酯类药物后常有头胀、面红、头晕、心悸等血管扩张的表现，舌上有烧灼感、麻辣感。服药经1～2 min开始起作用，半小时后作用消失。

延迟见效或不见效者可能是产生耐药性，或药物保存不善失效，也可能是并发心肌梗死，应高度警惕。

5. 心理护理

心绞痛发作时，患者易产生紧张或恐惧情绪，这种情绪又可增强交感神经兴奋性，增加心肌需氧量，加重心绞痛。护理人员应多与患者沟通，使患者了解情绪与心绞痛的关系，掌握各种放松方法，合理安排工作和生活，保持良好的心态。

## 七、健康指导

1. 生活指导

告诉患者宜摄入低脂、低盐、低糖饮食，饮食中应有适量的纤维素和丰富的维生素，不宜过饱，不饮浓茶、咖啡，避免辛辣刺激性食物。肥胖者控制体重。寒冷可使冠状动脉收缩，加重心肌缺血，故冬季外出应注意保暖。告诉有吸烟习惯的患者应戒烟，吸烟产生的一氧化碳影响氧合，加重心肌缺氧，引发心绞痛。保持情绪稳定，避免过度劳累。

2.疾病知识指导

强调定期复查的重要性，定期检查心电图、血脂、血糖情况，积极治疗高血压、控制血糖和血脂。

如出现不适疼痛加重，用药效果不好，应到医院就诊。提高患者服药的依从性，按医嘱服药，平时要随身携带保健药盒(内有保存在深色瓶中的硝酸甘油等药物)以备急用，并注意定期更换。学会自我监测药物的副反应，自测脉率、血压，密切观察心率血压变化，如发现心动过缓应及时入院。

(孟祥枝)

# 第六节 急性心肌梗死

心肌梗死(myocardial infarction，MI)指在冠状动脉病变的基础上，发生冠状动脉供血急剧减少或中断，使相应的心肌严重而持久的缺血达20～30 min，导致心肌坏死。临床表现为持久的胸骨后剧烈疼痛、血清心肌酶增高、心电图进行性改变，可发生心律失常、心力衰竭或休克，属冠心病的严重类型。

## 一、病因与发病机制

1.病因

基本病因是冠状动脉粥样硬化。偶为冠状动脉栓塞、炎症、痉挛、先天性畸形等。

2.发病机制

多数的急性心肌梗死是由于不稳定的粥样斑块溃破，继而出血和管腔内血栓形成，从而使管腔闭塞。少数情况下粥样斑块内或其下发生出血或血管持续痉挛，也可使冠状动脉完全闭塞。

促使粥样斑块破裂出血及血栓形成的诱因有：①晨起6～12时交感神经活动增加，机体应激反应性增强，心肌收缩力、心率、血压增高、冠状动脉张力增高；②饱餐尤其是进食大量脂肪后，血脂增高，血液黏稠度增高；③重体力活动、情绪过分激动、血压剧升或用力大便时，致左心室负荷明显加重；④休克、脱水、出血、外科手术或严重心律失常，致心排血量骤降，冠状动脉灌流量锐减。

## 二、临床表现

1.先兆症状

有50%～81.2%的患者在起病前数日至数周有乏力、胸部不适、活动时心悸、气急、烦躁等前驱症状，其中以新发生心绞痛或原有心绞痛加重最为突出。心绞痛发作较以往频繁，程度较重，时间较长，硝酸甘油疗效较差，诱发因素不明显。疼痛时伴恶心、呕吐、大汗和心动过速，或伴有心力衰竭、严重心律失常，同时心电图呈现明显缺血性改变。及时处理先兆症状，可使部分患者避免心肌梗死的发生。

2.症状

与心肌梗死面积的大小、部位以及侧支循环情况密切相关。

(1)疼痛:为最早、最突出的症状,多发生于清晨,常无明显诱因。其性质和部位与心绞痛相似,发生于安静时,程度更剧烈,呈难以忍受的压榨、窒息或烧灼样的疼痛,伴有大汗、烦躁不安、恐惧及濒死感,持续时间可长达数小时或数天,服硝酸甘油无效。部分患者疼痛可向上腹部、颈部、下颌、背部放射而被误诊。少数急性心肌梗死患者可无疼痛,开始即表现为休克或急性心力衰竭。部分患者疼痛位于上腹部,被误认为胃痉挛、急性胰腺炎等急腹症。

(2)发热:由坏死物质吸收引起,一般在疼痛发生后 24～48 h 出现,体温可升高至 38 ℃,很少超过 39 ℃,持续约一周,伴心动过速。

(3)消化道症状:疼痛剧烈时常伴频繁的恶心、呕吐和上腹胀痛,肠胀气。与迷走神经兴奋和心排血量降低、组织灌注不足等有关。

(4)心律失常:见于 75%～95%的患者,多发生在起病 1～2 周内,常发生在 24 h 之内,尤以室性期前收缩多见。若出现频发性室性期前收缩、成对出现或短阵室性心动过速、多源性或 RonT 现象,常为室颤的先兆。室颤是急性心肌梗死早期,特别是入院前的主要死因。前壁心肌梗死易发生室性心律失常,下壁心肌梗死易发生房室传导阻滞。

(5)低血压和休克:疼痛期可表现血压下降,休克多在起病后数小时至一周内发生,发生率约为 20%。如果疼痛缓解而收缩压仍低于 80 mmHg,有烦躁不安、面色苍白、皮肤湿冷、脉细而快、大汗淋漓、尿量减少(尿量<20 mL/h),则为休克的表现。主要为心源性休克,因心肌广泛坏死、心排血量急剧下降所致。近年来由于早期采用冠状动脉再通的措施,使心肌坏死的面积及时缩小,休克的发生率大幅度下降。

(6)心力衰竭:主要为急性左心衰竭,可在起病最初几天内发生,或在梗死演变期出现,为梗死后心肌收缩力显著减弱或不协调所致。其发生率为 32%～48%。患者表现为呼吸困难、咳嗽、发绀、烦躁等,重者出现肺水肿,随后可出现右心衰竭的表现。

3.体征

(1)心脏体征:心脏浊音界可轻度或中度增大;心率增快,少数可减慢;心尖区第一心音减弱;可出现第四心音奔马律,少数有第三心音奔马律。

(2)血压:除极早期血压可升高,几乎所有患者都有血压下降。

(3)其他:可有与心律失常、休克、心力衰竭的相应体征。

4.并发症

(1)乳头肌功能失调或断裂:发生率为 50%。二尖瓣乳头肌因缺血、坏死等使收缩功能发生障碍,造成二尖瓣脱垂及关闭不全。轻者可以恢复,重者可严重损害左心功能致使发生急性左心衰竭,最终导致死亡。

(2)心脏破裂:少见,常在起病一周内出现,多为心室游离壁破裂,造成心包积血引起急性心包压塞而猝死。偶有室间隔破裂造成穿孔,可引起心力衰竭和休克而在数日内死亡。

(3)室壁瘤:主要见于左心室,发生率为 5%～20%,较大的心室壁瘤体检时可有心脏扩大。超声心动图可见心室局部有反常运动,心电图示 ST 段持续抬高。后期可导致左心衰竭、心律失常、栓塞等。

(4)栓塞:多为左室附壁血栓脱落造成,可引起脑、肾、四肢动脉等处的栓塞。

(5)心肌梗死后综合征:心肌梗死后数周至数月内出现,可反复发生,表现为心包炎、胸膜炎、肺炎,出现发热、胸痛等症状,可能为机体对坏死物质的过敏反应。

## 三、辅助检查

1.血液检查

白细胞计数增高,红细胞沉降率增快,可持续1～3周。

2.血清心肌坏死标记物

一般于入院即刻、2～4 h、6～9 h、12～24 h测定。

(1)血清心肌酶测定:血清磷酸肌酸激酶及其同工酶(CPK、CPK-MB)是出现最早、恢复最快的酶,适用于24 h内急性心肌梗死的诊断,可在起病后6 h以内升高,24 h达高峰,3～4 d恢复正常;天门冬酸氨基转移酶(AST)在起病6～12 h间升高,24～48 h达高峰,经3～6 d恢复正常;乳酸脱氢酶(LDH)起病后8～10 h升高,2～3 d达到高峰,经1～2周恢复正常。

(2)心肌结构蛋白:心肌结构蛋白的增高是诊断心肌梗死的敏感指标。肌红蛋白常在起病后2 h内升高,12 h内达高峰,24～48 h间恢复正常。肌钙蛋白I(cTnI)或T(cTnT)常在起病3～4 h升高,cTnI于11～24 h达高峰,7～10 d降至正常,cTnT于24～48 h达高峰,10～14 d降至正常。

3.心电图检查

有特征性的改变和动态性的改变,最有临床意义。

(1)特征性改变:宽而深的Q波(病理性Q波),在面向透壁坏死区的导联上出现;ST段呈弓背向上明显抬高,在面向坏死区周围心肌损伤区的导联上出现;T波倒置,在面向损伤区周围心肌缺血区的导联上出现。

(2)动态性改变:ST段抬高性心肌梗死可在发病后数分钟至数小时出现T波高耸,继之ST段弓背抬高,数小时至数天内病理性Q波出现,同时R波降低,数日至2周ST段回到基线,T波倒置逐渐加深成冠状T波,数周至数月T波倒置稳定不变或永久存在,T波也可在数月至数年后恢复,但异常Q波常持续存在。

(3)定位和范围:心电图可反映梗死区的位置和范围。

4.超声心动图

了解心室各壁的运动情况和左心室功能,诊断室壁瘤和乳头肌功能不全。

## 四、治疗要点

1.一般治疗

(1)休息:急性期12 h绝对卧床,保持环境安静。减少探视,解除焦虑,防止不良刺激。若无并发症,24 h内应鼓励患者床上被动运动。

(2)吸氧:间断或持续鼻导管吸氧2～3 d,氧流量一般2～4 L/min;重者可以面罩给氧,氧流量4～6 L/min。

(3)监测:进行心电图、心率、血压、呼吸、心功能等监测,有血流动力学改变者可行漂浮导管作肺毛细血管楔嵌压和静脉压监测。

2.解除疼痛

可选择哌替啶50～100 mg肌内注射,吗啡5～10 mg皮下注射,硝酸甘油0.3 mg或硝酸异山梨酯5～10 mg舌下含服或静脉滴注。严重者可用哌替啶与异丙嗪进行冬眠治疗。

3.再灌注心肌

尽快使闭塞的冠状动脉再通,心肌得到再灌注,缩小心肌缺血范围。

(1)溶栓疗法：心肌梗死发病 12 h 内，若没有溶栓禁忌证，使用纤溶酶原激活剂，可溶解冠状动脉内的血栓，使冠状动脉再通，恢复心肌供血供氧。常用药物有尿激酶(UK)30 min 内静脉滴注 100 万～150 万单位、链激酶(SK)60 min 内静脉滴注 150 万单位。新型溶栓剂有重组组织型纤溶酶原激活剂(rt-PA)其优点是对血栓溶解有高度选择性、起效快。

(2)介入治疗：经皮穿刺腔内冠状动脉成形术(PTCA)及冠脉内支架植入术。

(3)其他：介入治疗或溶栓治疗失败，有手术指征者，争取 6～8 h 内实施主动脉-冠状动脉旁路移植术。

4. 控制并发症

(1)心律失常：及早消除、控制心律失常。若发生室性期前收缩或室性心动过速，首选利多卡因 50～100 mg 静脉注射，必要时经 3～5 min 重复。发生心室颤动时，应立即行非同步直流电复律。发生二度或三度房室传导阻滞，尽早使用经静脉右心室心内膜临时起搏治疗。

(2)心源性休克：补充血容量、应用升压药和扩张血管剂、纠正酸中毒、应用糖皮质激素等。如上述处理无效时，应在主动脉内气囊反搏术的支持下，即刻行 PTCA 或支架植入，使冠脉及时再通。亦可作急诊冠脉旁路移植术(CABG)。

(3)心力衰竭：积极控制急性左心衰竭，以应用吗啡、利尿剂为主，亦可选用血管扩张剂、血管紧张素转换酶抑制剂等。急性心肌梗死发生后 24 h 尽量避免使用强心苷制剂，以免引起室性心律失常。

5. 其他治疗

(1)促进心肌代谢药物：维生素 C、辅酶 A、肌苷、细胞色素 C、维生素 $B_6$ 等加入 5%～10% 葡萄糖液中静脉滴注，每日 1 次，两周为一疗程。

(2)极化液疗法：对恢复心肌细胞膜极化状态、改善心肌收缩功能、减少心律失常有益，但对伴有二度以上房室传导阻滞者禁用。具体方法：氯化钾 1.5 g、普通胰岛素 8～12 U 加入 10%葡萄糖液 500 mL 静脉滴注，每日 1～2 次，7～14 d 为一疗程。

(3)抗凝疗法：多用在溶栓疗法之后，可以防止梗死面积扩大及再梗死。常用药物为肝素 500～1 000 U/h 静脉滴注，维持凝血时间在正常的 1.5～2 倍。亦可选用抗血小板聚集的药物，如阿司匹林等。

## 五、主要护理诊断/问题

1. 疼痛：胸痛

疼痛与心肌缺血性坏死有关。

2. 活动无耐力

活动无耐力与氧的供需失调有关。

3. 恐惧

恐惧与剧烈疼痛产生濒死感有关。

4. 有便秘的危险

便秘与进食少、活动少、不习惯床上排便有关。

5. 潜在并发症

潜在并发症包括心律失常、心力衰竭、心源性休克。

## 六、护理措施

1.生活护理

(1)休息与活动:保持病室安静、舒适,谢绝探视。急性期 12 h 绝对卧床休息,翻身、进食、洗漱及排便等均由护理人员帮助料理。若病情稳定无并发症,12～24 h 间应鼓励患者在床上行肢体活动;若无低血压,第 3 天就可在病房内走动;梗死后 4～5 d,逐步增加活动,直至每天 3 次,步行 100～150 m,活动以不出现任何不适为前提,若出现心悸、胸闷、气促、头晕、恶心应减缓运动或停止运动。

(2)饮食:疼痛剧烈时应暂禁食,起病 4～12 h 间给予流质饮食,以后随着症状的减轻而逐渐过渡到低热量、低脂、低胆固醇、适量蛋白、丰富的维生素、纤维素和果胶的食物。提倡少量多餐,不宜过饱。

(3)吸氧:鼻导管吸氧,氧流量为 2～4 L/min,以增加心肌氧的供应,减轻缺血和疼痛。

(4)保持大便通畅:了解患者日常的排便习惯、排便次数及形态,指导患者养成每日定时排便的习惯,多食蔬菜和水果等粗纤维食物,无糖尿病者可服用蜂蜜水;每日行腹部环形按摩以促进肠蠕动,也可遵医嘱给予缓泻剂,必要时给予低压灌肠;嘱患者排便时避免用力,以防诱发心力衰竭、肺梗死甚至心搏骤停。

2.病情观察

安置患者于冠心病监护病房(CCU),监测心电图、血压、呼吸、意识、皮肤黏膜色泽、心率、心律及尿量等。对于严重心衰患者还需监测肺毛细血管压和静脉压。备好除颤器和各种急救药品。若发现心律失常、心力衰竭和休克等早期征象,应立即报告医师并协助抢救。

3.对症护理

减少心肌耗氧量,如保持病室环境安静,限制探视,避免不良刺激,尽量守护在患者身边,稳定患者情绪。遵医嘱及时给予吗啡或哌替啶止痛;静脉滴注硝酸甘油;烦躁不安者可肌内注射地西泮,并及时询问患者疼痛及其伴随症状的变化情况。吸氧可使血液中氧的张力升高,使氧气较容易向缺氧的心肌层扩散。溶栓疗法和急诊 PTCA 是解除疼痛的最根本方法,能使闭塞的冠状动脉再通,心肌得到再灌注。对于有适应证的患者,应配合医师积极做好各项准备工作,严密观察病情变化。

4.用药护理

(1)吗啡或哌替啶:使用过程中注意有无呼吸抑制、脉搏加快、血压下降等不良反应。

(2)硝酸酯类药物:应随时监测血压变化,严格控制静脉输液量和滴速。

(3)溶栓药物:询问患者有无活动性出血、脑血管病等溶栓禁忌证,检查血常规、出凝血时间和血型;溶栓过程中应观察有无过敏反应如寒战、发热、皮疹、低血压和出血等,严重时应立即终止治疗。用药后监测心电图、心肌酶及出凝血时间,以判断溶栓疗效。溶栓治疗成功的间接指标是:①胸痛 2 h 内基本消失;②心电图 ST 段于 2 h 内回降大于 50%;③2 h 内出现再灌注性心律失常;④血清 CK-MB 酶峰值提前出现(14 h 内)。急性心肌梗死发生后 24 h 内尽量避免应用洋地黄类药物,以免诱发室性心律失常。

(4)抗凝药物:治疗前测凝血时间,治疗后需复查,并严密观察有无出血倾向。

5.心理护理

疼痛发作时应有专人陪伴,鼓励患者表达内心感受,给予心理支持。向患者讲明住进

CCU后，病情的任何变化都在医护人员的严密监护下，并能得到及时的治疗，以缓解患者的恐惧心理。简要地解释疾病过程与治疗配合，说明不良情绪会增加心肌耗氧量，不利于病情的控制。医护人员进行各项抢救操作时，应沉着、冷静、正确和熟练，给患者以安全感。及时向家属通告患者的病情和治疗情况，解答家属的疑问，协助患者和家属提高应对疾病的能力，维持患者和家人的心理健康。

## 七、健康指导

1.生活指导

调整和改变以往的生活方式，应低糖、低脂、低胆固醇饮食，肥胖者限制热量摄入，控制体重，避免饱餐，戒烟酒；防止便秘；克服急躁、焦虑情绪，保持乐观、平和的心态；坚持服药，定期复查等。合理安排休息与活动，保证足够的睡眠，适当参加力所能及的体力活动。若病情稳定无并发症，急性心肌梗死6周后可每天步行、打太极拳等；经8～12周可开始较大活动量的锻炼如洗衣、骑车等；经3～6个月可部分或完全恢复工作，但对重体力劳动、驾驶员、高空作业及其他精神紧张或工作量过大的工种应予更换。

2.疾病知识指导

向患者及其家属说明长期存活并提高生活质量，除与心肌梗死的部位和范围有关外，还与生活方式有关。指导患者调整生活方式，避免过度劳累、情绪激动、饱餐；保持大便通畅；保持乐观情绪。积极治疗梗死后心绞痛、高血压、糖尿病、高脂血症，控制危险因素。指导患者坚持按医嘱服药，随身携带急救药品以备急用。每月门诊复查一次，若胸痛不易缓解和消除时应立即就诊。指导患者遵医嘱正确服用β-受体阻滞剂、血管扩张剂、钙通道阻滞剂、降血脂药及抗血小板药物等。

（孟祥枝）

# 第七节　感染性心内膜炎

感染性心内膜炎（infective endocarditis，IE）系心脏内膜表面的微生物感染，伴赘生物形成。赘生物是大小不等、形状不一的血小板和纤维素团块，内含大量微生物和少量炎症细胞。瓣膜为最常受累部位。根据病程分为急性和亚急性。按发病原因可分为自体瓣膜、人工瓣膜和静脉药瘾者的心内膜炎。

## 一、病因病理

1.病因

(1)急性：主要由金黄色葡萄球菌引起，少数由肺炎球菌、淋球菌、A族链球菌和流感杆菌等所致。

(2)亚急性：最常见的致病菌是草绿色链球菌，其次为D族链球菌（牛链球菌和肠球菌），表皮葡萄球菌。真菌、立克次体及衣原体为少见致病性微生物。

2.病理

(1)心内感染和局部扩散：赘生物内层由血小板、纤维蛋白、红细胞、白细胞构成，中层为细菌，外层为纤维蛋白和少量细菌构成。赘生物松脆，易于脱落，引起瓣叶破损、穿孔或腱索断裂，导致瓣膜关闭不全。感染的局部扩散产生瓣环或心肌脓肿、传导组织破坏、乳头肌断裂或室间隔穿孔和化脓性心包炎。

(2)赘生物碎片脱落致栓塞：动脉栓塞导致组织器官梗死以及动脉管壁坏死或细菌直接破坏动脉壁。可形成细菌性动脉瘤。

(3)血源性播散：菌血症持续存在，在其他部位播种化脓性病灶，形成迁移性脓肿。

(4)免疫系统激活：持续性菌血症刺激细胞和体液介导的免疫系统，引起脾大、肾小球肾炎、关节炎、心包炎及微血管炎。

## 二、临床表现

1.症状

(1)发热：是最常见的症状，除有些老年或心、肾衰竭重症患者外，几乎均有发热。亚急性者起病隐匿，呈弛张性低热，一般低于 39 ℃，午后和晚上高热。可有全身不适、乏力、面色苍白、食欲减退和体重减轻等非特异性症状。常伴有头痛、背痛和肌肉关节疼痛。急性者呈暴发性败血症过程，出现寒战、高热。突发心力衰竭者较为常见。

(2)贫血：较常见，尤其多见于亚急性者，多为轻、中度贫血，晚期患者可重度贫血。

(3)脾肿大：15%～50%病程大于6周的患者可有脾大。病程1个月以上可触及，质软，有轻压痛。部分患者可有杵状指(趾)。

2.体征

(1)心脏杂音：80%～85%的患者可闻及心脏杂音，可因基础心脏病和(或)心内膜炎使瓣膜损害所致。

一般急性者比亚急性者更易出现杂音强度和性质的改变，如杂音变得响亮粗糙，或呈乐音性，或出现新的病理性杂音。瓣膜损害导致新的或增强的杂音主要是关闭不全的杂音，尤以主动脉瓣关闭不全最多见。心肌脓肿可致房室传导阻滞，引起期前收缩和心房颤动等心律失常。

(2)周围体征：多为非特异性，近年来已不多见，可能因微血管炎或微栓塞所致。①淤点：可出现于任何部位，以锁骨以上皮肤、口腔黏膜及睑结膜多见，病程长者较多见。淤点中心为白色或浅黄色，可成群或个别出现。②四肢末梢出血：指和趾甲下线状出血，有压痛。③Roth斑：视网膜的卵圆形出血斑，中心呈白色，常见于亚急性感染。④Osler结节：较常见于亚急性者，表现为指和趾垫，足底出现略高出表皮的红色或紫色痛性结节，小者直径为1～2 mm，大者直径为5～15 mm，可在数日内消失。⑤Janeway损害：主要见于急性者，是位于手掌和足底处直径为1～4 mm无痛性出血红斑。

(3)动脉栓塞：赘生物引起动脉栓塞占20%～40%，栓塞可发生在机体的任何部位。临床常见于脑、心脏、脾、肾、肠系膜、四肢和肺。①脑栓塞：表现为神志和精神改变、失语、吞咽困难、双侧瞳孔不等大、偏瘫、抽搐或昏迷等。②脾栓塞：表现为左上腹剧痛，呼吸或体位改变时加重。③肾栓塞：常出现腰痛、血尿等。④冠状动脉栓塞：引起心肌梗死。⑤肺栓塞：可突然出现咳嗽、呼吸困难、发绀、咯血或胸痛。⑥肠系膜栓塞：引起腹泻、血便或肠麻痹。⑦肢体动脉栓塞：表现为肢体疼痛，苍白，脉搏减弱或消失。

3.并发症

(1)心脏并发症。①心力衰竭：为最常见并发症，主要由瓣膜关闭不全导致，瓣膜穿孔或腱索断裂引起急性瓣膜关闭不全时可诱发急性左心衰竭。②心肌脓肿：多见于急性患者，可发生于心脏任何部位。③急性心肌梗死：多由冠状动脉栓塞引起。④化脓性心包炎：不多见，主要发生于急性患者。⑤心肌炎。

(2)细菌性动脉瘤：多见于亚急性者。受累动脉依次为近端主动脉、脑、内脏及四肢，常见于病程晚期，多无症状，一般表现为可扪及的搏动性肿块。

(3)迁移性脓肿：多见于急性患者，常发生于肝、脾、骨髓及神经系统。

(4)神经系统并发症：约1/3患者有神经系统受累，主要表现为脑栓塞、脑细菌性动脉瘤、中毒性脑病、脑脓肿、化脓性脑膜炎等。

(5)肾脏并发症：大多数患者有肾损害，包括肾动脉栓塞和肾梗死、肾小球肾炎及肾脓肿。

## 三、辅助检查

1.血培养

血培养是确定菌血症和诊断感染性心内膜炎最重要的方法。近期未接受过抗生素治疗的患者血培养阳性率可高达95%以上，2周内用过抗生素或采血、培养技术不当，常使血培养的阳性率下降。

2.超声心动图

对明确感染性心内膜炎有重要价值。经胸超声可检出50%～75%的赘生物。经食管超声可检出<5 mm的赘生物，敏感性可达95%以上，赘生物≥10 mm时，最易发生动脉栓塞。另外可观察瓣叶、瓣环、室间隔、心肌脓肿等。

3.常规检查

(1)尿液检查：常见镜下血尿和轻度蛋白尿。肉眼血尿提示肾梗死。红细胞管型和大量蛋白尿提示弥漫性肾小球性肾炎。

(2)血液检查：亚急性者一般为正常色素型正常细胞性贫血，白细胞计数正常或轻度升高，分类计数为轻度核左移。急性者多有血白细胞计数增高和明显核左移。红细胞沉降率升高。

4.免疫学检查

25%的患者可有高丙种球蛋白血症。80%的患者出现循环免疫复合物。病程大于6周以上的亚急性患者中可检出类风湿因子阳性。

5.X线检查

X线检查能了解心脏外形，肺部表现等。

6.心电图检查

心电图检查偶可见急性心肌梗死或房室、室内传导阻滞。

## 四、治疗要点

1.抗微生物药物治疗

用药原则为早期、足量、长疗程的使用杀菌药物，联合用药。一般需要达到有效杀菌浓度的4～8倍，应用6～8周，以静脉用药为主。本病大多数致病菌对青霉素敏感，可作为首选药物。

2.手术治疗

对抗生素治疗无效、有严重心内并发症者应考虑手术治疗。

## 五、主要护理诊断/问题

1.体温过高

体温过高与感染有关。

2.营养失调:低于机体的需要量

营养失调与长期发热导致机体消耗较大有关。

3.急性意识障碍

急性意识障碍与脑血管栓塞有关。

4.焦虑

焦虑与疗程长、病情反复有关。

5.潜在并发症

潜在并发症包括心力衰竭、心肌梗死、心肌脓肿等。

## 六、护理措施

1.生活护理

(1)休息与活动:急性患者应卧床休息,限制活动,以减少回心血量和减少赘生物脱落,减少栓塞发生的机会;保持环境安静,空气新鲜,减少探视;亚急性患者,可适当活动,但应避免剧烈运动和情绪激动。

(2)饮食:给予高热量、高蛋白、高维生素、清淡易消化的半流质或软食,以增强机体抵抗力和补充发热导致的机体消耗。加强口腔护理以增加食欲,脑栓塞不能进食者可鼻饲。有心力衰竭者应适当限制钠盐和水分的摄入。

2.病情观察

(1)观察体温及皮肤黏膜变化:每4～6 h测量体温1次,准确绘制体温曲线,以动态监测体温变化情况,判断病情及治疗效果。观察患者有无皮肤瘀点、指(趾)甲下出血、Osler结节等皮肤黏膜损害。

(2)栓塞的观察:注意观察有无脑、肾、肺、脾和肢体动脉等栓塞的表现。脑栓塞表现为头痛、神志和精神改变、失语、肢体运动及感觉障碍等;肾栓塞表现为腰痛、血尿等;肺栓塞发生突然胸痛、呼吸困难、咯血等征象;脾栓塞出现左上腹剧痛;肢体栓塞表现为肢体剧痛、动脉搏动消失、局部皮肤苍白发凉等。

一旦发现可疑征象,应及时报告医师并配合处理。

3.对症护理

(1)发热护理:高热患者应卧床休息,注意病室的温、湿度适宜。准确记录体温变化,体温过高时,遵医嘱给予物理和药物降温,督促患者多饮水,防止降温过快、大量出汗、发生虚脱。应注意更换患者床单、衣服,保证衣服干燥清洁,以增加舒适感,防止患者受凉感冒。

(2)心力衰竭、栓塞护理:应做好相应的护理。

4.诊疗护理

(1)药物护理:遵医嘱给予抗生素治疗,注意观察治疗效果及可能产生的不良反应和毒性反应,并及时报告医师。告诉患者抗生素是治疗本病的关键。需坚持大剂量、全疗程的抗生素治疗,严格遵照时间点用药,以确保维持有效的血药浓度。注意保护静脉,应使用静脉留置针,避免多次穿刺而增加患者的痛苦。

(2)正确采集血培养标本:告知患者及家属为提高血培养结果的准确率,需反复多次采血,甚至需暂停抗生素,以取得患者及家属的理解及配合。对未经治疗的亚急性患者,应在第1天每间隔1 h采血1次,共3次,如第2天未见细菌生长,重复采血3次后开始抗生素治疗。已用过抗生素者,停用抗生素2～7 d采血。急性患者应在入院后立即采血,在3 h内每隔1 h采血1次,共3次后,遵医嘱给予抗生素治疗。每次采静脉血10～20 mL,同时做需氧和厌氧菌培养。

5.心理护理

由于病情不易控制、疗程长,甚至出现并发症,患者可产生焦虑、恐惧、消极悲观等心理,护士应多与患者沟通,向患者宣讲不良心理对疾病的影响,关心体贴患者,根据患者病情、性格特点及个人需求采取针对性的措施,调整患者的心态,帮助患者及家属消除不良心理,增强战胜疾病的信心,积极配合治疗。

## 七、健康指导

1.生活指导

嘱患者注意防寒保暖,保持口腔清洁、皮肤卫生,少去公共场所。勿挤压痤疮、疖、痈等感染病灶,减少病原体入侵的机会。适当锻炼身体,加强营养,给予高蛋白、高热量、高维生素易消化饮食,禁烟、酒和刺激性食物。增强机体的抵抗力。

2.疾病知识指导

告知患者及其家属有关本病的病因、发病机制及坚持大剂量全疗程长时间的抗生素治疗的重要性,取得患者理解和积极配合。指导患者行器械检查或手术前应告诉医师心内膜炎病史,预防性使用抗生素。按医嘱服药,定期门诊随访。告知患者感染及动脉栓塞的表现,如出现不适症状,应及时到医院就诊。

(孟祥枝)

# 第八节　病毒性心肌炎

病毒性心肌炎(viral myocarditis)是指由嗜心肌性病毒感染引起的,以心肌非特异性间质性炎症为主要病变的心肌炎。如病变呈弥漫性炎症时,临床表现较重;呈局灶性炎症时,临床表现则较轻,约占心肌炎的半数。诊断及时并恰当治疗者,可完全治愈。病情迁延者,可形成慢性心肌炎或心肌病。本病以儿童、青少年多见,但成人也不罕见。

## 一、病因及发病机制

1.病因

很多病毒都可引起心肌炎,其中以肠道病毒柯萨奇A、B组病毒,孤儿(EcHo)病毒,脊髓灰质炎病毒等较常见,尤其是柯萨奇B组病毒。另外,人类腺病毒、流感、风疹、单纯疱疹、肝炎病毒等都能引起心肌炎。

2.发病机制

病毒直接对心肌的损害,以及免疫机制产生的心肌损害和微血管损伤等,均可损害心脏功能和结构。在慢性阶段，病毒或心肌抗原诱发的体液和细胞免疫可能是主要的发病机制。

## 二、临床表现

1. 症状

病变的广泛程度决定病情的轻重，不同患者差异很大，轻者可完全没有症状，重者可以并发严重心力衰竭、心律失常、心源性休克甚至猝死。病程一般急性期为 3 个月，恢复期为 3 个月至 1 年，慢性期为 1 年以上。

(1)感染症状：约半数于发病前 1～3 周有上呼吸道或肠道病毒感染前驱症状，表现为发热、咽痛、全身倦怠等“感冒”样症状或腹痛、腹泻、恶心、呕吐等消化道症状。部分病例上述症状轻微，少数患者心脏受累症状与病毒感染症状同时出现。

(2)心脏受累表现：出现心悸、心前区疼痛、呼吸困难、水肿，乏力等。严重者可在短期内迅速出现阿-斯综合征、心力衰竭、心源性休克、猝死。

2. 体征

出现与发热程度不相称的心动过速，患者常有各种心律失常，尤以期前收缩和传导阻滞最多见。心室颤动和迅速发展的三度房室传导阻滞为猝死的重要原因。心尖区第一心音减弱，可听到第三心音或杂音。

严重者可出现舒张期奔马律、心脏扩大，甚至出现血压下降、颈静脉怒张、肺部啰音、肝大、水肿等心源性休克和心力衰竭的体征。

## 三、辅助检查

1. 病原学检查

血清柯萨奇病毒 IgM 抗体滴度明显升高、外周血白细胞肠道病毒核酸阳性。心内膜心肌活检有助于病原学诊断。

2. 血液生化检查

血沉加快，C 反应蛋白增加，血清肌钙蛋白(T 或 I)、心肌肌酸激酶(CK-MB)增高。

3. X 线检查

X 线检查可见心影扩大或正常。

4. 心电图

常见 S-T 改变和各种心律失常，特别是室性心律失常和房室传导阻滞等。严重心肌损害时可出现病理性 Q 波。

5. 超声心动图检查

超声心动图检查可显示正常，或左心室舒张功能减退，左心室增大或附壁血栓等。

## 四、治疗要点

病毒性心肌炎目前无特异性治疗。急性期应卧床休息，加强营养，改善心肌代谢，以对症治疗、抗病毒治疗为主。

1. 一般治疗

一经确诊，立即卧床休息，直至体温、心率、心律、心脏大小及心功能恢复正常。

2. 抗病毒治疗

干扰素、金刚烷胺、板蓝根、大青叶等。

3.调节细胞免疫功能

黄芪注射液、胸腺素、转移因子等。

4.促进心肌炎症修复

(1)改善心肌营养及代谢：辅酶 Q10、辅酶 A、ATP、肌酐、极化液、大剂量维生素 C、细胞色素 C 等，疗程一般为 10～14 d 。

(2)激素：有争议。早期不宜使用，抑制免疫反应，使病毒繁殖和扩散，加重病情。若病情严重，出现严重心律失常、难治性心衰、心源性休克等可用。治疗原则为短期、足量，疗程不超过 2 周。

5.对症治疗

如抗心律失常、心衰、心源性休克等。

## 五、主要护理诊断/问题

1.活动无耐力

活动无耐力与心肌受损、心律失常有关。

2.体温过高

体温过高与病毒感染有关。

3.焦虑

焦虑与病情加重担心疾病预后、学习和前途有关。

4.潜在并发症

潜在并发症包括心力衰竭、心律失常。

5.知识缺乏

缺乏配合治疗等方面的知识。

## 六、护理措施

1.生活护理

(1)休息与活动：保持环境安静、舒适，限制探视，减少不必要的干扰，保证患者充分休息和睡眠的时间。向患者解释急性期应尽早卧床休息，可减轻心脏负荷，减少心肌耗氧量，有利于心功能的恢复，防止病情加重或转为慢性病程。无并发症者急性期应卧床休息 1 个月。有严重心力衰竭和心律失常的患者应卧床休息 3 个月以上，直至症状消失、心电图、血液学指标等恢复正常后方可逐渐增加活动量。

恢复期仍应适当限制活动 3～6 个月。病情稳定后，可与患者及家属一起制定并实施活动计划，如活动后出现胸闷、心悸、呼吸困难、心律失常等，应立即停止活动，以此作为限制最大活动量的指征。

(2)饮食：给予高蛋白、高维生素、易消化的饮食，多进食富含维生素 C 的新鲜蔬菜、水果，同时避免刺激性的食物及饮料，如过酸、过辣、咖啡、浓茶等，戒烟酒。心力衰竭的患者应限制钠盐和热能的摄入，以免加重心脏的负担。

(3)保持大便通畅：指导患者多进食富含纤维素的食物，适量饮水以防便秘，必要时给予缓泻剂。

2.病情观察

急性期应进行心电监护，注意心率、心律、心电图变化，密切观察生命体征、尿量、意识及皮肤黏膜颜色，尽早发现心源性低血压、心律失常等。注意观察有无呼吸困难、胸闷、颈静脉怒张、水肿、奔马律、肺部湿啰音等心力衰竭表现。同时准备好抢救仪器及药物，一旦出现严重心律失常或急性心力衰竭，应及时报告医师，立即配合急救处理。

3.药物护理

当病毒性心肌炎患者并发心力衰竭和心律失常时，应遵医嘱给予洋地黄、抗心律失常药物，注意观察药物疗效和不良反应。对于应用洋地黄的患者须特别注意其毒性反应，因心肌炎时心肌细胞对洋地黄的耐受性差。

4.心理护理

病毒性心肌炎患者卧床休息时间较长，患病常影响患者日常生活、学习或工作，因而易产生焦虑、烦躁等情绪。应耐心向患者说明本病的演变过程及预后，让患者安心休养。给予患者心理安慰，解除患者的焦虑、恐惧心理，主动配合治疗和护理。当活动耐力有所增加时，应及时鼓励患者。对不愿活动或害怕活动的患者，应给予心理疏导，督促患者完成耐力范围内的活动量。为患者提供适宜的活动环境和氛围。

## 七、健康教育

1.生活指导

指导患者进食高蛋白、高维生素、易消化的饮食，多吃新鲜蔬菜、水果，以促进心肌代谢与修复，提高机体抵抗力。戒烟酒和刺激性食物。指导患者合理安排休息与活动，强调急性病毒性心肌炎患者出院后需继续休息3～6个月，无并发症者可考虑恢复学习或轻体力工作，6个月至1年内避免剧烈运动或重体力劳动以及妊娠等。

2.疾病知识指导

适当锻炼身体，增强机体抵抗力。注意防寒保暖，预防病毒性感冒。避免过劳、缺氧、营养不良等加重心肌炎的因素。教会患者及其家属自测脉搏和节律，发现异常或有胸闷、心悸等不适，应及时就诊。

（陈月青）

# 第九节　心包炎

心包疾病除原发感染性心包炎外，尚有肿瘤、代谢性疾病、自身免疫性疾病、尿毒症等所致的非感染性心包炎；按病程进展，分为急性心包炎（伴或不伴心包积液）、慢性心包积液、粘连性心包炎、亚急性渗出性缩窄性心包炎、慢性缩窄性心包炎等。临床上以急性心包炎和缩窄性心包炎最常见。

## 一、急性心包炎

急性心包炎（acute pericarditis）为心包脏层和壁层的急性炎症。

### （一）病因

可由细菌、病毒、肿瘤、自身免疫、物理及化学等因素引起。心包炎常常是某种疾病表现的一部分或为其并发症，因而常被原发疾病所掩盖，但也可单独存在。过去以风湿热、结核及细菌感染常见。近年来，病毒感染、肿瘤、尿毒症及心肌梗死性心包炎发病率明显增多。

### （二）临床表现

急性心包炎根据病情进展分为纤维蛋白性心包炎和渗出性心包炎。

1.纤维蛋白性心包炎

（1）症状：最主要症状是心前区疼痛，多见于急性非特异性心包炎及感染性心包炎；缓慢进展的结核性或肿瘤性心包炎疼痛症状可能不明显。疼痛性质尖锐，位于心前区，与呼吸运动有关，常因咳嗽、深呼吸、变换体位或吞咽动作而加重；可放射到颈部、左肩、左臂及左肩胛骨，也可放射到上腹部；疼痛也可呈压榨样，位于胸骨后，需注意和心肌梗死鉴别。

（2）体征：典型体征是心包摩擦音，心前区听到心包摩擦音就可明确诊断心包炎。心脏活动时因炎症而变得粗糙的壁层与脏层相互摩擦而发生，呈抓刮样粗糙音，与心音的发生无相关性，多位于心前区，以胸骨左缘第3、4肋间最为明显，坐位前倾、深吸气或将听诊器胸件加压更容易听到。心包摩擦音可持续数小时或数天、数周，当积液增多将两层心包分开时，摩擦音即消失。

2.渗出性心包炎

临床表现取决于渗出液对心脏的压塞程度，轻者尚能维持正常的血流动力学，重者则出现循环障碍或衰竭。

（1）症状：最突出的症状是呼吸困难，可能与支气管、肺受压及肺淤血有关。严重时可呈端坐呼吸，身体前倾，呼吸表浅，面色苍白，发绀等。也可因压迫气管、喉返神经、食管而产生干咳、声音嘶哑和吞咽困难。此外尚可有发冷、发热、心前区或上腹部闷胀、乏力、烦躁等全身症状。

（2）体征：心浊音界向两侧增大，皆为绝对浊音区；心尖冲动减弱或消失，心音低而遥远；当有大量积液时可在左肩胛骨下出现浊音及左肺受压迫所引起的支气管呼吸音，称心包积液征（Ewart 征）。大量心包积液可引起收缩压降低，而舒张压变化不大，故脉压变小。可累及静脉回流，出现颈静脉怒张、肝大、腹腔积液及水肿等。因心脏压塞程度不同，脉搏可正常、减弱或出现奇脉。急性心脏压塞表现为明显心动过速、血压下降、脉压变小和静脉压明显升高，如心排血量显著下降，可导致急性循环衰竭、休克等。亚急性或慢性心脏压塞表现为体循环静脉淤血、颈静脉怒张，伴肝大、腹腔积液、双下肢水肿及奇脉等。

### （三）辅助检查

1.超声心动图

急性心包炎时M型或二维超声心动图中均可见液性暗区。对诊断心包积液简单易行，迅速可靠。

2.X线检查

X线检查对渗出性心包炎有一定价值，可见心影向两侧增大，而肺部无明显充血表现，是判断心包积液的有力证据。

3.实验室检查

感染性心包炎患者常有白细胞计数增加及血沉增快等炎症反应。

4.心电图

急性心包炎时除aVR导联以外的所有常规导联，ST段抬高呈弓背向下型，T波低平及倒置，持续数周至数月后 T 波逐渐恢复正常；渗出性心包炎时可有 QRS 波群低电压，无病理性 Q 波。

5. 磁共振显像

磁共振显像能清晰地显示心包积液的容量及分布情况，并可分辨积液的性质。

6. 心包穿刺

心包穿刺具有诊断和治疗双重价值。对穿刺液进行生物学、生化、细胞病理学检查有助于明确病因；同时抽取一定量的心包积液和快速解除心包压塞症状，必要时可置管引流，并可进行心包腔内注药治疗。

7. 心包镜及心包活检

有助于明确病因。

### （四）治疗要点

1. 病因治疗

针对不同的原发疾病，使用抗结核药、抗生素、化疗药物等。

2. 对症治疗

呼吸困难者采取半卧位或身体前倾坐位，吸氧；疼痛者应用镇痛剂，首选非甾体消炎药。

3. 其他

心脏压塞时行心包穿刺术，必要时采用心包切开引流和心包切除术。

## 二、缩窄性心包炎

缩窄性心包炎是指心脏被致密厚实的纤维化或钙化心包所包围，导致心室舒张期充盈受限而产生的一系列循环障碍的病征。

### （一）病因

缩窄性心包炎常继发于急性心包炎，其病因在我国仍以结核性最为常见，其次为急性非特异性心包炎、化脓性或创伤性心包炎后演变而来。少数与心包肿瘤、放射性因素等有关。也有部分患者其病因不明。

### （二）临床表现

1. 症状

起病缓慢，多在急性心包炎后 1 年内形成，少数长达数年。常见症状为劳力性呼吸困难，伴疲乏、食欲缺乏、上腹胀满或疼痛。主要与心搏量降低有关。

2. 体征

有颈静脉怒张、肝大、腹腔积液、胸腔积液、下肢水肿、心率增快，可见 Kussmaul 征，即吸气时颈静脉怒张更明显，扩张的颈静脉在心脏舒张时突然塌陷，因此，颈静脉怒张是缩窄性心包炎最重要的体征之一。心脏体检可发现心尖冲动减弱或消失，心浊音界不增大，心音减低，通常无杂音，可出现奇脉及心包叩击音。

### （三）辅助检查

1. 超声心动图

可见心包增厚、室壁活动减弱及室间隔矛盾运动等。

2. X 线检查

缩窄性心包炎可见心影偏小、正常或轻度增大。

3.实验室检查

感染性者常有白细胞计数增加及血沉增快等炎症反应。

4.心电图

缩窄性心包炎时可有QRS波群低电压、T波低平或倒置。

5.心包镜及心包活检

心包镜及心包活检有助于明确病因。

### (四)治疗要点

主要的治疗为早期施行心包切除术，如果病程过长，可能会因心肌纤维变性而影响手术效果。

通常在心包感染被控制、结核活动已静止时手术，并在术后继续用药一年。

## 三、心包炎患者的护理

### (一)主要护理诊断/问题

1.急性疼痛：胸痛

急性疼痛与心包炎症有关。

2.气体交换受损

气体交换受损与肺或支气管受压、肺淤血有关。

3.体温过高

体温过高与心包炎症有关。

4.体液过多

体液过多与渗出性、缩窄性心包炎有关。

5.活动无耐力

活动无耐力与心排血量减少有关。

6.焦虑

焦虑与病因诊断不明、疗效不佳有关。

### (二)护理措施

1.生活护理

(1)休息与活动：保持环境安静，限制探视，避免患者受凉。根据病情帮助患者采取半卧位或坐位，必要时采取前倾坐位，提供跨床小桌倚靠，使膈肌下降，利于呼吸。胸痛时卧床休息，减少活动，避免用力咳嗽、深呼吸或突然改变体位，以免使胸痛加重。

(2)饮食护理：给予高热量、高蛋白、高维生素、易消化的半流质或软食，保证合理营养，应适当限制钠盐摄入。

2.病情观察

观察患者的意识状态、生命体征、胸痛的性质和部位及其变化情况、呼吸困难的程度，有无心包摩擦音和心脏压塞的征象。

3.心包穿刺术的配合与护理

(1)操作前准备

1)用物准备：常规消毒治疗盘，无菌心包穿刺包，1%普鲁卡因，无菌手套，试管，量杯等以及心脏监护仪、除颤器、人工呼吸机。

2)患者准备:向患者及其家属说明穿刺目的及方法,解除紧张情绪。嘱其在穿刺过程中不要深呼吸或咳嗽。必要时给予镇静剂和止咳药。患者半卧位,检查血压和心率,行肢体导联心电监护。签署手术知情同意书。

3)超声心动图检查:术前行超声心动图检查协助确定部位、进针方向与深度。或在超声引导下进行穿刺抽液更准确、安全。

(2)操作过程及护理

1)穿刺部位:选择患者取坐位或半卧位,暴露前胸、上腹部。仔细叩出心浊音界,选好穿刺点,必要时可由超声来确定穿刺方向。常用的部位有胸骨左缘、胸骨右缘、心尖部及剑突下。以剑突下和心尖部最常用。

2)消毒、麻醉:消毒局部皮肤,打开穿刺包,戴无菌手套,覆盖消毒洞巾,在穿刺点自皮肤至心包壁层做局部麻醉。

3)穿刺、抽液:将连于穿刺针的橡胶皮管用血管钳夹闭,穿刺针在选定且局麻后的部位进针,具体方法如下。①剑突下穿刺时,在剑突与左肋弓夹角处进针,穿刺针与腹壁成30°～45°角,向上、向后并稍向左侧进入心包腔后下部。②在心尖部穿刺时,在左侧第5肋间或第6肋间心浊音界内2 cm左右的部位进针,沿肋骨上缘向背部并稍向正中线进入心包腔。③在超声定位穿刺时,沿超声确定的部位、方向及深度进针。④当刺入心包腔时,待针锋抵抗感突然消失,并有心脏搏动感,提示穿刺针已进入心包腔。⑤进入心包腔后,助手立即用血管钳夹住针体固定其深度。⑥将注射器接于橡皮管上,放开钳夹处,缓慢抽液,当针管吸满后,取下针管前,应先用止血钳夹闭橡皮管,以防空气进入。⑦如果使用的是套管针,在确认有心包积液流出后,一边退出针芯,一边送进套管,固定套管,接注射器,缓慢抽液。⑧记录抽液量,留标本送检。

4)穿刺时注意事项:①注意观察患者反应,如有异常,立即停止。②抽液速度要慢,首次抽液量一般为100～200 mL,以后逐渐增加至300～500 mL。③穿刺过程中如出现期前收缩,提示可能碰到了心肌,要及时外撤穿刺针。④引流液有血时,要注意观察是否凝固,血性心包积液是不凝固的,如果抽出的液体很快凝固,则提示损伤了心肌或动脉,应立即停止抽液,严密观察有无心脏压塞症状表现,并采取相应的抢救配合措施。

5)穿刺点处理:抽液完毕,拔出针头或套管,覆盖消毒纱布,压迫数分钟,并以胶布固定。

(3)操作后护理:密切观察生命体征,心包引流者需做好引流管护理,待每天引流量少于25 mL时拔管。

4.药物护理

遵医嘱给予解热镇痛剂,该类药物可引起无胃肠道反应、消化道出血等。若胸痛严重,可适量应用吗啡类药物。给予糖皮质激素及抗菌、抗结核、抗肿瘤等药物治疗时注意观察药物的疗效与不良反应。

5.心理护理

向患者介绍病情,鼓励患者说出内心感受,调整患者的心态,帮助患者树立战胜疾病的信心。

## (三)健康指导

1.生活指导

心包炎患者应注意充分休息,避免剧烈运动,加强营养,给予高热量、高蛋白、高维生素、易消化的饮食。提高机体抵抗力。注意防寒保暖,防止呼吸道感染。

2.疾病知识指导

告知患者药物的名称、剂量、作用、不良反应,以及坚持全疗程药物治疗的重要性,勿擅自改变药物的剂量和种类,防止复发。注意药物不良反应,定期随访。对缩窄性心包炎的患者应讲明行心包切除术的重要性,解除其思想顾虑,尽早接受手术治疗。术后患者仍应坚持休息半年,以利于心功能的恢复。

(陈月青)

# 第十节　经皮冠状动脉腔内介入治疗护理

经皮冠状动脉腔内介入治疗(percutaneous coronary intervention,PCI)是采用经皮股动脉或桡动脉穿刺法,将球囊导管沿主动脉逆行送入冠状动脉狭窄部位,利用加压充盈球囊的机械作用,直接扩张粥样硬化性狭窄部位,从而增大血管内径,改善心肌血供,达到缓解症状和减少心肌梗死发生的目的。

冠状动脉支架植入术时将支架永久性地放置于冠状动脉病变处,支撑住血管壁,以保持冠状动脉管腔的开放,减少了经皮冠状动脉腔内血管成形术(percutaneous transluminal coronary angioplasty,PTCA)术后残余狭窄、弹性回缩及血管再塑性,从而使再狭窄率降低。PCI术临床应用于稳定型心绞痛、不稳定型心绞痛、心肌梗死、介入治疗后血管再狭窄、冠状动脉旁路移植术后复发心绞痛的患者。

## 一、护理评估

### (一)病史及心理-社会反应

(1)评估患者的现病史,尤其是不适症状、起病时间、诱因、伴随症状、缓解方式、用药情况及治疗经过等,是否有心律失常、心源性休克、心力衰竭的表现。

(2)评估患者的既往史、家族史、月经史、过敏史,特别是有无碘过敏史。

(3)评估患者对疾病及介入治疗的认知程度、心理状态和社会支持情况。

### (二)身体评估

评估患者的精神意识状态、生命体征、皮肤情况。

### (三)相关检查

评估患者检验、检查指标是否适合手术。包括:①术前三大常规、肝肾功能及电解质、出凝血时间和血清心肌标志物;②胸部X线片;③心电图的动态变化;④心脏彩超等。

## 二、一般护理

### (一)家属宣教

向患者及其家属说明手术的目的及费用,做好解释工作,取得配合,并检查手术知情同意书是否已签署,关心安慰患者,解除思想顾虑。

### (二)相关检查

术前协助抽血检查肝肾功能、电解质、凝血指标等,有异常报告医生。

### (三)术前准备

患者在术前需要进行床上大小便训练，术前保持皮肤清洁，更换衣服，勿穿内衣、内裤，送导管室前排尿。

### (四)身份核对

检查患者手腕带、做好身份识别及手术方式交接。

## 三、专科护理

### (一)术前评估

(1)检查静脉通路，一般术前左手建立静脉通路，按要求准备术前药物。评估桡动脉情况，可行 Allen 试验。

(2)评估患者的生命体征、核对过敏史及月经情况等，书写介入手术交接单。

(3)术前按医嘱口服抗血小板药物(如肠溶阿司匹林、波立维或替格瑞洛)，必要时使用负荷量。

### (二)术后护理

术后协助患者过床，取舒适体位。检查静脉通路、用药情况、穿刺口情况、交接术中情况及血管处理情况。协助做好生活护理，指导患者自我观察及自我护理，鼓励患者参与医疗活动。

### (三)伤口护理

密切观察穿刺口情况。注意有无渗血、肿胀、瘀斑、穿刺侧肢体远端血运情况，如发现异常，应立即报告医生并协助处理。

### (四)股动脉的观察与护理

经股动脉穿刺者，弹性绷带加压包扎 8～12 h，术肢制动 12 h，注意穿刺口及足背动脉搏动情况，皮肤颜色、温度、感觉及疼痛情况。术肢制动期间指导患者行下肢肌肉收缩运动，如踝泵运动等，以预防下肢静脉血栓形成。

### (五)桡动脉的观察与护理

经桡动脉穿刺者，注意伤口及桡动脉搏动情况，术后使用桡动脉压迫装置进行止血，该装置有螺旋式和气囊充气式两种，使用后压迫 2～4 h 开始减压，螺旋式止血器每 1～2 h 旋转按钮放松 0.5～1 圈，气囊充气式止血器每小时缓慢抽气 1～2 mL，注意边减压边观察，若发现渗血，及时适当还原压力直至止血，必要时报告医生，给予重新压迫。指导患者行缓慢握拳运动，避免末梢肿胀，腕关节勿弯曲、用力，避免自行减压及拆除止血器。

### (六)疾病护理

密切观察患者心率、心律、血压变化及不适症状，予心电监护、血压监测，并做好记录。患者血压下降，应警惕迷走神经反射、心包填塞、腹膜后血肿等出血并发症，及时报告医生，如迷走神经反射，可使用阿托品 0.5 mg 静脉推注；若怀疑心包填塞，应协助医生行 B 超检查，快速补液、使用升压药物、建立 2 条及以上静脉通路并配血，甚至协助心包穿刺或者送导管室/手术室治疗；若怀疑腹膜后血肿，应协助 CT 检查，快速补液、建立 2 条及以上通路、配血等处理。如果出现较严重的胸闷、胸痛不适，应警惕出现冠状动脉血管夹层、急性支架内血栓、冠状动脉痉挛等急性冠状动脉闭塞并发症或者无复流情况，协助医生行心电图检查、抽血查心功酶，根据情况使用抗凝、扩冠状动脉的药物，同时严密观察心律情况，预防心室颤动、心搏骤停等，床边备好除颤仪、抢救药物等。还应观察有无造影剂过敏、穿刺口出血、尿潴留等并发症的发生，尽早发现、及时处理。

### (七)饮食护理

指导患者合理饮食，少量多餐，保持大便通畅，卧床期间加强生活护理，满足患者生活需要。嘱患者多饮水，根据病情及心功能情况 6～8 h 间饮用 1 000～2 000 mL，促进造影剂通过肾脏排出。

## 四、健康教育

### (一)疾病知识指导

(1)指导患者自我观察穿刺口情况，如有头晕、胸闷、胸痛、气促等不适，及时报告医务人员。

(2)健康的生活方式是治疗冠心病的基础。保持情绪稳定，减轻心理压力，避免情绪激动、紧张、急躁、暴怒等。指导患者戒烟限酒，如有饮酒习惯，建议男性每天的饮酒量(酒精)不超过 25 g，相当于 50 度白酒 50 mL，或 38 度白酒 75 mL，或葡萄酒 250 mL，或啤酒 750 mL，女性减半。

(3)指导患者及其家属避免心绞痛的诱发因素：劳累、情绪激动、饱餐、用力排便、寒冷刺激等。一旦出现心绞痛，立即休息或者舌下含服硝酸甘油片，避免直立性低血压导致跌倒。若出现持续胸闷痛或服药不能缓解，或者发作频繁、程度加重、疼痛时间延长，应立即送医院就诊。

(4)积极治疗高血压、糖尿病、高脂血症等与冠心病有关的疾病。

### (二)饮食指导

宜摄入低热量、低脂、低胆固醇、低盐饮食，每天食盐不超过 6 g。多食蔬菜、水果和粗纤维食物。避免过饱、暴饮暴食，注意少量多餐。

### (三)运动指导

(1)对于低危的择期 PCI 患者，术后第 1 天经桡动脉穿刺者可下床上厕所、自行进食，床边坐位及床旁轻微活动，术后第 2～3 天可过渡到生活完全自理，慢步行走 5～10 min，2～3 次/天。经股动脉穿刺者卧床 12 h，术后第 2 天可下床站立及慢步行走。

(2)对于中高危 PCI 患者(急诊 PCI，多支病变或未完全血运重建)，术后第 1 天卧床休息，协助生活护理。术后第 2 天协助床边坐起，协助洗脸、擦浴等。术后第 3 天可协助下床活动，病房内慢速走动。术后第 4 天可过渡到生活完全自理，允许自行下床活动。

### (四)用药指导

(1)讲解服药的重要性，支架植入术后予抗血小板聚集、降脂、改善心脏重构等药物，不能擅自停药。

(2)一般支架植入术后患者服用波立维或替格瑞洛 1 年以上，终身服用肠溶阿司匹林，注意观察有无皮肤、黏膜出血或黑便、血尿等现象，如有不适，随时就诊。如患者需要行其他手术治疗(如拔牙等)，需要告知医生所服用的药物，以免造成严重出血。

### (五)定时复诊

出院后 1 个月、3 个月、6 个月、12 个月在门诊复诊，如出现心绞痛发作频繁、程度较重、持续时间较长、发作时含服硝酸甘油效果差等情形，需及时到医院就诊。

(张　亮)

# 第十一节　冠状动脉旁路移植手术护理

冠状动脉旁路移植术(coronary artery bypass grafting,CABG),又称冠状动脉搭桥术,是取患者本身的血管(常为大隐静脉或乳内动脉,也可用桡动脉、胃网膜动脉或其他肢体动静脉),在冠状动脉狭窄的近端和远端之间建立一条通道,使血液绕过狭窄部位而到达远端血管,以恢复心肌的血液供应,解除心肌缺血缺氧状态的手术,是治疗冠心病较为有效的外科方法。冠状动脉三支病变是右冠状动脉、左冠状动脉前降支和回旋支都有≥50%的狭窄。冠状动脉搭桥的部位也主要是在右冠状动脉、左冠状动脉前降支和回旋支。手术可在体外循环(CPB)下经胸骨正中切口或全胸腔镜下进行,也可在非体外循环(OPCPB)下胸骨正中切口或小切口进行。非体外循环冠脉搭桥术是在跳动的心脏上进行手术。避免了体外循环对肺和血液的损害,对心脏的缺血和再灌注损伤较轻,避免了对全身水、电解质的干扰,手术创伤减少,术后气管插管时间短,组织间隙水肿轻,有利于术后呼吸功能的恢复,减少了术后并发症和用血量。

## 一、护理评估

### (一)病史及心理-社会反应

(1)评估发病诱因、时间、治疗经过等。

(2)评估危险因素:年龄、性别、职业;有无家族史、肥胖、血脂异常、高血压、糖尿病等危险因素;有无高脂饮食、吸烟等不良生活习惯;睡眠、身体锻炼、工作与生活压力及性格特征等情况。

(3)评估患者对疾病的认知程度、心理状态和社会支持情况。

### (二)身体评估

(1)评估患者精神意识状态、面色、表情、生命体征、血氧饱和度、心脏听诊、皮肤黏膜情况。

(2)评估疼痛的部位、性质、范围、放射性、持续时间、诱因、缓解方式及用药是否好转,以利于及时正确地判断处理。

(3)评估有无恶心、呕吐、乏力、头晕、呼吸困难等伴随症状,是否有心律失常、休克、心力衰竭的表现。

### (三)相关检查

包括血液检查、X线检查、心电图、超声心动图、放射性核素检查、心肌酶谱的测定和冠脉造影等。

## 二、一般护理

### (一)避免诱因

避免劳累、情绪波动、精神紧张、饱餐、感冒、用力大便、室温过冷或过热等诱发心绞痛的因素。

### (二)心理护理

关心、体贴、鼓励患者,做好充分的解释、安慰工作,协助其克服各种不利于疾病康复的生活习惯和嗜好(不良的生活习惯包括不合理膳食、吸烟、缺乏运动和体力活动),保持良好的情绪。

### (三)生活护理

对心功能不全、急性心肌梗死、严重心律失常、急性心肌炎患者协助其生活起居及个人卫生。注意保暖,避免受凉。

### (四)休息及卧位

保持病室安静、清洁、空气流通,病情较重者应减少探视。保证足够的睡眠,重症患者应卧床休息,病情稳定者逐渐鼓励床上活动乃至下床活动,长期卧床者、每 2 h 更换体位,严重心功能不全不能平卧患者、予半卧位或端坐卧位。

### (五)饮食护理

给予高维生素、优质蛋白、易消化饮食,少量多餐,避免刺激性食物。高血压病、冠心病、心功能不全患者应限制钠盐摄入。

### (六)排泄护理

鼓励长期卧床患者多食蔬菜、水果及富含纤维素食物,对有便秘史患者指导顺时针揉搓腹部促进肠蠕动,养成每日排便习惯,必要时可给予缓泻剂。

### (七)用药护理

掌握心血管病常用药物的剂量、配置方法、浓度、用法,密切观察药物的作用及不良反应,根据病情能准确控制和调节药物的浓度与输注速度。

### (八)皮肤护理

对于需卧床休息且病情稳定的患者,护士应鼓励患者床上翻身,指导患者行踝泵运动,预防压疮和下肢静脉血栓。对于重症患者,护士应协助患者每 2 h 床上翻身。做好皮肤护理,避免潮湿、摩擦及排泄物的刺激,在潮湿的环境下患者发生压疮的危险会增加 5 倍,大便失禁比尿失禁更危险,这种污染物浸渍诱发感染使情况更趋恶化,因此必须保持皮肤干燥。压疮的风险评估常用的有 Braden 压疮评分法,评分内容包括感觉、潮湿、活动、移动、营养、摩擦力和剪切力 6 部分。对于压疮风险高危的患者,应使用气垫床、赛肤润外涂等措施保护骶尾部、外踝等易受压皮肤,以防压疮发生。对于已发生压疮的患者,应评估压疮的分期,必要时请伤口护理专科护士会诊处理。

## 三、专科护理

### (一)心绞痛护理

(1)心绞痛发作时,应立即停止活动,卧床休息,保持环境安静,限制探视。

(2)及时给予硝酸甘油片 0.5 mg 舌下含服,1～2 min 间显效,约 30 min 后作用消失;每隔 5 min 可重复一次,一般连续服用不超过 3 次。也可采用喷雾剂,每次 1～2 喷。

(3)部分患者用药后可能出现面部潮红、头部胀痛、头昏、心悸等血管扩张作用所引起的不适。对此药敏感者易发生直立性低血压,故含服硝酸甘油片时应坐位或卧床休息。

(4)观察用药后心绞痛缓解时间,如用药后 15 min 仍不能缓解者应警惕有急性冠脉综合征发生的可能,应协助医生行心电图、心功酶、肌钙蛋白测定等检查,遵医嘱使用硝酸甘油针扩张冠状动脉或者吗啡止痛等处理。

### (二)氧疗

根据动脉血气分析或患者临床表现(血氧饱和度、呼吸及心率情况),必要时给氧。

## (三)用药治疗护理

1. 缓解症状、改善缺血的药物

如β受体阻滞剂、硝酸酯类药物、钙通道阻滞剂(calcium channel blocker,CCB)、尼可地尔或伊伐布雷定等。

服药期间应观察患者的疗效,如心绞痛的情况,心率一般宜控制在55～60次/分钟,是否有直立性低血压、气管痉挛、头痛等不良反应。

2. 改善预后的药物

如抗血小板药物、调脂药物、β受体阻滞剂、ACEI或ARB等。抗血小板药物在预防缺血性事件中起着重要作用,如无特殊,所有慢性冠脉综合征患者应服用拜阿司匹林,行PCI术后,一般应接受双联抗血小板治疗6个月以上,拜阿司匹林宜餐前服药。观察患者是否有黑便、牙龈出血等出血症状,是否有乏力、肌肉疼痛、水肿、咳嗽等不良反应。

## (四)术前护理

(1)术前戒烟:向患者说明戒烟是手术顺利进行和减少肺部并发症的关键。

(2)糖尿病患者应严格控制饮食并辅助用药,将血糖控制在正常范围。

(3)术前要控制和治愈上呼吸道感染,以免引发肺部并发症。

(4)教会患者进行深呼吸锻炼、有效咳嗽咳痰、缩唇呼吸、呼吸训练器的使用以及床上肢体功能锻炼。

(5)避免做大隐静脉穿刺,保护双下肢静脉血管不受化学、物理刺激或机械性损伤。对双侧腿部大隐静脉周围皮肤状况进行检查。

(6)为患者介绍手术室及监护室的环境,告知手术的简要过程及术后注意事项,消除其焦虑、紧张、恐惧的心理。

## (五)术后护理

1. 心功能的监护

严密观察血压、心率、心律、意识及血氧饱和度的变化。

(1)术后连续3 d做十二导联心电图,观察S-T段和T波改变,以及有无Q波出现,并与术前心电图比较,及早发现心肌缺血或围手术期心肌梗死的表现。

(2)严密观察有无心律失常,及早发现和治疗室性早搏、室性心动过速、快速心房颤动等。同时观察心率变化,术后心率一般维持在60～80次/分钟。

(3)血压监测:血压过高可能加重左心衰竭、吻合口出血。血压维持在(100～140)/(60～90)mmHg最佳。可适当使用硝酸酯类药物,对冠状动脉进行有效扩张,防止冠状动脉血管痉挛,改善血供。

(4)必要时应用肺动脉漂浮导管监测肺动脉压、心排血量、心指数、体循环阻力等血流动力学指标,及时发现病情变化,预防低心排血量综合征。

2. 取血管侧肢体护理

取血管侧肢体垫软枕,抬高15°～20°,用弹力绷带加压包扎伤口,以预防患肢水肿及静脉炎;观察患肢敷料有无渗血,观察外露指(趾)端皮肤的温度、颜色、肿胀及足背动脉搏动等情况;鼓励患者早期床上活动,促进侧支循环的建立。

3. 用药护理

观察正性肌力药、扩冠脉药物、抗凝及抗血小板药物及β受体阻滞剂的效果及不良反应;

密切监测凝血酶原时间,调整抗凝药物的剂量;患者合并高脂血症、高血压病、糖尿病等其他疾病时,遵医嘱正确用药,以控制相关疾病的发展。

## 四、健康教育

1. 疾病指导

患者及家属讲解心血管疾病的危险因素,包括吸烟、过量饮酒、熬夜、缺少锻炼、高血脂、性格急躁等,提高疾病预防的意识。

2. 生活指导

养成良好的生活习惯,注意劳逸结合。

3. 饮食指导

合理膳食,指导患者进食清淡、高蛋白低脂、富含维生素的食物。多进食蔬菜、水果,少量多餐,切忌暴饮暴食。

4. 药物指导

术后患者终身服用抗凝药如阿司匹林,详细向患者介绍用药目的、药物名称、剂量、用法。切勿自行减药、停药。教会患者观察有无血尿、血便、牙龈出血、皮下瘀斑、女患者月经量增加等出血倾向。

5. 活动指导

为促进下肢血液循环,取下肢静脉搭桥的患者可穿弹力袜;床上休息时脱去弹力袜,抬高下肢。

6. 随访

出院后定期复查,若出现不适,及时就诊。

（张　亮）

# 第十二节　经皮冠状动脉造影术护理配合

冠状动脉造影术(coronary arteriography,CAG)是诊断冠状动脉粥样硬化性心脏病(coronary atherosclerotic heart disease,CAD)的一种微创介入检查方法。可以检查冠状动脉血管树的全部分支,了解其解剖的详细情况;评价冠状动脉血管的走行、数量和畸形;评价冠状动脉有无病变及病变的严重程度、病变范围;评价冠状动脉功能性的改变,包括冠状动脉的痉挛和侧支循环。在此基础上,根据冠状动脉病变程度和范围进行介入治疗;评价冠状动脉搭桥术和介入治疗后的效果。虽然冠状动脉造影有一定的局限性,但仍然是目前诊断 CAD 的金标准。

## 一、常用体位

### (一)左冠状动脉造影常用体位

1. 右前斜+头位(右肩位)

探测器置右前斜(RAO)30°～50°并向头侧倾斜(CRA)15°～30°,显示左前降支中、远段及左主干，抬高并重叠回旋支影像。

2. 右前斜＋足位(肝位)

探测器置右前斜(RAO)30°～50°并向足侧倾斜(CAU)15°～30°，能较好地显示左主干、前降支和回旋支关系，展示左主干及回旋支较好。

3. 左前斜＋头位(左肩位)

探测器置左前斜(LAO)20°～45°并向头侧倾斜(CRA)20°～30°，显示前降支与回旋支夹角、分支走向及其中、远段血管。

4. 左前斜＋足位(蜘蛛位)

探测器置左前斜(LAO)45°～60°并向足侧倾斜(CAU)15°～30°，显示左主干、中间支、前降支及回旋支分叉部及其各支近段血管。

5. 头位

探测器向头倾斜(CRA)30°～45°，显示前降支(近、中、远段)、间隔支、对角支。

6. 尾位

探测器向足倾斜(CAU)30°～45°，显示左主干、前降支近段、回旋支(近、中、远段)、钝缘支。

### (二)右冠状动脉造影常用体位

1. 左前斜(LAO)30°～50°

此位置常作为右冠状动脉造影插管体位，又作为摄影体位。一般情况下，右冠状动脉于此位常呈“C”形切线显示。

2. 右前斜(RAO)30°～45°

此位置下 X 线几乎与心脏的右房室沟垂直，即与右冠状动脉中段主干垂直，右冠状动脉常呈“L”形显示，分布于房、室两侧的分支易于区分，但后降支和左心室后支重叠，有时不易分辨。

3. 正位＋头位(CRA)15°～25°

常作为左、右前斜位的补充摄影体位，用于展开后降支和左心室后支。

## 二、术前评估

### (一)一般信息

依据心脏介入治疗交接单及病历首页，核对患者的病区、床号、姓名、性别、年龄、住院号(手腕带)、介入手术检查名称、手术部位等资料。

### (二)生命体征

查看患者的生命体征，对于病情较重或有特殊情况的患者，需与病房护士及医生面对面交接相关病情和信息。

### (三)病情

了解患者病情，询问有无高血压、糖尿病、脑出血病史、消化道溃疡史及近期的手术外伤史，有无药物过敏史，评价患者心、肾功能情况，查询是否口服抗血小板药物。

### (四)相关检查结果

查看各项检查结果，如血常规、血型、肝肾功能、电解质、凝血指标、传染病筛查、心电图报告、心脏彩超和胸部 X 线片等。

### (五)手术资料

检查手术知情同意书是否已征得患者及其家属的同意并签名。

### (六)身体评估

检查询问患者是否取下假牙、项链、耳环、手表、戒指等饰品,勿穿内衣裤。查看血管径路的皮肤清洁情况,经桡动脉穿刺者如前臂汗毛较重也需要备皮。对于年老、消瘦、心功能较差、卧床的患者需进行压疮风险评估,检查易受压皮肤状况,术中适当予以保护措施防止皮肤受损。触摸右手桡动脉、双足背动脉搏动及四肢皮肤温度,便于术中病情的观察、比较。

### (七)饮食评估

询问患者饮食情况,防止术中可能发生的并发症。非全麻者不需要禁食、禁水,可给予平日进食量的 70%～80%,以防止血容量不足、低血糖反应等。

### (八)管路评估

检查静脉留置针的留置日期,留置管道是否通畅、位置是否合理,以保证手术过程中方便用药。

### (九)术前宣教

评估患者的病情、意识、心理状态与配合程度,用通俗易懂的话语简单介绍整个诊疗过程,告知术中可能出现的不适,让患者更好地理解并配合检查。

## 三、术中护理

### (一)物品准备

(1)备齐各种器械、材料、物品、抢救设备等用物;检查各种仪器、急救设备是否处于应急备用状态,如心电监测仪、呼吸囊、呼吸机、除颤器、临时起搏器、负压吸引器、输液泵等。

(2)药品准备包括利多卡因、肝素、阿托品、间羟胺、硝酸甘油、硝普钠、多巴胺、呋塞米、肾上腺素、地塞米松、非离子型对比剂等。

(3)无菌手术台的准备:治疗车铺无菌大双孔包,配备中单 2 条,治疗巾 5 条,大方盘 1 个,止血钳 1 把,中杯 2 个,小杯 2 个,手术衣,无菌手套,10 mL 注射器 3 个,5 mL 注射器 2 个,利多卡因,3 000 U 肝素,消毒用刷,纱布,方盆内准备含 3 000 U 肝素的生理盐水 500 mL,挡板套,球管帽,压力换能器,三联三通,延长接管,输液管,螺旋注射器。

(4)熟悉各种造影导管的型号、用途;检查造影导管的有效消毒日期;备好术中所需耗材。

1)桡动脉入路 6F 桡动脉鞘、0.035″×260 cm 交换导丝、6F TIG 造影管、止血器。

2)股动脉入路 6F 动脉鞘、0.035″×150 cmJ 头导丝、6F JL4 造影管、6F JR4 造影管、穿刺针、刀片,需要时备 6F 缝合器,如做左心室造影需备 6F PIG 造影管和压力延长管。

### (二)术中配合

(1)严格执行查对制度,与术者进行双人手术安全核查,确认手术路径和方式。

(2)协助患者取舒适的平卧位,双上肢自然放于身体两侧,双下肢平伸,足尖自然外展。桡动脉入路者右手臂外展,掌侧向上;告知患者术中制动的重要性,注意保暖;妥善固定各种管道,防止术中移动 X 线球管、手术床而造成脱落。指导患者进行深呼吸、屏气、咳嗽动作,便于术中的配合。

(3)进行心电监护,避免心电干扰影响术中病情的观察。电极位置需避开心影区域、除颤部位和剑突下。

(4)手术区域的消毒

1)检查术区皮肤清洁及备皮情况,观察术区皮肤是否有破损感染,清除胶布及电极贴的痕迹,动作轻柔,避免损伤术区皮肤。

2)皮肤消毒范围:消毒以穿刺点为中心,桡动脉路径范围上过肘窝,下达指尖;股动脉入路消毒双侧腹股沟部位的皮肤,范围上至脐,下至大腿上 1/3,双侧平腋中线水平,最后是会阴部。

3)严格执行无菌操作规程,控制手术室人员进入并减少走动,术中严格监督无菌操作。

(5)与术者连接肝素盐水、对比剂、换能器等压力监测系统,并校对零位。连接时须注意各管道、连接处的密闭并排尽空气,防止术中出现压力的误差影响病情判断。

## (三)术中病情观察

(1)术中与医生默契配合、团结协作,熟悉手术步骤及进程,快速准确地传递各种导管器械、材料,熟练掌握各类仪器设备的操作及各类急救药物的使用方法。

(2)严密监测心率、心律、压力及心电图 ST 段的变化,并关注 X 线影像,及时识别恶性心律失常的发生;出现压力突然下降、嵌顿或室化压力及时提醒术者给予相应的处理。

(3)倾听患者主诉,观察患者神志、呼吸、面色、表情及皮肤有无过敏症状,多与患者沟通,给予鼓励、安慰和心理支持,告知患者在感到不适时可告知医护人员,手术过程中严格制动。

(4)穿刺进入动脉系统后提醒术者使用肝素,记录使用肝素时间和用量,术中根据 ACT 结果适时追加肝素。

(5)做好术中各项相关记录,包括患者心率、心律和血压情况。

(6)并发症的观察及处理:术中严密观察病情变化,及时发现和正确处理各类并发症。

1)心肌梗死常见的因素有:①冠状动脉本身病变严重而弥漫,临床情况不稳定。②造影导管或导丝尖端形成的微血栓脱落或病变部位斑块脱落,引起冠状动脉阻塞。③冠状动脉痉挛,造成冠状动脉内血流不畅。④冠状动脉气体栓塞,主要是术中操作过程中不慎注入≥1 mL 气体于冠状动脉内,引起远端血管的血流阻断,可导致患者血压降低、胸痛、心肌梗死、室颤、意识丧失甚至死亡。一旦发生较大量的气体栓塞,可以快速用力回抽血液,尽快将气体打碎分解;如气体栓塞在血管远端,可经导管适当加压注射自体血液,将气栓分解,加速气体排出冠脉循环。⑤冠状动脉夹层,由于操作不当,造影导管损伤主动脉及冠状动脉开口引起。

2)心律失常包括室颤、心室停搏和房室传导阻滞。其产生因素是由于多次导管和导丝的刺激、导管置入过深致嵌顿、右冠状动脉超声进入窦房结支、血栓形成与栓塞、气体栓塞、注入对比剂时间过长及剂量过大。术中应严密监测,出现频发室性早搏时及时提醒术者警惕室速发生,一旦患者出现意识丧失、抽搐、呼吸浅慢或停止、颈动脉搏动消失、心电监护示室颤时,立即进行电除颤,酌情行心肺复苏,配合术者抢救;心动过缓时引导患者用力咳嗽,必要时遵医嘱使用阿托品。

3)脑栓塞:因操作不当引起斑块脱落,或排气不完全气体进入颈动脉所致。

4)血管并发症包括有股动脉穿刺入路时的出血、血肿、假性动脉瘤、动静脉瘘,严重者可出现腹膜后血肿;桡动脉穿刺入路时可出现手部肿胀、上肢胸壁和颈部血肿。

5)血管迷走反射:主要发生于血管穿刺和术后拔除鞘管时,也可出现于术中。患者表现为胸闷、头晕、呕吐、面色苍白、出汗、血压下降、心率减慢等不适,严重者可出现晕厥、休克。出现时立即引导患者用力咳嗽，在快速加压输液扩容的同时，遵医嘱静脉注射阿托品及间羟胺，根据患者血压情况加用多巴胺等血管活性药物，密切监测血压、心率情况。

6)对比剂过敏表现为皮肤荨麻疹或斑丘疹、眼睑水肿、胸部憋闷感、呼吸困难，严重者出现喉头水肿、过敏性休克甚至心搏骤停。对比剂过敏反应多为速发性过敏反应，发生于对比剂使用后 30 min 内，特别是最初 5 min 内，少数表现为迟发性过敏反应，临床表现多以皮疹为主。早期识别至关重要，造影过程中患者突然出现低血压或高血压、头面部或躯干部皮肤瘙痒、皮疹是对比剂过敏的早期表现，可给予地塞米松 10～20 mg 静脉注射；发生过敏性休克者，立即皮下注射肾上腺素 1 mg，快速补充有效循环血量和对应处理。

## 四、术后护理

### (一)术后观察

(1)穿刺部位的观察：注意观察桡动脉、足背动脉搏动情况，皮肤颜色、温度，以及血管穿刺部位有无渗血、活动性出血和血肿的形成。

(2)注意观察患者的心律、心率、血压，尤其有复杂病变或基础疾病的危重患者，观察心电图波形的改变，如出现 ST 段抬高或压低，心绞痛突然发作、面色苍白、大汗、血压下降等冠状动脉急性闭塞的症状，立即报告医生及时处理。

### (二)病情交接

完成介入治疗术后交接单的填写，将患者安全送返病房，与病房护士交代术中情况及术后相关注意事项。

## 五、术后宣教

1.体位指导

股动脉入路穿刺者，术后术侧下肢制动 8 h，术侧下肢伸直，禁止屈髋、屈膝动作，可侧向穿刺侧翻身(原则保持穿刺侧下肢平直)；桡动脉入路穿刺者，术后取舒适的自由体位，注意避免腕关节用力或做过度伸曲活动。

2.饮食指导

鼓励患者多饮水，饮水量达 1 500 mL 以上，可以加速对比剂的排泄，预防对比剂肾病的发生。

(张　亮)

# 第十三节　经皮冠状动脉介入治疗护理配合

1977 年 Amdreas Gruentzig 完成首例经皮冠状动脉腔内成形术(percutaneous transluminal coronary angioplasty，PTCA)，开启了介入心脏病学的新时代，40 多年来取得了突飞猛进的发展。随着导管及支架材料的持续改进、冠状动脉导丝操控性的改变、术者经验的增加以及基于循证医学治疗策略的发展，经皮冠状动脉介入治疗(percutaneous coronary intervention，PCI)已经发展成为冠状动脉疾病主要的治疗方法，包括分叉病变、慢性完全闭塞性病变,PCI仍然是相对安全、有效的方法。经皮冠状动脉介入治疗是通过经皮穿刺外周血管路径(股动脉或桡动脉),通过导丝与导管建立轨道,将球囊导管沿主动脉送入冠状动脉病变部位,利用加压充盈球囊的机械作用,扩张狭窄的冠状动脉,并置入支架,从而得到管腔面积获益,解除冠状动脉狭窄,改善心肌血供,达到缓解症状和减少心肌梗死的发生,提高患者生活质量的非外科手术方法,具有创伤小、恢复快、住院时间短的优势。

经皮冠状动脉腔内血管成形术(PTCA)和经皮冠状动脉介入治疗(PCI),由于单纯球囊扩张术再狭窄率高,所以目前绝大多数病例在球囊扩张后植入药物洗脱支架;一般将球囊扩张和支架植入这一过程称为PCI。经皮冠状动脉腔内旋磨术(percutaneous transluminal coronary rotational atherectomy,PTCRA),对于冠状动脉重度钙化球囊无法扩张的病变是一种极为有效的介入治疗方法,经过高速旋转的旋磨头旋磨后获得光整、平滑的管腔,保证接下来的治疗顺利进行。如今越来越多更加精准的介入检查手段得到应用,例如,以血管内超声(intravascular ultrasound,IVUS)和光学相干断层成像(optical coherence tomography,OCT)为代表的冠状动脉腔内影像学技术的应用,能够深入认识血管壁结构、斑块成分和特征,指导临床实践;以冠状动脉血流储备分数(fractional flow reserve,FFR)为代表的冠状动脉腔内功能学,能够真实反映当前情况下的心肌灌注或缺血程度,提示血管重建的必要性和价值。

## 一、术前评估

### (一)一般信息

依据心脏介入治疗交接单及病历首页,仔细核对患者一般信息,以及介入手术名称、手术部位等资料。

### (二)生命体征

查看患者的生命体征,与病房护士及医生做好病情交接。

### (三)病情

了解患者病情,详细询问病史、药物过敏史,重点是抗血小板药物过敏史和对比剂过敏史,评价患者心、肾功能情况。

### (四)相关检查结果

查看各项检查结果,如血常规、血型、肝肾功能、电解质、凝血指标、传染病筛查、心电图报告、心脏彩超和胸部X线片等。

### (五)手术资料

检查手术知情同意书是否已征得患者及其家属的同意并签名。

### (六)身体评估

检查询问患者是否取下假牙、项链、耳环、手表、戒指等饰品,勿穿内衣裤。查看血管路径的皮肤清洁情况,经桡动脉穿刺者如汗毛较重也需要备皮。对于年老、消瘦、心功能低下卧床患者需进行压疮风险评估,检查易受压皮肤状况,术中适当予以保护预防。触摸桡动脉、双足背动脉搏动及四肢皮肤温度,便于术中病情的观察、比较。

### (七)饮食评估

询问患者饮食,以防止和预防术中可能发生的并发症。PCI术不需要禁食、禁水,可给予平日进食量的70%~80%,以防止血容量不足、低血糖反应等。

### (八)管路评估

检查静脉留置针的留置日期是否在有效期内,留置管道是否通畅,留置针的位置首选左上肢静脉。

### (九)术前宣教

评估患者的病情、意识、心理状态与配合程度,给予导管室环境的介绍和自我介绍。冠状动脉造影和 PCI 术是一种创伤性的诊断治疗手段,患者及家属易产生紧张、恐惧、焦虑情绪,向患者做好解释工作,用通俗易懂的话语简单介绍手术过程,告知术中可能会出现轻微的不适感,让患者更好地了解整个介入治疗过程,更好地配合手术。

## 二、术中护理

### (一)物品的准备

(1)备齐各类器械、材料、物品、抢救设备及特殊手术用品,检查各类仪器、急救设备是否处于应急完好状态,如心电监测仪、呼吸机、除颤器、临时起搏器、主动脉内球囊反搏(intraaortic balloon pump,IABP)仪、旋磨仪、负压吸引器、输液泵、吸氧装置等。

(2)药品准备包括利多卡因、肝素、阿托品、间羟胺、硝酸甘油、硝普钠、多巴胺、地塞米松、欣维宁、非离子型对比剂等。

(3)熟悉各类导管、支架、导丝的型号、长度、用途,有预见性地准备好术中所需材料

1)冠状动脉造影术:①桡动脉入路:6F 桡动脉鞘、0.035″×260 cm 交换导丝、6F TIG 造影管、止血器。②股动脉入路:6F 动脉鞘、0.035″×150 cm J 导丝、6F JL4 造影管、6F JR4 造影管。

2)PCI 术:各类指引导管、指引导丝、Y 型接头套件、压力泵、各类预扩张及后扩张球囊、支架等。

3)冠状动脉慢性完全闭塞病变(chronic total occlusion,CTO)的 PCI 术,还需准备微导管、穿通导丝等 CTO 器械及双套压力套件,便于对侧造影和经逆向介入操作。

4)冠脉旋磨术:备旋磨仪、高纯氮(压力≥5 MPa)、旋磨头、旋磨导丝、旋磨推进器。

5)血管内超声(IVUS):备 IVUS 超声导管。

6)冠状动脉血流储备分数(FFR):备 FFR 测量仪、压力导丝、压力换能器套件,三通接头、10 mL 或 20 mL 注射器用于压力系统的排气。

### (二)术中配合

(1)严格执行查对制度,与术者进行双人手术安全核查,确认手术路径和方式。

(2)协助患者取舒适的平卧位,双上肢自然放于身体两侧,双下肢自然外展分开,桡动脉入路者右手臂外展,掌侧向上,不得随意翻身,告知患者术中制动的重要性,注意保暖;妥善固定各种管道,防止术中移动 X 线球管、手术床而造成脱落。指导患者进行深呼吸、屏气、咳嗽动作,便于术中的配合。

(3)连接固定好心电监护导线,避免术中心电干扰而影响病情的观察。电极位置可贴左侧肢体、三角肌、肩膀、肋缘、剑突下,以避开心影区域及除颤部位为原则。必要时予吸氧。

(4)手术区域的消毒

1)检查术区皮肤清洁及备皮情况,观察术区皮肤是否有破损感染,清除胶布及电极贴的痕迹,动作轻柔,避免损伤术区皮肤。

2)皮肤消毒范围:消毒以穿刺点为中心,桡动脉路径范围上要过肘窝,下达指尖,包括前后整个手臂;CTO或复杂病变PCI术时,消毒双侧腹股沟部位的皮肤,范围上至平脐,下至大腿上1/3(包括会阴部皮肤),双侧至腋中线水平。

3)手术部位皮肤消毒彻底,常规铺巾,建立宽大的无菌手术区域。

4)严格执行无菌操作规程,控制手术室人员进入并减少走动。

(5)与术者连接肝素盐水、对比剂、换能器等压力监测系统,并校对零位。连接时注意各输液管道、连接处的排气,防止术中操作时出现压力误差及冠脉内气栓。

(6)需要进行冠脉旋磨时,预先配置好旋磨液。500 mL生理盐水中加3 000~5 000 U肝素和1~5 mg硝酸甘油(硝酸甘油根据患者血压情况可以选择1~5 mg,避免因导管刺激诱发冠状动脉痉挛),加压袋压力200~300 mmHg;正确连接好旋磨系统,按术者要求调试好旋磨仪的转速,打开旋磨液开关,确保旋磨过程中液体的稳定灌注;术中保持旋磨转速在14万~22万r/min,随时提醒术者旋磨转速及旋磨时间,每次旋磨时间不超过20 s;手术结束后及时关闭旋磨系统和高纯氮总开关,排空副压力表余气,做好仪器使用后的记录并签名。

(7)IVUS检查前,常规应用肝素化100 U/kg,同时在冠脉内注射硝酸甘油100~200 μg,避免因导管刺激诱发冠状动脉痉挛而影响诊断。

(8)确定行FFR测量时,需配置血管扩张药物三磷酸腺苷(ATP)或腺苷,浓度为1 mg/mL,即40 mg三磷酸腺苷+36 mL生理盐水,临床上采用快速计算方法计算速度,即体重(kg)×10=输注速度(mL/h);给药时选择粗大静脉(股静脉、肘正中静脉,临床以肘正中静脉为常用)。正确连接测压系统装置,完成冠脉压力和压力导丝的校零,保证它们的一致性。开始给药前告知患者用药后因诱导血管最大充血量会导致胸闷,让患者心理上有所准备;观察记录动脉压力与压力导丝的数值及比值;FFR的理论正常值为1,目前FFR建议的参考标准为0.80,FFR<0.75的病变宜行血运重建,FFR>0.80的病变为药物治疗的指征,FFR 0.75~0.80为临界值,可综合患者具体临床症状决定是否进行血运重建。

### (三)术中病情观察

(1)术中与术者默契配合、团结协作,熟悉手术步骤及进程,快速准确地传递各类导管器械、材料,熟练掌握各类设备仪器的操作及各种急救药物的使用方法。

(2)严密监测心电图及有创血压的变化,并关注X线影像,尤其是在球囊扩张及支架释放的瞬间,及时识别恶性心律失常的发生,提醒术者,及时给予相应的处理。出现压力突然下降、嵌顿压力或室化压力,及时提醒术者调整导管。在冠状动脉旋磨术过程中,需严密观察心电、血压变化,出现异常及时告知术者暂停操作,指导患者咳嗽,以加速微颗粒排空,待心电、血压恢复正常后再继续手术。

(3)重视患者主诉,观察患者神志、呼吸、面色、表情及皮肤有无过敏症状,多与患者沟通,询问患者感受,给予鼓励、安慰和心理支持,告知患者在感到不适时可告知医护人员。冠状动脉旋磨时旋磨机器会发出高转速的噪声,预先告知患者,做好解释和安慰。

(4)行PCI时,注意提醒术者根据患者体重负荷肝素,并记录使用肝素时间,定时监测ACT结果,及时补充肝素,建议ACT维持在300~350 s;准确记录对比剂用量,超过300 mL时,提醒术者。

(5)做好术中各项相关记录,包括患者心率、心律和血压情况,按要求粘贴支架条形码。

(6)并发症的观察及处理

1)冠状动脉穿孔:冠状动脉穿孔是指在介入手术操作过程中引起的冠状动脉壁破裂,造成血液外渗至血管外的情况。其 Ellis 分型有 4 型:Ⅰ型,造影时仅见到局灶性溃疡性龛影或蘑菇状影向管腔外突出,受损限于管壁中层或外膜,没有对比剂外漏;Ⅱ型,限制性外漏,可见对比剂漏出血管,漏入心肌或心包,但没有对比剂喷射状外漏;Ⅲ型,对比剂从≥1 mm 的孔道向心包喷射状外漏;Ⅳ型,对比剂直接漏入冠状静脉窦、左心室或其他解剖腔室。临床症状依其出血量的多少和速度而定,轻者(Ellis 分型Ⅰ型、Ⅱ型)可无明显症状,重者出现急性心脏压塞。

2)心脏压塞:X 线透视显示心脏边界增大,心影搏动减弱或消失,心影内可见与心影隔开的半环状透亮带,可见对比剂积聚于心包腔,心脏 B 超出现心包积液阴影区,可确诊,立即配合术者紧急抢救。患者表现为胸痛、胸闷、气促、烦躁、面色苍白、冷汗、心率加快、血压进行性下降、脉压差缩小、意识丧失等症状,需马上行心包穿刺以解除压塞症状。出血量多且持续出血时,做好输血准备,准备鱼精蛋白中和肝素;遵医嘱使用升压药、扩充血容量及纠正酸中毒等药物,配合行血气分析检查;冠脉破口可采用球囊压迫、覆膜支架置入进行处理;小血管末端漏,可予弹簧圈、自体组织进行栓塞;必要时行外科开胸手术修补。

3)恶性心律失常:由于操作导丝或导管刺激血管壁、导管置入过深导致嵌顿、气栓或血栓形成、再灌注损伤及对比剂阻断血流等影响压力监测图形变化,术中易出现心律失常,如心动过缓、窦性停搏、房室传导阻滞、室性早搏、室性心动过速、心室颤动等,应严密监测,出现频发室性早搏时及时提醒医生警惕室性心动过速发生,一旦患者出现意识丧失、抽搐、呼吸浅慢或停止、颈动脉搏动消失心电监测显示室颤时,立即电除颤复律,根据情况决定是否行心肺复苏,配合术者抢救准确及时地使用阿托品、肾上腺素等抢救药物。

4)慢血流、无复流现象(no-reflow phenomenon,NRP)是指行球囊扩张或支架置入后冠状动脉狭窄解除,无血管痉挛、夹层、血栓形成等机械性阻塞因素存在,但造影可见冠状动脉前向血流急性减慢(TIMI2 级,慢复流)或丧失(TIMI0-1 级,无复流),导致血流灌注不能维持的一种现象。该现象反映了冠状动脉所支配区域心肌灌注不足,与受累心肌范围、基础左心室功能密切相关,表现为即刻出现的胸闷、胸痛、心率减慢、血压下降、ST 段抬高、心律失常甚至心室颤动、心源性休克。急性冠脉综合征的罪犯血管及 CABG 术后的静脉桥血管在行介入治疗时更易发生无复流,另外,行旋磨术和旋切术过程中,无复流发生率也较高。一旦发生,立即配合术者给予冠状动脉内注入硝酸甘油(200 μg)、硝普钠或盐酸替罗非班,伴心源性休克时遵医嘱予活性药物多巴胺和 IABP 循环支持。关键还是预防,对于血栓负荷较重的急性冠脉综合征(acute coronary syndrome,ACS)患者,可于冠状动脉内推注盐酸替罗非班预防;旋磨术中持续经旋磨导管滴注肝素硝酸甘油生理盐水,有助于减少无复流现象的发生。

5)急性冠状动脉闭塞:①常见因素有:支架内急性血栓形成、冠状动脉夹层、冠状动脉痉挛和冠状动脉气体栓塞。②处理:急性冠状动脉闭塞的症状与无复流现象症状相同,血栓、痉挛所致的处理同无复流现象的处理;长病变支架置入、分叉病变支架置入及支架扩张不全、贴壁不良是造成支架血栓形成的危险因素,应强化抗栓治疗,追加肝素或用欣维宁溶栓;引起冠状动脉夹层,造成血管内膜损伤、撕裂,出现时用低压力球囊再扩张,冠状动脉内植入支架覆盖;冠状动脉气体栓塞是术中操作过程中不慎注入≥1 mL 气体于冠状动脉内,而引起远端血管的血流阻断,可导致患者血压降低、胸痛、心肌梗死、心室颤动、意识丧失甚至死亡。一旦发生较大量的气体栓塞,可以快速用力回抽血液,尽快将气体打碎分解;如气栓栓塞,在血管远端,可经导管适当加压注射自体血液，将气栓分解，加速气体排出冠状动脉循环。

6)血管迷走反射主要发生于血管穿刺和术后拔除鞘管时，也可出现于术中。患者表现为胸闷、头晕、呕吐、面色苍白、出汗、血压下降、心率减慢等不适，严重者可出现晕厥、休克。在快速加压输液扩容的同时，静脉注射阿托品及间羟胺，根据患者血压情况遵医嘱应用多巴胺等血管活性药物，密切监测血压、心率情况。

7)对比剂过敏表现为皮肤荨麻疹或斑丘疹、眼睑水肿、胸部憋闷感、呼吸困难，严重者出现喉头水肿、过敏性休克甚至心搏骤停。对比剂过敏反应多为速发性过敏反应，发生于对比剂使用后 30 min 内，特别是最初 5 min 内，少数表现为迟发性过敏反应，临床表现以皮疹为主。早期识别至关重要，PCI 过程中突然出现低血压或高血压、头面部或躯干部皮肤瘙痒、皮疹，是对比剂过敏的早期表现，可给予地塞米松 10～20 mg 静脉注射；剧烈寒战者用盐酸异丙嗪注射液 25 mg 肌内注射；发生过敏性休克者，立即皮下注射肾上腺素 1 mg，同时快速补充有效循环血量。

8)冠状动脉旋磨术的并发症：①房室传导阻滞、心脏停搏，常发生于右冠状动脉或左回旋支的旋磨术中，为一过性(10～30 s)，可通过患者的咳嗽纠正。②无复流、慢血流，其发生与毛细血管床被大量微粒栓塞、血管痉挛、磨头快速旋转在血液中形成的微小气泡有关。

9)IVUS 检查最常见的并发症是血管痉挛，也可导致血栓、夹层的发生。一旦出现，退出 IVVS 超声导管进行对症处理。

## 三、术后护理

### (一)术后观察

(1)穿刺部位的观察：患者经右桡动脉介入术后，右桡动脉穿刺口予止血器加压止血，护士需注意观察远端动脉搏动情况，皮肤颜色、温度及血管穿刺部位有无渗血、活动性出血及血肿的形成。

(2)继续监测心电及血压，尤其复杂病变或基础疾病危重的患者，询问患者主诉，发现异常立即报告医生及时处理。

### (二)病情交接

完成介入治疗术后交接单的填写，将患者安全送返病房，与病房护士交接术中情况及术后相关注意事项。

## 四、术后宣教

1. 体位指导

(1)股动脉入路穿刺者，术后制动 8 h，穿刺侧下肢伸直，禁止屈髋、屈膝动作，原则保持穿刺侧下肢平直。

(2)桡动脉入路穿刺者，术后取舒适的自由体位，注意避免腕关节用力或做过度伸曲活动；嘱咐患者不可自行解开止血器，如有肿胀不适，及时告知医生及护士。

2. 饮食指导

鼓励多饮水，1 500 mL 以上，以便使注入体内的对比剂通过肾脏排泄，预防对比剂肾病的发生。

(张　亮)

# 第十四节 先天性心脏病介入治疗护理配合

先天性心脏病是先天性畸形中最常见的一类，约占各种先天性畸形的28%，指在胚胎发育时期由于心脏及大血管的形成障碍或发育异常而引起的解剖结构异常，或出生后应自动关闭的通道未能闭合(在胎儿属正常)的情形。先天性心脏病谱系特别广，包括上百种具体分型，有些患者可以同时合并多种畸形，症状千差万别，最轻者可以终身无症状，重者一出生即出现严重症状如缺氧、休克甚至夭折。根据血流动力学结合病理生理变化，先天性心脏病可分为发绀型或者非发绀型，也可根据有无分流分为3类：无分流类(如肺动脉狭窄、主动脉缩窄)；左至右分流类(如房间隔缺损、室间隔缺损、动脉导管未闭)；右至左分流类(如法洛四联症、大血管错位)。

先天性心脏病的介入诊疗术是经皮穿刺外周血管(主要是股动脉、股静脉)，在X线透视引导和超声心动图的辅助下，将导管推送至心脏相应部位进行操作，取得相关参数和/或治疗，是目前诊断和治疗先天性心脏病的重要手段。介入检查治疗术主要包括心导管检查术、球囊扩张术和封堵术。该手术具有创伤小、治疗效果好、住院时间短、并发症少等优点。

心导管检查术在先天性心脏病的应用主要包括心腔及血管内压力、血氧测定，判断心腔内和大血管间有无分流，计算其分流量、心排血量、血管阻力等血流动力学资料，为选择合适的介入手术或外科手术提供依据和术后疗效评价。根据心导管的异常走行途径，必要时行选择性心血管造影(心室造影、选择性动脉造影、选择性静脉造影)来证实复杂先天性心脏病的诊断；明确肺高压的病因。

经导管球囊扩张术和封堵术是先天性心脏病的介入治疗手段。常见的有经皮球囊肺动脉瓣成形术(percutaneous balloon pulmonary valvuloplasty，PBPV)、经皮球囊二尖瓣成形术(percutaneous balloon mitral valvuloplasty，PBMV)、房间隔缺损(atrial septal defect，ASD)封堵术、室间隔缺损(ventricular septal defect，VSD)封堵术、动脉导管未闭(patent ductus arteriosus，PDA)封堵术、卵圆孔未闭(patent foramen ovale，PFO)封堵术、左心耳封堵术(left atrial appendage closure，LAAC)。

小儿先天性心脏病介入术有其自身特点，虽然在心导管检查和治疗操作过程和成人没有本质区别，但在术前准备、操作细节、注意事项等方面有更高的要求，需要高度重视。

## 一、术前评估

### (一)一般信息

依据心脏介入手术通知单、护理交接单及病历首页，核对患者的病区、床号、姓名、性别、年龄、住院号(手腕带)、介入手术检查名称、手术部位等资料。

### (二)生命体征

查看患者的生命体征，与病房护士及医生做好病情交接。

### (三)病情

了解患者病情，询问既往病史及药物过敏史，尤其应注意有无对比剂过敏史。病情较重或有特殊情况的患者，导管室护士需与病房护士及医生进行面对面交接病情及信息。儿科全身麻醉患儿需要和麻醉师一起核查患儿相关信息。

### (四)相关检查结果

查看各项检查结果,如血常规、血型、肝肾功能、电解质、凝血指标、传染病筛查、心电图报告、心脏彩超和胸部X线片等。

### (五)手术资料

检查术前手术知情同意书是否已征得患者及其家属的同意并签名。

### (六)身体评估

检查询问患者是否取下假牙、项链、耳环、手表、戒指等饰品,勿穿内衣裤。检查拟行血管径路的皮肤区域清洁情况。对于年老、消瘦、心功能低下、卧床患者需进行压疮风险评估,检查易受压皮肤状况,术中适当予以保护预防。触摸双足背动脉搏动及四肢皮肤温度,便于术中病情的观察、比较。

### (七)饮食评估

评估患者饮食情况:①局部麻醉患者避免过饱也避免空腹,可给予平日进食量的70%~80%,以防止或减少禁食引起的血容量不足、低血糖反应等。对于老年人更要保证进食量,以防因调节功能差而导致不可逆并发症的发生。②全身麻醉患者术前禁食6 h,禁饮4 h。

### (八)管路评估

检查静脉留置针的留置日期是否在有效期内,留置位置是否恰当,保持静脉通道通畅。

### (九)术前宣教

评估患者的病情、意识、心理状态与配合程度,给予导管室环境的介绍和自我介绍。介入手术是一种微创的检查、治疗手段,但患者及其家属难免会有紧张、恐惧、焦虑情绪,做好解释工作,用通俗易懂的话语简单介绍手术,让患者更好地理解整个介入治疗过程,更好地配合。对不能配合的患儿需要协助麻醉师静脉全身麻醉,注意保持呼吸道通畅。

### (十)防护

保护患者,做好X线放射防护。不影响手术的情况下,放置铅脖或铅垫,以保护甲状腺和生殖器尽可能地避免伤害。

## 二、术中护理

### (一)物品的准备

(1)仪器设备的准备:血压、血氧监测仪、除颤仪、中心氧气、吸痰装置、输液恒速泵、气管插管用物、呼吸囊、呼吸机、血气分析仪等;检查各类仪器、急救设备,确保处于完好备用状态。

(2)药物的准备:常规配置利多卡因、肝素、阿托品、间羟胺、甲基泼尼松龙、万他维、对比剂等;备齐急救药品:肾上腺素、多巴胺、碳酸氢钠、地塞米松等。

### (二)术中配合

(1)严格执行查对制度,与手术医生(需静脉全麻时与麻醉师)一起执行手术安全核查,确认手术路径、方式和麻醉方式。

(2)协助患者取舒适的平卧位,解开衣扣,双上肢自然放于身体两侧,双下肢自然外展分开,不得随意翻身;需造影患者双手上举抱头,充分暴露心脏影像视野,妥善固定好肢体,保持舒适功能体位;告知患者术中制动的重要性,注意保暖,必要时使用约束带固定;全身麻醉患者及患儿取去枕仰卧位,用小枕垫高肩部,使患者头部尽量后仰打开气道,保持呼吸道通畅,需要时随时做好吸痰准备。

(3)妥善固定各种管道,防止术中移动X线球管、手术床而造成脱落。指导患者进行深呼吸、屏气、咳嗽动作,便于术中的配合。

(4)连接固定好心电监护导线,避免术中心电干扰而影响病情的观察,电极位置以避开心影区域及除颤部位为原则;必要时予吸氧,全身麻醉患者及患儿予面罩吸氧,监测血氧饱和度,特别注意患儿吸氧面罩勿压迫眼眶以免造成不良后果;需要观察无创血压的患者绑好血压计袖带并记录术前血压便于术中、术后的对照、计算。

(5)按医嘱术前使用抗生素预防感染;患儿需造影者按0.5 mg/kg的剂量使用甲基泼尼松龙,预防对比剂过敏。

(6)手术区域的消毒

1)检查术区皮肤清洁及备皮情况,观察术区皮肤是否有破损感染,清除胶布及电极贴的痕迹,动作轻柔,避免损伤术区皮肤。

2)皮肤消毒范围:双侧腹股沟部位皮肤消毒,以穿刺点为中心,范围上至平脐,下至大腿上1/3,双侧至腋中线水平,最后是会阴部。

3)严格执行无菌操作规程,控制手术室人员进入并减少走动,术中监管无菌操作。

(7)与术者连接肝素盐水、换能器等压力监测系统,连接时注意管道连接处的排气,严格校对零位,以保证术中所测心腔压力的准确性,避免因误差而影响判断。

(8)配合术者准确记录各心腔的压力,及时做好血气分析。

### (三)术中病情的观察

(1)术中与术者默契配合、团结协作,熟悉手术步骤及进程,快速准确地传递各种导管器械、材料,熟练掌握各种设备仪器的操作及各种急救药物的使用方法。

(2)严密监测心率、心律、呼吸、血氧饱和度及血压的变化,关注患者的主诉和症状,观察患者的神志、呼吸、面色、表情及皮肤有无过敏症状,多与患者沟通,询问患者感受,给予鼓励、安慰和心理支持,告知患者在感到不适时可告知医护人员。

(3)在手术过程中,因导管和导丝在心腔内的刺激,可引发一过性的室性心律失常,应及时提醒术者调整导管、导丝位置,给予相应的处理,酌情暂停手术操作至心律恢复。

(4)做好术中各项相关记录,包括患者的心率、心律和血压情况,粘贴耗材条形码。

(5)并发症观察及处理

1)心律失常是最常见的并发症,包括快速性心律失常和房室传导阻滞。房性、室性心律失常和房室传导阻滞,多由手术过程中导丝或导管在心腔内机械刺激产生,通过调整导丝或导管位置后消失。出现持续性室性心动过速或心室颤动为致命性心律失常,应立即停止手术操作,给予相应处理。

2)迷走神经反射引起心率缓慢、血压下降、胸闷、头晕、呕吐、面色苍白、出汗等不适,严重者可出现晕厥、休克。在快速加压输液扩容的同时,遵医嘱静脉注射阿托品及间羟胺,根据患者血压情况应用多巴胺等血管活性药物,密切监测血压、心率情况。

3)心包填塞因心脏穿孔或大血管撕裂穿孔出血而致,是最严重的并发症。表现为突发胸痛、胸闷、气促、烦躁、面色苍白、冷汗、心率加快、血压进行性下降、脉压差缩小、意识丧失等症状,X线透视显示心脏边界增大,心影搏动减弱或消失,心影内可见与心影隔开的半环状透亮带,复查心脏B超出现心包积液阴影区,即可确诊。应立即配合医生紧急抢救,行心包穿刺引流以解除症状；出血量多且持续出血时，做好输血准备，准备鱼精蛋白中和肝素；遵医嘱使用升压药、扩充血容量及纠正酸中毒等药物，配合行血气分析检查；必要时外科开胸行破口修补术。

4)心脏瓣膜关闭不全：这是膜部 VSD 封堵术常见的并发症，多由操作过程中损伤三尖瓣或腱索所致；肺动脉瓣球囊扩张多因球囊过长、位置过低损伤三尖瓣所致。表现为心慌、胸闷、气短及心脏杂音变化等，给予吸氧，使用血管扩张剂及强心、利尿剂，必要时行心脏瓣膜置换术。

5)封堵器脱落或移位常因封堵器过小、病变解剖位置特殊、器械原因及操作不当所致。脱落的封堵器可随血流漂至下游血管或心腔内，并出现相应的临床表现。一旦发生，应立即用抓捕器或异物钳抓取，避免进一步脱落到左心房、栓塞到二尖瓣，必要时紧急外科手术取出。

6)急性左心力衰竭多发生在重度瓣膜狭窄、大 ASD 合并肺高压、左心室舒张末期内径≤35 mm 者，出现呼吸急促、发绀、肺部啰音、咯血色泡沫样痰等症状，应早期发现及时处理。

7)气体栓塞包括脑动脉气体栓塞、肺动脉气体栓塞、冠状动脉气体栓塞。主要因气体进入血管内所致。脑动脉、肺动脉气体栓塞表现为憋喘、呼吸困难及发绀，给予加大吸氧流量，必要时呼吸囊加压辅助呼吸、停用镇静药物等处理；冠状动脉气体栓塞可出现心电图 ST 段抬高，胸闷、胸痛及血压下降等症状，应及时提醒术者，非全身麻醉患者可引导用力咳嗽缓解症状；全身麻醉患者予呼吸囊加压辅助呼吸、停用麻醉药物，脉冲式按压患者左胸部等处理。如注入气体较多，形成大量气栓，可造成心肌梗死、心室颤动、意识丧失甚至死亡。一旦发生，可以快速用力回抽血液，尽快将气体打碎分解；如气体栓塞在血管远端，可经导管适当加压注射自体血液，将气栓分解，加速气体排出冠状动脉循环。

8)其他并发症：对比剂过敏，动静脉瘘及假性动脉瘤。酌情对症处理。

## 三、术后护理

### (一)术后观察

(1)穿刺部位的观察：注意观察足背动脉搏动情况，皮肤颜色、温度，以及血管穿刺部位有无渗血、活动性出血及血肿的形成。

(2)继续注意观察患者的心电图及血压情况，观察心电图波形的改变，有无快速心律失常、房室传导阻滞等心律失常的发生；患儿麻醉未清醒者，持续面罩吸氧，监测血氧饱和度，头偏向一侧，以免发生误吸导致窒息。

(3)拔管时部分患者因血容量不足、穿刺口受压疼痛、拔管刺激等原因可引起血管迷走神经反射，可给予加快生理盐水静脉滴注，嘱患者深呼吸及合适的力度压迫等预防。

### (二)病情交接

完成介入治疗术后交接单的填写，将患者安全送返病房，与病房护士交接术中情况及术后相关注意事项。

### (三)体位指导

指导患者术后保持平卧，术侧肢体制动 8 h，穿刺侧下肢伸直，禁止屈髋、屈膝动作，原则保持穿刺侧下肢平直；指导患者打喷嚏、咳嗽时，可用手按压住伤口减轻腹压，预防伤口出血。

（张　亮）

# 第三章 消化内科疾病护理

## 第一节 消化系统疾病常见症状和体征的护理

### 一、恶心与呕吐

恶心是一种欲吐的感觉，伴上腹特殊不适感，常为呕吐先兆，也可单独发生。呕吐是指胃内容物或部分肠内容物通过食管逆流入口腔的反射性动作。呕吐可排出进入胃内的有毒物质，对机体有益。但频繁呕吐又可引起水、电解质紊乱及营养障碍，对机体不利。

#### （一）原因

呕吐按病因可分为中枢性呕吐与周围性呕吐两种。

1. 中枢性呕吐

中枢性呕吐常见于：①颅内压增高，如脑炎、脑出血等。②前庭神经功能障碍，如内耳眩晕症、晕动病等。③其他，如妊娠反应、尿毒症、低钾与低钠血症、代谢性酸中毒及某些药物也可引起。

2. 周围性呕吐

周围性呕吐包括：①胃源性呕吐，如胃炎、胃癌、幽门梗阻等。②反射性呕吐，如腹腔脏器急性炎症、穿孔、梗阻等。

#### （二）特点

呕吐出现的时间、频度、呕吐物的量与性状因病种而异，不同病因所致的恶心与呕吐临床表现特征不同。颅内高压时可出现喷射性呕吐，呕吐量大，常无恶心先兆，吐后不感轻松，常伴剧烈头痛、血压升高、脉搏减慢、视神经盘水肿。上消化道出血时呕吐物呈咖啡色甚至鲜红色；消化性溃疡并发幽门梗阻时呕吐常在餐后发生，呕吐量大，呕吐物含酸性发酵宿食；低位肠梗阻时呕吐物带粪臭味；急性胰腺炎可出现频繁剧烈的呕吐，吐出胃内容物甚至胆汁。

#### （三）主要护理诊断/问题

1. 有体液不足的危险

体液不足与频繁呕吐导致失水有关。

2. 营养失调：低于机体需要量

营养失调与呕吐导致营养物质摄入不足、丢失过多有关。

3. 活动无耐力

活动无耐力与呕吐导致水、电解质紊乱有关。

#### （四）护理措施

1. 生活护理

（1）休息：协助患者采取合适的体位，病情轻者可取坐位，病情重及体力差者可采取侧卧位或仰卧位，头偏向一侧，以防止呕吐物吸入呼吸道而引起窒息和吸入性肺炎。患者呕吐后及时给予漱口，更换污染衣物被褥，开窗通风以去除异味。

(2)饮食：对可以进食者，提供清淡、易消化的饮食，并注意色、香、味的调配，以增加患者食欲。注意少量多餐、细嚼慢咽，逐渐增加进食量。具体饮食类别依据原发病情况灵活选择，呕吐剧烈不能进食或有严重水、电解质紊乱时，遵医嘱静脉补液，以保证机体营养需要。告诉患者突然起身可能出现头晕、心悸等不适，故坐起或站起时应动作缓慢，以免发生体位性低血压。

2.病情观察

观察患者有无失水征象，准确测量并记录每日的出入液量、尿密度、体重。依失水程度不同，患者可出现软弱无力、口渴、皮肤黏膜干燥、弹性减低，尿量减少、尿密度增高，甚至烦躁、神志不清以至昏迷等表现。观察患者有无继续呕吐，记录呕吐的次数，呕吐物的性质、量、颜色和气味等。

3.用药护理

解痉剂如阿托品、山莨菪碱等用后可有面部潮红、口干、心动过速等表现，告知患者不要过于紧张。止吐剂如甲氧氯普胺(胃复安)、多潘立酮(吗丁林)等用后有时可出现体位性低血压，嘱患者在用药后由坐位站起时动作应缓慢。此外，服用镇吐药物后大多会引起嗜睡，不能放松病情观察，以防掩盖病情，门诊患者服用该类药时，要嘱其避免开车和从事危险工作。

4.对症护理

①指导患者进行缓慢的深呼吸，使声门开放、减少进入胃内的空气，从而减轻或控制恶心、呕吐。②配合医生针刺内关、中脘、足三里等穴位。③做好口腔护理，将患者口鼻腔内的呕吐物清理干净，让患者用温开水或生理盐水漱口，注意护理时避免刺激舌、咽及上腭等部位，以防诱发呕吐。④及时清理呕吐物，更换脏污的床褥和衣被，开窗通风，避免不良气味对患者的感官刺激。⑤患者呕吐时，应床旁陪伴，如有少量呕吐物呛入气管，可轻拍背部协助其将呕吐物咳出，量多时应迅速用吸引器吸引，该项护理对儿童、老年人、意识障碍患者尤为重要。

5.心理护理

了解患者的心理状态，耐心解答患者及其家属提出的问题。指导患者运用深呼吸、转移注意力等放松技术，减少呕吐的发生。向患者解释精神紧张不利于呕吐的缓解，强调过分紧张、焦虑还会影响缓解后的食欲和消化能力，而治病的信心及情绪稳定则有利于症状的缓解。

## 二、呕血与黑便

当上消化道出血时，胃内或反流入胃的血液，经口呕出即为呕血。血液流入肠道，血红蛋白的铁质在肠道经硫化物作用，形成黑色硫化铁，随大便排出即形成黑便。

### (一)原因

呕血与黑便多由消化道疾病如消化性溃疡、食管炎、食管癌、急性胃炎、肝硬化所致食管及胃底静脉曲张破裂、胰腺和胆管病变等引起，其他全身性疾病如血液病、尿毒症、应激性溃疡、动脉硬化等也可导致。摄取动物血、猪肝或大量绿色蔬菜，以及服用铁剂、铋剂、海藻制剂等药物也可使粪便呈黑色，应注意鉴别。

### (二)特点

呕血与黑便的颜色、性质亦与出血量和速度有关。出血量在5～10 mL，粪便隐血试验阳性；出血量在50～70 mL则可出现黑便；胃内潴血250～300 mL便可引起呕血。呕血呈鲜红色或血块提示出血量大且速度快，血液在胃内停留时间短，未经胃酸充分混合即呕出；如呕血呈棕褐色咖啡渣样，表明血液在胃内停留时间长，经胃酸作用形成正铁血红素所致。柏油样黑便，黏稠而发亮，是因血红蛋白中铁与肠内硫化物作用形成硫化铁所致；当出血量大且速度快时，血液在肠内推进快，粪便可呈暗红甚至鲜红色。

### （三）主要护理诊断/问题

1. 体液不足

体液不足与消化道出血引起有效循环血量减少有关。

2. 组织灌注不足

组织灌注不足与大量失血微循环衰竭有关。

### （四）护理措施

1. 生活护理

指导患者采取侧卧位，有意识障碍的患者应取去枕平卧位，头偏向一侧。严重呕血或呕血伴有剧烈呕吐者，应暂时禁食。消化性溃疡伴小量出血，一般不需要禁食，可摄取少量温凉的流质食物如牛奶，以中和胃酸，待病情稳定后过渡到软食。

2. 病情观察

询问呕血、黑便的次数，观察呕血、黑便的颜色、性状、量。观察皮肤、黏膜状况，监测生命体征变化。

3. 用药护理

消化性溃疡出血可用去甲肾上腺素加生理盐水分次口服、凝血酶溶液口服、冰盐水洗胃等方法止血；对食管胃底静脉出血者须用三腔两囊管压迫止血；急性胃出血者须协助进行纤维胃镜直视下止血；静脉用止血药物有生长抑素、垂体后叶激素等。垂体后叶素可收缩小动脉，有较好的止血和升压作用，冠心病、高血压、妊娠者禁用。

4. 失血性休克的抢救配合

（1）基础生命支持：大出血时嘱患者绝对卧床休息，取平卧位并抬高下肢，以保证脑部血液供应。呕吐时头应偏向一侧，以防止误吸和窒息；必要时以吸引器清除气管内血液和呕吐物，确保呼吸道通畅，吸氧。

（2）补充血容量：立即建立静脉通路，迅速实施输血、输液和药物应用等抢救措施，及时监测中心静脉压、血压、脉率、尿量、意识、皮肤黏膜情况，判断扩容效果。

（3）有效止血：遵医嘱应用止血药，并观察疗效及不良反应。对食管胃底静脉曲张破裂出血药物治疗无效者，可应用三腔两囊管压迫止血。

（4）确保安全：轻症患者可适当运动，自行如厕大小便。大出血时可暂时改为床上大小便或护士陪同如厕，以防晕厥或跌倒时发生意外。嘱患者坐起、站立时动作要缓慢，若出现头晕、心悸时，应卧床休息并告知护士。

5. 心理护理

向患者说明安静休息有利于止血，关心、安慰患者。抢救工作应迅速而不忙乱，以减轻患者的紧张情绪。经常巡视，大出血时陪伴患者，使其有安全感。

## 三、腹痛

腹腔内脏器病变可致腹痛，腹壁或腹腔外器官病变也可引起腹痛。按其发生急缓可分为急性腹痛和慢性腹痛。

## (一)原因

1. 急性腹痛

急性腹痛常见于:①腹腔脏器的急性炎症,如胃炎、胆囊炎、阑尾炎、肠炎、胰腺炎等。②急性胃、肠穿孔引起的弥漫性腹膜炎。③空腔脏器梗阻或扩张,如胆道结石、胆道蛔虫、肠梗阻、泌尿系统结石等。④腹腔脏器破裂,如肝、脾破裂,异位妊娠输卵管破裂等。

2. 慢性腹痛

常见于:①腹腔脏器的慢性炎症及溃疡,如消化性溃疡、胃炎、肝炎等。②恶性肿瘤,如胃癌、肝癌、胰腺癌、结肠癌等。③肠道寄生虫病。④胃肠神经症。

3. 其他

腹壁病变,如腹膜炎、腹壁外伤等。另外,变应性紫癜、糖尿病酮症酸中毒、痛经等也能引起急慢性腹痛。

## (二)特点

腹痛可表现为隐痛、钝痛、灼痛、胀痛、刀割样痛、钻痛或绞痛等,可为持续性或阵发性疼痛,其部位、性质和程度常与疾病有关。如胃、十二指肠疾病引起的腹痛多为中上腹部隐痛、灼痛或不适感,伴畏食、恶心、呕吐、嗳气、泛酸等。小肠疾病多呈脐周疼痛,并有腹泻、腹胀等表现。大肠病变所致的腹痛为腹部一侧或双侧疼痛。急性胰腺炎常出现上腹部剧烈疼痛,为持续性钝痛、钻痛或绞痛,并向腰背部呈带状放射。急性腹膜炎时疼痛弥漫全腹,腹肌紧张,有压痛、反跳痛。

## (三)主要护理诊断/问题

1. 疼痛

疼痛与腹腔脏器炎症、平滑肌痉挛、缺血、溃疡及腹膜受刺激有关。

2. 焦虑或恐惧

焦虑或恐惧与突发剧痛、紧急手术及担心预后有关。

## (四)护理措施

1. 生活护理

(1)休息:根据疾病选择适宜体位,如急性腹膜炎,可取仰卧位,两腿屈曲,以松弛腹壁,缓解疼痛。急性胰腺炎取坐位稍前倾,可使腹痛缓解。

(2)饮食:急腹症患者暂禁食,慢性病患者,一般应进营养丰富、易消化、富含维生素的饮食。

2. 病情观察

观察疼痛的部位,询问疼痛的性质、程度和伴随症状,严密观察病情变化,定时测量生命体征,注意有无脱水、电解质紊乱及休克表现,腹部症状与体征有何变化。如出现血压下降、腹膜刺激征,提示病情加重,应及时报告医生。

3. 用药护理

遵医嘱给予止痛药物,亦可给予针灸止痛。除急腹症外,对疼痛局部可热敷。一切诊断不明或治疗方案未确定的急腹症患者,应禁用吗啡、哌替啶等麻醉性镇痛药,以免掩盖病情。

4. 心理护理

应安慰、关心患者,对患者进行心理疏导,消除患者的紧张、恐惧心理,使患者精神放松,情绪稳定，增强对疼痛的耐受性，从而减轻甚至缓解疼痛。

## 四、腹泻

腹泻是指排便次数增加，粪便稀薄，带有黏液、脓血或未消化的食物。腹泻可分为急性腹泻与慢性腹泻两种，腹泻多由于肠道疾病引起，腹泻超过 2 个月者属慢性腹泻。

### （一）病因

1. 急性腹泻

急性腹泻见于：①肠道疾病，包括病毒、细菌、真菌、原虫等感染所引起的肠炎、急性出血性坏死性肠炎或溃疡性结肠炎急性发作等。②全身性感染，如败血症、伤寒或副伤寒、钩端螺旋体病。③急性中毒，服食毒蕈、河豚及化学药物如砷、磷等引起的腹泻。④其他，如变态反应性肠炎、变应性紫癜、服用某些药物如利血平及新斯的明等。

2. 慢性腹泻

慢性腹泻见于：①消化系统疾病，胃部疾病如慢性萎缩性胃炎及胃大部切除后胃酸缺乏，肠道感染如肠结核、溃疡性结肠炎、慢性阿米巴性肠病等，以及肠道肿瘤、胰腺疾病、肝胆疾病等均可引起慢性腹泻。②全身性疾病，内分泌及代谢障碍疾病如甲状腺功能亢进症、肾上腺皮质功能减退症，神经功能紊乱如肠易激综合征、神经功能性腹泻等。

### （二）分类

1. 渗透性腹泻

与食入大量不能吸收的溶质，致肠腔内渗透压升高，大量液体被动进入肠腔而导致腹泻。如乳糖酶缺乏，乳糖不能水解即形成肠内高渗，或因服盐类泻药或甘露醇等。

2. 分泌性腹泻

由于胃肠道内水、电解质分泌过多或吸收受抑制而引起腹泻。如霍乱弧菌外毒素引起的大量水样腹泻。

3. 渗出性腹泻

由于炎症、溃疡等病变使肠黏膜的完整性受到破坏，形成大量渗出引起腹泻，见于各种炎症。

4. 动力性腹泻

由于肠蠕动亢进致肠内食糜停留时间少，未被充分吸收所致的腹泻，如肠炎、胃肠功能紊乱及甲状腺功能亢进症等。

5. 吸收不良性腹泻

由于肠黏膜的吸收面积减少或吸收障碍所引起的腹泻。如小肠大部分切除、吸收不良综合征等。

### （三）特点

小肠病变引起的腹泻，粪便呈糊状或水样，可含有未完全消化的食物成分，大量腹泻易导致脱水和电解质丢失，部分慢性腹泻患者可发生营养不良。大肠病变引起的腹泻，粪便可含脓、血、黏液，病变累及直肠时可出现里急后重。

### （四）主要护理诊断/问题

1. 腹泻

腹泻与肠道炎症、饮食不当有关。

2.有体液不足的危险

体液不足与严重腹泻导致失水有关。

3.营养失调:低于机体需要量

营养失调与长期腹泻、消化吸收障碍有关。

### (五)护理措施

1.生活护理

(1)休息:起病急,全身症状明显者,应卧床休息,注意腹部保暖。可用热敷,以减弱肠蠕动,减少排便次数,缓解疼痛。

(2)饮食:应摄取营养丰富、少渣、低脂、易消化食物,避免生、冷、多纤维素食物及刺激性强的调味品,以免刺激肠蠕动而加重腹泻。急性腹泻应根据病情或医嘱给予禁食、流质、半流质或软食。

2.病情观察

观察粪便的性状、次数、量、气味及颜色;有无腹痛、里急后重、发热、恶心、呕吐等伴随症状;全身情况有无脱水的表现;注意生命体征、神志、尿量变化,及早发现水、电解质紊乱和休克。观察血生化指标有无异常改变。

3.用药护理

遵医嘱给予药物或补液。一般可口服补液,严重腹泻伴呕吐或禁食者应静脉补液。注意补液速度,尤其是老年人更应注意,因老年人易因腹泻发生脱水,也易因补液过快而发生心力衰竭。

4.对症护理

排便频繁时,因粪便的刺激可引起肛周皮肤糜烂及感染,故排便后应用温水清洗肛周,保持清洁干燥,局部涂抹无菌凡士林或抗生素软膏以保护肛周皮肤,促进损伤处愈合。腹部可用热敷,以减弱肠道运动,减少排便次数,并有利于腹痛等症状的减轻。

5.心理护理

慢性腹泻治疗效果不明显时,患者往往对预后感到担忧,纤维结肠内镜等检查有一定痛苦,某些腹泻如肠易激综合征与精神因素有关,故应注重患者心理状况的评估和护理,通过解释、鼓励来提高患者对配合检查和治疗的认识,稳定患者情绪。

## 五、便秘

便秘是指排便频率减少,1 周内排便次数少于 2～3 次,排便困难,大便干结。

### (一)原因

①摄入食物过精过细,食物中的纤维素和水分不足,对肠道不能形成一定量的刺激,肠蠕动缓慢,在肠内停留时间延长,水分过多吸收而使粪便干燥形成便秘。②精神上受到强烈刺激、惊恐、情绪紧张、忧愁、未养成良好排便的习惯或注意力高度集中于某一工作等,会使便意消失形成便秘。③肠道病理性受阻发生狭窄如肠管肿瘤、慢性炎症所引起的肠腔狭窄变小、手术后并发的肠粘连、部分性肠梗阻等引起便秘。④药物影响,服用碳酸钙、氢氧化铝、抗胆碱能药、镇静剂、阿托品、溴丙胺太林(普鲁本辛)、吗啡等可引起便秘。

### (二)分类

便秘按病因可分为功能性和器质性两类。由于生活习惯改变、情绪抑郁或紧张、活动减少、食物过少过精、某些药物因素所引起的称为功能性便秘；因肠梗阻、肠麻痹、肛裂、肌力减退等原因引起的称为器质性便秘。按肠道的功能状况，可将其分为机械梗阻性便秘和动力性便秘。动力性便秘是由于肠壁肌肉收缩乏力或支配肠壁运动的神经受损所致。

### (三)主要护理诊断/问题

便秘与肠蠕动减慢或药物不良反应有关。

### (四)护理措施

1.生活护理

指导患者做适当活动，可按升结肠、横结肠、降结肠顺序进行腹部按摩，以促进肠蠕动。对长期卧床者应指导其做腹肌锻炼。早餐后易引起胃一结肠反射，所以可训练排便，借条件反射养成排便习惯。避免过度用力排便，以免造成痔疮、肛裂和心律失常。对于膳食纤维摄取少的便秘者，食用膳食纤维能改变粪便性质和排便习惯。含膳食纤维最多的食物是麦麸，还有水果、蔬菜、燕麦、胶质、玉米、大豆、果胶等。如有肠梗阻或巨结肠及神经性便秘的患者，增加膳食纤维不能达到通便的目的，应减少肠内容物，并定期排便。如无禁忌，每日至少摄入2 000 mL 液体。

2.病情观察

观察粪便的性状、颜色，询问排便的困难程度，观察肛周皮肤，了解有无痔疮、肛裂等并发症。

3.用药护理

(1)容积性泻剂：如琼脂、甲基纤维素、葡甘聚糖等。其作用同膳食纤维，本身不被吸收，能使粪便膨胀，刺激结肠蠕动，改善症状。

(2)润滑性泻剂：如液状石蜡，口服或灌肠，可软化粪便。因误吸入肺内可引起脂性肺炎，故不宜临睡前服用。因其能影响脂溶性维生素的吸收，故应餐间服用。

(3)高渗性泻剂：如聚乙烯二醇和不吸收糖类(乳果糖、山梨醇)混合的电解质溶液，进入肠道后经肠道细菌降解为酸，增加粪便的渗透性和酸度，加速肠蠕动而排便。因易引起腹泻，应适当调整剂量。

(4)盐类泻剂：如硫酸镁，由于渗透压的作用，使肠内保留足够的水分，促进肠蠕动。因镁离子能部分吸收入血，故肾功能不全的便秘患者慎用。

(5)刺激性泻剂：如蓖麻油、酚酞、番泻叶、大黄制剂等，可刺激肠道蠕动，减少吸收，促进肠动力。长期服用可引起结肠黑变病，伴有平滑肌的萎缩和肌层神经丛的破坏，反而加重便秘。

4.心理护理

向患者解释情绪、运动与肠道活动的关系，指导患者松弛训练，安排患者每日进行20～30 min的做操、散步等活动。

## 六、黄疸

黄疸是由于血清中胆红素升高，致使皮肤、黏膜和巩膜发黄的现象。正常胆红素最高为17.1 μmol/L，胆红素在34.2 μmol/L 以下时黄疸不易察觉，称为隐性黄疸；超过34.2 μmol/L时临床出现黄疸，常分为肝细胞性黄疸、胆汁淤积性黄疸和溶血性黄疸。

### (一)原因

肝细胞性黄疸和胆汁淤积性黄疸主要见于消化系统疾病，如肝炎、肝硬化、胆道阻塞；溶血性黄疸见于各种原因引起的溶血，如溶血性疾病、不同血型输血导致的溶血等。

### （二）主要护理诊断/问题

有皮肤完整性受损的危险与胆红素代谢障碍、胆盐刺激皮肤有关。

### （三）护理措施

1.生活护理

黄疸严重的患者应卧床休息。饮食宜清淡低脂、易消化、富含维生素。蛋白质供应应视肝功能而定，禁忌烟酒。对因严重肝病引起的黄疸应保持大便通畅，以免发生肝性脑病。

2.用药护理

遵医嘱用药，胆道阻塞患者脂溶性维生素吸收不足，可由肌内注射补充。

3.对症护理

对有皮肤瘙痒者应注意清洁，常用温水清洗，局部涂擦炉甘石洗剂等止痒剂可减轻症状。及时修剪指甲，防止抓破皮肤。

4.心理护理

向患者解释有关黄疸的知识及注意事项，减轻患者因为黄疸导致形象改变而引起的焦虑情绪，鼓励患者树立信心，度过黄疸期。

（牛永杰）

# 第二节　消化系统常用诊疗技术及护理

## 一、腹腔穿刺术

腹腔穿刺术是指对腹腔积液患者进行腹腔穿刺、抽取积液的操作过程。常用于检查腹腔积液性质，协助疾病诊断和疾病的治疗。

### （一）适应证

(1)抽取腹腔积液进行各种实验室检查，以寻找病因。

(2)对大量腹腔积液患者，可适当抽放腹腔积液，以缓解胸闷、气短等症状。

(3)腹腔内注射药物，以协助治疗疾病。

### （二）禁忌证

(1)有肝性脑病先兆者，禁忌腹腔穿刺放腹腔积液。

(2)确诊有粘连性结核性腹膜炎、包虫病、卵巢肿瘤者。

### （三）操作

(1)体位：术前先嘱受术者排空尿液，放液前应测量腹围、脉搏、血压和检查腹部体征，以观察病情变化，协助受术者取平卧或稍左侧卧位。

(2)定位：协助受术者暴露腹部，选择适宜的穿刺点。取左下腹部脐与左髂前上棘连线的中外 1/3 交点处；取脐与耻骨联合中点上 1 cm，稍偏左或右 1.5 cm 处；取侧卧位脐水平线与腋前线或腋中线的交点。对少量或包裹性腹腔积液，常须在 B 超定位下穿刺。

(3)消毒麻醉：穿刺部位常规消毒，戴无菌手套，铺消毒洞巾，用 2%利多卡因局部麻醉达壁腹膜。

(4)穿刺:操作者持针穿刺皮肤、入腹壁,抽腹腔积液备检或放腹腔积液(引腹腔积液至引流袋)。诊断性穿刺可选用 7 号针头进行穿刺,直接用无菌的 20 mL 或 50 mL 注射器抽取腹腔积液。大量放液时可用针尾接橡皮管的 8 号或 9 号针头,在放液过程中,用血管钳固定针头并夹持橡皮管。

(5)拔针包扎。如穿刺处有腹腔积液渗出时,可用蝶形胶布或涂上火胶棉封闭。

### (四)护理

1.术前护理

(1)向受术者解释穿刺的目的、方法及操作中可能会产生的不适,消除其紧张、焦虑情绪。

(2)检查前嘱受术者排尿,以免穿刺时损伤膀胱。

(3)放液前测量腹围、脉搏、血压和腹部体征,以观察病情变化。

2.术中护理

协助术者完成操作,记录液体放出量,观察腹腔积液性质,术中密切观察受术者有无头晕、恶心、心悸、气短、面色苍白等,一旦出现应立即停止操作,并对症处理。注意腹腔放液速度不宜过快,以防腹压骤然降低,内脏血管扩张而发生血压下降甚至休克等现象。肝硬化患者一次放腹腔积液一般不超过 3 000 mL,过多放液可诱发肝性脑病和电解质紊乱,但在补充输注大量白蛋白的基础上,也可以大量放液。

3.术后护理

(1)术后嘱受术者卧床休息 8～12 h,密切监测生命体征。

(2)穿刺点护理:观察穿刺点有无渗液、渗血,如有腹腔积液外溢,可用蝶形胶布粘贴,及时更换被浸湿的敷料和腹带,防止伤口感染。

(3)测量腹围,监测腹腔积液消长情况。

## 二、十二指肠引流术

十二指肠引流术(duodenal drainage)是指用十二指肠引流管将十二指肠液及胆汁引出体外的检查方法,目的在于协助诊断肝、胆、胰系统疾病及判断胆系运动功能。

### (一)操作

(1)术前准备:检查引流管及长度标记;受术者漱口,于胸前铺巾。

(2)体位:取右侧卧位,垫高臀部。

(3)插管:以液状石蜡润滑引流管前端,插入胃管 50～55 cm 达胃内,抽出全部胃内容物,注入温生理盐水 50 mL,使弯曲的引流管伸直。每 1～2 min 将引流管送下约 1 cm,经 30～60 min可达十二指肠内。当引流管第二标记线(55 cm)到达门牙后,抽取少量液体判断管端位置。

(4)收集引流液:当管的第三标志(75 cm)达门齿时,即固定。管外端置于床面水平以下,留取自然流出液体 10 mL,标记为“D 管”。引流至液尽,将预温的 33％硫酸镁溶液 50 mL 自管缓慢注入,用血管钳夹闭引流管外口经 5～10 min 虹吸液体。弃去先流出的硫酸镁溶液,留标本 10 mL 金黄色胆总管液体,标记为“A 管”;继之流出来自胆囊的稍黏稠的棕黄、棕褐色液体 30～75 mL,留标本并标记为“B 管”。继续流出稀薄淡黄色胆汁,留标本标记为“C 管”,将三瓶标本及时送检。

## (二)护理

1.术前护理

(1)术前评估。①适应证:慢性胆道系统、胰腺及十二指肠疾病等,如疑有胆道炎症、结石、肿瘤和梗阻者;疑有肝胆寄生虫病者,如华支睾吸虫、胆道蛔虫等;疑有胰腺病变者。②禁忌证:重度食管静脉曲张、食管狭窄、食管肿瘤者;严重高血压、心力衰竭、主动脉瘤、晚期妊娠者;近期有上消化道出血,胆囊炎、胰腺炎的急性期;溃疡病出血止血未满 2 周者为相对禁忌证。

(2)术前指导(或准备)。①向受术者解释检查的目的、方法及操作中可能产生恶心、呕吐等不适,解除受术者紧张、焦虑等情绪。②检查前禁食 12 h,检查前 3 d 应进行低脂肪饮食,检查晨空腹。准备无菌十二指肠引流包、标本瓶、无菌手套等检查物品。

2.术中护理

(1)协助受术者取适当体位,术前用 3%过氧化氢溶液或 Dobell 液漱口,嘱其全身放松。密切监测生命体征。

(2)观察引流液颜色,准确记录液体量、正确标志标本。当疑有胆系感染时,于引流胆汁过程中用标有 A、B、C 的无菌培养瓶留取胆汁各 1 mL 送检,做细菌培养;如为肿瘤患者,需进行脱落细胞检查,应冷却标本,然后送检;注入硫酸镁后若无胆汁流出,可再注入 50 mL,若仍无胆汁流出,提示胆管痉挛或梗阻。如引流管在 3 h 仍不能进入十二指肠,应停做或改期再做。

3.术后护理

(1)拔管后,帮助受术者漱口、洗脸。若有不适应暂时禁食,待不适缓解后再进食。

(2)观察受术者有无呕血、黑便等消化道出血现象,一旦发现,应积极配合医生进行处理。

# 三、食管胃底静脉曲张内镜下止血术

食管胃底静脉曲张内镜下止血术主要包括内镜食管静脉曲张硬化剂治疗(endoscopic variceal sclerotherapy,EVS)和内镜食管静脉套扎术(endoscopic variceal ligation,EVL),是目前控制食管胃底静脉曲张急性出血和预防出血的有效方法。两者联合应用可提高疗效。

## (一)操作

1.内镜食管静脉曲张硬化剂治疗(EVS)

(1)体位与麻醉同胃镜检查。

(2)插镜:用 2%利多卡因咽部喷雾局麻后,插入内镜达十二指肠球部,在胃镜顺序退出的同时,观察并记录出血病变部位和(或)静脉曲张的程度、范围。

(3)将硬化剂自活检孔道送入注射针,注射,穿刺静脉注入硬化剂。拔针观察数分钟,有穿刺点出血者立即喷洒肾上腺素或凝血酶或压迫注射点。

2.内镜食管静脉套扎术(EVL)

(1)准备套扎器,受术者左侧卧位。

(2)咽喉麻醉。

(3)将胃镜送入食管或胃内,直视下使内环全周与套扎部位接触后进行负压吸引,将曲张静脉吸入内环所形成的腔内,套扎。结扎顺序从贲门与食管交界处开始,然后依次向近侧结扎,一般应在距切牙 30 cm 范围内多次结扎。每次结扎数目根据静脉曲张数量与严重程度而定。

(4)整理。检查完毕退出内镜时,尽量抽气,以防止受术者腹胀。

(5)套扎治疗可反复进行，一般需间隔 2 周，有利于病灶的修复。

## (二)护理

1. 术前护理

(1)术前评估。①适应证：食管静脉曲张和(或)胃底静脉曲张破裂出血药物止血无效者；既往曾接受分流术、断流术或脾切除术后再出血；经三腔管压迫和血管升压素或生长抑素等药物暂时止血后数小时；重度食管静脉曲张，有出血史，全身状况差，不能耐受外科手术者；拟外科手术治疗，术前行 EVS；预防食管静脉曲张破裂出血的择期治疗。②禁忌证：心、肺、脑、肾严重功能不全；严重出血，出血性休克未纠正；全身情况极差，不能配合和耐受治疗者。

(2)术前指导(或准备)。①向受术者解释止血术的目的、方法、注意事项，解除其顾虑，取得配合。如套扎曲张静脉形成息肉状，数天后自行脱落，手术不会导致食管腔狭窄。②术前常规禁食 8 h，术前半小时按医嘱酌情给予镇静剂及解痉剂如地西泮及丁溴东莨菪碱。③建立静脉通道(选用静脉留置针)。第 1 次做硬化剂注射或曲张静脉套扎术者可在术前和术中静脉滴注降门脉压药物(如生长抑素等)，以后酌情应用。④常规检查血常规、出凝血时间。准备足量的新鲜血以备用。⑤观察受术者生命体征和全身情况，失血性休克或肝性脑病者需纠正后才能施行内镜下止血术。⑥其余同胃镜检查的准备。

2. 术中护理

①协助医生将胃镜送入食管内。②术中密切观察血压、脉搏、血氧饱和度，注意有无恶心、呕吐，呕吐物是否为血性，以防大出血。

3. 术后护理

①术后禁食 24 h，并遵医嘱静脉补液，以后进流质饮食 2 d 。②遵医嘱给予抗生素 2～3 d，并连续服用氢氧化铝凝胶 3 d。③术后严密观察病情，定时测定血压、脉搏，观察有无呕血、便血，注意有无并发症出现，并给予积极处理。④常见的并发症包括：迟发性出血：套扎治疗 1 周左右，因局部溃疡可发生大出血；溃疡：EVS、EVL 均可发生溃疡，一般无症状，可自愈，EVS 发生的溃疡与硬化剂的刺激、注射的次数及硬化剂黏膜下泄漏程度有关，行 EVL 治疗者可在套扎部位发生浅表溃疡，治疗后应根据医嘱常规给予制酸剂和黏膜保护剂；穿孔：发生与内镜穿破或穿刺针穿透食管及硬化剂反应性组织坏死有关，小穿孔可以自愈，大穿孔死亡率极高；狭窄：发生率约为 3%，可能与硬化剂的剂型、浓度和注射方法有关。⑤其他并发症：如胸骨后疼痛、咽下困难、低热等，一般在术后 2～3 d 间消失；肺部并发症有胸腔积液和 ARDS；偶见菌血症、食管旁脓肿、纵隔炎等；偶见异位栓塞，如脑、肺栓塞。

# 四、肝穿刺活组织检查术

肝穿刺活组织检查术(liver biopsy)简称肝活检，是由穿刺采取肝组织标本进行组织学检查或制成涂片做细胞学检查，以明确肝脏疾病诊断，或了解肝病演变过程、观察治疗效果及判断预后。

## (一)操作

①受术者取仰卧位，身体右侧靠近床沿，并将右手置于脑后，受术者需保持固定的体位。②确定穿刺点：穿刺点一般取右侧腋前线第 8、第 9 肋间，腋中线第 9、第 10 肋间肝实音处穿刺。如疑诊肝癌、肝脓肿者在 B 超定位下进行。备好快速穿刺套针，根据穿刺目的的不同，一般选择 12 号或 16 号穿刺针。活检时选择较粗的穿刺针。取 1 支 10～20 mL 注射器与穿刺

针连接，吸取 3～5 mL 无菌生理盐水，使其充满穿刺针。③消毒，局部麻醉。④穿刺，抽吸标本。按压穿刺点 5～10 min，再以胶布固定，以多头腹带束紧 12 h，压上小沙袋 4 h。⑤送检：将抽吸的肝组织标本制成玻片，或注入 95%乙醇或 10%甲醛固定液中送检。

### （二）护理

1. 术前护理

(1)术前评估。①适应证：原因不明的肝大、肝功能异常者；原因不明的黄疸及门脉高压者；代谢性肝病如脂肪肝、淀粉样变性、血色病等疾病。协助各型肝炎诊断，判断疗效及预后。②禁忌证：全身情况衰竭者；肝外阻塞性黄疸、肝功能严重障碍、腹腔积液者；肝包虫病、肝血管瘤、肝周围化脓性感染者；严重贫血、有出血倾向者；精神障碍、烦躁等不能合作者。

(2)术前指导（或准备）。①根据医嘱监测受术者肝功能，出、凝血时间，凝血酶原时间及血小板计数，若异常应根据医嘱肌内注射维生素 $K_1$ 10 mg，连用 3 d 后复查，正常后再行操作。②术前行胸部 X 线检查，观察有无肺气肿、胸膜增厚等肺部病变。有大量腹腔积液又必须做肝穿刺活检者，可在术前做腹穿放液治疗。验血型，以备必要时输血。③向受术者解释穿刺的目的、意义、方法，消除顾虑和紧张情绪，同时术前训练其屏息呼吸方法（深吸气，呼气，憋住气片刻），以利术中配合。情绪紧张者可于术前 1 h 口服地西泮 5 mg。穿刺前测量血压、脉搏。④术前禁食 8～12 h。

2. 术中护理

(1)协助受术者取仰卧位，消除其紧张情绪。

(2)配合医生做好各项操作，及时收集活检标本。

3. 术后护理

(1)术后受术者应卧床 24 h，给予生活照顾，保证充足睡眠。

(2)密切监测血压、脉搏、呼吸的变化，穿刺后每隔 15～30 min 测量 1 次，连续观察 4 h，无出血可去除沙袋，再每 1～2 h 测血压、脉搏、呼吸 1 次，观察 4 h。如有脉搏细速、血压下降、烦躁不安、面色苍白、出冷汗等内出血征象，应立即通知医生紧急处理。

(3)穿刺点用沙袋压迫 4 h。注意观察有无伤口渗血、红肿、疼痛等表现。穿刺部位疼痛明显时，可遵医嘱给予止痛剂，但需注意有无气胸、胸膜休克或胆汁性腹膜炎，应及时处理。

（韩　凤）

## 第三节　消化内科疾病专科护理常规

### 一、执行分级护理

分级护理是指患者在住院期间，医护人员根据患者的病情、身体状况和生活自理能力，由医师以医嘱的形式下达护理等级，并根据患者病情变化进行动态调整。护士遵守临床护理技术规范和疾病护理常规，根据患者的护理级别和医师制订的诊疗计划，按照护理程序开展护理工作，为患者提供基础护理和专业护理技术服务。分级护理分为 4 个级别：特级护理、一级护理、二级护理和三级护理。

## (一)特级护理

1.具备以下情况之一的患者,可以确定为特级护理

(1)重症胰腺炎合并多脏器功能衰竭患者。

(2)肝癌、胃癌、食管癌等多脏器广泛转移随时有生命危险,需要进行抢救的患者。

(3)消化道出血合并失血性休克需密切监测生命体征的患者。

(4)肝性脑病昏迷期的患者。

(5)三腔两囊管压迫止血患者。

(6)肝性脑病烦躁期存在坠床等高风险患者。

(7)其他有生命危险,需要严密监护生命体征的患者。

2.特级护理患者的护理要点

(1)设专人 24 h 护理,持续心电监护,氧气吸入,严密观察病情,随时监测生命体征,如体温、脉搏、呼吸、心率、心律、血压、血糖、意识、瞳孔、尿量、腹围等,及时、准确做好记录。

(2)准确、及时地对患者进行入院、住院、压疮、跌倒、坠床、导管等风险评估,根据评估及时修订护理计划,并采取护理措施,保证患者安全,避免出现护理并发症。

(3)根据医嘱,正确实施治疗、给药措施。

(4)准确测量记录出入量,必要时观察每小时尿量。

(5)根据患者病情,正确实施专科护理,如三腔两囊管的护理、专业疾病的护理等。

(6)根据患者病情,每日早、晚各 1 次进行床单位整理、面部清洁和梳头、口腔护理。每天 1 次进行会阴护理和足部清洁。

(7)对非禁食患者协助进食、水。

(8)及时给予患者床上使用便器,做好尿、便失禁患者的护理,对于留置尿管的患者每日进行2 次会阴清洁和尿管的消毒。

(9)每 2～3 日给予床上温水擦浴 1 次,每周给予床上洗头 1 次。

(10)保持患者的舒适和功能体位:每 2 小时 1 次协助患者翻身及有效咳嗽,必要时协助床上移动,做好压疮预防及护理。

(11)根据情况,正确使用床挡和约束带,做好坠床的预防和管理。

(12)需要时协助更衣,做好指(趾)甲护理。

(13)实施床旁交接班。

## (二)一级护理

1.具备以下情况之一的患者,可以确定为一级护理

(1)重症胰腺炎急性期的患者。

(2)逆行胰导管造影(ERCP),食管静脉曲张套扎,胃、肠息肉切除,食管支架置入术后的患者。

(3)消化性溃疡合并出血需要绝对卧床的患者。

(4)急腹症未确诊患者。

(5)由重症监护室转入消化内科病情趋向稳定的重症患者。

(6)痴呆、精神症状、意识障碍及完全没有自理生活能力的患者。

(7)克罗恩病急性期患者。

(8)一般已诊断明确消化道出血但需密切监测生命体征的患者。

(9)肝硬化合并食管胃底静脉曲张存在潜在出血危险的患者。

(10)肝性脑病病情随时加重患者。

2.一级护理患者的护理要点

(1)入院后立即进行生命体征、病情、危险因素评估,及时采取相应护理措施。

(2)每小时巡视患者,及时评估病情变化,根据患者病情,测量生命体征。

(3)根据医嘱,正确实施治疗、给药措施。

(4)根据患者病情,正确实施专科护理,如对重症胰腺炎、消化性溃疡伴出血 ERCP 等术后的患者给予管道护理、皮肤护理、口腔护理及引流量的观察及记录等;肝性脑病的患者保证安全护理措施到位。

(5)对于生活不能自理的患者,基础护理服务内容:①早晚各 1 次进行床单位整理、面部清洁和梳头、口腔护理;每天 1 次进行会阴护理和足部清洁;②对有可能再出血的消化道患者协助头偏向一侧,防止误吸,及时清理分泌物等;③及时给予患者床上使用便器,做好尿、便失禁患者的护理,对于留置尿管的患者每日早晚 2 次进行会阴清洁和尿管的消毒,如床单元有污染及时更换;④每 2～3 日给予床上温水擦浴 1 次,每周给予床上洗头 1 次;⑤保持患者的舒适和功能体位:每 2 h 1 次协助患者翻身及有效咳嗽,必要时协助床上移动,受压部位每日至少2 次赛肤润涂抹,长期受压部位给予安普贴保护,做好压疮预防及护理;⑥需要时协助更衣,做好指(趾)甲护理。

(6)对于生活部分自理的患者,基础护理服务内容:①每日晨间 1 次进行床单位整理、协助面部清洁和梳头,每晚进行会阴护理和足部清洁;②及时协助患者床上使用便器,做好尿、便失禁患者的护理,对于留置尿管的患者每日 2 次进行会阴清洁和尿管的消毒;③每 2～3 日 1 次协助患者床上温水擦浴;④需要时协助洗头、更衣,做好指(趾)甲护理;⑤保持患者的舒适和功能体位:每 2 h 1 次协助患者翻身及有效咳嗽,必要时协助床上移动,做好压疮预防及护理;⑥对非禁食患者协助进食、水。

(7)提供患者康复、营养支持、服药、安全、预防疾病等与护理相关的健康指导。

## (三)二级护理

1.具备以下情况之一的患者,可以确定为二级护理

(1)消化道出血、重症胰腺炎等恢复期的患者。

(2)病情稳定需卧床休息的患者,如胃炎、胃溃疡、结肠炎、腹泻、自身免疫性疾病。

(3)慢性肝炎、肝硬化、脂肪肝恢复期的患者。

(4)行动不便的老年患者和生活部分自理的患者。

2.二级护理患者的护理要点

(1)入院后即进行生命体征、病情、危险因素评估,采取相应护理措施。

(2)每 2 h 巡视患者,观察患者病情变化。

(3)根据患者病情,测量生命体征。

(4)根据医嘱,正确实施治疗、给药措施。

(5)根据患者病情,正确实施护理措施和安全措施。

(6)保持病房环境整洁,空气清新,帮助整理私人用品,协助患者更衣。

(7)帮助消化道溃疡、便秘、溃疡性结肠炎等患者维护卫生、仪表、仪容。

(8)对于生活部分自理的患者,基础护理服务标准同“一级护理患者服务标准”的第

6条要求。

(9)对于生活完全自理的患者,每日1次整理床单元,做好安全护理。

(10)给患者讲解戒烟、酒,规律饮食的重要性,提供护理相关健康指导。

### (四)三级护理

1.具备以下情况之一的患者,可以确定为三级护理

(1)生活完全自理且病情稳定的患者。

(2)生活完全自理且处于康复期的患者,如各种消化内科疾病康复期的患者。

(3)息肉切除、ERCP、择期拟行套扎术患者。

2.三级护理患者的护理要点

(1)每3 h巡视患者,观察患者病情变化。

(2)根据患者病情,测量生命体征。

(3)根据医嘱,正确实施治疗、给药措施。

(4)提供护理相关的健康指导。

(5)每日1次整理床单元,做好安全护理。

(6)做好患者术前健康指导。

(7)做好患者及其家属的宣传教育、饮食指导和心理指导。

## 二、执行内科一般护理常规

(1)入院后护士热情接待,根据病情安排床位,危重患者应安置在抢救室或监护室,并及时通知医师。

(2)患者入院时测体重,以后每周测1次并记录。病情重的卧床患者可暂免测体重,记录“卧床”。

(3)危重、特殊检查和治疗的患者需绝对卧床休息,根据病情需要采取卧位,病情轻者可适当活动。

(4)根据不同的级别护理给予相应的生活照顾。

(5)新入院患者每日测体温、脉搏、呼吸4次,正常者3 d后改为每日测1次。遇有病情改变,随时增加测体温、脉搏、呼吸的次数。

(6)病室保持清洁、整齐、安静、舒适,保持室内空气新鲜,光线充足,保持室温为18~22 ℃,湿度为50%~70%。

(7)责任护士采集主、客观资料,填写护理病历首页,并对患者进行入院指导。

(8)按病情及等级护理要求,定时巡视病房,严密观察患者生命体征,如呼吸、血压、心率、瞳孔、神志等变化及其他临床表现,注意观察分泌物、排泄物、治疗效果及药物的不良反应等,发现异常,及时通知医师。

(9)遵医嘱安排患者饮食,并做标记。

(10)及时准确地执行医嘱,认真制订护理计划,有针对性地进行健康指导。

(11)入院24 h内留取大小便及其他的标本并及时送检。

(12)认真执行交接班制度,做到书面交班和床头交接相结合。

(13)按病情及护理问题认真实施护理措施,及时评价护理效果。

(14)根据内科各专科特点备好抢救物品,做好抢救护理。

(15)了解患者心理需求,给予心理支持,做好耐心细致的解释工作,严格执行保护性医疗制度。

(16)指导或协助患者做好个人卫生,按时理发、洗头、洗澡、更衣、剪指(趾)甲等。

(17)患者出院则做好出院指导。

## 三、消化内科一般护理常规

在执行内科一般护理常规的基础上,增加适合消化系统疾病的规范护理内容。按内科疾病一般护理常规执行。

(1)视病情适当休息及活动。

(2)出血期应禁食,恢复期给予营养丰富、易消化、无刺激饮食。

(3)观察有无恶心、呕吐、嗳气、反酸、腹痛、腹胀、腹泻、便秘、便血、巩膜及皮肤黄染等。病情严重者,监测生命体征。

(4)评估发病的原因、心理状况、家庭支持情况及家族史。常见消化性溃疡的病因有幽门螺杆菌感染、使用非甾体类抗感染药、胃酸、胃蛋白酶自身消化、遗传因素、胃及十二指肠运动异常、应激紧张、烟酒史等。评估身体状况,如营养、皮肤和黏膜等。

(5)密切监测生命体征的变化,注意评估有无恶心、呕吐、腹胀、腹痛、呕血、黑便、黄疸、吞咽困难等症状。

(6)危重患者或行特殊治疗的患者应绝对卧床休息。急性上消化道出血患者取平卧位,头偏向一侧,以免误吸。

(7)评估实验室和特殊检查结果:血常规、血尿素氮、红细胞计数、网织红细胞、粪便常规+潜血、肝肾功能、电解质水平。

(8)评估血红蛋白情况:血红蛋白 90～110 g/L 为轻度贫血,60～90 g/L 中度贫血,60 g/L以下为重度贫血。＜60 g/L 有输血指征。

(9)指导患者用药。比如肝硬化食管静脉曲张患者口服药要研碎再服;溃疡病患者抑酸药宜饭前服或空腹服等。

(10)了解患者的化验检查及一般检查项目。

(11)用药的观察。

(12)讲解消化系统检查的目的及注意事项,并做好检查前后的护理。

(13)备好各种急救物品及药品,严格三查七对。

(14)严格执行无菌操作制度和消毒隔离制度。

(15)做好患者及其家属的安慰工作,使患者保持乐观情绪,避免不良因素的刺激。

## 四、消化内科一般患者入院护理常规

(1)根据病情需要准备病房床单元。

(2)迎接新患者。观察和了解患者的病情及心理状态。介绍病区环境、有关规章制度(如查房、探视、作息制度、物品放置、贵重物品的保管等),介绍主管医师和责任护士,尽量协助患者满足心理和生理上的需要。

(3)对患者进行入院评估,日常生活能力评估,压疮、跌倒、坠床风险评估。填写入院病历,入院登记,各种护理文件。

(4)完成各项检查,如生命体征、体重、既往病史、健康状况、药物过敏史等。

(5)通知医师查看患者,及时处理医嘱。进行首次饮食宣教。

(6)收集检查资料。

(7)根据患者情况制订护理计划。

(8)建立患者信息标记,包括床头卡、等级护理牌、饮食牌、药物过敏牌、防跌倒标识、腕带标识等。

## 五、消化内科急诊患者入院护理常规

(1)立即安排床位,护送患者至床单元,必要时放置床档。

(2)立即通知值班医师。

(3)监测生命体征、意识、皮肤黏膜、疼痛及排泄物等情况,发现异常及时汇报。

(4)更衣,做好体格检查准备。危重患者的贵重物品交由家属妥善保管。

(5)危重患者做好急救准备,建立静脉通路,吸氧,备好急救药品、器材。

(6)实施心理指导。对神志清楚者给予安慰解释,缓解恐惧、紧张情绪。

(7)安置患者后,引导家属了解病区环境,做入院介绍。

(8)向患者或家属交代注意事项,如禁食、特殊治疗或手术等。

(9)联系辅助科室做床边检查。

(10)入院评估,当班完成患者入院护理评估单的书写。

(11)根据收集的资料,确定护理问题,制订护理计划,实施护理措施并及时评价效果。

(12)建立患者信息标记,包括床头卡、等级护理牌、饮食牌、药物过敏牌、防跌倒标识、腕带标识等。

(13)疑有传染者,应按隔离原则处理,在病情许可下,进行必要的卫生处置。

## 六、消化内科一般患者出院护理常规

(1)管床医师开出院医嘱,护士及时通知中心药房及结账科。

(2)根据病情行出院指导(饮食、起居、活动、功能锻炼、用药情况、复诊时间等)。

(3)交代患者或家属正确办理出院手续的方法。

(4)告知家属准备必要的衣物、交通工具等。

(5)诚恳征求患者意见,发放病区联系卡,出院 15 d 后进行电话随访。

(6)进行疾病知识宣教。使其了解自己的病情转归、治疗过程、疗程时间,认识到出院后的治疗、护理依然很重要,丝毫不能松懈大意。

(7)明确治疗计划,向患者及家属交代具体病情,明确出院后的治疗护理内容及重点,确定来院复查时间。

(8)制订家庭护理计划,包括合理的饮食,适当的休息,药物的用法、作用以及可能发生的不良反应和停药指征等。

(9)患者结账后,凭出院卡将门诊病历、出院小结交给患者保管。

(10)办理出院手续当日,办公室护士撤除各项治疗卡。

(11)协助患者整理物品,清点医院用物,行动不便者,安排轮椅或推车送患者至电梯口,并事先通知电梯。热情护送患者出院。

(12)按消毒隔离规范进行床单元终末处理和消毒。

（韩　凤）

# 第四节　胃食管反流病

胃食管反流病(gastroesophageal reflux disease,GERD)是指胃和十二指肠内容物反流入食管引起胃灼热等症状,根据是否导致食管黏膜糜烂、溃疡,分为反流性食管炎(reflux esophagitis,RE)和非糜烂性反流病(nonerosive reflux disease,NERD)。GERD也可损害咽喉、气道等食管邻近组织,出现食管外症状。

GERD是一种常见病,其发病率随年龄增长而增加,无明显性别差异,发病高峰年龄为40～60岁。在我国,GERD发病率低于西方国家,病情亦较轻,其中NERD较多见。随着我国生活方式西化、人口的老龄化,该病呈上升趋势。

## 一、病因及发病机制

GERD是由多种因素造成的食管下段括约肌(LES)功能障碍为主的胃食管动力障碍性疾病,直接损伤因素是胃酸、胃蛋白酶及胆汁等反流物。

1. 抗反流屏障结构与功能异常

贲门失弛缓症手术后、食管裂孔疝、腹内压增高(如妊娠、肥胖、腹腔积液、呕吐、负重劳动等)及长期胃内压增高(如胃扩张、胃排空延迟等),均可使LES结构受损;上述部分原因、某些激素(如促胆囊收缩素、胰高血糖素、血管活性肠肽等)、食物(如高脂肪食物、巧克力等)、药物(如钙通道阻滞剂、地西泮)等可引起LES功能障碍或一过性LES松弛延长;当食管的清除能力和黏膜屏障不足以抵抗反流物的损伤时,则可致病。

2. 食管清除作用降低

常见于导致食管蠕动和唾液分泌异常的疾病或病理生理过程,如干燥综合征。食管裂孔疝时,部分胃经膈食管裂孔进入胸腔,除改变LES结构,也可降低食管对反流物的清除,导致GERD。

3. 食管黏膜屏障功能降低

长期吸烟、饮酒,食用刺激性食物或药物将使食管黏膜不能抵御反流物的损害。本病病理变化取决于其所属类型及病程长短。RE患者胃镜下见糜烂、溃疡;组织活检可有复层鳞状上皮增生、固有层中性粒细胞浸润、食管下段鳞状上皮被化生的柱状上皮替代(即Barrett食管,属食管腺癌的癌前病变)。部分NERD患者食管鳞状上皮细胞间隙增宽。

## 二、临床表现

本病临床表现多样,轻重不一,主要表现有食管与食管外症状。

1. 食管症状

(1)典型症状:胃灼热和反流是本病的最常见、最典型症状。胃灼热是指胸骨后或剑突下烧灼感,常由胸骨下段向上延伸,随体位改变而加重。反流是指胃内容物在无恶心和不用力的情况下涌入咽部或口腔的感觉,含酸味或仅为酸水时称反酸。患者常在餐后1～2 h出现上述症状,卧位、弯腰及腹内压增高时加重,某些刺激性食物如酒类、甜品、橘汁、咖啡和浓茶等均易诱发此症状,部分患者夜间入睡时发生。

(2)非典型症状:主要有胸痛、吞咽困难。胸痛由反流物刺激食管引起,发生在胸骨后。严重者为剧烈刺痛,放射至后背、胸部、肩部、颈部、耳后、左臂,有时酷似心绞痛,可伴有或不伴有胃灼热和反流。部分患者出现吞咽困难或胸骨后异物感，系因炎症刺激引起食管痉挛或功能紊乱所致，症状呈间歇性发作，进食固体或液体食物时均可发生，情绪波动可加重，严重者可出现完全性梗阻，但镇静剂可使之缓解；少数患者因食管狭窄引起吞咽困难，症状呈持续性或进行性加重。有严重食管炎或并发食管溃疡者，可伴吞咽疼痛。

2. 食管外症状

由反流物刺激或损伤食管以外的组织或器官引起，如咽喉炎、慢性咳嗽和哮喘。一些病因不明、久治不愈的上述疾病患者，伴有胃灼热和反流症状，提示罹患 GERD，也有少数患者以咽喉炎、慢性咳嗽和哮喘为首发或主要症状。严重者可发生吸入性肺炎，甚至出现肺间质纤维化。部分患者主观上感觉咽部不适、咽部有异物感、棉团或堵塞感，但客观上无吞咽困难存在，称为癔球症。

3. 并发症

主要有上消化道出血、食管狭窄、Barrett 食管。

## 三、辅助检查

1. 胃镜检查

诊断 RE 最准确的方法，并能判断 RE 的严重程度和有无并发症。胃镜下，正常食管黏膜呈均匀粉红色；Barrett 食管者在胃食管连接处的齿状线近端的黏膜为橘红色，呈环形、舌形或岛状。注意胃镜下无 RE 表现并不能排除 GERD。

2. 24 h 食管 pH 监测

诊断 GERD 的重要方法。应用便携式 pH 记录仪监测患者 24 h 食管 pH 值，提供食管是否存在过度酸反流的客观证据，借此了解酸反流程度及其与症状发生的关系。常用观察指标有 24 h 内 pH＜4 的总百分时间、次数，持续 5 min 以上的反流次数及最长反流时间等。

3. 食管 X 线钡餐

食管 X 线钡餐主要用于排除食管癌等其他食管疾病。对 RE 诊断的敏感性不高，适于不愿接受或不能耐受胃镜检查者，可发现严重 RE 的阳性 X 线征。

4. 食管测压

食管测压可测定 LES 压力、显示频繁的一过性 LES 松弛和评价食管体部的功能。当 GERD 内科治疗效果不好时，可作为辅助性诊断方法。

## 四、诊断要点

GERD 诊断依据：患者发现有典型胃灼热和反酸症状，初步诊断 GERD；继而行胃镜检查，若镜下发现 RE 并排除其他原因引起的食管病变则确诊为 GERD；若胃镜检查阴性则进一步行 24 h 食管 pH 监测，若证实有食管过度酸反流则诊断成立。24 h 食管 pH 监测属于侵入性检查，在临床上不常应用，因此，对疑诊为本病且胃镜检查阴性者常用质子泵抑制剂做试验性治疗（如奥美拉唑每次 20 mg，2 次/日，连用 7～14 d），若疗效明显则确诊为本病。

## 五、治疗

治疗目的是控制症状、治愈食管炎、减少复发和防治并发症。

1. 一般治疗

教育患者改变生活方式与饮食习惯，避免应用减低 LES 压力药物。

2.药物治疗

(1)胃肠促动药多潘立酮、莫沙必利、依托必利等药物可增加 LES 压力,促进食管蠕动和胃排空,从而减少胃内容物反流入食管及其在食管暴露的时间。适用于轻症患者或作为与抑酸药合用的辅助治疗。

(2)抑酸药。①$H_2$ 受体拮抗剂($H_2RA$):雷尼替丁、法莫替丁等药物可减少胃酸分泌,不能有效抑制进食引起的胃酸分泌,适用于轻、中症患者。②质子泵抑制剂(PPI):奥美拉唑、兰索拉唑等药物抑酸作用强,疗效优于 $H_2RA$,适用于症状重、有严重食管炎的患者。

(3)抗酸药。氧化铝、铝碳酸镁等药物能中和胃酸,适用于症状轻、间歇发作者以临时缓解其症状。

3.维持治疗

GERD 具有慢性复发倾向,给予维持治疗以减少症状复发、防止食管炎复发引起的并发症。对停药后很快复发且症状持续者、有食管炎并发症者,均需要长程维持治疗。对无食管炎的患者也可按需维持治疗,即有症状时用药、症状消失时停药。PPI 和 $H_2RA$ 均用于维持治疗,前者优于后者。维持治疗的药物剂量以调整至患者无症状的最低剂量为宜。

4.抗反流手术治疗

抗反流手术是不同术式的胃底折叠术,旨在阻止胃内容物反流入食管,其疗效与 PPI 相当,但有一定并发症。对需长期使用大剂量 PPI 维持治疗者,其手术与否应根据患者本人意愿决定。对确诊由反流引起的严重呼吸道疾病者、PPI 疗效欠佳者,均宜考虑实施抗反流手术。

5.治疗并发症

(1)食管狭窄:极少数严重瘢痕性狭窄者需行手术切除;绝大多数狭窄者可行胃镜下食管扩张术,扩张术后以 PPI 长程维持治疗可防止狭窄复发;对年轻患者亦可考虑抗反流手术。

(2)Barrett 食管:使用 PPI 及长程维持治疗、定期随访,这是目前预防 Barrett 食管癌变的唯一方法。胃镜及组织活检发现可早期识别不典型增生,一旦发现重度不典型增生或早期食管癌变,应及时手术切除。

## 六、主要护理诊断/问题

1.疼痛:胸痛

胸痛与胃酸反流刺激食管黏膜有关。

2.吞咽障碍

吞咽障碍与反流引起食管狭窄有关。

3.焦虑

焦虑与病程长、迁延不愈、生活质量受影响有关。

4.营养失调:低于机体需要量

营养失调与吞咽困难有关。

5.舒适改变:胸骨后或剑突下烧灼感

舒适改变与酸性反流物对食管黏膜下层感觉神经末梢的化学性刺激有关。

6.潜在并发症

潜在并发症包括出血、癌变、食管狭窄。

## 七、护理措施

1. 安全与舒适管理

①保持环境安静、整洁、舒适，减少一切对患者的不良刺激。②仰卧及夜间反流者应减少食管黏膜暴露在酸性环境的时间，因此，避免饭后剧烈运动，避免睡前 2 h 进餐，白天进餐后不宜立即卧床，睡眠时将床头抬高 15～20 cm。③减少引起腹内压增高的因素，如肥胖、便秘、紧束腰带、过度弯腰、穿紧身衣裤等。④避免睡眠时将两上臂上举或枕于头下，如此会引起膈肌抬高，增加胃内压力，加重反流。

2. 疾病监测

①定时监测生命体征，观察患者恶心、呕吐、胃灼热、反胃、胸痛、吞咽困难等情况。②胃肠内容物反流常与体位、进食后时间及进食量有关，因此应观察剑突后烧灼感出现的时间、规律、反射部位、疼痛程度、反流物的性质及吞咽食物梗死情况。

3. 对症护理

主要针对疼痛，护理措施如下：①疼痛时指导患者尽量深呼吸，以腹式呼吸为主，减轻胸部压力刺激，减轻疼痛。②指导患者取舒适体位。嘱患者餐后不能立即取平卧位，根据病情必须卧位时，应抬高床头 25～30 cm。③保持情绪稳定，因焦虑情绪使疼痛加重。④教会患者一些放松技巧，转移注意力，以缓解疼痛。⑤诊断明确者，有反流症状时用热水袋热敷腹部，疗效明显。

4. 用药护理

①遵医嘱使用胃肠促动药、抑酸药、抗酸药。②避免应用降低 LES 压力及引起胃排空延迟的药物，如激素、阿托品、茶碱、地西泮、钙通道阻滞剂等。

5. 饮食护理

①以高蛋白、高维生素、低脂肪、无刺激、易消化的饮食为主，少食多餐。②避免一切能降低 LES 压力的食物及饮料，如高脂肪油炸食物、巧克力、咖啡、浓茶等。

6. 心理护理

本病患者因病程长、治疗显效慢、长期进食受限及反流的痛苦，常有消极心理，应结合患者具体情况对其心理疏导，以缓解焦虑情绪、树立治疗信心。

## 八、健康指导

1. 预防疾病

养成良好的生活习惯，保持乐观心情，定时定量进餐，不宜过饱，避免进食肥甘厚腻食物，适当锻炼，持之以恒，增强机体抗病能力，同时可维持理想体重，避免肥胖。

2. 管理疾病

(1)坚持治疗，按时服药。

(2)忌酒戒烟。因烟草中含尼古丁，可降低 LES 压力，加重反流，吸烟还能减少食管黏膜血流量，抑制前列腺素的合成，降低机体抵抗力，使炎症难以控制。酒中乙醇不仅能刺激胃酸分泌，还能使 LES 松弛，引起胃食管反流。

(3)定期门诊随访。

（韩 凤）

# 第五节 急性胃炎

急性胃炎(acute gastritis)是胃黏膜的急性炎症,有充血、水肿、糜烂、出血改变,甚至一过性浅溃疡形成。病变严重者可累及黏膜下层与肌层,甚至深达浆膜层。急性胃炎主要包括:①幽门螺杆菌(Hp)感染引起的胃炎。由幽门螺杆菌感染所致,但是因为一过性的上腹部症状多不为患者注意,且极少需要胃镜检查,加之可能多数患者症状很轻或无症状,因此比较难以确诊。②除 Hp 之外的病原体感染及(或)其他毒素对胃黏膜损害引起的急性胃炎。③急性糜烂出血性胃炎,此型临床最常见。本病是由各种病因引起的、以胃黏膜多发性糜烂为特征的急性胃黏膜病变,常伴有胃黏膜出血,可伴有一过性浅溃疡形成。

## 一、病因及发病机制

1. 应激

严重创伤、大手术、大面积烧伤、败血症、精神紧张及其他严重脏器病变或多器官功能衰竭等均可引起胃黏膜微循环障碍、缺氧,黏液分泌减少,局部前列腺素合成不足、上皮再生能力减弱等改变,胃黏膜屏障因而受损;也可增加胃酸分泌,大量氢离子反渗,损伤血管和黏膜,引起糜烂和出血。

2. 药物

非甾体抗炎药(NSAID)如阿司匹林、吲哚美辛等是引起胃黏膜炎症最常见的药物,其机制是通过抑制胃黏膜生理性前列腺素(PG)的合成,削弱其对胃黏膜的保护作用。此外,某些抗肿瘤药、铁剂或氯化钾口服液等可引起胃黏膜上皮损伤。

3. 酒精

乙醇具有亲脂性和溶脂性能,可导致胃黏膜糜烂及黏膜出血。

4. 物理因素

留置胃管、胃内异物,可机械性损伤胃黏膜,另外腹部肿瘤放射治疗后可引起急性胃炎;进食过冷、过热或过于粗糙的食物、异物和柿石刺激,胃冷冻治疗等亦可造成胃黏膜损伤,引起炎性改变。

5. 十二指肠胃反流

幽门括约肌功能不全、十二指肠远端梗阻等,导致胃内容物、胆汁、肠液和胰液反流入胃,其中的胆汁酸和卵磷脂可损伤胃黏膜上皮细胞,引起糜烂和出血。

## 二、临床表现

1. 症状

(1)消化不良:上腹部胀痛、胀满不适、食欲减退。

(2)出血:呕血、黑便;量少、间歇性、自限;可伴贫血。

2. 体征

上腹部轻压痛。

3. 急性化脓性胃炎

(1)突发上腹痛、恶心、呕吐且呕吐物呈脓性或含坏死黏膜、发热。

(2)胃扩张、压痛、局部肌紧张等腹膜炎征象。

## 三、辅助检查

1. 粪便检查

粪便隐血试验阳性。

2. 胃镜检查

最有价值的诊断。一般宜在大出血后 24～48 h 间进行，因病变（特别是 NSAID 或乙醇）引起的出血可在短期内消失，延迟检查可能无法确定病因。胃镜检查可直接观察胃黏膜病变及黏膜充血、水肿、糜烂、出血的程度，同时可取病变部位组织进行幽门螺杆菌和病理学检查。

## 四、诊断要点

患者近期服用 NSAID 等药物、严重疾病状态或大量饮酒，伴有急性上腹不适，上腹痛，恶心呕吐；出现呕血和（或）黑便，大便隐血试验阳性应考虑本病，但确诊必须依靠胃镜检查。

## 五、治疗

药物因素引起应立即停药或视情况服用抑制胃酸分泌药，如 $H_2$ 受体拮抗剂、质子泵抑制剂，或硫糖铝等保护胃黏膜。有急性应激者积极治疗原发病。

1. $H_2$ 受体拮抗剂（$H_2RA$）

雷尼替丁口服，每次 150 mg，每天 2 次，或每晚 300 mg，8 周为 1 个疗程；法莫替丁口服，每次 20 mg，每天 2 次，或每晚 40 mg，4～6 周为 1 个疗程。$H_2$ 受体拮抗剂能减少 24 h 胃酸分泌，适用于轻、中症患者。

2. 质子泵抑制剂（PPI）

奥美拉唑每天早晨吞服 20 mg，疗程为 4～8 周。或者泮托拉唑 40 mg，每天 1 次。此类药物抑酸作用强，对本病的治疗优于 $H_2RA$，适用于症状重、有严重食管炎的患者。

3. 黏膜保护药物

硫糖铝口服，每次 1 g，每天 3～4 g；枸橼酸铋钾盐口服每天 120 mg，每天 3 次，其作用是附着在黏膜表面形成一层保护膜，覆盖在溃疡面，阻止胃酸、胃蛋白酶和胆汁的渗透和侵蚀，从而有利于黏膜再生和溃疡面的愈合。

## 六、主要护理诊断/问题

1. 焦虑

焦虑与消化道出血和病情反复有关。

2. 潜在并发症

潜在并发症上消化道出血。

## 七、护理措施

1. 安全与舒适管理

患者应注意休息，减少活动，对急性应激者应卧床休息，注意保暖，病情稳定后逐渐增加活动量。

2. 疾病监测

监测生命体征，观察是否出现上腹疼痛、胀满不适、出血、黑便表现，有异常情况及时报告医生做相应的处理。

3. 对症处理

剧烈呕吐、腹泻者应适当补液、补充血容量、纠正水电解质紊乱。

4. 用药护理

指导正确使用阿司匹林、吲哚美辛等对胃黏膜有刺激的药物，必要时应用抑酸剂、胃黏膜保护剂预防疾病的发生。黏膜保护药物硫糖铝，饭前 1 h 及睡前服用。枸橼酸铋钾盐早饭或晚饭前半小时空腹服用。

5. 饮食护理

饮食有节、少量多餐、选择易消化半流质饮食。①避免过冷、过热、辛辣、粗糙、坚硬等刺激性食物及浓茶、咖啡等饮料；戒酒，防止乙醇损伤胃黏膜。②急性期进食米汤、粥、新鲜果汁，病情好转逐渐增加一些蛋白质食物，等胃肠道功能恢复后，才能正常饮食。少量出血时可给牛奶、米汤等流质以中和胃酸，有利于黏膜的修复，出血量大者暂禁食。

（韩　凤）

# 第六节　慢性胃炎

慢性胃炎(chronic gastritis)是指由不同原因引起的胃黏膜慢性炎症，以幽门螺杆菌感染引起的慢性炎症最常见。慢性胃炎的发病率在各种胃病中居首位，男性多于女性，随年龄增长发病率逐渐增高。

按照新悉尼系统的分类方法，根据病理组织学改变和病变在胃的分布部位，结合可能病因，慢性胃炎分成三类。①慢性非萎缩性胃炎：指不伴有胃黏膜萎缩性改变、胃黏膜层以淋巴细胞和浆细胞浸润为主的慢性胃炎，根据炎症分布的解剖部位，再分为胃窦胃炎、胃体胃炎和全胃炎，其中慢性胃窦胃炎最常见；幽门螺杆菌感染首先发生胃窦胃炎，然后逐渐向胃近端扩展为全胃炎，自身免疫引起的慢性胃炎，主要表现为胃体胃炎。②慢性萎缩性胃炎：指胃黏膜发生了萎缩性改变的慢性胃炎，又可分为多灶萎缩性胃炎和自身免疫性胃炎，前者萎缩性改变在胃内呈多灶性分布，以胃窦为主，多由幽门螺杆菌感染引起的慢性非萎缩性胃炎发展而来；后者萎缩改变主要位于胃体部，多由自身免疫引起的胃体胃炎发展而来。③特殊类型胃炎：由不同病因引起，临床上少见。

## 一、病因和发病机制

1. 幽门螺杆菌(Hp)感染

这是慢性胃炎最主要的病因。Hp 能直接侵袭胃黏膜，损伤上皮细胞膜，其分泌的空泡细胞毒素使上皮细胞受损、细胞毒素相关基因蛋白引起强烈的炎症反应。Hp 菌体胞壁作为抗原可诱导免疫反应，长期作用引起胃黏膜慢性炎症。

2. 饮食及理化因素

长期饮用浓茶、酒和咖啡，食用过热、过冷、过于粗糙的食物均可损伤胃黏膜；服用大量非甾体消炎药及各种原因引起的十二指肠液反流，会削弱或破坏胃黏膜的屏障功能；饮食中高盐和缺乏新鲜蔬菜水果，与胃黏膜萎缩、肠化生及胃癌的发生密切相关。

3. 自身免疫

自身免疫性胃炎患者血液中存在自身抗体，如壁细胞抗体，攻击壁细胞使壁细胞总数减少，富含壁细胞的胃黏膜萎缩，导致胃酸分泌减少或丧失；伴恶性贫血者还可查到内因子抗体，内因子抗体与内因子结合，阻碍维生素 $B_{12}$ 的吸收，导致恶性贫血。

4. 其他因素

含有胆汁和胰液的十二指肠液反流入胃，可削弱胃黏膜屏障功能，胃黏膜退行性病变，胃黏膜营养因子缺乏，某些疾病如心力衰竭、肝硬化门静脉高压、尿毒症等，可使胃黏膜受损。

慢性胃炎的病理过程是胃黏膜损伤和修复的慢性过程，主要组织病理学特征是胃黏膜炎症、萎缩和肠化生。

## 二、护理评估

### （一）健康史

评估患者有无幽门螺杆菌感染的证据，询问饮食状况，如是否长期饮浓茶、咖啡、酒，或高盐饮食，或食用过热、过冷、过于粗糙的食物，有无吸烟嗜好，饮食是否规律；有无长期大量服用阿司匹林、吲哚美辛、糖皮质激素等药物；了解有无肝、胆、胰疾病引起的十二指肠液反流，有无慢性心力衰竭、尿毒症、口腔炎症、鼻咽部慢性炎症等。

### （二）临床表现

病程迁延，进展缓慢，缺乏特异性症状，症状轻重与胃黏膜的病变程度并不完全一致。

1. 幽门螺杆菌引起的慢性胃炎

无症状或症状缺乏特异性，表现为上腹饱胀不适，尤以餐后明显，无规律性上腹隐痛、食欲缺乏、嗳气、反酸、恶心和呕吐等消化不良症状；体征多不明显，有时有上腹部轻压痛。

2. 自身免疫性胃炎

除消化不良症状外，伴有明显贫血，典型恶性贫血可伴有维生素 $B_{12}$ 缺乏表现（如舌乳头萎缩、巨幼细胞贫血）和抑郁、失眠、肢体颤抖等精神神经症状。

3. 心理状态

因病情呈慢性经过，反复发作、时轻时重、症状不典型，担心治疗效果，患者易产生紧张、不安、焦虑和情绪不稳定等心理反应。

### （三）辅助检查

1. 胃液分析

自身免疫性胃炎，胃酸缺乏；多灶萎缩性胃炎，胃酸正常或偏低。

2. 血清学检查

自身免疫性胃炎壁细胞抗体（PCA）和内因子抗体（IFA）呈阳性。

3. 胃镜及胃黏膜活组织检查

胃镜及胃黏膜活组织检查是诊断慢性胃炎最可靠的方法。

（1）非萎缩性胃炎：胃黏膜粗糙不平，有点状、片状或条状红斑或出血点及水肿、渗出、糜烂等表现；活检见胃黏膜浅层炎性细胞浸润，腺体无异常。

（2）萎缩性胃炎：胃黏膜红白相间以白相为主、血管显露、色泽灰暗、皱襞变平或消失，伴增生时，表现为胃黏膜呈颗粒状或结节状；活检可见腺体减少，伴有不同程度的炎性细胞浸润，可有肠化生、假性幽门腺化生及不典型增生等。

4. Hp 检测

通过血清 Hp 抗体测定,活检标本培养、涂片、尿素酶测定等方法进行检测。

### (四)治疗要点

1. 病因治疗

(1)根除幽门螺杆菌:有助于改善胃黏膜损害,预防消化性溃疡和降低胃癌发生的危险性。适用于胃黏膜糜烂、萎缩、肠化生、不典型增生;有胃癌家族史;有消化不良症状。常用三联疗法(一种胶体铋剂或质子泵抑制剂加上两种抗生素)根除 Hp 感染,如用枸橼酸铋钾或奥美拉唑加阿莫西林和甲硝唑,2 周为 1 个疗程。

(2)其他病因治疗:非甾体消炎药引起者,停服该类药物,并给予抗酸药或硫糖铝;胆汁反流者,可用铝碳酸镁或氢氧化铝凝胶,硫糖铝也有一定作用;胃动力学改变引起者,给予多潘立酮或西沙必利。

2. 对症处理

胃酸明显增高者,选用 $H_2$ 受体拮抗剂或质子泵抑制剂,抗酸药,胃肠动力药和胃黏膜保护剂;伴恶性贫血者,给予维生素 $B_{12}$ 肌内注射。

3. 不典型增生的治疗

肠上皮化生和不典型增生者给予β胡萝卜素、维生素 C、维生素 E 和叶酸等抗氧化维生素,以及锌、硒等微量元素以帮助其逆转,定期随访;重度不典型增生,采用预防性手术,可在内镜下行胃黏膜切除术。

## 三、主要护理诊断/问题

1. 疼痛:腹痛

疼痛与胃黏膜炎性病变有关。

2. 营养失调:低于机体需要量

营养失调与食欲缺乏、消化吸收不良有关。

3. 焦虑

焦虑与病情迁延,担心癌变有关。

## 四、护理措施

1. 一般护理

(1)休息与活动:轻症患者可适当活动,急性发作或伴有上消化道出血者卧床休息,病情缓解后参加正常活动,适当参加体育锻炼,避免劳累。

(2)饮食护理:①注意饮食卫生,纠正不良的卫生习惯,饮食以高热量、高蛋白质、高维生素、易消化为基本原则,注意色、香、味调配,以促进患者食欲。②少量多餐、定时定量、细嚼慢咽,以使食物充分与胃液相混合,忌暴食暴饮,避免粗糙、辛辣和过热、过冷的食物,以减轻对胃黏膜的刺激,尽量少吃或不吃烟熏、腌制食物,减少食盐摄入量,多吃水果、蔬菜;胃酸低者,应食用完全煮熟的食物,以利消化吸收。③给予刺激胃酸分泌的食物以增进食欲,如肉汤、鸡汤等;胃酸高者应避免进酸性、多脂肪食物。④观察并记录患者每天进餐次数、量、品种,了解摄入的营养能否满足机体的需要,定期测量体重,监测血红蛋白、血清蛋白等营养物质的变化。

2. 心理护理

安慰患者，阐明可能的发病原因、疾病经过和转归，说明经过正规治疗病情是可以逆转的，即使是中度以上的不典型增生，通过严密随访完全能够早期发现癌变，及时手术可获得满意的疗效，指导患者进行自我调节放松，以缓解焦虑和不稳定情绪，树立信心，配合治疗。

3. 对症护理

对腹胀和腹部不适的患者，注意腹部保暖，用热水袋局部热敷，并可轻轻按摩上腹部或针灸内关、合谷、足三里；对腹痛较严重的患者，应遵医嘱给予解痉药物以缓解疼痛。

4. 用药护理

①阿莫西林：服用前应询问有无青霉素过敏史，应用过程中注意有无过敏反应。②枸橼酸铋钾：在酸性环境中方起作用，宜在餐前 30 min 服用，服药过程中会使牙齿、舌变黑，宜用吸管直接吸入且不能与牛奶或强效抗酸药同时服用；部分患者服药后可出现黑便、便秘、恶心、一过性血清转氨酶升高等，停药后可自行消失，服用前应向患者说明。③甲硝唑：可引起乏力、恶心、呕吐、腹泻及口腔金属味等，宜饭后服用，胃肠道反应可用甲氧氯普胺、维生素 $B_{12}$ 等拮抗。④多潘立酮或西沙必利：可以促进胃排空，应在餐前 1 h 或睡前服用，不宜与阿托品等解痉剂同时服用。

## 五、健康教育

(1)向患者及其家属讲解本病的有关知识，指导其避免诱发因素。

(2)教育患者有规律地生活，保持身心愉快；注意饮食卫生，加强营养；戒除烟酒；避免使用对胃黏膜有刺激的药物，如阿司匹林、吲哚美辛、糖皮质激素等，以利于疾病的康复。

(3)嘱患者坚持按医嘱用药，介绍可能出现的药物不良反应；定期复诊，特别是有肠上皮化生和非典型增生者，应定期做胃镜和病理检查。

（韩　凤）

# 第七节　消化性溃疡

消化性溃疡(peptic ulcer，PU)主要是指发生在胃和十二指肠的慢性溃疡，即胃溃疡(gastric ulcer，GU)和十二指肠溃疡(duodenal ulcer，DU)，因溃疡形成与胃酸和胃蛋白酶的消化作用有关而得名。消化性溃疡是全球性常见病，我国总发病率为 10%～12%，患病率在近十年来开始呈下降趋势。本病可发生于任何年龄，以中青年最常见，DU 多见于青壮年，而 GU 多见于中老年，后者发病高峰比前者约迟 10 年。秋、冬至冬、春之交常为本病的发作季节，男性患病比女性多。临床上 DU 比 GU 多见，二者之比为 3：1，个别地区此比例为(5～6)：1。但有地区差异，在胃癌高发区，GU 所占的比例有所增加。预后与患者的年龄和有无并发症相关，无并发症的青年患者死亡率几乎为零，年长者的死亡原因主要为并发大出血和急性穿孔。

## 一、病因和发病机制

1. 病因

(1)Hp 感染：①消化性溃疡患者幽门螺杆菌检出率显著高于对照组的普通人群，DU 的检出率约为 90%、GU 为 30%～80%。②成功根除幽门螺杆菌后消化性溃疡年复发率下降至 5%以下(常规抗酸治疗后愈合的消化性溃疡年复发率为 50%～70%)，提示去除病因后消化性溃疡可治愈。

(2)胃酸和胃蛋白酶分泌增多:高胃酸和胃蛋白酶分泌在消化性溃疡形成中起重要作用，尤其是在十二指肠溃疡中显得更加明显。胃酸的高分泌可破坏胃黏膜屏障和增强胃蛋白酶对胃黏膜的消化作用。

(3)黏液黏膜屏障作用削弱:黏液黏膜屏障具有抗 $H^+$ 反流作用，可防止自体消化，可阻断致伤因子的损害，参与胃黏膜损伤后的修复，可干扰幽门螺杆菌黏附于胃黏膜表面。

(4)其他:饮食无规律、暴饮暴食，长期食用过冷、过热、过硬、刺激性食物及嗜酒、吸烟；长期服用对胃有刺激的药物，如非甾体消炎药(NSAID)、糖皮质激素等；胃排空延缓、十二指肠胃反流；情绪不稳、忧伤、焦虑、长期处于紧张状态等，可使胃酸、胃蛋白酶分泌增多或导致黏液黏膜屏障作用削弱，而诱致本病发作或症状加剧。此外，胃溃疡的家庭聚集现象、O 型血者十二指肠溃疡的发病率较其他血型的高，有明显消化性溃疡病史的家族有高胃蛋白酶原血症等；消化性溃疡患者常具有追求完美、事业心强、责任感重、自我期望高的性格特征等，提示消化性溃疡的发病与遗传及性格也有一定的关联。

2.发病机制

正常生理情况下，尽管胃与十二指肠黏膜经常接触侵蚀力较强的胃酸和在酸性环境下被激活、能水解蛋白质的胃蛋白酶，并常受各种有害物质的侵袭，但它却能抵御这些侵袭因素的损害，维持黏膜的完整性。这是因为胃、十二指肠黏膜具有一系列防御和修复机制。所以，黏液黏膜屏障作用削弱是形成消化性溃疡的主要环节，而幽门螺杆菌和非甾体抗炎药是损害胃十二指肠黏膜屏障从而导致消化性溃疡发病的最常见病因。

## 二、护理评估

### (一)健康史

评估有无消化性溃疡家族史和患者的性格特征，有无不良的生活习惯，如饮食无规律、暴饮暴食，长期食用过冷、过热、过硬或刺激性食物及烟酒嗜好等；询问是否长期服用对胃有刺激的药物如非甾体消炎药、糖皮质激素等；了解有无精神刺激、过度疲劳、气候变化等诱发或加重因素。

### (二)临床表现

1.上腹痛

(1)慢性经过:可达数年至数十年。

(2)周期性发作:即消化性溃疡活动期与缓解期交替，尤以十二指肠溃疡更为突出。发作期可为数周或数月，缓解期亦长短不一，短者数周、长者数年，发作常有季节性，多在秋冬或冬春之交发病，可因精神情绪不良或过劳而诱发。

(3)节律性上腹痛:即疼痛与饮食之间有明显的相关性，如胃溃疡疼痛多在餐后 30 min 到 1 h 出现，至下次餐前消失，呈进食-疼痛-缓解的规律；十二指肠溃疡疼痛在餐后 2～4 h 出现，进食后缓解，呈疼痛-进食-缓解的规律，称空腹痛，并有夜间痛。

2.伴随症状

有恶心、上腹饱胀、食欲减退或畏食、反酸、嗳气等；病程长者可有消瘦、体重下降。

3. 体征

溃疡活动时上腹部可有局限性轻压痛，缓解期无明显体征。

4. 特殊类型的消化性溃疡

①复合溃疡：指胃和十二指肠同时发生的溃疡。DU往往先于GU出现，幽门梗阻发生率较高。②幽门管溃疡：与DU相似，胃酸分泌一般较高，但幽门管溃疡上腹痛的节律性不明显，对药物治疗反应较差，较易发生幽门梗阻、出血和穿孔等并发症。③球后溃疡：发生在十二指肠球部远端的溃疡，多发生在十二指肠乳头的近端，具DU的临床特点，以午夜痛及背部放射痛多见，对药物治疗反应较差，易并发出血。④巨大溃疡：指直径大于2.5 cm的溃疡，对药物治疗反应较差、愈合时间较慢，易发生慢性穿透或穿孔。胃的巨大溃疡应注意与恶性溃疡鉴别。⑤老年人消化性溃疡：临床表现多不典型，GU多位于胃体上部甚至胃底部、溃疡常较大，易误诊为胃癌。⑥无症状性溃疡：约15%消化性溃疡患者可无症状，而以出血、穿孔等并发症为首发症状。可见于任何年龄，以老年人较多见；NSAID引起的溃疡近半数无症状。

5. 并发症

①出血：最常见的并发症，表现为呕血与黑粪，重者可出现休克征象。②穿孔：急性游离穿孔是最严重的并发症，常发生于饮食过饱和饭后剧烈运动，表现为上腹突然剧痛并迅速向全腹弥散的持续性腹痛，并有弥漫性腹部压痛、反跳痛、肌紧张，肝浊音界消失。③幽门梗阻：表现为餐后加重的上腹胀痛，频繁呕吐，呕吐物为有酸腐味的宿食，有胃蠕动波、振水音，重者出现失水和低氯低钾性碱中毒。④癌变：少数胃溃疡可发生癌变，表现为上腹痛节律性消失，症状顽固，严格内科治疗无效，粪便隐血试验持续阳性。

6. 心理状态

消化性溃疡病程长、反复发作，并可发生多种并发症，影响生活和工作，患者易产生焦虑情绪，甚至出现恐惧心理。

### (三)辅助检查

1. 胃镜检查

胃镜检查确诊消化性溃疡的首选检查方法，不仅可对胃十二指肠黏膜直接观察、摄像，还可在直视下取活组织做病理学检查及幽门螺杆菌检测，因此对消化性溃疡的诊断及良、恶性胃溃疡的鉴别诊断准确性高于X线钡餐检查。内镜下消化性溃疡多呈圆形或椭圆形，也有呈线形，边缘光整，底部覆有灰黄色或灰白色渗出物，周围黏膜可有充血、水肿，可见皱襞向溃疡集中。

2. X线钡餐检查

适用于对胃镜检查有禁忌证或不愿意接受胃镜检查者。气钡双重对比造影可提高诊断率，龛影为胃溃疡的X线钡餐检查的直接征象，是诊断胃溃疡的可靠依据之一；激惹、变形等间接征象，提示可能发生了胃溃疡。

3. Hp检查

检测结果有助于对治疗方案的选择，方法有组织活检、尿素酶试验、组织培养、血清学检测等。十二指肠溃疡患者的检出率较胃溃疡高，Hp阳性的出现常提示溃疡处在活动期。

4. 粪便隐血试验

消化性溃疡活动期呈阳性，如胃溃疡患者粪便隐血试验持续阳性，应怀疑发生癌变的可能。

5. 胃液分析

十二指肠溃疡患者胃酸分泌增多，尤以基础胃酸和夜间酸分泌增加明显，胃溃疡患者胃酸分泌正常或低于正常。

## (四)治疗要点

治疗目的：消除病因、缓解症状、促进溃疡愈合、防止复发和防治并发症。

1. 一般治疗

主要包括消除焦虑、紧张情绪，保持乐观态度；活动期应注意休息，劳逸结合，生活有规律；合理调整饮食结构，维持营养；戒烟、酒、浓茶、咖啡；停用或慎用 NSAID 和糖皮质激素等药物。

2. 药物治疗

(1) $H_2$ 受体拮抗剂($H_2RA$)：这是抑制胃酸分泌的首选药物，通过选择性竞争结合壁细胞 $H_2$ 受体而使壁细胞分泌胃酸减少，对高胃酸分泌者近期疗效满意。可选用西咪替丁、雷尼替丁、法莫替丁、尼扎替丁或罗沙替丁等。

(2) 质子泵抑制剂(PPI)：抑制壁细胞胃酸分泌终末步骤的关键酶 $H^+$-$K^+$-ATP 酶，使其不可逆失活，从而抑制胃酸分泌，与 $H_2RA$ 同样为抑制胃酸分泌的首选药物，作用较 $H_2RA$ 强而持久，促进消化性溃疡愈合的速度亦较 $H_2RA$ 快，愈合率较高，特别适宜高胃酸分泌者或 NSAID 溃疡患者不能停用 NSAID 时的治疗。该药尚有一定的黏膜保护及抗 Hp 作用，因此，是根除幽门螺杆菌治疗方案中的基础药物。可用奥美拉唑、兰索拉唑、泮托拉唑或拉贝拉唑。

(3) 胃黏膜保护剂：硫糖铝的胃黏膜保护作用与硫糖铝黏附、覆盖在消化性溃疡表面阻止胃酸、胃蛋白酶侵蚀溃疡面，促进内源性前列腺素合成及刺激表皮生长因子分泌有关，该药尚能抑制幽门螺杆菌的酶活性和抑制幽门螺杆菌黏附胃十二指肠上皮细胞的能力，减少幽门螺杆菌诱导的胃上皮细胞空泡变性，还可增强幽门螺杆菌对抗生素的敏感性。胶态次枸橼酸铋，其胃黏膜保护作用类同硫糖铝，但抑制幽门螺杆菌作用较强。前列腺素类药物，如米索前列醇，具有很好的胃黏膜保护作用及抑制胃酸分泌作用，对胃溃疡和十二指肠溃疡的近期疗效均满意，尤其是对 NSAID 相关性溃疡的治疗和预防。

(4) 抗胆碱能药：有抑制胃酸分泌、降低胃肠平滑肌张力而使疼痛减轻或缓解，但可使胃排空延缓，已很少单独使用，主要用于十二指肠溃疡，宜选用不良反应少，作用较阿托品强的哌仑西平。

(5) 抗酸剂具有中和胃酸、降低胃蛋白酶活性，缓解疼痛、促进溃疡愈合的作用。可溶性抗酸剂如碳酸氢钠和不溶性抗酸剂如氧化镁、氢氧化铝等，因不良反应多，已很少使用，可应用不良反应较少的复方制剂，如胃得乐、胃疡宁、胃舒散等。

3. 根除幽门螺杆菌治疗

清除幽门螺杆菌，有助于消化性溃疡愈合、降低复发率。目前常用 PPI 或胶体铋为基础加上 2 种抗生素的三联治疗方案有较高根除率。在根除幽门螺杆菌疗程结束后，继续一个常规疗程的抗溃疡治疗：DU，给予 PPI 常规剂量、每天 1 次、总疗程为 2～4 周，或 $H_2RA$ 常规剂量、疗程为 4～6 周；GU，PPI 常规剂量、每天 1 次、总疗程为 4～6 周，或 $H_2RA$ 常规剂量、疗程为 6～8 周。

在根治幽门螺杆菌治疗结束 4 周后，进行幽门螺杆菌复查。上述剂量分 2 次服用，疗程为 7 d。

4. 外科手术治疗指征

①大出血经内科治疗无效。②急性穿孔。③瘢痕性幽门梗阻。④胃溃疡癌变。⑤严格内科治疗无效的顽固性消化性溃疡。

## 三、主要护理诊断/问题

1. 疼痛:上腹痛

上腹痛与胃酸刺激溃疡面或并发穿孔等有关。

2. 营养失调:低于机体需要量

营养失调与摄食减少、频繁呕吐及消化吸收障碍有关。

3. 焦虑

焦虑与溃疡病反复发作、出现并发症和担心癌变有关。

4. 潜在并发症

潜在并发症包括出血、穿孔、幽门梗阻、癌变等。

## 四、护理措施

1. 一般护理

(1)休息与活动:创造舒适的休息环境。腹痛较轻者,应注意劳逸结合,适当活动,保证睡眠;腹痛剧烈或有并发症者,应卧床休息。

(2)饮食护理:①提供营养丰富和富含维生素的食物,选择患者喜好的食物品种,以增进食欲。②指导良好的饮食习惯,定时进餐,以维持正常消化活动的节律;少量多餐,以中和胃酸、减少胃酸对溃疡面的刺激,避免胃窦部过度扩张而引起胃窦部G细胞分泌促胃液素刺激胃酸的分泌;细嚼慢咽,可增加唾液的分泌,以利于稀释和中和胃酸;避免过饥过饱、餐间零食和睡前进食,以免影响消化活动的节律性。③禁饮酒、咖啡、浓茶等刺激性饮料,避免进食冷、热、酸、辣、油煎、油炸等刺激性食物。④牛奶有抗幽门螺杆菌黏附作用和抑制幽门螺杆菌产生空泡细胞毒素作用,但其所含钙质可刺激胃酸分泌,不应过多食用,宜在两餐之间饮用;在胃内停留时间过长的食物如脂肪的摄入量应适当。⑤疼痛畏食者,进食前30 min给予止痛剂;恶心、呕吐剧烈者,暂禁食,可静脉维持营养,给予镇吐药,待症状缓解后逐步由流质、半流质、软饭至恢复正常饮食。⑥进食前后保持口腔卫生,就餐时限定液体的入量,饭后2 h宜维持坐位。

2. 心理护理

向患者介绍疾病的过程,教育患者正确面对现实和挫折,减少人际冲突,善于用适当的方式宣泄不良情绪;调整工作和生活方式,减轻或消除工作、家庭等方面的不良刺激,指导心理放松技巧,帮助患者分散注意力,增强治疗信心。

3. 并发症的护理

(1)出血:①安置患者卧床休息,头偏向一侧,防止误吸或窒息。②安慰患者,消除其紧张心理,必要时给予镇静剂。③出血量少者,可给温凉流质饮食,出血量大者暂禁食,并加强口腔护理。④密切观察生命体征、肤色、肢体温度、尿量,呕血、黑便的量和性状等,记录液体出入量,动态监测红细胞、血红蛋白、红细胞压积、血尿素氮等,以估计出血量和判断出血是否停止。⑤建立2条静脉通道,交叉配血和备血,按医嘱实施各种止血及维持有效循环血量的措施。⑥积极处理后出血不能有效控制者,尽快做好手术前各项准备工作。

(2)穿孔:①安置患者在床头抬高45°的适宜体位。②禁食并胃肠减压。③迅速建立静脉通道，做好术前各项准备工作。

(3)幽门梗阻：①密切观察和记录呕吐量及性状。②轻者可进少量流质饮食，重者禁食、胃肠减压、连续72 h抽吸胃内容物和胃液，静脉维持营养；遵医嘱及时纠正水、电解质及酸碱平衡紊乱。③每天晚餐后4 h洗胃1次，观察胃内潴留量，记录颜色、性质和气味。④禁止吸烟、饮酒和进食刺激性食物。⑤内科积极治疗无效者，做好术前准备工作。

4.用药护理

应用治疗消化性溃疡的药物时，告知患者用药注意事项和药物的不良反应，并注意密切观察。

(1)$H_2$受体拮抗剂：于餐中、餐后即刻或睡前服用，若同时服用碱性抗酸药，两药应间隔1 h以上，静脉给药需控制滴速，以免滴速过快引起低血压或心律失常，疗程以4～6周为宜，治疗时不宜突然停药，以防反跳。西咪替丁：可通过血脑屏障，偶有精神异常不良反应，与雄激素受体结合而影响性功能，可经肝细胞色素P450代谢而延长华法林、苯妥英钠、茶碱等药物的肝内代谢，有乏力、血清转氨酶升高、粒细胞减少、皮疹、男子乳房发育、阳痿等不良反应。雷尼替丁、法莫替丁和尼扎替丁：上述不良反应较少，疗效优于西咪替丁。法莫替丁：作用较强，无抗雄性激素作用，但在用药时应注意头痛、头晕、腹泻和便秘等不良反应。尼扎替丁：作用与雷尼替丁相似，但对肝功能无影响，也无抗雄性激素作用。新型制剂罗沙替丁：应注意头痛、腹泻、感冒样症状、乏力、皮疹等不良反应。

(2)质子泵抑制剂：空腹服用，1次/天，或早、晚各1次。奥美拉唑：有肝损害，男性乳房女性化等不良反应。兰索拉唑：有头痛、恶心、腹泻、皮疹等不良反应。泮托拉唑：有头痛、腹泻等不良反应。

(3)胃黏膜保护剂：宜在餐前1 h和睡前服用，不宜与抗酸药同服。枸橼酸铋钾，服药前、后1 h内不宜进食(尤其是不宜喝牛奶)，应使用吸管直接吸入药液，避免齿、舌变黑，同时告知患者用药后粪便颜色可发黑、停药后可消失，以免出现紧张心理，明显肾功能不全者应慎用，妊娠期不宜用；米索前列醇，常见不良反应是轻度腹痛、腹泻，但继续用药可自行缓解，可引起子宫收缩，故孕妇忌服。硫糖铝，有便秘、皮疹、眩晕、嗜睡等不良反应，药片应嚼碎后服下。

(4)抗Hp药物：克拉霉素：有食欲减退、乏力、恶心、头晕等不良反应。阿莫西林：用药前应询问有无青霉素过敏史，用药过程中注意观察有无变态反应，此外，它有腹泻、恶心、呕吐等不良反应，偶有皮疹、血清转氨酶增高现象。甲硝唑：有胃肠道反应，宜在饭后服用。

(5)抗胆碱能药：有心率加快、口干、瞳孔散大、汗闭、尿潴留等不良反应；幽门梗阻、近期溃疡出血、青光眼、前列腺肥大者忌用。

(6)抗酸剂：应在餐后1 h和睡前服用，片剂应嚼碎后服用，乳剂服用前应充分混匀，避免与牛奶同服，不宜与酸性食物及酸性饮料同服。氧化镁可致腹泻。氢氧化铝可致便秘。

5.病情观察

应重点观察患者有无上消化道出血、急性穿孔、幽门梗阻和癌变征象，一旦出现上述并发症迹象，应及时通知医生，并配合做好各项护理工作。

## 五、健康教育

(1)宣讲引起消化性溃疡发病和病情加重的相关因素，指导患者提高对环境的适应能力，避免精神过度紧张，避免或消除工作、家庭等方面的精神刺激，创造宽松、和睦的生活环境及和谐的人际关系。

(2)指出建立良好的生活和饮食习惯的重要性，指导合理安排生活和工作，保证充足的睡眠和休息，避免过度劳累；进富含营养、高热量、易消化、非刺激性食物，豆浆、牛奶中钙和蛋白质含量较高，可刺激胃酸分泌，不宜多吃；红烧肉、猪蹄等在胃内停留时间长，可使胃过度扩张，应少吃；定时进食，少食多餐，细嚼慢咽，防过饥过饱，忌暴饮暴食，禁食辛辣、过酸的食物和油炸食物，不吃过冷或过热的食物，禁喝咖啡、红茶、酒类等饮料；戒烟、禁酒。

(3)介绍常用药物的不良反应及不良反应，嘱患者按医嘱坚持治疗，忌用或慎用对胃黏膜有损害的药物，如阿司匹林、吲哚美辛、糖皮质激素等。

(4)指导患者加强自我病情观察，介绍出血、穿孔、幽门梗阻、癌变等并发症的主要迹象，叮嘱患者病程中一旦出现，应及时就诊。

（韩　凤）

# 第八节　上消化道出血

上消化道出血(upper gastrointestinal hemorrhage)是指屈氏韧带以上的消化道(包括食管、胃、十二指肠、胃空肠吻合术后的空肠)或胰、胆道病变引起的出血。上消化道大量出血是指短时间内出血量超过 1 000 mL 或循环血容量的 20%，主要表现为呕血、黑粪，并伴有血容量减少引起的急性周围循环衰竭。上消化道出血是临床常见急症，病情严重者，病死率高达 8%～13.7%。

## 一、病因和发病机制

上消化道疾病和全身性疾病均可引起上消化道出血，但最常见的病因是消化性溃疡，依次为食管下段和胃底静脉曲张破裂、急性糜烂出血性胃炎和胃癌、食管贲门黏膜撕裂综合征，较少见的病因有食管炎、胃炎、胆道出血、血液病、尿毒症及急性脑血管病、颅脑损伤等引起的应激性胃黏膜损伤等。

1. 上消化道疾病

①食管疾病：食管炎(反流性食管炎、食管憩室炎)，食管癌，食管消化性溃疡，食管损伤等。②胃十二指肠疾病：消化性溃疡，急性胃炎，慢性胃炎，胃黏膜脱垂，胃癌，急性胃扩张，十二指肠炎，卓艾综合征，胃手术后病变等。③空肠疾病：空肠克罗恩病，胃肠吻合术后空肠溃疡。

2. 门静脉高压

①肝硬化：结节性肝硬化，血吸虫病性肝纤维化，胆汁性肝硬化等。②门静脉阻塞：门静脉炎，门静脉血栓形成，门静脉受邻近肿块压迫等。③肝静脉阻塞综合征。

3. 上消化道邻近器官或组织的疾病

①胆道疾病：胆道出血，胆管或胆囊结石，胆道蛔虫病，胆囊或胆管癌，术后胆总管引流管造成的胆道受压坏死，肝癌、肝脓肿或肝动脉瘤破入胆道。②胰腺疾病：累及十二指肠的胰腺癌，急性胰腺炎并发脓肿溃破。③动脉瘤破入食管、胃或十二指肠，主动脉瘤，肝或脾动脉瘤破裂。④纵隔肿瘤或脓肿破入食管。

4.全身性疾病

①血液病:白血病,血小板减少性紫癜,血友病,弥散性血管内凝血及其他凝血机制障碍。②尿毒症。③血管性疾病:动脉粥样硬化,过敏性紫癜,遗传性出血性毛细血管扩张,弹性假黄瘤等。④血管炎:结节性多动脉炎,系统性红斑狼疮或其他血管炎。⑤应激性溃疡:败血症,创伤、烧伤或大手术后,休克,糖皮质激素治疗后,脑血管意外或其他颅脑病变,肺气肿与肺源性心脏病,急性呼吸窘迫综合征,重症心力衰竭等引起的应激状态。

## 二、护理评估

### (一)健康史

评估有无消化性溃疡、急性胃黏膜损害、病毒性肝炎,血吸虫病、胆管或胆囊结石、胆道蛔虫病、胃癌、白血病、血小板减少性紫癜、血友病、尿毒症、创伤、烧伤或大手术等引起上消化道出血的相关病史;了解有无饮食不节、进食生冷粗硬及辛辣刺激性食物、精神刺激等诱发出血的因素。

### (二)临床表现

1.呕血和(或)黑便

上消化道出血的特征性表现。①出血部位在幽门以上者常有呕血和黑便,在幽门以下者可仅表现为黑便;但是出血量少而速度慢的幽门以上病变可仅见黑便,而出血量大、速度快的幽门以下的病变可因血液反流入胃,引起呕血。②呕血与黑便的颜色、性质亦与出血量和速度有关,呕血呈现红色或血块,提示出血量大且速度快,血液在胃内停留时间短,未经胃酸充分混合即呕出;呕血呈棕褐色咖啡渣样,表明血液在胃内停留时间长,因为血液经胃酸作用形成的正铁血红素为棕褐色。③柏油样黑便,黏稠而发亮,是血红蛋白中的铁与肠内硫化物作用形成硫化铁所致;当出血量大且速度快时,血液在肠内推进快,粪便可呈暗红色甚至鲜红色,需要与下消化道出血相鉴别;反之,空肠、回肠的出血如出血量不大,在肠内停留时间较长,也可表现为黑便,需与上消化道出血鉴别。

2.失血性周围循环衰竭

急性上消化道大出血引起循环血容量迅速减少,导致急性周围循环衰竭,出现头昏、心悸、乏力、冷汗、口渴、晕厥,脉搏细速、脉压变小,血压偏低等症状,严重者呈休克状态。老年人因器官储备功能低下或伴各种基础病变时,即使出血量不大也可引起多器官功能衰竭,增加病死率。

3.贫血

中等量以上的上消化道出血可有失血性贫血(为正细胞正色素性贫血),表现为头晕、软弱无力、口渴、晕厥、肢体发冷等。

4.氮质血症

由于大量血液蛋白质的消化产物被肠道吸收,在出血后数小时,血中尿素氮浓度可暂时增高(肠源性氮质血症),在出血后24~48 h达高峰,经3~4 d恢复正常。

5.发热

上消化道大出血后24 h内可出现低热,体温多在38.5 ℃以下,持续3~5 d恢复正常。

6.心理状态

上消化道出血时,患者易产生紧张、恐惧心理;若因慢性疾病或全身性疾病导致反复出血时，患者会对治疗失去信心，出现悲观、沮丧等心理反应。

### (三)辅助检查

1. 实验室检查

重点检测血常规、血小板计数、红细胞比积、血型、出凝血时间、大便或呕吐物的隐血试验、肝肾功能等，对估计出血量、动态观察有无活动性出血、判断治疗效果及协助病因诊断均有帮助。

2. 内镜检查

内镜检查是确定上消化道出血病因的首选方法，其诊断价值比 X 线钡剂检查要高，阳性率可达 80%～90%。应在出血后 24～48 h 间行急诊内镜检查，除了能直接观察出血部位、明确出血的病因和进行内镜止血治疗外，还能根据病变特征判断是否继续出血和估计再出血的危险性。

3. X 线钡餐检查

主要用于不宜或不愿行内镜检查者，对明确病因有一定价值，尤其是怀疑病变在十二指肠降段以下的小肠段有特殊的诊断价值。一般应在出血停止及病情基本稳定数天后进行，不作为病因诊断的首选方法。

4. 放射性核素扫描

适用于经内镜及 X 线检查结果阴性而又反复出血者。方法是采用核素($^{99m}Tc$)标记患者的红细胞后，再从静脉注入患者体内，当有活动性出血，而出血速度能达到 0.1 mL/min，核素便可以显示出血部位。注射一次$^{99m}Tc$ 标记的红细胞，可以监视患者消化道出血达 24 h。若该项检查阴性，则选择性动脉造影检查亦往往呈阴性。

5. 选择性动脉造影

当上消化道出血经内镜检查和 X 线检查未能发现病变时，可做选择性动脉造影，并可通过导管滴注血管收缩剂或注入人工栓子达到止血的目的。最适宜于活动性出血时检查，阳性率可达 50%～77%。

### (四)治疗要点

治疗原则：迅速补充血容量、抢救失血性休克、积极止血治疗、病因诊断及治疗。

1. 一般急救措施

(1)立即取平卧位卧床休息，并将下肢抬高、头偏向一侧，保持呼吸道通畅，以免大量呕血时血液吸入呼吸道引起窒息。

(2)少量出血可适当进流质饮食，大出血时禁食，必要时吸氧。

(3)加强护理，密切观察生命体征、意识状态、尿量、周围循环状况、呕血与便血情况等。

(4)建立有效的静脉通道，进行中心静脉压测定和心电图监护。

2. 补充血容量

上消化道大出血时，应迅速补充血容量，尽早输入全血，尽快恢复和维持血容量可改善急性失血性周围循环衰竭，输血是改善急性失血性周围循环衰竭的关键措施。肝硬化患者应输新鲜血，因库血含氨量高而易诱发肝性脑病。如血源困难或在等待配血过程中，可先输入平衡液或葡萄糖盐水、右旋糖酐或其他血浆代用品，右旋糖酐在 24 h 内不宜超过 1 000 mL，以免抑制网状内皮系统，加重出血倾向。输血(液)量可根据估计的失血量确定，开始输注速度宜快，但不宜过多过快，以免诱发肺水肿，宜在中心静脉压监测下调节输液(血)速度和量。

3.止血措施

先采用内科治疗,无效再考虑外科手术。

(1)药物治疗。①抑制胃酸分泌的药物:可提高和保持胃内较高的 pH 值(pH>6.0),以利于血小板聚集及血浆凝血功能所诱导的止血过程,具有明显的止血作用,适用于消化性溃疡和急性胃黏膜损伤引起的出血。常用 $H_2$ 受体拮抗剂如西咪替丁或雷尼替丁静脉滴注(400 mg/6~8 h),或质子泵抑制剂如奥美拉唑 40~80 mg/d 静脉注射或静脉滴注,用药3~5 d 出血停止后皆可改为口服。②去甲肾上腺素:对消化性溃疡和糜烂性胃炎出血,可用去甲肾上腺素 8 mg 加入冰盐水 100 mL 中口服或鼻胃管滴注。③凝血酶:经纤维内镜或口服应用,口服每次用量一般为 2 000~20 000 U,1~6 h 后可重复,凝血酶需临床用时新鲜配制,且服药同时给予 $H_2$ 受体拮抗剂或奥美拉唑以便使药物得以发挥作用。④血管升压素:食管下段和胃底静脉曲张破裂出血的首选药物,可减少门静脉血流量、降低门脉压,联合使用硝酸甘油可协同降低门静脉压、控制出血,同时硝酸甘油可减少血管升压素引起的腹痛、血压升高、心律失常、心绞痛、心肌梗死等不良反应;血管升压素 0.2 U/min 持续静脉滴注、逐渐增加至0.4 U/min,舌下含服硝酸甘油 0.6 mg/30 min。⑤生长抑素及其类似物:可明显减少门静脉及其侧支循环血量 30%~40%,止血效果较好,几乎没有不良反应,已成为食管下段和胃底静脉曲张破裂出血最常用的止血药物。一般用奥曲肽,可用 0.1 mg 奥曲肽加入 10%葡萄糖液缓慢静脉推注,继以 25~50 μg/h 加入 10%葡萄糖 1 000 mL 中滴注 24 h,或生长抑素250 μg/h静脉缓慢注射,继以 250 μg/h 持续静脉滴注。

(2)三腔双囊管压迫止血:适用于食管下段和胃底静脉曲张破裂出血经药物止血失败者。即时止血效果明显,但患者痛苦、并发症多、停用后早期再出血率高,故已不作为首选止血措施。作为暂时性止血措施,即时止血可为急救治疗争取时间。应用时必须严格遵守技术操作规程以保证止血效果,并防止窒息、吸入性肺炎等并发症发生。

(3)纤维内镜直视下止血:在经抗休克和药物治疗病情基本稳定后,应立即行急诊内镜检查和止血治疗。①有活动性出血或暴露血管的消化性溃疡:可在内镜直视下采用激光、热探头、高频电灼、微波、血管夹钳夹、局部喷洒疗法等止血。经内镜高频电凝止血或激光止血,成功率可达 90%以上,适用于不宜手术的高危患者,特别是血管硬化不宜止血的老年患者;局部喷洒常用 5%碱式硫酸铁溶液、组织黏合剂、0.1%肾上腺素、凝血酶等。②食管下段和胃底静脉曲张破裂出血:内镜直视下注射硬化剂或组织黏合剂于曲张静脉内或用橡皮圈套扎曲张静脉,不仅能达到止血目的,而且能有效地防止早期再出血,是治疗的重要手段。

(4)手术治疗:经积极的内科治疗仍出血不止危及生命时,应及时选择手术治疗。①消化性溃疡大出血:早期手术可降低死亡率,尤其是老年人不易止血且又易复发,更应及早手术,如并发溃疡穿孔、幽门梗阻或疑有恶变者,宜及时手术。②食管下段和胃底静脉曲张破裂出血:应尽量避免急症手术治疗,仅在上述治疗仍出血不止时采用。

(5)介入治疗:少数严重消化道大出血患者,在既不能进行内镜下止血又不能耐受手术治疗时,可通过选择性肠系膜动脉造影找到出血病灶的同时给予血管栓塞治疗。

## 三、主要护理诊断/问题

1.体液不足

体液不足与消化道大出血有关。

2.活动无耐力

活动无耐力与失血性周围循环衰竭有关。

3.恐惧

恐惧与生命受到威胁有关。

4.潜在并发症

潜在并发症包括失血性休克、窒息等。

## 四、护理措施

1.一般护理

(1)休息与体位:立即安置患者在监护病房,床头及床中铺好橡胶单和中单,绝对卧床休息,取平卧位、双下肢抬高30°,以保证脑部供血;少量出血时取平卧位休息,并协助患者定时变换体位保持舒适状态,注意保暖,治疗和护理应有计划集中进行,以保证休息和睡眠。

(2)保持呼吸道通畅:呕血时患者取半卧位或侧卧位,有意识障碍时取去枕平卧位、头偏向一侧,防止窒息或误吸,必要时用负压吸引器清除气道内的分泌物、血液或呕吐物,及时吸氧。

(3)生活护理:协助患者完成日常生活活动,如进食、口腔和皮肤清洁、排泄等。禁食期间,每天清洁口腔2次,呕血时随时做好口腔清洁护理,保持口腔清洁、无味;及时更换被污染的衣被,卧床者特别是老年人和重症患者注意预防压疮,排便次数多者应注意肛周皮肤清洁和保护。

(4)饮食护理:①出血量少无呕吐者,选择无刺激性的温凉、清淡流质饮食,出血停止后改为营养丰富、易消化、无刺激的半流质饮食或软食,少量多餐,逐步过渡到正常饮食。②出血量大且有明显活动性出血者,应严格禁食,血止后1～2 d开始渐进高热量、高维生素的温热(40 ℃)流质饮食(如牛奶、豆浆、米汤、新鲜蔬菜汁、果汁、藕粉稀糊等),确定无再出血后改为半流质饮食(如稀粥、烂糊面、豆腐羹、蛋羹等),以后改为易消化之软食逐渐过渡到正常饮食。③食物应以营养丰富、易消化为宜,不食生拌凉菜及粗纤维多的蔬菜、避免粗糙、坚硬、刺激性食物,且应细嚼慢咽,防止损伤曲张静脉而再次出血。

2.心理护理

鼓励患者说出内心感受,多关心、体贴患者,耐心听取并解答患者或家属的提问,解释各项检查、治疗措施,以减轻他们的疑虑和消除紧张、恐惧心理。及时清除血迹、污物,保持病房、床单、衣物的清洁,以减少不良刺激。经常巡视,必要时陪伴在床旁,以增加患者的安全感。

3.治疗护理

(1)迅速补充血容量:迅速建立2条有效的静脉通道,配合医生迅速、准确实施输血、输液。交叉配血,用大号针头输液,做好输血准备;输液速度开始时宜快,待补足血容量后视病情调整滴速,对老年人或伴心血管疾病者应注意输液的速度、量,避免因输入过多、过快而加重心脏负担引起急性肺水肿,必要时根据中心静脉压调整滴速。

(2)用药护理:遵医嘱配合使用各种止血药,滴注血管升压素时速度宜缓慢;肝病患者禁用吗啡、巴比妥类药物等;出血后3 d未解大便者慎用泻药。

(3)做好三腔二气囊压迫止血术的护理。

4.病情观察

观察血压、体温、脉搏、呼吸的变化;在大出血时,每15～30 min测脉搏、血压一次,有条件者使用心电血压监护仪进行监测；观察神志、末梢循环、尿量、呕血及便血的色、质、量；有头晕、心悸、出冷汗等休克表现，及时报告医师对症处理并做好记录。

(1)出血量的判断：粪便隐血试验阳性，提示每天出血量在 5 mL 以上；黑便，提示每天出血量在 50～60 mL；呕血，提示胃内积血量在 250～300 mL；出现头晕、心悸、乏力等症状，提示一次出血量为 400～500 mL；临床出现急性周围循环衰竭表现，提示短时间内出血量超过1 000 mL。

(2)提示有活动性出血或再次出血的迹象：①反复呕血，呕吐物由咖啡色转为鲜红色。②黑粪次数增多、粪质稀薄，黑粪变成暗红色，伴有肠鸣音亢进。③经充分补液、输血后，周围循环衰竭的表现未改善或暂时好转后又恶化，经快速补液输血，中心静脉压仍有波动，稍有稳定又再下降。④红细胞计数、血红蛋白测定、血细胞比容不断下降，网织红细胞计数持续增高。⑤在补液足够、尿量正常的情况下，血尿素氮持续或再次增高。⑥门静脉高压患者原有脾大，在出血后可暂时缩小，如不见脾大恢复，则提示出血未止。

## 五、健康教育

(1)向患者及家属介绍上消化道出血的基本知识，指导患者保持良好心态，正确对待疾病，帮助他们掌握自我护理的有关知识，减少再度出血的危险。

(2)指导合理安排作息时间，生活起居规律，适当体育锻炼，注意劳逸结合，避免长期精神紧张及过度劳累，保证身心休息。

(3)注意饮食卫生和饮食规律，摄入营养丰富、易消化的食物，避免过饥或暴饮暴食，禁食粗糙及刺激性食物，避免过冷、过热、产气多的食物、饮料等；戒烟酒，避免浓茶、咖啡，以减少对食管和胃黏膜的刺激。

(4)告知患者及其家属早期出血的征象及应急措施，如出现头晕、心悸、呕血、黑便时，应立即卧床休息，保持安静，减少身体活动，取侧卧位避免误吸，并及时就诊。

(5)坚持在医生指导下用药，避免使用诱发或加重病情、刺激或损伤胃黏膜的药物，如水杨酸类药、利血平、保泰松等。定期门诊随访，以利于及时发现病情变化。

(韩　凤)

# 第九节　胃　癌

胃癌(gastric cancer)是源于胃黏膜上皮的恶性肿瘤，是我国最常见的恶性肿瘤之一，位居消化道肿瘤的首位。我国是胃癌的高发国家，北方为高发地区，中南、西南地区患病率较低。55～70 岁为高发年龄段，男性高于女性，男、女性之比为 2∶1。

## 一、病因和发病机制

胃癌的发生尚未完全清楚，是一个多步骤、多因素、进行性发展的过程。

1. 幽门螺杆菌(Hp)感染

Hp 感染和胃癌有共同的流行病学特点，胃癌高发区人群 Hp 感染率高，Hp 阳性人群发生胃癌的危险性高于阴性人群，世界卫生组织(WHO)宣布 Hp 感染是人类胃癌的Ⅰ类致癌原。Hp诱致胃癌的可能机制：Hp感染导致胃的慢性炎症，胃黏膜萎缩、肠化生与不典型增生，进而发生癌变；Hp可还原亚硝酸盐，N亚硝基化合物是公认的致癌物；Hp的某些代谢产物促进上皮细胞变异。

2.环境和饮食因素

环境因素中的水土含硝酸盐过高，微量元素比例失调或化学污染可直接或间接经饮食途经诱致胃癌；多吃新鲜水果和蔬菜可减少胃癌的发生；长期食用煎炸食物、霉变食物、腌制烟熏食物及咸菜等食物，胃癌的危险性增加，因其含多环碳氢化合物较高，或含硝酸盐较高；长期高盐饮食，胃癌的危险性增加。

3.癌前状态

发生胃癌的危险增加，包括癌前病变，指较易转化为癌组织的病理学变化，如肠化生和不典型增生；癌前疾病，指与胃癌相关的胃良性疾病，如萎缩性胃炎、胃息肉、残胃炎、胃溃疡等。

4.遗传因素

胃癌的发病有明显家族聚集现象，家族发病率高出正常人群2～3倍，尤其是浸润型胃癌；人群中A血型者较O血型者的发病率高。

## 二、护理评估

### （一）健康史

评估有无慢性萎缩性胃炎、胃溃疡、胃息肉、残胃炎或幽门螺杆菌感染病史，询问是否有长期食用煎炸食物、腌制烟熏食物、咸菜及高盐饮食等习惯，了解有无胃癌的家族史。

### （二）临床表现

1.早期胃癌

无症状或仅有非特异消化道症状，因此早期诊断相当困难。

2.进展期胃癌

①症状：最早出现的是上腹疼痛或上腹饱胀不适，餐后更甚，偶呈节律性溃疡样疼痛，继之上腹痛或饱胀不适转为持续性加重，不能为抑酸剂所缓解；伴有食欲减退、厌食、软弱无力、体重进行性减轻等。②体征：上腹偏右可触及肿块，压痛轻微；肝转移者可有肝大；腹膜转移者可出现腹腔积液征；远处淋巴结转移可在左锁骨上窝内侧触到质硬而固定的淋巴结。

3.特殊症状

①胃窦部胃癌：可致幽门梗阻而出现恶心、呕吐。②贲门癌：易侵犯食管下段而出现吞咽困难。③溃疡型胃癌：易发生呕血或黑便。④中、晚期胃癌：常有转移症状，如发生肝转移时，可引起右上腹痛、黄疸等；肺胸膜转移时，可引起咳嗽、胸痛、呼吸困难等。⑤副癌综合征：反复发作表浅性血栓静脉炎、过度色素沉着、黑棘皮病、皮肌炎、膜性肾病及神经肌肉疾病等。

4.心理状态

在病程进展中可出现紧张、恐惧、悲观、绝望等心理变化。

### （三）辅助检查

1.血常规检查

血常规检查常见缺铁性贫血。

2.粪便隐血试验

粪便隐血试验多呈持续性阳性。

3. X线钡餐检查

X线钡餐检查具有重要诊断价值,气钡双重造影能更清楚地显示胃黏膜结构,有利于发现微小病变。①早期胃癌:边界比较清楚的局限性表浅的小的充盈缺损,或边缘不规则呈锯齿状的龛形。②进展期胃癌:肿瘤凸向胃腔内生长,可表现较大而不规则的充盈缺损。③溃疡型胃癌:龛形位于胃轮廓内,形状不规则,边缘不整齐。④溃疡浸润型胃癌:胃黏膜皱襞破坏消失或中断,邻近胃黏膜僵直,蠕动消失。⑤弥漫性胃癌:胃容积变小,蠕动消失,呈革袋状。⑥胃窦癌:胃窦狭窄,呈管状或漏斗状。

4. 胃镜检查

结合黏膜活组织检查、刷取脱落细胞检查是诊断胃癌最可靠的方法。①早期胃癌:表现为小的呈颗粒状的息肉样隆起或凹陷。②进展期胃癌:表现为凹凸不平、表面有污秽苔的肿块,或不规则的较大溃疡,底部覆有污秽灰白苔,溃疡边缘呈结节状隆起,无聚合皱襞,病变处无蠕动。

### (四)治疗要点

1. 手术治疗

手术切除外加区域淋巴结清扫是目前唯一有可能治愈胃癌的方法。手术治疗的效果取决于病期、肿瘤浸润的深度和扩散范围。早期胃癌宜首选胃部分切除术,有局部淋巴结转移,同时予以清扫。进展期胃癌,特别是对有梗阻的患者,只要无禁忌和远处转移,应尽可能采取手术切除,以缓解症状。

2. 化学治疗

常用药物有氟尿嘧啶、丝裂霉素、阿霉素、替加氟等,主要是辅助手术治疗,术前化疗有望使癌灶局限,术中化疗有望抑制癌细胞扩散,术后化疗杀伤残存的癌细胞及防止复发和转移,从而提高手术治疗效果。

单一的联合化疗主要用于晚期胃癌不能施行手术者,以减轻或缓解症状,改善生存质量及延长生存期。

3. 内镜下治疗

主要用于早期黏膜隆起型胃癌,在内镜下用高频电凝、激光、微波凝固等热效应方法进行局部治疗,由于早期胃癌仍可能有局部淋巴结转移,因此该方法不及手术治疗效果好。

4. 支持疗法

支持疗法包括高能量静脉营养疗法,以提高患者的抗癌能力,使其能耐受手术和化疗;免疫增强剂如左旋咪唑、卡介苗等,提高患者免疫力;也可配合中药治疗等。

## 三、主要护理诊断/问题

1. 疼痛:腹痛

腹痛与癌细胞的浸润有关。

2. 营养失调:低于机体需要量

营养失调与肿瘤对机体的慢性消耗,胃癌造成吞咽困难、消化吸收障碍,化疗药物致胃肠反应等有关。

3. 预感性悲哀

预感性悲哀与患者预感疾病的预后差有关。

4.潜在并发症

潜在并发症包括上消化道出血、幽门梗阻、贲门梗阻、胃穿孔等。

## 四、护理措施

1.一般护理

①安置患者在安静、舒适的环境中休息，以减少刺激，减轻体能消耗；轻症患者或缓解期患者可以适当参加日常活动，有助于心理的稳定和转移注意力，活动应以不感到劳累为原则。②鼓励患者尽量多进富含蛋白质、糖类和维生素的易消化流质或半流质饮食，尽可能变换食物的色、香、味以满足患者的口味，增加营养素的摄入量，以利于患者体能的恢复和疾病的康复。对晚期病例或贲门癌出现吞咽困难者，遵医嘱采用静脉高营养治疗；对胃窦癌出现幽门梗阻者，可暂禁食和胃肠减压，同时静脉补充营养及液体。

2.心理护理

关心、体贴患者，加强心理沟通，倾听患者的叙述，尊重、理解、同情患者在病程中出现的各种不良心态，并加以心理安慰。介绍有关胃癌治疗进展的信息，以提高患者的治疗信心和生存勇气。做好家属的心理疏导工作，发挥家庭支持系统的作用，协助减轻患者的不良心理反应。

3.疼痛护理

协助和指导患者采用应对措施，如听音乐、看电视、看书报、与患者交谈等，以分散患者对疼痛的注意力，使疼痛减轻或缓解。对疼痛剧烈者，可腹部热敷，必要时遵医嘱给予非麻醉性镇痛药如阿司匹林、吲哚美辛等，无效时使用弱麻醉性镇痛药可待因或布桂嗪等，必要时给予麻醉性镇痛药吗啡或哌替啶，也可遵医嘱使用辅助性镇痛药地西泮或异丙嗪，以加强镇痛药物的效果。同时应告知患者提高对疼痛的自控能力，而不完全依赖麻醉镇痛药来减轻疼痛。

4.治疗护理

做好手术治疗者的术前、术后护理；对化疗者，注意观察消化道反应和局部血管反应，以及白细胞减少、骨髓抑制、脱发等不良反应，并做好相应的护理。

5.病情观察

重点观察有无黑便、呕血等并发出血情况，有无腹部胀痛加重、频繁呕吐及呕吐物为酸性宿食等幽门梗阻表现，有无腹痛突然加剧，迅速延及全腹，皮肤湿冷、脉搏细弱，全腹压痛、肌紧张等穿孔表现。一旦发现，应及时报告医生，并做好相应的护理。

## 五、健康教育

(1)指导患者保持乐观态度，以平稳而积极的心态面对疾病，安心接受治疗与护理；合理休息与活动，有规律地生活，保证充足的睡眠，避免身心过劳；指导患者合理饮食，多吃新鲜蔬菜、水果，注意饮食、饮水卫生，不吃霉变、霉制食物、烟熏、腌制的鱼肉和咸菜，避免高盐饮食。

(2)向患者说明麻醉性镇痛药经常使用易成瘾，要以自身的控制能力或应对能力来减轻疼痛、减少对镇痛药的依赖性。

(3)介绍化疗药物的不良反应，指导患者做好自我病情监护及自我保健，定期门诊复诊，以便动态监测和掌握病情变化，及时调整治疗与护理方案。

（韩 凤）

# 第十节 溃疡性结肠炎

溃疡性结肠炎(ulcerative colitis,UC)又称非特异性溃疡性结肠炎,是一种病因不明的直肠和结肠慢性非特异性炎症性疾病。主要临床表现有腹泻、黏液脓血便和腹痛。本病起病缓慢,病程迁延,病情轻重不一,常反复发作,可发生于任何年龄,以20～40岁为多,男、女性发病率无明显差别。我国发病率较欧美各国为低,且病情一般较轻。

## 一、病因和发病机制

病因和发病机制尚未完全明了,目前认为是环境、遗传、感染和免疫等多因素相互作用的结果,肠道黏膜免疫系统的异常反应及炎症反应在发病中起重要作用。环境因素作用于遗传易感者,在肠道菌丛的参与下,启动了肠道免疫及非免疫系统,最终导致免疫反应和炎症过程,由于抗原的持续刺激和(或)免疫调节紊乱,使免疫反应表现为过度亢进和难以自限而引起的一种自身免疫疾病。

## 二、护理评估

### (一)健康史

评估有无溃疡性结肠炎家族史,询问有无慢性腹泻史,了解有无感染、过度劳累、饮食失调、精神刺激等诱发因素。

### (二)临床表现

起病多数缓慢,少数急性起病;病程呈慢性经过,发作期与缓解期交替,逐渐加重。

1.消化系统表现

(1)腹泻:这是溃疡性结肠炎最主要的症状。粪质糊状,含黏液、脓血。大便次数和便血情况可反映病情的严重程度,轻者每天排便2～4次,便血轻或无;重者每天腹泻达10次以上,粪便中有大量脓血,甚至呈血水样粪便。因病变累及直肠,故常伴里急后重。

(2)腹痛:一般为轻至中度腹痛,呈阵发性痉挛性绞痛,常位于左下腹或下腹,亦可遍及全腹,有疼痛-便意-便后缓解的规律。轻者或缓解期可无腹痛或仅有腹部不适。腹痛部位有轻压痛、肠鸣音增强,有时可触及因肠壁增厚或痉挛所致的条索状肠管;重症者有明显腹部压痛和鼓肠。若并发中毒性结肠扩张、肠穿孔或腹膜炎,腹痛剧烈而持久,出现反跳痛、腹肌紧张、肠鸣音减弱等。

(3)其他症状:有腹胀、食欲缺乏、恶心、呕吐等。

2.全身表现和肠外表现

(1)全身表现:轻型,常不明显;中、重型,活动期有低热或中等度热,急性暴发型或有并发症时,出现高热;重症或病情持续活动者,有衰弱、消瘦、贫血、低蛋白血症、水和电解质平衡紊乱等。

(2)肠外表现:包括结节性红斑、外周关节炎、前葡萄膜炎、坏疽性脓皮病、口腔复发性溃疡等。

3.心理状态

病程漫长、反复发作,需长期用药及饮食受限,患者易产生焦虑、悲观失望的心理,对治疗丧失信心。

### (三)辅助检查

1.血液检查

贫血、白细胞计数增高、血沉增快和C反应蛋白增高;重症者白蛋白及血钾、钠、氯降低,尤以低血钾为突出;缓解期如 $\alpha_2$ 球蛋白增高,为病情复发的先兆;可查及抗中性粒细胞胞浆抗体、抗酿酒酵母抗体。

2.粪便检查

肉眼检查有黏液、脓、血,显微镜检查可见红细胞、白细胞或脓细胞,急性发作期可见巨噬细胞。常规、孵化或培养均不能检出致病性病原体。

3.结肠镜检查

结肠镜检查直接观察肠黏膜病变,确定病变程度和范围,并可取活组织检查以明确诊断和鉴别诊断。内镜下见病变黏膜血管纹理模糊、紊乱或消失、充血、水肿、质脆、出血及脓性分泌物附着,以及黏膜粗糙、呈细颗粒状,弥漫性糜烂、多发性浅溃疡;慢性病变有假息肉、结肠袋变浅、变钝或消失,以及弥漫性炎性细胞浸润等。

4.X线钡剂灌肠检查

气钡双重对比造影有利于观察黏膜像。急性期,黏膜水肿呈皱裂粗大紊乱,有溃疡形成时肠壁边缘呈毛刺状或锯齿样,有假息肉形成时见圆形或椭圆形充盈缺损。后期,肠壁纤维组织增生,结肠袋消失,肠管缩短,肠腔变窄,肠壁变硬而呈铅管样。

### (四)治疗要点

治疗目的:控制急性发作,缓解病情,减少复发,防治并发症。

1.一般治疗

①活动期注意休息,避免劳累,减少精神刺激。②急性发作期给予流质或半流质饮食,好转后给予富营养的无渣食物;病情严重时暂禁食,给予静脉高营养,纠正水、电解质平衡紊乱;注意纠正贫血和低蛋白血症。

2.对症治疗

①腹痛、腹泻:慎用抗胆碱药、止泻药,重症患者禁用,以防诱发中毒性巨结肠。②继发细菌感染:静脉应用广谱抗生素,厌氧菌感染时合用甲硝唑。

3.药物治疗

(1)氨基水杨酸制剂:柳氮磺吡啶(SASP)是治疗溃疡性结肠炎的首选药,具有消除炎症、减轻水肿和免疫抑制作用,主要用于轻、中型活动期患者和经糖皮质激素治疗已缓解的重型患者,不良反应有消化道反应和白细胞减少;新型制剂5-ASA控释剂美沙拉秦、奥沙拉嗪和巴柳氮等,口服后近端小肠不吸收,能到达远端小肠和结肠病变处发挥药效,疗效与SASP相仿,该类药不良反应少,但价格昂贵,最适用于对SASP不能耐受者的治疗。5-ASA灌肠剂,适用于病变局限在直肠、乙状结肠者;5ASA栓剂适用于病变局限在直肠者。

(2)糖皮质激素:主要用于重症急性发作期或暴发型患者及用SASP、5-ASA治疗疗效不佳者,通过非特异性抗炎和免疫抑制作用,可减轻和控制直肠和结肠黏膜的炎性反应,消除症状相当迅速,对急性发作期有较好的疗效,有效率可达90%。通常采用泼尼松口服,重症患者可先静脉滴注氢化可的松或甲泼尼龙或地塞米松,病情控制后改用泼尼松口服,逐渐减量至停药。病变局限在直肠、乙状结肠患者,可用含氢化可的松栓剂或用氢化可的松保留灌肠。

(3)免疫抑制剂:硫唑嘌呤、氨甲蝶呤,因药物毒性较大,主要用于:①氨基酸水杨酸制剂、糖皮质激素治疗无效的慢性病变者。②出现糖皮质激素毒性或持续用糖皮质激素超过 15 mg 长达 6 个月者。③对常规口服或局部使用 SASP、5-ASA 和糖皮质激素治疗无效的直肠、乙状结肠病变者。④持续活动性左侧或广泛结肠病变而病程未达到发生结肠癌危险者。

4. 手术治疗

主要适用于并发大出血、急性肠穿孔,中毒性巨结肠经内科治疗无效者,并发结肠癌者或慢性持续型经内科治疗无效、影响生活质量者。

## 三、主要护理诊断/问题

1. 腹泻

腹泻与肠道炎症导致大肠黏膜对水、钠吸收障碍及结肠运动功能异常有关。

2. 疼痛:腹痛

腹痛与肠道炎症、溃疡、痉挛等有关。

3. 营养失调:低于机体需要量

营养失调与长期腹泻、食欲减退、呕吐有关。

4. 焦虑

焦虑与病程漫长、反复发作、长期用药及饮食受限有关。

5. 潜在并发症

潜在并发症包括中毒性巨结肠、下消化道大出血、急性肠穿孔、癌变等。

## 四、护理措施

1. 一般护理

(1)休息与活动:安排患者在有卫生间的房间或离卫生间较近的房间或在病室内留置便器,病房应安静、舒适;轻症者,应注意休息、适当活动、防止劳累,重症者,应卧床休息,以减少胃肠蠕动,减轻腹痛症状,减少精神和体力负担。

(2)饮食护理:①饮食原则为高热量、高蛋白质、富含维生素、少纤维素,食物宜细软、易消化、少刺激,达到既能保证足够的热量供给、维持机体代谢,又利于吸收、对肠黏膜刺激小的目的。②给予稀粥、面片、细面条、鸡蛋羹等,避免生、冷、辛辣等对胃黏膜有刺激的食品,避免能增加胃肠蠕动的含纤维多的食物,忌食乳制品,因其可能是本病的致敏食物。③病情活动期,应进流质或半流质饮食,病情严重者,应禁食,采用静脉高营养,以改善全身状况和使肠道休息,并利于减轻炎症和控制症状。

2. 心理护理

关心体贴患者,进行心理疏导,告知不良的心理状态可诱发和加重病情,不利于疾病康复;耐心地解答患者提出的问题,解释疾病过程、治疗效果和预后,以利患者保持乐观情绪,树立起战胜疾病的信心和勇气,积极配合治疗。

3. 对症护理

(1)腹泻:注意腹部保暖,可用热水袋腹部热敷,以减弱肠道运动,减少排便次数;同时加强肛周皮肤的护理,排便后应用温水清洗肛周,保持清洁干燥,涂无菌凡士林或抗生素软膏以保护肛周皮肤和促进损伤处愈合。

(2)腹痛:耐心解释腹痛原因,教给缓解疼痛的方法,如放松、转移注意力,同时遵医嘱给予药物和针灸等方法止痛。

4.用药护理

(1)抗胆碱药或止泻药:应用时注意观察腹泻、腹部压痛及腹部肠鸣音的情况,如出现鼓肠、肠鸣音消失、腹痛加剧等情况,应及时报告医生采取相应措施。

(2)柳氮磺吡啶:主要表现为恶心、呕吐、食欲减退等,指导患者餐后服药可减轻消化道不良反应;另一类不良反应为皮疹、粒细胞减少及再生障碍性贫血等,服药期间应定期做血常规检查,一旦出现该类反应,应报告医生以便更换药物。

(3)糖皮质激素:注意糖皮质激素的不良反应,告知患者不可随意停药,以防止发生病情反跳。

(4)免疫抑制剂:注意胃肠道反应、白细胞减少等不良反应。

(5)灌肠药:灌肠时指导患者尽量抬高臀部,以延长药物在肠道内的停留时间;5ASA灌肠剂药物不稳定,最好在使用前新鲜配制。

5.病情观察

(1)观察并记录粪便的量、性状,排便次数;观察皮肤的弹性及有无脱水表现。

(2)观察腹痛的部位、性质、程度及生命体征的变化,如腹痛性质突然改变,应注意是否并发大出血、肠梗阻、中毒性结肠扩张、肠穿孔等。

(3)观察进食情况,定期测体重、血红蛋白、白蛋白等,以了解患者的营养状况。

## 五、健康教育

(1)向患者及家属介绍有关的疾病知识,教会患者和家属识别有关的诱发因素,如饮食失调、精神紧张、过度劳累等,并尽量避免。

(2)阐明良好的心态和认真地进行自我护理对缓解症状、控制病情有极其重要的意义,指导患者加强自我心理调节,合理安排休息与活动,合理饮食,以提高机体抵抗力。

(3)嘱患者坚持治疗,定期门诊复诊,遵医嘱用药,不随意更换药物或停药,教会患者识别药物的不良反应,一旦出现时应及时就诊,以便调整用药。

(牛永杰)

# 第十一节　肠结核

肠结核(intestinal tuberculosis)是由结核分枝杆菌侵犯肠道而引起的一种慢性特异性炎症。临床以腹痛、腹胀、排便异常、腹部肿块和全身毒血症状为主要特点。多见于青壮年,女性略多于男性。

## 一、病因和发病机制

1.病因

肠结核绝大多数由人型结核分枝杆菌引起。胃肠道感染是最主要的感染途径,多数患者原有开放性肺结核,因经常吞咽含结核分枝杆菌的痰液而感染,或与开放性肺结核患者经常共餐,忽视餐具消毒隔离而感染;少数因饮用未消毒的带牛型结核分枝杆菌牛奶或乳制品而发生牛型结核分枝杆菌肠结核；血源性感染少见，多系肠外结核病灶如粟粒性肺结核经血行播散侵犯肠壁；也可由盆腔结核（如女性生殖器结核）或结核性腹膜炎直接蔓延引起。

2.发病机制

结核分枝杆菌不产生毒素，主要靠菌体成分引起疾病，肠结核的发生是机体与结核分枝杆菌相互作用的结果，在体质较差、免疫力较弱而细菌数量较多、毒力较大等诱因下，容易发病。肠结核好发于回盲部，其他部位依次为升结肠、空肠、横结肠、降结肠、阑尾、十二指肠和乙状结肠。

吞入胃内的结核分枝杆菌借其脂外膜逃避胃酸的杀灭，随之进入肠道，多在回盲部引起病变，可能与该部有丰富的淋巴组织、含结核分枝杆菌的肠内容物在该处停留时间较长和肠内容物已为均匀的食糜有关，利于结核分枝杆菌和肠黏膜充分接触而致病。

## 二、护理评估

### （一）健康史

评估患者是否存在其他部位的结核病变，尤其是有无肺结核；询问家属中有无结核病患者、是否经常与开放性肺结核患者共餐，了解是否饮用过未经消毒的带牛型结核分枝杆菌牛奶或乳制品。

### （二）临床表现

起病缓慢，病程较长，早期症状不明显，临床表现因病理类型、病变活动情况及人体反应性不同而异。

1.腹痛

这是本病的常见症状，多位于右下腹，多呈隐痛或钝痛，进餐可诱发或加重，排便后可缓解，可能与进餐引起胃肠反射或肠内容物通过炎症、狭窄肠段，引起局部肠痉挛有关。体检常有腹部压痛，部位多在右下腹。增生型肠结核或并发肠梗阻时，有腹部绞痛、腹胀和肠鸣音亢进。

2.排便异常

(1)腹泻：溃疡型肠结核的主要临床表现，病情因病变严重程度和范围不同而异，每日2～4次，粪便呈糊样，不含黏液和脓血，无里急后重；重者，排便次数可达10余次/天，粪便中可含少量黏液和脓血；有时会出现腹泻与便秘交替，与病变引起胃肠功能紊乱有关。

(2)便秘：增生型肠结核的主要表现，排便次数减少（每周少于3次）、粪便干硬，伴腹胀。

3.腹部肿块

增生型肠结核的主要体征，肿块常位于右下腹，一般比较固定，中等质地，伴有轻度或中度压痛。当溃疡型肠结核的病变肠段和周围组织粘连或合并局限性腹膜炎或伴肠系膜淋巴结结核时，也可出现腹部肿块。

4.全身症状

以溃疡型肠结核多见，有低热、盗汗、全身不适、乏力等结核毒血症状，患者呈慢性病容、消瘦、苍白、体重下降、肌肉松弛、贫血等营养失调表现。增生型肠结核，全身症状不明显。

5.并发症

见于晚期患者，以肠梗阻多见，慢性穿孔可有瘘管形成，也可并发结核性腹膜炎，肠出血少见，偶有急性肠穿孔。

### (三)辅助检查

1. 血液检查

溃疡型肠结核可有轻至中度贫血,无并发症时白细胞计数一般正常;血沉多明显增快,可作为估计肠结核活动程度的指标之一。

2. 粪便检查

溃疡型肠结核,粪便外观多为糊样,一般无肉眼黏液和脓血,但显微镜下可见少量脓细胞与红细胞,隐血试验阳性。粪便浓缩找结核分枝杆菌,对痰结核分枝杆菌阴性者有诊断意义。

3. 结核菌素试验

强阳性对本病有辅助诊断价值。

4. X 线胃肠钡餐造影或钡灌肠检查

X 线钡剂造影对肠结核的诊断具有重要价值。①溃疡型肠结核:钡剂于病变肠段呈现激惹征象,排空很快,充盈不佳,而在病变的上、下肠段则钡剂充盈良好(X 线钡影跳跃征象);病变肠段如能充盈,则显示黏膜皱襞粗乱、肠壁边缘不规则,有时呈锯齿状或溃疡,也可见肠腔变窄、肠段缩短变形、回肠盲肠正常角度消失。②增生型肠结核:主要表现为盲肠附近肠段增生性狭窄、收缩与畸形,可见钡剂充盈缺损、黏膜皱襞紊乱、肠壁僵硬、结肠袋消失等。

5. 内镜检查和活检

纤维或电子内镜检查可确定病变的性质和范围。内镜下可见病变肠段黏膜充血、水肿,大小和深浅不一、形态不规则、边缘隆起的溃疡,大小及形态各异的炎症息肉,肠腔变窄等。病变部位活检发现干酪样坏死性肉芽肿或结核分枝杆菌,即可确诊。

### (四)治疗要点

治疗原则:早期诊断、早期抗结核化疗,消除症状,改善全身状况,促进病灶愈合,防治并发症。

1. 休息与营养

合理安排休息,积极改善营养状况,对消化道症状明显或有营养不良或因胃肠道症状影响进食者,给予静脉内高营养治疗。

2. 抗结核化疗

早期、联合、规则、足量、全程抗结核药物治疗,可选用链霉素、利福平、异烟肼、吡嗪酰胺、乙胺丁醇等。

3. 对症治疗

腹痛,可用抗胆碱药;腹泻,严重者应注意纠正水、电解质和酸碱平衡紊乱;对不完全性肠梗阻,需进行胃肠减压,以缓解梗阻近端肠曲的膨胀和潴留。

4. 手术治疗

手术适应证:①完全性肠梗阻或不完全性肠梗阻内科治疗无效。②急性肠穿孔或慢性肠穿孔瘘管形成经内科治疗未能闭合。③肠道大出血经积极抢救不能有效止血。④诊断困难需剖腹探查明确诊断。

## 三、主要护理诊断/问题

1. 疼痛:腹痛

腹痛与病变肠段的炎症刺激或肠梗阻引起的肠痉挛、肠蠕动加快有关。

2.腹泻

腹泻与病变肠段的炎症和溃疡使肠蠕动增强、排空过快有关。

3.便秘

便秘与肠道狭窄、肠腔内阻塞性肿块或胃肠功能紊乱有关。

4.营养失调:低于机体需要量

营养失调与结核分枝杆菌的毒性作用、营养摄入减少、腹泻、消化吸收障碍有关。

5.潜在并发症

潜在并发症包括肠梗阻、结核性腹膜炎、肠系膜淋巴结结核、瘘管形成、肠穿孔等。

## 四、护理措施

1.一般护理

①休息:保持病室安静、舒适、空气清新,急性发作或病情严重时,应卧床休息,以减少机体消耗和减轻症状;病情缓解时,指导患者适当活动,注意劳逸结合,以不感疲劳为度。②饮食护理:给予高热量、高蛋白质、高维生素、易消化的食物,以弥补慢性消耗;指导腹泻患者少食牛奶、豆制品等易发酵的食物,少吃纤维多的食物及生冷、不易消化的食物;便秘患者应多吃含水分、纤维多的食物,如南瓜、卷心菜、西红柿等;对严重营养不良患者通过饮食途径不能维持足够营养时,按医嘱进行静脉营养治疗和维持水、电解质平衡;肠梗阻患者应禁食,并进行胃肠减压,静脉补充营养物质及水、电解质。

2.心理护理

向患者介绍肠结核是可以治愈的疾病,指出不良心态对肠结核可产生不利影响,鼓励患者树立战胜疾病的信心,积极配合治疗与护理。

3.对症护理

①腹痛:安置患者适宜的体位卧床休息,使用抗胆碱能药时注意药物的不良反应;对完全性肠梗阻、急性肠穿孔的剧烈腹痛患者,积极做好手术治疗的各项准备。②腹泻:注意腹部保暖,观察排便次数和粪便的性状,保持肛周皮肤清洁,每次排便后局部用温水清洗,必要时局部涂无菌凡士林。③便秘:解释便秘原因,帮助患者消除不良情绪反应,指导患者养成定时排便的习惯,适当活动,进行腹部按摩,有便意时立即如厕,必要时遵医嘱给予缓泻剂和软化剂或保留灌肠,以保持正常通便。④发热:卧床休息以减少机体的消耗,多进水和加强营养补充,以弥补因发热出汗引起的过多消耗,出汗后及时更换衣服,做好口腔护理,正确使用抗结核药物,必要时按医嘱使用退热措施。

4.用药护理

介绍常用抗结核药物的作用和不良反应,正确给药,注意观察疗效和不良反应。

5.病情观察

密切观察腹痛、腹胀情况,注意有无肠型和肠蠕动波,以便及时发现肠梗阻、肠穿孔等并发症,一旦出现异常,及时通知医生,并做好相应的护理和治疗配合。

## 五、健康教育

(1)开展结核病的防治知识宣教,积极治疗开放性肺结核患者尤其是痰结核分枝杆菌阳性者,教育不要吞咽痰液;注意个人饮食卫生,健康人尽量不与结核病患者共餐,集体用餐时提倡用公筷及分餐制,并注意餐具的消毒;不饮未经消毒的牛奶和乳制品。

(2)教育结核患者保持良好的心态,注意休息、营养和生活规律、劳逸结合。按照医嘱坚持抗结核治疗,注意药物不良反应的防治,定期到医院检查,以便根据病情变化及时调整治疗方案。

(3)告知肠结核患者在病程中可能出现肠梗阻、肠穿孔、结核性腹膜炎、肠系膜淋巴结结核等并发症,介绍常见并发症的表现,以便能及时发现和就诊。

(牛永杰)

# 第十二节　结核性腹膜炎

结核性腹膜炎(tuberculous peritonitis)是由结核分枝杆菌引起的慢性、弥漫性腹膜感染性炎症,是感染性腹膜炎中最常见的疾病。可发生于任何年龄,以青壮年多见,女性多于男性,男、女性之比为1∶2。

## 一、病因和发病机制

结核性腹膜炎绝大多数继发于其他部位的结核病变,主要感染途径是腹腔内结核病灶直接蔓延,肠系膜淋巴结核、输卵管结核、肠结核等为常见原发病灶;少数患者可由腹外结核血行播散引起,原发病灶可为活动性肺结核、骨关节结核、睾丸结核等,常伴发结核性多浆膜炎、结核性脑膜炎等。

结核性腹膜炎的病理变化依结核分枝杆菌侵入腹膜的数量、毒力及人体的免疫力不同,可表现为渗出、粘连、干酪三种基本病理类型,以渗出型最多见,粘连型次之,干酪型最少见。①渗出型:腹膜充血、水肿,表面覆以纤维蛋白渗出物,腹膜可见无数黄白或灰白色结核结节,腹腔内有浆液性纤维蛋白渗出物及少量至中等量腹腔积液。②粘连型:多由渗出型在腹腔积液吸收后形成,少数可能开始即有粘连,此型腹腔渗液少或无,而有大量纤维组织增生,腹膜、肠系膜明显增厚,肠袢相互粘连并和其他脏器紧密缠结在一起,使肠曲受压而引起肠梗阻,大网膜增厚变硬卷缩而形成肿块,严重者腹膜完全闭塞。③干酪型:由渗出型和粘连型演变而来,是本病的重型,病理以干酪样坏死为主,同时肠管、大网膜、肠系膜和腹腔内脏器相互粘连形成许多小房,其中充满混浊或脓性渗出物,并可向肠曲、阴道或腹壁穿破而形成结核性脓肿、窦道和内瘘或外瘘。在疾病的发展过程中,三种类型可互相转变,或两种、三种类型并存,称为混合型。

## 二、护理评估

### (一)健康史

评估有无肠系膜淋巴结核、肠结核、输卵管结核、睾丸结核、肺结核、骨关节结核等病史;询问原患结核病后是否进行正规的抗结核治疗及治疗的效果。

### (二)临床表现

临床表现因原发病灶、感染途径、病理类型和人体反应不同而异,起病急缓不一、症状轻重不等,多数起病缓慢,症状较轻,少数起病隐匿,症状不明显。

1. 结核毒血症状

结核毒血症状最为常见。主要为发热与盗汗，以不规则低热或中等程度发热多见，伴疲乏、无力等，渗出型、干酪型或合并有严重腹外结核病者可呈高热和明显毒性症状；疾病后期，有消瘦、贫血、水肿、舌炎、口角炎等营养不良的表现。

2. 消化道症状

(1)腹痛：多位于脐周、下腹、有时在全腹部，以持续性隐痛或钝痛多见，餐后可加重；并发不完全性肠梗阻，可出现阵发性绞痛；发生肠系膜淋巴结或腹腔其他结核干酪性坏死病灶破溃或肠结核急性穿孔，可表现为急腹痛，并有烦躁不安，呼吸、脉搏加速、出汗等反应。

(2)腹胀：常见，多由结核毒血症状、肠功能紊乱、腹腔积液、肠梗阻引起。

(3)腹泻：常见，大便多呈糊状，每日 2～4 次，一般无黏液或脓血，与腹膜炎症刺激所致肠功能紊乱、并发溃疡性肠结核或肠曲间形成内瘘有关。

(4)便秘：较常见于粘连型，有时与腹泻交替出现。

3. 体征

(1)腹壁柔韧感：结核性腹膜炎粘连型的特征性特征，系腹膜受到轻度刺激或有慢性炎症的表现。

(2)腹部压痛及反跳痛：轻度腹部压痛常见，少数干酪型患者有明显压痛及反跳痛。

(3)腹部肿块：常位于脐周，或见于其他部位。肿块系由增厚的大网膜、肿大的肠系膜淋巴结、粘连成团的肠曲或干酪样坏死脓性物积聚而成，其大小不一，边缘不齐，有时呈结节感，伴轻微触痛。多见于粘连型及干酪型。

(4)腹腔积液征：常为少量至中等量积液，腹腔积液量多时可有腹部膨隆，超过 1 000 mL 时可出现移动性浊音。

(5)并发肠梗阻时，可见肠型、肠蠕动波、肠鸣音亢进。

4. 并发症

并发症以肠梗阻最常见，多见于粘连型；肠瘘及腹腔脓肿，多见于干酪型。

5. 心理状态

结核性腹膜炎常在其他结核病的基础上发生，加之学习、工作方面压力，患者易产生焦虑、悲观的心理变化。

## (三)辅助检查

1. 血液检查

(1)血常规：轻至中度贫血，多为正细胞正色素性贫血；干酪型或腹腔病灶急性扩散时，白细胞总数和中性粒细胞比例可增高。

(2)红细胞沉降率：判断病变活动的简易指标，活动期一般增快，病变趋于静止时逐渐正常。

2. 结核菌素试验

结核菌素试验强阳性反应，对本病的诊断有意义。

3. 腹腔积液检查

腹腔积液呈草黄色渗出液，偶为血性或乳糜性，静置后有自凝块，比重超过 1.018，蛋白质含量在 30 g/L 以上，白细胞计数超过 $500\times10^6$/L，以淋巴细胞为主；若腹腔积液葡萄糖浓度 3.4 mmol/L，pH 7.35，腺苷脱氨酶增高，可提示结核性腹膜炎。腹腔积液浓缩找结核分枝杆菌或结核分枝杆菌培养的阳性率均较低，动物接种的阳性率仅为50%左右。

4. X线检查

腹部X线片检查有时可见钙化影，提示钙化的肠系膜淋巴结结核；胃肠X线钡餐造影，发现肠粘连、肠结核、肠瘘、肠外肿块等征象，对本病有辅助诊断价值。

5. 超声检查

腹部B超检查有助于对少量腹腔积液的诊断和腹部肿块性质的鉴别诊断。

6. 腹腔镜检查与组织活检

腹腔镜检查与组织活检对渗出型结核性腹膜炎具有确诊价值，可窥见腹膜、大网膜、内脏表面有散在或集聚的灰白色粟粒状结核结节，浆膜混浊粗糙，活组织检查有确诊价值。腹膜有广泛粘连者则禁忌此项检查。

### (四)治疗要点

治疗原则：抗结核药物治疗，辅助营养调理和休息，达到早日康复、避免复发和防止并发症的目的。

1. 一般和对症治疗

注意休息、加强营养和增强机体的抗病能力；腹痛时，应用解痉、止痛药物；对不完全肠梗阻者，施行胃肠减压；对腹腔积液量大者，可考虑腹腔穿刺适当引流腹腔积液，引流后在腹腔内注入链霉素、醋酸氢化可的松等药物，以加速组织吸收并减少粘连。

2. 抗结核化学药物治疗

按"早期、规则、适量、联合、全程"的原则进行抗结核药物治疗，对结核毒血症状严重或有血行播散者或渗出型患者在有效抗结核化疗的前提下，可短期使用糖皮质激素如泼尼松(每次10 mg，3次/天，口服)，以减轻炎症渗出，加速腹腔积液吸收，减少肠粘连和纤维化。

3. 手术治疗

对并发完全性或慢性不完全性肠梗阻经内科治疗未见好转者，肠穿孔引起的急性腹膜炎，或局限性腹膜炎经抗生素治疗未见好转者，肠瘘经内科治疗未闭者，可考虑手术治疗，术后继续抗结核治疗。

## 三、主要护理诊断/问题

1. 体温过高

体温过高与结核病毒血症有关。

2. 疼痛：腹痛

腹痛与腹膜炎症及伴有肠梗阻等并发症有关。

3. 营养失调：低于机体需要量

营养失调与结核毒血症致营养消耗过多和摄入减少、消化吸收障碍有关。

4. 潜在并发症

潜在并发症包括肠梗阻、肠穿孔、肠瘘等。

## 四、护理措施

1. 一般护理

(1)提供舒适、安静的休息环境，保证患者充分休息。

(2)给予高热量、高蛋白质、高维生素、易消化的食物,如新鲜蔬菜、水果、鲜奶、豆制品及肉类等;提供愉快舒畅的进食环境,加强口腔护理,以增进食欲,保证营养摄入。腹泻明显的患者应少吃乳制品、富含脂肪的食物及粗纤维食物,以免加快肠蠕动。肠梗阻患者应禁食,给予静脉营养。

2.心理护理

加强与患者的沟通,掌握其心理动态,帮助克服急躁、焦虑等一系列不良心理反应;解释相关病情,使患者充分认识本病的可治性,从而树立治疗信心,主动地配合医护人员进行治疗与护理。

3.对症护理

(1)疼痛护理:安置患者合适的体位,如仰卧或侧卧屈膝位,以减轻疼痛;指导患者用非药物干预措施,如采用分散注意力的方法(有节奏的呼吸、谈话、听音乐等)增加对疼痛的耐受性,用行为方法(温水浴,放慢节律的呼吸,深呼吸-握紧拳头-打呵欠等)减轻疼痛;或采用热敷、按摩、针灸方法,缓解疼痛;必要时按医嘱使用镇痛药物。

(2)腹腔积液护理。①安置患者采取适宜的体位,如坐位或半卧位。②按医嘱使用利尿剂,并注意药物的不良反应、监测血清电解质。③适当控制水、钠摄入量,记录每天的液体出入量,观察尿量和测量腹围。④加强皮肤护理,防止皮肤受压,注意皮肤的清洁卫生。⑤配合实施腹腔穿刺引流腹腔积液,做好穿刺前的各项准备工作和穿刺后的护理。

4.用药护理

按医嘱给予抗结核药物,注意观察治疗效果和不良反应。一旦发现明显的不良反应,应及时报告医生和配合处理。

5.病情观察

定期监测红细胞、血红蛋白、体重等营养指标,掌握营养改善的情况。密切观察腹痛的变化,以利早期发现肠梗阻、肠穿孔等并发症,如疼痛突然加重或出现便血时,及时报告医生并做好手术前的各项准备工作。

## 五、健康教育

(1)向患者阐明结核性腹膜炎是一种慢性消耗性疾病,指出维持良好的营养对疾病的恢复具有重要意义,鼓励患者进高热量、高蛋白质、高维生素、易消化的饮食。指导患者在病情进展过程中应注意休息,保证充足睡眠,避免过度劳累,当疾病进入稳定或恢复阶段时,应适当地进行户外活动,以利疾病的康复。

(2)指导患者按医嘱坚持规则、全程抗结核治疗,不能自行停药,嘱患者定期复查,以便及时掌握病情变化和调整治疗方案。

(3)告知患者应加强自我病情观察,以便及时发现可能出现的肠梗阻、肠穿孔等并发症,及早获得合理的治疗。

(韩　凤)

# 第十三节　克罗恩病

克罗恩病是一种病因未明的胃肠道慢性炎性肉芽肿性疾病。临床表现以腹痛、腹泻、腹部包块、瘘管形成和肠梗阻等为特点，伴有发热、营养障碍等全身表现及口腔黏膜溃疡、结节性红斑等肠外表现。本病发病年龄为15～30岁，有终身复发倾向，我国发病率并不高，但并非罕见。多数病变同时累及回肠末段与邻近右侧结肠；累及小肠者次之，主要在回肠，少数在空肠；病变也可涉及口腔、食管、胃、十二指肠，但少见。大体形态上，克罗恩病特点为：①病变呈节段性或跳跃性，不呈连续性；②黏膜溃疡的特点早期呈鹅口疮样；继而增大、融合，形成纵行溃疡和裂隙溃疡，黏膜呈鹅卵石样外观；③病变累及肠壁全层时，肠壁增厚变硬，肠腔狭窄，易发生肠梗阻；④溃疡穿孔引起局部脓肿，或穿透至其他肠段、器官、腹壁，形成内瘘或外瘘。肠壁浆膜纤维素渗出、慢性穿孔均可引起肠粘连。

组织学上，克罗恩病的特点为：①非干酪性肉芽肿，由类上皮细胞和多核巨细胞构成，可发生在肠壁各层和局部淋巴结；②裂隙溃疡，呈缝隙状，可深达黏膜下层甚至肌层；③肠壁各层炎症，伴固有膜底部和黏膜下层淋巴细胞聚集、黏膜下层增宽、淋巴管扩张及神经节炎等。

## 一、临床表现

起病大多隐匿、缓慢，病程呈慢性、长短不等的活动期与缓解期交替，有终生复发倾向。少数急性起病，可表现为急腹症。本病临床表现在不同病例差异较大。

1.症状

(1)消化系统表现

1)腹痛：最常见，与肠内容物经过炎症狭窄的肠段而引起局部肠痉挛有关。腹痛多位于右下腹或脐周，为痉挛性阵痛伴肠鸣音增强，间歇性发作，常于进食后加重，排便或肛门排气后缓解。若腹痛持续且出现明显压痛，提示炎症波及腹膜或腹腔内脓肿形成。

2)腹泻：亦常见，主要由病变肠段炎症渗出、蠕动增强及继发性吸收不良引起。早期为间歇性腹泻，后期转为持续性。粪便多呈糊状，一般无脓血和黏液。病变累及下段结肠或直肠时，患者出现黏液血便和里急后重。

(2)全身表现：较多且明显，主要表现为：①发热：与肠道炎症活动及继发感染有关，多呈间歇性低热或中度热，少数弛张热者提示发生毒血症，部分患者以发热为首发和主要症状；②营养障碍：患者表现为消瘦、贫血、低蛋白血症和维生素缺乏等。

(3)肠外表现：本病与UC的肠外表现相似，发生率较高，包括口腔黏膜溃疡、结节性红斑、外周关节炎、虹膜睫状体炎、坏疽性脓皮病、杵状指(趾)等。

2.体征

患者呈慢性病容，精神状态差，重者消瘦呈贫血貌。轻者仅有右下腹或脐周轻压痛，重者常有全腹部明显压痛。部分病例可触及腹块，以右下腹或脐周多见。瘘管形成是克罗恩病特征性体征。这是因透壁性炎性病变穿透肠壁全层至肠外组织或器官而成。部分患者可见肛门直肠周围瘘管、脓肿形成及肛裂等肛周病变，有时这些病变为本病首发或突出体征。

3.并发症

肠梗阻最常见，其次是腹腔内脓肿，可有吸收不良综合征，偶有并发急性穿孔或大量便血、直肠结肠癌变等。

## 二、辅助检查

1.血液检查

贫血常见且与疾病严重程度平行；活动期红细胞沉降率加快，白细胞计数增高；C-反应蛋白升高；血清蛋白降低。

2.粪便检查

粪便隐血试验常为阳性，伴吸收不良综合征者粪便中脂肪含量增加。

3.X线检查

小肠病变做胃肠钡餐检查，结肠病变做钡剂灌肠检查。X线表现有胃肠道的炎性病变，如裂隙状溃疡、鹅卵石征、假息肉、单发或多发性狭窄、瘘管形成等征象，病变呈节段性分布。由于病变肠段激惹及痉挛，钡剂很快通过而不留该处，称为跳跃征；钡剂通过迅速而遗留一细线状影，称为线样征，多由肠腔狭窄所致。

4.结肠镜检查

病变呈节段性、非对称性分布，可见肠腔狭窄、肠管僵硬，纵行溃疡，溃疡周围有鹅卵石征、炎性息肉等改变。病变活检可见黏膜固有层出现非干酪坏死性肉芽肿或大量淋巴细胞。

## 三、诊断要点

慢性起病，反复发作右下腹或脐周痛，并有腹泻、腹块、发热、消瘦，特别是伴有肠梗阻、腹部压痛及包块、肠瘘、肛周病变等表现。结合X线、结肠镜检查及活检发现本病特征性改变，即可诊断本病。

## 四、治疗

治疗目的是控制病情，缓解症状，减少复发，防治并发症。

1.氨基水杨酸制剂

SASP为首选药物，适用于病变局限在结肠的轻型、中型活动期患者。美沙拉秦能在回肠、结肠定位释放，适用于回肠病变轻型或结肠病变轻中型患者，且可作为缓解期的维持治疗用药。

2.糖皮质激素

目前控制病情活动最有效的药物，初始剂量要足、疗程充分。一般给予泼尼松龙每天口服30～40 mg，重者可达每天60 mg，病情好转后逐渐减量至停药，并以氨基水杨酸制剂维持治疗。

3.免疫抑制剂

硫唑嘌呤或巯嘌呤可用于对糖皮质激素治疗效果不佳或对激素依赖的慢性活动性病例。硫唑嘌呤每天1.5～2.5 mg/kg，该药显效时间为3～6个月，维持用药可至3年或以上。注意加用这类药物可逐渐减少激素用量乃至停药。

4.抗菌药物

某些抗菌药物如甲硝唑等药物对本病有一定疗效，但注意谨防长期用药出现的不良反应。

5.手术治疗

手术主要针对并发症，适用于如完全性肠梗阻、瘘管与脓肿形成、急性穿孔或不能控制的大出血等情况。

## 五、护理

### (一)主要护理诊断/问题

1.腹泻

腹泻与炎症导致肠黏膜对水钠吸收障碍及结肠运动功能失常有关。

2.营养失调:低于机体需要量

营养失调与长期腹泻及吸收障碍有关。

3.有体液不足的危险

体液不足与肠道炎症致频繁腹泻有关。

4.潜在并发症

潜在并发症中毒性巨结肠、肠梗阻、直肠结肠癌变、大出血、吸收不良综合征等。

5.焦虑

焦虑与病情反复、迁延不愈及担心预后有关。

### (二)护理措施

1.安全与舒适管理

(1)轻症患者注意休息,减少活动量,注意劳逸结合,避免劳累。

(2)重症患者应卧床休息,减少肠蠕动,缓解腹痛、腹泻。

2.病情监测

(1)观察患者腹泻的次数、性质、腹泻伴随症状,如发热、腹痛,监测粪便检查结果。

(2)严密观察腹痛的性质、部位及生命体征的变化,观察患者有无脱水表现,了解病情进展,如果腹痛性质突然改变,考虑是否发生大出血、肠梗阻、中毒性巨结肠、肠穿孔等并发症,及时报告医生并协助抢救。

3.对症护理

对采用保留灌肠疗法的患者,应指导适当抬高臀部,延长药物在肠道内的停留时间。

4.用药护理

遵医嘱给予药物,向患者及家属说明药物的用法、作用、不良反应等。①告知患者柳氮磺吡啶常见不良反应如恶心、呕吐、皮疹、粒细胞减少、自身免疫性溶血、再生障碍性贫血等;宜餐后服药以减轻消化道反应;服药期间定期复查血象。②应用糖皮质激素者,不可随意停药,防止反跳现象,部分患者表现为激素依赖,多因减量或停药而复发。③应用硫唑嘌呤或巯嘌呤等药物时患者可出现骨髓抑制的现象,需监测白细胞计数。④某些抗菌药物如甲硝唑、喹诺酮类,长期应用不良反应大,故一般与其他药物联合短期应用。⑤病情严重者,按医嘱给予静脉高营养,以改善全身营养状况。

5.饮食护理

定期测量患者的体重,监测血红蛋白、血清电解质和血清蛋白的变化,了解营养状况的变化。

根据具体情况制定护理措施:①指导患者食用高营养、易消化、少纤维素的食物,减轻对肠黏膜的刺激。②忌烟酒,避免食用冷饮、水果、多纤维的蔬菜及其他刺激性食物,忌食牛乳和乳制品。③急性发作期患者,应进流质或半流质食物,病情严重者应禁食。

### (三)健康指导

1. 预防疾病

①做好卫生宣教工作,使患者或家属注意个人卫生,防止肠道感染性疾病。②饮食有节,生活规律,避免劳累。③适当的运动锻炼,增强机体抵抗力,预防肠道感染。

2. 管理疾病

①该病病程长,告知患者坚持治疗,按时服药。②观察病情,教会患者识别药物不良反应如头痛、发热、排便异常等症状,一旦出现及时就诊,以免耽误病情。③急性发作期应卧床休息,缓解期适当活动。④加强营养,少食多餐,进食营养均衡的饮食能减轻疾病的症状,纠正营养不良,必要时可通过胃管注入。多补充维生素,适当添加益生菌,维持肠道内菌群平衡。⑤介绍保持平和心态对本病的重要性,鼓励患者树立信心,自觉配合治疗,以减轻自卑、忧虑等负向情绪。

(韩　凤)

## 第十四节　肝硬化

肝硬化(hepatic cirrhosis)是各种慢性肝病发展的晚期阶段,是由一种或多种病因长期反复作用后引起的慢性、进行性、弥漫性肝病。病理上以肝脏弥漫性纤维化、再生结节和假小叶形成为特征。

临床上,起病隐匿,发展缓慢,以肝功能损害和门静脉高压为主要表现。肝硬化是常见病,世界范围内的年发病率为(25～400)/100 000,发病高峰年龄为35～50岁,男性多见,男、女性比例为(3.6～8)∶1,出现并发症时死亡率高。

### 一、病因和发病机制

1. 病因

(1)病毒性肝炎:最常见的病因,主要为乙型、丙型和丁型肝炎病毒感染,占60%～80%,通常经过慢性肝炎阶段演变而来,急性或亚急性肝炎如有大量肝细胞坏死和肝纤维化可以直接演变为肝硬化,乙型和丙型或丁型肝炎病毒重叠感染可加速发展成肝硬化。

(2)慢性酒精中毒:欧美国家肝硬化的主要病因,在我国占15%,近年来有上升趋势。长期大量饮酒,乙醇及其代谢产物(乙醛)的毒性作用可引起酒精性肝炎,继而发展为肝硬化。

(3)非酒精性脂肪性肝炎:随着世界范围肥胖的流行,非酒精性脂肪性肝炎(NASF)的发病率日益升高,约有20%的非酒精性脂肪性肝炎可发展为肝硬化。

(4)胆汁淤积:持续肝内淤胆或肝外胆管阻塞时,高浓度胆酸和胆红素可损伤肝细胞,引起原发性胆汁性肝硬化或继发性胆汁性肝硬化。

(5)其他病因。①肝静脉回流受阻:慢性心力衰竭、缩窄性心包炎、肝静脉阻塞综合征(Budd-Chiari综合征)、肝小静脉闭塞病等,引起肝脏长期淤血缺氧而导致肝硬化。②遗传代谢性疾病:先天性酶缺陷,致使某些物质不能被正常代谢而沉积在肝脏而发展成肝硬化,如肝豆状核变性(铜沉积)、血色病(铁沉积)、$\alpha_1$-抗胰蛋白酶缺乏症等。③工业毒物或药物:长期接触四氯化碳、磷、砷等或服用双醋酚汀、甲基多巴或服用异烟肼、甲氨蝶呤等，可引起中毒性或药物性肝炎而演变为肝硬化。④自身免疫性肝炎：可演变为肝硬化。⑤血吸虫病：血吸虫虫卵沉积于汇管区，引起纤维组织增生，可导致肝硬化。⑥隐源性肝硬化：病因不明的肝硬化，占5%～10%。

2. 发病机制

各种致病因素导致肝细胞损伤、变性坏死，进而肝细胞再生和纤维结缔组织增生，形成肝纤维化，最终发展为肝硬化。演变过程为：①致病因素使肝细胞广泛的变性、坏死，肝小叶的纤维支架塌陷；②残存的肝细胞不沿原支架排列再生，形成不规则结节状的肝细胞团（再生结节）；③各种细胞因子促进纤维化的产生，自汇管区-汇管区或汇管区-肝小叶中央静脉延伸扩展，形成纤维间隔；④增生的纤维组织使汇管区-汇管区或汇管区-肝小叶中央静脉之间的纤维间隔相互连接，包绕再生结节或将残留肝小叶重新分割，改建成为假小叶，形成肝硬化。结果使血管床缩小、闭塞或扭曲，加之受到再生结节挤压，造成肝内门静脉、肝静脉和肝动脉相互间失去正常关系而出现交通吻合支等。严重的肝血循环紊乱是门静脉高压的病理基础，并进一步加重肝细胞缺血缺氧，促使肝硬化病变进一步恶化。

3. 病理

(1)肝脏大体形态：早期肿大、晚期明显缩小，质地变硬，外观呈棕黄色或灰褐色，表面有弥漫性大小不等的结节和塌陷区。切面见肝正常结构被圆形或近圆形的岛屿状结节代替，结节周围有灰白色的结缔组织间隔包绕。

(2)肝硬化组织学特征：正常肝小叶结构被假小叶所代替。假小叶由再生肝细胞结节和(或)残存肝小叶构成，假小叶内肝细胞有不同程度变性甚至坏死。汇管区因结缔组织增生而增宽，可见程度不等的炎性细胞浸润，并有小胆管样结构（假胆管）。根据肝细胞结节形态，肝硬化分为三型。①小结节性肝硬化：结节大小相仿、直径小于 3 mm。②大结节性肝硬化：结节大小不等，一般平均大于 3 mm，最大结节直径可达 5 cm 以上。③大小结节混合性肝硬化：肝内同时存在大、小结节两种病理形态。

(3)其他器官的病理改变：①脾：因长期淤血而肿大，脾髓增生和大量结缔组织形成。②胃黏膜：因淤血而见充血、水肿、糜烂，可形成门静脉高压性胃病。③睾丸、卵巢、肾上腺皮质、甲状腺：萎缩和退行性变。

## 二、护理评估

### (一)健康史

评估有无慢性病毒性肝炎史，是否长期酗酒；询问有无慢性肠道感染、慢性心力衰竭、缩窄性心包炎、肝豆状核变性等病史，有无血吸虫疫水接触史等；了解居住环境、职业和用药史，如有无长期接触四氯化碳、磷、砷等化学毒物史或长期服用双醋酚丁、甲基多巴等药物史。

### (二)临床表现

肝硬化起病隐匿，病情发展缓慢，可隐伏 3～5 年或更长时间；少数因短期内大片肝坏死，可在数月内发展为肝硬化。临床上肝硬化分为肝功能代偿期和肝功能失代偿期，两期的界限常不清楚或有重叠现象。

1. 代偿期

症状轻且缺乏特异性。乏力、食欲缺乏为早期主要表现，可伴有恶心、厌油腻、腹胀不适、上腹隐痛、轻微腹泻等，常因劳累或伴发病而出现，经休息或治疗可缓解。肝轻度增大，质地偏硬，脾轻度至中度增大。肝功能正常或有轻度酶学异常。

2.失代偿期

(1)肝功能减退的表现。①全身症状：营养状况较差，消瘦、乏力、精神不振、皮肤干枯粗糙、面色黝黯无光泽(肝病面容)、不规则低热、水肿，还有各种维生素缺乏症表现，如夜盲、舌炎、口角炎、多发性神经炎等。②消化道症状：常见明显食欲减退甚至畏食，以及腹胀、恶心、呕吐、腹痛、腹泻等，后期可出现黄疸。③出血倾向和贫血：鼻出血、牙龈出血、皮肤紫癜和胃肠出血、女性月经过多等，系肝合成凝血因子减少、脾功能亢进和毛细血管脆性增加所致；2/3患者有轻度到中度贫血，主要为正细胞正色素性贫血，偶见巨幼细胞贫血，与脾功能亢进、营养障碍和出血等有关。④内分泌紊乱：主要为肝脏对雌激素、醛固酮和血管升压素的灭活能力减退，导致雌激素增多而雄激素和糖皮质激素减少，出现男性性欲减退、睾丸萎缩、毛发脱落及乳房发育，女性有月经失调、闭经、不孕等，在面部、颈部、上胸、肩背和上肢等上腔静脉引流区域出现蜘蛛痣和(或)毛细血管扩张，手掌大鱼际、小鱼际和指端腹侧皮肤有红斑(肝掌)，肾上腺皮质功能减退，引起面部和其他暴露部位皮肤色素沉着；醛固酮和血管升压素增多，出现水钠潴留，尿少、水肿、腹腔积液形成。

(2)门静脉高压症的表现。①脾大和脾功能亢进：脾为轻度至中度增大，少数患者脾大可达脐下，为脾长期淤血所致，晚期伴脾功能亢进，表现为外周血白细胞、红细胞和血小板减少。②侧支循环的建立和开放：门静脉高压最特异的表现，对诊断门静脉高压有重要意义。重要的侧支循环有3支：食管下段和胃底静脉曲张(最常见)，能真实可靠地反映门静脉压力，在呕吐、剧咳、负重等导致门静脉压力突然升高或进食粗糙、坚硬食物机械损伤下，易破裂发生上消化道大出血而出现呕血、黑便，甚至失血性休克；腹壁静脉曲张，在脐周和腹壁可见到以脐为中心向上腹及向下腹延伸的迂曲静脉，外观呈水母头状，有时可闻及静脉杂音；痔静脉曲张，形成痔核，破裂时可引起便血。③腹腔积液：肝硬化最突出的表现，提示肝硬化已属晚期，有明显腹胀感，大量腹腔积液时腹部隆起、腹压增高，易形成脐疝，膈抬高可出现呼吸困难和心悸，部分患者伴有胸腔积液，以右侧多见。腹腔积液形成一般较慢，如短期内腹腔积液迅速生成，往往有明显诱因如感染、上消化道出血、门静脉血栓形成、外科手术等。腹腔积液形成的机制是：门静脉压力增高，低白蛋白血症致血浆胶体渗透压降低，肝淋巴液生成过多，继发性醛固酮及血管升压素增多，肾有效灌注量减少致排钠和排尿量减少。

(3)肝脏情况。早期肝脏增大、质硬，表面尚平滑；晚期肝脏缩小、坚硬、表面呈结节状或颗粒状；通常无压痛，当肝细胞发生进行性坏死或有炎症时可出现轻压痛。

3.并发症

①上消化道出血：最常见的并发症，在诱因作用下可突然发生大量的呕血和黑粪，常引起出血性休克或诱发肝性脑病，死亡率高。②感染：易并发肺部感染、胆道感染、大肠埃希菌败血症、自发性腹膜炎等。自发性腹炎系肠道内细菌异常繁殖，通过肠壁或侧支循环进入腹腔引起，致病菌多为革兰阴性杆菌，出现发热、腹痛、腹胀、腹腔积液迅速增长或持续不减、腹膜刺激征，少数可发生中毒性休克。③肝性脑病：最严重的并发症，也是最常见的死亡原因。④原发性肝癌：短期内肝脏迅速增大、持续性肝区疼痛、血性腹腔积液、不明原因发热等。⑤肝肾综合征(功能性肾衰竭)：系肝硬化大量腹腔积液时，有效循环血容量不足及肾内血液重新分布等因素造成肾小球滤过率下降所致，表现为自发性少尿或无尿、氮质血症和血肌酐升高、稀释性低

钠血症或低尿钠等，但肾无明显器质性损害。⑥电解质和酸碱平衡紊乱：常见低钠血症、低钾低氯血症与代谢性碱中毒，进而诱发和加重肝性脑病。

4. 心理状态

由于肝硬化病程长，病情时好时坏，不能完全康复。患者常有焦虑、抑郁、愤怒、怨恨、消极、悲观、失望、绝望等心理反应，出现严重并发症时，则可出现恐惧心理。

### （三）辅助检查

1. 血常规

代偿期多正常。失代偿期有不同程度的贫血，脾功能亢进时白细胞和血小板减少，血小板减少尤为明显。

2. 尿常规

代偿期正常。失代偿期有蛋白尿、血尿和管型尿，有黄疸时出现胆尿红素及尿胆原增加。

3. 肝功能检查

代偿期正常或有轻度异常。失代偿期则多有异常：血清转氨酶有轻、中度增高，以丙氨酸氨基转移酶（ALT）活力增高较显著，肝细胞严重坏死时天冬氨酸氨基转移酶（AST）活力常高于ALT，重症有血清胆红素增高；血清总蛋白正常、降低或增高，白蛋白降低，球蛋白增高，白/球蛋白比例降低或倒置，γ-球蛋白显著增高；凝血酶原时间有不同程度延长，注射维生素K不能纠正；由于纤维组织增生，血清Ⅲ型前胶原肽（PⅢP）、透明质酸等常显著增高；肝储备功能试验如氨基比林、靛箐绿（ICG）清除试验等，随肝细胞受损情况而显示不同程度的潴留。

4. 免疫功能检查

免疫球蛋白IgG、IgA增高，以IgG增高最显著；T淋巴细胞数常低于正常；抗核抗体、抗平滑肌抗体、抗线粒体抗体阳性；病毒性肝炎引起者，血清乙型、丙型，或乙型加丁型肝炎病毒标记物可呈阳性反应。

5. 腹腔积液检查

一般为漏出液。并发自发性细菌性腹膜炎时，腹腔积液透明度降低，比重介于漏出液与渗出液之间，Rivalta试验阳性，白细胞数增多，常在$500\times10^6$/L以上，分类以多形核白细胞为主（大于$250\times10^6$/L）；并发结核性腹膜炎时则以淋巴细胞为主；腹腔积液为血性时应高度怀疑癌变。

6. 影像学检查

①食管吞钡X线检查：显示钡剂在食管黏膜上有虫蚀样或蚯蚓状充盈缺损，纵行黏膜皱襞增宽，胃底呈菊花样充盈缺损。②B超、电子计算机体层扫描（CT）和磁共振成像（MRI）检查：显示肝脾形态改变，门静脉、脾静脉内径增宽及腹腔积液。

7. 内镜检查

内镜检查可直视静脉曲张及其分布和程度，并发上消化道出血时，急诊胃镜检查可判断出血部位，并进行止血治疗。腹腔镜检查可直接观察肝、脾情况，在直视下对病变明显处进行穿刺做活组织检查。

8. 肝穿刺活组织检查

有确诊价值，并有助于决定治疗方案和判断预后。假小叶形成可确诊为肝硬化。

### （四）治疗要点

本病目前尚无特效治疗，关键在于早期诊断，加强病因治疗和一般治疗，缓解病情，延长代偿期和保持劳动力。代偿期,可用中西医结合的方法进行护肝和支持治疗,避免使用对肝有害的药物,不宜盲目使用过多的保肝药,以免加重肝脏负担;失代偿期,主要是消除加重肝损害因素,对症治疗,改善肝功能和处理并发症;终末期,依赖于肝移植。

1. 一般治疗

①代偿期:适当减少活动,避免体力过劳,宜高热量、高蛋白质、高维生素易消化饮食。②失代偿期:卧床休息,以减轻肝脏负担;进食过少而难于维持营养时,静脉给予高渗葡萄糖溶液输注,维持水电解质和酸碱平衡,使用支链氨基酸为主的复方氨基酸溶液、白蛋白或鲜血,以改善全身状况;肝功能损害严重或有肝性脑病先兆者,应控制或禁食蛋白质,有腹腔积液者,应低盐或无盐饮食;禁酒、禁用肝损害药物,避免进粗糙、坚硬的食物,以免发生食管下段和胃底静脉曲张破裂出血。

2. 腹腔积液治疗

①休息:限制钠和水的摄入。②应用利尿剂,以潴钾利尿剂为主,如螺内酯,可和排钾利尿剂呋塞米交替使用或联合应用,可起协同作用和减少电解质紊乱,腹腔积液消退后利尿剂逐减量。③对严重腹腔积液合并脐疝者或致膈明显提高而影响呼吸者,可考虑腹腔穿刺引流腹腔积液,但引流不宜太快、每次引流量不宜太多,以免腹压突然下降,造成回心血量减少。④定期输注干冻血浆、新鲜血浆、白蛋白,以提高血浆胶体渗透压,这不仅有利于腹腔积液的消退,也有利于全身状况和肝功能的改善。⑤难治性腹腔积液,可采用腹腔积液浓缩回输,这是安全、简便、经济、有效的治疗方法,放腹腔积液 500～1 000 mL 经超滤浓缩成 500 mL,再静脉回输,可清除潴留的钠、水分,有效提高血浆胶体渗透压,使腹腔积液迅速消退。不良反应是,回输时或回输之后数小时出现发热反应,或发生腹腔积液感染、电解质紊乱等。

3. 药物治疗

适当选用护肝药,如维生素 $B_1$、维生素 C、维生素 E、肌苷、辅酶 A、多酶片等,但不宜过多;必要时可用保护肝细胞膜药水飞蓟素和抗炎、抗纤维化药秋水仙碱;近年来也有用胰岛素样生长因子 I(IGF-1)和基因重组人生长激素治疗肝硬化的治法,该法可刺激肝细胞生长。

4. 并发上消化道大出血的治疗

①绝对卧床休息,取平卧位,暂禁食,密切观察并记录生命体征及尿量变化。②积极补充血容量,防止失血性休克。③使用止血剂如维生素 K、6-氨基己酸、西咪替丁或雷尼替丁等。④降低门静脉压力,多选用血管升压素,可起协助止血作用,也可用β-阻滞剂或钙通道阻滞剂,可防止再出血。⑤对出血量多,估计血管裂口大,或反复出血者,可用三腔双囊管压迫止血。⑥病情紧急时,可采用内镜下曲张静脉套扎或使用硬化剂注射。⑦上述处理仍出血不止或反复出血,可考虑紧急断流术。

5. 手术治疗

主要有各种分流、断流术和脾切除术等,目的是降低门静脉压力和消除脾功能亢进。对肝功能损害较轻、无黄疸或腹腔积液、无并发症者,可考虑选择性手术治疗。晚期肝硬化,尤其是并发肝肾综合征者,有条件可进行肝移植手术,以改善患者的预后。

## 三、主要护理诊断/问题

1. 营养失调:低于机体需要量

营养失调与肝功能减退、门静脉高压引起食欲减退、消化不良和吸收障碍等有关。

2. 体液过多

体液过多与肝功能减退引起低蛋白血症，醛固酮、抗利尿激素增多及门静脉高压有关。

3. 有皮肤完整性受损的危险

皮肤完整性受损与营养不良、水肿、皮肤干枯粗糙、瘙痒、长期卧床有关。

4. 焦虑

焦虑与担心疾病预后、经济负担压力有关。

5. 潜在并发症

潜在并发症包括上消化道出血、感染、肝性脑病、电解质和酸碱平衡紊乱等。

## 四、护理措施

1. 一般护理

(1)休息与活动。①阐明休息是保护肝脏的重要措施之一，休息能减少肝脏代谢负担，降低门静脉压力，增加肝血流量，促进肝细胞恢复，加速腹腔积液消退，减轻腹痛症状，且充足的睡眠可增加糖原和蛋白质的合成。②据病情合理安排患者的休息与活动：肝功能代偿期，病情稳定时可适当活动，参加轻工作，但要防止劳累；失代偿期或有并发症时，以卧床休息为主，适当活动，活动量以不感疲劳、不加重症状为度；不宜卧床过久，以免产生消化不良、情绪不佳等状况。

(2)饮食护理：饮食以高热量、高蛋白质、适量脂肪、高维生素、易消化、根据病情及时调整为原则。①高热量：每天供给 300～400 g 糖，以利于肝细胞再生。②高蛋白质：每天供给 1.0～1.5 g/kg蛋白质，以鸡蛋、牛奶、鱼肉、瘦猪肉等高生物效价的蛋白质为主，蛋白质是肝脏多种酶的组成部分，可促进损坏的肝细胞修复、再生，维持血浆白蛋白正常水平，有利于水肿的消退和提高肝细胞的解毒能力；肝功能严重损害或有肝性脑病先兆时，应限制或暂禁蛋白质饮食，待病情好转后逐渐增加摄入量。③高维生素：进食富含维生素 $B_1$ 的食物，如粗粮、绿豆及富含维生素 C 的水果、蔬菜，如柑橘、西红柿等，维生素可促进肝细胞修复，保护肝脏功能，增强肝脏解毒功能。④适量脂肪：脂肪摄入过多易引起脂肪肝、阻止肝糖原的合成和使肝功能衰退，且肝硬化时胆汁分泌减少，妨碍脂肪的消化及吸收。应适当限制脂肪摄入，每天以 50 g 左右为宜，以保证脂溶性维生素的吸收和菜肴的味道、预防便秘。⑤易消化：尽量采取蒸、煮、炖、熬、烩的方法烹调食物，并避免食用强烈的调味品和含乙醇的饮料，以减轻肝脏负担。⑥其他：食管下段和胃底静脉曲张患者应进软食，切勿混入糠皮、硬屑、甲壳等，避免食用带刺鱼、带骨鸡和较硬的食物，进餐时细嚼慢咽，食团宜小且表面光滑，药物应研成粉末，以免引起上消化道出血；腹腔积液患者应限制水、钠的摄入，钠限制在 500～800 mg(氯化钠 1.2～2.0 g)/d，进水量限制在 1 000 mL/d 左右。

2. 心理护理

理解、同情和关心患者，鼓励其说出心中的感受，对提出的疑问应给予耐心地解释，指出良好的治疗护理及必要的自我保健能使病情缓解。帮助患者分析不利于个人和家庭应对的各种因素，引导患者正确应对，并提供所能给予的最大帮助。帮助患者树立战胜疾病的信心和勇气，保持愉快心情，安心休息，积极配合治疗。

3. 皮肤护理

①保持皮肤清洁，每天温水沐浴，水温不宜过高，避免使用有刺激性的皂类和沐浴液，沐浴

后使用性质柔和的润肤品，以减轻皮肤干燥、瘙痒。②皮肤瘙痒者，嘱患者勿用手抓挠，防止损伤皮肤，并遵医嘱给予止痒处理。③衣服宜柔软、宽大、吸汗，床铺应平整、干燥、清洁。④注意定期更换体位，臀部、阴囊、下肢、足部水肿可用棉垫托起，受压部位给予热敷和按摩以促进血液循环，以免局部组织长期受压、发生压疮或感染。

4. 腹腔积液护理

①安置患者尽量取平卧位，以增加肝、肾血流，改善肝细胞营养，提高肾小球滤过率，大量腹腔积液者宜取半卧位，以使膈下降，减轻呼吸困难和心悸，卧床时抬高下肢，阴囊水肿者用托带托起阴囊，以利水肿消退。②限制水、钠摄入，准确记录液体出入量，定期测量腹围、体重，观察腹腔积液消退情况，教会患者正确的测量和记录方法，以便自我护理和保健。③大量腹腔积液时，应避免腹内压骤增的因素，如剧烈咳嗽、呕吐、打喷嚏、用力排便等；疑有自发性腹膜炎时，需在床边用血培养瓶做腹腔积液细菌培养，以提高培养阳性率。④使用利尿剂时应每天称体重，每天减轻不超过 2 kg 为宜，以免诱发水、电解质和酸碱平衡紊乱，肝性脑病，肝肾综合征；注意观察利尿剂的不良反应，如氢氯噻嗪、呋塞咪可引起低钾、低钠，螺内酯、氨苯蝶啶可引起高钾，应按医嘱定期检查血钾、血钠及氯化物，以及时发现电解质紊乱。⑤做好静脉输注白蛋白的护理和腹腔穿刺放腹腔积液、腹腔积液浓缩回输的护理配合。

5. 病情观察

①注意有无鼻衄、牙龈出血、皮肤黏膜出血点、紫癜。②观察皮肤黏膜、巩膜有无黄染，及尿色的变化。③注意观察呕吐物及粪便的颜色，血压和脉搏的变化。④注意有无性格和行为的改变、智力及定向力障碍、烦躁不安、嗜睡、扑翼样震颤等。⑤观察有无少尿、无尿、肾衰竭等表现。⑥观察有无发热、腹痛、咳嗽等感染表现。⑦对进食量不足、呕吐、腹泻、长期应用利尿剂、大量放腹腔积液的患者，应密切监测血清电解质和酸碱度的变化。⑧观察有无短期肝脏迅速增大、持续肝区疼痛、血性腹腔积液等。

## 五、健康教育

(1)向患者及其家属阐明身心两方面的休息对疾病康复的重要性，养成良好的生活起居习惯，注意劳逸结合，遇事豁达开朗，正确应对不利于个人和家庭的各种不良因素，保持身心愉快。

(2)指导患者遵循并保持正确的饮食治疗原则和方法，帮助他们制定合理的营养食谱，教给他们一些特殊的饮食烹调方法，少食含钠较高的食物、饮料，如含钠味精、酱菜、松花蛋、香肠、咸肉、啤酒、汽水等，在烹调时不用钠盐而另外每天给盐 1～2 g，让患者进餐时随意加在菜上，以增加食物咸味、增强食欲。

(3)向患者详细介绍所用药物的名称、剂量、给药时间、给药方法、疗效及不良反应。嘱患者遵医嘱用药，不随意加用药物，以免加重肝脏负担和导致肝功能损害。向患者及其家属介绍并使其掌握本病有关知识和自我护理方法，如病毒性肝炎与本病发生有着密切的关系，积极治疗病毒性肝炎以防止肝硬化；注意保暖，防止感染；学会早期识别病情变化，及时发现并发症先兆，如出现性格、行为改变等可能为肝性脑病的前驱症状，呕血黑便等提示上消化道出血，应及时就诊。指导患者定期门诊复查和检测肝功能以监测病情变化。

（韩　凤）

# 第十五节　肝性脑病

肝性脑病(hepatic encephalopathy,HE)过去称为肝性昏迷,是严重肝病引起的以代谢紊乱为基础的中枢神经系统功能紊乱综合征。主要表现为意识障碍、行为失常和昏迷。

## 一、病因和发病机制

1.病因

(1)各型肝硬化:本病最主要的原因,尤以病毒性肝炎后肝硬化最多见。

(2)门静脉高压门体分流手术。

(3)重症病毒性肝炎、中毒性肝炎和药物性肝病的急性或暴发性肝衰竭阶段。

(4)原发性肝癌、妊娠期急性脂肪肝及严重胆道感染等。

肝性脑病的发生常有明显的诱因,如上消化道出血、进食高蛋白质食物、感染、放腹腔积液、大量排钾利尿、催眠镇静药和麻醉药、便秘、尿毒症、外科手术等。

2.发病机制

肝性脑病的发病机制迄今尚未完全明了。一般认为病理生理基础是肝细胞功能衰竭和门腔静脉之间有侧支分流,使来自肠道的许多毒性代谢产物,未经肝解毒和清除,由侧支进入体循环,透过血脑屏障而达脑部,引起大脑功能紊乱。主要学说如下。①氨中毒学说。氨是促发肝性脑病最主要的神经毒素。血氨增高的原因是氨生成过多和(或)代谢清除过少,高蛋白质饮食、摄入过多含氨药物、上消化道出血、大量放腹腔积液和利尿、休克、缺氧、感染等,均可使氨生成增多;肝衰竭时,肝将氨转变为尿素和谷氨酰胺的代谢能力明显减退,使氨代谢清除减少;存在门体分流时氨不经肝解毒而直接进入体循环,造成血氨增高。$NH_3$ 能透过血脑屏障干扰脑细胞三羧酸循环,使脑细胞能量供应不足,增加脑对中性氨基酸(如酪氨酸、苯丙氨酸、色氨酸等)的摄取而抑制脑功能,星形胶质细胞合成谷氨酰胺增加导致脑水肿,氨还可直接干扰神经电活动。②γ-氨基丁酸/苯二氮䓬(GABA/BZ)复合体学说。大脑神经元表面GABA受体与BZ受体及巴比妥受体紧密相连,组成GABA/BZ复合体,共同调节氯离子通道,复合体中任何一个受体被激活均可促使氯离子内流而使神经传导被抑制。肝衰竭时,在氨的作用下,脑星形胶质细胞BZ受体激活表达上调,引起神经冲动传导抑制。③假性神经递质学说。肝衰竭时,对酪氨和苯乙酸的清除发生障碍。这两种物质进入脑组织,在脑内经β-羟化酶作用分别形成β-羟酪胺、苯乙醇胺,其化学结构与正常兴奋性神经递质去甲肾上腺素相似,但不能传递神经冲动或传递能力很弱,称为假性神经递质。当假性神经递质被脑细胞摄取而取代正常递质时,则神经传导发生障碍,出现意识障碍或昏迷。④氨基酸代谢不平衡学说。肝衰竭时,芳香族氨基酸(如苯丙氨酸、酪氨酸、色氨酸等)增多而支链氨基酸(如缬氨酸、亮氨酸、异亮氨酸等)减少,当支链氨基酸减少时进入脑组织的芳香族氨基酸增多,脑中增多的色氨酸可衍生为5-羟色胺,后者为中枢神经某些神经元的抑制性递质,有拮抗去甲肾上腺素的作用,与肝性脑病的发生有关。⑤胺、硫醇和短链脂肪酸的协同毒性作用。肝衰竭时,硫醇和短链脂肪酸增多,二者与胺共同对中枢神经系统起协同毒性作用。

3.病理

肝臭,可能是甲基硫醇和二甲基二硫化物挥发的气味;急性肝衰竭所致的肝性脑病患者大多有脑水肿;慢性肝性脑病,可出现大脑和小脑灰质及皮质下的原浆性星形细胞肥大和增多,病程长者则出现大脑皮质变薄、神经元及神经纤维消失、皮质深部有片状坏死,甚至累及小脑和基底部。

## 二、护理评估

### (一)健康史

评估有无慢性肝病史,尤其是肝硬化病史以及发展过程、治疗经过等,询问有无门体静脉分流手术史,了解有无呕吐、腹泻、大量排钾利尿、放腹腔积液、摄入过多的含氮食物或药物、上消化道出血、感染、便秘、应用镇静安眠药、麻醉药及手术等诱发因素。

### (二)临床表现

慢性肝病所致者起病缓慢,多有诱因,神经精神症状逐渐加重直至死亡;急性重型肝炎所致者常无诱因,起病急骤,多在数日内即进入昏迷直至死亡。

1.临床分期

根据意识障碍程度、神经系统表现和脑电图改变,肝性脑病分为 4 期。各期分界不很清楚,前后期表现可重叠,且随病情发展或好转而变化。①一期(前驱期):轻度性格改变和行为失常为其突出表现,如欣快感或淡漠少言,衣冠不整或随地便溺,应答尚准确,但言语缓慢且吐词不清。可有扑翼(击)样震颤(肝性脑病最具有特征性的体征)。脑电图多数正常。此期持续数日或数周,因症状不明显易被忽视。②二期(昏迷前期):以意识错乱、睡眠障碍及行为失常为主。出现定向力和理解力减退,对时间、地点、人物的概念混乱,不能完成简单的计算和智力构图,言语不清,书写障碍,举止反常,睡眠时间倒错,昼睡夜醒;甚至有幻觉、恐惧、狂躁(被视为精神病)。除有扑翼样震颤外,并有明显的神经体征,如腱反射亢进、肌张力增高、踝阵挛及巴宾斯基征阳性。脑电图有特征性异常。③三期(昏睡期):以昏睡和精神错乱为主。大部分时间呈昏睡状态,但可以被唤醒,醒后尚可应答,但答非所问,常有神志不清和幻觉。各种神经体征持续或加重,肌张力增加,腱反射亢进,锥体束征常呈阳性;扑翼样震颤仍可引出。脑电图有异常波形。④四期(昏迷期):神志完全丧失,不能被唤醒,扑翼样震颤无法引出。浅昏迷时,对疼痛刺激尚有反应,腱反射和肌张力仍亢进;深昏迷时,各种反射均消失,肌张力降低,瞳孔散大,可出现阵发性惊厥、踝阵挛和过度换气。脑电图明显异常。

2.其他表现

严重肝性脑病常有明显的黄疸、出血倾向和肝臭,还易出现感染、肝肾综合征和脑水肿等情况。

### (三)辅助检查

1.血氨

正常人空腹静脉血氨为 400～700 μg/L,动脉血氨含量为静脉血氨的 0.5～2 倍。慢性肝性脑病特别是门体分流性脑病患者多有血氨增高,急性肝衰竭所致的脑病则血氨多数正常。血氨动态观察对肝性脑病的诊断更有价值。

2.脑电图

脑电图不仅有诊断价值,且对预后判断有一定的意义。

典型的改变为节律变慢,出现普遍性每秒 4～7 次的 δ 波或三相波,昏迷时表现为高波幅的 δ 波,每秒少于 4 次。

3.诱发电位

大脑皮质或皮质下层接收到来自感觉器官的信息后所产生的同步放电反应，是体外可记录的电位。对不同程度的肝性脑病可作出正确的诊断，主要用于轻微肝性脑病的诊断。

4.简易智力测验

适用于早期肝性脑病及轻微肝性脑病的诊断。测验方法有：木块图试验、数字连接试验及数字符号试验，以及画图、搭积木、用火柴杆搭五角星等。方法简便，无需特殊器材，结果容易计量。但受年龄、教育和文化程度的影响。

5.影像学检查

CT、MRI进行头部检查时，可发现慢性肝性脑病患者有不同程度的脑萎缩，急性肝性脑病患者有脑水肿。

### (四)治疗要点

1.消除诱发因素

消除诱发因素包括慎用镇静剂及避免损伤肝脏的药物，纠正电解质和酸碱平衡紊乱，特别是纠正低钾性碱中毒，止血和清除肠道积血，预防和控制感染，以及防治便秘、避免大量蛋白质饮食、预防和及时纠正低血糖等。

2.减少肠内毒物的生成和吸收

(1)控制或禁蛋白质饮食，停用含氮药物。

(2)清洁肠道：对上消化道出血或便秘者，口服或鼻饲乳果糖(30～60 g/d)或乳梨醇(30～45 g/d)，可降低肠道pH值，使肠道细菌产氨减少，也可用33.3%乳果糖保留灌肠、口服33%的硫酸镁导泻、生理盐水或弱酸性溶液灌肠，以清除肠道积血和积食。

(3)口服抗生素抑制肠道产尿素酶的细菌生长，减少氨的生成。首选抗生素新霉素(2～8 g/d，分4次口服)，也可应用甲硝唑(每次0.2 g，每日4次，口服)、替硝唑、巴龙霉素、利福昔明等。

(4)益生菌制剂，口服不产尿素酶的有益菌可抑制有害菌的生长，减少氨的产生。

3.促进体内氨的代谢

应用降氨药谷氨酸钾、谷氨酸钠、精氨酸、苯甲酸钠、苯乙酸、鸟氨酸-α-酮戊二酸及鸟氨酸-门冬氨酸等，可通过促进体内的尿素循环而降低血氨；口服或静脉输注以支链氨基酸为主的氨基酸混合液；应用GABA/BZ复合受体拮抗剂，如BZ受体拮抗剂氟马西平等。

4.对症治疗

严密监护并积极防治各种并发症，维护有效循环血容量、保证能量供应和避免缺氧，纠正严重的低血钠，保持呼吸道通畅(对深昏迷者应做气管切开排痰，吸氧)，保护脑细胞功能(用冰帽降低颅内温度以减少能量消耗)，防治脑水肿(静脉滴注高渗葡萄糖、甘露醇)。

5.特殊治疗

特殊治疗包括人工肝治疗和肝移植治疗等，肝移植是治疗终末期肝病的一种有效方法，严重和顽固性肝性脑病是肝移植的指征。

## 三、主要护理诊断/问题

1.意识障碍

意识障碍与血氨增高、干扰脑细胞能量代谢和神经冲动传导抑制有关。

2.营养失调:低于机体需要量

营养失调与肝衰竭致代谢紊乱、进食减少有关。

3.有感染的危险

感染与长期卧床、营养失调有关。

4.照顾者角色困难

照顾者角色困难与患者意识障碍、照顾者缺乏照顾知识有关。

## 四、护理措施

1.一般护理

(1)休息:安置患者于重症监护病室,绝对卧床休息,专人护理,保持室内空气新鲜,环境安静,限制探视,避免交叉感染。

(2)饮食护理。供给足够的热量:总热量保持在5.0~6.7 kJ/d,以糖类为主要食物,给予蜂蜜、葡萄糖、果汁、面条、稀饭等口服,昏迷患者可用25%的蔗糖或葡萄糖溶液鼻饲,胃不能排空时应停止鼻饲,改用深静脉插管滴注25%葡萄糖溶液维持营养。足够的葡萄糖除可提供热量、减少蛋白质分解外,且能促进氨与谷氨酸结合形成谷氨酰胺而降低血氨。②提供丰富的维生素:给予丰富的维生素C、B族维生素、维生素K和维生素E等,但维生素$B_6$不宜,因其可使多巴在周围神经处转为多巴胺,影响多巴进入脑组织,减少中枢神经系统的正常传导递质。③暂停蛋白质:消化道摄入的蛋白质在肠内经细菌和消化酶的作用可产生氨,自肠道吸收后进入脑组织可加重病情。在病初数天内应禁食蛋白质,待神志清醒后,再逐渐恢复,从小量开始,先给20 g/d,每隔3~5 d增加10 g/d,短期内不宜超过40~50 g/d,所供蛋白质以植物蛋白质为好,因其含蛋氨酸、芳香氨基酸较少,含支链氨基酸较多且可增加粪氮排泄,再者植物蛋白质含非吸收纤维,被肠道细菌酵解产酸有利氨的排除且利于通便。④减少脂肪摄入:脂肪可延缓胃的排空,尽量少用。⑤注意水、电解质平衡:入液总量一般不超过2 500 mL/d,肝硬化腹腔积液患者应限制入液总量在尿量加1 000 mL为宜,以免血液稀释、血钠过低而加重昏迷。除肝肾综合征、休克者外,一般应补足钾盐,限制钠盐摄入。

2.心理护理

①以尊重、体谅、和蔼的态度对待患者,对患者的某些不正常行为不嘲笑,切忌伤害患者的人格;不在患者面前表露出对治疗丧失信心或失望、绝望;患者清醒时,安慰患者,解释患者提出的问题,帮助其树立战胜疾病的信心。②对患者的直接照顾者给予特别的关心,与其建立良好的关系、多交流,了解他们的基本情况(如年龄、教育程度、经济实力、家庭关系等)及存在的具体困难(如经济、时间、体力、知识和能力等),肯定和承认照顾者的角色和价值,增强其照顾的信心,与其一起讨论护理问题,帮助他们制定切实可行的照顾计划,将各种需要照顾的内容和方法进行示范;利用一切可利用的社会资源,给照顾者提供帮助,最大限度地减轻和消除照顾者的困难,使照顾者真正全身心地发自内心地关心、照顾患者,让患者得到切实、有效的照顾。

3.对症护理

①昏迷:安置患者取仰卧位,头偏向一侧,防止舌后坠阻塞呼吸道,注意保持患者呼吸道通畅和防止感染,深昏迷者气管切开后做好排痰护理,保证氧气供给;做好口腔、眼部和皮肤的护理;给患者做肢体的被动运动,防止静脉血栓形成和肌肉萎缩。②脑水肿:用冰帽降低颅内温

度，以减少能量消耗、保护脑细胞功能；遵医嘱静脉滴注高渗葡萄糖、甘露醇等脱水剂，注意严格控制滴速，并观察尿量。③兴奋、烦躁不安或抽搐：注意安全保护，取去患者的假牙、发卡，加床挡，必要时使用约束带，防止坠床及撞伤发生；必要时给予地西泮、东莨菪碱等，但要严格按医嘱给药（一般剂量为常用量的 1/2 或 1/3，并减少使用次数），禁用吗啡及其衍生物、副醛、水合氯醛、哌替啶（杜冷丁）及速效巴比妥类。

4.用药护理

①灌肠液：宜用生理盐水或弱酸性溶液（如稀醋酸），禁用肥皂水；肠内保持偏酸性环境，有利于血中 $NH_3$ 逸入肠腔与 $H^+$ 合成 $NH_4^+$ 后随粪便排出。②导泻药：记录排便量和粪便颜色，加强肛周皮肤护理；注意观察血压、脉搏；血容量不足、血压不稳定者不能导泻，以免引起严重脱水，影响循环血量。③谷氨酸钾与谷氨酸钠：二者可混合使用，比例根据血清钾、钠量和病情而定，肝肾综合征、尿少、尿闭时慎用或禁用谷氨酸钾，严重水肿、腹腔积液、心力衰竭、脑水肿时慎用或禁用谷氨酸钠。④精氨酸：可促进尿素合成，适用于粪便的 pH 值偏高的患者；久用可引起代谢性酸中毒，肾衰竭时禁用；系酸性溶液、含氯离子，不宜与碱性溶液配伍。⑤乳果糖：宜从小剂量开始，调节到每天排便 2～3 次、粪便的 pH 值以 5～6 为宜；注意腹胀、腹痛、恶心、呕吐、电解质紊乱等不良反应。⑥新霉素：少数患者长期服用后可出现听力障碍和肾功能减退，因此服用不宜超过 1 个月。⑦葡萄糖：大量输注要警惕低钾血症、心力衰竭和脑水肿的发生。

5.病情观察

①尽早发现肝性脑病的征象：注意肝病患者有无反常的冷漠或欣快、行为失常、理解力和记忆力减退，以及扑翼样震颤等，一旦发现，及时报告医生。②判断意识障碍程度：采用给刺激、定期唤醒及其他检查意识状况的方法，判断患者意识障碍程度，如发现昏迷，瞳孔、血压及呼吸异常，应立即报告医师并给予相应护理。③加强生命体征及瞳孔的监测，并记录。④记录 24 h 液体出入量，遵医嘱抽血查电解质，注意有无低钾血症、低钠血症与碱中毒等情况。⑤观察患者排便情况，若出现便秘，要遵医嘱采取灌肠、导泻等方法处理。⑥观察原发肝病的症状、体征有无加重及有无上消化道出血、休克、脑水肿、感染等迹象，一旦发现，应及时报告医生并配合处理。

## 五、健康教育

(1)讲解本病的发生、发展过程及治疗、预后，使患者认识到疾病的严重性和自我护理保健的重要性。鼓励患者树立战胜疾病的信心，保持乐观情绪，积极配合治疗，嘱咐家属给予患者以精神支持及各方面的照顾，共同努力促进疾病早日康复。

(2)介绍肝性脑病的诱发因素和避免的方法，如坚持合理的饮食原则、避免使用镇静催眠药、含氮药和对肝功能有损害的药物、保持大便通畅、避免各种感染、戒除烟酒等。

(3)教会患者家属识别肝性脑病的早期征象，如出现性格行为异常、睡眠异常等，应及时到医院就诊。嘱患者按医嘱服药，讲明药物名称、剂量、服药方法及不良反应，必要时提供书面资料。嘱患者定期到医院复诊，以利于掌握病情变化并调整治疗方案。

（韩　凤）

# 第十六节　原发性肝癌

原发性肝癌(primary carcinoma of the liver)是指源于肝细胞或肝内胆管细胞的肿瘤，是我国常见恶性肿瘤之一。其死亡率在消化系统恶性肿瘤中仅次于胃癌和食管癌；发病率在世界各地差异较大，欧美国家发病率较低，南太平洋地区发病率较高，我国是高发区，尤以江苏启东和广西扶绥地区的发病率最高。近年来的研究资料显示世界各地的肝癌发病率呈上升趋势及年龄前移趋势。本病可发生在任何年龄，但以 40～50 岁为高峰，男性多于女性，其比例为(2～5)∶1。近年来随着肝癌预防知识的普及，高发区人群的肝癌普查，诊断和治疗方法的进展，肝癌患者得到早期诊断、早期治疗者增多，早期肝癌的根治切除率和术后 5 年生存率明显提高。但因早期肝癌多无症状，所以就诊者以中晚期较多，预后仍差。

## 一、病因和发病机制

1. 病因

原发性肝癌的病因和发病机制尚未完全肯定，可能是多种致病因素综合作用的结果。

(1)病毒性肝炎：研究较多的是慢性乙型肝炎，临床资料显示约 1/3 的原发性肝癌患者有慢性病毒性肝炎病史，流行病学调查发现肝癌高发区人群的 HBsAg 阳性率高于低发区，而肝癌患者的血清 HBsAg 及其他乙型肝炎病毒标志的阳性率高达 90%，显著高于健康人群，提示乙型肝炎病毒与肝癌发病密切相关。近年研究发现肝细胞癌中 5%～8%的患者抗-HCV 阳性，提示丙型肝炎病毒亦与肝癌的发病密切相关。

(2)肝硬化：手术和病理检查发现肝癌合并肝硬化者占 50%～90%，肝硬化与肝癌的伴发率约为 50%，肝硬化的病理多为乙型病毒性肝炎后的大结节性肝硬化，丙型病毒性肝炎发展的肝硬化亦与肝癌有关。而胆汁性和淤血性肝硬化、血吸虫病性肝纤维化与肝癌的发生无关。

(3)黄曲霉素：动物实验证实黄曲霉素的代谢产物黄曲霉素 $B_1$ 有强烈的致癌作用，流行病学调查发现，受黄曲霉素 $B_1$ 污染严重的地区，肝癌的发病率也较高，提示黄曲霉素 $B_1$ 可能是某些地区肝癌高发的因素。

(4)其他因素：①饮用水污染：有地区报道，饮用池塘水的居民中肝癌发病率明显高于饮用井水的居民的肝癌发生率，指出池塘中的蓝绿藻产生的藻类毒素与肝癌发病有关。②遗传因素：肝癌的发病有家庭聚集现象，是否与遗传有关，有待证实。③其他：某些化学物质如亚硝胺类、偶氮芥类，有机氯农药、乙醇、某些寄生虫如华支睾吸虫感染等，也可能与肝癌发病有关。

2. 转移途径

①血行转移：肝癌转移最早、最常见的途径是肝内血行转移。肝内转移引起肝内多发性转移灶，门静脉分支癌栓阻塞时，可引起门静脉高压和顽固性腹腔积液，肝外血行转移以肺转移多见。②淋巴转移：以肝门淋巴结转移最多见，也可转移至胰、脾、主动脉旁淋巴结及锁骨上淋巴结。③种植转移：脱落的肝癌细胞种植在腹膜、膈、胸腔等处引起血性腹腔积液、胸腔积液。种植在盆腔、卵巢可形成较大的肿块。此转移途径少见。

3. 病理

(1)按大体形态分型。①肿块型：最多见。癌块直径大于 5 cm 以上，超过 10 cm 者称肿块，可单个、多个或融合成块，圆形多见，质硬，呈膨胀性生长，易引起肝破裂。②结节型：为大小和数目不等的癌结节，直径多不超过 5 cm，多发生在肝右叶，常伴有肝硬化。③弥漫型：最少见。癌结节呈米粒至黄豆之大小散布全肝，肉眼难与肝硬化区别，肝大不明显，甚至肝缩小，常死于肝衰竭。④小癌型：孤立的单个癌结节直径小于 3 cm 或相邻 2 个癌结节直径之和小于 3 cm。

(2)按细胞类型分型。①肝细胞型：最多见。占肝癌的 90%，癌细胞由肝细胞发展而来，呈多角形或圆形，分化差者常有巨核及多核。②胆管细胞型：此型少见。由胆管上皮细胞发展而来，组织结构多为腺癌或单纯癌。③混合型：最少见，具有肝细胞癌和胆管细胞癌两种结构，或呈过渡形态，既不完全像肝细胞型，又不完全像胆管细胞型。

## 二、护理评估

### (一)健康史

评估患者有无病毒性肝炎，尤其是慢性乙型病毒性肝炎和慢性丙型病毒性肝炎史及肝硬化病史，有无恶性肿瘤家族史，询问是否经常进食被黄曲霉毒素污染的粮食和食品，了解饮用水的卫生及饮食习惯等。

### (二)临床表现

原发性肝癌起病隐匿，早期多无症状，经甲胎蛋白(AFP)普查检出的早期肝癌可无症状和体征，称亚临床肝癌。临床症状明显者，病情多属中、晚期。

1.症状

(1)肝区疼痛：肝癌最常见的症状，约半数以上患者诉有肝区疼痛，常呈持续性胀痛或钝痛，与肿瘤增长快速、肝包膜被牵拉有关。若肿瘤生长缓慢，则可无痛或仅有轻微钝痛。肿瘤侵犯膈，痛可牵涉到右肩；肝表面的癌结节破裂时，则可突然引起剧痛，迅速延及全腹，出血量大可引起晕厥或休克。

(2)全身性症状：进行性消瘦、发热、食欲缺乏、乏力、营养不良和恶病质等。少数患者由于肿瘤本身代谢异常或癌组织对机体影响而引起的内分泌代谢异常的一组症候群(伴癌综合征)，表现为自发性低血糖、红细胞增多症及高血钙、高血脂、类癌综合征等。

(3)转移灶症状：胸膜转移者有胸腔积液症状，肺转移者有咳嗽、咯血症状，骨骼或脊柱转移者有神经受压表现，颅内转移者有相应的神经定位症状。

2.体征

(1)肝大：本病的重要体征。肝脏呈进行性肿大，质坚硬，表面凹凸不平，边缘钝而不整齐，常有不同程度的压痛；位于膈面的肝癌，膈抬高为其主要表现，而肝下缘难以触及；肝癌突出于肋弓下或剑突下时，可见到上腹局部隆起或饱满，此时最易触到。

(2)黄疸：通常在晚期肝癌中出现，主要是肿瘤压迫或侵犯胆管，或肝门转移性淋巴结肿大压迫胆管造成阻塞所致。

(3)肝硬化征象：肝癌伴有肝硬化门静脉高压者可有脾大，静脉侧支循环形成和腹腔积液等表现。腹腔积液迅速增多且为难治性，为漏出液，如出现血性腹腔积液多系肿瘤侵犯肝包膜或向腹腔破溃引起，也可因腹膜转移所致。

(4)其他 ：颅内转移可有相应的神经定位体征；骨骼或脊柱转移可有局部神经受压体征。

3.并发症

有肝性脑病(终末期最严重的并发症)、上消化道出血、癌结节破裂出血、继发感染等。

4. 心理状态

较为复杂。最初表现为对诊断产生怀疑，拒绝承认患上癌症的现实；随后在希望破灭时表现出暴躁、易怒，此后接受患上癌症现实，但期望奇迹出现；最后病情发展疗效不佳时，情绪忧郁低落到极点，表现出崩溃、绝望。

## （三）辅助检查

1. 肿瘤标记物的检测

(1)甲胎蛋白(AFP)检测：广泛用于肝癌普查、诊断、疗效判断和预测复发的项目。检测方法多采用放射免疫法(RIA)或AFP单克隆抗体酶免疫(EIA)快速测定法。如AFP大于500 μg/L持续4周或由低浓度持续升高不降，或在200 μg/L持续8周，高度提示肝癌的诊断。有10%～30%的肝癌患者AFP阴性。部分肝炎、肝硬化病例AFP可呈低浓度阳性，但多不超过200 μg/L，并在2个月内随病情好转而同步下降。

(2)血清酶检测：具有诊断意义的血清酶主要是γ-谷氨酰转肽酶(γ-GT)和碱性磷酸酶(ALP)。γ-GT和ALP显著升高或持续升高，而血清转氨酶和血清胆红素水平正常，又能排除其他疾病，可考虑肝癌的诊断。γ-GT同工酶Ⅱ和ALP同工酶Ⅰ的特异性强，前者高达97.1%。

(3)其他肝癌标志物：异常凝血酶原(AP)，因肝细胞癌本身有合成和释放谷氨酸羧化不全的异常凝血酶原的功能，RIA检测AP大于300 μg/L为阳性，肝细胞癌患者的阳性率为67%，对亚临床肝癌有早期诊断价值。α-L-岩藻糖苷酶(AFU)，肝细胞癌的诊断敏感性和特异性分别为75%和90%；AFP阴性肝癌和小肝癌，AFU的阳性率均为70%以上。

2. 超声显像

B超检查是肝癌筛查的首选检查方法，具有方便易行、价格低廉、准确无创伤的优点，可显示直径为2 cm以上的肿瘤，对肝癌的早期定位诊断有较大价值，现已广泛用于肝癌的普查。表现为癌实质性暗区或光团，肝癌坏死液化时，相应部位可出现液暗区。彩色多普勒血流成像可分析测量进出肿瘤的血流量，根据病灶供血情况，鉴别病变良性抑或恶性。

3. 电子计算机X线体层显像(CT)

CT可显示2 cm的肿瘤，阳性率达90%以上，CT图像表现为局灶性周界比较清楚的密度减低区。螺旋CT增强造影结合肝动脉造影，对1 cm以下的肿瘤检出率可达80%以上。经动脉门静脉成像CT检查，可发现0.3 cm的小肝癌。

4. X线肝血管造影

选择性肝动脉造影是肝癌诊断的重要补充手段，可显示直径1 cm以上的癌结节，阳性率达87%以上，结合AFP检测的阳性结果，常用于小肝癌的诊断。

5. 磁共振成像(MRI)

其最大优点在于无电离辐射，不需要造影剂，可三维成像，能清楚地显示肝细胞癌内部结构特征，在肝癌的诊断方面更优于CT。

6. 放射性核素肝显像

能显示直径为3～5 cm的肿瘤，$^{99m}$Tc红细胞肝血池显影，有助于肝癌与囊肿、肝脓肿、血管瘤等良性占位性病变的鉴别。

7. 肝组织穿刺活检

在超声或CT引导下穿刺吸取肝组织检查，有助于肝癌的确诊和组织分型。

### (四)治疗要点

早期肝癌和小肝癌应尽量采用手术切除,对不能手术者采用综合治疗。

1.手术治疗

目前根治原发性肝癌最好的方法。

适应证:①诊断明确,估计病变局限一叶或半肝者。②肝功能代偿良好,凝血酶原时间不低于正常的50%,无明显黄疸、腹腔积液或远处转移者。③心、肺、肾功能良好,能耐受手术者。

2.肝动脉栓塞化疗

肝癌非手术治疗方法中的首选措施。方法是经皮股动脉穿刺,在X线透视下将导管插到肝动脉或其分支中,然后将抗肿瘤药和碘化油混合后注入肝动脉。6～8周重复1次治疗,肝癌明显缩小后再进行手术切除。

3.无水乙醇注射疗法(PEI)

适用于肿瘤直径小于3 cm,结节数在3个以内伴有肝硬化而不能手术治疗者。

4.全身化疗

主要适用于肝外转移者或肝内播散严重者。常用药物有顺铂、阿霉素、丝裂霉素及新药去氧氟尿苷等。

5.放射治疗

目前多采用在CT或超声定位后用直线加速器或$^{60}Co$作局部外照射,配合化疗、中药治疗、免疫治疗及支持疗法,可获显著疗效。采用$^{131}I$结合抗肝癌单克隆抗体做导向内放疗,疗效可继续提高。

6.免疫调节治疗

具有巩固和增强手术治疗、放疗、化疗后疗效的作用,常用药物有干扰素、肿瘤坏死因子、白介素等。

7.中医药治疗

配合手术、放疗、化疗使用,有助于改善机体免疫功能,减轻治疗不良反应,提高综合疗效。

8.并发症治疗

在病程中如出现上消化道大出血、肝性脑病、癌结节破裂出血等,应做出相应的处理。

## 三、主要护理诊断/问题

1.疼痛:肝区痛

疼痛与肝癌增长迅速、牵拉肝包膜或肝动脉栓塞术后产生栓塞后综合征有关。

2.营养失调:低于机体需要量

营养失调与肿瘤对机体的慢性消耗、疼痛和心理反应导致食欲减退、化疗导致胃肠反应有关。

3.预感性悲哀

预感性悲哀与得知肝癌的诊断,治疗效果差,担心预后有关。

4.潜在并发症

潜在并发症包括上消化道出血、肝性脑病、癌结节破裂出血、继发感染。

## 四、护理措施

1. 一般护理

(1)休息与活动:安置舒适、安静的环境,合理安排休息,给予舒适体位如取坐位或半卧位,以利患者的休息,减轻压抑感和心理刺激。

(2)饮食护理:①向患者解释保证饮食维持良好的营养状态对疾病恢复的意义,鼓励患者多进食,提供高蛋白质、高热量、高维生素、易消化的饮食,尽可能给予愉快的、舒适的进餐环境,选择和满足患者喜爱的食物种类、烹调方式,以增进患者的食欲。②对恶心、呕吐明显者,可在口腔护理或使用止吐剂后,采用少食多餐,尽量鼓励患者增加摄入量;肝癌晚期进食困难者,可遵医嘱静脉补充营养,以维持机体代谢需要。③对有肝性脑病倾向者,应减少或控制蛋白质的摄入量,以免诱发肝性脑病。④出现腹腔积液时,控制水、钠的入量,记录每天的液体出入量,每天测量和记录腹围情况,定期检测血清电解质,发现异常遵医嘱及时纠正。

2. 心理护理

①主动关心、体贴、帮助患者,了解患者的心理活动和对治疗、护理的要求,尊重、同情、理解患者的心理状态并给予心理安慰,尽量满足患者对诊疗和护理的要求。②全面评估患者的心理状态、承受能力、文化修养等,根据患者的不同心理类型给予心理疏导和心理支持。③重视亲属对患者心理支持所起的作用,应鼓励家属给予更多的亲情、温情,使患者能积极接受治疗和护理。

3. 疼痛护理

①鼓励患者参与合适的娱乐活动,看书报、看电视、听音乐等,以分散或转移患者对疼痛的注意力;指导患者采取相应的保护措施,如咳嗽时用手轻轻按住肝区等。②诊疗护理操作时动作宜轻柔,以减轻患者的痛苦。③遵医嘱给予止痛药,开始宜选用非麻醉性镇痛药,如阿司匹林、吲哚美辛,无效时使用弱麻醉镇痛药(可待因、布桂嗪),必要时再选用强麻醉镇痛药(吗啡、派替啶)。用镇痛药时配合使用辅助性镇痛药地西泮,可达到更好效果。

4. 肝动脉栓塞化疗的护理

①术前给患者及家属解释治疗的必要性、方法和效果,以减轻对治疗的疑虑,积极配合治疗。②术前检查肝肾功能、凝血时间、血常规、心电图、B 超等,双侧腹股沟区备皮,触摸足背动脉搏动,做普鲁卡因与碘过敏试验,禁食禁水 4 h,术前 30 min 肌内注射地西泮。③术后穿刺部位加压止血 15 min 后再加包扎,回病房后穿刺侧肢伸直 24 h,沙袋压迫 6 h,3 d 内密切注意穿刺部位有无血肿及渗血情况。④术后禁食 2～3 d ,逐渐过渡到流质、半流质饮食,少量多餐,以减轻恶心、呕吐;术后 1 周内,注意补充葡萄糖和蛋白质,保持液体平衡,如白蛋白低于 25 g/L,应遵医嘱静脉输注白蛋白。⑤术后应观察有无腹痛、发热、恶心、呕吐、白蛋白降低及栓塞后综合征表现,右上腹痛,系栓塞治疗后肝脏水肿,肝包膜张力增大所致,疼痛多在 48 h 后缓解,疼痛明显者可遵医嘱给予镇痛剂;发热是机体对坏死组织的吸收反应,多在术后 4～8 h 体温升高,一般为低热至中等度热,持续约 1 周,中度以上发热者可给予冰袋或吲哚美辛栓剂肛塞处理;恶心、呕吐多在治疗 1 d 后发生,系抗癌药对胃肠黏膜的直接毒性所致,应密切注意呕吐物的性状和量、电解质平衡情况,并做出相应的护理。

5. 放射治疗的护理

①嘱患者卧床休息,避免体力消耗。②恶心、呕吐时可少食多餐,深呼吸及遵医嘱使用止

吐剂;毛发脱落应告知患者避免用力梳发及使用柔软梳子,忌用力抓头皮,已脱发者可用假发或头巾掩饰;口干者可含冰水、口香糖等。③衣着宽松、柔软,避免损伤皮肤;保持照射部位皮肤干燥,照射部位皮肤清洗只能用清水且动作应轻柔,不可用肥皂清洗;照射部位不可任意涂擦药膏,不可洗掉照射部位的记号;避免照射部位直接暴露于阳光下。

6.病情观察

观察疼痛的程度、性质、部位及伴随症状;加强上消化道出血、肝性脑病、癌结节破裂出血、感染等并发症相关症状的观察,以便及时发现和得到及时的治疗和护理。

## 五、健康教育

(1)向患者及其家属介绍保持乐观情绪有助于提高机体抗肿瘤的免疫功能,鼓励患者参加社会性组织活动,增强心理支持;保持生活规律、养成良好生活习惯,合理调节休息与活动,避免情绪剧烈波动和劳累。

(2)指导合理调节饮食、保证充足营养素的摄入,注意饮水卫生,戒烟戒酒,不吃霉变粮食及其制品和各种霉变食品。

(3)介绍肝癌相关的诊治知识,指导患者遵医嘱用药,不随便滥用药物,避免使用对肝有损害的药物,告知并发症的主要表现,以便随时发现病情变化和及时门诊检查,根据病情适时调整治疗方案。

(韩 凤)

# 第十七节 急性胰腺炎

急性胰腺炎(acute pancreatitis,AP)是指胰腺分泌的消化酶在胰腺内被激活而发生胰腺自身消化、水肿、出血甚至坏死的化学性炎症。临床以急性上腹痛、恶心、呕吐、发热、血和尿胰酶增高为特点,分为轻症急性胰腺炎(mild acute pancreatitis,MAP)和重症急性胰腺炎(severe acute pancreatitis,SAP),重症者伴休克、腹膜炎等各种并发症,病死率高。本病是常见的消化系统急症,多见于青壮年。

## 一、病因和发病机制

1.病因

①胆道疾病:最常见的病因,其中90%为胆石症,中老年肥胖女性多见,其次为胆道蛔虫病和胆道感染。胆道疾病引起壶腹部狭窄或(和)Oddi括约肌痉挛,使胆汁排出不畅,当胆管内压力超过胰管内压力时,胆汁可通过“共同通道”逆流入胰管,或反射性地引起Oddi括约肌松弛,使十二指肠液反流入胰管;或胆道炎症时,细菌毒素通过胆胰间淋巴交通支扩散到胰腺,从而激活胰酶,引起急性胰腺炎。②胰管阻塞:胰管结石、胰管狭窄、肿瘤等使胰液排出受阻及胰管内压增高,导致胰管小分支和胰腺泡破裂,胰液和消化酶渗入间质,引起急性胰腺炎。③酗酒和暴饮暴食:乙醇和暴饮暴食均可引起胰液大量分泌及十二指肠乳头水肿或Oddi括约肌痉挛,使胰液排出受阻,引起急性胰腺炎。④十二指肠及周围疾病:如邻近十二指肠乳头的憩室炎、十二指肠袢综合征等,伴有十二指肠压力增高和Oddi括约肌障碍,使十二指液反流入

胰管激活胰酶,引起急性胰腺炎。⑤其他:如腹部手术与创伤、内分泌与代谢疾病、某些急性传染病、应用噻嗪类利尿剂或糖皮质激素、高钙血症、高脂血症以及免疫因素等。

2.发病机制

正常胰腺能分泌多种酶,其中胰淀粉酶、胰蛋白酶、胰脂肪酶是主要的消化酶。胰腺分泌的消化酶有两种形式:一种是有活性的酶,如淀粉酶、脂肪酶等;另一种是以酶原形式存在的无活性的酶,如胰蛋白酶原、糜蛋白酶原、弹性蛋白酶原、磷脂酶 A、激肽酶原等。在各种病因的作用下,上述酶原被激活成具有活性的酶,使胰腺自身消化,发生组织水肿、坏死与溶血,甚至引起休克;进而累及如腹膜、胃肠道、胸膜等;激活的胰酶并可通过血行与淋巴途径到达全身,引起多脏器(如肺、肾、脑、心、肝等)损害和胰腺出血坏死。近年研究提示,胰腺组织损伤过程中一系列炎性介质(如氧自由基、血小板活化因子、前列腺素、白三烯、补体、肿瘤坏死因子等)起着重要的介导作用,促进急性胰腺炎的发生和发展。

## 二、护理评估

### (一)健康史

评估有无胆道疾病(如胆道结石、感染、蛔虫等)和胰、十二指肠病史,有无腹部手术与创伤、内分泌与代谢疾病、急性传染病等;询问有无应用噻嗪类利尿剂、糖皮质激素、高钙血症、高脂血症等病情;了解发病前有无酗酒、暴饮暴食等诱发因素。

### (二)临床表现

起病急骤,临床表现取决于病因、病理类型及治疗是否及时,轻症急性胰腺炎症状相对较轻,预后较好;重症急性胰腺炎病情严重,变化迅速,常发生休克,预后差,并发症多,严重者可于数小时内猝死。

1.腹痛

本病最主要的表现和最常见的首发症状,常在暴饮暴食或酗酒后突然发生;疼痛性质不一,可呈钝痛、钻痛、绞痛或刀割样疼痛,为持续性腹痛阵发性加剧;腹痛常位于中上腹,向腰背部呈带状放射,取弯腰抱膝位可减轻,进食后加剧,且不易被一般胃肠解痉药缓解。轻症急性胰腺炎,腹痛一般经 3～5 d 缓解;重症急性胰腺炎,腹痛剧烈、持续时间较长,发生腹膜炎时疼痛波及全腹。

2.腹部体征

①轻症急性胰腺炎:上腹部轻度压痛,无或有局限性轻度腹肌紧张和反跳痛,有腹胀和肠鸣音减少,无腹腔积液征。②重症急性胰腺炎:上腹部压痛显著,出现腹膜炎时压痛遍及全腹,有肌紧张及反跳痛,可出现腹腔积液征;并发肠麻痹时肠鸣音减弱或消失;胰液渗入腹腔或经腹膜后间隙进入胸腔时,可出现血性腹腔积液、胸腔积液;胰酶、坏死组织及出血沿腹膜间隙与肌层渗入腹壁下,可使两侧胁腹部皮肤出现暗灰蓝色(Grey-Turner 征)、脐周围皮肤呈青紫色(Cullen 征)等。

3.恶心、呕吐

多数起病后即有恶心、呕吐,呕吐较频繁,呕吐物为食物和胆汁,呕吐后腹痛并不减轻,常同时有腹胀。重症急性胰腺炎伴麻痹性肠梗阻时腹胀尤为显著。

4.发热

多数为中度发热,重症急性胰腺炎体温较高,一般持续 3～5 d ;如持续发热 1 周不退或逐日升高伴白细胞升高者，应考虑继发胰腺脓肿或胆道感染等。

5. 低血压或休克

常见于重症急性胰腺炎，在起病数小时内发生，表现为烦躁不安、面色苍白、皮肤湿冷、脉搏加快、血压下降等，休克大多为逐渐发生，极少数突然出现，甚者可猝死。主要原因为有效血容量不足、缓激肽类物质引起外周血管扩张、并发消化道出血等。

6. 水、电解质及酸碱平衡紊乱

轻症急性胰腺炎表现为轻重不等的脱水、低血钾，呕吐频繁者有代谢性碱中毒；重症急性胰腺炎有明显脱水和代谢性酸中毒，并可出现明显低钙血症所致的手足搐搦，偶尔可发生糖尿病酮症酸中毒或高渗性昏迷。

7. 并发症

主要见于重症急性胰腺炎，局部并发症有胰腺脓肿和假性囊肿，全身并发症有不同程度的多器官功能衰竭，如急性呼吸窘迫综合征、急性肾衰竭、心力衰竭、心律失常、消化道出血、胰性脑病、败血症及真菌感染及暂时性高血糖、慢性胰腺炎等。

8. 心理状态

因起病急、进展快、自觉症状明显，患者常出现焦虑、恐惧情绪。

### (三)辅助检查

1. 血常规检查

白细胞计数增高可达$(10\sim20)\times10^9$/L，重症急性胰腺炎常超过$20\times10^9$/L，并伴有中性粒细胞核左移。

2. 淀粉酶测定

①血清淀粉酶：诊断急性胰腺炎最常用的检查项目。起病后6～12 h开始升高，48 h后开始下降，持续3～5 d 。血清淀粉酶超过正常值3倍(Somogyi法500 U)可确诊本病，但其升高的程度不一定反映病情的轻重，轻症急性胰腺炎可以明显升高，而重症急性胰腺炎有时可正常或降低。②尿淀粉酶：尿淀粉酶升高比血清淀粉酶稍迟，常在发病后12～24 h开始升高，3～4 d达高峰，下降较慢，可持续1～2周，尿淀粉酶(Winslow法)超过256 U/L有诊断意义，适用于就诊较迟的病例。

3. 血清脂肪酶

常在病后24～72 h开始升高，持续7～10 d ，超过1.5 U/L(CherryCrandall法)时有意义，适用于就诊较迟的病例，也有较强的特异性。

4. 血清正铁白蛋白

重症急性胰腺炎起病72 h内常为阳性。

5. 生化检查

①血钙：重症急性胰腺炎血钙可暂时性下降，低血钙的程度与临床严重程度平行，若血钙明显下降(血钙小于1.5 mmol/L)且持续数天，提示预后不良。②血糖：暂时性升高常见，如空腹血糖持续高于10 mmol/L，反映胰腺组织坏死，提示预后不良。③其他：重症患者白蛋白降低、血尿素氮升高，提示预后不良；此外，三酰甘油、胆红素、门冬氨酸氨基转移酶、乳酸脱氢酶等均可增高。

6. 影像学检查

①腹部B超检查：首选的影像学诊断方法，用作常规初筛检查，可查及胰腺增大、胰内及

胰周回声异常和胰管扩张，并可发现胆管结石、胆总管扩张，以及诊断有无腹腔积液、胰腺脓肿和假性囊肿。②CT 腹部扫描：对胰腺炎的诊断、鉴别诊断和判断胰腺炎的严重程度具有重要意义。

### （四）治疗要点

治疗目标：抑制胰液分泌、减轻疼痛、抑制胰酶活性和防治并发症。

1.减少胰腺外分泌

（1）禁食、胃肠减压：减少胰液分泌的重要的基本治疗方法，通过减少食物及胃液刺激胰腺分泌的作用，可减轻疼痛、呕吐及腹胀。重症急性胰腺炎需绝对禁食数周，禁食期间采用全胃肠外营养（TPN），以减少胰液分泌、减轻胃肠负担和补充代谢需要。

（2）药物治疗：$H_2$ 受体拮抗剂（西咪替丁、雷尼替丁）或质子泵抑制剂（奥美拉唑），可通过抑制胃酸而间接抑制胰腺分泌；应用生长抑素及类似物，可抑制胰液分泌、抑制胰酶的合成和分泌。

2.减轻疼痛

及时缓解剧烈腹痛十分重要，可避免加重休克和发生胰心反射而导致猝死。常用哌替啶加阿托品肌内注射、山莨菪碱（654-2）等；不用吗啡，以免引起 Oddi 括约肌痉挛而加重病情；最有效的止痛措施是应用自控镇痛泵（PCA）进行疼痛自控治疗。

3.抑制胰酶活性

常用抑肽酶、加贝酯等，适用于重症急性胰腺炎早期。

4.营养支持

胃肠蠕动恢复、腹胀消失后，如无肠梗阻，应尽早进行空肠插管，实施肠内营养（EN），以维持肠道黏膜功能，防止肠道内细菌移位引起胰腺坏死合并感染。营养底物的搭配为：脂肪乳占总热量供应的 60%、氨基酸占供热量的 10%、葡萄糖占供热量的 30%。

5.抗休克及纠正水、电解质平衡紊乱

积极补充液体和电解质，每 24 h 补液量应达到 2 500～3 500 mL，补液速度和量应根据中心静脉压与治疗反应进行调整，同时给予氯化钾 3.0 g/d、10%葡萄糖酸钙 10～30 mL/d，酌情补充 5%碳酸氢钠溶液以纠正代谢性酸中毒；必要时给予白蛋白、血浆代用品和输注鲜血。休克者，在扩容的基础上应用血管活性药物纠正休克。

6.抗感染

感染是重症急性胰腺炎患者的死亡原因，预防和控制感染是降低死亡率的关键。应针对革兰阴性菌和厌氧菌感染，早期常规使用抗生素以预防胰腺坏死合并感染，宜选用氧氟沙星、环丙沙星、克林霉素及头孢菌素类，并联合应用甲硝唑或替硝唑。

7.中医中药

单味中药生大黄，复方制剂清胰汤、大承气汤等，均对急性重症胰腺炎有一定的疗效。

8.内镜下 Oddi 括约肌切开术

适用于胆源性胰腺炎合并胆道梗阻或胆道感染者，可紧急进行胆道减压、引流和去除胆石梗阻，这是治疗和预防胰腺炎发展的重要非手术疗法。

9.外科治疗

适用于内科治疗无效并出现下述病情者，包括胰腺坏死合并感染、胰腺脓肿、胰腺假性囊肿、胆道梗阻或感染，诊断未明确且疑有腹腔脏器穿孔或肠坏死。

10.并发症治疗

急性呼吸窘迫综合征,气管切开和使用呼吸机;高血糖或糖尿病,给予胰岛素等相应治疗;急性肾衰竭,采用透析治疗。

## 三、主要护理诊断/问题

1.疼痛:腹痛

疼痛与胰腺及其周围组织炎症、水肿,坏死有关。

2.体温过高

体温过高与胰腺炎症、坏死和继发感染有关。

3.有体液不足的危险

体液不足与恶心、呕吐、禁食、胃肠减压有关。

4.潜在并发症

潜在并发症包括电解质紊乱、急性呼吸窘迫综合征、急性肾衰竭、心功能不全、败血症、弥散性血管内凝血(DIC)等。

## 四、护理措施

1.一般护理

(1)休息和体位:保持环境安静,绝对卧床休息,以降低代谢率,增加脏器血流量,促进组织修复和体力恢复;协助患者采取舒适的体位,如弯腰、屈膝侧卧,以减轻腹痛;对剧痛导致患者辗转不宁时,要防止坠床,保证安全。

(2)饮食护理:急性期严格禁食、禁饮 1～3 d,以减少胃酸和食物刺激引起的胰液分泌,并可减轻呕吐和腹胀。禁食期间应补液 2 000～3 000 mL/d,胃肠减压时补液量需适当增加,注意维持水、电解质平衡。腹痛和呕吐基本消失后,可恢复进食,从少量流质、半流质、渐进为普通饮食,先给予对胰腺刺激小的糖类,慢慢增加蛋白质及少量脂肪(不超过 50 g/d),切忌暴饮暴食及酗酒。禁食期间一般不能饮水,口渴可含漱或用水湿润口唇,对胃肠减压患者,每天进行口腔护理,以减轻胃肠减压管造成的口腔不适和干燥。

2.心理护理

多与患者沟通,关心、安慰、体贴患者,介绍本病有关知识,及时解答患者提出的问题,以减轻患者的紧张、恐惧心理。

3.对症护理

(1)腹痛:指导患者通过变换体位,或谈话、听音乐等方法分散注意力,以减轻病痛;应用阿托品时应注意有口干、心率加快、加重青光眼和排尿困难等不良反应;腹痛严重者,遵医嘱给予地西泮、哌替啶以缓解疼痛。

(2)发热:随时观察患者体温的变化,出现高热时给予头部冰敷、乙醇拭浴等物理降温方法,并观察降温效果,做好口腔、皮肤护理。

4.用药护理

(1)静脉应用西咪替丁时,给药时速度不宜过快,同时密切观察患者反应,注意有无血压降低等异常反应和不适主诉。

(2)使用抑制胰酶活性药时要注意:抑肽酶可产生抗体,有过敏可能;加贝酯静脉滴注速度不宜过快,勿将药液注入血管外,多次使用时需更换注射部位,药液应现配现用,有药物过敏史者、妊娠妇女和儿童禁用。

(3)准确、及时地遵医嘱使用抗生素,并注意观察药效和不良反应。

5.抢救配合

(1)低血容量休克:安置患者取休克位或平卧位,注意保暖,保持呼吸道通畅并给氧;迅速建立两条静脉通道,快速静脉输液,必要时输血或血浆以纠正低血容量,如血压仍不回升,按医嘱给予血管活性药,根据血压和中心静脉压随时调整输液的量和速度,必要时输血或血浆以纠正低血容量。

(2)急性呼吸窘迫综合征:一旦发生时,立即高浓度给氧,并配合做好气管切开、机械通气的护理。

6.病情观察

(1)严密观察生命体征、神志及尿量变化,体温持续超过 39 ℃,提示重症胰腺炎胰腺组织继续坏死;心率达到或超过 100 次/分钟、收缩压不足 90 mmHg、脉压不足 20 mmHg 时,提示血容量不足或休克;呼吸达到或超过 30 次/分钟时,应警惕急性呼吸窘迫综合征的发生。

(2)观察呕吐物和(或)胃肠减压时引流物的性质和量,观察皮肤弹性,判断脱水程度,准确记录 24 h 液体出入量。

(3)观察腹痛程度及性质有无改变,注意有无腹肌紧张、压痛、反跳痛、腹腔积液等。

(4)定时留取血、尿标本,观察血、尿淀粉酶及血清电解质的变化。

## 五、健康教育

(1)向患者及家属解释本病主要的发病原因、诱发因素及疾病过程,教育患者积极治疗与急性胰腺炎发生有关的疾病,如胆道疾病、十二指肠疾病等。

(2)宣传急性胰腺炎的预防方法,强调饮食卫生,有规律地进食,摄取低脂肪、低蛋白质、高糖类食物,避免暴饮暴食和辛辣刺激食物,强调戒除烟酒的重要性,以预防复发。

(3)指导患者按医嘱坚持用药,定期门诊复查;出现剧烈腹痛时,应及时就医。

(韩　凤)

# 第十八节　慢性胰腺炎

慢性胰腺炎是指由于各种不同原因所致的胰腺局部、节段性或弥散性的慢性进展性炎症,导致胰腺组织和(或)胰腺功能不可逆的损害。

## 一、临床表现

1.腹痛

腹痛是最突出的症状,初为间歇性,后转为持续性腹痛,性质可为隐痛、钝痛、钻痛甚至剧痛,多位于中上腹可偏左或偏右,可放射至后背、两肋部。患者取坐位,膝屈曲位时疼痛可有所缓解;躺下或进食时疼痛加剧。

2.胰腺功能不全的表现

腹胀、食欲减退、恶心、嗳气、厌食油腻、乏力、消瘦、腹泻甚至脂肪泻。常伴有维生素 A、维生素 D、维生素 E、维生素 K 缺乏症，如夜盲症、皮肤粗糙、肌肉无力和出血倾向等。约半数患者可发生糖尿病。

3. 体征

多数仅有轻度压痛。当并发假性囊肿时，腹部可扪及表面光整的包块。当胰头肿大压迫胆总管，可出现黄疸。少数患者可出现腹腔积液和胸腔积液、消化性溃疡和上消化道出血、多发性脂肪坏死、血栓性静脉炎或静脉血栓形成及精神症状。

## 二、诊断

1. 实验室检查

急性发作期可见血、尿淀粉酶和胸腔积液、腹腔积液中淀粉酶增高。粪便在显微镜下有多量脂肪滴和未消化的肌纤维等。部分病例尿糖和糖耐量试验阳性。

2. 影像学检查

腹部 X 线片可显示胰腺的钙化或胰石；B 超检查可作为初筛手段，但敏感性不高；超声内镜(EUS)可见胰实质回声增强、胰管狭窄、扩张和结石及假性囊肿等征象；CT/MRI 具有诊断价值。

## 三、治疗

1. 去除病因

如戒酒，积极治疗胆道疾病。防止急性发作，宜进低脂肪、高蛋白食物，避免饱食。

2. 对症治疗

(1)腹痛：胰酶制剂替代治疗有一定止痛作用；止痛药尽量先用小剂量非成瘾性镇痛药。

(2)胰腺外分泌功能不全症状：可用足量的胰酶制剂替代；可用抗酸药或 $H_2$ 受体拮抗药抑制胃酸分泌。

(3)合并糖尿病者可给予胰岛素治疗。

(4)营养不良者应注意补充营养、脂溶性维生素及维生素 $B_{12}$、叶酸、铁剂、钙剂及多种微量元素。严重吸收不良应考虑要素饮食或全胃肠外营养。

3. 内镜治疗

通过内镜排除胰管蛋白栓子或结石，对狭窄的胰管可放置内支架引流。

4. 手术治疗

手术方法包括胰管内引流、胰腺远端切除、胰十二指肠切除、胰腺支配神经切断、胆道切开取石，Oddis 括约肌切开成形术等。

## 四、护理措施

### (一)一般护理措施

1. 休息体位

保持环境整洁、安静、空气流通及适宜的温湿度。协助患者取弯腰、屈膝侧卧位。

2. 饮食护理

避免刺激性强、产气高、高脂肪和高蛋白食物，严格禁酒。

3. 病情观察

观察腹痛的部位、性质、程度及伴随症状。观察呕吐物的量及性质。监测白细胞计数、血尿淀粉酶值、电解质与血气的变化。

4.心理护理

经常巡视,了解患者的需要。解释引起疼痛的原因、治疗方法和预后以消除疑虑。指导减轻疼痛的方法。说明禁食、禁水的重要性,取得患者的配合。

### (二)重点护理措施

1.评估

(1)采集病史,了解患者是否有胰腺炎病史,评估其病因,如暴饮暴食、酗酒、胆道疾病病史。

(2)了解患者的生命体征情况。

(3)患者及其家属的心理状况与需求,以了解患者的心理压力与应激表现,以便适时地提供适当心理社会支持。

2.疼痛护理

合理应用镇痛药;禁食、胃肠减压;遵医嘱给予抗胰酶药、解痉药或止痛药;协助患者变换体位,使之膝盖弯曲,靠近胸部以缓解疼痛;按摩背部以增加舒适感。

### (三)治疗过程中可能出现的情况及应急措施

1.血糖升高

若因胰腺内分泌功能不足而表现为糖尿病的患者,应遵医嘱服用降糖药物;如果行胰腺全切者,则需终身注射胰岛素。要定时监测血糖和尿糖。此外,还要严格控制主食的摄入量,不吃或少吃含糖量较高的水果,多进食蔬菜;注意适度锻炼等。

2.知识缺乏

帮助患者及其家属正确认识胰腺炎,强调预防复发的重要性。避免过度疲劳。避免情绪激动,保持良好的精神状态。指导患者遵医嘱服药。

### (四)健康教育

1.简介疾病知识

慢性胰腺炎的病因与急性胰腺炎相似。慢性酒精中毒可引起。长期酗酒引起慢性胰腺炎的时间需要经过8～10年。酒精刺激胃泌素分泌,引起胃酸分泌增多,致使肠道的胰泌素和CCK-P2分泌增多,进而引起胰液和胰腺蛋白酶分泌亢进;酒精可引起胰腺蛋白酶分泌多于胰液的分泌,高浓度的胰腺蛋白酶能破坏胰管上皮细胞,引起胰液的蛋白质和钙浓度增高,两者结合形成蛋白质性栓子,引起胰管阻塞,腺泡组织增生和纤维化;酒精对胰腺泡细胞的直接毒性作用。

2.饮食指导

急性发作期禁食。待病情缓解后,可给予高糖低脂少渣半流质饮食。

(1)限制脂肪量,病情好转可递增至40～50 g/d。

(2)每天供给蛋白质50～70 g。注意选用含脂肪少、高生物价蛋白食物。

(3)因所需能量由糖类补充为主,每天可供给300 g以上。

(4)慢性胰腺炎多伴有胆管病或胰腺动脉硬化,胆固醇供给量<300 mg/d为宜。

(5)维生素应供给充足,多选用富含B族维生素、维生素A、维生素C的食物。特别是维生素C每天应供给300 mg以上。

(6)食物选择原则是富于营养、易于消化、少刺激性。宜用高蛋白高糖低脂饮食。

(7)少食多餐,每天以4～5餐为宜。烹调加工应使菜肴清淡、细碎、柔软,不用烹调油,可采取蒸、煮、烩、熬、烧、炖等方法。

(8)选择谷类及豆制品;选择猪瘦肉、牛瘦肉、猪肝、鸡肉、虾、鱼、鸡蛋清、脱脂奶;蔬菜选择土豆、菠菜、胡萝卜、豇豆、莴苣、茼蒿、苦菜等;水果选择各种果汁;其他,蔗糖、红糖、蜂蜜等。

(9)指导患者戒烟酒,限制茶、咖啡、辛辣食物。当患者无不适后再缓慢增加进食量,对伴糖尿病患者,应按糖尿病饮食进餐。

3.心理指导

由于病程长,病情反复,患者常会产生焦虑、悲观、消极情绪。护士应为患者提供安全舒适的环境,了解患者的感受,耐心解答患者的问题,讲解有关疾病治疗和康复的知识,配合患者家属,帮助患者树立战胜疾病的信心。

4.出院指导

(1)向患者及其家属介绍本病的主要诱发因素和疾病的过程。

(2)教育患者积极治疗胆道疾病,注意防治胆道蛔虫。

(3)指导患者及其家属掌握饮食卫生知识,患者平时应养成富营养、食勿饱的规律进食习惯。

(4)慢性胰腺炎易脂泻(稍吃油荤即腹泻),加之长期难以根治,故患者易出现营养不良,应吃富含营养的食物,如鱼、瘦肉、蛋白、豆腐等。

(5)米、面等糖类以及新鲜蔬菜宜适当多吃,但每顿不能过饱,吃七八成饱即可(若合并有糖尿病者,则应适当控制糖类的摄入)。

(6)饮食中宜少吃煎炒,多吃蒸炖,以利消化吸收。盐也不宜多,以淡食为好。蔬菜可多吃菠菜、青花菜和花椰菜,萝卜须煮熟吃,将纤维煮软,防止增加腹泻。水果可选桃子、香蕉等没有酸味的水果。易产气使腹胀的食物不宜吃,如炒黄豆、蚕豆、豌豆、红薯等。调味品不宜太酸、太辣,因为能增加胃液分泌,加重胰腺负担。应避免刺激强、高脂肪和高蛋白食物。

(7)避免情绪激动,保持良好的精神状态。戒除烟酒,防止复发。不适时随诊。

(韩 风)

# 第十九节 消化内镜的清洗、消毒与灭菌

## 一、清洗、消毒与灭菌的基本概念

### (一)清洗(washing)

清洗彻底是保证消毒、灭菌成功的关键。要选择具有有效去除生物膜和保障复杂器械的高质量清洗要求的清洁剂。

清洁剂的要求:①可使用具有抗菌作用的清洁剂;②应使用无泡清洁剂,泡沫可阻碍液体与器械表面的接触,而且泡沫会使操作视野不清晰,从而导致工作人员被器械误刺伤;③所使用的清洁剂应能有效松动有机物或非有机物,以使清洁剂和清水的循环能将松动的残留物冲走。

清洁剂应含有下述物质以保证清洁效果:①表面活性剂,用以减少表面张力便于去除残留物;②有活性的过氧化氢($H_2O_2$),能在室温(20 ℃)下有效松动器械表面的残留物;③蛋白酶能将蛋白质分解使之易溶于水,易于去除;④淀粉酶能使淀粉类残留物溶解;⑤脂肪酶能使含脂肪的残留物溶解;⑥其他推荐的活性物质,如胺化合物、过氧乙酸、过氧化氢等。清洗时应注意:不应使用含有乙醛的清洁剂,因为醛基会使蛋白质变性凝固。同理,含胺化合物或糖蛋白的戊二醛不能作为消毒剂,因为化学反应会导致着色。

### (二)消毒(disinfection)

消毒即杀灭或清除传播媒介上的病原微生物,达到无害化处理。

(1)高水平消毒:可以杀灭各种微生物,对细菌孢子杀灭达到消毒效果的方法。这类方法应能杀灭一切细菌繁殖体(包括结核分枝杆菌)、病毒、真菌及孢子和绝大多数细菌芽孢。属于此类的方法有热力消毒、电离辐射消毒、微波和紫外线消毒等,以及用含氯消毒剂、二氧化氯、过氧乙酸、过氧化氢、含溴消毒剂、臭氧等消毒因子进行消毒的方法。

(2)中等水平消毒:可以杀灭和去除细菌芽胞以外的各种病原微生物的消毒方法,包括超声波、碘类洗涤剂(碘伏、碘酊)、春雷和氯已定的复方、春雷和季铵盐(包括双链季铵盐)类化合物的复方、酚类等消毒剂进行消毒的方法。

(3)低水平消毒:只能杀灭细菌繁殖体(分枝杆菌除外),包括亲脂病毒的化学消毒剂和通风换气、冲洗等机械除菌法。如单链季铵盐类消毒剂(苯扎溴铵等)、双胍类消毒剂(如氯已定)、植物类消毒剂和汞、银、铜等金属离子消毒剂等进行消毒的方法。

### (三)灭菌(sterilization)

灭菌是指可杀灭或清除传播媒介上一切微生物(包括细菌芽孢)达到灭菌水平的方法。属于此类的方法有热力灭菌、电离辐射灭菌、微波灭菌、等离子体灭菌等物理灭菌方法,以及用含氯消毒剂、戊二醛、环氧乙烷、过氧乙酸、过氧化氢等消毒剂进行灭菌的方法。

## 二、医疗设备分类、感染危险性及处理程度

目前,世界各国基本采用 Spaulding 医疗器械分类法。根据各类器械的使用情况,将医疗器械接触人体后的危险性分为三类。不穿透无菌体腔的可曲式内镜(胃镜、结肠镜、十二指肠镜、超声内镜等)被认为属半临界医疗器械。要求中等水平消毒,微生物学结果必须是细菌除杀、真菌除杀、病毒除杀和结核分枝杆菌除杀,且若有必要的话,分枝杆菌除杀。

穿透无菌体腔的可曲式内镜(经腔壁胆道镜、婴儿镜)是临界医疗器械,与内镜附件(活检钳,用于息肉切除术、括约肌切开术等)同级。内镜不像后者,它们不能被灭菌,因为它们具有热敏感性,在此情况下则按初始设置,需要高水平消毒来获得微生物学效果上的细菌除杀、真菌除杀、病毒除杀、分枝杆菌除杀与孢子除杀,然后必须用灭菌水作最终漂洗。

## 三、消毒剂种类与消毒、灭菌方法的选择

### (一)消毒剂的选择

消化内镜是精密昂贵的仪器,选择消毒剂时需注意以下事项。

(1)理想消毒剂的特点:有效杀灭多种有机体,包括病毒和朊病毒蛋白等;与内镜、附件和自动内镜清洗消毒器(AEWD)具有很好的相容性,不会损坏内镜和 AEWD;无腐蚀性,且对工作人员是安全的;环保。

(2)消毒剂必须在正确的温度下使用。

(3)消毒剂需用相关的试纸定期测试其浓度,以保证有效的杀菌力。

(4)选择消毒剂时需考虑的因素:稀释方法、消毒剂液体的稳定性、能重复使用的次数、直接成本、间接成本(如合格的 AEWD,存储要求、使用条件、人员防护措施等)。

## (二)方法的选择

(1)对于高度危险性物品,必须灭菌。

(2)对于中度危险性物品,消毒即可。

(3)对于低度危险性物品,消毒或清洁。

## (三)适合内镜的消毒剂种类

消毒、灭菌剂(critical):戊二醛、环氧乙烷、含氯消毒剂、过氧乙酸、过氧化氢等。高度作用消毒剂(semicritical):含氯消毒剂、二氧化氯、过氧乙酸、过氧化氢、含溴消毒剂、臭氧等。

消毒剂产品的抗微生物活性依赖于 4 类基本参数:使用浓度、使用温度、接触时间和酸碱度。

1.戊二醛(glutaraldehyde)

室温(20 ℃)下使用的 2%戊二醛,是公认的对照产品。室温下,2%戊二醛能使人类免疫缺陷病毒(HIV)和乙型肝炎病毒(HBV)在 5 min 之内失去活性。用 2%戊二醛浸泡 20 min,可以去除丙型肝炎病毒(HCV),理论上戊二醛对 HCV 的杀灭应较杀灭 HBV 更易,故各国的内镜消毒规范均未对 HCV 患者受检后的消毒提出特殊要求。

戊二醛的特点:广谱、高效、快速、刺激性小和水溶液稳定,是世界卫生组织(WHO)推荐的肝炎病毒消毒剂。但戊二醛可使内镜内腔中未被彻底洗清的有机成分(血液、黏液中的蛋白质)发生固化,使之不易去除,成为污染来源或堵塞内镜内腔。戊二醛对从事消毒的医护人员有副作用,且日益变得频繁和严重(如导致过敏反应、皮炎、结膜炎鼻炎、哮喘等),对环境也有污染。添加的防锈剂(亚硝酸钠)有致癌、致畸作用。改进型戊二醛对工作人员的咽喉部、眼睛刺激明显减少,醛味也降低,使用前无需激活、无需添加防锈剂,不易聚合。英国在 1998 年要求,戊二醛职业暴露的空气浓度为 0.1 μL/L(8 h 平均)。西方各国、日本、澳大利亚等有长期接触戊二醛的暴露浓度限制。在未来戊二醛应该被其他产品所取代。目前国内戊二醛仍是主要的内镜消毒剂,但内镜工作人员的防护问题值得重视。

2.环氧乙烷(ethylene oxide)

环氧乙烷是一种广谱、高效、穿透力强,对消毒物品损害轻微的灭菌剂,其杀死细菌、孢子、病毒的效果显著,机制为环氧乙烷能与微生物的蛋白质、DNA、RNA 发生非特异性的烷基化作用,是不耐热、不耐湿物品首选的灭菌剂。使用环氧乙烷时要求专业人员操作、控制。一般要求灭菌条件为:浓度 800~1 000 mg/L,温度 55~66 ℃,湿度 60%~80%,时间 6 h。环氧乙烷灭菌必须在密闭的灭菌器内进行,排出的残余环氧乙烷经无害化处理,灭菌前物品不能用生理盐水清洗,物品上不能有水滴。

3.氧(酸)化电位水

Selkon 等 1999 年报道,结核分枝杆菌、鸟胞内分枝杆菌、龟分枝杆菌、枯草杆菌、大肠杆菌(包括 0-157 型)、粪肠球菌、耐甲氧西林的产气肠杆菌、白色珠菌、铜绿假单胞菌、HIV1 型:和 HIV2 型经氧化电位水作用 2 min,有 99.999%甚至更多的细菌被杀灭。使用时需流动生成水浸泡。一般消毒:要求 pH 值为 2.7 以下,有效氯 25~50 mg/L,3~10 min,特殊消毒时间需延至 15 min。其优点是杀菌力强、浸泡时间短、廉价且安全,其缺点是稳定性差,具有腐蚀性。

4.过氧乙酸

无论过氧乙酸是否与过氧化氢组合,已为人工自动化处理程序所验证。它们在 5 min 内除杀细菌,在 10 min 内除杀分枝杆菌和孢子。可以采用条形试剂系统,使每日活性物质浓度测量成为可能。寒冷气候下,更新产品的频率决不能超过 7 d。比起活性物质自身来,产品的组成成分更为重要,这是最根本的特性,决定了产品的效应和稳定性。更进一步,其氧化功能使得它对蛋白质和生物膜均具活性。当使用这些产品于人工处理程序时,有鼻流涕、眼部刺激等副作用。

5.其他消毒剂

(1)二氧化氯和氯衍生物:它们在体外状态下很有效,尤其是对孢子和分枝杆菌,必须在可曲式内镜和清洗消毒器上作测试和验证。事实上它们显现出具有腐蚀作用,可能是有害的。

(2)超氧化水:与二氧化氯或戊二醛一样有效,已做测试,看起来很有前景。它未显现对处理设备的影响,毒性水平也低,但该产品相当不稳定,需要自动化设备来制备活性消毒剂。

(3)过氧化氢在微生物学范畴是有效的,但会导致对内镜和机器组件的损害。

(4)其他不同于戊二醛的消毒剂产品。如邻苯二甲醛(OPA)或其他消毒或灭菌程序,可能得到开发、测试和验证,其条件是微生物学效力至少相同、处理简易、对医护人员和环境毒性减少产品稳定性满意,即设备腐蚀程度低。值得消毒剂与内镜制造商特别注意的是:事实上,1997 年即有研究报道,在美国各医疗中心的内镜清洗与消毒实践中,所有内镜损坏中 21.4% 与消毒剂有关联。

## 四、与消化内镜检查有关联的感染

与内镜的其他并发症(如穿孔、出血)相比,感染似乎显得不重要,发生率也低。原因有消化道的抵抗力、内镜的有效消毒、病原体不能黏附到内镜上以及难以及时发现,故无法正确统计。重复使用的内镜我们应该意识到存在着潜在的交叉感染危险,为提高效率,必须备有多条内镜。在患者使用后必须按照规范对内镜进行消毒维护,能有效预防病原体的传播。

### (一)内镜所致医源性感染

最常见的感染途径有受检者、患者、医护人员、栖居于内镜及附件的条件致病菌。

1.细菌

沙门菌(Salmonella)、幽门螺杆菌(H. pylori)、大肠杆菌(Escherichia coli)O-157、铜绿假单胞菌等。细菌在患者中的相互传播临床上很难确诊,最常见的细菌可能是假单胞菌属,其容易定植于内镜或自动内镜清洗消毒器(AEWD)中。

2.病毒

乙型肝炎病毒(HBV)、丙型肝炎病毒(HCV)、朊病毒(Prion)等。

内镜相关的病毒性交叉感染,主要指患者间的病毒传播。清洗、消毒不充分的内镜可检测到 HBV、HCV 的核酸,这对内镜进行高水平消毒是否足够的问题提出了质疑。内镜检查是独立的相关危险因子,如有活检测危险性翻倍。从理论上讲,污染 HIV 的内镜可导致 HIV 的交叉感染,但目前尚无相关报道,不过由于这些病毒一旦感染即可致命,应当予以重视。

内镜相关的朊病毒交叉感染最令人头痛。疯牛病、Creutzfeld-Jakob 病、库鲁病等均由朊病毒引起。该类疾病预后极差。西方国家对疯牛病的恐惧已成为严重的社会和政治问题。经内镜传播朊病毒在理论上是完全可能的，但目前无法确定常用的化学液体消毒剂对朊病毒的杀灭效果，且无法确定内镜上是否有朊病毒，故欧洲消化内镜学会建议，确诊的疯牛病患者不能进行内镜检查。我国朊病毒感染病例同样存在，一旦此类患者伴有某些疾病，考虑内镜相关检查时应十分慎重。

3.其他感染源

内镜室的环境污染，内镜的光源装置，术者的手、床、清洗消毒室和自动内镜清洗消毒器（AEWD）内的污染以及使用了有缺陷的设备等。虽然在胃肠道检查中从未有过这种感染风险的报道，但当托盘既用于胃肠内镜也用于支气管内镜时，仍必须考虑到这种风险。此种情况下已有分枝杆菌感染的报道。

## （二）感染的危险

做内镜检查的患者与工作人员间的感染传播，如 HP 的传播已有较多文献报道，患者的体液（唾液、胆汁、呕吐物、粪便、血液）溅到工作人员的身上，手工清洗活检钳时组织碎片的飞溅，都是对医护人员的危险因素。各种体液所含的病菌量不同，黏膜接触感染 HIV 的概率为 0.1%，皮肤接触 HIV 血液后引起的传染已有报道，其概率为 0.04%。但对 HCV、HBV 而言，其概率要高数十倍。故 1985 年开始，美国疾病预防控制中心要求内镜操作人员进行自我防护，包括戴手套，穿保护性外套，戴面罩、防护眼镜、接种 HBV 疫苗，可能的话接种 HAV 疫苗，每 6 个月进行结核菌素皮试。

## （三）内镜细菌生物膜

细菌生物膜是微生物为适应环境而形成的。细菌分泌多糖蛋白复合物将自身黏附于各种物体的表面，细菌在所吸附的物体表面不断分裂就形成了细菌生物膜。临床上细菌生物膜主要形成于各种体内插管，如静脉导管、导尿管、气管插管等的表面，内镜也不例外。内镜细菌生物膜是内镜腔道内表面形成的细菌菌落，并形成一层保护膜；清洗剂难以去除、消毒剂不能渗透是内镜清洗、消毒失败的重要原因之一。近年来，国外消化内镜消毒工作者对这一问题引起了足够的重视。最新 SGNA 规范关于生物膜定义描述：生物膜是不同类型的细菌基质和表面的多糖，从细菌中分泌并黏附到内镜腔道。尤其是刮伤或损伤的内镜腔道能使细菌更牢固地黏附在内管道表面，外表形成一种保护膜，使细菌不受杀菌剂的影响。一旦生物膜在内镜腔道中形成，即使采用正确的清洗、消毒流程进行去除也很困难。最新 SGNA 规范关于生物膜危害的描述认为：生物膜不仅代表能脱离和污染患者的病原菌的储藏所，而且代表了可能是进入循环的内毒素的源泉。如果在消毒之前没有彻底清洗的话，仅使用有效的杀菌剂是不够的。目前研究表明，许多内镜清洗酶并未对内镜管腔生物膜产生足够的清除作用。

因此，为了确保清洗、消毒的质量，预防生物膜形成，须做到以下几点：①重视生物学的检测；②监控清洗、消毒各项环节；③注重管道维护，必要时及时更换内镜钳子管道；④开发适用于内镜的专用清洗剂。内镜消毒后生物学的检测：每季度必须对消毒的内镜做生物学检测，检测后的内镜菌落数必须少于 20 CFU/支，无致病菌生长。每个月必须对灭菌的内镜及附件做生物学检查。同时建议：检测必须是对每一支在用的内镜，而不是随机抽样检测。对使用频率高、内镜数量少的内镜室则应增加内镜生物学检测的次数。

## （四）洗净水的安全性

关于水质的要求：饮用水的水质标准。医院用水是医院感染的潜在途径。控制水中携带的细菌和污染物可以有效地降低医院感染的风险，防止水系统和医疗设备中形成生物膜。需要对水进行日常监测，包括微生物总数和大肠杆菌。

使用灭菌水(如用于冲洗的水)是一种可能的方式，但价格却极端昂贵，水须运送到灭菌容器或冲洗系统中去。即使如此，清洗消毒器也不是封闭系统，从外部萌芽的污染仍可能发生。大多数努力因而集中于设法使自来水经消毒剂处理后，安全用于内镜处理器的最终漂洗。除菌滤膜过滤是一种控制水中细菌和污染物的有效方法，美国疾病控制中心(United State Center for Disease Control，CDC)认为，经过 0.2 μm 的除菌滤膜过滤的水，可以达到要求最高的内镜终端冲洗用无菌水的标准。终端净水过滤系统有两种形式：第一种是 0.2 pm 除菌过滤器(参考 FDA 无菌过滤部分)直接安装在水龙头出水口，减少出水管道的长度，除菌过滤器的进水要求经过一定的处理；第二种是除菌过滤器安装在橱柜或墙壁上，过滤后的水再输送到使用点。除菌过滤器进水可以直接用自来水，要求除菌过滤器出口管道和水龙头保持洁净，避免二次污染。有条件的可对进入内镜清洗消毒室的水安装水处理系统进行处理，达到饮用水的水质标准。

### (五)环境

环境(environment)通常包括表面(如内镜控制台、内镜输送托盘)、空气和戊二醛蒸气。戊二醛的暴露极限值在日本工作环境的允许浓度是 $0.2\times10^{-6}$ 以下(OSHA)，工作人员的化学物质暴露值为 $0.05\times10^{-6}$(ACGIH)。在法国工作环境的允许浓度是 $0.2\times10^{-6}$，在美国工作环境的允许浓度是 $0.05\times10^{-6}$ 以下。嗅觉的阈限是 $0.04\times10^{-6}$。虽然戊二醛不被认为是致癌性的，但它对皮肤、黏膜和气道有刺激作用(或过敏作用)，其后果可能很严重并且要求职业更换。因此有必要展开消毒程序，尤其是在使用 2% 戊二醛时，在接近内镜检查室的特别区域中，以适当的空气更新速率(如 12 体积/小时)通风，最好是在低压条件下进行。使用和消毒内镜的机构应该为医疗工作者及患者提供安全的环境。采用空气交换设施(如有效的通气系统、排气罩)以减少与有毒物质(如戊二醛)接触。防止消毒液气体外逸，需装置消毒液隐藏器和消毒液余气分解器。胃肠内镜检查术事实上是风险程序。必须衡量这种伴随内镜检查术的潜在感染风险与患者相关性风险的关联，必须实施“最大限度预防”程序。

## 五、内镜的清洗、消毒、保养操作流程

### (一)消毒剂的使用

应按说明书规定进行活化和稀释，保证有效使用的浓度和时间，低于有效浓度和超出使用期限即丧失消毒作用。每日使用前应进行消毒液测试，根据消毒使用的量要追加对消毒液的测试，并应有测试记录，记录必须保存两年以上。

### (二)清洁剂的使用

目前已开发了内镜专用多酶清洗剂，它具备以下功效：①七种酶能迅速彻底地分解污染物；②有效抑制内镜雾化速度；③具有湿润功能，漂洗后完全去除残留物；④具有抑菌及防锈功能；⑤无泡透明清洗，安全性高；⑥无水温要求，软、硬水适用；⑦适合机洗、超声波和手工清洗。也有手洗特效多酶清洗剂，它直接抑制生物膜再生，对 HIV、HCV、HBV 等在清洗第一步直接产生灭活作用，但要求内镜及所有的管道完全浸泡在稀释后的多酶清洗剂中 2～5 min，水温为 30～45 ℃。

多酶清洗剂应一次性使用，用后即废弃。因为多酶清洗剂不具备杀微生物的能力，同时也

不能阻止微生物生长。通常酶在高于室温的温度下会更有活性。使用时应按说明书规定进行稀释，按推荐的水温与有效的时间来操作。

## (三)检查前内镜的处理

每日检查前应先将要使用的内镜在消毒液中浸泡 20 min，为保证内镜管道的消毒效果，应拔去送水、送气按钮，换上专用活塞，以保持连续注气状态；去除活检孔阀门，装上专用阀门，启动自动注液器 30 s，无自动注液器可用 50 mL 注射器反复抽吸 2～3 次，使活检孔道内充满消毒液，盖上专用盖浸泡内镜；消毒时间结束后，再次启动自动注液器 30 s，向管内注入空气排除消毒液；用滤过水洗净镜身及管道内的消毒液后，用乙醇或高压气枪吹干管道，分别用消毒纱布和 75％乙醇纱布擦拭镜身后备用。使用前必须用无菌水彻底冲洗去除残留消毒剂。

## (四)床侧处理

无论是采用人工方式还是全自动清洗消毒机进行内镜的清洗、消毒，每次使用后内镜必须立即清洗。

1.插入部的清洁

从被检查者体内退出内镜后，用蘸有多酶清洗剂的纱布擦去内镜插入部上的污垢。

2.重复送气、送水

(1)停止光源装置送气，拆掉送气、送水按钮，安装 AW 管道洗涤转接器。重复地往喷嘴送气、送水各 10 s。因为送水、送气管是不能刷洗的，但只要使用清洗专用阀对它进行全面的灌洗，送水、送气管同样能够被彻底洗净。

(2)将光源装置的送气压设定成强挡，持续按下 AW 管道洗涤转接器的按钮 10 s 左右，进行送水。

(3)然后将手指从按钮上松开，送气 10 s 左右直到不出水为止。

3.吸引

(1)按下吸引按钮，将插入部顶端从多酶清洗剂(或洁净水)中拿出放入，交替吸引多酶清洗剂(或洁净水)和空气 10 s 左右。

(2)将 EVIS 图像系统中心 CV-260 电源关闭，停止送气，按顺序拆掉送水管、吸引管及内镜电缆连接器，盖上防水盖，放入送镜车加盖或放置合适的容器中送至清洗消毒室。

4.人工送镜时注意事项

人工送镜时要注意：为防止内镜的损坏，用手拿时请卷起导光软管，用左手握住操作部，用右手轻轻握住插入部的上部进行运送。

## (五)预清洁

1.对内镜进行测漏检测

测漏检测的目的：及早发现故障，减少修理费用。测漏检测的方法如下。

(1)在洗涤池内放满水，将漏水检测器的连接器插入到保养装置或光源装置的内镜插座内，并打开开关，把保养装置或光源装置的送气压置于强挡。

(2)轻轻按下安装管头中的小棒，确认空气出来之后，将漏水检测器的安装管头装在内镜连接器的通气管头上。

(3)确认漏水检测器安装接口的内侧、防水帽(纤维内镜的内镜连接部)通气接口的外侧没有水滴，若内部浸水则容易造成故障。

(4)内镜内部注入空气后，弯曲橡皮护套、确认是否有轻微膨胀的现象。

(5)在安装了漏水检测器的状态下,将内镜浸没在水中,同时从各个角度给弯曲部打角度,拨动操作部开关按钮,从内镜外表面同一处确认没有连续发生气泡。注意:将内镜从水中取出,依次关掉光源,拔出靠光源侧的漏水检测器插头,等待 30 s 后(弯曲橡皮的膨胀消失后)拆掉漏水检测器的安装管头。

2. 内镜整体的水洗

在流动水下彻底冲洗,用纱布反复擦洗镜身,同时将操作部清洗干净。取下活检入口阀门、吸引器按钮和送气按钮,用清水冲洗干净并擦干;用高压水枪冲灌吸引和活检孔道,用清洁毛刷彻底刷洗活检孔道和导光软管的吸引器管道,分别以 90°、45°的方向刷洗 2～3 次,刷洗时必须两头见刷头,并洗净刷头。上污物,再次用高压水枪冲灌吸引和活检孔道;安装全管道灌流器和管道插塞,同时放入清水,使内镜浸泡于水中,连接自动注液器,启动自动注液器30 s,放水并取出自动注液器前端,再次启动自动注液器 30 s 向管内注入空气排除水分。无自动注液器可用全管道灌流器接 50 mL 注射器吸清水注入送气、送水管道,用气枪吹干镜身表面余水。有抬钳器的内镜会拥有一条抬钳器控制钢丝管道,清洗时务必使用清洗专用的附件对它进行灌洗。清洗纱布应当采用一次性使用的方式,清洗刷应当一用一消毒。水洗时间应不少于 3 min。

3. 内镜整体的酶洗

用多酶清洗剂清洗内镜整体,将吹干后的内镜置于酶洗池中,启动定时提醒器,启动自动注液器 30 s,无自动注液器可用 50 mL 注射器抽吸多酶清洗剂 100 mL 冲洗送气、送水管道,用吸引器将多酶清洗剂吸入活检孔道,按多酶清洗剂说明书要求时间浸泡内镜,操作部用多酶清洗剂擦拭,浸泡时间结束后,取出注液器前端,再次启动自动注液器 30 s 向管内注入空气排除多酶清洗剂,用气枪吹干镜身表面;擦干后的各类按钮和阀门用多酶清洗剂浸泡。多酶清洗剂应当每清洗一条内镜后更换。酶洗时间约 2 min。

4. 内镜整体的清洗

内镜从酶液池中取出前,操作者应当更换手套。将内镜置于次洗池中,启动自动注液器 30 s,放水并取出自动注液器前端,再次启动自动注液器 30 s,以去除管道内的多酶清洗剂及松脱的污物,同时用纱布擦洗内镜外表面,并擦干及用气枪吹干各管道,以免稀释消毒剂。各类按钮和阀门用清水冲洗擦干后浸泡于消毒液中。清洗时间约为 1 min。

### (六)内镜整体的消毒

将清洗擦干后的内镜置于消毒池并全部浸没在 2%碱性戊二醛消毒液中,启动自动注液器 30 s,按内镜清洗消毒技术操作规范要求浸泡内镜,盖上专用盖;消毒时间结束后,再次启动自动注液器 30 s,向管内注入空气排除消毒液。

《内镜清洗消毒技术操作规范(2004 年版)》要求:①胃镜、肠镜、十二指肠镜浸泡时间不少于 10 min;②支气管镜浸泡时间不少于 20 min;③结核分枝杆菌、其他分枝杆菌等特殊感染患者使用后的内镜浸泡时间不少于 45 min;④需灭菌的内镜,必须浸泡 10 h;⑤当日不再继续使用的胃镜、肠镜、十二指肠镜、支气管镜等,应当延长消毒时间至 30 min。

### (七)内镜整体的清洗

内镜从消毒池取出前,操作者应当更换手套。将内镜置入终洗池,在流动滤过水下用纱布清洗内镜表面,塞上排水塞,使内镜浸泡于滤过水中,启动自动注液器 30 s,放水并取出自动注液器前端,再次启动自动注液器 30 s,向管内注入空气排除水分,取下清洗时的各种专用管道,用气枪吹干各孔道及镜身表面的水分;用75%乙醇或者洁净压缩空气等方法进行干燥。装好吸引器按钮、送水送气按钮和活检入口阀门,以确认内镜的各个部分不存在异常现象后备用。

治疗性内镜手术,要求用灭菌水冲洗活检孔道,用量不少于300 mL。有抬钳器的内镜要特别注意抬钳器、抬举钢丝及管道的清洗、消毒与保养。

## 六、自动内镜清洗-消毒器(AEWD)的使用

自动内镜清洗消毒器(AEWD)的使用请参照使用说明书。放入自动内镜清洗消毒器(AEWD)的内镜,取出后用纱布擦拭内镜外表面,除去水滴,特别是透镜面、电气接点以及导光插头要充分进行擦拭。接受内镜检查术的患者数量日益增多及对戊二醛和其他有潜在刺激性或敏感性器械消毒剂的安全使用要求,导致了自动化清洗消毒器系统使用的增多,从而使有害蒸气得到安全遏制,并能有效地去除有毒残留物。自动化系统比起人工方法来,能更有效地去除细菌,但却并非毫无问题了,必须考虑到以下几个方面。

(1)许多系统已上市供应,无论系统在消毒之前是否具有自身洗涤循环,仍然得承认人工预清洗内镜的根本作用。在放入AEWD清洗前一定要在内镜吸引清洗,镜身清洗、吸引活检管道刷洗后进行,否则清洗、消毒不彻底。

(2)需要确保内镜与AEWD装配的兼容性,确保所有内镜通道被消毒剂充分冲洗,确保内镜和AEWD兼容于所用消毒剂。

(3)自动化系统要求定期适当维护,耗时耗费,加之有些去污染处理部位(如刷洗腔道和擦拭插入管)无法实现自动化,多数AEWD不能消毒十二指肠镜的抬钳器腔道,这部分必须人工操作。因而人工清洗仍然为根本前提。

每个AEWD内只能放置一条内镜,以免有任何交叉感染的可能。为避免AEWD自身被污染的可能性,AEWD必须提供无菌漂洗水,并且必须建立一套机器的自我消毒程序以防或消除任何机器污染。

AEWD的国际标准(PREN ISO 15 883—42 003版本)如下。

(1)必须进行渗漏检测。

(2)必须使用多酶清洗剂,并且是一次性使用,清洗之后应漂洗干净。

(3)消毒后必须进行反复漂洗以去除消毒剂,终末漂洗必须使用无菌水。

(4)清洗消毒机必须具备自身消毒功能。

## 七、内镜清洗消毒时的注意事项

(1)清洗刷应适合于内镜通道、零件、接插件和接口的尺寸(如刚毛应接触所有表面),清洗刷不能有折痕。清洗的工具应尽量使用一次性的,或在使用之间可彻底清洗并消毒灭菌,保证一用一消毒。

(2)在每次使用后抛弃酶去污剂,因为酶产品不具备除杀微生物的功能,不能阻止微生物在污染水中的滋生。

(3)保留记录每一程序,包括患者姓名与医疗记录号码(若有的话)、程序(内镜检查的时间、内镜清洗、消毒的时间)、内镜医师、内镜清洗护士、内镜编号或其他识别符,以助于感染突然暴发的调查。

(4)进行液体消毒剂/高级杀菌剂的例行测试,以确保活性成分的最低有效浓度(MEC)。检查每日开始(或更经常地)使用的溶液,记录结果。若化学指示剂显示浓度低于MEC,则溶

液应被弃用。

(5)在其再使用寿命的终结时(有可能是独次使用),弃用液体消毒剂/高级杀菌剂,而不管其 MEC 如何。若追加液体消毒剂/高级杀菌剂被添加到消毒池(或盆子,若手工消毒的话),再使用寿命应由首次使用/激活初始溶液所决定,即液体消毒剂/高级杀菌剂池的“结束”操作不应超过液体消毒剂/高级杀菌剂的再使用寿命。

(6)内镜的使用与消毒场合应设计为对工作人员和患者安全的环境。空气交换设备(如通风系统、排气通风橱)的使用应使所有人员在有毒蒸气(如戊二醛)下的暴露最小化。化学灭菌剂的蒸气浓度使用应不超过容许限度[如美国政府工业卫生学者大会、职业安全与健康管理署(OSHA)所规定之限度]。尽管专用于化学暴露的有机蒸气呼吸罩能够提供呼吸保护(如逸流事件暴发中),但它们并非作为日常用途而设计,不能替代适宜的通风换气、蒸气复原系统及工作操作控制。

(7)内镜再处理专职人员应接受特别的器械再处理学习(如内镜和/或 AEWD 制造商的指导,若必要的话),以确保清洗和高级消毒或灭菌适当。内镜再处理专职人员的资格测试应规范化进行(如年度就职任免)。临时人员不应被允许做内镜再处理,除非已确定有资格。所有使用化学品的医护人员应接受教育,得知消毒剂使用操作程序中所呈现的生物与化学危险。

(8)人员保护设备(如手套、隔离衣、护目镜、呼吸保护器械)应即时可用,应适度使用以保护工作人员不致暴露于化学物质、血液或其他潜在感染物质(OPIM)之下。

(9)在患者与患者检查间进行胃肠内镜的清洁消毒处理,只有遵循公认的指南,才能确保使用的安全与保障检查成功的关键环节。

(10)不但要遵循现有的规定,同时还要持续地努力与探讨,不断地强化与落实这些规定,才可以有效地预防病原体的传播。

## 八、内镜清洗、消毒池的消毒

消赤池也要进行清洗消赤,具体事项如下。

(1)清洗、洗涤池:每天工作结束后用 1 000 mg/L 的含氯消毒液浸泡消毒 60 min,HBsAg 阳性患者检查后用 2 000 mg/L 的含氯消毒液浸泡消毒 60 min,用消毒刷洗干净或用消毒喷雾剂擦拭。

(2)消毒池:更换消毒液前需彻底洗刷池内壁、池底及池角处残垢,用清水反复冲洗干净,用高压气枪吹干后即可更换新配制的消毒液。

(3)消毒液隐藏器的使用:在加液、隐藏、进液和废液排放时应注意使用槽内排水口应处于密闭状态,以防消毒液渗漏与外溢。

(4)工作环境:每天工作结束后,开窗通风,对地面、工作台等进行消毒处理,每周应进:行 1～2 次彻底的清扫消毒,每月需作空气培养。内镜室应有消毒登记本。

## 九、内镜的保存及运输

内镜应以能防止污染的方式保存。在保存内镜之前,应确认内镜表面和所有管道完全干燥。残留水分可助空气中的细菌在内镜内外繁殖增生,造成污染。干净的内镜应该垂直悬挂在干燥、温度适合的地方。角度按钮要置于自然位置。肯格王内镜储存柜(盘式),其夹层内装有紫外线循环风空气消毒系统。镜房或镜库必须每天空气消毒一次,地面每天清扫消毒,储镜柜要每周用消毒剂擦拭 1～2 次,内镜要每天清点,每条内镜必须有使用、保养、维修记录档案册。

搬运箱的用途只作运输往来，不宜用作清洗后保存。

由于搬运箱不能洗涤、消毒和灭菌，所以内镜放入搬运箱之前，要对内镜进行洗涤和消毒(或者灭菌)。从搬运箱中取出的内镜，使用前也要进行洗涤和消毒(或者灭菌)。若要搬运到院外时，不要安装防水罩。若安装防水罩搬运，则有可能因搬运时的气压变化，造成内镜损坏。

(杨红艳)

# 第二十节　消化内镜的保养与维护

内镜的维护保养对内镜器械的使用有着至关重要的影响，如果清洗保养不当，会增加患者交叉感染和受伤害的可能性，也会人为地造成内镜的维修，给使用者带来不便。消化内镜属贵重易损仪器，除定期进行维修保养外，在每次使用前应做好充分的准备工作，有序地连接与调试内镜系统及各种器械，对维护内镜是非常有益的。

## 一、内镜的自检、安装与调试

### (一)检查

内镜在安装使用前必须检查内镜。检查前应先将要使用的内镜自检，首先要检查内镜的连接部有无严重的损伤和变形；内镜的操作部有无严重损伤及变形；护套端部有无折弯、扭曲及膨胀；弯曲部与插入部的接口部有无松弛：先端部、弯曲部、插入部有无龟裂、凹陷、膨胀、划伤、损伤、金属线的暴露、突起、松弛、变形、折弯、部件脱落；先端部镜头有无损伤、缺口及污物；喷嘴有无突起、凹陷、变形；用手轻握插入部，捋至先端部，确认是否有阻碍，以及插入部是否异常坚硬；双手持插入部对整条插入部进行弯曲部检查，确认插入部能够流畅弯曲并有适当的柔软性。

检查操作部固定钮，查看锁上时镜身弯曲部是否被固定。当固定钮松开处于“F”位置时，看操作部其他按钮是否能自由活动。确认钳子管道顺畅，插入活检钳时活检钳务必关闭并保持松弛状态。

### (二)安装

内镜的安装为按序连接，具体如下。

接通电源，将内镜导光插头插入冷光源插座，依次连接内镜电缆连接器、内镜注水瓶管、吸引管，打开主机总电源，由下而上开启冷光源、EVIS 图像系统中心 CV-260 电源(注意在连接或脱卸该转换器时，必须关闭图像转换器 CV-260 上的电源，否则会损坏 CCD、图像显示器，同时开启吸引装置。在冷光源操作面板上，按亮送气开关，并调至“HIGH”挡位上。将内镜先端部置于水缸中，入水深达 10 cm 以上，用手指按住内镜操作部送气、送水按钮上小孔，确认气、水从内镜先端部喷嘴中送出，松开手指确认气、水不再从内镜先端部喷嘴中送出。将内镜先端部置于水缸中，按下内镜操作部吸引按钮，确认吸引管通畅。松开此按钮吸引停止。保持光学系统干净，先端部物镜盖玻璃、导光插头杆部盖玻璃，以及目镜盖玻璃对于观察很重要，每次使用时必须保持干净。

### (三)设定白平衡

每次更换内镜时,必须设定白平衡,否则可能不再现正确的颜色。设定白平衡时,保证白平衡帽内无室内光线。将内镜顶端插入到白色盖(MH-154)内。要做到白平衡帽内的图像(监视器上)白色均匀,无明暗不均。正面板的白平衡开关,要持续按下 1 s 左右。如果白平衡指示灯点亮,那么设定结束。另外,如果白平衡指示灯显示闪烁时,则表明白平衡设定尚未结束。如果颜色和亮度不适合时,或者白色盖因污染导致不白时,有时不能设定白平衡。请对此进行确认,然后自动进行设定。此时白平衡的指示灯显示暂时闪烁,然后自动熄灭。

## 二、内镜的维护

### (一)内镜故障状况判断及原因探究

内镜的故障大多是因本体破损导致大量进水(消毒液),而造成其内部零件的损坏,或电子零件短路烧毁。

1.发生部位

(1)先端弯曲部的橡皮护套可能原因:①患者造成,如拉扯、牙齿;②储存放置环境,如尖锐物、门轴;③清洗过程,如器械、尖锐物、水池、药水腐蚀;④自然损耗,如弹性疲乏。

(2)插入蛇管可能原因:①利器割破;②劣化破损(浸泡不合适的消毒液);③长时间曝照紫外线灯。

(3)控制按钮部可能原因:①操作方式,如不适当的按压;②清洗置放,如叠放、清洗机固定网架、锐利物作用、药水腐蚀;③自然损耗,如弹性疲乏。

(4)吸引/器械处置管路可能原因:①治疗处置器械,如操作不当、器械故障;②自然损耗,如管壁磨损、劣化、皱褶。

(5)操作部方向转轮可能原因:①撞击,如摔落、碰撞、轴心移位;②自然损耗,如长期使用防水橡皮磨损。

2.其他

(1)无法送气、送水可能原因:①水罐,如未接、破损;②光源机送气选择开关,如选在“OFF”位置。

(2)送气、送水不良可能原因:①水罐,如盖子未旋紧、水位过高或过低、密封圈老化或缺损、接头松脱;②空气/水按钮,如橡皮破损、异常、异物堵塞;③吸引按钮,异常将造成漏气;④活检孔阀,重复使用将造成漏气;⑤内镜先端部喷嘴,如阻塞、变形;⑥内镜光源连接部与冷光源连接时,如果插得不紧,将会引起亮度不够。送气、送水不良的现象。

(3)影像模糊可能原因:①内镜先端部接物镜玻璃,如脏污、水渍、变质、刮痕、破损;②内镜内部,如进水、进气;③影像信号传输线,如接点异常、断线、未装好;④内镜的影像及截取装置(CCD),如毁损。

### (二)内镜漏水

漏水的内镜会产生以下的问题。

(1)镜头积聚雾气,产生图像模糊。

(2)光纤发霉,会降低导光性能。

(3)浸湿过的电子元件(包括 CCD),除了会引起电气线路的短路、烧坏 CCD 外,还会造成触电的可能。若使用漏水的内镜进行高频电烧治疗,可能会对患者及术者构成危险。

### (三)喷嘴堵塞的原因

(1)内镜使用后应立刻进行清洗，否则脏物会凝固在内镜里，造成喷嘴堵塞。

(2)清洗时要先用多酶清洗剂清洗干净后，再使用消毒剂消毒。若直接使用消毒剂则使蛋白质凝固，喷嘴容易堵塞。

(3)要使用内镜清洗专用按钮设备进行送水、送气及清洗送水、送气管道。注意，清洗专用按钮设备不能用于临床使用。

(4)一定要使用全管道灌流器冲洗内镜的各部管道。因为在临床检查时，由于送了气的体腔内的压力高于体外压力，使体腔内的液体、药物等容易从喷嘴反流，堆积在喷嘴弯道和送水、送气管道连接处。从而造成喷嘴堵塞。彻底清洗内部管道，即是防止钳子管道，送水、送气管道，吸引管道堵塞的有效手段之一。

虽然在胃肠内镜检查中从未有过这种感染风险的报道，当托盘既用于胃肠内镜检查也用于支气管内镜检查时，仍必须考虑到这种风险，此种情况下已有分枝杆菌的感染报道。美国胃肠内镜检查术学会(ASGE)推荐，在第二阶段漂洗终结时，用70%乙醇作人工处理。乙醇(某些分枝杆菌如龟分枝杆菌 M. chelonae 对乙醇非常敏感)除了有微生物学活性外，还具有干燥通道的理化效应。但这一步骤通常不能程序化，无法用于自动化处理。

## 三、消毒程序的质量管理

质量管理系统的实施包括达到国际质量保证标准(ISO 9000 和 EN 46000 标准系列)的所需水平。

### (一)质量控制

决定如何行动；书面制订已决定的内容；执行已经书面制订的规章；记录为保证追溯性所做的工作。

### (二)质量保证

展示上述质量控制的四项内容，依靠审核手段检查系统是否适合且遵循了意图，以及矫正任何偏差。

实施这种质量管理系统，要求涉及消毒工作的每个人相互配合：医师、护士、卫生学者与机构内的医院内部抗感染部门密切协作。内镜消毒人员应进行专职培训，人员培训是保证消毒质量的基础。培训人员包括内镜医师、护士、消毒技师。内镜工作人员的责任心是内镜消毒质量的保证。

(杨红艳)

# 第二十一节　消化内镜附件的清洗、消毒与保养

重复使用且破坏黏膜屏障的内镜附件，应经机械清洗、灭菌处理后才能再次使用。超声洗涤可用于难以洗净的附件，去除污物和组织成分。

## 一、非一次性使用的附件

(1)非一次性使用的活检钳要求一人一钳。非一次性使用的活检钳清洗后即浸泡在酶液

中，用小刷子刷洗钳瓣内面和关节处。活检钳由开关钳子的钢丝和覆盖在上面的螺旋状钢丝组成，钢丝间浸透的血液和黏液用刷子进行通常的清洗不能很好地去除，放入含有酶液且温度在 38 ℃的超声波清洗机中振荡 10 min 最有效，超声波不会损坏附件，可以得到足够的清洗效果，清洗后再用高压气枪吹干。做好活检钳的自检：钳瓣的开启度是否灵活，闭合度是否紧密，钳瓣是否顺滑、锋利；带针活检钳要注意针尖不能歪，用大拇指与示指沿活检钳钳身滑行确保无折痕，将活检钳盘曲成大圈（圈的直径以 20 cm 为宜），同时做好活检钳的保养、润滑关节，放入环氧乙烷灭菌专用袋内并密封，采用环氧乙烷灭菌消毒。

使用时要注意根据内镜的型号来选择活检钳长度和外径（Olympus 活检钳以手柄环的颜色做标识），再根据活检的部位或所取组织的性质要求来选择不同的活检钳瓣。尽量用新的活检钳，有折断、弯曲变形的钳子容易弄坏钳子管道。使用时活检钳瓣不要夹得太紧，钢丝夹得太紧，会使活检钳插入部如同一根很硬的铁丝，这样插入时活检钳不能通过弯曲部。

（2）其他非一次性使用的附件：①圈套器、夹子装置：由编织好的钢丝或螺旋状的钢丝，以及外层为聚四氟乙烯的外鞘管组成。使用后，从外鞘管中取出钢丝，分别放入盛满多酶清洗剂的超声波清洗机中清洗 30 min，此时外鞘管中充满多酶清洗剂，振荡后用高压冲水枪从送液口持续冲洗至净，再用高压气枪吹干、润滑，放入环氧乙烷灭菌专用袋内并密封，采用环氧乙烷灭菌消毒。②异物钳、网篮等：其结构是钢丝和外鞘无法分离式的，但带有清洗用的送液口。清洗时从送液口将外鞘管内充满多酶清洗剂，放入盛满多酶清洗剂的超声波清洗机中清洗 30 min，振荡后用高压冲水枪从送液口持续冲洗至净，再用高压气枪吹干、润滑。放入环氧乙烷灭菌专用袋内并密封，采用环氧乙烷灭菌消毒。没有操作部的造影管等附件不需润滑。

圈套器、夹子装置等附件由内部钢丝和外鞘管构成，加上损伤黏膜时，受到血液和黏液等污染，清洗、消毒和灭菌很困难。因此，一次性物品被广泛使用。由于一次性物品在设计时已经考虑了不再继续使用的因素，所以若再次使用，将出现产品缺陷和其他潜在风险。

## 二、口圈

宜使用一次性口圈。可反复使用的则需清洗后，煮沸消毒或用环氧乙烷处理。

## 三、弯盘

可使用一次性弯盘。可反复使用的则需清洗后，浸泡在 2%戊二醛消毒液中 30 min，用清水反复冲洗干净后备用，也可用全自动灭菌锅，高压蒸汽消毒或用环氧乙烷处理。

## 四、内镜注水瓶

内镜注水瓶及其连接管因为在操作过程中仅用于清洁镜面与冲洗，故应每天清洗、消毒 1～2 次，将注水瓶和连接管完全浸泡在 2%戊二醛消毒液中 30 min 后取出，用灭菌水反复冲洗后，吹干连接管后旋紧注水瓶盖备用，注水瓶内的灭菌水应每天更换，水量在一定的范围内。有条件的可清洗后采用环氧乙烷灭菌消毒。

## 五、吸引瓶

检查结束后及时倾倒瓶内污水，吸引瓶内倒入 2 000 mg/L 含氯消毒片浸泡 30 min 后刷洗干净，瓶内置 5%苯扎溴铵（新洁尔灭）40 mL，盖上吸引瓶盖备用。每天更换吸引管。

## 六、敷料缸、托盘

敷料缸、托盘应每天清洗，并高压蒸汽灭菌。凡能采用环氧乙烷灭菌的附件，均应清洗，在多酶清洗剂中振荡、干燥后放入袋内，统一进行环氧乙烷灭菌消毒。

## 七、台车、内镜电缆连接器

台车、内镜电缆连接器每天检查结束后将表面清洁再用乙醇擦拭即可。

（杨红艳）

# 第二十二节　内镜下黏膜切除术的护理配合

内镜下黏膜切除术（endoscopic mucosal resection，EMR）是对消化道扁平隆起性病变（早期胃肠癌、扁平腺瘤）和广基无蒂息肉，在内镜下经辅助技术（注射和吸引）使病变与其固有肌层分离，造成一假蒂，然后圈套电切的方法。内镜下黏膜切除术最早用于大片组织活检，近年来发展用于消化道早期癌的切除。

## 一、适应证

内镜下黏膜切除术的主要适应证包括对常规活检未能明确诊断的病例，获取组织标本进行病理学诊断；切除消化道扁平息肉、早期癌和部分来源于黏膜肌层和黏膜下层的肿瘤。

## 二、禁忌证

(1)有胃肠镜检查禁忌证者。

(2)凝血功能障碍，有出血倾向者。

(3)肿物表面有明显溃疡或有瘢痕者。

(4)超声内镜提示癌已浸润达黏膜下层 2/3 以上者。

## 三、术前准备

### (一)器械准备

(1)内镜：治疗孔道直径达 3.7 mm 和 4.2 mm 的治疗内镜，必要时选择放大内镜。

(2)必备附件：高频电发生器、透明帽、圈套器、注射针、针式电刀等。

(3)止血附件：高频电凝探头、止血钛夹、热活检钳等。

(4)息肉回收附件：网篮、三爪钳、异物钳等。

(5)常用药物：去甲肾上腺素、肾上腺素、生理盐水、浓氯化钠等。

(6)染色剂。

(7)喷洒导管。

(8)其他用物同肠镜检查常规准备。

### (二)患者准备

(1)询问病史，查阅患者的内镜报告，严格掌握内镜下黏膜切除术的适应证及禁忌证。向患者及家属讲明手术的意义和存在的风险，取得同意后，签署手术同意书。

(2)做好心理护理，帮助患者消除恐惧、紧张心理，以良好的情绪接受治疗。

(3)了解患者用药情况，如近期正在服用阿司匹林、NSAIDs类和抗血小板凝集药物，应停用7～10 d才可行内镜下黏膜切除术。

(4)术前常规检查血常规、血型、肝肾功能、凝血酶原时间、出凝血时间及心电图检查等。如有异常，应予纠正后才能施行切除术。

(5)上消化道病变者，术前同胃镜检查，需禁食、禁水6～8 h。

(6)肠道病变者，同常规结肠镜检查，需于术前做好肠道准备。

(7)术前建立静脉通道，以便术中使用药物。

(8)术前15 min肌内注射或静脉注射山莨菪碱和地西泮各10 mg，以减少食管、胃、肠蠕动，同时可镇静，以减轻患者紧张情绪。老年人、心肺功能不全者剂量减半，效果不佳时再增加剂量，注意观察患者的意识及生命体征变化。

(9)小儿、耐受性差及不合作者可在麻醉下进行。

(10)贴电极板：将电极板贴于患者小腿后侧或置于臀部，使电极板与患者皮肤有足够的接触面积，以防皮肤灼伤。

## 四、术中护理配合

### (一)患者护理

(1)上消化道病变者，协助患者取左侧屈膝卧位，解开衣领扣，放松裤带，注意枕头与肩同高，头微曲，于嘴角下垫一弯盘及治疗巾，防止口水污染检查床及患者衣物，指导患者张口轻轻咬住牙垫，并用胶布固定好。

同时嘱患者术中勿吞咽口水，以免引起呛咳或误吸。进镜时，护士应让患者头部保持不动，勿向后仰，协助操作者插镜，告知患者若操作过程中有恶心反应时，应用鼻子缓慢深呼吸，尽量放松。

(2)下消化道病变者，协助患者更换检查裤，检查床上垫一次性中单于患者腰部以下，以防粪水污染检查床及衣物。取左侧卧位，膝盖弯至胸部，以利于手术。注意保护患者隐私，检查前用毛巾适当遮盖。指导患者在治疗过程中深呼吸，保持情绪稳定，防止或减少腹胀、腹痛、恶心等反应。

(3)治疗过程中，注意观察患者的神志、面色、生命体征变化，如有异常，立即停止手术，并做对症处理。

(4)麻醉的患者需每5 min测量一次心电图、血压、呼吸频率、血氧饱和度，保持呼吸道通畅。

### (二)治疗过程中的配合

1.暴露病灶

常规进镜检查，发现病灶后，用祛泡剂冲洗病灶黏膜表面黏液和泡沫，食管用复方碘溶液3～4 mL，肠道用0.2%～0.4%靛胭脂溶液8～10 mL进行黏膜染色，使病变的边界与表面结构显示得更清晰，有利于内镜下初步判断病变性质。

2.观察腺管开口

染色后，同时结合放大内镜观察大肠黏膜的腺管开口形态，判断腺管开口的类型。

3.标记

可用针式电刀在病灶周围圈地作点状标记，常用方法为在病灶的四周黏膜下注射亚甲蓝或墨汁。

4.黏膜切除

具体操作方法可依据病变形态及部位的不同而不同。

(1)黏膜下注射-切除法：首先将内镜注射针经胃镜活检孔插入病变边缘的黏膜下层，分点注射1∶20 000肾上腺素生理盐水，使病变组织连同周围黏膜呈黏膜下肿瘤样隆起。注射通常从病变对侧端开始，避免近侧注射后病变突向对侧影响对侧病变的观察和注射，注射液体量依据病变大小而定，以整个病变充分抬举为限，操作中可重复注射。病变黏膜下注入生理盐水后，使局部病变黏膜下层厚度增加，电阻增大，电流的凝固作用仅局限在黏膜下层，减少对肌层的损伤，可有效地降低穿孔等并发症的发生。同时，注射液中的肾上腺素可预防切面凝固不全时的出血。黏膜下注射后，用圈套器外鞘抵住病变周边0.5 cm正常黏膜，负压吸引过程中收紧圈套器，接通高频电凝波或凝切混合波，先弱后强切下局部病变组织。

(2)套扎器法：其原理同曲张静脉套扎术，使用套扎器对准病灶，负压吸引后结扎，使扁平病灶人为造成“假隆起病灶”，随后采用隆起息肉切除法切除病灶。在制造“假隆起病灶”时，应适当吸引仅套住黏膜层即可，应避免对病灶强力吸引以致连同肌层一起套住，否则，切除时易造成穿孔，特别是薄壁部位。

(3)透明帽法：即在内镜前端安装一透明套帽。黏膜下注射后，放置圈套器于透明帽前端凹槽内，透明帽对准病变部位，将其吸引至透明帽内，收紧圈套器，套住病灶，停止吸引，保持圈套状态稍退后内镜，进行通电切除病灶。收紧圈套器前应绝对避免强力吸引病灶局部，以防同时套住肌层组织。

(4)剥脱活检法：采用双孔道内镜或2条细径内镜操作。先用高频电刀在病变外周0.5～1.0 cm处做一环形点状切口，然后在病变黏膜下层注射适量高渗生理盐水，再用高频电刀环形切开环形点状切口，用活检钳牵拉病灶，最后用圈套器套住病变根部通电切除。

(5)分片切除法：对于较大病变，不能一次圈套切除者，可采取分片切除法，即先切除主要病灶，再将其周围小病灶分次切除。巨大平坦型病变，上消化道从口侧向肛侧切；下消化道从肛侧向口侧切。

5.创面处理

病灶切除后，观察创面有无残留和出血，黏膜下小血管一般比较丰富，如有少许渗血可不用处理；如渗血较多，可用去甲肾上腺素生理盐水缓慢冲洗喷洒止血、氩气刀凝固止血、钛夹缝合止血或热火检钳凝夹止血。

6.再次染色

再次于切除病灶处喷洒0.2%～0.4%的靛胭脂水溶液，观察病变切除是否彻底，周边若有少量的病变残留，可喷洒氩气进行电凝治疗。

7.息肉的回收

息肉标本的完整回收非常重要，活体病理检查对手术是否完整切除和患者的预后判断提供依据。术后取出标本要注明部位，如为多次分块套切者，应将不同部位分别标出，注明套切的基底层，因为切下病灶的不同部位可能既有正常组织，介于正常和癌灶之间的增生活跃过渡区，也有癌灶区域。标本送病理科后，应将病灶每2 mm切片一张，注明该片的部位，以便确定癌灶浸润的深度、广度。辅助透明帽切除者的标本一般会留在透明帽内，术者退镜，拔除透明帽，取下标本。

## 五、术后护理

### (一)患者护理

(1)指导患者卧床休息 3～7 d，术中发生出血的患者，需要适当延长卧床天数。避免用力过猛的动作。

(2)术后严密观察患者意识、生命体征及尿量情况。血压、脉搏的变化可以直接反映有无发生出血以及出血程度。观察有无呕血、黑便及腹痛，如出现呕血、黑便、剧烈腹痛等症状应立即报告医师处理。

(3)术后禁食、禁水 2～3 d，如无腹痛及便血等症状，可于 48 h 后进流质饮食，72 h 后进无渣饮食，1 周后逐步过渡到普食。禁食、禁水期间注意保持口腔卫生，必要时给予口腔护理。

(4)术后及时给予静脉输液，应用抑酸药、黏膜保护剂，必要时应用抗生素 3～5 d。

(5)做好心理护理，对烦躁不安的患者可适当应用镇静剂，如地西泮 10 mg 肌内注射。

(6)观察有无并发症。

### (二)器械及附件处理

1. 内镜

同常规胃肠镜检查术后处理。

2. 附件

一次性耗材毁形后按医疗垃圾分类处理，其他附件按消毒规范处理。

## 六、注意事项

(1)接诊时注意核对患者的姓名、性别、年龄、拟施诊疗项目等信息是否正确，确认无误后方可进行登记，术前内镜医师、麻醉医师及内镜护士需再次核对。

(2)注意检查手术所需设备、器械的性能及完好性，常规备好急救设备、仪器及药品。注意设置合适的电外科工作站参数。

(3)治疗用内镜应达到灭菌水平。

(4)内镜护士应熟练掌握操作要点，并注意医护配合。

(5)退镜前注意再次检查创面有无渗血，吸尽胃腔内空气，减轻术后腹胀的发生。

## 七、应急处理

### (一)出血

出血包括术中出血及术后延迟性出血。术中如果发现有出血，立即用氩气刀电凝探头进行止血或钛夹夹闭止血。当患者发生内镜下治疗术后延迟性出血后，按照内镜下治疗术后延迟性出血处理的标准流程，立即应用止血药物进行止血，同时启动急诊内镜检查，并及时行内镜下电凝止血、钛夹夹闭止血等内镜下处理措施，同时评估延迟性出血部位血管介入治疗方案的可行性。若内科保守治疗无效，则转外科行手术治疗。

### (二)穿孔

应立即给予钛夹封闭穿孔处，同时给予禁食、静脉输液、使用抗生素等处理。对内镜下处理及保守治疗无效者及时行外科手术治疗。

### (三)设备仪器故障

立即检查电源开关及各管路连接是否脱落，模式调节是否正确，若故障不能排除，影响手术操作，应立即更换备用设备，确保手术的顺利进行，同时联系相关维修事宜。

## 八、人文护理

(1)心理护理：因患者对手术不了解易产生恐惧心理，术前应向患者讲解 EMR 的方法、目的、配合及注意事项等，让患者及其家属了解治疗的必要性，取得配合。对术后出现的胸骨后疼痛、腹胀等不适予以解释，缓解紧张情绪。

(2)调整诊室合适的温湿度，一般以温度 22～26 ℃、湿度 40％～60％为宜。

(3)注意保护患者隐私，设置患者更衣室，肠镜诊疗穿专用检查裤，有条件的医院可设置肠镜患者专用卫生间。复苏时使用围帘隔开，避免清醒患者直面麻醉中或复苏患者。

(杨红艳)

# 第二十三节　内镜下黏膜剥离术的护理配合

内镜下黏膜剥离术(endoscopic submucosal dissection，ESD)是指黏膜下注射后利用各种特殊电刀逐步分离消化道黏膜层与固有肌层之间的组织，并将病变黏膜经黏膜下层完整剥离切除的方法，是一种主要针对消化道早癌的创伤小、切除彻底、安全性高的内镜微创治疗新技术，已成为近年来治疗消化道早期肿瘤的有效手段。

## 一、适应证

(1)消化道巨大平坦息肉，直径≥2 cm 息肉。

(2)早期癌，结合染色内镜、放大内镜、超声内镜检查，确定早期癌的浸润范围和深度，局限于黏膜层和没有淋巴结转移的黏膜下层早期癌。

(3)黏膜下肿瘤。

## 二、禁忌证

(1)一般情况较差，严重的心肺疾病、血液病、凝血功能障碍以及服用抗凝剂的患者，在凝血功能未纠正前严禁行 ESD。

(2)病变基底部(黏膜下层)黏膜下注射局部无明显隆起抬举较差的病变，提示病变基底部的黏膜下层与肌层间有粘连，肿瘤可能浸润至肌层组织，操作本身难度大，应列为 ESD 禁忌。

## 三、术式选择

### (一)食管病变

1. Barrett 食管

伴有不典型增生和癌变的 Barrett 食管，ESD 可完整大块切除病灶。

2. 早期食管癌

结合染色内镜、内镜窄带成像(NBD)和内镜超声(EUS)等检查，确定食管癌的浸润范围和深度，局限黏膜层和没有淋巴结转移的黏膜下层早期食管癌。

3.食管癌前病变

如食管糜烂直径>2 cm的病灶推荐ESD治疗，一次完整切除病灶。

4.食管良性肿瘤

食管良性肿瘤包括食管息肉、食管平滑肌瘤、食管乳头状瘤、食管囊肿增生明显的食管白斑等。

5.姑息性治疗

对于侵犯至黏膜下层的高龄食管癌患者，凸出食管腔内的巨大肉瘤、食管癌根治术后吻合口复发或者食管其他部位发现癌灶，ESD可以起到姑息治疗效果。

### （二）胃病变

1.早期胃癌

（1）分化型黏膜内癌，无溃疡发生，不论大小。

（2）溃疡、分化型黏膜内癌，直径<3 cm。

（3）黏膜下层浸润分化型腺癌，无溃疡发生，无淋巴结及血行转移，直径<3 cm。

（4）低分化型黏膜内癌，无溃疡发生，直径<<2 cm。

2.早期胃癌扩大适应证

（1）肿瘤直径≤2 cm，无合并存在溃疡的未分化型黏膜内癌。

（2）不论病灶大小，无合并存在溃疡的分化型黏膜内癌。

（3）肿瘤直径≤3 cm，合并存在溃疡的分化型黏膜内癌。

（4）肿瘤直径≤3 cm，无合并存在溃疡的分化型黏膜下层癌。

对于年老体弱、有手术禁忌证或疑有淋巴结转移的黏膜下癌拒绝手术者，可视为相对适应证。

3.胃的良性肿瘤

如胃息肉、胃间质瘤、胃异位胰腺、脂肪瘤等，内镜超声检查确定来源于黏膜肌层或位于黏膜下层的肿瘤，通过ESD治疗可完整剥离病灶；来源于固有肌层的肿瘤，ESD切除病灶的同时往往伴有消化道穿孔，不主张勉强剥离，但通过内镜下修补术可成功缝合创面，同样可使患者免于开腹手术。

### （三）大肠病变

（1）巨大平坦息肉直径≥2 cm的平坦息肉建议采用ESD，可一次性完整切除病灶。

（2）黏膜下肿瘤内镜超声检查确定来源于黏膜肌层或位于黏膜下层的肿瘤，通过ESD治疗可完整剥离病灶；来源于固有肌层的肿瘤，ESD切除病灶的同时往往伴有消化道穿孔，不主张勉强剥离。

（3）类癌尚未累及肌层的直径<2 cm类癌可以通过ESD完整切除。

### （四）CMR术后残留或复发病变

CMR术后病变残留或复发，由于肿瘤的位置形态、大小以及术后的纤维组织增生等原因，当采用传统的CMR或经圈套切除的方法来整块切除病变有困难时，可采用ESD的方法进行切除。ESD的特点是可自病灶下方的黏膜下层剥离病灶，从而做到完整、大块切除肿瘤，包括术后瘢痕、术后残留肿瘤组织和溃疡等病灶，避免分块CMR造成的病变残留和复发。

## 四、手术流程

(1)确定病变范围和深度。

(2)标记。

(3)黏膜下注射。

(4)切开。

(5)黏膜下剥离。

(6)创面处理。

(7)术中并发症的处理。

(8)标本处理。

(9)术后随访。

## 五、护理配合内容及要点

### (一)确定病变范围和深度

ESD操作时首先进行常规内镜检查,了解病灶的部位、大小、形态,结合染色和放大内镜检查,确定病灶的范围、性质和浸润深度。

### (二)标记

确定病变范围后,距病灶边缘3～5 mm处进行电凝标记。对于上消化道病变常规进行标记,而对于界限清晰的下消化道病灶可不标记。

### (三)黏膜下注射

注射液体有生理盐水(含少量肾上腺素和靛胭脂或者亚甲蓝,肾上腺素体积分数约为0.005%)、甘油果糖、透明质酸钠等,于病灶边缘标记点外侧进行多点黏膜下注射,将病灶抬起,与肌层分离,有利于ESD完整地切除病灶,不易损伤固有肌层,从而减少穿孔和出血等并发症的发生。

### (四)切开

沿标记点或标记点外侧缘切开病变周围部分黏膜,将黏膜层完全切开,黏膜下层充分游离。首先切开的部位一般为病变的远侧端,如切除困难可使用翻转内镜的方法。切开过程中一旦发生出血,应冲洗创面明确出血点后采用电凝止血。

### (五)黏膜下剥离

剥离前,要判断病灶的抬举情况。随着时间的延长,黏膜下注射的液体会被逐渐吸收,必要时反复进行黏膜下注射。术中反复黏膜下注射可维持病灶的充分抬举,按照病灶具体情况选择合适的治疗内镜和附件。如在剥离过程中,肿瘤暴露始终很困难,视野不清,可利用透明帽推开黏膜下层结缔组织,以便更好地显露剥离视野。

根据不同的病变部位和术者的操作习惯,选择不同的刀具进行黏膜下剥离。剥离中可通过拉镜或旋镜沿病变基底切线方向进行剥离,还可根据不同需要改变体位,利用重力影响,使病变组织受到自重牵引垂挂,改善ESD的操作视野,便于切开及剥离。

### (六)创面处理

对创面上所有可见血管进行预防性止血处理;对可能发生渗血部位以止血钳、氩离子血浆凝固术(APC)等治疗,必要时可用金属夹夹闭;对于局部剥离较深,肌层有裂隙者,应行金属夹夹闭。

### (七)术中并发症的处理

可使用各种切开刀,止血钳或金属夹等治疗,剥离过程中对发现裸露的血管进行预防性止血,预防出血比止血更重要。对于较小的黏膜下层血管,可用各种切开刀或 APC 直接电凝;对于较粗的血管,用止血钳钳夹后电凝。黏膜剥离过程中一旦发生出血,可用冰生理盐水(含去甲肾上腺素)冲洗创面,明确出血点后可用 APC 或止血钳钳夹出血点电凝止血,但 APC 对动脉性出血往往无效。上述止血方法如不成功,可采用金属夹夹闭出血点,但往往影响后续的黏膜下剥离操作。术中一旦发生穿孔,可用金属夹缝合裂口后继续剥离病变,也可先行剥离再缝合裂口。由于 ESD 操作时间较长,消化道内积聚大量气体,压力较高,有时较小的肌层裂伤也会造成穿孔,因此 ESD 过程中必须时刻注意抽吸消化道腔内气体。

### (八)标本处理

对于高度怀疑癌性病变的患者,标本的处置一定要行切缘染色,了解病灶切除是否彻底。标本预处理。

1. 冲洗

用生理盐水将标本表面的血液及黏液冲洗干净,充分暴露病变。

2. 延展

沿着标本最外侧将蜷曲的标本展平后用不锈钢细针(推荐使用昆虫标本针或针灸针)固定于塑料泡沫或橡胶板上。若切缘距离病变 3 mm 以内,禁止在此处钉针,以避免机械破坏影响对病变的观察。标明其在体内的相对位置(如口侧、肛侧、前壁、后壁等)。

3. 固定

标本放在平板,上展平后,立即浸泡于 10%的福尔马林溶液中固定,通常情况下,应在室温下浸泡 12～48 h。固定液体积不少于标本体积的 5 倍。

### (九)术后随访

患者在行 ESD 后按以下时间节点行内镜随访。术后第 1 年及第 2 年各行内镜检查 1 次,以后每 3 年 1 次连续随访。早期癌症内镜治疗后,术后 3 个月、6 个月、12 个月定期内镜随访,并行肿瘤指标和相关影像学检查。无残留或复发者以后每年 1 次连续随访,有残留或复发者视情况继续行内镜下治疗或追加外科手术切除,每 3 个月随访 1 次,病变完全清除后每年 1 次连续随访。

## 六、注意事项

(1)透明帽安放于内镜先端,安装透明帽时,应注意将透明帽上的侧孔正对内镜喷嘴,与内镜的目镜方向一致。在对创面或内镜镜头进行冲洗时,水能从侧孔流出,不会使水积在镜头处造成视野模糊而影响术者的操作。同时操作者可利用透明帽撑开剥离黏膜,更好地观察剥离创面情况,保证术中良好的视野及治疗过程安全进行。

(2)充分暴露病灶,用无菌水充分冲洗,去除黏液、泡沫、粪便等。

(3)标记时注意电凝功率宜小,尤其是在食管、结直肠等部位。

(4)黏膜下注射:注射后及时回收针头,防止划破钳子管道;注射时由病灶远端标记点至近端标记点注射。

(5)切开时器械护士要注意在切开刀与注射针交换时动作应干净利落,并且注意及时清洁刀头的焦痂;根据实际情况调整内镜电外科工作站参数。

(6)剥离时要随时保持视野清楚,层次分明。若见小血管,可直接切开刀电凝止血。若出血,及时冲洗找出出血点,用热活检钳对准血管断端钳夹提起后电凝止血,因为冲洗后找出的出血点很快会再次被血迹淹没,因此护士配合动作要迅速。

(7)创面处理:小血管用热活检钳、APC等电凝治疗;对于可见裂孔和腔外脂肪者,应用金属夹缝合裂孔。对于局部较深、肌层分离等创面,应用金属夹对缝创面可减小创面张力,预防穿孔。

(8)操作过程中,严密观察者生命体征,如心电图、血氧饱和度、血压、呼吸等,出现异常情况配合麻醉师处理;保持呼吸道通畅:气道分泌物较多者随时吸痰;保持静脉通路通畅;在操作中随时注意是否有穿孔现象,注意腔内注气较多与腹腔内积气的区别。

(9)术毕按规定给予复苏,建议在专设的复苏区有专人照看。密切观察患者生命体征,直至意识清醒,由专人护送至病区,与病区护士做好交接记录。

## 七、应急处理

### (一)术中出血的应急处理

ESD并发出血大部分经过内镜下及内科治疗可有效止血。在术中快速、精准地找到出血点,对后续的止血措施是至关重要的。常用的止血措施如下。

(1)药物止血在ESD手术过程中,随着黏膜下层的暴露,少量渗血可直接用去甲肾上腺素加上冰盐水溶液冲洗。其不良反应少见,但对于高龄合并心血管疾病患者需谨慎。

(2)电凝小血管可直接用电凝处理,而较大血管可用热活检钳烧灼。但反复、多次的电凝止血可能会造成组织损伤,甚至导致消化道穿孔、幽门梗阻等严重后果。因此,应用电凝止血需避免过度烧灼。

(3)氩离子血浆凝固术是一种与黏膜组织非接触类型的止血方法,通过探头喷洒氩气以凝固组织达到止血目的,病灶被完整剥离后,可应用氩离子血浆凝固术烧灼创面上所有可见的小血管,必要时应用止血夹缝合创面,达到术中止血和预防术后出血的目的。其缺点是在止血过程中会产生较大的烟雾,影响操作视野,往往需要频繁吸除,对搏动性出血无效。

(4)止血夹主要用于非常严重的出血,可以有效控制创面出血且不会造成组织损伤。

(5)外科手术对于内镜下及内科治疗无法控制的严重出血需中断操作,转外科手术及输血治疗。

### (二)术中穿孔的应急处理

(1)穿孔较小(通常直径≤1 cm)且无大量腔内容物溢漏至纵隔、腹腔和腹膜后,可通过止血夹或其他设备夹闭穿孔。

(2)当穿孔较大且有大量空气进入腹腔时,应尽快用空针经皮穿刺抽气,缓解腹腔内压力,金属夹夹闭穿孔后,需术后进行胃肠减压,注意观察引流液的性质和量,必要时抗生素预防感染。经以上保守治疗,一般可避免外科手术。当大的穿孔出现大量气腹时,可能出现生命体征异常,应根据不同情况中止ESD,改为CMR快速切除后进行修补,必要时转外科手术。

(3)避免发生穿孔最重要的一点是要在ESD过程中始终保持操作视野清晰,反复多次的黏膜下注射,使黏膜层抬高,与固有肌层分离,有效保持清晰的术野非常重要。此外,术前超声内镜检查明确病变位置及形态,术中在易穿孔部位的谨慎操作都有助于预防穿孔发生。

### (三)设备问题

在诊疗过程中若出现机器故障或报警,立即检查电源开关及各管路连接是否脱落,仍不能正常使用,立即更换的同时通知工程师进行专业检测和维修。

## 八、人文护理

(1)尊重爱护患者,注意保护患者隐私,注意保暖。

(2)主动关心患者的需求,获取他们的信任,从而使患者产生信赖感。

(3)术中密切观察手术患者的生命体征、肢端血运、皮肤温度等变化,并配合麻醉医师做好处理。

(4)注意术中体位的管理,根据情况采取减压措施,防止压力性损伤的发生。

(杨红艳)

# 第二十四节　经口内镜下肌切开术的护理配合

经口内镜下肌切开术(POEM)主要用于贲门失弛缓症的治疗。美国 Pasricha 等在猪模型上成功实施了经口内镜下肌切开术;Inore 等首次报道应用经口内镜下肌切开术治疗贲门失弛缓症的临床应用,具有较好的疗效。此后,国内亦相继开展此项手术,POEM 对贲门失弛缓症及其他食管动力障碍疾病患者,取得了较好的临床疗效。贲门失弛缓症主要由于食管下括约肌(LES)高压,食管缺乏蠕动,对吞咽动作的松弛反应障碍,使得食物不能顺利通过而滞留食管内,逐渐引起食管扩张。POEM 通过在食管黏膜下层建立一条隧道,将 LES 全层切开,最大程度缓解 LES 的压力,同时通过封闭保存完整的隧道黏膜,起到防止穿孔的作用。

## 一、适应证

(1)确诊为贲门失弛缓症并影响生活质量者均可接受 POEM 治疗。

(2)弥漫性食管痉挛和胡桃夹食管等食管动力性疾病,严重影响生活质量者。

(3)需通过食管隧道进入纵隔或胸腔行 NOTES 术后。

## 二、禁忌证

(1)严重器质性疾病、凝血功能障碍、心肺疾患等无法耐受手术者。

(2)因食管黏膜下层严重纤维化而无法成功建立黏膜下隧道者。

## 三、护理配合内容及要点

POEM 通常包括 4 个主要步骤:①在 5～6 点钟位置选择进入点进行黏膜下注射,完成纵行或横行黏膜切口;②建立黏膜下隧道;③肌切开术:从黏膜入口点近 2 cm 到贲门外2～4 cm;④关闭黏膜切口。

### (一)术前患者准备

患者术前禁食 48 h,禁水 6 h,术前胃镜下生理盐水冲洗清理食管腔。协助患者取右肩抬高仰卧位,采用全身麻醉,气管插管,防止术中出血及冲洗可能导致液体反流而引起窒息或呼吸道感染。

### (二)手术设备、器械准备

(1)内镜使用带附送水功能的治疗镜。

(2)$CO_2$ 气泵术中常规采用 $CO_2$ 气体灌注。

(3)注水泵术中冲洗术野，判断出血点、保持视野清晰。

(4)电外科工作站。

(5)器械注射针、透明帽、热活检钳、金属夹、内镜切开刀(钩刀、三角刀或海博刀)。

### (三)术中配合

护士配合医师完成 POEM 操作。

1.完成食管黏膜切开

胃镜头端安装透明帽，以 ESD 的方式(亚甲蓝生理盐水溶液)进行黏膜下注射，纵行或横行切开黏膜表面，开口位置常选择距离胃食管结合部(GEL)10 cm 处。

2.隧道建立

从此切口开始，钝性分离或电切分离黏膜下层和肌层，分离时反复进行黏膜下注射，帮助界定分离平面。黏膜分离宽度约为食管周长的 1/3，长度跨越 GEL 3 cm 到达胃腔近侧。

3.内镜下肌切开

从胃食管结合部口侧 5～7 cm 开始，终止部位到达 GEL 远端 2～4 cm。小心挑切钩拉切开环形肌纤维，使切开处分开，逐渐向远侧切开，直至纵行肌显露。近贲门处环形肌明显增厚，与纵行肌不易分离，可常规行全层切开。

4.隧道入口的闭合

食管环肌切开完成后采用多枚金属夹严密吻合黏膜切口。如切口较大不易闭合，可使用 OTSC 吻合夹夹闭切口。

### (四)术后治疗及护理

术后禁食禁水 72 h，常规给予静脉抑酸、营养支持等治疗，并继续静脉滴注广谱抗生素 2 d。同时严密监测患者的血氧饱和度、血压、心率、神志及呼吸，发现异常及时通知医师处理。

## 四、注意事项

### (一)术前设备及耗材的检查

内镜及电外科工作站等设备是否处于完好备用状态，$CO_2$ 气瓶是否有充足的 $CO_2$，内镜注射针应伸缩自如，针头长度适宜。

### (二)术中配合注意事项

注射完毕及时收针，避免刺伤黏膜；镜子管腔内勿打开注射针及切开刀，以免划伤内镜管腔；注射液的配置及注射量严格按医师医嘱执行；术中止血时根据医嘱及时更换器械，调整电外科工作站参数。

### (三)防止感染

术前 30 min 至术后 48 h 静脉滴注抗生素；使用灭菌内镜及一次性无菌器材，无菌水行内镜下冲洗；术中操作要谨慎，及时主动地处理血管，预防出血；术毕尽量吸除食管腔及隧道内的液体，确保金属夹完整封闭隧道入口。

## 五、应急处理

### (一)患者的应急情况处理

(1)气体并发症轻度皮下气肿可不予处理,$CO_2$ 可自行弥散吸收;大量气胸、纵隔气肿会直接影响患者的生命体征,应立即请相关科室行胸腔闭式引流术;产生气腹可用 10 mL 注射器吸 5 mL 生理盐水,拔出注射器芯,立即在右侧腹中部行腹腔穿刺,排出腹腔气体。

(2)术中隧道黏膜损伤可用金属夹夹闭或在隧道内喷洒生物蛋白胶封闭。

(3)出血靠近固有肌层侧的出血可用电刀刀头直接电凝或热止血钳止血,电凝时间可适当延长,而靠近黏膜侧的出血点不能以电刀电凝(灼伤黏膜导致穿孔),只能以热止血钳钳夹出血点,轻微提拉电凝止血。

### (二)机器故障的应急处理

若内镜及电外科工作站等设备发生故障,立即检查电源开关及各管路连接是否脱落,模式调节是否正确。若故障不能排除,影响手术操作,应立即更换内镜及电外科工作站等设备,确保手术的顺利进行。

## 六、人文护理

### (一)心理护理

术前及时评估患者的心理状态,患者因长期受疾病困扰,有较重的焦虑感甚至产生抑郁情绪者,应积极疏导患者,介绍该类疾病的治愈案例,增强患者战胜疾病的信心,以较佳状态配合手术治疗。

### (二)环境

应为患者营造温馨的治疗环境,根据季节气候及时调整环境温度、湿度,房间内色调宜温和,消除患者的陌生感及治疗恐惧感。

### (三)疼痛的护理

术后患者常有较强的疼痛感,可播放舒缓的轻音乐,分散其注意力,必要时予以药物止痛。

(杨红艳)

# 第二十五节　经自然腔道内镜手术的护理配合

随着内镜技术不断进步、新的内镜产品及内镜下手术器械不断研发出来并运用于临床,经自然腔道内镜手术(NOTES)以其麻醉要求低、无需腹部手术切口、消除了切口相关并发症、术后疼痛更轻、恢复期短、避免了伤口感染和腹壁疝以及体表没有瘢痕等优势而得以迅速发展,是继腹腔镜技术问世后最重要的创新微创手术方式。

传统 NOTES 指利用人体自然开口和管腔将内镜穿破管壁进入体腔进行内镜下手术的外科学。自然孔道包括胃、结肠及阴道等自然孔道等。将消化道管壁穿透建立通道,把内镜送入腹腔,完成内镜下探查、活检、病变切除等手术。广义 NOTES 是经人体自然孔道,如口腔、阴道、尿道和肛门等置入内镜,通过对胃壁、食管、阴道后穹隆、膀胱和肠壁穿刺或扩张进入腹腔、纵隔、胸腔等。

由于该手术突破了消化道壁等传统的禁区，近年来一直是国内外学者关注的热点，相关技术和配套器械层出不穷。

## 一、适应证

适应于需行内镜下体腔内探查、活检、病变、切除的一切患者。严重心肺疾病、凝血功能障碍、急腹症、不能耐受胃肠镜检查、不宜麻醉者应排除在外。

## 二、护理配合内容及要点

### （一）护理配合要求

1. 术前患者准备

到位护理工作应该做到术前评估充分、各项须知告知详细并签署知情同意书，患者取平卧或者左侧卧位（经上消化道体位同胃镜检查体位，经过下消化道体位同结肠镜检查体位），牙垫、润滑剂、口水垫、中单铺发正确，心电监护到位，内镜用高频电工作系统连接正确规范。

2. 术中配合

到位 NOTES 术中护理配合用按照既定手术流程做到手法熟练，默契配合医师，无多余动作，全过程器械无污染，患者隐私得到保护。

3. 术后告知解释到位

术后护理人员在遵医嘱行护理的同时，应该及时充分告知患者及家属手术情况，做好家属及其患者的解释和心理疏导工作，消除患者及其家属紧张情绪。

### （二）护理配合内容

以上消化道为例，详细介绍 NOTES 步骤。

1. 患者及用物准备

（1）患者术前应通过内镜检查评估、麻醉风险评估，禁食 12 h，禁水 2 h 以上。

（2）麻醉满意后，取平卧或者左侧卧位，戴牙垫，垫防止口水用治疗巾。

（3）连接内镜高频电工作系统，推荐使用消化内镜治疗系统工作站。参数设置：电切效果 3、间隔 2、宽度 4；电凝模式：强凝或快速电凝、功率 45 W。

（4）备术中用黏膜下注射液（推荐使用甘油果糖＋亚甲蓝），备解痉药山莨菪碱等。

（5）备术中用手术器械，依手术使用先后顺序依次摆放透明帽、注射针、黏膜切开刀、电凝止血钳、圈套器、网篮、扩张球囊、加压枪、活检钳尼龙皮圈释放器套件、钛夹等。

2. 内镜下建立自然腔道与壁外通道

配合术者行内镜下黏膜注射满意后，使用内镜下黏膜切开刀，以胃体纵轴线纵行切开黏膜，切口直径为 1.2～1.5 cm，内镜进入黏膜下层；用内镜下黏膜切开刀，切开固有肌层至浆膜层，再用内镜下黏膜切开浆膜面形成医源性主动穿孔，内镜进入腹腔内。

3. 行自然腔道内内镜手术

（1）黏连松解：配合术者使用内镜下黏膜切开刀钝性分离，必要时使用电凝松解（电凝模式：softcoag，效果 3，功率 60 W）。

（2）内镜下活检：配合术者行内镜下活检，使用内镜下根据活检部位大小、性质、取材目的不同，选择不同活检钳、不同力度活检。过程中注意不要伤及壁外脏器，活检后必要时用电凝止血钳止血(电凝模式:softcoag,效果 2,功率 40 W),以防止术后出血。

(3)内镜下坏死清创:配合术者使用圈套器或者网篮对坏死组织进行清理,护理人员要特别注意手中圈套器的力度与节奏,不要用力过猛伤及正常组织或者脏器导致出血,对于小块组织可用网篮取出。必要时及时电凝止血(电凝模式:softcoag,效果 2,功率 40 W)。

4.关闭内切口

手术结束后,在完全抽吸壁外气体后,术者退镜至胃内,护理人员应该配合术者对胃内切口进行封闭,一般用钛夹封闭即可,必要时可以采用荷包缝合,在充分吸净积气、积液后退镜。

### (三)护理配合要点

术前充分评估,用物充分准备,术中动作娴熟无污染,术后及时宣教及护理。

## 三、术后宣教

术后医务人员应及时对患者及其家属进行宣教、告知术中情况及术后注意事项(麻醉清醒前应该平卧头偏向一侧,禁食水 24 h 内不要下床活动,及时观察大小便情况,及早发现有无术后并发症出现),护理人员应在遵医嘱的基础上及时提供术后监护及护理。

## 四、注意事项

术中配合动作应轻柔,不要伤及脏器,止血应彻底,避免术后迟发性出血。

## 五、应急处理

(1)经自然腔道内镜下手术患者常见应急情况主要有术中伤及脏器导致穿孔或者出血。

1)穿孔处理:术前应有充分应急预案,伤及脏器导致穿孔时,应立即停止操作并行内镜下修补(包括及时冲洗、钛夹夹闭、荷包缝合,严重时请外科腔镜干预甚至开腹处理)。

2)出血处理:及时补液与输血,根据出血多少选择处理方法。出血不多可首先尝试内镜下电凝止血,小血管破裂出血时可选电凝止血,效果不佳时可改用钛夹夹闭止血;大血管破裂出血在钛夹夹闭同时请外科腔镜干预或者开腹、止血。

(2)经自然腔道内镜下手术设备故障主要包括内镜系统故障、高频电能量平台系统故障、器械故障。处理主要包括设备定期检查维护,术前再次检查确认,术中要求设备工程师跟台保障,对容易出现故障的设备准备备份(如内镜按钮、内镜冷光源、高频电能量平台负极片、各种数据连接线等),可及时更换。手术用器械术前先检查,术中留备份,必要时更换。

## 六、人文护理

经自然腔道内镜下手术是内镜最前沿手术之一,手术方式与手术流程还在不断探索中,这就要求医护人员均具有较高人文素养。

对护理人员而言,必须在熟练掌握内镜下各类手术配合后方可进行 NOTES 手术配合,要求护理人员具备崇高的职业素养和慎独精神,善于保护患者隐私,具有良好的护患沟通技巧,扎实的理论基础。

(杨红艳)

# 第二十六节　内痔硬化术及内镜套扎术的护理配合

## 一、适应证

聚桂醇内痔硬化注射疗法及套扎法适用于Ⅰ～Ⅲ度内痔，尤其适用于出血性、脱出性内痔及不愿接受外科手术的患者；痔疮套扎术在Ⅰ期内痔、Ⅱ期内痔、Ⅲ期内痔以及混合痔中应用频率较高。Ⅰ度：排粪时带血；滴血或喷射状出血，排粪后出血可自行停止。Ⅱ度：无痔脱出常有便血；排粪时有痔脱出，排粪后可自行还纳偶有便血。Ⅲ度：排粪或久站、咳嗽、劳累、负重时有痔脱出，需用手还纳偶有便血。Ⅳ度：痔持续脱出或还纳后易脱出，偶伴有感染、水肿、糜烂、坏死和剧烈疼痛。

(1)保守治疗无效的Ⅰ、Ⅱ度内痔或以出血为主要症状的Ⅲ度内痔。

(2)混合痔的内痔部分。

(3)混合痔外痔切除后内痔部分的补充治疗。

(4)合并高血压病、糖尿病、重度贫血等不能耐受手术治疗的内痔患者。

## 二、禁忌证

(1)严重出血倾向。

(2)合并有肛管直肠急慢性炎症。

(3)合并炎性肠病。

(4)合并肛周脓肿或肛瘘。

(5)存在并发症的内痔(如痔核嵌顿、溃烂、感染等)。

(6)妊娠期、产褥期妇女。

(7)精神行为异常或不能配合治疗。

(8)对本药品过敏。

(9)纤维化明显的内痔与结缔组织外痔。

## 三、治疗效果

内痔硬化注射疗法能使痔核组织发生无菌性炎性反应并逐渐纤维化，使曲张充血的痔静脉丛血管闭塞，内痔套扎法阻断该方法安全、有效，可作为早期内痔微创治疗的优选方法。套扎指在内镜下安装多圈或套扎器，结扎内痔基底部，从而引起内痔萎缩、坏死、纤维化脱落，从而达到治疗目的。

## 四、护理配合内容及要点

### (一)护理配合内容

1. 核对

患者性别、年龄、ID号。

2. 评估

患者肠道准备情况、病史、过敏史、近期是否服用抗凝活血药物，向患者解释手术目的、注意事项、相关同意书是否签名。

3.场地及物品准备

(1)治疗应在内镜室/手术室内进行,注意保护患者隐私。

(2)选择适用的消化内镜。

(3)聚桂醇注射液:一般使用原液,可加少许亚甲蓝显色,利多卡因注射液,内镜用注射针(4～6 mm)。

(4)透明帽。

(5)套扎器等。

(6)5～10 mL 注射器。

(7)急救设备和急救药物。

(8)患者准备:取左侧卧位,常规消毒铺巾,润滑油,靠垫,盖被。

4.流程

(1)将胃镜或肠镜与光源、吸引器、水封瓶连接好,观察镜面是否清晰。

(2)检查注水、注气以及吸引是否通畅,内镜弯曲部角度按钮是否达到正常位置,根据诊疗要求准备好各类附件及配置等。

(3)指导患者摆体位,取左侧卧位,稍屈膝,头稍后仰,注意患者的保暖及隐私,建立静脉通路,连接心电监护,吸氧,检查过程中密切观察患者生命体征变化。

(4)密切配合医师操作,与医师及时沟通,选择合适的治疗方法及附件,准备做好套扎治疗和硬化治疗。

(5)退镜时用酶纱布擦拭镜身表面,协助医师退镜并行床旁预处理,把患者推至复苏室。

### (二)护理配合要点

(1)严格执行查对制度。

(2)用物准备齐全。

(3)操作规范,熟练轻巧,配合过程流畅。

1)硬化剂注射术护理操作要点。①充分注意暴露术野,分别用正镜和倒镜观察内痔基底部或者顶部注射点黏膜情况。②密切观察视野区并做好物品准备,取 5 mL 或 10 mL 注射器抽取聚桂醇注射液原液,经内镜钳道插入注射针。③配合医师控制注射针翘及出针长短,注射点应位于齿状线上,位置在目标痔核的基底部,注射针头斜面与注射点黏膜呈 30°～45°。④边注射边退针,多点给药,直至痔核黏膜充分膨胀、颜色呈灰白色。⑤以 0.1 mL 为单位报出注射量。⑥必要时帮助内镜操作人员固定镜身或旋转镜身。

注射后缓慢将针回收,用透明帽或注射针翘压迫针孔 10～20 s 止血,创面无出血后,可进行下一痔核的硬化注射治疗直至所有注射点处理完毕。

2)套扎术护理配合要点:内镜操作人员充分注气暴露术野,进镜检查完毕,退镜至体外,安装套扎器,分别用正镜和倒镜观察内痔基底部或者顶部情况,选点进行套扎。①密闭性:掌握安装技巧,松紧适宜,不去除活检帽,固定圈套器帽与镜身,扣线对准活检孔,内经视野以刚暴露套扎环为宜。②有效性:安装后检测套扎器,调整负压吸引,以测试吸引时手套有隆起为宜。③套扎顺序:治疗时先采取 U 形倒镜,3 处母痔根部套扎,再顺镜贴近肛管直肠线,黏膜松弛处套扎。④套扎位点:由口侧至肛侧开始套扎,螺旋密集套扎,远离齿状线套扎。负压吸引 300 mmHg,吸引至“满堂红”经 3～5 s 释放套扎器,套扎痔核“饱满”。⑤避免皮肤被套入,扒住肛周皮肤。

## 五、注意事项

### (一)术前

(1)核对患者信息,完善常规检查,明确诊断,再行内痔注射治疗。

(2)充分肠道准备。

(3)停抗凝药 5 d。

(4)避开女性月经期。

(5)签署知情同意书。

### (二)术中

(1)套扎、注射部位及剂量的选择及内镜进针注射位置、深度和角度需严格把握。注射针头刺入过深易刺入肠壁肌层,刺入过浅会使表层黏膜坏死,引起疼痛。

(2)辅助医师固定镜身、出针及针翘。

(3)治疗结束前尽量吸尽肠腔内气体和肠液,以减轻患者术后腹胀。

### (三)术后

(1)肛门坠胀或疼痛,属于正常现象。一般会持续几个小时,部分持续 2～3 h 缓解(可温水坐浴,症状严重及少量出血者可使用外用治疗痔疮药物或止痛剂)。

(2)少部分出现术后排尿困难,可能由麻醉影响、手术刺激、伤口疼痛等原因所致(可局部热敷、按摩、改变体位等方法刺激膀胱,增强尿意以促使排尿,必要时给予导尿处理)。

(3)如发生气促、胸闷、胸痛等可疑动脉栓塞的症状,立即就诊并告知急诊就诊。

(4)如肛门发生严重大出血,立即就诊并告知急诊就诊。

(5)有高血压、糖尿病等慢性疾病患者,术后肛门出血概率增加,治疗创面愈合时间延长,应监测血压、血糖等并控制在正常范围。

(6)服用抗凝药物的患者,至少术后 5 d 后恢复服用。

(7)年老体弱、免疫力低下及肛周有慢性炎症患者,术后酌情应用抗生素。

(8)术后复诊。复诊时间建议术后 3 个月、半年、1 年、3 年。

## 六、人文护理

(1)沟通有效,关爱患者,保护隐私,做好心理护理。

(2)做好健康宣教。

(3)家庭支持。

(杨红艳)

# 第二十七节 经皮内镜下胃造瘘术的护理配合

经皮内镜下胃造瘘术(PEG)是指在胃壁与腹壁之间放置造瘘管的微创技术,无需全身麻醉及外科手术,具有安全、简便、效果佳等优点,并广泛应用于一些长期不能经口进食的患者。因此,经皮内镜下胃造瘘术,已经成为需要长期非经口营养供给患者的首选和主要方法。

## 一、适应证

(1)中枢神经系统疾病:脑血管疾病、脑部肿瘤、痴呆运动神经元疾病、肌萎缩侧索硬化症等导致长期或长时间丧失吞咽功能,不能经口或者鼻饲营养。

(2)感知能力下降:头部外伤、ICU患者、长期昏迷及需要长时间营养支持者。

(3)肿瘤:头颈部肿瘤、食管癌等。

(4)烧伤、肠瘘、短肠综合征患者大多有正常吞咽功能,但是摄入不足。

## 二、禁忌证

(1)消化道梗阻:完全性口、咽、食管、幽门梗阻者,内镜无法通过。

(2)全胃切除史、胃大部分切除术后残胃太小者,无法从上腹部穿刺进入胃腔内。

(3)脓毒血症患者。

(4)严重腹腔积液、极度肥胖者、胃壁无法紧贴腹壁导致腹膜炎者。

(5)腹膜炎患者。

(6)腹壁穿刺处感染患者,胃前壁有巨大溃疡肿瘤者,或穿刺部广泛损伤者。

(7)明显的腹膜转移癌者。

(8)无法纠正的凝血功能障碍者。

(9)严重的门静脉高压(像肝大、胃底静脉曲张等)者。

(10)不能接受手术者,患者及其家属不配合者。

## 三、护理配合内容及要点

### (一)术前准备

1.用物准备

(1)设备准备:内镜(普通胃镜、超细胃镜)、主机、双吸引装置、氧气装置、心电监护,急救车、抢救设备和急救药品等。

(2)胃造瘘套装组成(以COOK的胃造瘘包为例,型号为PEG-24-PULL-I-S)包括:带有扩张器的鼻氧管、圈套器、经皮穿刺针、皮肤固定器、导丝、适配器(单接头和Y型接头)、手术刀、剪刀和止血钳等。

(3)其他物品:皮肤消毒剂、棉签、5 mL注射器、2%利多卡因(用于局部麻醉)、吸痰管、氧气管、牙垫、开口器、无菌手套及无菌纱布等。

2.患者准备

(1)同胃镜检查护理配合。

(2)术前1 h预防性应用抗生素,以预防感染。

(3)术前6 h禁食,2~3 h禁饮。

(4)术前常规检查血常规、出凝血时间、血型肝功能及询问是否服用抗凝药物等。

(5)向患者及其家属解释PEG的目的、并发症、禁忌证,使患者及其家属了解手术的必要性,有利于患者及其家属的配合,并签署手术知情同意书。手术前务必取得家属同意后签署同意书。

(6)对精神紧张者,遵医嘱适量应用镇静:药和解痉药,术前建立好静脉通道。

3.体位摆放及麻醉监护

患者体位仰卧位,头胸部抬高15°~30°。防止误吸,暴露胸腹部,以更容易置管。测量腹部置管位置时，应该注意外科手术的瘢痕，瘢痕可能会导致置管困难。

### (二)护理配合要点

1.人员配备

要求配备2组工作人员。

(1)内镜组：医师1名，护士1名，内镜组工作人员负责内镜下操作。

(2)腹壁组：医师1名，护士1名，负责患者腹壁上的穿刺操作。

2.查对

查对患者的基本信息、血常规、心电图、凝血功能、治疗同意书等。患者监测，给患者持续低流量吸氧，有效提高其血氧饱和度，减少心肺意外的发生。

3.定位

穿刺部位为左上腹，腹中线距左肋缘下4～8 cm处，胃内在胃体中下段或胃窦与胃体交界处的胃前壁。关掉室内灯光，使室内光线变暗，内镜直视下开启内镜强光功能，借助腹壁上投映的内镜光点找到腹壁穿刺点，在腹壁做标记。从下面的图片就能看出强光的位置，从而准确的定位。

4.麻醉

常规消毒皮肤，铺无菌洞巾，协助医师用2%利多卡因局部逐层浸润麻醉至胃腔内见针尖。

5.穿刺与置管

切开皮肤0.5～1.0 cm，垂直插入穿刺针，当刺入胃壁后拔出针芯，送入牵引线，经胃镜下圈套器或活检钳咬住牵引线，连同内镜退出口外，将导丝与造瘘管腹壁端环线连接；牵拉导丝，将造瘘管经口、食管引入胃内，直至蘑菇头贴近胃壁。

固定胃造瘘管，腹壁外胃造瘘管留出适当长度(10～20 cm)后剪除末端，连接Y形接口，消毒，用无菌纱布覆盖伤口，妥善固定。

### (三)操作要点

(1)充分注气。插入胃镜后，向胃中充分注入气体，检查黏膜情况，确定胃黏膜没有溃疡或出血，同时可使胃壁与腹壁贴紧，便于穿刺针进入胃内。

(2)切口大小。手术刀透过皮肤和皮下组织切开一个长为0.5～1 cm的切口。如果切口太小会导致胃造瘘管穿过筋膜时遇到极大的阻力，切口过大会导致造瘘管脱出。

## 四、注意事项

(1)手术前30 min注射抗生素预防感染。

(2)使用含有口服氯己定溶液的漱口水减少细菌感染。

(3)如果造瘘区域皮肤有毛发，建议术前备皮。备皮时建议使用电动剃须刀。

(4)术后72 h内，建议每15 min监测1次心率、血压、体温、呼吸频率、血氧饱和度、疼痛恶心和镇静等。如果患者情况稳定，在接下来的3 h内，每30 min监测1次生命体征。

如果患者持续稳定，每6 h监测1次生命体征，持续12 h。如果临床实施这种密集监测存在困难，可以根据护理人员配置和置管技术的不同而有所调整。

(5)术后72 h内，出现以下症状时，应停止肠内营养输注并报告医师。①严重疼痛且常规镇痛药物无效，或冲封营养管时疼痛加剧；②活动性出血(术后小出血属于正常现象，适当敷料覆盖即可)或置管处瘘口有胃液/营养液流出;③生命体征或者临床表现发生突然变化;④患者的意识水平及行为的突然改变。

## 五、应急处理

PEG管的护理:①妥善固定PEG管,严防导管脱落。②保持PEG管通畅,每次灌注营养液后用温开水冲洗导管。③长时间停止喂养时,一般4～6 h应冲洗导管以防堵塞。指导患者及其家属造瘘管的使用及保护方法。

## 六、并发症及处理

1.出血、溃疡

注意造瘘管周围活动性出血的可能,内出血一般由经胃肠道注气过少,穿破胃壁或肠壁导致出血。

如果出血量较少,拉紧胃造瘘管或内镜下处理即可;如果出血量较多,应及时进行外科手术治疗。蘑菇头长期压迫、腐蚀易引起胃溃疡和出血。

2.脏器损伤

进行穿刺时应严格定位,以免刺伤结肠或肝脏。如胃肠穿孔较小,拔管后可自行愈合,当瘘口较大时多需手术治疗,否则可引起感染、中毒症状和严重的营养不良。

3.造瘘口周围感染及脓肿形成病原菌

主要来自口腔或胃肠道。轻者仅为造瘘管周围皮肤红肿,重者有脓肿形成。脓肿形成,进行切开引流换药后可好转,须应用抗生素保守治疗。造瘘口肉芽组织生长过度,受造瘘管挤压牵拉,向腹壁外翻。局部清洁后用无菌手术剪将肉芽组织剪除,并用高渗盐水湿敷,消毒瘘口后重新固定。

4.造瘘口渗漏

造瘘口渗漏可能是由于腹壁受导管牵拉而引起的瘘口扩张。此外,内固定器移位或破裂、腹压升高、残胃容量增加和BBS也可以导致。预防的措施包括避免过度牵拉导管、定期调整内固定器、及时更换导管、预防便秘、治疗咳嗽和控制胃残余量。更换导管时勿使用过粗的导管,可能会使窦道扩大,导致渗漏加剧。

5.坏死性筋膜炎

坏死性筋膜炎是一种严重的感染,出现高热、皮下气肿,应紧急手术引流,清除坏死组织,全身抗感染治疗。

6.其他相关并发症及处理

(1)胃结肠瘘:可能与穿刺时同时刺入结肠或术后造瘘管压迫结肠引起缺血性坏死有关。如果胃肠瘘口较小,拔管后可自行愈合,瘘口较大时应予外科手术治疗,否则会引起感染、中毒症状和严重的营养不良。

(2)吸入性肺炎:较少见,但个别患者经皮内镜下胃造瘘术后出现胃食管反流,引起吸入性肺炎。此时应少量多次管内注入营养液,卧床时床头抬高45°,亦可给胃肠促动药,经造瘘管注入,以加快胃肠排空。

(3)气腹:为常见并发症,一般能自行吸收,可不必处理。

## 七、人文护理

患者对经皮胃造瘘术缺乏了解，有对检查的担心和害怕疼痛的心理，内镜护士应该耐心向患者讲解检查的目的和必要性，告知患者可能出现的不良反应，教会患者正确配合和减轻痛苦的方法。建立良好的护患合作关系，术中给予语言安慰，转移注意力。

（杨红艳）

# 第二十八节 上消化道支架植入术的护理配合

内镜下支架植入术是利用内镜在梗阻或狭窄的消化道内放置支架以重建消化道畅通功能的技术，适用于食管癌性梗阻、食管癌性狭窄、幽门及十二指肠恶性梗阻、大肠癌性梗阻、良性胆胰管狭窄、胆胰内引流、吻合口瘘等。对于晚期癌性梗阻或狭窄的患者，该术式属姑息性治疗。

## 一、适应证

各种原因引起食管、贲门部狭窄而出现吞咽、进食困难者。

1. 良性疾病

术后吻合口狭窄、腐蚀性食管炎、医源性狭窄（憩室切除术后、内镜下黏膜切除术后、食管静脉硬化剂治疗后、放疗后）、食管癌、消化性溃疡瘢痕狭窄、贲门失弛缓症。

2. 恶性疾病

食管癌、贲门癌、胃窦癌；肺癌及恶性淋巴瘤等淋巴结转移导致外压性食管狭窄。

## 二、支架选择标准

(1)支架是记忆镍钛合金丝，通常需在术后 1～2 d 才能扩张完全。

(2)带膜支架适用于癌性狭窄，或合并有食管-气管瘘患者。

(3)支架内径通常取 18 mm，长度为狭窄长度加 3～4 cm。

(4)病变累及贲门者，应尽量选用防反流支架，改进型支架末端装有防反流瓣膜，可减轻胃食管反流的发生。

## 三、护理配合内容及要点

### (一)护理配合内容

1. 使用器具支架助推器、支架

支架一般选择内径为 18～20 mm，长度为狭窄长度或者肿瘤长度加 4 cm。推送器由外管、中管、内管组成，外管有刻度，以作定位用。

2. 操作方法

(1)对狭窄部位常规内镜检查，如胃镜不能顺利通过，需对狭窄部进行扩张至胃镜通过狭窄段。方法主要有探条扩张和球囊扩张两种方法。置入支架前对狭窄段进行有效的扩张，可以使支架置入后扩张充分，并且避免支架与消化道管壁之间形成沟隙，常规在内镜直视和 X 线监视下插入不锈钢导丝并通过狭窄段，根据狭窄的程度确定选用适宜的探条扩张器（探条由小直径开始逐渐增加到大直径)或球囊;如狭窄严重或狭窄段扭曲成角,普通不锈钢导丝不能通过狭窄段,使用直径较小的超滑导丝或斑马导丝通过狭窄段,再沿导丝插入探条或气囊进行扩张。将狭窄段扩张到 1.2 cm 后维持 1~2 min。

(2)在胃镜下定位,确定狭窄段长度及距门齿的距离。测量 2 个长度,肛侧和口侧。两处距离相减则计算出肿瘤或者狭窄部位的长度,然后选择支架。

(3)安装支架:将预先选好的支架置于助推器外观下端内,以内管和中管将其固定。

(4)经胃镜活检孔送入导丝(软头为插入患者端),越过狭窄段至胃内,退出胃镜,在导丝引导下送入已放好的支架推送器,到达预定部位后,将支架推送器外管置狭窄段下方 1~2 cm 处,务必将支架两端与定位一致。

(5)固定中管位置不动,使外管后退,可释放出支架。应用捆绑式推送器,拉线释放。随后退出推送器和导丝(置入后未扩张完全的支架)。

(6)再次插入胃管,确定支架是否安装准确。

### (二)护理配合要点

(1)食管严重狭窄,硬导丝不能通过时,可经胃镜活检孔插入斑马导丝通过狭窄段;在 X 线透视下确定导丝是否到达胃内,沿斑马导丝插入导管退出斑马导丝,经导管交换硬导丝;按上述步骤再进行狭窄段扩张及支架植入术。

(2)另有一种狭窄段上端定位法。该法使用的支架推送器中管上有刻度,该刻度为狭窄段上端距门齿的距离,按此刻度定位即为狭窄段上端的位置,支架安装方法同上。

(3)对于良性狭窄,如单纯扩张 1~2 次效果不良者,可考虑安放可回收支架,一般放置 2~4 周,再予以取出。

## 四、注意事项

1.术后卧床

支架置入后,立即安置患者平卧位,床头抬高 10°。

2.心理护理

支架植入术后均发生短暂、程度不同的胸骨后疼痛不适,护士及时做好心理疏导,向患者讲解引起疼痛的原因,目前疼痛治疗方法及有效性。建立良好的护患关系。

3.饮食护理

支架置入成功后,可试验性饮少量温开水,促进支架膨胀,同时观察有无呛咳,无呛咳者经 4~6 h 可进温热流质,少量多餐,过渡到软食。进食时嘱细嚼慢咽,避免粗纤维硬性黏性食物。食后,饮水冲洗支架,预防食团堵塞。

## 五、应急处理

1.疼痛及异物感

有 50%以上的患者术后均会出现疼痛及异物感,一般可自行缓解或者能耐受,少数无法缓解的患者可考虑使用止痛药物。应术后给予抑酸、止痛等对症治疗。

2.胃食管反流

患者应进食后取半卧位,睡眠时抬高床头,避免吸烟和进食刺激性食物,可服用抑酸药物来缓解症状。

3.出血

分为早期出血和晚期出血。早期出血一般由于探条气囊扩张或者支架扩张引起，晚期出血可由肿瘤坏死、瘘或支架刺激引起。内镜检查无活动性出血时一般无需处理，大出血时可内镜下常规止血，出现不可控制的大出血且内镜下无法处理时应及时转外科治疗。特别是食管主动脉瘘大出血首先应使用气囊压迫，有条件的可行夹层动脉支架介入治疗。

4.穿孔

由于食管壁经放疗、化疗后失去弹性或扩张时气囊或探条直径过大导致局部狭窄撕裂甚至穿孔，可置入覆膜金属支架封堵穿孔部位。

5.支架堵塞与再狭窄堵塞

主要原因是食物堵塞端口，狭窄主要因为肿瘤生长或肉芽组织增生。术后早期应嘱咐患者以流质饮食过渡到半流质，再过渡软食为主，细嚼慢咽，忌食黏稠、多纤维素或硬质食物。一旦发生吞咽困难应及时就诊，在内镜下检查及疏通。对于肿瘤患者，一旦肿瘤向两端生长并引起再狭窄，可再次置入支架或狭窄部位球囊扩张。

6.食管气管瘘

管气管瘘多由肿瘤向纵隔或气管浸润性生长后坏死形成。发生食管气管瘘后多采用再次置入覆膜食管支架封堵瘘口的治疗方法。支架引起的高位食管气管瘘可置入主气管覆膜支架封堵瘘口。如食管支架突入气管中，可置入气管覆膜支架通畅气道。

7.支架

移位金属支架移位发生率约为5%，全覆膜支架移位发生率更高。因此，需定期进行，上消化道造影或透视观察支架的在位情况。一旦发现移位应及时调整，可以使用活检钳移动或者支架本身的牵拉绳进行调整，不能调整的应取出重新置入支架。

8.心律失常

置入支架时迷走神经受到刺激、长期不能正常进食导致电解质紊乱或因疼痛及精神紧张刺激均可引起心律失常。因此，术前应完善相关检查排除严重心肺疾病，纠正电解质紊乱，术后给予镇静、镇痛药物，并予以心电监护，密切观察心律变化。

9.压迫周围脏器

支架过度膨胀直接挤压或肿瘤浸润导致气道严重狭窄，从而引起呼吸困难，此时应立即取出食管支架或置入气管支架解除气道梗阻。

## 六、人文护理

(1)术前应向患者说明置入的步骤和注意事项，取得患者的配合。对于配合差和耐受力差的患者可以予以全身麻醉。

(2)术中指导患者有效呼吸、放松的方式，切勿乱动，以免影响置入过程中支架的移位。

(3)术后讲解注意事项并严密观察并发症，指导患者正确的饮食和活动，注意患者的心理变化和配合程度。

(4)出院指导：定期复查，如有不适，及时就诊；向患者及其家属说明其手术虽能缓解患者吞咽困难，但晚期易发生支架阻塞、移位、狭窄及反流性食管炎等；告知其避免进食粗糙、粗纤维、硬质及刺激性食物，进食后用温水饮入冲洗支架上的残渣。

（杨红艳）

# 第二十九节 十二指肠支架植入术的护理配合

## 一、适应证

(1)十二指肠原发恶性肿瘤导致的十二指肠恶性狭窄。

(2)邻近脏器恶性肿瘤浸润十二指肠导致的十二指肠恶性狭窄。

## 二、护理配合内容及要点

### (一)护理配合内容

1.病变部位定位

经内镜插入导丝和造影管到达狭窄上口,插入超滑导丝或斑马导丝通过狭窄部。沿导丝插入造影管并注射造影剂,确定导丝位于肠腔内以及明确狭窄部位和长度。根据病情选择合适支架,支架两端均应超过狭窄部位 2 cm 以上。

2.狭窄部位扩张

对狭窄病变通常采用气囊扩张,按常规扩张食管的方法将狭窄段扩张到 1.2 cm 后维持 1～2 min(方法同食管支架置入)。

3.支架置入

胃流出道和十二指肠支架植入术大多数采用经内镜置入支架。经内镜沿:斑马导丝置入支架推送器,在 X 线监视下准确定位,边退外套管边释放支架,并始终保持支架两端超过病变部位 2 cm,确保支架位置准确。支架释放后拔出推送器和导丝,行 X 线透视或摄片确认支架位置和有无穿孔。

### (二)护理配合要点

(1)根据压迫腔道的长短和直径选择不同的支架,支架的两端超过狭窄处两端各 2 cm。

(2)选择大通道直视内镜。若导丝通过障碍或者可换侧视镜尝试操作。

(3)内镜结合 X 线的观察效果更佳。

## 三、支架选择

支架长度的选择:支架长度要超过狭窄段 40 mm,置入肠道后远端超出狭窄两端 20 mm。

## 四、注意事项

(1)术前常规禁食必要时安置胃肠减压和洗胃。

(2)需观察有无呕吐、呕血、黑便、腹痛及发热等症状。

(3)术后定期行上消化道造影或透视观察支架在位情况。

(4)术后 24 h 进食流质饮食、1 周后进食半流质饮食为主,多选择稀软食物。

(5)进食后应保持坐位或立位。术后定期行上消化道造影或透视观察支架在位情况。

## 五、应急处理

1.穿孔

多与气囊扩张有关。如术后患者出现剧烈腹痛后发热、血象升高应考虑穿孔可能。X 线透视及摄片发现膈下游离气体或后腹膜气体即可确诊。一般情况下,小的穿孔通过胃肠减压、禁食以及抗生素使用可得到控制,大的穿孔一经诊断应立即外科手术。

2.出血

扩张狭窄段和支架置入后的刺激均可引起管壁出血。少量出血时,口服止血药即可,大量活动性出血需要内镜下止血。

3.胆管炎、胰腺炎及梗阻性黄疸

这种情况见于乳头开口被置入的十二指肠金属支架所覆盖,以覆膜支架更多见,可以在支架置入前行 ERCP 置入胆道支架。

4.支架

移位和脱落覆膜支架移位率要高于无覆膜支架。支架移位主要由于狭窄部位扩张过大、狭窄段太短,狭窄部组织受支架压迫坏死脱落导致管腔增大,使原支架失去着力点所致。支架完全移位脱落后,一般可从肛门排出,无需特殊处理,但应密切观察,如有穿孔应及时手术。支架如向上移位,可通过内镜取出重新置入。

5.食物堵塞

应嘱咐患者以软食为主,忌食黏稠、多纤维素或硬质食物。一旦发生梗阻应及时就诊,检查梗阻原因并行内镜检查及疏通。

6.再狭窄

同食管支架植入术后再狭窄及处理。

## 六、人文护理

(1)术前应向患者说明置入的步骤和注意事项,取得患者的配合。对于配合差和耐受力差的患者可以予以全身麻醉。

(2)术中指导患者有效呼吸、放松的方式,切勿乱动,以免影响置入过程中支架的移位。

(3)术后讲解注意事项并严密观察并发症,指导患者正确的饮食和活动,注意患者的心理变化和配合程度。

(4)出院指导:定期复查,如有不适及时就诊;向患者及其家属说明其手术虽能缓解患者吞咽困难,但晚期易发生支架阻塞、移位、狭窄等;告知其避免进食粗糙、粗纤维、硬质及刺激性食物;保证充足的营养和休息,促进疾病早日康复。

(杨红艳)

# 第三十节 下消化道(肠道)支架置入术的护理配合

## 一、适应证

(1)结肠和直肠恶性梗阻。

(2)外科术后肿瘤复发引起浸润、压迫和粘连导致胃肠道吻合口或造瘘口再次狭窄梗阻。

(3)作为外科择期手术前过渡期缓解肠道梗阻,改善手术条件及应急治疗。

(4)作为其他原因导致肠道梗阻无积极治疗方法时的姑息治疗手段。

## 二、护理配合内容及要点

### (一)支架选择

根据置入支架的部位不同选择不同的支架。一般选用无覆膜支架,覆膜支架在近年来的报道中移位率较高。

### (二)护理配合内容

(1)当内镜到达梗阻部位,如果为完全梗阻、内镜无法通过时,可由导丝先行通过梗阻部位。

(2)如果为不全梗阻,内镜可以通过,此时可使内镜通过梗阻部位后导丝留置于梗阻近端结肠部位。

(3)梗阻近端结肠部位导丝长度应至少大于 20 cm,防止通过梗阻段时导丝后滑,然后引入导管注入造影剂以评估梗阻形态及长度。

(4)再通过导丝引入支架系统,支架的长度取决于梗阻的长度,通常支架的长度会比梗阻部位长度长 4～6 cm 以达到支架两端超出病灶边缘 2～3 cm,支架直径一般为 24 mm 或者更大以达到更有效的减压。

(5)导丝、导管、支架的引入都是通过内镜工作通道进行的。一旦支架放置于近端结肠,支架就可以缓慢扩张,扩张过程可以通过透视下观察。在支架释放过程中,梗阻部位远端边缘与支架边缘的距离必须在内镜观察下保持不变。支架释放完后,需在透视下注入造影剂以评价支架位置及扩张情况。

(6)如要置入覆膜支架,因支架的推送器无法通过内镜钳道,则需要在 X 线监视下置入,推送器质硬难以通过肠道弯曲度较大部位,且推送器不易到达右半结肠,因此不易置入。

(7)在 2～3 d 每天行腹部平片检查以评估支架膨胀、近端扩张结肠减压及并发症等情况。

### (三)护理配合要点

1. 支架长度的选择

支架长度要超过狭窄段 40 mm,置入肠道后远端超出狭窄两端 20 mm。

2. 支架直径的选择

一般选用直径为 18～30 mm 的支架,同时根据患者狭窄部位情况选择,一般直肠选用球头型支架,结肠选用蘑菇头型支架。

## 三、注意事项

(1)常规检查血常规、肝肾功能、心电图、出凝血时间、心肺功能。

(2)完善影像学检查,明确狭窄部位、长度。

(3)静脉补液纠正水电解质和酸碱平衡。

(4)术前禁食、禁水 10 h。结肠及直肠、梗阻者术前予以灌肠,以清除梗阻下段的粪便。

(5)术后平卧 12～24 h,查腹部立卧位平片。

(6)观察患者排便通畅度、排便次数、粪便性状,以及有无腹痛、便血等症状。

(7)术后禁食 24 h,明确梗阻已解除者可进食流质,逐步至半流质,后改为少渣饮食。避免进食黏糯及刺激性食物,以免食物堵塞支架。嘱患者养成每天排便的习惯,并维持大便松软,避免大便干结不易通过支架引起再次梗阻。

## 四、应急处理

1. 出血

出血是最常见的并发症，主要由于支架压迫肿瘤组织引起。迟发性出血可见于支架引起的肠黏膜溃疡。大部分可通过保守治疗控制，极少数需输血或外科手术。

2. 疼痛、里急后重感及大便失禁

疼痛是肠道支架植入术后的常见并发症，一般可在有限的时间内缓解，剧烈疼痛应排除穿孔、支架移位等严重并发症。

支架位置距离肛门较近也是剧烈疼痛的重要因素，可伴有里急后重和大便失禁。对于疼痛难以耐受的患者给予适当的止痛药；对于无法耐受疼痛或出现里急后重、大便失禁的患者应及时取出支架。

3. 粪石梗阻

服用缓泻药可有效地预防粪石引起的梗阻。一旦怀疑粪石梗阻，应行内镜下机械再通。

4. 菌血症和发热

该症见于完全性梗阻的患者，有专家推荐支架置入前后应用广谱抗生素预防感染。

5. 支架移位

有文献报道，裸支架置入后支架移位发生率为 3%～12%，覆膜支架移位发生率为 30%～50%。支架置入后早期发生移位的，多与支架位置不准有关，因此，放置时应使支架中心部位(腰部)位于狭窄处，且支架上下缘应超过狭窄处 2 cm。肠道支架移位后往往很难调整支架位置，需内镜下用圈套器、活检钳等将支架取出。

6. 穿孔

穿孔是最严重的并发症。患者如出现腹膜炎症状则应高度怀疑穿孔的发生。透视或 CT 观察到膈下游离气体或后腹膜气体即可确诊。小的穿孔通过禁食以及广谱抗生素使用可得到控制，小穿孔形成局限性脓肿可通过引流联合抗生素保守治疗，大的穿孔一经诊断，应立即行外科手术治疗。

7. 再梗阻

支架植入术后再梗阻发生率平均为 12%(10%～92%)，再梗阻大多是因为肿瘤侵袭长入支架内引起。梗阻后可通过再次置入支架术治疗。

## 五、人文护理

(1)术前应向患者说明置入的步骤和注意事项，取得患者的配合。对于配合差和耐受力差的患者可以予以全身麻醉。

(2)术中指导患者有效呼吸，放松的方式，切勿乱动，以免影响置入过程中支架的移位。

(3)术后讲解注意事项并严密观察并发症，注意患者的心理变化和配合程度。

(4)出院后嘱患者养成良好的生活习惯，进食少渣、粗纤维素含量少的饮食，避免堵塞支架。

(5)遵医嘱按时服药，定期到医院复查，及时了解病情及支架通畅情况，如再次出现腹胀及肛门排气、排便减少，应及时到医院复查(可采用柱状球囊进行扩张)。

(杨红艳)

# 第三十一节　上消化道狭窄扩张术的护理配合

上消化道狭窄分为良性狭窄恶性狭窄，狭窄发生后患者不能较好地进食、排便，严重影响患者生活质量，长期狭窄可导致严重营养不良、电解质紊乱等，威胁患者生命。以往大多采用外科手术治疗，近年来采用内镜下扩张及支架植入术，已能较好地解决狭窄的问题，特别是对于无法耐受外科手术或已无外科手术指征及条件的患者，内镜下治疗带来了新的希望。

## 一、上消化道狭窄球囊扩张术的护理配合

1971 年，Vantrappen G 在 X 线透视下首先采用气囊扩张术治疗贲门失弛缓症；1981 年，London R L 等学者在 X 线透视下应用球囊导管治疗食管狭窄病变，成功率达 96％～100％；同年也有学者用扩张血管的球囊治疗食管狭窄病变。目前球囊扩张术已广泛地应用于临床。

### （一）适应证

球囊扩张术多用于良性狭窄病变，如炎性狭窄、吻合口狭窄、放化疗术后食管狭窄、瘢痕狭窄、免疫性疾病所致狭窄（如克罗恩病）、先天性狭窄、动力障碍所致狭窄（如贲门失弛缓症）等，也可用于癌性狭窄。

1. 食管狭窄

食管溃疡反复发生可形成瘢痕致食管狭窄。此外，放射性食管炎、腐蚀性食管炎、术后吻合口炎等均可致食管狭窄，不同程度影响患者进食，球囊扩张术可有效解除此类狭窄而避免外科手术。

2. 贲门失弛缓症

为特发性食管下括约肌松弛障碍，致患者吞咽梗阻、呕吐、反流、胸痛、消瘦，药物治疗如钙通道阻滞剂及内镜下肉毒杆菌注射术可短期缓解，症状易复发。外科手术（腹腔镜肌内切开术）及经口内镜环行肌切开术（POEM）可长期缓解，但创伤较大。球囊扩张术具有创伤小、可重复性强、效果确切等特点，目前广泛应用于临床。

3. 幽门痉挛球囊扩张术

幽门痉挛球囊扩张术是保留幽门胃切除术后幽门痉挛患者安全有效的治疗方法，对于球囊扩张无效的患者，可复性支架植入术是另一种安全有效的选择。

4. 十二指肠梗阻

据报道，球囊扩张术可安全有效治疗十二指肠患儿，解除其上消化道梗阻症状。

### （二）护理配合内容

1. 术前准备

（1）行胃镜及上消化道钡餐检查，了解病变部位及范围、狭窄程度，行病理活检了解梗阻病变性质。

（2）向患者做好解释工作，取得患者配合，向患者家属说明扩张术的必要性及风险，签手术同意书。

（3）术前停用影响凝血功能药物如阿司匹林至少 1 周，常规检查患者血常规、凝血功能、血型。

（4）扩张前至少禁食 12 h，若食管或胃内食物潴留则需禁食更长时间，必要时插胃管引流

清洗。若有严重炎症或溃疡，则需先行药物治疗。

(5)术前半小时肌内注射地西泮 10 mg、山莨菪碱 10 mg 或间苯三酚 40 mg 镇静、解痉。

(6)术前准备凝血酶、8%去甲肾上腺素加冰盐水用于局部喷洒。

(7)止血器械准备：胃镜、结肠镜、CRE 球囊扩张器或 Rigiflex、TTS 球囊扩张器及导丝等。

2. 术中护理配合

常规胃镜检查，明确狭窄部距门齿的距离。从胃镜活检孔插入导丝通过狭窄部，留置导丝，退出胃镜。在球囊上涂抹润滑油后沿导丝插入，再次插入胃镜，观察球囊是否到达需扩张的部位，在胃镜直视下进行扩张。向球囊内注气使球囊膨胀并观察球囊位置，选择压力在 69～103.5 kPa，一般起始压力为 69 kPa，可根据患者扩张过程中疼痛程度决定注气量及球囊压力。若患者疼痛不明显，则以黏膜少量渗血为止。扩张持续 3～5 min，间隔 2～3 min 再扩张第二次。扩张完成后抽空球囊内气体，将导丝及球囊一并退出，进镜观察。

3. 术后护理

食管、贲门、胃十二指肠扩张后禁食 2 h，术后第 1 d 进食冷流质，第 2 d 半流质，手术 3 d 后可酌情进食固体食物。术后一般常规给予抑酸药及抗生素 48～72 h，必要时加用止血药物。并发症及处理常见并发症为出血、穿孔、感染、反流性食管炎等。①出血：胃肠黏膜轻微撕裂少量渗血可自行停止，无须处理；出血量较大的可局部喷洒止血药物或静脉使用止血药物。②穿孔：腹腔内穿孔一旦确诊，应立即手术。腹腔外穿孔一般无需手术治疗，禁食，补液，抗感染，经 1～2 周可自行愈合。

## 二、上消化道狭窄支架植入术的护理配合

支架的使用最初是作为一种对食管癌非手术治疗的姑息治疗，现在的支架在胃肠道良、恶性疾病的治疗中均发挥作用。支架设计的进展已经大量地增加了支架在各种消化道疾病的应用。早期支架大多为塑料材质，用于梗阻性食管癌。现代支架基本为镍钛合金或不锈钢金属支架。镍钛记忆合金柔软，线端光滑，减少了手术风险和组织过度生长，可广泛用于良性狭窄性病变。按支架设计形式，金属支架分为无覆膜支架、部分覆膜支架(PC)及全覆膜支架(FC)。目前，全覆膜自动膨胀的塑料支架(SEPS)和可生物降解的支架发展迅速。最常见的食管全覆膜金属支架有：WallFlex(波士顿科学)，镍钛-S，Evolution(库克医疗)，Alimaxx-E，SX-ELLA，常州佳森等。按支架作用部位分为食管、十二指肠、结直肠支架。

### (一)适应证

1. 食管良性疾病

食管良性狭窄在临床上较为常见，如反流性食管炎、腐蚀性食管炎、感染性食管炎、食管术后吻合口等炎性狭窄；食管术后吻合口瘢痕狭窄、硬化剂注射治疗后瘢痕、食管溃疡瘢痕、食管烧伤后瘢痕等瘢痕狭窄；食管平滑肌瘤等良性肿瘤。良性狭窄经药物治疗及反复扩张治疗效果不佳者适合于行内镜下支架植入术。

2. 食管恶性疾病食管支架在恶性疾病

主要应用于预计生存期不长、存在严重吞咽梗阻或形成瘘的晚期食管癌患者的姑息治疗。也可用于其他恶性疾病外压导致的食管狭窄，肺癌或纵隔肿瘤所致的食管瘘或转移瘤。支架植入术在恶性疾病应用中的主要优点在于支架置入后可在最短的时间内(24～48 h)改善吞咽

梗阻症状,但仍有1/3的患者症状复发。另外,支架植入术在食管恶性病所致瘘管的姑息治疗中,不同类型覆膜金属支架对瘘口的闭合率在73%～100%。

## (二)禁忌证

(1)门静脉高压所致食管-胃底重度静脉曲张出血期。

(2)有明显出血倾向或凝血功能障碍者。

(3)合并严重心肺疾病或其他严重疾病,严重衰竭无法耐受治疗者。

(4)局部炎症、水肿严重者;狭窄部位过高或狭窄严重,导丝无法通过,治疗困难者为相对禁忌证。

(5)不能配合者。

## (三)护理配合内容

1.术前准备

(1)器械准备:支架释放器、食管支架(根据肿瘤狭窄的长度和程度选择适当规格的支架),其他推送器及辅助器材包括胃镜、导丝等。

(2)患者准备:①术前至少7 d嘱患者停服影响凝血功能的药物(如阿司匹林),常规检查患者的凝血酶原时间、血常规,保证患者能正常止血。②进行必要的,上消化道钡餐造影、胃镜检查及活组织检查,以明确狭窄部位、长度、特点及病因。③做好患者的解释工作,取得患者的配合,并向患者家属交代食管支架植入术治疗的必要性、可能出现并发症及风险,取得患者家属同意,签好手术同意书。④术前至少禁食12 h保持食管清洁,若食管腔内残留食物者,则需延长禁食时间,也可通过持续胃肠减压或胃镜吸引、冲洗使食管清洁。⑤术前30 min肌内注射地西泮10 mg、山莨菪碱10 mg或丁溴东莨菪碱20 mg或间苯三酚40 mg。⑥与常规胃镜相同,术前对患者咽喉部进行表面麻醉。

2.术中护理配合

经内镜活检孔插入引导导丝并通过狭窄部,退出内镜后在导丝引导下插入推送器及支架,到达确定位置后逐渐将支架释放到食管或贲门狭窄部位,然后退出推送器及导丝。再次插入胃镜检查,确定支架定位准确。

3.术后护理

(1)术后避免进食冰冻、粗纤维、过度黏稠食物及剧烈运动。

(2)给予胃食管黏膜保护剂,预防性应用抗生素及营养支持治疗。

(3)密切观察有无出血、穿孔、感染等并发症。

## (四)并发症及处理

1.早期并发症

(1)出血:主要由于黏膜压迫或物理摩擦损伤造成,少量出血可予云南白药、黏膜保护剂等局部止血,大量活动性出血可用氩气、射频等内镜下止血。

(2)穿孔:发生率低,但后果严重,一旦证实穿孔,先行保守治疗,治疗无效则需外科手术修补或再置入覆膜支架。

(3)吸入性肺炎抗感染治疗。

(4)反流性食管炎抑酸、抗反流治疗。

2.远期并发症

(1)再堵塞(食物嵌塞、肿瘤过度生长)狭窄后扩张或内镜下微波、激光烧灼治疗,无效者可再置入一支架。

(2)支架移位或滑脱脱落后应在内镜下将支架取出,移位严重者应将原支架取出重新置入。在过去的20年里,内镜下自体膨胀式金属支架在解除胃癌所致胃出口梗阻方面,已逐渐替代胃空肠吻合术。前瞻性随机试验表明,胃空肠吻合术适合于预期寿命>2个月的患者,内镜下支架植入术适合于预期寿命<2个月的患者,一些作者仍建议在患者预期寿命超过6个月再考虑胃空肠吻合术为宜。组织过度生长及长入、食物嵌塞、支架移位、肠出血、肠穿孔是十二指肠支架植入术后可能发生的不良事件,20%~25%的患者需内镜干预。适应证、禁忌证、术前准备、术后处理基本同食管支架。

(杨红艳)

# 第三十二节 小肠镜检查的护理配合

小肠管腔长达6~7 m,而且走行迂曲使内镜进镜和观察均很困难。既往小肠疾病的诊断主要依赖小肠气钡双重造影方法,这种方法检查敏感性和准确性较低。传统的小肠镜包括推进式小肠镜、探条式小肠镜、索带式小肠镜及术中小肠镜;目前大多数小肠疾病的检查采用双(单)气囊电子小肠镜。

电子小肠镜具有视野广、图像清晰的特点,并可行内镜下活检及相关治疗。双气囊小肠镜和胶囊内镜的问世消除了消化道内镜诊治的盲区。

双气囊小肠镜(DBE)它主要由主机、带气囊的内镜和外套管、气泵三部分组成,通过对两个气囊的注气和放气等方法,将内镜送达小肠深部,从而实现对小肠疾病的诊治。DBE又有诊断镜和治疗镜、长镜身及短镜身和细镜身。细镜身DBE主要用于儿童患者,短镜身DBE主要用于困难结肠镜无法完成的全结肠检查和常规十二指肠镜无法完成的ERCP,而长镜身DBE则主要用于深部小肠检查。

## 一、适应证

原则上所有怀疑小肠疾病而其他检查不能明确诊断者,都可以考虑行小肠镜。包括:①潜在小肠出血(及不明原因缺铁性贫血);②疑似克罗恩病;③不明原因腹泻或蛋白质丢失;④疑似吸收不良综合征(如乳糜泻等);⑤疑似小肠肿瘤或增殖性病变;⑥不明原因小肠梗阻;⑦外科肠道手术后异常情况(如出血、梗阻等);⑧临床相关检查提示小肠存在器质性病变可能;⑨已确诊的小肠病变(如克罗恩病、息肉、血管畸形等)治疗后复查。

## 二、禁忌证

### (一)绝对禁忌证

(1)严重心肺等器官功能障碍者。

(2)无法耐受或配合内镜检查者。

(3)食管、胃、十二指肠急性穿孔者。

(4)急性完全性肠梗阻者。

(5)高热、感染和严重高血压心脏病未改善者。

(6)急性胰腺炎或急性胆管炎伴全身情况较差者。

### (二)相对禁忌证

(1)小肠梗阻无法完成肠道准备者。

(2)有多次腹部手术史者。

(3)孕妇。

(4)其他高风险状态或病变者(如中度以上食管-胃静脉曲张者、大量腹腔积液等)。

(5)低龄儿童(小于12岁)。

## 三、护理配合内容及要点

### (一)术前准备

1.患者准备

(1)经口进镜

1)肠道准备:经口小肠镜检查前1 d开始低渣饮食/低纤维饮食,禁食8~12 h,同时禁水4~6 h即可达到理想的肠道准备要求。

2)术前准备:术前10~20 min口服10 mL、利多卡因,协助患者取下义齿,咬好口垫,并妥善固定,同时注意避免口垫对口唇黏膜的压迫与损伤;行全身麻醉者,需气管插管。

3)卧位:左侧卧位,双腿弯曲,全身放松,枕头高度适中,头下垫吸水治疗巾。

(2)经肛进镜

1)肠道准备:肠道准备的方法与结肠镜检查时的肠道清洁基本相同《中国消化内镜诊疗相关肠道准备指南》,即检查前采用低渣饮食/低纤维饮食,饮食限制一般不超过24 h;普通人群可采用聚乙二醇(PEG)电解质散3 L的分次剂量方案,在肠道准备不充分低风险人群中,可采用2 L的单次剂量方案,对于存在肠道准备不充分危险因素的患者,可适当采取其他辅助措施以改善患者的肠道准备情况,如采用4 L PEG方案,小肠镜检查前3 d进食低渣饮食,使用促胃肠动力药物等,此外护士在患者肠道准备的过程应给予个性化的指导,以确保肠道准备效果同时避免并发症的发生。

2)术前准备:更换检查专用服,患者腰部以下垫吸水治疗巾,以防污染诊床。

3)卧位:左侧卧位,双腿弯曲,调整枕头高度使患者呼吸道保持通畅,肛门朝向检查者。

2.麻醉或镇静小肠镜检查

通常采用静脉麻醉方式,予以静脉缓慢推注/泵入异丙酚等药物,镇静可采用咪达唑仑等药物,但均需心电及血氧监护。经口小肠镜建议气管插管以避免误吸,经肛小肠镜通常只需静脉麻醉,特殊情况时(胃潴留、肠梗阻等)也需气管插管。小肠镜检查前,需由麻醉师做好相关评估,当患者情况符合麻醉要求时,方可实施麻醉。

3.器械准备

器械准备包括单/双气囊小肠镜及其光源,气泵、外套管、小肠镜活检钳、注射针、标记用物及其他相关附件,如润滑剂、纱布、染料、垫单等。此外还需准备心电监护仪、吸引器、吸氧装置、心脏按压板等急救设备。

(1)双气囊小肠镜气囊及外套管的安装:在外套管的注水通道注入10~20 mL无菌水,双手提起外套管两端,上下晃动,使套管管腔充分湿润,以减少外套管和镜身之间的摩擦;将外套管套于镜身上，然后将气囊套于内镜头端，用橡胶圈将气囊的两端固定，注意勿将内镜头端的注气孔覆盖，否则气囊不能充盈；用专用软管将外套管与内镜的气囊管道分别与气泵相连；检查气泵注气、放气情况，确认气泵使用状态正常后，选择控制面板上的内镜气囊及外套管气囊的充气/放气键，使气囊充气/放气，检查气囊是否能够正常充盈及排空；随后将充盈的气囊浸没在水中，检查气囊是否漏气；确认气囊完好可以使用，将气囊中的气体排空。

(2)单气囊小肠镜气囊及外套管的安装：在外套管内注入 10～20 mL 无菌水，充分润滑外套管管腔，套入小肠镜身后，检查小肠镜能否在外套管中自由进出，连接气泵，将外套管气囊充气，并置入水中检查气囊是否漏气，确认气囊完好可以使用后，将气囊中的气体排空。

4. 知情同意

术前谈话并签署知情同意书，充分告知患者小肠镜检查的益处及风险，可能存在不能发现病灶的情况及后续处理措施等。

### (二)术中配合

1. 双气囊小肠镜术中配合

双气囊小肠镜操作由医师和护士共同配合完成。当进镜 50 cm 左右，即内镜镜身全部插入外套管时，术者将内镜头端气囊充气以固定肠管。接着护士采用捻转推入的方法，沿镜身将外套管轻柔送入约 50 cm，随后术者将外套管的气囊注气以固定肠管，此时两个气囊均已充气，再将镜身及外套管同时外拉使肠管短缩，镜身前端气囊的气体排空并继续向前插入内镜。

在插镜过程中，护士右手扶稳并固定接近操作部的外套管头端，左手固定接近患者口腔或肛门部的外套管，两手用力外展，使外套管尽量成一直线，以方便术者进镜。待内镜镜身再次全部插入外套管时，重复上述步骤，同时结合勾拉等技巧，将肠管依次套叠在外套管上使肠管短缩，使内镜向深部小肠推进。进镜过程中仔细观察肠黏膜及皱襞前后，防止遗漏病灶。对于需要全小肠检查者，可在所到肠腔的最深处进行定位，以便从反方向进镜时能够对接，继而实现全小肠的检查。

2. 单气囊小肠镜术中配合

单气囊小肠镜操作需医师和护士共同配合完成。医师负责控制内镜的旋钮，护士在医师的左侧扶持镜身协助进镜。进镜时，内镜前端及外套管先端插至十二指肠水平段(经口侧时)或回肠末端(经肛侧时)，在内镜不能再前进时，将内镜前端弯曲勾住肠管，护士将外套管沿着内镜推送至内镜前端，随后术者将外套管气囊充气，然后将外套管及镜身缓慢外拉使肠管短缩。待肠管充分套叠于镜身后，将内镜镜身缓慢向前插入，如此重复上述操作，使内镜缓慢向小肠深部推进。

退镜时步骤相反。在插镜过程中，护士同样使用双手固定外套管，使外套管尽量成一直线，以方便术者进镜。需要全小肠检查者，定位方法同双气囊小肠镜。

3. 内镜下标记

(1)黏膜标记

1)表面喷洒染料：在小肠镜直视下，经操作孔道直接向小肠黏膜表面喷洒亚甲蓝或结晶紫染色液即可实现标记。该方法的染色效果约可持续 1 d，仅适用于同日对接检查者。

2)黏膜留置金属夹：将携带金属夹的推送器经内镜操作孔道插入，在需标记的部位夹闭并释放金属夹，确认金属夹夹闭牢固。

(2)黏膜下注射标记：将小肠镜专用的注射针由内镜操作孔道插入，先向黏膜下注入少量生理盐水，见黏膜隆起后再注入 0.5～1 mL 的标记物，之后再注射少量生理盐水，以避免注射后拔针时标记物溢出影响观察。一般注射 1～2 个位点。亚甲蓝在组织中滞留时间较短，仅适用于同日对接检查者；印度墨汁染色时间较长，可持续 1 年以上，但存在引发局部组织炎性反应的风险；纳米碳安全性良好，染色时间可达 1 年以上，同时可有效提高肿瘤患者术中淋巴结检获率。

4. 活检与治疗

在小肠镜检查中，活检钳或其他附件送入后，由于插入的附件把镜身相对拉直了，而这时很难用旋钮再把病灶放于视野中间，且由于弯度大，活检钳等附件到达目标部位后也常发生难以张开的情况，致使操作更加困难。因此，在小肠镜活检及治疗中医护应密切配合，抓紧瞬间机会，钳取组织或实施治疗。

## 四、注意事项

(1)因双气囊小肠镜外套管和镜身长度相差 55 cm，因此进外套管时不能超过镜身的 155 cm刻度(有的小肠镜镜身上有一白色标识)；单气囊小肠镜外套管和镜身长度相差 60 cm 左右，进外套管时不能超过镜身的 150 cm 刻度。

(2)在操作过程中，护士要保持体外的镜身始终处于直线状态，以便于医师操作。送入外套管时护士应动作轻柔，切不可强力推入，以免损伤黏膜。

(3)始终保持外套管和镜身之间的润滑，必要时可从外套管的注水通道注入无菌水。

(4)当内镜向深部插入困难时，护士协助患者变换体位，或通过按压患者腹部配合医师回拉镜身，反复将肠腔套叠在内镜上，减少肠襻形成。

(5)小肠镜检查时间长，尤其是经肛门检查的患者术中多数会出现腹胀、腹痛，建议采用 $CO_2$ 替空气泵入，护士应适时地进行安慰，必要时根据医嘱给予药物，术后予以肛管排气。

(6)由于此项技术的特殊性，在麻醉状态下进行操作时，发生不良事件的风险会相应增加，护士应密切观察患者的生命体征、耐受性和操作相关的并发症等表现。

(7)小肠镜标记后的对接率为评价小肠镜检查质量的“金标准”，其中墨汁或纳米碳标记为永存标记，黏膜面颜色会呈黑色改变，在今后病理活检、外科手术、胶囊内镜检查时需提醒相关医师，以免误认为器质性病变。

## 五、应急处理

### (一)机器故障

(1)机器报警多由于安装不到位造成，设备使用进行前应全面检查。

(2)小肠镜检查过程中出现机器故障应停止操作，待故障排除后再继续，切不可盲目操作或进镜。

### (二)患者

1. 消化道出血

多为轻度黏膜损伤，可见于小肠多发溃疡、活检后，亦可见于小肠息肉切除术后，表现为少量的黑便或血便，可予以观察禁食，静脉予以止血药物等治疗，必要时输血。对出血量小、出血部位在小肠两端者，可以再次小肠镜检查寻找出血部位和原因并实施内镜下止血；对于深部小肠的出血或出血量较大者，应及时手术治疗。

2.轻症急性胰腺炎

多因外套管反复摩擦十二指肠乳头、牵拉肠系膜引起胰腺微循环障碍所致，可表现为腹痛、血淀粉酶升高，严重者 CT 上可显示胰腺渗出，应予以禁食、抑酸、生长抑素治疗，一般3～5 d可缓解。

3.消化道穿孔

诊断性小肠镜检查并发穿孔非常罕见，可见于小肠憩室、小肠狭窄等情况。小肠镜下治疗并发症可见于息肉切除术或狭窄扩张术后，表现为剧烈腹痛、板状腹，X 线片或 CT 可见膈下游离气体。术中穿孔可用金属夹封闭，之后予禁食、胃肠减压等保守治疗；如症状持续不缓解或大穿孔无法闭合者，应急诊手术治疗。但穿孔后禁忌再次小肠镜检查，以免扩大穿孔范围。

4.肠系膜根部组织撕裂

见于腹腔粘连情况，可予以禁食、补液等保守治疗，严重者必要时应手术治疗。

## 六、人文护理

(1)经口检查者，外套管反复摩擦咽喉，出现咽喉疼痛，一般不需特殊处理，如无特殊治疗要求，术后 1 h 可进食，且以进食清淡温凉半流质 1 d 为宜，忌食过热、刺激性及粗糙食物，以免引起咽喉部出血，次日饮食照常。

(2)经肛门检查者，术后可能会出现轻微腹胀，个别患者会出现腹痛，护士应适时地进行安慰，嘱患者多行走，指导或协助患者进行腹部顺时针按摩，以促进排气，告知患者排气后腹胀、腹痛情况会逐步改善；如腹胀、腹痛症状持续不缓解甚至有加重倾向，须告知术者及时处理。如无特殊情况，可正常饮食或遵医嘱。

(3)小肠镜因检查时间长，部分患者在检查过程中不能很好配合，护士要多鼓励，加强术中心理支持，引导患者积极配合。

(4)检查过程中注意保护患者隐私及保暖。

（杨红艳）

# 第三十三节　无痛性内镜检查及护理配合

在消化内镜检查过程中采用镇静/镇痛或麻醉以减少患者的痛苦，提高患者的耐受性，该方法称为无痛性内镜检查术。在内镜检查之前和检查过程中，通过静脉给予一定量的速效镇静药和麻醉药，使患者在舒适无痛苦的过程中完成检查。完成治疗后立即停止给药，患者一般 5 min 内会苏醒。整个检查过程具有较好的安全性和舒适性。

无痛性胃肠镜检查术的优点在于检查过程中患者没有躁动、不配合等现象；胃肠蠕动少，便于病情观察，口腔分泌物少，比较清洁；没有明显的心率增快、血压升高现象。

## 一、适应证

(1)有内镜检查适应证，但因恐惧常规内镜检查而要求无痛胃镜检查者。

(2)有消化道症状，恶心、呕吐、上腹疼痛等。

(3)有呕血。便血症状，需确诊及内镜下治疗。

(4)患者患有其他病症,如严重高血压、冠心病等不能耐受普通内镜检查所致应激反应者。

(5)已确诊的消化道病变(胃癌前病变,溃疡,食管、胃、大肠道的息肉,肿瘤,炎症性肠病,肠套叠复位等),需内镜下检查治疗或随访者。

(6)不能合作配合的患者(如小儿、精神病患者)。

(7)消化道疾病手术后仍有症状者。

(8)取食管、胃内异物。

(9)由胆总管结石、缩窄性十二指肠乳头炎等所致的梗阻性黄疸,需采用十二指肠镜下乳头切开术及安装胆总管支架治疗者等。

## 二、禁忌证

(1)原则上同常规内镜检查禁忌证。

(2)有药物过敏史,特别是有镇静药物过敏史者。

(3)孕妇及哺乳期妇女。

(4)极度衰竭者。

(5)容易引起窒息的疾病,如支气管炎致多痰者,胃潴留者、急性上消化道大出血胃内潴留较多血液者。

(6)严重鼾症及过度肥胖者应慎重。

(7)心动过缓者需慎重使用(除心脏器质性疾患)。

(8)合并肝性脑病、癫痫等疾病患者。

## 三、护理

### (一)检查前准备

(1)详细了解患者的病史和体格检查结果,有无麻醉反应史、药物过敏,以及急、慢性传染病等情况,并向患者介绍检查的目的和过程,做好心理护理,级解患者紧张情绪,同时确认签署知情同意书。

(2)仔细核查患者是否已经完成心电图,胸片、血常规等检查。年轻(＜40 岁)、无其他基础病的患者可只查血常规,高龄(＞60 岁)或有合并症者应加查生化、电解质等,冠心病患者应查超声心动图,其他同内镜常规检查。

(3)指导患者检查前禁食 6～8 h,禁饮 4 h。

(4)确保多功能监护仪、氧气瓶、急救药品配备齐全。

(5)此项检查一般情况下较为安全,但因属于静脉全麻,麻醉过程中可能出现呼吸循环抑制等意外,因此在做无痛内镜检查过程中应常规给患者吸氧,备好急救药物和气管插管设备。

(6)告知患者,检查当天必须有家属陪同。

### (二)检查过程及配合

检查之前由麻醉师采取静脉给药(目前常用的药物有异丙酚、咪达唑仑等)对患者进行全身麻醉,使患者在很短的时间内(约 30 s)舒适地进入睡眠状态,在患者熟睡的状态下进行胃(肠)镜检查(具体操作方法同上消化道内镜检查及结肠镜检查)。在检查过程中,麻醉医师会根据患者的反应和检查时间的长短适当追加药物,使患者在整个检查过程中始终保持安静,没有任何痛苦和不适。

### (三)检查后护理

1.体位

无痛内镜检查完毕后,保持左侧卧位,加护栏以确保患者安全;口垫待患者清醒后再取出,分泌物较多时及时去除,以防呛咳或误吸。

2.监护

静脉麻醉药代谢较快,检查结束后患者即可被唤醒,由专人观察15～30 min即可离开检查室。

3.注意事项

术后2 h内应有人陪护。术后2 h内忌饮食、酒、饮料等,饮食应从少量清淡的半流质开始,逐渐增量,以不出现胃胀、恶心或呕吐为原则,当天应禁食辛辣食物。至少在24 h内不饮酒,不驾车,不操纵复杂的机器或仪器,不得从事高空作业及精算、逻辑分析等工作。

### (四)并发症护理

1.心率减慢

可予以阿托品0.25 mg静脉注射,必要时可追加。

2.上呼吸道梗阻

部分患者,特别是肥胖者应用麻醉药后全身肌肉松弛,引起舌根后坠,呼吸道阻塞致血氧饱和度进行性下降。处理:立即停药;将患者头部后仰,同时双手向上向前托住其双侧下颌;加大给氧流量。经以上处理后,若无改善应立即退镜,待患者恢复应答后视情况再行检查和治疗。

3.血压下降

丙泊酚可使外周血管阻力下降、心肌抑制、心排血量减少及抑制压力感受器对低血压的反应。一般发生于年老体弱、循环功能较差者,严重时应给血管活性药物治疗。

4.呼吸抑制或呼吸暂停

首先立即停药,若呼吸暂停＞15 s应立即采取急救措施,必要时需行气管插管。

5.中枢神经系统反应

应用丙泊酚后可能出现头痛、眩晕、抽搐、不自主运动、惊厥、角弓反张等。轻者不用处理,休息半小时后可自行消失;重者可予以地西泮镇静,10％葡萄糖酸钙10 mL静脉注射以抑制抽搐等症状。

(1)呕吐、反流和误吸:应早期吸引和用生理盐水冲洗,以尽可能减少肺损伤的程度。

(2)低血糖反应:立即给予口服糖水或静脉输注葡萄糖。

(杨红艳)

## 第三十四节 胶囊内镜检查及护理配合

“胶囊内镜”的全称为“智能胶囊消化道内镜系统”,又称“医用无线内镜”,由智能胶囊、图像记录仪和影像工作站三个部分组成。胶囊内镜可以对胃肠道进行简便快捷的、无创的、连续的可视性检查,目前已成为小肠疾病的重要诊断方法。胶囊内镜具有操作简单、无创伤、无痛苦等优点；胶囊为一次性使用，避免交叉感染；患者几乎无痛苦，检查时患者可日常活动；检查范围广，一般可观察完空、回肠黏膜的病变，通常作为怀疑小肠疾病时的首选检查方法。但胶囊内镜在体内运行完全是被动的，无法进行主动观察，在进行病变的活检和镜下治疗时存在局限性，同时也存在部分拍摄盲区，可能会出现图像不清晰、假阴性、假阳性的结果，因此临床上不作为胃肠道检查的首选方法。

## 一、适应证

(1)不明原因的消化道隐性出血及缺铁性贫血。

(2)其他检查提示的小肠影像学异常。

(3)疑似克罗恩病、小肠肿瘤病者。

(4)监控小肠息肉病综合征的发展。

(5)小肠吸收不良综合征。

(6)检测非甾体抗炎药相关性小肠黏膜损伤。

(7)原因不明的腹痛、腹泻，怀疑有小肠疾病者。

## 二、禁忌证

胶囊内镜检查最大的并发症就是胶囊不能排出，如果胶囊在胃肠道内停留超过 2 周则定义为胶囊滞留，滞留的胶囊一般不引起症状，但部分仍需通过外科手术及相关内镜取出。因此，该检查的禁忌证主要围绕胶囊滞留确定。国内胶囊内镜临床应用范围共识意见如下。

### (一)绝对禁忌证

无手术条件或拒绝接受任何腹部手术者(一旦胶囊滞留无法通过手术取出)。

### (二)相对禁忌证

(1)已知或怀疑有胃肠道梗阻、穿孔、狭窄、畸形及瘘管患者。

(2)体内心脏起搏器或其他电子仪器植入者。

(3)严重胃肠功能障碍及吞咽困难者。

(4)妊娠期妇女。

## 三、护理

### (一)检查前准备

1.加强沟通解释

向患者解释胶囊内镜检查的目的、过程和可能存在的风险。特别说明一旦发生胶囊滞留、梗阻等风险时将要采取的医疗解决措施。详细介绍检查的配合要点，取得患者及其家属的同意，并确认签署知情同意书。

2.了解病史

了解患者既往病史、用药史，并确认患者在检查前两日未做消化道钡餐检查。提醒患者在检查当天最好穿着宽松衣物，以利于穿戴图像记录仪。

3.饮食准备

一般检查前一天的晚餐进食半流质饮食，检查当天禁食、禁饮。对于便秘者建议在胶囊内镜检查前两日起即开始进食少渣饮食，检查前一天的晚餐进食流质饮食。对于体质较差者可静脉补充营养。

4. 心理护理

做好患者心理疏导，消除患者的紧张、焦虑、恐惧心理。

5. 物品准备

检查前准备好物品，如电池充电、数据记录仪初始化，检查腰带、胶囊内镜及电池质量，详细做好设备的运行及使用记录。

## (二)检查方法及配合

1. 穿戴及准备

患者站立位穿戴图像记录仪背心，可根据患者的身高、体型调整背带的位置，检查和调整天线单元位置。穿戴完毕后，打开影像工作站和记录仪电源，建立受检查者的信息档案。

2. 检查过程中的监测

实时监视输入胶囊编号，核对无误，取出胶囊，确定胶囊工作正常。用 50～100 mL 水送服胶囊。在胶囊通过幽门之前，应该保持对胶囊运行的实时监视。患者可采取右侧卧位，有利于胶囊尽快通过幽门。

3. 饮食指导

在吞服胶囊 2 h 内不能饮水，4 h 内不能进食，4 h 后可在医师的指导下进食少量半流质饮食。

4. 检查中的活动

检查期间可进行日常活动，但避免剧烈运动(如骑电动车、摩托车等)、屈体、弯腰及可造成图像记录仪天线移动的活动，避免受外力的干扰，勿撞击图像记录仪；不能接近任何强电磁波区域，如 MRI 或业余电台，以免影响检查效果。检查过程中患者如出现腹痛或低血糖等情况，应及时通知医师予以处理。

## (三)检查后护理

(1)胶囊内镜工作 8 h 后可由医师拆除设备，如由患者自行卸下设备并归还，还应详细地指导其先将阵列传感器和数据记录仪的连接分开，再取下记录仪腰带。注意取下传感器时不可拉扯其头部，而应分别从传感器黏性垫片的无黏性小耳开始剥离，取下后和其他设备放在一起。

(2)在持放、运送、自行拆除所有设备时要避免冲击震动和阳光照射，否则会造成数据信息的丢失。

(3)嘱患者观察胶囊排出情况，强调排出前切勿接近强电磁区域。一般胶囊在胃肠道内经 10～72 h 随粪便排出体外，若患者出现难以解释的腹痛、呕吐等肠道梗阻症状或检查后72 h以上胶囊仍未排出，应及时联系医师，必要时行腹部 X 线检查。在胶囊内镜检查过程中，胶囊尚未排出体外，不能接受磁共振检查。

## (四)并发症的处理

1. 胶囊滞留

胶囊滞留是指胶囊停留于小肠内的时间达 2 周以上，发生率为 1%～2%。主要发生在长期应用非甾体抗炎药、腹部放射性损伤及严重克罗恩病等患者。一旦发生胶囊滞留，可以通过服用促动力药、导泻药或内镜下取出等方法解决，并寻找导致胶囊滞留的原因。如果以上方法均失败，应及早采取外科手术，在切除病变肠管的同时取出胶囊。胶囊内镜滞留目前无公认的有效预防措施，只能在检查前详细询问病史，并对患者严格筛选，这仍是目前预防胶囊滞留发生的最好办法。

2.胶囊内镜检查失败

胶囊内镜顺利进入消化道,在工作时间内完成对整个小肠的完整拍摄,并成功储存可用于诊断的图像为胶囊内镜检查成功,反之为失败。导致胶囊内镜检查失败的原因很多,常见于患者有糖尿病,腹部手术史或肠道准备不理想造成粪水过多等。因排空缓慢,造成胶囊内镜在肠道某一部位滞留,或视野区域不清,造成摄像图片不清晰而失败。

3.其他并发症

胶囊内镜掉入气道、滞留于 Zenker 憩室及胶囊破裂等,均十分罕见。

(杨红艳)

# 第三十五节　内镜下消化道息肉切除术的护理配合

息肉主要是指黏膜隆起、局限性增生而形成的肿物。消化道息肉是临床常见疾病,以结肠息肉最为常见,胃息肉次之,食管、十二指肠及小肠息肉相对少见。

以往由于检测手段不够,往往不能早期发现,以致许多病例出现癌变、出血等并发症才得以发现。既往的治疗主要是行胃或结肠切除术。此法对患者创伤大,并发症多,花费高。随着内镜检查及治疗技术的不断提高,消化道息肉得以早期发现、早期诊断、早期治疗,从而避免了癌变、出血等恶果。

目前,可通过内镜对息肉行高频电切、氩气、射频、微波等治疗,与手术相比,内镜下治疗损伤小、并发症少,花费低。本节主要介绍高频电切除息肉法。护士应熟练掌握电切息肉的过程、各种器械的使用方法,术中与术者密切配合。

## 一、适应证

(1)各种大小的有蒂息肉和腺瘤。

(2)直径小于 2 cm 的无蒂息肉和腺瘤。

(3)多发性腺瘤和息肉,分布散在,数目较少。

(4)消化道早期癌(局限于黏膜及黏膜下层)。

## 二、禁忌证

(1)有内镜检查禁忌证者。

(2)有直径大于 2 cm 的无蒂息肉和腺瘤者。

(3)多发性腺瘤和息肉,局限于某部位密集分布,数目较多者。

(4)家族性腺瘤者。

(5)内镜下形态已有明显恶变者。

(6)安装心脏起搏器者。

(7)有出血倾向者。

## 三、术前准备

### (一)器械准备

(1)内镜:安装及检查方法同常规内镜检查。

(2)高频电发生器:注意检查仪器性能是否良好。

(3)圈套器、热活检钳、尼龙绳圈套、金属止血夹、塑料透明帽。

(4)回收息肉器:三爪钳、网篮等。

(5)止血附件:注射针、止血钛夹等。

(6)药物:肾上腺素、去甲肾上腺素、生理盐水、浓氯化钠等。

(7)其他:同常规内镜检查所需物品。

### (二)患者准备

(1)询问患者病史,了解息肉的部位、大小及形态,选择合适的内镜及圈套器。

(2)了解患者用药情况,如正在服用 NSAIDs 类等抗血小板凝集药物,应停用 7~10 d 才可行手术。

(3)术前检查血常规、血型、凝血功能、肝肾功能、心电图等。如有凝血功能障碍,需要纠正后才能实施手术。

(4)术前向患者及其家属介绍手术的目的、方法和并发症,交代手术注意事项,及时了解患者的心理动态,耐心解释患者提出的问题,消除其顾虑,取得患者的信任和配合。签署手术知情同意书。

(5)上消化道息肉者,术前禁食 12 h,禁水 6~8 h,其他同一般胃镜检查前准备。结肠息肉者,术前一定要行严格的肠道清洁准备,保持肠道内无粪便及残留液体,有液体一定要及时吸除。禁用甘露醇或山梨醇之类的泻药,因其在肠道内经细菌分解或发酵会产生氢气及甲烷等易燃性气体,遇电火花时可能发生爆炸意外而致命。

(6)协助患者取掉所有金属物品,如项链、戒指、手表等,以免导电造成损伤。电极板敷以湿纱布,捆绑于患者右侧大腿或小腿部位,两者间必须有足够的接触面积。

(7)术前用药

1)咽麻祛泡剂:同胃镜检查准备。

2)镇静剂:苯二氮䓬类有镇静、抗焦虑、消除痛苦记忆的效果,且有轻微抗肠痉挛的作用。常用剂量为 5~10 mg,肌内注射或静脉给药。

3)止痛剂:哌替啶 25~75 mg,用于精神紧张和对疼痛耐受差的患者。观察患者的意识状态和言谈,老年人以及有其他疾病者应低剂量,效果不佳时再增加剂量。

4)解痉剂:东莨菪碱 10 mg。

(8)小儿或不能合作者应行全麻。

## 四、术中护理配合

### (一)患者护理

(1)注意安全,电极板必须按规定固定在患者腿上,防止电灼伤。

(2)操作时间长者,注意观察患者的神志、生命体征及腹痛、腹胀变化,如发现异常及时报告术者处理。

(3)其他同常规胃肠镜检查护理。

### (二)治疗过程中的配合

1.内镜检查

插入内镜,行常规内镜检查,观察息肉部位的大小、形态和数目。

2.套持息肉

通过调节镜端的弯角,旋转镜身,改变患者体位方向等,使息肉置于视野中央,充分暴露。息肉与镜端的距离,依据息肉大小而定,一般以 2 cm 为宜;若体积巨大,可适当远些。插入圈套器,护士打开圈套襻,套襻面最好与息肉相垂直,套持息肉。有蒂息肉套在蒂的息肉侧,无蒂息肉套在基底稍上方,护士应轻轻地、缓慢地关闭和收紧圈套襻,切忌用暴力,切忌没有选择好位置就关闭套襻,因为一旦圈套襻勒紧后很难再松开,而且圈套钢丝已嵌入息肉,机械性地部分切割可引起渗血,干扰视野,再选择位置就相当困难。

3.电凝电切

套持好后通电。一般采用先电凝,后电切,反复间断多次通电,也可以用混合电流间歇通电,每次通电时间为数秒,逐渐割断。

在通电时要注意有无胃肠蠕动,一旦有蠕动出现,即要停止通电,避免灼伤邻近黏膜,电凝过深会造成穿孔,电切过快则会造成出血。

4.回收息肉

息肉切下后,检查其性质及有无恶变,对进一步治疗和随访有重要意义,因此,必须将息肉取出送病理学检查。

5.退镜

息肉切除后,检查残端有无出血,如有出血。立即行内镜下止血。如无出血,抽尽胃内、肠腔内气体退镜。

## 五、术后护理

### (一)患者护理

因摘除息肉的大小、形态不同,所残留溃疡面大小也不一样,溃疡愈合时间不同,故术后护理应视具体情况具体对待。各部分息肉切除的共同护理原则如下。

(1)卧床休息:一周内避免剧烈运动,电切小息肉时间可适当缩短,电切大息肉时间可适当延长。

(2)禁食 6 h:术后第一天进流质饮食,以后可进半流质饮食或普食。食管息肉要适当延长禁食和流质饮食时间;结肠手术者进少渣饮食,保持大便通畅,防止便秘。

(3)上消化道息肉切除者术后需按消化性溃疡处理,用药 2～4 周;结肠息肉切除者,如出现局限性腹痛或轻度反跳痛时,应禁食、补液、给予抗生素治疗。

(4)注意观察有无并发症:如发现发热、腹痛或黑便等现象,应及时处理。

(5)耐心向患者交代术后注意事项:告知患者 1 周内避免使用任何可能增加出血风险的药物(如阿司匹林),指导其按时随访和复查。单发性息肉摘除后 1 年随诊检查 1 次,阴性者术后每 3 年随诊 1 次,再阴性者每 5 年随诊 1 次即可。多发性息肉开始 6 个月随访检查 1 次,以后 2 年、3 年、5 年随访 1 次。凡是随访检查时有息肉新生,则需行再次内镜下摘除,随访计划按上述方案重新开始。

### (二)器械及附件处理

(1)内镜处理:同常规胃肠镜检查。

(2)附件处理:根据内镜附件清洗消毒规范进行清洗消毒。

## 六、并发症及防治

### (一)出血

根据发现的时间和原因可分为即刻或早期出血和迟发性出血。即刻出血即是在术中或息肉刚摘除后在内镜下见残端出血,早期出血是息肉摘除后 24 h 内出血,迟发性出血是指息肉摘除结束的 24 h 后发生,常见的是 3～7 d,甚至有 10 余天后才发生的情况。

1.原因

(1)即刻或早期出血

1)电流类型选择不当,应采用电凝电流或混合电流,电切电流因凝固作用极小,故在切割息肉时用单纯电切电流会引起即刻出血。

2)电功率选择过小,凝固不足,实际是通过机械性切割力割下息肉,或功率选择过大,未起到凝固作用很快割下息肉时,均会造成早期出血。

3)未通电即勒断造成机械性切割,主要是术者和护士配合不默契,护士圈套收紧过快、用力过度,术者尚未踏电凝发生器的开关即割下息肉,或刚圈套住息肉,即发生较强的蠕动波,致使息肉移位,易发生在细蒂息肉的切割中。

4)圈套位置不佳时就收紧。重新松开圈套再圈套,导致黏膜部位机械性切割或钢丝黏着息肉撕裂而出血。

5)粗蒂和无蒂息肉一般中心有较粗的血管,例如切割时未交替使用先电凝后电切反复通电逐渐切割的方法,也会引起中心血管未凝固而即刻或早期出血。

(2)迟发性出血

由于息肉电凝摘除后残端有灼烧的焦痂形成,焦痂在日后脱落时形成溃疡,此时凝血不全会引起出血。

1)动脉硬化、高血压或凝血功能障碍者,在焦痂脱落时血管内血栓形成不全,易引起出血。

2)术后活动过度、饮食不当、大便干结等致使焦痂脱落过早,引起创面损伤而出血。

3)功率选择过小电凝时间过长造成电凝过度,使残端创面溃疡过大、过深。

2.防治

(1)预防术前认真检查器械,高频电发生器的电流类型选择要合适,严格按照先电凝后电切再逐渐切割的原则,粗蒂或无蒂息肉需交替使用电凝、电切电流。术者与护士默契配合,圈套收紧关闭要缓慢,用力要适当,整个操作过程中,视野要清晰。术后处理要及时、全面,注意休息及饮食,避免重体力活动 1～2 周。

(2)治疗少量渗血可不做处理,注意观察;如果出血量多,有心慌、出冷汗等症状时,应立即进行止血、补液等处理。即刻出血可立即行各种内镜下止血措施,包括药物喷洒、注射、激光、电凝、微波等。

对于有蒂息肉如残留有较大残蒂时可立即圈套电凝止血。对于早期或迟发性出血,可先行保守治疗,如补充血容量、应用止血药物等,大多数可以治愈,尤其是迟发性出血。如果保守治疗失败即做内镜下止血,如再失败则应手术止血。

## (二)穿孔

可发生于切除术时,也可发生在术后数天。食管穿孔可引起颈部及上胸部皮下气肿、胸痛、吞咽困难、梗阻感及发热等纵隔炎的症状;胃、十二指肠及结肠穿孔的主要表现是腹痛、腹胀、反跳痛、腹部板样强直、肝浊音消失等弥漫性腹膜炎的症状和体征。

1.原因

(1)圈套切割部位离肠壁太近。

(2)通电时未将息肉向上提拉,形成天幕状假蒂。

(3)邻近正常黏膜一起被套入误切,或圈套钢丝与周围肠壁接触,大部分是在操作时视野不清,未看清完整的息肉及圈套钢丝的操作,勉强施术引起。

(4)功率选择过小,通电时间长,使残端灼伤过深至肠壁多层,往往引起术后数天内穿孔。

(5)圈套钢丝未收紧通电,致使通电时间过长,灼伤过深。

(6)通电时胃肠蠕动,使圈套钢丝损伤肠壁造成穿孔。

2.防治

(1)预防:术前认真检查器械,圈套时要科学选择切割点,应稍远离肠壁,有蒂的在蒂的息肉侧,无蒂者在基底上方。套取后钢丝收紧要得到确认,然后向腔内提拉,形成天幕状,避免将周围黏膜套入。功率要选择适当,避免通电时间过长。术后尽可能吸净肠腔内气体。术中通电时要避免肠蠕动,一旦有蠕动要立即停止通电。

(2)治疗:食管或腹腔内穿孔,应该尽早手术治疗,否则会因感染、败血症、休克导致死亡或造成术后其他后遗症。腹腔外穿孔可采取保守治疗,禁食、补液、胃肠减压、应用抗生素等,严密观察,一般不需要手术治疗就能治愈。

## (三)灼伤、浆膜炎

大部分患者无临床症状,只是内镜下见到邻近黏膜灼伤,呈白色浅灼伤溃疡,一般无需处理。如灼伤过深或息肉摘除时残端创面过大、过深可引起浆膜炎,但未穿孔,临床症状为术后数天内出现腹痛,查体有局部反跳痛、少部分可有肌紧张。

1.原因

(1)摘除时由于通电时间过长,电流过大等致灼伤过深。

(2)摘除时息肉与周围黏膜有接触,而且未按密接法摘除息肉,接触面积小引起异常电流,造成接触处肠壁灼伤、浆膜炎,严重者甚至会穿孔。

2.防治

(1)预防:其预防与穿孔相同,因两者发生的原因、机制基本相同,只是程度稍有不同而已。

(2)治疗:治疗上不需手术,经对症处理,随访观察几天后即自愈。

## (四)气体爆炸

气体爆炸是结肠做电外科手术时特有的严重的致命性并发症。

1.原因

在正常情况下,大肠内含有少量氢、甲烷等可燃气体,若进食过多豆类,口服甘露醇、山梨糖醇等,则产气增加;如果氢气、甲烷,可燃气体的浓度达到或超过可爆炸界限(体积百分比4%)时,则做电外科手术就可能发生爆炸。

2.防治

只要彻底清洁肠道,做电凝电切前,利用内镜的注气、抽气装置,用空气反复置换肠内气体，即使不用惰性气体，也是非常安全的。用限制饮食，服硫酸镁及清洁灌肠等方法准备肠道，其肠内的氢气、甲烷的浓度小于1%，故不必输入惰性气体，亦无爆炸的危险。

### (五)息肉电切术后综合征

主要是操作中热效应对黏膜壁的损伤所致，表现为局限性腹痛，术后发热12～24 h，但X线检查无腹腔游离气体，也无腹膜炎体征。一般用抗生素和休息等保守治疗，如症状、体征加剧者可行外科手术。

## 七、注意事项

(1)术前全面评估，严格掌握适应证与禁忌证，充分与患者沟通，解除其顾虑。

(2)直径小于0.5cm的无蒂息肉圈套不住，一般采用电凝灼除或热活检灼除法。因该法不能取活组织，故也可先用活检钳咬取部分息肉后再电凝，以免漏掉早期癌。

(3)注意功率选择要合适，避免造成出血或穿孔。圈套点选择也要合适，不可过深或将邻近正常黏膜套入。圈套后通电，一定要在蠕动停止的间歇进行，可避免并发症的发生。

(4)有蒂息肉的圈套位置尽可能选择在蒂的息肉侧，当圈襻套入息肉后先不收紧钢丝，提高圈套器放置在蒂与息肉交界颈部再收紧钢丝，将息肉悬在肠腔中，与周围肠壁无接触再通电。

(5)细蒂息肉需注意关闭套襻钢丝时一定要轻而慢，稍有阻力即停止收勒，然后通电，一般可只有凝固电流。如关闭套拌用力稍过猛即会引起机械性切割而出血。

(6)对于粗蒂息肉，应在套紧后即通电，并应交替使用电凝和电切电流，特别是快要切断的时候，一定要先凝固再切断。只有反复用电凝电切电流，逐渐割向中央，等到完全凝固后才割断，方可避免出血。

(7)头部巨大的息肉一次不能圈套入，可采用分块切除，先切除部分息肉头部，使头部体积变小，再套入摘除。息肉圈套选择位置太靠近肠壁，如将邻近正常黏膜一起套入，或息肉未悬在肠腔中，而与周围或对侧肠壁有接触会引起异常电流，或圈套钢丝未收紧，钢丝接触周围黏膜，均属不正常圈套法，容易引起穿孔。

(8)术后及时清理设备及用物，定期检查设备性能，如有故障及时报告、维修。

（杨红艳）

# 第三十六节　双气囊小肠镜下息肉切除的护理配合

小肠息肉包括增生性息肉、肿瘤性息肉又称腺瘤、错构瘤性息肉及炎性息肉等。利用双气囊小肠镜进行内镜下息肉切除术，可避免传统外科手术治疗。

## 一、适应证

部分小肠息肉有引起肠道出血、肠套叠或息肉恶变的可能，属内镜下息肉切除适应证。

## 二、禁忌证

直径＞2cm且病变起源较深的宽基小肠息肉，应避免行内镜下息肉切除术，以防止肠穿孔等并发症发生。

## 三、术前准备

### （一）器械准备

除双气囊小肠镜检查常规用物之外，需准备内镜下息肉切除的药物和器械，包括内镜下止血药物（8%去甲肾上腺素等）、黏膜注射针，内镜专用圈套器，高频电凝电切发生器热活检钳、氩离子凝固装置及氩离子血浆凝固术探头等。

### （二）患者准备

（1）向患者及其家属介绍手术的目的、方法和并发症，告知手术注意事项，及时了解患者的心理动态，耐心解释患者提出的问题，消除其顾虑，取得患者的信任和配合，签署手术知情同意书。

（2）询问患者病史，了解息肉的部位、大小及形态，选择合适的内镜及附件。

（3）了解患者用药情况，若正在服用 NSAIDs 等抗血小板凝集药物，应停用 3～10 d 才可行手术。

（4）术前检查血常规、血型、凝血功能、肝肾功能、心电图等。如有凝血功能障碍，需要纠正后才能实施手术。

（5）经口进镜者，术前禁食 8～12 h，其他同一般胃镜检查前准备。经肛门进镜者，术前一定要进行严格的肠道清洁准备，保持肠道内无粪便及残留液体。禁用甘露醇或山梨糖醇之类泻药，因其于肠道内经细菌分解或发酵会产生氢气及甲烷等易燃性气体，遇电火花时可能发生爆炸意外而致命。

（6）协助患者取掉所有金属物品，如项链、戒指、手表等，以免导电造成损伤。电极板敷以湿纱布，捆绑于患者右侧大腿或小腿部位，二者间必须有足够的接触面积。

（7）给予留置静脉套管针、吸氧、心电监护。

（8）协助患者取左侧卧位，麻醉医师行静脉麻醉。

## 四、术中护理配合

### （一）患者护理

（1）密切监测患者生命体征及血氧饱和度，发现异常及时报告术者。

（2）观察患者的面部表情、身体活动等，若患者出现痛苦表情或身体活动，应及时报告麻醉医师。

（3）经口进镜者须及时吸出患者口腔的分泌物，术中注意防止肠液经外套管反流，否则会引起窒息或吸入性肺炎。

（4）观察患者腹部体征有无变化，发现异常及时报告术者。

（5）注意安全，电极板必须按规定固定在患者腿上，防止电灼伤。

### （二）治疗过程中的护理配合

（1）行双气囊小肠镜检查发现息肉时，应对息肉认真观察，用生理盐水充分冲洗病灶后，对息肉的大小、形状、表面腺管开口及息肉周围黏膜的相关情况进行判断。

（2）准备行息肉切除术时，由于双气囊内镜的钳道管位于 7 点钟位置，尽量将病变部位置于内镜视野 7 点钟位置，有助于术者切除息肉。

(3)根据息肉大小和有无蒂选择不同的切除方法:直径较小和无蒂息肉采用氩离子血浆凝固术治疗。直径较大、有蒂息肉采用高频电凝电切术;直径较大、无蒂或短蒂息肉可行内镜下黏膜切除术。

## 五、术后护理

### (一)患者产理

(1)麻醉苏醒:检查结束后应保持侧卧位休息,直到完全苏醒,若有呛咳,则可用吸引器吸除口、鼻腔分泌物。密切监测意识状态、生命体征、血氧饱和度,当患者的生命体征恢复到治疗前水平或神志清楚、对答切题时,总结药物用量,术者确认签字,将患者送至病房。

(2)告知患者一周内避免剧烈运动,小息肉切除者时间适当缩短,大息肉切除者时间适当延长。

(3)术后禁食 6 h,术后第一天进流质饮食,以后可进半流质或普食。保持大便通畅,防止便秘。

(4)经口进镜的患者,术后 1～3 d 可能出现咽喉部疼痛,此症状通常在 3 d 内会自行消失,严重者可含服消炎片或雾化吸入缓解症状。

(5)术后患者会有不同程度的腹胀,多数可自行缓解,若腹胀明显或出现腹痛,需及时告知医师。

(6)注意观察有无并发症,若出现发热、腹痛或黑便等现象,应及时处理。

(7)耐心向患者交代术后注意事项,告知患者 1 周内避免使用任何可能增加出血风险的药物(如阿司匹林),指导其按时随访和复查。

### (二)器械及附件处理

按软式内镜清洗消毒法清洗消毒小肠镜,用吹风机吹干各通道后将小肠镜悬挂于专用储存柜内备用。

## 六、并发症及防治

### (一)肠道出血

小量出血主要表现为粪便隐血试验阳性,通过禁食、药物治疗可达到止血目的;若出血量大或出血持续不停止,可再次插入双气囊小肠镜,行镜下止血治疗,必要时需介入治疗或外科手术治疗。

### (二)肠穿孔

术后严密观察患者症状及腹部体征,及时发现穿孔征象尤为重要,第一时间行内镜下金属钛夹封闭穿孔创面,严格禁食,胃肠减压,适量应用抗生素及营养支持治疗,绝大多数肠穿孔可避免手术;对大的穿孔,尤其是金属钛夹封闭困难者,可行腹腔镜下修补术;若发现时间晚,患者出现发热腹膜刺激征等症状,应考虑剖腹探查术。

(杨红艳)

# 第三十七节 经皮内镜下空肠造瘘术的护理配合

经皮内镜下空肠造瘘术(percutaneous endoscopic jejunostomy,PEJ)是通过内镜在空肠放置饲养管的造瘘技术。

空肠营养管(空肠管)适用于不宜经胃、十二指肠进食的患者或胰腺疾病的患者,可通过肠道吸收人体各种必需的营养。空肠上端滴注营养液是完全胃肠内营养的方法之一,可获得与胃肠外营养相同的疗效,又有助于胃肠道功能和形态的恢复,因此在临床营养支持中占有越来越重要的地位。临床护士应掌握放置空肠营养管的相关知识,配合术者在内镜下进行该项操作。

## 一、适应证

(1)上消化道吻合口瘘者。

(2)急性重症胰腺炎患者。

(3)胃大部分切除术后输出襻近端梗阻患者。

(4)胃肠功能障碍患者。

(5)胃底贲门癌等胃内广泛侵犯转移等病症必须行肠内营养者。

## 二、禁忌证

除大量腹腔积液外,其余同经皮内镜下胃造瘘术。

## 三、术前准备

### (一)器械准备

(1)空肠营养管。

(2)其他同经皮内镜下胃造瘘术。

### (二)患者准备

同经皮内镜下胃造瘘术。

## 四、术中护理配合

### (一)患者护理

同经皮内镜下胃造瘘术。

### (二)治疗过程中的配合

(1)将空肠营养管润滑备用。

(2)协助术者进镜,经鼻前庭、后鼻道到达咽喉部,进入食管、胃直至十二指肠降段的远端,护士将准备好的超细导丝用二甲硅油润滑后递给术者,从活检孔道插入到达十二指肠降段的远端后开始退出内镜,在退出内镜的同时,等距离插入导丝,直至内镜完全退出,护士将导丝固定好,防止滑脱,并将露在鼻腔外的导丝以直径不小于 20 cm 的圈盘好,然后将二甲硅油注进空肠营养管并将表面涂二甲硅油,拉直并固定导丝,再沿导丝将空肠营养管插入至十二指肠远端或空肠,之后固定营养管将导丝拔出,即完成营养管的置放过程,最后用胶布固定营养管。

(3)确定小肠营养管放置成功的方法如下。

1)从小肠营养管中抽吸液体测定其酸碱度,如为碱性,即可确定在小肠内。

2)在X线透视下直接检查小肠营养管的位置。

(4)退镜后,协助患者将牙垫取下,并嘱其将口中分泌物吐出,用纸巾擦干净。

## 五、术后护理

### (一)患者护理

(1)全麻的患者需保持左侧卧位直到完全苏醒并能控制分泌物的排出且有人陪同,交代麻醉术后注意事项。

(2)置管后注意观察患者腹部情况,有无食物反流和消化道出血等症状,胰腺炎患者置管后监测患者的血糖和血、尿淀粉酶。喂养前后用等渗盐水冲洗鼻肠管,以防堵塞。

(3)其他同经皮内镜下胃造瘘术术后护理。

### (二)器械及附件处理

胃镜及其附件按消毒规范进行处理。

## 六、并发症及防治

### (一)腹泻

腹泻最常见,营养液的配制及灌注方法不当是引起腹泻的主要原因。脂肪过多、纤维素少、渗透压高的营养液均可引起腹泻,因此要注意观察患者的大便次数、量及性质,定时送检,并注意调整灌注的速度、营养液的温度。发生腹泻时,及时分析原因,给予处理。

### (二)营养管移位

妥善固定营养管是防止营养管移位的最重要措施。定期检查营养管的位置,测量外露部分的长度,做好记录,回抽液体,以确保其在小肠内。对烦躁的患者可适当约束或戴上无指手套,防止患者自己拔管。

### (三)导管堵塞

连续输注营养液时,尤其是高浓度营养液时,应用无菌水冲洗营养管,以防止营养物沉积于管腔内堵塞导管。每天输注完毕后,应用无菌水冲洗营养管。应用细的小肠营养管时,禁止经该导管输注颗粒性或粉末状药物,以防止导管堵塞。当营养管堵塞时应先查明原因,排除了导管本身的因素后,用注射器试行向外(而不是向内)负压抽取内容物,不要用导丝插入导管内疏通管腔,以免引起小肠营养管破裂。

## 七、注意事项

(1)必须保证胃镜前端到达空肠上段,对手术或术后出现瘘的患者进镜时避开瘘口,由吻合口进入胃腔直至空肠上段,需要术者动作轻巧熟练。

(2)置管成功后要外固定好鼻肠管。使用黏度高、透气性好的胃管贴,贴在鼻翼两侧并将管道牢牢固定好,导管尾端固定在耳上头侧,避免压迫管道。4 h检查营养管的位置1次,测量外露部分的长度并做好记录,做到班班交接。固定管道的胶布如出现潮湿、污染、脱落等及时更换。

(3)营养液的选择:鼻空肠营养管营养给予不同于经胃的营养,对营养液的配方、浓度、渗透压及污染情况要求相对较高。由于空肠内无胃酸的杀菌作用,因而对营养液的细菌污染要特别注意,要求按静脉输注标准操作,尽量避免污染。如自行配制营养液每次仅配制当天量,于4 ℃保存。输注时饮食的温度应接近体温,配好的饮食在容器中悬挂的时间不应超过8 h,新鲜饮食不应与已用过的饮食混合。

配制时间过久的食物可能变质凝固,也可导致导管堵塞并注意防止霉变、腐败的食物引起细菌或真菌性肠炎。

(4)输注方式:实践表明,连续输注营养液吸收效果较间歇性输注好,患者胃肠道不良反应少,营养支持效果好。插管后应立即注入生理盐水50 mL,以冲洗插管时分泌的胃液及胆汁等黏液。

在情况允许时,尽量使用输液泵输入,第1次泵注营养液前,应缓慢泵入5%葡萄糖生理盐水500 mL,以检查管道是否通畅,并使肠道有个适应过程,先以60 mL/h速度输入,如果耐受良好,可以逐渐增加速度,直至120 mL/h为止。

开始输注时速度较慢,易发生堵管,应加强观察,发现问题及时处理。输注完毕后应使用温开水或生理盐水冲洗管道。一旦发生灌注不畅,考虑堵管的可能,可使用20 mL注射器反复冲洗、抽吸,或将胰酶溶于温水后注入。

(5)做好健康教育与沟通:做好患者及其家属的健康教育,讲解鼻肠管的固定方法,输注方式及营养液的配制方法,告知家属如何防止及观察并发症。

(杨红艳)

# 第三十八节　双气囊小肠镜下止血治疗的护理配合

小肠出血是不明原因消化道出血的主要原因。引起小肠出血的疾病包括溃疡、炎症、肿瘤、血管畸形、肠道解剖畸形(如憩室)及医源性损伤等。

采用双气囊小肠镜,可在直视下明确小肠出血病灶的确切位置,并进行内镜下止血治疗,避免了手术治疗。如果内镜下止血困难,也可通过黏膜下注射特制印度墨汁或金属钛夹标记等方法标记肠腔出血位置,为外科手术提供标记点,提高手术效率,并可最大限度减少肠道切除范围。

目前,双气囊小肠镜下常用的止血治疗技术包括喷洒药物止血、氩离子血浆凝固术(argon plasma coagulation,APC)电凝止血及金属钛夹止血等。氩离子血架凝固术在临床上最为常用,因其凝固深度为2~3 mm,可防止薄壁器官穿孔、有利于组织修复,以及其非接触性,凝固深度浅的优势适用于各种类型病变出血。

## 一、适应证

各种原因引起的小肠出血,如小肠血管畸形、肿瘤梅克尔憩室等疾病引起的小肠出血,射频消融手术或黏膜切除术引起的小肠出血等。

## 二、禁忌证

(1)出血量大,血流动力学不稳定者。

(2)严重心肺功能异常,无法耐受小肠镜检查或静脉麻醉者。

(3)出血量大使得双气囊小肠镜难以保持视野清晰者不适宜内镜下止血。

## 三、术前准备

### (一)器械准备

除双气囊小肠镜检查常规用物之外，需准备镜下止血药物和内镜治疗辅助器械，根据不同止血治疗方法，所需药物及内镜器械不同，具体如下。

1.药物喷洒止血

喷洒导管、8%去甲肾上腺素(8 mg/100 mL)、5%～10%孟氏液、凝血酶溶液(500U/40 mL)等。

2.氩离子血浆凝固术

氩离子发生器、氩离子血浆凝固术探头等。

3.电凝止血

钳道管直径为2.8 mm及以上的双气囊内镜、高频电发生器、电凝电极等。

4.金属钛夹止血

钳道管直径在2.8 mm及以上的双气囊内镜、金属钛夹金属止血夹释放器等。

### (二)患者准备

1.常规准备

(1)向患者及其家属耐心讲解双气囊内镜操作及治疗中的意义和风险，使患者对该项检查有正确的认识，签署内镜诊疗知情同意书。

(2)提前开出检查申请单，联系麻醉科准备行术中麻醉。

(3)术前禁食、禁水8～12 h。

(4)术前注意预防呼吸道传染，同时进行针对性的体格检查，包括心肺的听诊和对气道的评估。

(5)患者术前需常规检查血常规、肝肾功能、心电图及凝血功能等，排除严重心肺疾病。详细了解有关病史，包括重要脏器的功能情况，既往镇静麻醉史、药物过敏史及目前用药、烟酒史等。

(6)给予留置静脉套管针、吸氧、心电监护。

(7)协助患者取左侧卧位，麻醉医师行静脉麻醉。

2.经不同途径进镜的患者准备

(1)经口进镜的双气囊内镜下止血：经口进镜的患者，需术前禁食8～12 h。于术前10～20 min口服咽麻祛泡剂一支，将活动性义齿、眼镜摘除。

(2)经肛门进镜的双气囊内镜下止血：经肛门进镜时内镜需要经过大肠才能进入回肠，因此，肠道准备十分重要。禁忌用甘露醇清洁肠道，有可能引起爆炸。

## 四、术中护理配合

### (一)患者护理

(1)经口进镜时，协助患者取左侧屈膝卧位，指导患者张开口咬住牙垫，头微曲，头下放一治疗巾，防止口水污染诊床及患者衣物。

(2)经肛门进镜时，检查前协助患者更换肠镜检查裤，在检查床上垫一次性中单于患者腰部以下，以防粪水污染检查床，取左侧卧位，双腿并拢弯曲。

(3)密切监测患者的生命体征及血氧饱和度，发现异常及时报告术者。

(4)观察患者的面部表情、身体活动、腹部体征等，若患者出现痛苦表情、身体活动或明显腹部膨隆，应及时报告麻醉医师及术者。

(5)经口进镜者必须及时吸出患者口腔的分泌物，术中注意肠液经外套管反流，引起窒息或吸入性肺炎。

(6)保持静脉输液通畅。

### (二)治疗过程中的护理配合

术者根据出血病灶情况选择不同的止血治疗方法，护士则协助术者操作。具体如下。

1.药物喷洒止血

双气囊小肠镜检查可确定出血部位、病变性质、范围及有无活动性出血；若内镜下见活动性出血病变，配合术者从钳道管插入喷洒导管，先以无菌生理盐水冲洗出血表面，仔细观察出血部位及出血性状，接着护士协助术者将止血溶液在内镜直视下喷洒在出血病灶。喷洒过程中，护士根据术者指令推注药物。治疗完毕，观察止血效果，确认无新鲜出血后退镜。

2.氩离子血浆凝固术

双气囊小肠镜检查确定出血部位及出血性质，开启氩离子发生器钢瓶阀门，氩气流量设定为 2 L/min，功率设定为 50～60 W，将氩离子血浆凝固术探头由钳道管插入；将氩离子血浆凝固术探头置于距出血部位 2～3 mm 处进行凝固治疗，直至组织发白凝固、出血停止，并观察数分钟，确认出血是否停止。

3.电凝止血术

双气囊小肠镜检查确定出血部位，病变性质、范围及有无活动性出血，在病灶处用生理盐水冲洗，充分暴露病灶；从内镜钳道管插入电凝电极探头，对准出血病灶，轻轻压在病灶中心，运用单纯凝固电流，电流指数 3～4，每次通电时间 2～3 s，反复数次，直至局部黏膜凝固发白、出血停止为止；轻轻撤离电极探头，以少量生理盐水冲洗创面，观察 1～2 min 以确定出血是否停止。

4.金属钛夹止血

双气囊小肠镜检查确定出血部位、病变性质范围，视情况行内镜下金属钛夹止血术，手术方法同一般内镜下钛夹置入方法，根据病情需要使用 1 个或多个止血夹，以达到可靠的止血效果。

## 五、术后护理

### (一)患者护理

(1)麻醉苏醒：因检查前或检查中使用了镇静、镇痛剂或麻醉剂，检查结束后应该保持侧卧位休息，直到完全苏醒。如有呛咳，则可用吸引器吸除口、鼻腔分泌物。

(2)密切观察患者意识状态，每 5～10 min 监测一次生命体征及血氧饱和度。当患者的生命体征恢复到治疗前水平或神志清楚、对答切题时，方可终止观察。总结药物用量，术者确认签字，将患者送至病房。

(3)饮食护理：视内镜治疗术后患者状况决定进食时间，若病情无禁忌，可逐步从流质、半流质过渡到正常饮食。

### (二)器械及附件处理

按软式内镜清洗消毒法清洗消毒小肠镜,用吹风机吹干各通道后将小肠镜悬挂于专用储存柜内备用。

(杨红艳)

## 第三十九节　经内镜逆行胰胆管造影治疗及护理配合

经内镜下逆行性胰胆管造影术(endoscopic retrograde cholangio pancreatography, ERCP)是利用十二指肠镜到达十二指肠乳头胰胆管共同开口处注入造影剂,在X线显影下进行胰腺、胆道系统疾病诊断的方法。借助ERCP开展的内镜下括约肌切开(endo scopicsphinc terotomy,EST)、取石、扩张、支架置放、鼻胆管引流等,又使单纯的诊断性ERCP发展成为综合的诊治胆胰疾病的重要微创手术。其具有创伤小、风险小、并发症少、疗效确定、诊治一体化完成等优点,临床上应用广泛。

### 一、适应证

经过ERCP技术的更新和发展,ERCP的重心也逐步向治疗方面转移。以下疾病是目前ERCP最常见、最适宜的适应证。

(1)胆汁淤积性黄疸。

(2)急性胆管炎。

(3)胆总管结石。

(4)胆道蛔虫。

(5)胆管狭窄、胆管损伤、胆漏。

(6)怀疑壶腹部肿瘤。

(7)急性胆源性胰腺炎、复发性胰腺炎。

(8)胰管扩张、狭窄、胰管结石等。

### 二、禁忌证

(1)有严重心、肾、肺功能不全,全身情况差,不能耐受内镜检查者。

(2)凝血机制严重障碍及出血性疾病患者。

(3)十二指肠乳头以上的消化道狭窄。

### 三、护理

#### (一)术前准备

(1)仔细询问病史,评估患者是否有ERCP危险性和禁忌证。

(2)术前向患者详细介绍检查的目的、意义和方法,介绍操作过程中可能出现的不适,使患者解除顾虑,以取得患者的主动配合,并确认签署知情同意书。

(3)造影前一天检查患者血常规及淀粉酶。

(4)术前应禁食6 h以上。

(5)术前 30 min 肌内注射阿托品 0.5 mg 和地西泮(安定)10 mg。

(6)术前必须严格按照相关规定进行器械消毒。

## (二)术中配合

插入内镜(插入方法同胃镜检查)后,应先对食管、胃及十二指肠做全面的检查,当内镜到达十二指肠降段时,将内镜拉直(拉直后的内镜在门齿的刻度约为 60 cm)以利调整镜头与十二指肠乳头的位置,患者的反应也少。确定开口后,不要急于插管,首先应将十二指肠乳头位置调整到视野中央,且使胆总管口侧隆起的行走方向与造影导管活动的轨迹一致。如肠蠕动过快影响插管,可静脉注射山莨菪碱,以稳定肠管,便于插管。术前先将导管充满造影剂,然后关闭导管末端的三通接头,防止气泡注入胰胆管内形成假结石影。推注造影剂时力量要均匀,切勿推注过快或用力过猛。在 X 线荧屏上看到胰胆管显影清楚时,即停止注射,以防压力过高,使患者产生剧烈腹痛,甚至造成胰胆管破裂。Oddi 括约肌切开时注意调整切刀方向,缓慢、匀速、逐层切开,避免引起出血和穿孔,肠蠕动时放松刀弓张力以免损伤肠壁。术中应注意观察患者的面色、脉搏、呼吸和血压,密切观察病情变化,如发生术中并发症应协助医师积极处理,避免或减轻不良后果。

## (三)术后护理

(1)术后 24 h 卧床休息,1 周内避免频繁剧烈活动。

(2)术后禁食 1～3 d,根据情况由流质过渡到软食,1 周后可进普食。

(3)监测患者生命体征变化及有无恶心、腹痛、呕血、黑便等症状。腹痛明显者应查血淀粉酶及血常规。

(4)鼻胆管的护理:严格无菌操作,妥善固定引流管,保持引流管的通畅,引流袋/瓶置于较低位置便于引流;每天观察引流液的色、质、量,并准确记录;观察鼻胆管的长度,检查有无脱出;如发现导管堵塞或引流不畅,可遵医嘱调整导管位置和深度或用生理盐水低压冲洗导管。插管患者同时需做好口腔护理,避免细菌滋生;鼻胆管刺激咽喉所致的不适感在术后 1～2 d 可逐渐适应,不影响进食,加强解释沟通。

(5)并发症观察及护理

1)急性胰腺炎的护理:术后胰腺炎的发生与胰腺实质受损有关,多数为轻症胰腺炎,其常见原因包括:①插管损伤 Oddi 括约肌;②造影剂过快、过量注入;③Oddi 括约肌功能紊乱;④胆胰原有疾病致胰胆管高压等。在 ERCP 术后 2～24 h 血淀粉酶增高达正常的 4～5 倍即为术后高淀粉酶血症,在术后预防性应用抗生素和抑制胰液分泌的药物,经禁食等一般处理后可完全恢复。血淀粉酶升高同时伴有持续剧烈腹痛、恶心、呕吐等症状时则考虑并发急性胰腺炎,应积极按急性胰腺炎处理。

2)出血的护理:常发生于 EST 术中或术后,与患者自身出、凝血时间及阿司匹林,类固醇类药物的使用密切相关。因此,对术前有凝血功能障碍的患者必须待凝血障碍纠正后才能安排手术治疗;长期口服抗凝药者则应术前及术后停药一周;出血倾向明显者,可予输注血浆和补充维生素 K。发生术中切口出血,应立即予 1∶10 000 去甲肾上腺素盐水稀释液冲洗,电凝、止血夹等方法止血。术后遵医嘱输注止血药物,1～3 d 观察鼻胆管引流有无血性液体,有无黑便,必要时可查大便隐血和血色素变化,发现异常及时进行止血处理。

3)急性胆道感染的护理:多在术后 2～3 d 出现,发生的主要原因是胆道梗阻或引流不畅。手术器械应严格消毒灭菌,尽可能将结石取尽。如结石难以一次取尽,应先置鼻胆管或支架引流。术后密切观察患者有无腹痛、高热、寒战及黄疸，检查血白细胞、中性粒细胞计数。如发生术后胆管炎应积极抗感染，必要时再次行 ERCP 或外科手术治疗。

4)肠穿孔的护理：发生率低，与十二指肠乳头狭窄、切口过大、毕Ⅱ式胃切除术后等相关。术后密切观察患者的腹部症状，体征，对怀疑有穿孔者应行 X 线或 CT 检查明确有无腹腔积气。穿孔是 ERCP 术较严重的并发症，处理关键在于早发现、早诊断、早治疗。多数患者在给予禁食禁饮、胃肠减压，静脉补液、抑制胰液分泌、鼻胆管引流、广谱抗生素等非手术方式治疗后可逐渐愈合；若患者症状加重，则应及时行手术治疗。

（杨红艳）

# 第四章 肾内科疾病护理

## 第一节 泌尿系统疾病常见症状体征的护理

泌尿系统疾病患者常见的症状和体征有肾性水肿、肾性高血压、尿异常和尿路刺激征等。

### 一、肾性水肿

肾性水肿是因肾脏疾病引起人体组织间隙内有过多的液体积聚使组织肿胀。

#### (一)护理评估

1.健康史

(1)水肿的原因:各种急性和慢性肾小球肾炎、肾病综合征等肾小球疾病是引起肾性水肿最常见的原因。此外,心脏、肝脏及内分泌等疾病也可引起水肿。

(2)症状与体征:严重水肿时,水肿部位皮肤张紧发亮,甚至有液体渗出。伴胸腔积液时患者可有呼吸困难,听诊时可有胸腔积液征;伴腹腔积液时患者腹部膨隆,有腹胀感,亦可有呼吸困难,叩诊时可有移动性浊音。

(3)既往病史及治疗情况:既往有无肾脏疾患,有无心脏病、肝脏及内分泌疾病等。了解其治疗及用药情况。

(4)社会-心理状况:肾脏疾病时水肿常反复出现,加之疾病病程较长、治疗效果不佳和预后不良等因素,患者常产生严重的心理负担,可出现紧张、焦虑等不良心理反应。部分患者可因水肿时自我形象紊乱,产生自卑情绪甚至出现拒绝社交的行为。同时应评估患者家庭经济支持及情感支持情况。

2.护理体检

评估患者基础生命体征状况;水肿的出现时间、起始部位、程度、特点,有无伴随症状等;评估患者皮肤有无受损、感染等。

3.辅助检查

评估内容包括如下内容。

(1)尿常规、尿蛋白定性和定量检查。

(2)肾功能检查。

(3)血清电解质检查。

(4)肾脏影像学检查。

#### (二)主要护理诊断/问题

1.体液过多

体液过多与水钠潴留或大量蛋白尿致血浆胶体渗透压降低因素有关。

2.有皮肤完整性受损的危险

皮肤完整性受损与皮肤水肿、机体免疫力低易皮肤感染有关。

3.自我形象紊乱

自我形象紊乱与水肿、激素不良反应等导致身体外形改变有关。

## (三)护理措施

1.生活护理

(1)环境:保持环境清洁、舒适,室内空气新鲜,温、湿度适宜,保持床单清洁、平整、干燥。

(2)休息与体位:卧床休息时肾脏负担减轻,可促进利尿,有利于水肿的消退。宜协助患者取舒适卧位,适当卧床休息,尤其要避免劳累。休息时尽可能协助患者抬高水肿部位,促进静脉回流以减轻水肿。例如,下肢水肿时以软枕垫高下肢,颜面部水肿时适当垫高枕头,胸腔积液时取半卧位,阴囊水肿时将阴囊托起。

(3)饮食护理:合理的饮食对病情恢复尤为重要。饮食安排应注意以下方面。①保持水平衡:水肿较轻者,不宜过分限水,口渴时可适量饮水;中、重度水肿者,则应根据具体情况灵活控制,一般摄入的液量为前一天的尿量加 500 mL。②限制钠盐:轻度水肿者,摄入食盐2～3 g/d,禁腌渍品、含钠高的食品及含钠盐的调味品,如腊肉、火腿、香肠、咸菜、泡菜、发酵食物、酱油、味精等;中、重度水肿应给予无盐饮食。尿量减少时还应限制钾、磷的摄入。③合理摄入蛋白质:肾功能正常的低蛋白血症者,可给予优质蛋白(如瘦肉、蛋清、禽类等)饮食,约1 g/(kg·d);肾功能不全的水肿患者应限制蛋白质的摄入,具体的摄入量可根据肾小球滤过率(GFR)来调节,同时应适当增加碳水化合物和脂类在饮食热量中的比例。④供给充足的热量:为避免负氮平衡,应给患者补充足够的热量,每日供给热量125.5～146.3 kJ(30～35 kcal)/(kg·d)。

2.病情观察

(1)严密观察生命体征,尤其要注意血压的变化。

(2)观察水肿消长情况,定期测体重、腹围,观察水肿的程度。一般轻度水肿仅发生在眼睑、眶下等软组织,胫骨前及踝部皮下组织,指压后组织轻度凹陷,平复较快;中度水肿时,全身疏松组织均可见明显水肿,指压后出现较深的组织凹陷,平复缓慢;重度水肿时,全身组织严重水肿,身体低垂部位皮肤张紧发亮,甚至有液体渗出,可伴腹腔积液、胸腔积液。

(3)准确记录患者 24 h 出入液体量。

(4)监测尿常规、肾功能及电解质等的变化。

3.皮肤护理

(1)着装:嘱患者穿着柔软、宽松、透气的棉或丝质衣物,衣物上避免金属拉链、硬质饰物等,尽量避免佩戴饰物,以免刺激、损伤皮肤。

(2)皮肤清洁:经常用温水清洁皮肤,清洗时动作轻柔且不用刺激性较强的沐浴液或香皂,避免刺激损伤皮肤。

(3)勤观察:密切观察皮肤黏膜的颜色和完整性,注意有无发红、破损等,尤其要注意受压部位皮肤;协助患者经常更换卧位,用软垫支撑受压部位以防压疮。

(4)皮肤穿刺注意事项:水肿较重者应避免肌内注射;静脉穿刺严格消毒,尽量选择小号针头;穿刺时注意静脉显露明显时再消毒、进针;一次穿刺不成功时,不可在原处反复进针;穿刺拔针时,应以无菌棉球或敷贴按压穿刺部位及穿刺部位稍上处至无液体外渗为止。

(5)保暖注意事项:不宜用热水袋保暖,以防水肿部位皮肤感觉敏感度降低而发生烫伤。

4.预防感染

住院期间限制探视,同时告知患者及其家属限制探视人员是预防交叉感染的重要措施,尤其对有上呼吸道感染者应严格限制；同时应避免去公共场所及人多聚集的地方，以防止交叉感染。乘坐公共交通工具时应佩戴口罩。

5.用药护理

遵医嘱使用利尿剂、糖皮质激素或其他免疫抑制剂，观察药物的疗效及其不良反应。

6.心理护理

护士应多向患者及其家属解释疾病有关知识，尊重、关心、爱护患者，鼓励患者表达身体不适和各种情绪，耐心倾听。帮助并教会患者通过修饰、适当的着装、搭配技巧来掩饰身体外形的改变。鼓励患者积极与他人交往，积极参加社会活动，充分认识自己的优势和个人能力，以增强自信心。

## 二、肾性高血压

肾性高血压是继发性高血压常见的原因之一，亦是肾脏疾病的常见症状之一，主要因肾实质性疾病或肾动脉狭窄及阻塞所致。

### (一)护理评估

1.健康史

(1)肾性高血压原因。①肾血管性高血压：常因肾动脉狭窄或阻塞所致，占5%～15%。②肾实质性高血压：一般由急性或慢性肾小球肾炎、慢性肾衰竭等肾实质性疾病引起，是肾性高血压的常见原因。③此外，糖尿病、原发性醛固酮增多症、嗜铬细胞瘤、肾素分泌瘤等也可致血压升高。

(2)症状及体征：长期血压升高可影响多个脏器，影响心、脑时患者可有心悸、头痛、视物模糊、恶心、呕吐等，严重时可引起意识障碍。肾性高血压时，血压升高的特点、程度、波动范围、持续情况与原发病有一定的关系。例如：肾血管性高血压程度一般较重，进展快，易发展为急进型高血压，患者四肢血压升高多不对称；急性肾小球肾炎血压升高多为一过性，以舒张压升高为主，程度多为中、高度高血压；慢性肾小球肾炎和慢性肾衰竭患者常为持续中度以上的高血压。

(3)既往病史及治疗情况：了解患者有无上述疾患；了解治疗及用药情况。

(4)社会-心理状况：持续的血压升高、疾病病程长、治疗效果不佳等因素，常使患者表现出焦虑、抑郁甚至绝望等负面情绪。

2.护理体检

评估患者的意识状况、基础生命体征情况。有无心悸、头痛、视物模糊、恶心、呕吐等。

3.辅助检查

血常规检查、尿常规检查、肾功能及影像学检查可协助诊断。

### (二)主要护理诊断/问题

1.急性疼痛：头痛

头痛与血压升高有关。

2.焦虑

焦虑与病情反复、担心预后等因素有关。

3.潜在并发症

高血压脑病、高血压危象。

### (三)护理措施

1.一般护理

(1)环境:为患者提供安静、舒适、光线适宜的休息环境。

(2)休息与体位:平卧位,适当卧床休息。重度高血压患者绝对卧床休息。

(3)饮食护理:为患者提供高热量、富含维生素、含钙高、膳食纤维丰富、易消化的食物。明显水肿和重度高血压者应适当限制水、钠的摄入;氮质血症者应适当减少饮食中蛋白质的供给比例。保持大便通畅,防止便秘。

2.病情观察

监测生命体征,尤其是血压的变化情况,掌握血压变化的规律;了解患者的头痛、头晕、心悸、失眠等症状的变化情况,警惕心、脑血管并发症的发生。

3.用药护理

遵医嘱正确给予降压药和利尿剂,指导患者按时服药,密切观察药物的疗效和副反应,防止降压过快、过低,以免影响肾脏等重要器官的血流灌注。告知患者服用降压药后,改变体位时应动作缓慢,以防体位性低血压。避免使用损害肾脏的药物。

4.心理护理

积极主动向患者及其家属讲解病情及引起血压升高的原因和预防知识,调动患者参与血压控制的主动性。告知患者劳逸结合,保持心情愉快对血压的控制有重要的意义。同时给患者传授一些放松的方法(如深呼吸、意向放松等),以缓解患者的紧张情绪,释放精神压力。

## 三、尿异常

尿异常是泌尿系统疾病最常见的症状之一,包括尿量异常和尿质异常。尿量异常包括多尿、少尿、无尿和夜尿增多。正常成人 2 h 尿量为 1 000～2 000 mL,其中夜间尿量为 300～400 mL。常见的尿质异常有血尿、蛋白尿、白细胞尿或脓尿、菌尿、管型尿等。

### (一)护理评估

1.健康史

(1)症状及体征:患者出现明显的尿量异常,同时可有意识、体温、心率、呼吸、血压等的变化。

1)多尿:24 h 内尿量超过 2 500 mL 为多尿,有暂时性多尿(因短期内摄入过多的水分、使用利尿剂或某些药物后)和持续性多尿(常为病理状态)。多尿可导致脱水、低钾血症和高钠血症等,患者出现相应的症状和体征。

2)少尿和无尿:24 h 内尿量少于 400 mL 称为少尿;若少于 100 mL 则称为无尿或尿闭。少尿和无尿时可导致机体水、电解质及酸碱失衡,如水肿、血压升高、高钾血症、低钠血症、代谢性酸中毒等。

3)夜尿增多:夜间尿量持续超过 750 mL 称为夜尿增多。患者夜间排尿次数常多于 2 次,夜间睡眠受到影响,严重时可出现睡眠障碍。

4)血尿:可分为镜下血尿和肉眼血尿两种。新鲜尿离心后沉渣镜检每高倍视野红细胞计数超过 3 个称为镜下血尿,镜下血尿时肉眼无法察觉;每 1 L 尿液中含血量超过 1 mL 时,尿液外观呈血样、淡红色云雾状、洗肉水样或混有血凝块,称为肉眼血尿。肉眼血尿根据出血量的多少可呈现出不同颜色或混有血凝块。由于血尿产生的部位不同还可出现起始段血尿、终末血尿和全程血尿。血尿时可伴有尿路刺激征表现。

5)蛋白尿和管型尿:尿蛋白定性试验阳性或 24 h 尿蛋白定量试验超过 150 mg 时称为蛋白尿;若 24 h 尿蛋白定量超过 3.5 g,则称为大量蛋白尿。蛋白尿可分为生理性蛋白尿和病理性蛋白尿。管型是蛋白质、细胞或碎片在肾小管、集合管中凝固而成的圆柱形蛋白聚体。尿中管型可分为细胞管型、透明管型、颗粒管型、蜡样管型等。若 12 h 尿沉渣计数管型超过 5 000 个或镜检出现其他类型管型时,称为管型尿。蛋白尿和管型尿常伴水肿、高血压、血尿、肾区疼痛、尿路刺激征、肾功能减退等症状或体征。

6)白细胞尿或脓尿和菌尿:①白细胞尿或脓尿:新鲜尿离心后沉渣每高倍视野白细胞>5 个或 1 h 新鲜尿液白细胞计数超过 40 万个。新鲜脓尿外观有白色絮状沉淀,有时有坏死组织碎片,加热或加酸沉淀不消失,可有氨味。②菌尿:新鲜清洁中段尿涂片镜检每高倍视野均可见细菌或尿培养菌落计数超过 $10^5$/mL。新鲜菌尿外观呈云雾状浑浊,加热或加酸尿液不能变澄清,也可有氨味。白细胞尿或脓尿和菌尿时患者常有尿路刺激征,可有发热、肾区疼痛等。

(2)既往病史及治疗状况:既往有无慢性肾盂肾炎、肾动脉硬化、肾髓质退行性变、急性肾衰竭等。有无糖尿病、垂体性尿崩症、心功能不全、严重的心律失常、肿瘤、尿路结石、血友病等;有无肾血管狭窄或炎症、肾动脉栓塞及泌尿系统炎症、结石、肿瘤、结核、外伤等所致的机械性尿路梗阻等。了解治疗及用药情况。

(3)社会-心理状况:尿量和尿质的异常易导致机体出现多系统的严重症状,患者和家属对疾病的治疗丧失信心,常产生焦虑、紧张、恐惧、悲观、绝望等消极情绪。

2.护理体检

评估患者的意识、生命体征的改变情况,尿异常的种类和特点,有无其他伴随状况等。

3.辅助检查

尿常规、血常规、肾功能、血液生化和影像学检查等。

## (二)主要护理诊断/问题

1.体液过多

体液过多与肾小球滤过率下降,尿量减少有关。

2.有体液不足的危险

体液不足与肾功能不全,尿量过多有关。

3.排尿异常

血尿、蛋白尿、白细胞尿或脓尿、菌尿、管型尿与各种因素引起肾小球滤过率异常,泌尿系统炎症、损伤、出血等有关。

## (三)护理措施

1.生活护理

(1)环境:保持病室清洁、安静、光线柔和、温度和湿度适宜。对多尿、尿频、尿急患者,床旁备好屏风,便器置于易取处。

(2)休息与体位:患者宜多休息,症状严重者应卧床休息;少尿或无尿病情危重者需绝对卧床休息,并协助做好日常生活护理。

(3)饮食护理:①指导患者合理饮食,少尿、无尿和水肿、高钾血症患者要适当限制水、钠的摄入,尽量避免食用含钾较多的食物,如蘑菇、榨菜、马铃薯、柑橘、香蕉等;②多尿的患者应鼓励其多饮水；③对血尿、脓尿和菌尿患者，若无禁忌宜大量饮水（>2 000 mL/d）以增加尿量，达到冲洗尿路的目的；④对蛋白尿患者，饮食应根据其病情合理补充蛋白质。

2.病情观察

严密监测生命体征、意识状态、体重变化及水肿或脱水等伴随症状的变化情况，准确记录24 h出入液量，遵医嘱采集各种标本，监测肾功能及电解质、血气分析结果，及时发现电解质紊乱及酸碱平衡失调。

3.用药护理

告知患者及其家属用药目的、药物可能发生的不良反应及用药注意事项，以取得其配合。遵医嘱准确使用药物，密切观察药物的疗效及不良反应，以防引起或加重水、电解质和酸碱失衡。

4.心理护理

护士应多向患者解释病情特点及治疗、护理内容，鼓励患者表达自己的感受，耐心向患者解释病情，介绍疾病目前的诊疗进展，以消除其焦虑不安和紧张、恐惧、悲观失望的不良情绪，关心、爱护、尊重患者，鼓励患者积极参与自身的健康管理，以帮助患者树立对治疗的信心。

（程晓英）

# 第二节　急性肾小球肾炎

急性肾小球肾炎（acute glomerulonephritis，AGN）简称急性肾炎，是以急性肾炎综合征为主要临床表现的一组常见肾脏疾病。其特点为急性起病，有血尿、蛋白尿、水肿和高血压，并可伴一过性氮质血症，病初伴有血清补体 $C_3$ 下降。细菌、病毒及寄生虫感染可引起AGN，根据致病的病原菌不同分为急性链球菌感染后肾小球肾炎（PSGN）和非链球菌感染后急性肾小球肾炎。PSGN好发于儿童，儿童占总患病率的90%，高峰发病年龄为2～6岁。男性多于女性，男、女之比为（2～3）∶1。该病绝大多数患者为自限性，但重症患者可出现心力衰竭、高血压脑病、急性肾损伤等并发症。少部分患者转变为慢性肾小球肾炎，极少数患者（约<1%）转变为急进性肾小球肾炎。本节主要介绍PSGN。

## 一、病因及发病机制

1.病因

PSGN常见于β溶血性链球菌“致肾炎菌株”感染所致的上呼吸道感染（多为扁桃体炎）、猩红热、皮肤感染（多为脓疱疮）后，潜伏期为1～3周，感染的严重程度与急性肾炎的发生及病变程度之间并无一致性。

2.发病机制

感染链球菌后其胞壁上的M蛋白及胞浆成分刺激机体产生抗体，形成循环免疫复合物沉积于肾小球或原位免疫物种植于肾小球，发生免疫反应而引起的双侧肾脏弥漫性炎症。

## 二、临床表现

本病起病较急，病情轻重不一，轻者呈亚临床症状（仅尿常规及C3异常），重者可发生急性肾损伤。

本病为自限性疾病,大多预后良好,常可在数月内临床自愈。通常于前驱感染后1～3周(平均10天)起病,这段时间称为潜伏期,呼吸道感染的潜伏期较皮肤感染短。典型病例表现为急性肾炎综合征。

1.尿异常

(1)血尿:几乎所有患者均有肾小球性血尿,约30%的患者有肉眼血尿且常为首发症状和患者就诊原因。肉眼血尿持续1～2周即转为镜下血尿,镜下血尿持续时间较长。

(2)蛋白尿:蛋白尿一般不重,常为轻、中度,少数患者(<20%的患者)可呈大量蛋白尿(>3.5 g/d)。

2.水肿

80%以上患者有水肿。常在起病初出现,典型表现为晨起眼睑水肿,面部肿胀,呈现所谓的"肾炎病容",继而下行累及躯干和双下肢,严重时可出现全身性水肿、胸腔积液和腹腔积液。

3.高血压

约80%的患者有一过性轻、中度高血压。主要与水钠潴留有关,积极利尿后血压可很快恢复正常,少数患者可出现严重高血压,甚至发生高血压脑病。患者可因高血压出现相应眼底改变。严重的水钠潴留还可诱发充血性心力衰竭、肺水肿、脑水肿。

4.肾功能异常

(1)尿量减少,见于50%的患者,起病初期可因GFR下降、水钠潴留而尿量减少(400～700 mL/d),少数患者少尿,但无尿少见。尿量多于1～2周随肾功能逐渐恢复正常而逐渐增加。

(2)可出现肾功能一过性受损,表现为轻度氮质血症(血中尿素、肌酐、尿酸等非蛋白氮含量升高)。极少数患者可出现急性肾损伤,易与急进性肾炎相混淆。

5.全身症状

可出现疲乏、厌食、恶心、呕吐等。

## 三、辅助检查

1.尿液检查

尿相差镜检可见肾小球性血尿、24 h尿蛋白定量为轻(中)度蛋白尿,少数患者可呈大量蛋白尿。尿沉渣早期可见白细胞和上皮细胞稍增多,并可见颗粒管型和红细胞管型。

2.抗链球菌溶血素"O"抗体(ASO)测定

敏感性高,ASO明显升高提示近期有链球菌感染,于感染后2～3周出现,3～5周为高峰期,滴度高低与感染严重性相关,但早期应用青霉素后,滴度可不高。

3.血清补体测定

血清总补体及C3在发病初期均明显下降,到病程第8周94%的患者恢复至正常水平。血清C3的动态变化是PSGN的重要特征。

4.肾功能检查

可有轻度GFR降低,血尿素氮和血肌酐升高。

5.血沉

急性期病变常增快。

6. B 超

双肾大小正常或增大。

7. 肾活组织病理检查

①少尿 3～7 d 或进行性尿量减少，肾小球滤过功能呈进行性损害，疑为急进性肾小球肾炎者。②病程 1～2 个月，临床表现无好转趋势，考虑其他原发或者继发肾小球疾病者。出现以上情况进行肾活检以明确诊断。

## 四、治疗

治疗要点是对症治疗，预防并发症，保护肾功能。

1. 对症治疗

限制水钠摄入，效果不佳时应适当使用利尿剂。若仍不能控制者，应予降压药治疗，预防心脑血管并发症的发生。

2. 治疗感染灶

予以无肾毒性抗生素如青霉素、头孢菌素等治疗，不主张长期预防性使用抗生素。反复发作的慢性扁桃体炎，待病情稳定后可考虑摘除扁桃体，手术前后 2 周需注射青霉素。本病具有自限性，不宜应用糖皮质激素及细胞毒类药物。

3. 透析治疗

发生急性肾功能不全、严重的体液潴留（利尿剂反应差）、难以纠正的高血钾，应及时给予短期透析治疗，以度过危险期，一般不需长期透析。

4. 高血压脑病的治疗

快速给予镇静、扩血管、降压治疗。首选硝普钠，可直接作用于血管平滑肌使血管扩张，血压在 1～2 min 下降，同时能扩张冠状动脉和肾血管，增加肾血流量，开始以每分钟 1 μg/kg 速度静脉滴注或微量泵泵入，根据血压随时调节速度（每分钟不超过 8 μg/kg）。

5. 中医治疗

采用疏风解表、清热解毒、利湿消肿等治疗法则，常用方剂有越婢加术汤、麻黄连翘赤小豆汤等。

## 五、主要护理诊断/问题

1. 体液过多

体液过多与肾小球滤过率下降、尿量减少、水钠潴留有关。

2. 活动无耐力

活动无耐力与疾病所致水肿、高血压等有关。

3. 潜在并发症

潜在并发症包括高血压脑病、心力衰竭、急性肾损伤。

## 六、护理措施

1. 安全与舒适管理

急性期绝对卧床休息，症状明显者需卧床休息 4～6 周，待肉眼血尿消失、水肿消退及血压恢复正常后，方可下床轻微活动并逐渐增加活动量。做好防坠床、防跌倒的措施。病情稳定后可从事一些轻体力活动，但 1～2 年应避免重体力活动和劳累。

2.疾病监测

(1)常规监测:每周测体重2次,水肿严重者,每天测体重1次,观察水肿的变化程度;每周留晨尿2次,进行尿常规检查;记录24 h出入量;观察患者水肿的消长情况,水肿部位皮肤有无红肿、破溃和化脓等情况。

(2)并发症监测:监测患者生命体征变化,每天测血压2次(定时间、定部位、定血压计)。若患者出现血压突升、剧烈头痛、呕吐、眼花、视物不清等,应警惕高血压脑病的发生;若患者出现呼吸困难、端坐呼吸、频频咳嗽甚至咳粉红色泡沫样痰,应警惕心力衰竭的发生;若患者出现尿量急剧减少甚至少尿时,应警惕急性肾损伤的发生。

3.对症护理

卧床休息时抬高水肿部位,以增加静脉回流,减轻水肿,保持皮肤清洁,修剪指甲,避免抓破皮肤,各种穿刺、治疗严格遵守无菌技术规程,预防感染。

4.用药护理

观察利尿剂的疗效和不良反应,监测水和电解质情况,防止脱水和电解质紊乱。非紧急状态,利尿剂的应用选择早晨和日间为宜,避免夜间排尿过频影响睡眠。高血压脑病患者使用硝普钠时必须避光并新鲜配制,使用避光注射器、避光输液器、避光输液延长管、避光输液袋,如果曝光后分解变成蓝色即不能使用。

5.饮食营养

给予易消化的高热量、高维生素、适量蛋白质和脂肪的低盐饮食。①急性期应严格限制钠的摄入,予以患者低盐饮食1～2周,应控制钠的摄入,每日1～2 g,以减轻水肿和心脏负担,待病情好转、水肿消退、血压下降后可逐渐转为正常饮食,每日3～5 g。②控制水和钾的摄入,尤其是尿量明显减少者。③根据患者肾功能调整蛋白质的摄入量,肾功能正常者不需要限制蛋白质入量,有肾功能不全时可考虑限制蛋白质入量,每日0.6～0.8 g/kg,并以优质动物蛋白为主(如奶、蛋、鱼、瘦肉),并提高碳水化合物摄入126～147 kJ/kg(即30～35 kcal/kg),以最大限度地利用蛋白质。

6.心理护理

部分患者表现为睡眠差、少语、情绪低落。在患者卧床休息期间除了相关知识的教育外,指导患者听一些有益于身心健康的曲目、阅读一些积极心理学的书籍、做一些放松或冥想的练习,启发患者自觉排除不良情绪的干扰,帮助患者达到身心康复的最佳状态。

## 七、健康指导

1.预防疾病

告知患者上呼吸道感染、皮肤感染与本病的关系,强调预防急性肾小球肾炎的关键是预防感染,向患者介绍预防上呼吸道及皮肤感染的措施。一旦发生以上感染,及时接受治疗。同时积极治疗某些慢性疾病,如慢性扁桃体炎、咽炎、龋齿、鼻窦炎及中耳炎。告知患者避免自行使用肾毒性药物,如西药的氨基糖苷类抗生素,中药的马兜铃、关木通、广防己、青木香等。

2.管理疾病

指导患者及其家属掌握用药的方法、作用、疗程、注意事项及不良反应。教会患者及其家属计算出入量,入量包括每天的饮水量、食物中的含水量、输液量、输血量等,固体食物应记录单位数量或重量,如米饭1中碗(约100 g)、柚子1个(约100 g)等,出量主要为尿量、大便量、呕吐物等。教会患者及其家属测量体重和血压的方法。告知患者及其家属休息的重要性。

3.康复指导

叮嘱患者出院后不可以随便停用或增减药物，告知患者及其家属定期到医院复查，出院后每周查尿常规1次，2个月后改为每月1次，直至正常。嘱患者出院后1～2个月活动加以限制，3个月内避免剧烈活动，1年后方可进行正常的活动，养成积极健康的生活方式，戒除烟酒嗜好及晚睡等不良生活方式。痊愈后根据体能和兴趣选择合适的运动，循序渐进，长期坚持，调理身体，增强体质，改善身体防御机能，以平和的心态，怀抱信心面对生活。急性肾炎完全康复可能需要1～2年，期间不要从事重体力劳动，避免劳累。另外，当临床症状消失后，微量尿蛋白、镜下血尿等可能迁延半年至1年消失，应定期随访，监测病情。

（程晓英）

# 第三节　急进性肾小球肾炎

急进性肾小球肾炎（rapidly progressive glomerulonephritis，RPGN）简称急进性肾炎，是一组以急性肾炎综合征、肾功能急剧恶化、短期内出现少尿性急性肾损伤为临床特征，病理类型为新月体肾炎的一组疾病。RPGN发病率男性高于女性，男、女性比例为2∶1；可见于任何年龄，但青年和中老年是两个发病高峰。

## 一、病因及发病机制

1.病因

病因包括：①原发性急进性肾小球肾炎；②继发于全身性疾病的急进性肾小球肾炎；③在原发性肾小球疾病基础上形成广泛新月体，即病理类型转化而来。

2.发病机制

RPGN的基本发病机制是免疫反应，根据免疫病理表现可分为3型。Ⅰ型为抗肾小球基底膜型，因抗肾小球基底膜抗体与肾小球基底膜抗原相结合激活补体而致病；Ⅱ型为免疫复合物型，因循环免疫复合物沉积或原位免疫复合物种植于肾小球内，激活补体而致病；Ⅲ型为少免疫复合物型，肾小球内无或仅有微量免疫球蛋白沉积，其发生可能与原发性小血管炎肾损害有关，患者血清中抗中性粒细胞胞浆抗体（ANCA）常呈阳性。RPGN患者可有上呼吸道感染的前驱病史，以Ⅱ型多见，但感染与RPGN发病的关系尚未明确。接触某些有机化学溶剂、碳氢化合物如汽油，与Ⅰ型发病有较密切的关系。某些药物如丙硫氧嘧啶、肼屈嗪等可引起Ⅲ型发病。吸烟、吸毒、接触碳氢化合物等为RPGN的诱发因素。

## 二、临床表现

(1)前驱期症状不明显（可有呼吸道感染史），起病急，发展快。

(2)表现以急性肾炎综合征为主，有血尿、蛋白尿、水肿、高血压。多在早期出现少尿或无尿。少有肾病综合征，持续进展可有肾衰竭，并发展为尿毒症，伴有中度贫血。

(3)Ⅰ型好发于青、中年，Ⅱ、Ⅲ型好发于中老年。Ⅲ型患者常有不明原因的发热、乏力、关节痛或咯血等系统性血管炎的表现。我国以Ⅱ型多见。

## 三、辅助检查

1. 尿液检查

常为肉眼血尿，镜下可见大量红细胞、白细胞和红细胞管型。尿蛋白常呈阳性，程度呈(+)～(++++)不等。

2. 肾功能检查

血肌酐、尿素氮进行性升高，内生肌酐清除率进行性下降。

3. 免疫学检查

Ⅰ型可有血清抗肾小球基底膜抗体阳性；Ⅱ型可有循环免疫复合物及冷球蛋白呈阳性，伴血清补体 $C_3$ 降低；Ⅲ型常有 ANCA 阳性。

4. B 超检查

双肾增大。

5. 肾活组织病理检查

典型的病理改变以明确诊断、指导治疗及判断预后等。

## 四、诊断要点

凡急性肾炎综合征伴肾功能急剧恶化，无论是否已达到少尿性急性肾损伤，均应怀疑为本病，肾活检示新月体肾炎，根据临床和实验室检查排除系统性疾病即可诊断。

## 五、治疗

治疗要点是早期诊断和针对免疫介导性炎症反应的强化治疗。

1. 强化治疗

(1)冲击疗法：适用于Ⅱ、Ⅲ型急进性肾小球肾炎，对Ⅰ型疗效较差。在没有严重感染、活动性消化道溃疡出血等禁忌证前提下，甲泼尼龙 0.5～1.0 g 加入 5%葡萄糖中静脉滴注，每日或隔日 1 次，3 次为 1 个疗程。必要时间隔 3～5 d 进行下一个疗程，但一般不超过 3 个疗程。同时辅以泼尼松及环磷酰胺口服治疗。泼尼松用量为每日 1 mg/kg，经 2～3 个月逐渐减至维持量，再持续治疗 6～12 个月继续减量至停药；环磷酰胺用量为每日 2～3 mg/kg，总量不超过 6～8 g。

(2)血浆置换疗法：主要用于Ⅰ型急进性肾小球肾炎和就诊时急性肾损伤需要透析的Ⅲ型，但需早期施行，对于伴有威胁生命的肺出血患者亦为首选。每日或隔日 1 次，每次置换血浆 2～4 L，直到血清抗体或免疫复合物转阴，病情好转，一般需置换 6～10 次。同时联合泼尼松及细胞毒药物口服治疗。

2. 替代疗法

急性肾损伤符合血液透析指征者应及时行透析治疗。强化治疗无效的晚期病例或肾功能已无法逆转者，则有赖于长期维持透析。肾移植应在病情静止半年后进行。

3. 对症治疗

对症治疗包括利尿、降压、抗感染和纠正水、电解质、酸碱平衡紊乱。

## 六、主要护理诊断/问题

1. 体液过多

体液过多与肾小球滤过率下降、大量激素治疗导致水钠潴留有关。

2.有感染的危险

感染与激素、细胞毒性药物的应用，血浆置换、大量蛋白尿致机体抵抗力下降有关。

3.恐惧

恐惧与病情进展快、预后差有关。

4.潜在并发症

急性肾损伤。

## 七、护理措施

1.安全与舒适管理

①休息与活动：急性期应严格卧床休息，时间在 4～6 周，待肉眼血尿消失、水肿消退及血压正常后，肾功能指标稳定，方可下床轻微活动。②预防感染：保持病室温湿度适宜（温度为 18～20 ℃，湿度为 50%～60%），定时通风，每日紫外线空气消毒，减少探视，尤其是有呼吸道感染的亲朋，预防交叉感染，必要时住单人病室，保护性隔离。做好口腔护理，鼓励患者勤漱口。肾穿刺活检和血浆置换疗法严格遵守无菌技术规程。③安全防护措施：防坠床、防跌倒、防自杀、防走失，避免意外事件发生。

2.病情监测

①常规监测：密切观察病情，监测患者生命体征，监测肾功能、尿常规和血常规，观察治疗效果。②并发症监测：若患者尿量迅速减少或出现无尿，血肌酐、血尿素氮快速进行性升高，内生肌酐清除率快速下降；血钾升高，出现各种心律失常甚至心搏骤停；食欲明显减退、恶心、呕吐等。这些均提示急性肾损伤的发生。

3.用药护理

遵医嘱用药，观察糖皮质激素、利尿剂、环磷酰胺等的疗效和不良反应。糖皮质激素使用原则为起始足量、缓慢减药和长期维持，肾脏疾病患者使用糖皮质激素后应特别注意有无发生水钠潴留、血压升高及继发感染，此类不良反应均会加重肾损害，导致病情恶化。此外还应观察患者是否出现了血糖上升、精神兴奋、消化道出血、骨质疏松及类肾上腺皮质功能亢进症（如满月脸、水牛背、多毛、向心性肥胖等）的表现。大剂量激素冲击疗法可明显抑制机体的防御能力，必要时需对患者实施保护性隔离。

4.饮食护理

①控制钠摄入，因患者肾功能进行性下降，故应严格限制钠摄入，予低盐饮食（<3 g/d）。②控制水和钾的摄入，尤其是尿量明显减少者，每天饮水量是前一天的尿量加 500 mL。③控制蛋白质摄入量，采用优质低蛋白饮食，以减轻肾脏负担。④保证热量摄入，注意补充维生素和微量元素。

5.心理护理

急进性肾炎病情进展迅速，肾功能可在短时间内出现迅速下降，护士应关心患者及其家属，引导其以积极的心态面对疾病，减少患者的恐惧心理，增强其战胜疾病的信心。中医学认为“恐伤肾”，而每个人都有与生俱来对疾病和死亡的恐惧，尤其是本病进展快、预后差，给患者心理带来严重创伤，可出现多种不良情绪，否认、怀疑、恐惧、愤怒、悲伤等。护士可通过观察、沟通评估患者的心理状态，根据患者需求适度给予安慰、劝慰、启发、引导。而中医情志治疗的原则认为“思胜恐”，不妨指导患者有选择性地阅读一些相关文章或书籍，对人生的意义进行思考，只有了悟生死，心怀感恩，才能克服恐惧，启发患者从危机中看到生机，最大限度地给予患者心理援助。

## 八、健康指导

1.预防疾病

部分患者的发病与接触某些有机化学溶剂、碳氢化合物、某些药物、吸毒、吸烟有关，故应减少接触以上物品的机会。

2.管理疾病

急性期应绝对卧床休息，时间为4～6周，待肉眼血尿消失、水肿消退及血压正常后，肾功能指标稳定，方可下床轻微活动。向患者及其家属强调严格遵医嘱服药的重要性，不可擅自更改或停止用药，告知糖皮质激素及免疫抑制剂的作用、用法及用量、可能出现的不良反应及其他服药注意事项。

3.康复指导

经过早期合理的治疗，部分患者病情得到缓解，少数患者肾功能完全恢复，远期多数转为慢性肾衰竭，因此嘱患者出院后定期随访，监测肾功能。

（程晓英）

# 第四节　慢性肾小球肾炎

慢性肾小球肾炎（chronic glomerulonephritis，CGN）简称慢性肾炎，是一组以蛋白尿、血尿、高血压、水肿为临床表现，起病方式不同，病情迁延、病变缓慢进展，可有不同程度肾功能减退，最终将发展为慢性肾衰竭的疾病。本组疾病的病理类型、病程及主要临床表现可各不相同，疾病表现呈多样化。慢性肾小球肾炎可发生于任何年龄，但以青中年为主，男性多见。

## 一、病因及发病机制

1.病因

慢性肾炎系由各种原发性肾小球疾病迁延不愈而致，病因大多尚不清楚，少数由PSGN演变而来。

2.发病机制

不同病理类型的慢性肾炎发病机制不尽相同，但起始因素多为免疫介导炎症，非免疫非炎症因素是导致病程慢性化的重要因素。

## 二、临床表现

慢性肾炎以中青年男性多见。多数起病隐匿，可有一个相当长的无症状尿异常期。临床表现呈多样性，可有不同程度的肾功能减退，病情时轻时重、迁延不愈，渐进性发展为慢性肾衰竭。

1.尿异常

蛋白尿和血尿出现较早，多为轻度蛋白尿（1～3 g/d）和镜下血尿，部分患者可出现大量蛋白尿(>3.5 g/d)或肉眼血尿。水肿期间尿量减少，无水肿期间尿量接近正常，常有夜尿及低比重尿。

2.水肿

早期患者可有乏力、疲倦、腰部疼痛、食欲缺乏等表现，水肿时有时无，多为眼睑和颜面部，甚至下肢的轻、中度水肿，晚期持续存在。

3.高血压

患者血压正常或轻度升高。部分患者可出现血压(特别是舒张压)持续性中等程度以上升高，可有眼底出血、渗出，甚至视盘水肿，如血压控制不好，肾功能恶化较快，预后较差。

4.肾功能改变

早期患者肾功能正常或轻度受损(内生肌酐清除率下降或轻度氮质血症)，这种情况可持续数年甚至数十年，肾功能逐渐恶化并出现相应的临床症状，如贫血、血压增高等，最终进入尿毒症期。

5.贫血

部分患者表现为贫血貌、唇甲苍白，若出现中度以上贫血，表明肾单位及肾功能损害已很严重。病理类型为决定慢性肾炎肾功能恶化进展快慢的重要因素，如系膜毛细血管性肾小球肾炎进展较快、膜性肾病进展常较慢。

## 三、辅助检查

1.尿液检查

尿蛋白轻至中度增加，定性为(＋)～(＋＋＋)，定量常为 1～3 g/d，镜下可见多形性红细胞，可有红细胞管型。

2.血常规检查

早期正常或轻度贫血，晚期红细胞计数和血红蛋白明显下降。

3.肾功能检查

晚期血肌酐、血尿素氮增高，内生肌酐清除率明显下降。

4.B超

晚期双肾缩小，肾脏表面不平，肾皮质变薄或肾内结构紊乱。

## 四、诊断要点

凡尿化验异常(蛋白尿、血尿)、伴或不伴水肿及高血压病史持续 3 个月以上，无论有无肾功能损害，在排除继发性肾小球肾炎和遗传性肾小球肾炎后，临床上可诊断为慢性肾炎。

## 五、治疗

治疗要点是防止和延缓肾功能进行性恶化、改善临床症状及防治并发症。

1.积极控制高血压和减少尿蛋白

为控制病情恶化的重要环节。理想血压控制水平视尿蛋白程度而定。①尿蛋白≥1 g/d，血压应控制在 125/75 mmHg 以下；尿蛋白<1 g/d，血压控制可放宽到 130/80 mmHg 以下。尿蛋白的治疗目标则为争取减少至<1 g/d。②降压药物首选对肾脏有保护作用的，如血管紧张素转换酶抑制剂(ACEI)、血管紧张素Ⅱ受体阻滞剂(ARB)这两种药具有良好的降压作用，还有减低高滤过和减轻蛋白尿的作用。应用剂量需高于常规降压剂量，以达到减少尿蛋白目

的。也可选用其他药物如钙通道阻滞剂、β受体阻滞剂、血管扩张剂和噻嗪类利尿剂(若噻嗪类无效应改用襻利尿剂,但一般不宜过多、长久使用)。

2.限制食物中蛋白及磷的摄入量

肾功能不全者应给予优质低蛋白、低磷饮食。为了防止负氮平衡,低蛋白饮食时可使用必需氨基酸或α-酮酸。

3.免疫抑制治疗

一般不主张积极应用糖皮质激素和细胞毒性药物。对于肾功能正常或轻度异常,病理类型轻且尿蛋白较多者可试用。

4.防治引起肾损害的各种原因

防治引起肾损害的各种原因包括:①预防与治疗感染;②禁用肾毒性药物(如含马兜铃酸的中药、氨基糖苷类抗生素等);③及时治疗高脂血症、高尿酸血症等。

## 六、主要护理诊断/问题

1.体液过多

体液过多与肾小球滤过率下降导致水钠潴留等因素有关。

2.营养失调:低于机体需要量

营养失调与低蛋白饮食,长期蛋白尿致蛋白丢失过多有关。

3.潜在并发症

潜在并发症包括慢性肾衰竭。

4.焦虑

焦虑与疾病反复发作、预后不良有关。

## 七、护理措施

1.安全与舒适管理

①环境:保持病室清洁,定期消毒,地面无湿滑、无障碍。注意患者保暖,嘱患者加强个人卫生,预防感冒、皮肤感染等。②休息与活动:若患者尿蛋白不多、水肿不明显、无严重高血压及肾功能损害时,可以从事轻体力工作,嘱患者加强休息,以增加肾血流量和尿量,卧床时可抬高下肢,增加静脉回流,减轻下肢水肿,尤其应避免体力活动,以减轻肾脏负担,减少蛋白尿及水肿,延缓肾功能减退。③安全防护措施:防坠床、防跌倒、防自杀、防走失,避免意外事件发生。

2.疾病监测

①常规监测:观察并记录尿液改变情况,水肿、高血压及肾功能减退程度。监测生命体征、体重等。②加重期监测:如患者出现食欲减退、恶心、呕吐、头痛、嗜睡、尿少及出血倾向等,应警惕早期尿毒症的发生。如发现异常,及时通知医生处理。

3.用药护理

①使用袢利尿剂时注意不宜过多、长久使用,以免加重肾损害。②肾功能不全患者应用ACEI或ARB要防止高血钾,血肌酐>256 μmol/L(或3 mg/dL)时务必在严密观察下谨慎使用,若用药2周内血肌酐上升30%~50%,宜停止使用,及时纠正其升高的原因,并使其降至用药前水平,再继续使用。用药期间应密切监测血肌酐、血钾,防止严重不良反应发生。

4.饮食护理

予患者优质低蛋白、低盐、低磷饮食。①予以优质低蛋白饮食,每日0.6~0.8 g/kg,其中

50%以上为高生物学效价的优质蛋白，适当增加碳水化合物的摄入，避免因热量供给不足而加重负氮平衡。热量维持在每日 126～147kJ(30～35 kcal/kg)。②坚持低盐饮食，食盐摄入量以 2～3 g/d 为宜。③控制磷的摄入，磷入量限制在 800 mg/d 以下(最佳入量 500 mg/d)。避免食用含磷高的动物内脏、脑等，可进食高钙低磷或不含磷的食物，如牛奶、萝卜、黄瓜、鸡蛋等，少喝或不喝各种汤，可弃汤吃肉。④注意补充维生素、叶酸和其他微量元素。⑤必要时遵医嘱补充必需氨基酸或复方 α-酮酸制剂。研究表明，低蛋白饮食加复方 α-酮酸制剂在延缓肾损害进展上优于必需氨基酸制剂，但同时 α-酮酸制剂含钙。也须谨防高钙血症发生。

5. 营养监测

实施低蛋白饮食时，须对患者治疗依从性及营养状况进行监测，以防营养不良发生。①热量摄入监测：根据患者 3 日饮食记录，计算实际摄入热量。②营养状态评估：治疗初或营养不良时每月监测 1 次，以后 2～3 个月监测 1 次。身体测量(包括体重指数、肱三头肌皮褶厚度和上臂肌围)；血生化指标检测(包括人血清白蛋白、转铁蛋白、前白蛋白及血清胆固醇)；主观综合营养评估(SGA)。③蛋白入量监测：测定 24 h 尿尿素排泄量，计算氮表现率蛋白相当量(PNA)或蛋白分解代谢率(PCR)。

6. 心理护理

由于病情反复、迁延不愈，部分患者可表现为沮丧、悲观、抵触、沉默寡言等情绪，因此以娴熟的技术，以真诚、尊重、接纳、温暖的态度与患者建立良好的沟通关系，鼓励患者倾诉，通过倾听和交流获取信息，评估患者的自我概念、情感、感知、人生价值观，给予患者心理支持包括理解、安慰、同情、抚慰、启发等，形成治疗性护患关系，帮助患者通过反思建立积极的应对策略，帮助患者以积极的心态促进身体的康复，提升生活质量。鼓励家属陪伴患者，给予患者精神上的支持，以积极的视角思考问题，发现患者悲观厌世及时寻求医护人员及社会的帮助，防止意外事件发生。

## 八、健康指导

1. 预防疾病

告知患者慢性肾炎多由原发性肾小球疾病迁延不愈转变而来，应及时治疗各种原发性肾小球疾病，延缓肾功能损伤。

2. 管理疾病

(1)休息与饮食：嘱患者加强休息，避免体力活动，以减轻肾脏负担，减少蛋白尿及水肿，延缓肾功能减退，注意保暖，加强个人卫生，预防感冒、皮肤感染等，同时向患者解释饮食控制的重要性，避免高蛋白、高脂、高磷饮食加重肾损伤，指导患者根据自己的病情选择合适的食物和量。指导患者及其家属以糖醋调味，或葱姜蒜炒香调味，或用柠檬汁、青椒、番茄、洋葱等果蔬的自然风味烹调，以减少对盐的需求，同时不影响食欲。限制摄入香肠、各种肉干、酱料、罐头、鸡精、味精、肉松等含盐高的熟食品和调味品。

(2)避免加重肾损害的因素：向患者及其家属讲解影响病情进展的因素，指导其避免加重肾损害的因素，如感染、劳累、妊娠、接种疫苗、应用肾毒性药物等。常见的肾毒性药物有氨基糖苷类抗生素、磺胺类、头孢菌、两性霉素、含马兜铃酸的中药等。

(3)用药指导：介绍各类降压药的疗效、不良反应及用药注意事项。如告诉患者 ACEI、ARB 可致血钾升高，并告知高血钾的表现等。

3.康复指导

慢性肾炎病程长，需定期随访疾病的进展，监测肾功能、血压、水肿等的变化。一旦出现水肿或水肿加重、尿液泡沫增多、血压增高或有急性感染时，应及时就诊。

（程晓英）

# 第五节 肾病综合征

肾病综合征（nephrotic syndrome，NS）是由多种病因所致的，以大量蛋白尿（尿蛋白＞3.5 g/d）、低蛋白血症（血浆清蛋白＜30g/L）、水肿、高脂血症为临床表现的一组综合征。可分为原发性及继发性。本节仅阐述原发性肾病综合征。肾病综合征是泌尿系统的常见病和多发病，男性多见，男、女性之比为2∶1。

## 一、病因及发病机制

原发性肾病综合征的发病机制为免疫介导性炎症所致的肾损害。原发于肾脏本身的肾小球疾病，如急性肾炎、急进性肾炎、慢性肾炎疾病发展过程中发生肾病综合征。引起本病的主要病理类型有微小病变型肾病（MCD）、系膜增生性肾小球肾炎（分为IgA肾病IgAN及非IgA系膜增生性肾小球肾炎MsPGN）、系膜毛细血管性肾小球肾炎（MPGN）、局灶性节段性肾小球硬化（FSGS）及膜性肾病（MN）。

微小病变型肾病占儿童原发性肾病综合征的80%～90%，占成人原发性肾病综合征的10%～20%，系膜增生性肾小球肾炎约占我国原发性肾病综合征的30%，系膜毛细血管性肾小球肾炎占我国原发性肾病综合征的10%～20%，局灶性节段性肾小球硬化占我国原发性肾病综合征的5%～10%，膜性肾病约占我国原发性肾病综合征的20%。

## 二、临床表现

原发性肾病综合征的发病年龄、起病缓急与病理类型密切相关。微小病变型肾病以儿童多见；系膜增生性肾病好发于青少年，半数起病急骤，部分隐匿；系膜毛细血管性肾病好发于青少年，但大多起病急骤；局灶性节段性肾小球硬化多发生于青少年，多起病隐匿；膜性肾病多见于中老年，多起病隐匿。常于感染或受凉后起病。临床过程可自然缓解或经治疗而缓解，但易反复发作加重。典型临床表现如下。

1.大量蛋白尿

典型病例可有大量选择性蛋白尿（尿蛋白＞3.5 g/d）。主要因肾小球滤过膜分子屏障和电荷屏障作用受损，对血浆蛋白（多以清蛋白为主）的通透性增高，致使原尿中蛋白含量增多，当增多明显超过近曲小管重吸收量时，出现大量蛋白尿。凡是增加肾小球内压力及导致高灌注、高滤过的因素（如高血压、高蛋白饮食或大量输注血浆蛋白）均可增加尿蛋白的排出。

2.低蛋白血症

血浆清蛋白＜30 g/L，主要为自尿中丢失大量清蛋白，肝脏代偿性合成的清蛋白不足、胃黏膜水肿致蛋白质摄入与吸收减少等因素进一步加重低蛋白血症。除血浆清蛋白外，免疫球蛋白和补体成分、抗凝及纤溶因子、金属结合蛋白及内分泌激素结合蛋白等也可减少。尤其是肾小球病理损伤严重，大量蛋白尿和非选择性蛋白尿时更为显著，患者易产生感染、高凝、微量元素缺乏、内分泌紊乱和免疫功能低下等并发症。

3. 水肿

水肿是肾病综合征最早出现的症状和最突出的体征。其发生与低蛋白血症所致血浆胶体渗透压明显下降、激活 RAAS 系统、肾脏排泄钠负荷的能力降低等有关，多表现为指压凹陷性水肿。严重水肿者可出现胸腔、腹腔和心包积液，同时患者尿量常明显减少，可少至 300～400 mL/d。水肿与体位有明显的关系，若出现一侧下肢与体位无关的固定性水肿时，应怀疑下肢深静脉血栓形成。

4. 高脂血症

肾病综合征患者常伴高脂血症，其中以高胆固醇血症最常见；甘油三酯、低密度脂蛋白(LDL)、极低密度脂蛋白(VLDL)浓度增加。其发生机制与肝脏合成脂蛋白增加和脂蛋白分解减弱有关。

## 三、辅助检查

1. 尿液检查

尿蛋白定量>3.5 g/d，定性一般为(＋＋＋)～(＋＋＋＋)。尿沉渣常含红细胞、颗粒管型等。

2. 血生化检查

血浆清蛋白<30 g/L；总胆固醇、甘油三酯、低及极低密度脂蛋白均增高；血浆铜蓝蛋白、转铁蛋白、补体均减少。

3. 肾功能检查

内生肌酐清除率正常或降低，血肌酐、尿素氮可正常或升高。

4. B超检查

双肾正常或缩小。

5. 肾活组织病理检查

肾活组织病理检查可准确反映疾病的病理分型，指导治疗及判断预后等。

## 四、诊断要点

诊断标准为：①尿蛋白>3.5 g/d；②血浆白蛋白<30 g/L；③水肿；④血脂升高。其中①②两项为诊断所必须，满足此两项肾病综合征的诊断即可成立。在排除继发性和遗传性病因后，才能诊断为原发性肾病综合征，肾组织活检确定病理类型。

## 五、治疗

治疗要点是以抑制免疫与炎症反应为主，加强对症治疗。

1. 对症治疗

(1)利尿消肿：多数患者经限钠、限水及应用糖皮质激素后可达到利尿消肿的目的，若经上述治疗水肿仍未消退者可使用利尿剂。①噻嗪类利尿剂：通过抑制钠和氯的重吸收，增加钾的排泄而利尿。常用氢氯噻嗪 25 mg，口服每日 3 次，使用时警惕低血钠和低血钾的发生。②保钾利尿剂：排钠、排氯但潴钾。适用于低钾血症者，与噻嗪类合用可提高利尿效果，常用氨苯蝶啶 50 mg，口服每日 3 次，使用时警惕高血钾的发生。③襻利尿剂：强力抑制钠、氯、钾的重吸收。常用呋塞米(速尿)20～120 mg/d,或布美他尼 1～5 mg/d,分次口服或静脉注射,使用时警惕低血钠、低血钾、低血氯的发生。④渗透性利尿剂:常用不含钠的低分子右旋糖酐或羟乙基淀粉(淀粉代血浆)250～500 mL 静脉滴注,隔日 1 次,随之加用襻利尿剂可增强利尿效果,但对少尿(尿量<400 mL/d)患者慎用,可诱发"渗透性肾病",导致急性肾损伤。⑤静脉输注血浆或白蛋白以提高血浆胶体渗透压,产生渗透性利尿,加用襻利尿剂能获得良好的利尿效果,但由于输入的蛋白将于 24～48 h 内由尿中排除,可引起肾小球高滤过和肾小管高代谢造成损伤,故应严格掌握用药适应证。另外,应注意利尿不能过猛,以免血容量不足,诱发血栓形成和肾损害,体重下降以每天 0.5～1.0 kg 为宜。

(2)减少尿蛋白:减少尿蛋白的治疗是重要的,可反映出控制原发疾病的效果、肾小球高压的降低及足细胞损伤的好转。成人中这一危险因素的界值并不清楚,有研究提示,只要控制在 1 g/d 以下,预后一样好。多数研究显示,如果尿蛋白低于 0.5 g/d,可以明显延缓多数肾小球疾病肾功能恶化速度,对于 MCD 和激素敏感型肾病综合征,尿蛋白的完全缓解意味着病情痊愈。尿蛋白降至非肾病范围可使人血清白蛋白水平升至正常。血管紧张素转换酶抑制剂(ACEI)或血管紧张素Ⅱ受体拮抗剂(ARB)除通过有效控制高血压达到减少尿蛋白外,还可以通过降低肾小球内压和直接影响肾小球基底膜的通透性,达到减少尿蛋白,延缓肾功能进展的作用,降压的靶目标应低于 130/80 mmHg;但在肾病综合征严重水肿期,存在肾血流量相对不足时,应避免使用,以免引起肾前性急性肾损伤。使用期间监测血清肌酐和血钾水平。

(3)降脂治疗:大多数患者仅通过低脂饮食难以降低血脂,需使用降脂药物,首选口服他汀类药物。血脂控制在胆固醇<2.6 mmol/L(100 mg/dL),三酰甘油<2.3 mmol/L(200 mg/dL)。降脂药物的主要不良反应是肝毒性和横纹肌溶解,使用中需监测肝功能和肌酶,并避免两类降脂药同时应用。对于单独应用胆固醇水平不能达标或不能耐受较大剂量他汀类药物治疗的患者,联合应用中小剂量他汀类药物与依折麦布(胆固醇吸收抑制剂)被视为合理选择。

2. 抑制免疫与炎症反应

这是本病的主要治疗措施之一,使用前必须注意排除患者可能存在的活动性感染(特别是活动性肝炎、结核)、肿瘤等情况。免疫抑制治疗的目标是诱导期尽早获得完全缓解或部分缓解,并密切监测免疫抑制剂的不良反应。维持期以最小的有效剂量维持疾病的稳定,减少复发和尽量避免不良反应,保护肾功能。临床宜综合评估患者病情,制订个体化治疗方案。

(1)糖皮质激素:通过抑制炎症与免疫反应,抑制醛固酮和抗利尿激素分泌,影响肾小球基底膜通透性等综合作用而发挥利尿、消除尿蛋白的疗效。用药遵循"起始足量、缓慢减量、长期维持"的原则。常用药物为泼尼松,起始剂量为每日 1 mg/kg(不超过 80 mg/d),口服6～12 周(根据病理分型决定)后,每 1～2 周减少原用量的 10%,减至低剂量每日 0.4～0.5 mg/kg,完全缓解后,再维持 3～6 个月治疗。当减至 20 mg/d 左右时病情易复发,需密切观察,避免感冒、劳累等诱因。维持期间可采用全日量顿服或两日量隔日 1 次顿服,以减轻激素不良反应。水肿严重、肝功能损害或泼尼松疗效不佳时,可更换为甲泼尼龙(等剂量)口服或静脉滴注。长期使用主要不良反应为高血糖、高血压、股骨头无菌性坏死、消化道溃疡、感染等。

(2)烷化剂:包括环磷酰胺、苯丁酸氮芥。大剂量糖皮质激素(泼尼松每日 1 mg/kg)联合环磷酰胺(每日 2 mg/kg)作为可选方案。药物不良反应主要为骨髓抑制、肝功能损害、性腺抑制、脱发、出血性膀胱炎、感染加重及消化道反应。

(3)钙调神经磷酸酶抑制剂:包括环孢素 A、他克莫司。小剂量糖皮质激素(泼尼松每日<0.5 mg/kg)联合环孢素 A 治疗,为另一可选方案。用药起始剂量为每日 3.5～4 mg/kg,4～6 个月出现部分缓解或完全缓解,开始缓慢减量,疗程至少 1 年,之后可以小剂量每日 1～1.5 mg/kg长期维持。

血胆固醇水平影响其有效组织浓度,与小剂量的他汀类药物合用是安全的,但联合使用可明显地增加肌痛/肌炎的风险。药物不良反应主要为齿龈增生、多毛、肝毒性、肾毒性、手颤、高尿酸血症等。

(4)其他:吗替麦考酚酯(抑制鸟嘌呤核苷酸经典合成途径)、利妥昔单抗(特异性抑制 B 淋巴细胞增殖及其活性)增加肾病综合征的缓解率、降低复发率、减少激素等的不良反应,剂量、疗程因人而异。

3. 中医治疗

采取健脾补肾利水、滋阴降火或清热祛湿等治疗法则,常用方剂有真武汤。雷公藤具有抗炎和抑制免疫、抑制肾小球系膜细胞增生、改善肾小球滤过膜通透性的作用,雷公藤总甙联合小剂量激素应用,能够提高疗效。

4. 并发症防治

(1)感染:与蛋白质营养不良、免疫功能紊乱及使用糖皮质激素有关,常见感染部位为呼吸道、泌尿道及皮肤。不主张常规应用抗生素预防感染,但一旦发现感染,应及时选用敏感、强效且无肾毒性的抗生素积极治疗,有明确感染灶者应尽快去除。严重感染难控制时应减少或停用激素,但需视患者具体情况而定。

(2)血栓、栓塞:多种因素如抗凝物质从尿中大量丢失、血小板功能异常、高脂血症、血液浓缩、激素及利尿剂的使用等使得肾病综合征患者存在高凝倾向,动静脉易形成血栓。静脉血栓按部位分可包括深静脉血栓(DVT)、肾静脉血栓(RVT)及肺栓塞(PE)、脑静脉血栓(CVT)等,其中肾静脉血栓和肺栓塞较为常见。而动脉血栓则好发于股动脉、肾动脉、主动脉、肠系膜动脉、大脑动脉和上肢动脉等部位,其中股动脉血栓最为常见。当血浆白蛋白<25 g/L 存在额外血栓的风险时,考虑预防性抗凝,开始使用足够剂量的肝素、低分子量肝素等抗凝药物做短暂治疗以延长凝血时间,之后口服华法林,或辅以抗血小板聚集药如双嘧达莫或阿司匹林。一旦发生血栓、栓塞应尽早予以尿激酶或链激酶全身或局部溶栓,同时配合抗凝治疗。抗凝及溶栓治疗时均应避免药物过量导致出血。

(3)急性肾损伤:及时给予正确处理,大多数患者可望恢复。对襻利尿剂有效者应予以较大剂量,以冲刷阻塞的肾小管管型,同时可口服碳酸氢钠以碱化尿液,减少管型形成;利尿无效并已达到透析指征者,应及时透析治疗。

(4)蛋白质及脂肪代谢紊乱:调整饮食中蛋白质和脂肪的量及结构,应用 ACEI 或 ARB 类药物控制尿蛋白,应用他汀类药物控制脂质代谢异常。

## 六、主要护理诊断/问题

1. 体液过多

与低蛋白血症致血浆胶体渗透压下降、体内水钠潴留有关。

2. 营养失调:低于机体需要量

与大量蛋白尿、食欲减退及吸收障碍有关。

3. 有感染的危险

与机体抵抗力下降、应用激素和(或)免疫抑制剂有关。

4. 体象紊乱

与水肿、长期使用免疫抑制药物、内分泌代谢紊乱有关。

## 七、护理措施

1. 安全与舒适管理

①保持病房环境清洁，减少探视，限制上呼吸道感染者探访。②嘱患者卧床休息至水肿消退，保持适度的床上及床旁活动，以避免血栓形成，水肿减轻后可进行简单的室内活动，尿蛋白降到 2g/d 以下时可恢复适量的室外活动。③安全防护措施，包括防坠床、防跌倒、防自杀、防走失，避免意外事件发生。④各项治疗和护理严格遵守无菌技术规程，如肾活检穿刺、腹腔穿刺、静脉输液等操作，严格执行无菌技术，预防穿刺处感染。

2. 疾病监测

①常规监测：严格观察患者的生命体征、尿量及尿液性状的变化，观察水肿的部位、程度及性质，每日协助患者测量体重及腹围，指导其严格记录出入量。②并发症监测：血栓、栓塞是直接影响肾病综合征疗效和预后的重要因素，其中肾静脉血栓最常见，若患者突然出现一侧腰痛，应警惕肾血管栓塞的发生；尿量急剧减少提示可能发生了急性肾损伤，急性肾损伤因水肿致肾血流量下降，诱发肾前性氮质血症，经扩容、利尿后多可恢复。但少数可发展为肾实质性肾衰竭，扩容利尿无效。还应注意观察是否并发了心脑血管疾病。感染是导致本病复发和疗效不佳的主要原因之一。感染部位以呼吸道、泌尿道、皮肤最多见。密切监测生命体征，尤其应注意有无体温升高；观察有无呼吸道、泌尿道及皮肤感染的征象，如咳嗽、咳痰、肺部啰音、尿路刺激征、皮肤红肿等。③营养监测：记录进食情况，评估饮食结构是否合理，热量是否充足。定期测量血浆清蛋白、血红蛋白等指标，评估机体的营养状况。

3. 对症护理

减轻水肿，维持皮肤完整性。预防感染，告知患者预防呼吸道和皮肤感染的重要性，必要时给予保护性隔离；协助患者加强全身皮肤、口腔黏膜和会阴部护理，保持皮肤清洁，也要预防洗浴过程中烫伤和擦伤皮肤。鼓励患者正确刷牙、勤漱口，也可以饭后使用“水牙线”清洁口腔食物残渣。中重度水肿患者皮肤易出现渗液和皮损，穿刺或注射后延长按压时间。遇寒冷季节注意保暖。监测生命体征，尤其是体温和血压，每日测量 2 次。

4. 用药护理

(1)利尿剂：利尿剂不宜过快过猛，以免造成血容量不足、加重血液高凝状态，诱发血栓、栓塞并发症。长期使用利尿剂应监测血清电解质紊乱及酸碱失衡情况，常见的有以下几种：①低钾血症：表现为肌无力、腹胀、恶心、呕吐及心律失常。低钾血症的补钾原则是见尿补钾，尿量必须在每小时 30～40 mL 或前一日尿量大于 500 mL；补钾的每日剂量不宜多，参考血清钾水平，每日 40～80 mmol，即氯化钾 3～6 g；补钾浓度不宜过高，浓度≤40 mmol/L，即 1 000 mL 液体中，最多加入 3 g 氯化钾；绝对禁止高浓度含钾药物(如 10%氯化钾注射液原液)直接静脉注射，以免导致心搏骤停；静脉补钾速度不宜过快，一般速度限制在 0.75～1.5 g/h，以免引起心律失常和疼痛；密切监测血钾水平。②低钠血症：患者可出现无力，恶心，肌痛性痉挛，嗜睡和意识淡漠。③低氯性碱中毒：表现为呼吸浅慢，手足抽搐，肌痉挛，烦躁和谵妄。④高钾血症:常发生于使用保钾利尿剂时,患者可出现恶心、呕吐、四肢麻木、烦躁、胸闷等症状,并可发生心率减慢、心律不齐,甚至室颤、心搏骤停。应注意观察心电图、采血化验血钾、忌食含钾高的食物、忌输库存血。少尿患者应慎用渗透性利尿剂,避免肾小管管腔中管型形成。通过提高血浆胶体渗透压以利尿的方式应严格掌握用药的适应证。此外,呋塞米具有耳毒性,可引起耳鸣、眩晕及听力丧失,应避免与氨基糖苷类抗生素等具有相同不良反应的药物同时使用。

(2)糖皮质激素:有关糖皮质激素的不良反应及其护理参考本章第二节急进性肾小球肾炎。

(3)烷化剂和环孢素:使用环磷酰胺当天多饮水、适当水化及上午用药,减少出血性膀胱炎的发生。

5.饮食护理

予以高热量、低脂、低盐、高维生素及高纤维饮食。①给予低盐(<3 g/d)饮食,以减轻水肿。②蛋白质:肾功能正常者给予正常量(每日0.8～1.0 g/kg)的优质蛋白(富含必需氨基酸的动物蛋白),肾功能不全者根据肾小球滤过率调整摄入量,近年来研究推荐,植物蛋白膳食如大豆蛋白饮食可能比优质蛋白更有益处(另外以亚麻籽为基础的蛋白饮食处于动物研究阶段),可更有效地降低尿蛋白的损失,增加血清蛋白水平,纠正高脂血症并减少肾的炎症和纤维化。③热量:供给足够的热量,每日126～147 kJ/kg(每日30～35 kcal/kg)。④脂肪:低脂(<总热量的30%)、低胆固醇(<200 mg/d),少食富含饱和脂肪酸(动物脂肪)的饮食,多食富含多聚不饱和脂肪酸(PUFA)如植物油、鱼油(占总热量的10%),增加富含可溶性纤维素(燕麦、米糠、豆类)的食物以控制高脂血症。对于IgA肾病患者补充高剂量的鱼油(每天12 g)可能有益。⑤注意维生素及微量元素按需补充,维持饮食中钙摄入量每天1 200～1 500 mg同样重要。对接受高剂量糖皮质激素治疗的患者补充钙剂和维生素D以对抗骨密度的减小是合理的。另外血浆全段甲状旁腺激素(PTH)水平高,也给予钙剂和$1,25\text{-}(OH)_2D_3$补充。不推荐常规补充其他离子(如铁)和维生素,可能存在潜在的危害,若出现明显缺乏症,应及时补充。

6.心理护理

由于本病病程长、病情易反复发作造成患者情绪低落、对未来失去希望,同时由于水肿、长期使用免疫抑制药物、内分泌代谢紊乱导致身体外形的改变,患者对自我形象感到苦恼和自卑,尤其对于年轻的女性无法接受,而导致治疗的依从性下降。例如,年轻女性对环孢霉素的多毛不良反应的接受程度不如老年男性患者,这些性别、年龄的心理差异也应受到关注。所以需要耐心了解患者的感受和需求,医、护、患共同探讨帮助患者找到合适的应对策略。例如,在使用环磷酰胺和苯丁酸氮芥等对性腺有毒性的药物之前,是否需要采取措施储存精子或卵子。而对于有生育潜力和意愿的女性患者,需要充分讨论妊娠的风险和时机。心理护理是重要而有意义的,又因为个体差异巨大,不容易形成一个普适的方法,但是以慈悲的心陪伴、倾听、启发可以帮助患者理解、接受目前自己的真实状况,了解自己还有很多事可以做,找到自我与生俱来的生命智慧克服病痛和困难,有质量地生活。

7.并发症护理

①感染是肾病综合征最常见的并发症,与营养不良、免疫球蛋白和部分补体由尿中流失、使用糖皮质激素和(或)免疫抑制剂治疗有关。机体免疫功能低下,易感性增强,常见的感染是呼吸道、皮肤、肠道、尿路感染和自发性腹膜炎。护理中应严格遵循无菌操作原则。重度水肿的患者使用气垫床,勤翻身,防止褥疮发生,保持皮肤清洁,避免损伤,维持皮肤完整性。避免

与呼吸道感染者接触,更不要去公共场所,必要时住单人病室,减少交叉感染。病室定时紫外线空气消毒。做好口腔护理,鼓励患者勤漱口。②静脉血栓栓塞是肾病综合征的另一并发症,若出现一侧肢体突然肿胀、浅表静脉曲张、皮肤僵硬和色素沉着,腰痛,肾绞痛,以及肉眼血尿,胸痛,咯血,呼吸困难,突发性晕厥,低血压,重度低氧血症,皮肤由暖变冷,甚者苍白等表现时,则要高度考虑血栓栓塞可能。记录疼痛部位、触摸肢体相关动脉搏动,及时报告主管医生,鉴别是否存在下肢深静脉血栓、肾静脉血栓、肺动脉血栓。

## 八、健康指导

1. 预防疾病

做好疾病知识宣传教育工作,使患者及其家属了解本病是急性肾炎、急进性肾炎等肾小球疾病过程中发生的。因此首先应积极治疗肾小球疾病,阻止其向肾病综合征发展。

2. 管理疾病

①告诉患者优质低蛋白、高热量、低脂、高膳食纤维和低盐饮食的重要性,指导患者根据病情选择合适的食物,并合理安排每天的饮食。②肾病综合征患者免疫功能低下,易发生感染,告知患者预防感染的重要性,避免去人多的公共场所,减少与传染病患者接触;注意个人卫生,女性患者应注意会阴部清洁,每日用温水冲洗,男性患者应注意保持会阴局部清洁干燥;水肿严重时,保护皮肤,防止皮肤破溃造成感染。同时应注意保暖,避免受凉、感冒。③告诉患者医生根据本学科的指南为患者进行检查、诊断、风险评估确定治疗方案以期达到最佳疗效,因此药物治疗的获益远大于不良反应的风险,所以应按时服药,不可擅自增减量或停用药物,同时告知患者各类药物的服用方法、疗程、用药注意事项及用药过程中发生哪些情况需要及时就医。

3. 康复指导

指导患者进行自我病情监测,监测水肿、尿蛋白和肾功能的变化。同时应遵医嘱定期随访,跟踪疾病进程,以便及时调整治疗方案。

(程晓英)

# 第六节　急性肾损伤

急性肾损伤(acute kidney injury,AKI)是指各种病因导致短时间内(数小时至数周)肾功能急剧下降而出现的临床综合征,临床特征为含氮代谢物积蓄,水、电解质和酸碱平衡紊乱及全身各并发症。常伴有少尿或无尿,但也可以无少尿表现。急性肾损伤是较常见的一种临床急、危重症,占住院患者的3%~7.2%,重症监护室患者中高达30%。

尽管医疗水平不断提高,但是其病死率仍居高不下,据报告死亡率为28%~82%。急性肾损伤有广义和狭义之分,广义的急性肾损伤根据病因可分为肾前性、肾性和肾后性3类。狭义的急性肾损伤指急性肾小管坏死(acute tubular necrosis,ATN)。本节主要以ATN为代表进行叙述。

## 一、病因及发病机制

1.病因

根据病因，将急性肾损伤分为肾前性、肾性、肾后性 3 类。

(1)肾前性：又称肾前性氮质血症，是由于各种原因引起的有效循环血容量减少，肾灌注压降低致肾功能下降，肾实质结构完好，迅速补足有效循环血容量，肾功能可很快恢复。常见原因包括：①急性血容量不足，如各种原因的液体丢失和出血。②心排血量减少，如心力衰竭等严重心脏疾病。③周围血管扩张，如败血症、过敏性休克或使用降压药物等。

(2)肾性：肾实质损伤所致，损伤可累及肾单位和间质。常见病因有四种：①急性肾小管坏死，常见原因有急性肾缺血、急性肾毒性物质损害。②急性肾小球病变，见于各种原因引起的急性肾炎、急进性肾炎、多发性肾小血管炎等。③肾血管病变，见于恶性或急进性高血压、肾动脉栓塞或血栓形成等。④急性间质性肾炎。

(3)肾后性：指各种原因引起梗阻性肾病所致，梗阻可发生在肾盂到尿道的尿路任一水平。膀胱颈阻塞是其常见原因，主要见于前列腺疾病、神经源性膀胱或应用胆碱能药物。其次还有输尿管阻塞，可由结石、血块或管外压迫等引起。肾后性急性肾损伤的肾功能多可在梗阻解除后得以恢复。

2.发病机制

急性肾小管坏死是引起急性肾损伤最常见病因，占 75%～80%，目前对于缺血所致的急性肾小管坏死的发病机制主要有三种解释。

(1)肾血流动力学改变：有效循环血容量严重不足时，肾血管收缩，肾血流量明显减少，肾小球入球小动脉收缩，使肾灌注压明显降低，引起肾皮质缺血和急性肾小管坏死。

(2)肾小管阻塞学说：指缺血性损伤和肾毒性损伤导致肾小管损伤，甚至坏死。坏死脱落的肾小管上皮及其分解产物形成管型，阻塞肾小管，导致阻塞部近端肾小管管腔内压力升高，继而使肾小囊内压力升高，引起肾小球滤过率降低甚至停止。

(3)反漏学说：指肾小管上皮受损后坏死、脱落，肾小管管壁出现缺损和剥脱区，小管管腔与肾间质直接相通，致使肾小管腔中原尿反流至肾间质，引起肾间质水肿，压迫肾单位，加重肾缺血，使肾小球滤过率下降。

## 二、临床表现

由于引起急性肾小管坏死的病因不一，起始的临床表现也不同。

一般多起病急骤，全身症状突出。根据病程和临床表现，典型病程分为三个阶段：起始期、维持期、恢复期。

1.起始期

指典型肾前性氮质血症至肾小管坏死之前这一阶段。此期患者常遭受一些已知的 ATN 的病因，如低血压、缺血、脓毒血症等，但尚未发生明显的肾实质损伤，若及时治疗 AKI 是可预防的。但随着肾小管上皮细胞发生明显损伤，GFR 突然下降，临床上 AKI 综合征的表现变得明显，则进入维持期。起始期历时短，仅数小时至几天。

2.维持期

维持期又称少尿期，典型的为 7～14 d，但也可短至几天，有时可长至 4～6 周。肾小球滤过率保持在低水平。多数患者可出现少尿(＜400 mL/d 或＜17 mL/h)。但也可没有少尿，有的患者尿量在 400 mL/d 以上，称为非少尿型急性肾损伤，其病情大多较轻，预后尚好。但不论尿量是否减少，随着肾功能减退，临床上均可出现一系列尿毒症表现。

(1)急性肾损伤的全身并发症

1)消化系统症状：食欲减退、恶心、呕吐、腹胀、腹泻等。严重者还可引起应激性溃疡或胃炎，出现上消化道出血。

2)呼吸系统症状：除感染的症状外，因过度容量负荷，可出现呼吸困难、咳嗽、憋闷、胸痛等症状。

3)循环系统症状：多因尿少和未控制饮水致体液过多，出现高血压及心力衰竭、肺水肿表现；因毒素滞留、电解质紊乱、贫血及酸中毒引起各种心律失常及心肌病变。

4)神经系统症状：出现意识障碍、躁动、谵妄、抽搐、昏迷等尿毒症脑病症状。

5)血液系统症状：可有出血倾向及轻度贫血现象。

6)其他：感染是急性肾损伤另一常见而严重的并发症。在急性肾损伤同时或在疾病发展过程中还可合并多个脏器衰竭，此类患者病死率可高达 70%。

(2)水、电解质紊乱和酸碱失衡

1)代谢性酸中毒：因肾排酸能力降低，同时急性肾损伤常合并高代谢状态，使酸性代谢产物增多。患者可出现呼吸深快、疲倦、恶心、呕吐、心律失常、嗜睡甚至昏迷等。

2)高钾血症：除肾排钾减少外，酸中毒和高分解状态也是主要原因。高钾血症轻症可无特征性临床表现，重症可引起心室颤动和心搏骤停，是少尿期患者常见的死因之一，及时处理至关重要。

3)高磷血症和低钙血症：由于肾脏排磷显著减少，少尿期血磷常轻度升高；若伴有高分解状态或酸中毒，血磷升高可较突出。由于血磷升高，可引起低钙血症。

4)低钠血症和低氯血症：与钠被稀释有关，亦与呕吐、腹泻导致钠盐丢失有关。严重低钠血症可致血浆渗透浓度降低，出现细胞内水肿，甚至急性脑水肿。低氯血症常与呕吐、腹泻或大剂量使用利尿剂有关，患者可出现腹胀、呼吸表浅或抽搐等表现。

3. 恢复期

肾小管细胞再生、修复，肾小管完整性恢复。肾小球滤过率逐渐恢复或接近正常范围。少尿型患者开始出现利尿，可有多尿表现，在不使用利尿剂的情况下，每日尿量可达 3 000～5 000 mL或更多。一般持续 1～3 周，继而逐渐恢复。与肾小球滤过率相比，肾小管上皮细胞功能(溶质和水的重吸收)的恢复相对延迟，常需数月。少数患者可最终遗留不同程度的肾脏结构和功能缺陷。

## 三、辅助检查

1. 血液检查

可有轻度贫血。血肌酐每日平均增加≥44.2 μmol/L，高分解代谢者上升速度更快，每日平均增加≥176.8 μmol/L。血钾浓度升高，常大于 5.5 mmol/L。血 pH 值常低于 7.35。碳酸氢根离子浓度多低于 20 mmol/L。血清钠正常或偏低。血钙降低，血磷升高。

2. 尿液检查

尿液外观多浑浊，尿色深。尿蛋白多为(±)～(+)，常以小分子蛋白为主。尿沉渣检查可见肾小管上皮细胞、上皮细胞管型和颗粒管型及少许红、白细胞等；尿比重降低且较固定，多在

1.015以下；尿渗透浓度低于350 mmol/L，与血渗透浓度之比低于1.1；尿钠含量增高，多为20～60 mmol/L；尿肌酐与血肌酐之比常低于10。滤过钠排泄分数(FENa)可反映肾脏排出钠的能力，即FENa=(尿钠/血钠)/(尿肌酐/血肌酐)×100%，急性肾小管坏死者FENa常大于1。注意在进行尿液指标检查时须在输液及使用利尿药、高渗药物前进行，以免影响结果。

3.影像学检查

尿路超声显像对排除尿路梗阻很有帮助。必要时进行CT等检查显示是否存在着与压力相关的扩张，如怀疑由梗阻所致，可做逆行性肾盂造影。CT血管造影、MRI或放射核素检查对检查血管有无阻塞有帮助，明确诊断仍需进行肾血管造影。

4.肾活检

肾活检是重要的诊断手段。在排除肾前性和肾后性原因后，没有明显致病原因(肾缺血和肾毒性)的肾性AKI都有肾活检指征，活检结果可确定包括急性肾小球肾炎、系统性血管炎、急进性肾炎和急性过敏性间质性肾炎等肾脏疾病。

## 四、诊断要点

急性肾损伤一般是基于血肌酐的绝对或相对值的变化来诊断，如血肌酐绝对值每日平均增加44.2 μmol/L或88.4 μmol/L；或在24～72 h间血肌酐值相对增加25%～100%。根据原发病因、肾功能急速进行性减退，结合临床表现和实验室检查，一般不难做出诊断。

## 五、治疗

治疗要点：纠正可逆因素，对症支持治疗，加强营养，防止并发症。

1.纠正可逆因素

首先纠正可逆的病因。对于各种严重外伤、心力衰竭、急性失血等都应进行相应治疗，积极处理血容量不足、休克、感染等，并停用影响肾灌注或肾毒性的药物，必须使用肾毒性药物时，应尽可能减少其肾毒性且避免再次使用。

2.高钾血症处理

血钾超过6.5 mmol/L，心电图示QRS波增宽等明显变化时，应予以紧急处理。①予10%葡萄糖酸钙10～20 mL，稀释后缓慢静脉注射(5 min)。②11.2%乳酸钠或5%碳酸氢钠100～200 mL静脉滴注，以纠正酸中毒并同时促进钾离子向细胞内流动。③50%葡萄糖液50～100 mL加胰岛素6～12 U缓慢静脉注射。④钠型或钙型离子交换树脂15～20 g口服，每日3次。⑤以上措施无效，或为高分解代谢型ATN的高钾血症患者，透析治疗是最有效的治疗。

3.代谢性酸中毒处理

应及时处理，如碳酸氢根低于15 mmol/L，可予以5%碳酸氢钠100～250 mL静脉滴注。对严重代谢性酸中毒者应尽早进行透析。

4.抗感染

常见并发症，也是死亡的主要原因之一。尽早使用抗生素。根据细菌培养和药物敏感试验选用对肾无毒性或毒性低的药物，并按肌酐清除率调整用药剂量。

5.对脓毒血症合并急性肾损伤患者的治疗

包括针对存在的血管内皮细胞损伤导致肾小球内微血栓的抗凝；维持平均动脉压≥65 mmHg；维持血细胞比容≥30%；严格控制血糖；在脓毒血症难治性休克患者适度应用

糖皮质激素及尽可能缩短机械通气时间，均为降低脓毒血症急性肾损伤死亡率的治疗措施。

6. 多尿期治疗

治疗重点是维持水、电解质和酸碱的平衡，控制氮质血症，预防或处理并发症。已实行透析的患者，须继续透析。待血肌酐和尿素氮降至正常范围，可逐渐减少透析频率直至停止透析。

7. 恢复期治疗

无需特殊治疗，避免使用对肾脏有损害的药物。定期复查肾功能及尿常规。

## 六、主要护理诊断/问题

1. 体液过多

体液过多与肾小球滤过率下降有关。

2. 营养失调：低于机体需要量

营养失调与摄入不足、消耗增加、透析等因素有关。

3. 有感染的危险

感染与机体免疫功能下降及操作入侵性等有关。

## 七、护理措施

1. 安全与舒适管理

少尿期应卧床休息，可采取卧位或半卧位；伴下肢水肿者，适当抬高下肢；病情危重者注意预防压疮的发生。恢复期可适量进行活动，以不感觉劳累为原则。

2. 疾病监测

①常规监测：监测生命体征、意识，必要时给予 24 h 持续心电监护。准确记录每小时尿量及 24 h 出入液量。密切观察肾功能、电解质检测和动脉血气分析的结果。②密切观察有无心血管系统、消化系统、神经系统和感染的临床表现。③潜在并发症的监测：如果出现尿量急剧减少甚至无尿、血压增高、BUN 和 Scr 进行性增高、pH 值降低、血钾增高等提示病情加重；当出现急性心力衰竭，心室颤动或心搏骤停，$PaO_2 \leqslant 60$ mmHg，血钾高于 6.0 mmol/L，或 pH 值<2.5 时，警惕高钾血症、代谢性酸中毒的发生，应立即进行处理。

3. 对症护理

(1)水肿的护理：观察水肿的特点及变化，限制液体的入量，维持体液平衡。发热患者只要体重不增加可增加进液量。下列几点作为补液量适中的指标：①皮下无水肿或脱水现象。②每日体重不增加，若体重每天增加 0.5 kg 以上，提示体液过多。③血清钠浓度正常。④中心静脉压为 6～10 $cmH_2O$，若高于 12 $cmH_2O$，提示血容量过多。⑤胸部 X 线片血管影正常，若显示肺充血征象，提示体液潴留。⑥心率快，血压升高，呼吸急促，若无感染征象，应怀疑是体液过多所致。多尿期尽量通过胃肠道补液，补充量应少于出量 500～1 000 mL。

(2)感染的护理：安排单人病房，保持室内空气流通和新鲜，加强病房的消毒隔离措施；严格无菌操作；加强各种留置导管的护理；加强基础护理，做好口腔护理，定时翻身拍背，保持皮肤清洁、无破损，防止压疮发生。

4. 饮食护理

补充营养以维持机体的营养状况和正常代谢，有助于损伤细胞的修复与再生，提高存活率。①饮食以高热量、适量优质蛋白质、高维生素的流质或半流质饮食为主。少尿期营养的供给非常重要，尽可能通过胃肠道补充营养，病情严重者可通过静脉补充。热量供给按126～147kJ[30～35 kcal/(kg·d)]计算。少尿早期开始酌情限制蛋白质的摄入，按0.8 g/(kg·d)计算，对于高分解代谢或营养不良及接受透析的患者蛋白质摄入量可放宽。给予充足热量，每天供给147 kJ/kg(35 kcal/kg)热量，其中2/3由碳水化合物提供，1/3由脂类提供，以减少机体蛋白质分解。②血钾增高者限制香蕉、橘子、坚果、蘑菇、香菇、豆制品等含钾丰富的食物。

## 八、健康指导

1.疾病预防

①早期发现并积极治疗各种可能导致肾功能受损的诱发因素。②禁用对肾脏有毒性的药物。

2.管理疾病

①严格遵守饮食计划，并注意加强营养。②注意个人清洁卫生，注意保暖。③定期测量血压、体重及尿量，观察有无水肿，定期复查肾功能、尿常规和电解质。

3.康复指导

随着肾功能的恢复，逐渐增加活动量，以免加重肾脏的负担。

（程晓英）

# 第七节　慢性肾衰竭

慢性肾脏病(chronic kidney disease，CKD)是指各种病因导致的慢性肾脏结构和功能障碍≥3个月，包括肾小球滤过率(glomerular filtration rate，GFR)正常或不正常的病理性损伤、血液或尿液成分异常，以及影像学检查异常；或不明原因的GFR下降(＜60 mL/min)超过3个月。慢性肾衰竭(chronic renal failure，CRF)简称肾衰，是指各种慢性肾脏病持续进展的共同结局。其临床特征为代谢产物潴留，水、电解质及酸碱失衡和全身各系统症状。慢性肾衰竭的防治已成为世界各国所面临的重要公共卫生问题，近年来慢性肾脏病的患病率有明显上升趋势。

## 一、病因及发病机制

1.病因

可分为原发性肾病和继发性肾病两类。①原发性肾病，如原发性肾小球肾炎、遗传性肾炎、多囊肾等。②继发性肾病，如系统性红斑狼疮性肾病、糖尿病肾病、高血压肾病、梗阻性肾病、过敏性紫癜性肾炎、药物性肾损害、环境与职业因素引起的肾损害。国外常见病因为继发性肾病，其中糖尿病和高血压是两个主要原因。我国以原发性肾病为主要原因，依次为肾小球肾炎、糖尿病肾病、狼疮性肾炎、梗阻性肾病等。近年来糖尿病肾病和高血压肾病的发病率有明显增高的趋势。

2.发病机制

本病发病机制比较复杂，主要有以下几种学说，但没有一种能完整地解释其发病过程。

(1)肾单位高滤过:各种病因引起肾单位被破坏,导致健存肾单位代偿肥大,单个健存肾单位的肾小球滤过率增高(高滤过)、血浆流量增高(高灌注)和毛细血管跨膜压增高(高压力),这种高血流动力学状态使细胞外基质增加和系膜细胞增殖,加重肾小球进行性损伤,导致肾小球硬化和健存肾单位进一步减少。

(2)矫枉失衡学说:由于肾小球滤过率下降,造成体内代谢失衡,机体为了纠正代谢失衡,在此调节过程中进行了代偿性调节,但在调节过程中又导致了新的不平衡,造成了机体损害,称为矫枉失衡。它成为慢性肾衰竭患者病情进展的重要原因之一。

(3)肾小管高代谢学说:残余肾单位的肾小管代谢亢进,致氧自由基产生增多,自由基清除剂生成减少,进一步引起脂质过氧化作用增强,进而导致细胞和组织的损伤,引起肾小管萎缩、小管间质炎症、纤维化和肾单位功能丧失。

## 二、临床表现

我国将慢性肾衰竭根据肾功能损害程度分为 4 期:肾功能代偿期、肾功能失代偿期、肾衰竭期和尿毒症期。慢性肾衰竭起病隐匿,早起常无明显症状或症状不明显,当发展至肾衰竭失代偿期时才出现明显症状,尿毒症期出现全身多个系统的功能紊乱。

1. 水、电解质和酸碱平衡失调

表现为水肿或脱水、高钠或低钠血症、高钾或低钾血症、低钙血症、高磷血症、高镁血症、代谢性酸中毒等。

2. 蛋白质、糖类、脂类和维生素代谢紊乱

蛋白质分解增多或合成减少、负氮平衡、肾脏排泄障碍等致蛋白质营养不良和血清蛋白质水平降低。糖耐量降低主要与高血糖水平升高、胰岛素受体障碍有关。高甘油三酯血症、高胆固醇血症。血清维生素 A 水平增高、维生素 $B_6$ 及叶酸缺乏等。

3. 心血管系统表现

心血管系统并发症是本病患者最常见的并发症和死亡原因。心血管系统并发症有高血压和左心室肥大、动脉粥样硬化、心包炎、心力衰竭。

4. 呼吸系统表现

体液过多或酸中毒时出现气促,甚至发生 Kussmaul 呼吸;体液过多、心功能不全可引起肺水肿或胸腔积液。晚期可出现尿毒症肺、尿毒症性胸膜炎及肺钙化,肺部感染的发生率也明显增高。常表现为咳嗽、咳痰,甚至咳血痰、呼吸困难。

5. 消化系统表现

慢性肾衰竭患者最早且最突出的表现。①最早出现食欲减退,恶心、呕吐、腹泻,严重者可导致水、电解质和酸碱平衡紊乱,加重尿毒症症状。②晚期可出现口臭、带氨味。胃肠道症状主要与毒素刺激、胃泌素水平增高有关,严重者可导致消化性溃疡,出现消化道出血,表现为呕血、黑便。

6. 血液系统表现

主要表现为贫血和出血倾向。①贫血发生主要与促红细胞生成素生成减少及活性下降有关,其次与铁或叶酸缺乏、营养不良、慢性失血、尿毒症毒素等有关。贫血症状与贫血速度与程度有关。②出血倾向的产生原因与血小板的功能障碍、血管壁异常及凝血机制异常有关,一般表现为皮肤黏膜出血或瘀斑、月经量增多,重者可见消化道出血、心包或胸膜出血,甚至发生颅

内出血。

7. 神经系统表现

神经系统异常包括中枢和周围神经系统病变。①中枢神经系统病变又称为尿毒症脑病，患者早期表现为疲乏、注意力不集中、失眠，逐渐出现行为异常、抑郁、记忆力减退，判断力、定向力和计算能力障碍，同时伴发神经肌肉兴奋症状，如肌肉颤动或痉挛、呃逆、抽搐，晚期表现为抑郁或躁狂、精神错乱、幻觉等，可出现肌阵挛、震颤，甚至昏迷。②周围神经系统病变患者早期可见感觉异常，如手掌、足底的感觉异常，下肢疼痛或有烧灼感，运动后可减轻或消失，故患者常活动腿，称之为下肢不安综合征，逐渐出现肢体无力、步态不稳，甚至瘫痪。

8. 骨骼病变

肌肉系统病变表现为严重肌无力，以近心端肌肉受累为主，常有抬肩或上肢、起立困难。骨骼系统的病变表现为肾性骨病，可出现纤维性骨炎、骨软化症、骨质疏松症和骨硬化症。肾性骨病的发生与维生素 $D_3$ 不足、继发性甲状旁腺功能亢进等有关。骨活检约 90%可发现异常，故早期诊断要靠骨活检。

9. 内分泌系统表现

除肾脏本身分泌的激素分泌减少外，性激素的分泌也常减少，女性常表现为闭经、不孕，男性表现为阳痿、不育等。甲状旁腺功能低下引起基础代谢率下降。

## 三、辅助检查

1. 血常规检查

红细胞减少，血红蛋白下降，白细胞计数可升高或降低。

2. 尿液检查

夜尿增多，尿渗透压下降。尿常规检查有蛋白或红细胞。尿沉渣中可见红细胞、颗粒管型、蜡样管型等。

3. 肾功能检查

肾小球滤过率下降，内生肌酐清除率降低，血肌酐和尿素氮水平增高。

4. 血生化检查

血浆清蛋白降低，血钾、血钠、血钙、血磷增高或降低，可有代谢性酸中毒。

5. 影像学检查

B 超、X 线片、CT 等提示双肾体积缩小，形态改变。

## 四、诊断要点

主要依据慢性肾脏病病史，伴有贫血、钙磷代谢紊乱、血清肌酐和尿素氮增高、影像学检查显示双肾体积缩小，即可诊断。应进一步查明原发病。

## 五、治疗

1. 治疗原发病和纠正诱因

对有明确原发疾病的患者，必须坚持长期治疗，有利于延缓肾功能的衰竭和减轻肾脏损害的程度，寻找各种可能加重肾脏损害的诱发因素，如血容量不足、感染、使用肾毒性药物、尿路梗阻、严重高血压、电解质紊乱和代谢性酸中毒、高蛋白饮食、充血性心力衰竭、高分解代谢状态。

2. 对症治疗

(1)纠正水、电解质和酸碱平衡紊乱：水钠潴留、高钾血症、代谢性酸中毒的治疗，参照急性肾损伤相关的内容。高磷血症严格限制磷的摄入和使用磷结合剂，常用氢氧化铝凝胶，但容易出现铝中毒，也可使用碳酸钙。血钙过低可使用葡萄糖酸钙，并注意补充活性维生素D。

(2)控制血压：24 h持续、有效地控制高血压，对保护靶器官具有重要作用，目前认为CKD患者血压控制目标需在130/80 mmHg以下，是延缓肾衰竭进展的重要措施。血管紧张素转换酶抑制剂和血管紧张素Ⅱ受体拮抗剂、利尿剂、钙通道阻滞剂均可以作为一线降压药物。

(3)心力衰竭和心包炎：心力衰竭的治疗同非尿毒症引起的心力衰竭，但使用洋地黄类药物时应选择速效、短效的制剂，以免蓄积中毒；若经常规方法处理效果不好，应尽早透析治疗。心包炎的治疗轻者限制水钠摄入，重者强调早期透析治疗。

(4)尿毒症肺炎、尿毒症性胸膜炎：首选透析治疗，可迅速改善症状。

(5)恶心、呕吐：可使用促胃肠动力的药物，如多潘立酮、莫沙比利等减轻症状。保持口腔清洁，防止细菌和真菌生长。保持大便通畅、透析均有利于改善消化道症状。

(6)贫血或出血倾向：贫血患者可给予重组人类促红细胞生成激素(EPO)治疗，同时注意补充造血原料如铁、叶酸等，严重者可输血。透析也有助于贫血的改善和减少出血，但透析时使用肝素有增加出血的危险，必要时改为低分子量肝素。

(7)神经系统症状：控制血压、纠正酸中毒和维持电解质平衡，可减轻大部分患者症状。病重者选择血液净化治疗。周围神经系统病变除早期充分透析外，可使用B族维生素。

(8)控制感染：抗生素在疗效相近的情况下选择对肾脏无毒性的药物，但剂量需要根据GFR水平调整，必要时根据药敏试验选择药物。

(9)肾性骨病：可口服骨化三醇、行甲状旁腺次全切除术等。在疾病早期应注意纠正钙、磷平衡失调及酸中毒，可防止大部分患者发生肾性骨病和继发性甲状旁腺亢进。

(10)清除肠道毒物：口服氧化淀粉，能吸附胃肠道中含氮代谢产物，并通过腹泻作用将有毒物质排出体外，临床常用包醛氧淀粉。

3. 替代治疗

替代治疗包括血液净化治疗和肾移植。

(1)血液净化指用人工的方法从体内清除内源性或外源性毒物、纠正内环境紊乱的方法总称，包括血液透析、腹膜透析、连续性肾脏替代治疗、血液滤过、血液透析滤过、血液灌流、血浆置换等，其中血液透析和腹膜透析已成为CRF治疗的重要手段，可迅速减轻尿毒症症状，提高患者的生存质量，延缓肾衰竭。

(2)肾移植治疗终末期肾衰竭最有效的方法。

## 六、主要护理诊断/问题

1. 体液过多

体液过多与肾小球滤过率下降有关。

2. 营养失调：低于机体需要量

营养失调与限制蛋白摄入、消化道不良反应、贫血等有关。

3. 活动无耐力

活动无耐力与贫血、心力衰竭、水电解质紊乱有关。

4.有皮肤完整性受损的危险

皮肤完整性受损与水肿、皮肤瘙痒、凝血机制异常、机体抵抗力下降有关。

## 七、护理措施

1.安全与舒适管理

①保持环境清洁,温、湿度适宜。②慢性肾衰竭患者应卧床休息,病情较轻者,可适当活动;对病情较重、合并心力衰竭者,应绝对卧床休息,并提供安静的休息环境,协助患者做好各项生活护理。

2.饮食护理

饮食一直被认为是慢性肾衰竭的基本治疗措施。根据患者的肾功能情况、基础病因、营养状况、摄食及消化能力、饮食习惯等协助患者按照医生的指导制订个体化的营养治疗方案,既可以减轻尿毒症的症状,又可以增加营养的供给,保持良好的营养状况,提高患者的生存质量。

(1)保证蛋白质摄入。①根据患者肾小球滤过率调整蛋白质摄入量。一般摄入量为0.6～0.8 g/(kg·d),且饮食中50%以上的蛋白质是富含必需氨基酸的优质蛋白,如鸡蛋、牛奶、瘦肉等,由于植物蛋白中含非必需氨基酸多,因此应尽量减少摄入,如花生、豆类及其制品。②根据患者内生肌酐清除率(Ccr)调整蛋白质摄入量。Ccr＞20 mL/min,蛋白质摄入量为0.7g/(kg·d);Ccr 为 10～20 mL/min,蛋白质摄入量为 0.6 g/(kg·d);Ccr 为5～10 mL/min,蛋白质摄入量为 0.4 g/(kg·d);Ccr＜5 mL/min 时,蛋白质摄入量为0.3 g/(kg·d)。③视情况补充必需氨基酸等。低蛋白饮食者可补充必需氨基酸0.1～0.2 g/(kg·d)或(和)α-酮酸适量;长期低蛋白饮食者可适当补充氨基酸制剂,常用复方氨基酸(9AA)或复方 α-酮酸。

(2)保证热量与维生素摄入:①对限制蛋白饮食者,要保证热量的供给。热量摄入量一般为126～147kJ/(kg·d),其中70%以上热量应由碳水化合物提供,其余由脂肪提供,可增加不饱和脂肪酸的摄入(如植物油)。②食物富含维生素C和B族维生素,其次适当补充维生素尤其是维生素 $B_6$ 和叶酸。按照病情补充矿物质和微量元素如铁和锌。

(3)增强食欲,给低盐低磷饮食:①制订合理饮食计划,包括饮食营养,增进食欲。给予色、香、味俱全的食物,提供清洁、舒适的进餐环境,加强口腔护理,经常漱口、早晚刷牙,避免吸烟、饮酒,少食多餐等均可增加患者的食欲。②予低盐饮食,钠限制在 1.5 g/d(相当于氯化钠3.8 g/d)。予低磷饮食,患者磷的摄入量一般应 600～800 mg/d。对于严重高磷血症患者,还应同时给予磷结合剂。同时少食富含磷的食物,如坚果类、海产品等。

(4)评价营养状况:定期监测血红蛋白、白蛋白、前白蛋白、转铁蛋白、胆固醇、尿素氮和肌酐,评价患者体内蛋白贮存的情况;也可测量体重、计算体重指数、测量肱三头肌皮褶厚度评价身体脂肪量。

3.疾病监测

①常规监测:参照急性肾损伤。②并发症监测:如出现短期内尿量减少、体重增加、血压增高、心率加快、呼吸困难、颈静脉充盈等,BUN 和 Scr 进行性增高、pH 值降低、血钾增高等提示病情加重;若患者出现发热、寒战、乏力、食欲下降、咳嗽、咳脓性痰、尿路刺激征、白细胞增高等提示感染的发生;若患者出现头痛、烦躁不安或意识障碍,心悸、胸闷或胸痛,呼吸困难,肺底部湿啰音,提示高血压脑病、心力衰竭;若患者皮肤瘙痒、面色深而萎黄,轻度浮肿,呈"尿毒症"面

容，此表现与尿素霜的沉积、贫血有关。

4. 对症护理

(1)感染的护理：采用下列措施积极预防感染的发生。①病室定期通风并做空气消毒；②改善营养状况；③严格无菌操作；④加强生活护理，尤其注意口腔黏膜及会阴部的护理；⑤教导患者尽量避免去公共场所；⑥卧床患者应定时翻身，指导患者有效咳嗽的技巧；⑦接受血液透析的患者要进行乙肝疫苗的接种，并尽量减少血液制品的输入等。

(2)皮肤瘙痒的护理：避免皮肤过于干燥，应以温和的肥皂和沐浴液进行皮肤清洁，洗后涂上润肤剂，以免皮肤瘙痒。指导患者修剪指甲，以防瘙痒时抓破皮肤造成感染，并可遵医嘱给予抗组胺类药物和止痒剂，避免用力搔抓。

(3)恶心、呕吐的护理：患者口中常有尿味，影响食欲，应加强口腔护理。可给予硬的糖果、口香糖等来刺激食欲，减轻症状。

5. 用药护理

(1)在纠正水电解质、酸碱平衡用药中，对于有明显失水者，若无严重高血压、心力衰竭，可视病情给予补液，但由于慢性肾衰竭患者对水的调节能力减退，所以补液不宜过多过快。首选口服补液，不能口服者通过静脉补充，并密切观察血压、心功能，避免水潴留。

(2)在控制血压时，对于合并蛋白尿的慢性肾衰竭患者，尿蛋白≥1.0 g/d 者，血压控制目标为<125/75 mmHg；尿蛋白<1.0 g/d 者，血压控制目标为<130/80 mmHg。

(3)积极纠正患者贫血，遵医嘱用促红细胞生成素，观察用药后反应，如头痛、高血压、癫痫发作等。

(4)使用氨基酸制剂时，能口服的以口服为宜，静脉使用时注意输液速度，若患者有恶心、呕吐则给予止吐剂，同时减慢速度。切勿在氨基酸内加入其他药物，以免引起不良反应。

(5)骨化三醇用药期间监测血钙、血磷的变化；包醛氧淀粉餐后用温开水送服。

6. 心理护理

慢性肾衰竭是一个不可逆的疾病，因本病预后不良患者可产生预感性悲哀，其心理护理与急性肾损伤相同。

## 八、健康指导

1. 预防疾病

强调保护肾功能的重要性，尽量避免发展为尿毒症。避免促进肾功能恶化的因素，如感染、劳累、血压或血糖过高、使用肾毒性药物等，因此应积极预防感染，注意休息，控制血压和血糖，避免使用有肾毒性的药物等。老年、高血脂、肥胖、有肾脏疾病家族史是慢性肾脏病的高危因素，此类人群应定期检查肾功能。已有肾脏基础病变者，注意避免加速肾功能减退的各种因素，如血容量不足、尿路梗阻等。

2. 管理疾病

(1)强调饮食治疗的重要性，协助患者制订合理、可行的营养治疗方案，并严格执行。

(2)按时服药，注意观察药物的不良反应，当有肾功能恶化时，根据医嘱调整用药，改善肾功能。

(3)监测病情，定期随访。指导患者准确记录每天尿量和体重。指导患者自我检测血压的方法，每天测量血压，确保用药期间血压控制在目标值范围。如果出现体重增加超过 2 kg，水肿，血压增高明显，尿量减少，呼吸困难，恶心、呕吐加重，发热、乏力或虚弱感加重时提示病情加重，应立即就诊。

(4)透析指导，准备进行血液透析的患者注意保护前臂、肘部的大静脉，为以后建立血管通路创造条件。对已经开始进行血液透析的患者，教会检查和保护内瘘的方法；腹膜透析的患者教会维护管道的方法。

(5)加强休息，减少探视。

3. 康复指导

注意休息，调整饮食，预防感染，有利于延缓肾功能的衰竭，提高生活质量。

（程晓英）

# 第八节 糖尿病肾病

糖尿病肾病(diabetic kidney disease ,DKD)是指慢性高血糖所致的肾脏损害，病变可累及全肾(包括肾小球、肾小管、肾间质、肾血管等)，临床上以持续性白蛋白尿和(或)肾小球滤过率进行性下降为主要特征，是糖尿病常见的并发症。

糖尿病肾病病理改变有三种类型：结节性肾小球硬化型、弥漫性肾小球硬化型及渗出性病变。其发生发展分为5期。

Ⅰ期：肾小球高滤过，肾脏体积增大。

Ⅱ期：间断微量蛋白尿，肾小球基膜轻度增厚。

Ⅲ期：早期糖尿病肾病期，以持续性微量蛋白尿为标志，肾小球基膜增厚明显，小动脉壁出现玻璃样变。

Ⅳ期：临床糖尿病肾病期，显性白蛋白尿，部分肾小球硬化，可伴有水肿和高血压，肾功能逐渐减退，部分可表现为肾病综合征。

Ⅴ期：肾衰竭期，出现明显的尿毒症症状。

治疗：严格控制血糖，积极治疗高血压，早期筛查微量蛋白尿及评估肾小球滤过率(GFR)。尽早应用血管紧张素转化酶抑制药(ACEI)或血管紧张素Ⅱ受体阻断药(ARB)；减少蛋白质摄入量；同时，应尽早给予促红细胞生成素(EPO)纠正贫血。需要透析治疗者，应尽早治疗，以保存残余肾功能。糖尿病肾病患者进行肾移植，泌尿系统及心血管系统的合并症均较非糖尿病患者高，但仍不失为一种有效的治疗措施。

## 一、护理评估

### (一)病史

家族遗传史，既往史，用药史及诱发因素等。

### (二)身体评估

观察患者的尿量、颜色、性状；观察患者有无水肿及水肿的程度。

### (三)病因

糖尿病肾病病因和发病机制不清。目前认为系多因素参与，在一定的遗传背景以及部分危险因素的共同作用下致病。

1.遗传因素

男性发生糖尿病肾病的比例较女性为高;来自美国的研究发现在相同的生活环境下,非洲及墨西哥裔较白人易发生糖尿病肾病;同一种族中,某些家族易患糖尿病肾病。凡此种种均提示遗传因素存在。1 型糖尿病中 40%～50%发生微量清蛋白尿,2 型糖尿病在观察期间也仅有 20%～30%发生糖尿病肾病,均提示遗传因素可能起重要作用。

2.肾脏血流动力学异常

糖尿病肾病早期就可观察到肾脏血流动力学异常,表现为肾小球高灌注和高滤过,肾血流量和肾小球滤过率(glomerular filtration rate,GFR)升高,且增加蛋白摄入后升高的程度更显著。

3.高血糖造成的代谢异常

血糖过高主要通过肾脏血流动力学改变以及代谢异常引致肾脏损害,其中代谢异常导致肾脏损害的机制如下。①肾组织局部糖代谢紊乱,可通过非酶糖基化形成糖基化终末代谢产物。②多元醇通路的激活。③二酰基甘油蛋白激酶 c 途径的激活。④已糖胺通路代谢异常。上述代谢异常除参与早期高滤过,更为重要的是促进肾小球基底膜(glomerular basement membrane,GBM)增厚和细胞外基质蓄积。

4.高血压

几乎任何糖尿病肾病均伴有高血压,在 1 型糖尿病肾病高血压与微量清蛋白尿平行发生,而在 2 型中则常在糖尿病肾病发生前出现。血压控制情况与糖尿病肾病发展密切相关。

5.血管活性物质代谢异常

糖尿病肾病的发生发展过程中可有多种血管活性物质的代谢异常。其中包括 RAS,内皮素、前列腺素族和生长因子等代谢异常。

### (三)辅助检查

1.尿糖定性

尿糖定性是筛选糖尿病的一种简易方法但在糖尿病肾病可出现假阴性或假阳性故测定血糖是诊断的主要依据。

2.尿清蛋白排泄率(UAE)

20～ 200 μg/ min 是诊断早期糖尿病肾病的重要指标;当 UAE 持续>200 μg/min 或常规检查尿蛋白阳性(尿蛋白定量大于 0.5 g/24 h)即诊断为糖尿病肾病。

3.尿沉渣

一般改变不明显较多白细胞时提示尿路感染;有大量红细胞提示可能有其他原因所致的血尿。

4.尿素氮、肌酐

糖尿病肾病晚期内生肌酐清除率下降和血尿素氮、肌酐增高。

5.核素肾动态肾小球滤过率(GFR)

GFR 增加;B 超测量肾体积增大符合早期糖尿病肾病。在尿毒症时 GFR 明显下降,但肾脏体积往往无明显缩小。

### (四)心理评估

家庭支持情况,患者心理配合程度。

## 二、主要护理诊断/问题

1. 体液过多

体液过多与糖尿病肾病水钠潴留有关。

2. 营养失调:低于机体需要量

营养失调:低于机体需要量与大量蛋白丢失、限制饮食有关。

3. 焦虑

焦虑与对病情不了解,担心预后有关。

4. 知识缺乏

缺乏疾病相关知识。

5. 潜在并发症

低血糖、糖尿病周围神经病变、糖尿病足等。

## 三、护理目标

(1)维持正常糖代谢,科学进食,营养状况逐步改善。

(2)活动耐力增加,能自理日常生活。

(3)无感染发生或发生感染时被及时发现和处理。

## 四、护理措施

### (一)营养失调:低于机体需要量

1. 饮食护理

合适的饮食有利于减轻肾脏负担,控制高血糖和减轻低血糖。护士应向患者及其家属介绍饮食治疗的目的和必要性,并制订详细的饮食方案,取得积极配合和落实。

(1)蛋白质的摄入:限制蛋白饮食可减少尿蛋白,对于蛋白尿基线水平较高者尤其明显。目前主张在糖尿病肾脏病变早期即应限制蛋白质摄入量,蛋白质摄入选用高生物效价的优质动物蛋白,尽量以鱼、鸡等白色肉代替猪、牛等红色肉。适量蛋白饮食 0.8 g/(kg·d)对临床期糖尿病也可使其 GFR 下降速度减慢。对 GFR 已下降的患者,蛋白质摄入应给予 0.6 g/(kg·d),并适当配合必需氨基酸治疗。若患者合并蛋白尿,应根据尿蛋白丢失量适当增加蛋白质的摄入量;若患者开始透析治疗,应进食透析饮食,按要求增加蛋白量。

(2)脂肪的摄入:应以富含多聚不饱和脂肪酸的食物为主,如植物油及鱼油,脂肪的摄入约占总热量的 30%。

(3)热量的摄入:患者每天的饮食中总热量基本与非糖尿病肾病患者相似,除非是肥胖患者,一般患者应保证每天 125.5～146.4 kJ/kg 的热量,防止营养不良。其中蛋白质占总热量的 15%～20%,脂肪占总热量的 20%～30%,糖类及其他物质占 55%～60%。低蛋白饮食的患者需注意提供足够的糖类,以免引起负氮平衡,部分主食可以粗粮代替(如荞麦、小米、玉米等),少食含糖较高的食物,禁食单糖,患者可按规定进食,感觉饥饿难忍,可用煮过多次的菜泥以充饥,但同时又应控制热量的摄入,以维持血糖正常或接近正常水平。在胰岛素配合应用下,可适当增加糖类的摄入以保证有足够的热量,避免蛋白质和脂肪分解增加。

(4)限制盐摄入:高盐饮食与蛋白尿加重相关,控制饮食中盐摄入量,可改善蛋白尿。低盐饮食降低蛋白尿与血压降低及肾脏血流动力学改善有关。对于服用 ACEI、ARB 等药物的患者，低盐饮食可增加这些药物的降尿蛋白作用，还具有独立于降压作用以外的降蛋白作用。盐应少于 6 g/d，出现肾功能不全时应降至 2 g/d。同时注意补充 B 族维生素、维生素 C、维生素 A 等，选用含维生素 B 高的食品，如豌豆、生花生仁、干酵母等。高钾血症的患者还需要避免摄入含钾高的食物，限制含磷丰富的食物，禁烟戒酒，保持大便通畅。

2. 活动指导

适当的有氧运动可有利于控制体重，改善血糖和血脂代谢紊乱，减轻患者的心理压力，提高患者的自信心和舒适感。运动时可以根据患者的身体素质制订，一般以持续性的慢运动为主，如散步、慢跑、打太极拳等力所能及的运动，以运动后微出汗为宜，注意避免活动量过大、过劳，加重心、肾等器官负担，通过适当的运动可以增强患者的体质，增强抵抗力，可以减少感冒等疾病的发生。并且运动时嘱咐患者要随身自备一些糖果，当出现心慌、出冷汗、头晕、四肢无力等低血糖症状时要及时食用，并及时停止运动。

3. 用药护理 ，

指导患者或家属掌握所服用降糖、降压药物的作用，不良反应及注意事项等，注射胰岛素的患者必须按时进食，以免发生低血糖。注意监测血糖、血压动态变化及有无身体不适等状况。出院后按要求定期进行门诊复诊。

## （二）活动无耐力

（1）评价患者日常活动耐受状况：患者有无心悸、头晕，活动后有无乏力、心累、胸痛、血压升高等状况。

（2）制订规律健康的生活方式，保证休息，避免劳累。对病情较重、有心力衰竭等情况时，应绝对卧床休息，保证环境安静，并做好患者的生活护理，特别是水肿患者的皮肤护理。

（3）详细记录 24 h 液体出入量，指导患者限制液体摄入量，控制水的入量＜1 500 mL/d，记录白天与夜间尿量，定期测量体重及腹围，为治疗提供信息和依据。

（4）用药护理；遵医嘱用药，做好用药前知识宣教，注射胰岛素的患者必须按时进食，以免发生低血糖。加强用药后的观察，出现不良反应时及时请示医师并及时处理。

## （三）有感染的危险

（1）加强患者的营养监测，保证科学合理的饮食供给。

（2）加强皮肤护理，指导患者穿着棉质宽松的衣物和宽松的鞋子，积极防范糖尿病足的发生，特别做好水肿部位皮肤保护，以及口腔和会阴部位皮肤、黏膜的清洁卫生。

（3）尽量不用热水袋取暖，气温低需要用时，嘱患者特别小心，避免烫伤。

（4）避免去人多的公共场所，住院期间要保证病房空气清新，定时开窗通风，避免有外感的亲友探视，指导有效的呼吸和咳嗽。

## （四）生活方式的干预治疗

控制饮食，禁止吸烟，限制饮酒，减轻体重，适当运动等。糖尿病、肾病患者进入临床肾病期后，推荐每天蛋白质摄入量为 0.8～1.0 g/kg，肾小球滤过率下降后减至 0.6 g/kg。摄入的蛋白质 50%应为高生物效价蛋白（如蛋、瘦肉、牛奶、鱼等），为避免低蛋白饮食带来的营养不良，可考虑适量使用复方 α 酮酸制剂。室内工作和轻体力工作者，每天总热量应控制在为 105～126kJ（25～30 kcal/kg，糖占总热量的 50%～60%，脂肪占总热量的 30%～35%，避免食用高脂食物，植物纤维每天需要量为 27 g 以上。

（马风珍）

# 第五章　血液内科疾病护理

## 第一节　巨幼细胞贫血

### 一、护理评估

#### (一)贫血概述

贫血是指外周血单位容积中的血红蛋白(Hb)浓度、红细胞(RBC)计数和血细胞比容(HCT)低于正常值的低限。贫血是一种常见的临床症状,可以是由不同原因或不同疾病引起的,不是一个独立的疾病。我国普遍采用的诊断标准:成年男性 Hb＜120 g/L,女性Hb＜110 g/L。

1.分类

(1)按细胞形态学分类。贫血按细胞形态学可分为以下几类:①大细胞性贫血;②正常细胞性贫血;③小细胞低色素性贫血。

(2)按贫血的严重程度分类。国内按贫血的程度将贫血分为轻度(Hb＞90 g/L 且低于正常值下限),中度(Hb 60～90 g/L),重度(Hb 30～59 g/L)和极重度(Hb＜30 g/L)。

2.临床表现

(1)体征:皮肤黏膜苍白是贫血最常见的体征。

(2)呼吸循环系统:活动后心悸气促是最常见的临床表现,多见于中度以上贫血或急性贫血的患者,严重者可出现心力衰竭。

(3)神经肌肉系统:疲乏无力,头晕、头痛、耳鸣、视物模糊、嗜睡、昏厥等。感觉异常是恶性贫血的常见症状。

(4)消化系统:食欲缺乏恶心、腹胀等。吞咽困难见于慢性缺铁性贫血。

(5)泌尿生殖系统:多尿,月经紊乱、月经量减少或闭经,性功能减退等。

3.治疗要点

(1)病因治疗:是贫血治疗的关键。针对引起贫血的不同病因,去除病因后可使贫血得以改善。

(2)支持治疗:当患者因贫血出现严重的临床症状时,根据情况采用成分输血,纠正患者一般情况,提高组织供氧,以维持机体重要脏器功能。

(3)补充造血所需的元素:如铁缺乏造成的缺铁性贫血,合理补充后可取得良好疗效。

(4)造血生长因子或造血刺激药物:雄激素用于治疗再生障碍性贫血,有刺激骨髓造血和促红细胞生成素生成的效应。

(5)免疫抑制剂:糖皮质激素可用于自身免疫性溶血性贫血。

(6)异体造血干细胞移植:用于骨髓造血功能衰竭的患者。

(7)脾切除。

## (二)巨幼细胞贫血概述

巨幼细胞贫血是体内叶酸和(或)维生素 $B_{12}$ 缺乏，或某些影响核苷酸代谢的药物导致细胞核脱氧核糖核酸(DNA)合成障碍所致的贫血，以外周血的大细胞性贫血及骨髓中出现巨幼细胞为临床特点。

1.病因

(1)叶酸缺乏

1)摄入量不足：偏食、膳食质量差，缺乏新鲜绿色蔬菜或肉、蛋，或烹调不当，导致叶酸大量破坏；婴儿人工哺养不当或母乳中缺乏叶酸。

2)需求量增加婴幼儿、青少年、妊娠期女性，哺乳期女性、甲状腺功能亢进症、慢性感染、恶性肿瘤等。

3)吸收不良：腹泻、小肠炎症、肿瘤和肠切除术后等。

4)药物影响：抗核苷酸合成药物，如氨甲蝶呤可干扰叶酸的利用。

5)叶酸排出增加：血液透析、酗酒可增加叶酸排出。

(2)维生素 $B_{12}$ 缺乏

1)摄入减少：完全素食者，因摄入量减少导致 B 族维生素，缺乏。

2)吸收障碍：是 B 族维生素，缺乏最常见的原因，如恶性贫血、胃切除、胃酸和胃蛋白缺乏、肠道疾病、药物影响等。

3)利用障碍：麻醉用药氧化亚氮，先天性钴胺传递蛋白Ⅱ缺乏可引起维生素 $B_{12}$ 的利用障碍。

4)需要增加：甲亢、婴儿期、寄生虫感染、珠蛋白生成障碍性贫血患者对维生素 $B_{12}$ 需求量增加。

5)排出增加：肝疾病、肾疾病患者维生素 $B_{12}$ 的排出增加。

6)破坏增多：大剂量的维生素 C 具有抗氧化物作用，可破坏维生素 $B_{12}$。

(3)药物作用、酶的缺陷及其他某些抗肿瘤抑制免疫及抗病毒药物，可以影响 DNA 的合成。

某些原因不明的维生素 $B_6$ 和维生素 $B_{12}$ 反应性的巨幼细胞贫血。许多药物可通过干扰叶酸或维生素 $B_{12}$ 的代谢导致 DNA 合成障碍从而导致巨幼细胞贫血。例如，氨甲蝶呤在结构上几乎与叶酸相同，可通过叶酸载体进入细胞后获得一条多聚谷氨酸链作为二氢叶酸还原酶强有力的抑制剂发挥作用。通过阻断 FH2→FH4 反应，或同时抑制其他叶酸代谢酶使叶酸迅速从 1-碳片段载体池移出，使核苷的生物合成下降，导致 DNA 合成紊乱。在我国，巨幼细胞贫血以叶酸缺乏者多见，B 族维生素，缺乏者较少见。叶酸缺乏常见于经济落后地区或有胃肠手术史的患者。而在欧美国家，维生素 $B_{12}$ 缺乏多见的原因是偏食或过长时间烹煮食品及有内因子抗体者。

2.发病机制

巨幼细胞贫血的发病机制主要是细胞内 DNA 合成障碍，使细胞增生受抑，可能触发凋亡机制，导致幼红细胞过度凋亡，在骨髓内未到成熟阶段即遭到破坏。巨幼细胞贫血是由于叶酸和(或)维生素 $B_{12}$ 缺乏，导致细胞 DNA 合成障碍。在造血系统表现为造血细胞核/质发育不平衡，细胞核发育落后于细胞质，细胞体积大，呈巨幼样改变。受累的红系前体细胞不能正常分化发育至成熟红细胞，在骨髓中破坏或凋亡。

3.临床表现

(1)贫血:起病缓慢,常有面色苍白、乏力、活动耐力下降、头晕、心悸等贫血症状。重度贫血者出现全血细胞减少,反复感染,少数可出现轻度黄疸。

(2)消化系统:口腔黏膜、舌乳头萎缩,舌面呈牛肉样或"镜面舌",可伴舌痛,胃肠道黏膜萎缩可引起食欲缺乏恶心呕吐、腹胀、腹泻或便秘。

(3)神经精神症状:手足麻木,感觉迟钝,严重者可导致抑郁、失眠、记忆力下降、谵妄、幻觉、妄想,甚至精神错乱、人格变态。

4.辅助检查

(1)血常规:呈大细胞性贫血(MCV＞1 001)。血涂片中红细胞大小不等,可见大卵圆形红细胞。粒细胞体积增大,核分叶增多(可见细胞核＞5 叶粒细胞),血小板减少常见,可出现全血细胞减少。

(2)骨髓象:骨髓增生活跃,以红系增生为主。骨髓各系细胞均可见巨幼样变,以红系最为明显。

(3)叶酸和维生素$_{12}$,测定:血清叶酸＜6.81 nmol/L 可诊断叶酸缺乏。血清维生素 $B_{12}$＜75 pmol/L 可诊断维生素 $B_{12}$ 缺乏。

5.诊断标准

(1)有叶酸或 B 族维生素,缺乏的病因及临床表现。

(2)外周血呈大细胞性贫血(MCV＞1001),有大卵圆形红细胞,中性粒细胞核分叶过多,5 叶者＞5%或有 6 叶者出现。

(3)骨髓呈现典型的巨型改变,巨早幼红细胞和巨中幼红细胞增多,巨晚幼红细胞有 Howell-Jolly 小体。

(4)血清叶酸水平＜6.81 nmo/L,红细胞叶酸水平＜227 nmol/L、维生素 $B_{12}$ 水平＜75 pmol/L。

6.治疗要点

(1)一般治疗:治疗基础疾病,去除病因。纠正偏食及不良的烹调习惯。

(2)补充叶酸或维生素 $B_{12}$:①叶酸缺乏者给予叶酸口服。胃肠道不能吸收者可肌内注射四氢叶酸钙至血红蛋白水平恢复正常;②维生素 $B_{12}$ 缺乏者肌内注射维生素 $B_{12}$,直至血红蛋白水平恢复正常。恶性贫血或胃全部切除者需终身采用维持治疗。对于单纯维生素 $B_{12}$ 缺乏的患者,不宜单用叶酸治疗,否则会加重维生素 $B_{12}$ 的缺乏,特别是要警惕会有神经系统症状的发生或加重。

(3)输血:通常情况下,本病患者无须输血,但当患者病情严重、全身衰竭或心力衰竭时可输入红细胞悬液,尽快纠正贫血。

(4)补充钾盐:严重的巨幼细胞贫血患者在补充治疗后要警惕低血钾症的发生。因为在贫血恢复的过程中,大量血钾进入新生成的细胞内,会突然出现低钾血症,对老年患者和有心血管疾患食欲缺乏者应特别注意及时补充钾盐。

7.叶酸的作用与不良反应

(1)有利于优生优育:有利于婴儿神经管发育,预防畸形、兔唇、先天性心脏病等疾病。孕妇在妊娠前 3 个月和妊娠期的头 3 个月按时摄入足量的叶酸。

(2)预防妊娠期贫血(巨幼细胞贫血):妊娠期贫血症多数是由于孕妇的身体内缺乏铁质而

造成的,但也不能忽略由于缺乏叶酸而导致的巨幼细胞贫血症。所以,在体内缺乏叶酸的情况下,就算孕妇不缺铁,也可能会患上贫血症。

(3)不良反应:经常摄入过量的叶酸,孕妇很有可能出现恶心反胃、食欲缺乏、腹部胀气等不适症状,血清中维生素的含量会大大降低。当孕妇一次摄入的叶酸剂量大于350 mg后,锌元素的吸收将受到极大的阻碍。胎儿缺锌会出现发育迟缓的症状,出生后的体重可能会明显小于相同胎龄的新生儿。

## 二、主要护理诊断/问题

1.活动无耐力

活动无耐力与贫血有关。

2.营养失调

低于机体需要量与叶酸维生素 $B_{12}$ 缺乏有关。

3.有受伤的危险

跌倒与贫血导致头晕、乏力等有关。

4.知识缺乏

缺乏巨幼细胞贫血的预防、治疗等知识。

## 三、护理目标

(1)患者的活动能力能够接近正常水平。

(2)患者能够描述合理、正确的膳食结构,选择含叶酸和维生素 $B_{12}$ 丰富的食物。

(3)患者能够采取预防跌倒的措施,未发生跌倒。

(4)患者了解疾病的治疗、预防等相关知识,积极配合治疗、护理。

## 四、护理措施

1.一般护理

评估患者贫血的程度,嘱患者适当休息,严重贫血者应绝对卧床休息。更换体位时动作不宜过快,预防直立性低血压引起昏厥和跌伤。病情观察,观察患者的皮肤黏膜变化,有无食欲缺乏、腹胀腹泻及神经系统症状。

2.饮食指导

给予富含维生素 $B_{12}$ 和叶酸丰富的食物,如新鲜蔬菜、水果、动物肝脏,并及时纠正偏食及挑食的习惯。

3.用药护理

药物治疗期间严密观察血常规变化。使用叶酸治疗之前必须了解有无维生素 $B_{12}$ 缺乏的可能,否则会加重维生素 $B_{12}$ 缺乏所致神经系统病变。使用维生素 $B_{12}$ 治疗中可出现低钾血症,需严密观察患者缺钾症状,及时补充。输血时严密观察有无输血反应。

4.心理护理

向患者讲解巨幼细胞贫血的相关知识、治疗目的。告诉患者本病需及时治疗,认真配合治疗,恢复很快,预后良好。

鼓励患者表达自身感受,耐心倾听患者诉说,帮助患者建立战胜疾病的信心。鼓励患者家属和朋友给予患者关心和支持。

5. 并发症的预防和护理

(1)神经系统并发症：单纯的维生素 $B_{12}$ 缺乏者，不能单用叶酸治疗，否则会加重维生素 $B_{12}$ 缺乏，导致神经系统症状的发生或加重。护理工作中严密观察患者有无外周神经炎及精神症状的发生。患者出现精神症状时尽量减少一切刺激因素，24 h 留人陪伴。

(2)低钾血症：严重贫血、老年及心血管疾病患者、食欲缺乏者在贫血恢复过程中注意监测血钾，及时补充钾盐。尽量口服补钾，不能口服者用静脉补钾。护理工作中严密观察病情变化，有无疲乏、软弱、无力，腱反射减弱，腹胀、肠鸣音减弱，心律不齐等症状。口服补钾宜稀释后于餐后服用，避免引起胃部不适。静脉补钾时注意观察患者外周静脉情况，有无渗漏、红肿及疼痛，注意氯化钾的浓度、总量、输液的速度。静脉补钾的注意事项如下。

1)尿量：见尿补钾，尿量要在 30 mL/h 以上。

2)浓度：氯化钾浓度一般不超过 0.3%，禁止静脉推注。

3)速度：不可过快，成人静脉滴速不超过 60 滴/分钟。

4)总量：每天补钾要准确计算，对一般禁食患者无其他额外损失时，10%氯化钾 30 mL/d 为宜；严重缺钾者，不宜超过 8 g/d。

6. 健康指导

嘱患者改善膳食质量，改变烹调习惯，勿将蔬菜烹调时间过长。改变偏食及挑食习惯。对婴幼儿合理喂养。对于胃肠道疾患及素食者，应定时补充维生素 $B_{12}$ 及叶酸，以防巨幼细胞贫血的发生。

（季　涛）

# 第二节　溶血性贫血

溶血性贫血(hemolytieanemia，HA)是红细胞在体内破坏加速，寿命缩短，骨髓造血功能代偿不足所引起的一组贫血。

## 一、护理评估

### (一)病因

1. 红细胞内在缺陷

(1)遗传性缺陷：红细胞膜的异常红细胞内酶的异常、珠蛋白合成异常。

(2)获得性缺陷：如阵发性睡眠性血红蛋白尿(PNH)。

2. 红细胞外在因素

(1)免疫性因素：如自身免疫性溶血性贫血、血型不合的输血反应及新生儿溶血症。

(2)物理和机械损伤：如微血管病性溶血性贫血。

(3)化学药物和生物因素：如服用磺胺类药物溶血性链球菌感染及毒蛇咬伤等。

### (二)发病机制

不同病因的溶血，红细胞破坏的机制也不同。红细胞在血管中以溶血的方式被破坏，称为血管内溶血，如 PNH、血型不合的输血反应等，血红蛋白直接释放入血，经尿排出，形成血红蛋白尿。红细胞有遗传性缺陷者，这些细胞易被单核-巨噬细胞系统（主要在脾）所识别、吞噬，称为血管外溶血，如自身免疫性溶血性贫血。

当红细胞破坏后，刺激骨髓红系细胞代偿性增生以维持血红蛋白的稳定，如增生不足以代偿时，即发生溶血性贫血，出现血红蛋白水平的下降。

### （三）辅助检查

1. 红细胞破坏增多的检查

血红蛋白和红细胞计数下降；血清总胆红素增高，以间接胆红素增高为主；血清结合珠蛋白减少；尿胆原排出增多；血管内溶血的实验室证据为血浆游离血红蛋白增多、血红蛋白尿、含铁血黄素尿，微血管内溶血时血涂片可见红细胞碎片。

2. 骨髓代偿增生的检查

网织红细胞增多；外周血出现幼红细胞；外周血涂片发现红细胞大小不等，红细胞多染性；骨髓幼红细胞增生；血清转铁蛋白受体增多。

### （四）诊断要点

1. 临床表现

（1）急性溶血：起病急骤，寒战、高热，头痛，腰背、四肢酸痛，腹痛时伴有恶心、呕吐和腹泻，迅速出现贫血、黄疸胸闷、气促、心悸及血红蛋白尿，重者出现休克心力衰竭和急性肾衰竭。

（2）慢性溶血：起病缓慢，病程长，主要有以下表现。①贫血：多为轻、中度贫血，仅表现面色苍白；②黄疸：常伴有轻微黄疸，可持续存在；③脾大：通常有轻、中度脾大，可伴左上腹隐约沉重感。

2. 诊断标准

根据病史、临床表现及实验室检查首先确定是否为溶血性贫血，再进一步确定溶血的类型及病因。

（1）自身免疫性溶血性贫血：分为温抗体型和冷抗体型。温抗体型 Coombs 试验阳性，冷抗体型冷凝集素试验阳性。

（2）阵发性睡眠性血红蛋白尿：Ham 试验阳性，尿 Rous 试验阳性。

（3）葡萄糖-6-磷酸脱氢酶（G-6-PD）缺乏症：G-6-PD 活性降低。

### （五）治疗

1. 去除病因和诱因，治疗原发病

（1）冷抗体自身免疫性溶血性贫血应注意防寒保暖。

（2）葡萄糖-6-磷酸脱氢酶缺乏症患者应避免食用蚕豆和具氧化性质的食物，以及避免接触樟脑制剂。

（3）药物引起的溶血性贫血应立即停药。

（4）感染引起的溶血性贫血应予以抗感染治疗。

2. 糖皮质激素及免疫抑制剂

主要用于治疗自身免疫性溶血性贫血，常用药物有泼尼松、环磷酰胺、硫唑嘌呤等。

3. 脾切除术

适用于异常细胞主要在脾破坏者，如遗传性球形红细胞增多症。

4. 成分输血

从严掌握指征，贫血严重者可输注红细胞以改善贫血症状。

5. 利妥昔单抗注射液

用于难治性自身免疫性溶血。美罗华(利妥昔单抗注射液)是针对B细胞CD20抗原的嵌合型单克隆抗体,通过抗体依赖细胞介导的细胞毒作用(ADCC)和补体依赖的细胞毒性(CDC)两种途径靶向治疗$CH20^{+}$B细胞性淋巴瘤,在临床上已取得了较好的疗效。美罗华用于自身免疫性溶血性贫血的治疗,也通过ADCC及CDC作用抑制红细胞自身抗体的产生,对难治性自身免疫性溶血性贫血有一定的疗效,已开始用于溶血性贫血的治疗。

## 二、主要护理诊断/问题

1. 活动无耐力

活动无耐力与溶血、贫血有关。

2. 自我形象紊乱

自我形象紊乱与长期使用糖皮质激素有关。

3. 疼痛

红细胞破坏后分解产物对机体的不良反应所致。

4. 知识缺乏

缺乏疾病的相关知识。

## 三、护理目标

(1)患者贫血得到改善,体力得以增强,基本生活能够自理。

(2)患者认识到自身贫血的原因、诱发因素及临床表现,知道如何避免及主动预防,减少疾病的发作。

(3)患者学会疼痛时的自我护理方法,减轻疼痛。

(4)患者了解疾病的基本治疗方法及药物的不良反应等,能够坚持治疗。

## 四、护理措施

1. 病情观察

密切观察患者的神志、生命体征、贫血进展的程度、皮肤及黏膜有无黄疸,患者的尿色、尿量;倾听患者主诉,有无头痛、恶心、呕吐、四肢酸痛等表现,及时汇报医师并作详细记录。慢性贫血常处于红细胞破坏过度与加速生成的脆弱平衡状态。若此状态失衡,患者突然出现血红蛋白尿、明显贫血及黄疸,突起寒战、高热、头痛时,则发生"溶血危象",应高度警惕。对于慢性溶血性贫血的患者仍应注意观察病情的发展,经常询问患者有无异常及不适,以便及早处理。

2. 生活护理

对于急性溶血或慢性溶血合并"溶血危象"的患者应绝对卧床休息,保持病室的安静及床单元的舒适,护理人员应做好生活护理。对于慢性期及中度贫血的患者应增加卧床休息的时间,减少活动,与患者共同制订活动计划,量力而行,循序渐进,提高生活质量。

3. 治疗用药的观察及护理

(1)由于溶血性贫血的患者使用糖皮质激素的时间长,应注意观察药物的不良反应,如电解质的紊乱、继发感染、上消化道出血等征象,应监测患者的血压、血糖。

(2)反复向患者讲解用药的注意事项,必须按时按量服用,在停药过程中应逐渐减量,防止因突然停药出现的反跳现象。

(3)向患者讲解激素治疗的重要性及不良反应，强调这些不良反应在治疗后可逐渐消失，鼓励患者正确对待形象的改变，必要时可给予一定的修饰。

4.对症护理

(1)急性肾衰竭：应绝对卧床休息，每天测量体重，记好出入量，监测电解质、血常规、尿素氮肌酐等，在饮食上向患者讲解控制水分及钠盐摄入的重要性，给予患者高热量、高维生素、低蛋白的饮食，减轻肾的负担，促进血红蛋白的排泄，可使用干热疗法。将灌入60～70 ℃热水的热水袋用棉布包裹后置于双侧腰部，促进肾血管的扩张，缓解肾缺血、缺氧，延缓肾衰竭。

(2)腰背疼痛：给予患者舒适的体位、安静的环境，利于患者的休息，向患者讲解疼痛的原因，鼓励多饮水，促进代谢物的排泄，教会患者使用精神转移法，转移对疼痛的关注，必要时遵医嘱使用镇痛剂。

(3)冷凝集素综合征：指最适反应温度在30 ℃以下的自身红细胞产生的抗体为冷抗体时所引起的自身免疫性溶血性贫血。此类患者保温尤为重要。因为冷抗体的患者在急性发作期会出现轻度黄疸和肝脾大，受冷部位皮肤出现荨麻疹样的丘疹和风疹团块是血液黏滞的主要表现，所以应严密观察患者皮肤，注意肢体末梢保暖，如手、足、耳部。同时，此类患者交叉配血和输血、输液时也需特别注意保温；及时抽取交叉配血标本后放入温度保持在30～35 ℃保温盒内，立即送检，防止标本溶血；输血和输液都须在距离穿刺点20 cm处夹恒温加热器将液体加温至35～37 ℃后输入患者体内，以免温度过低导致血管内凝血。

5.心理护理

护士应耐心倾听患者的诉说，根据患者特定的自身需要对其进行心理上的指导，给予更多关怀，向患者讲解疾病的相关知识并明确告知患者一定会找到解决问题的方法，并且请已治愈的患者现身说法，增强患者战胜疾病的信心，在治疗结束后，适时可恢复患者的部分工作，让患者体会自身的社会价值，形成心理上的良性循环。

6.输血的护理

(1)严格掌握输血适应证：急性溶血性贫血和慢性溶血性贫血明显时，输血是一种非常重要的疗法，但输血也要根据患者具体情况而定。对于冷凝激素综合征的患者应该尽量避免输血，因为输血会为人体内带入新鲜补体，进而加重贫血。对于输血的患者要严格掌握输血的种类，剂量、时间、速度方法，加强输血过程中的观察，输血的速度不宜过快，尤其是在开始阶段，应警惕输血不良反应的出现，严密监测生命体征，观察黄疸、贫血、尿色，出现异常及时通知医师。在自身免疫性溶血性贫血输血过程中应用皮质激素，能减少溶血，使输血更加安全。

(2)避免发生血型不合的输血：护士在输血过程中应本着高度负责的态度，一丝不苟，严格按照操作规程进行，切实"三查八对"，认真核对患者的床号、姓名、住院号、血型、血袋号、剂量、交叉配型试验结果、血液成分，若血型不合，输血反应早期即可出现酱油色血红蛋白尿、血压下降、休克急性肾衰竭，对患者主诉应高度重视，立即报告医师，同时停止输血。

(吴艳霞)

## 第三节　造血干细胞移植感染管理

感染是 HSCT 的主要死亡原因之一。受者在 HSCT 恢复早期,因受预处理全身致死量放化疗的影响,免疫功能受到抑制,全血细胞减少,口腔、皮肤、胃肠道等黏膜屏障的损伤,导致细菌的感染,据文献报道 90%的细菌感染发生在中性粒细胞低于 $0.1\times10^9$/L 时。同时中心静脉导管的应用破坏了皮肤的完整性,打破阻挡病原菌侵入的生理屏障,从而导致 CRBSI 的发生。在 HSCT 恢复后期,病毒感染、GVHD、真菌感染,是继发感染的重要因素。

### 一、环境干预

#### (一)空气净化设备全环境保护(TEP)

TEP 是一种综合的感染预防措施,主要包括环境及人员两个方面的管理。环境的净化主要依靠层流洁净设备的使用,通过初、中、高效过滤器,清除空气中 99.97%以上直径大于 0.3 μm的尘粒;人员方面包括患者体表的无菌化护理和肠道净化及工作人员的管理。通过严格的消毒隔离及科学的护理管理,杜绝外源性感染因素,真正达到全环境保护,从而降低感染的发生率,提高疾病缓解率,延长患者生存期;同时 HSCT 后患者仍需经过在普通病房的过渡,因此,普通病房的环境管理同样不容忽视。

层流设备按照空气气流方向不同可分为水平式与垂直式两种。启用前对层流设备指标进行全面检测,合格后方可使用。检测的指标包括:患者居住层流室的空气洁净度为 100 级,即 1 min 内 1 立方英尺的空间最多只能通过 100 个粒径≥0.5 ptm 的微粒子;病室无人时,气流速度要求 0.12～0.15 m/s;当只有患者时,不宜超过 0.15～0.3 m/s;为了防止外界污染侵入,层流室内需要保持内部的压力(静压)高于外部的压力(静压),压力差的维持应符合洁净空间的压力要高于非洁净空间的压力,洁净度级别高的空间的压力要高于相邻的洁净度级别低的空间的压力;层流洁净室的温度宜在 22～26 ℃;相对湿度宜在 50%～70%;噪声不超过55 dB。

等离子消毒机作为净化病区空气的一种辅助设备,可去除空气介质中的微生物,它与层流装置结合使用,可彻底清除室内污染死角,应用等离子“灭活”机制及强大的杀菌因子彻底阻断封闭环境中内、外源性的病菌病毒,阻断其通过空气进行交叉感染的途径,在高达 128 $m^3$ 的空间,单独使用,作用 60 min,室内自然菌消亡率高达 98.33%,可人机共存,无任何毒副作用,且可连续动态有效消毒,达到《医院消毒卫生标准》(GB 15982)。贺辉等报道,等离子消毒机运行 6 h,可使 HSCT 病房公共区域空气中 0.5 μm 和 0.3 μm 颗粒物洁净度等级分别为十万级和百万级。开机运行 2 h 后,患者病房空气中 0.5 μm 和 0.3 μm 颗粒物洁净度达到千级,在患者居住的区域开机运行 12 h 内空气中沉降菌检测为 0。

#### (二)病室内物品消毒

层流病室物品的消毒方法是根据所用物品的性能决定消毒方式,包括浸泡、季铵盐湿巾擦拭、高压灭菌、环氧乙烷及臭氧消毒柜的方法。患者拖鞋初进层流病室,常规经含有效氯 500 mg/L消毒液浸泡 30 min 后才可使用;患者用体温计、瓶装药液需经季铵盐湿巾擦拭后拿入病室;工作人员用隔离衣,患者用被服、衣物及纸张需经过高压灭菌消毒;不能耐受高温的物品,需用环氧乙烷消毒,这类物品包括患者用口袋、卫生巾;精密仪器如手机、电脑笔记本、光盘等，需用臭氧消毒柜消毒 4 h 才可使用。

### （三）终末消毒

层流病区的终末消毒方法为过氧乙酸、等离子消毒机两种。患者出层流室后，先将病室内床单位及物品清理完毕，然后使用含有效氯500 mg/L消毒液擦拭地面和季铵盐湿巾擦拭物表，最后使用等离子消毒机或过氧乙酸消毒病室 12 h 后准备接收新患者。消毒前，打开家具的柜门及抽屉，使消毒蒸汽充分与物体表面接触。关闭室内空调设备、卫生间排风系统，以免影响消毒效果。

## 二、日常维护

### （一）地面擦拭

擦拭地面用墩布片需每日高压灭菌，无菌水（沸水晾凉）擦拭。每日上、下午分别用有效氯含量 500 mg/L 消毒液擦拭层流病室墙面、地面及各个角落 2 次，擦拭手法为横向自上而下式。层流缓冲间区域地面每日擦拭 2 次，每位患者所居住区域用分别用一块墩布片，避免交叉感染。擦拭病区走廊及公共区域每隔 10 m 更换一块墩布片，每日擦拭 5 次。

### （二）物表擦拭

国家卫健委颁布的《医疗机构环境表面清洁与消毒管理规范》指出，以非织造布、织物、无尘纸或其他原料为载体，纯化水为生产用水，适量添加消毒剂等原材料，制成的具有清洁与消毒作用的产品，适用于人体、一般物体表面、医疗器械表面及其他物体表面。季铵盐湿巾每日擦拭层流病室物表 2 次，每次擦拭间隔＞6 h。季铵盐湿巾擦拭原则：除了病室的床单、家具、仪器设备、垃圾桶盖等，凡是手频繁接触的位置都要擦拭，尤其是仪器设备的开关键、门把手，如患者用手机、输液泵按键等，随时保持清洁。控感科每月对层流室物表消毒监测采样均需合格。

### （三）净化设备管理

由专业净化设备管理人员定期维护、保养、检修净化设备。患者出层流室时更换初效过滤器。当出现以下几种情况需更换高效过滤器：①全流速度降到最小限度，即使更换初效、中效过滤器气流速度仍不增大时；②高效过滤器的阻力达到其初阻力 2 倍，且全部过滤器的阻力超过风机能力时；③高效过滤器出现无法修补的漏损时。当监测空气含菌、尘浓度明显增高时，及时查找原因和检修，在 1.10 $m^2$ 平面测试平均风速低于 0.10 m/s 时，需要更换高效过滤器。净化设备在运转时，各病室房门不能开启，以保持室内相对密闭。

### （四）加强感染监测工作

每月由感染监控员对层流洁净病区的空气、工作人员的手、物体表面、无菌物品，使用中的消毒液进行采样 1 次；每季度对紫外线灯的照射强度进行测试；每季度对层流病室进行静态静空气培养一次和动态浮游菌检测一次。感染监控科将监测结果及时反馈至病区主任与护士长，以便尽早发现可能造成医院感染的环节，及时处理。

### （五）病区环境应保持舒适并体现人性化

层流室四室内安装专用分体空调及空气压缩设备，可控制单元内部空气环境。空调设备宜采用手动和自动控制，使单元内部空气环境保持一定的温、湿度，并有仪表显示。在开机状态室温应保持在 24～26 ℃，相对湿度 60％～70％，噪声应控制在 55 dB 左右。单元内的结构要牢固和便于清洁，室内的供氧及吸引装置与医院中心给氧吸引装置由相连的管道完成供患者居住。四室内照明为双控开关控制，护士可在三室为患者开关灯，病房内及走廊还设有地脚照明灯。层流室四室内设有有线电视，视频通话系统及宽带网接口，以减少在这种封闭环境中治疗对患者产生的孤独感并方便患者与家属视频沟通。

## 三、移植后普通病房环境的管理

经历了造血干细胞移植的患者在白细胞达 $1.0\times10^9$/L 时病情平稳即转至普通病房。普通病房允许患者家属陪护。患者虽由层流室转入普通病房，但免疫功能尚未完全建立与恢复，仍然面临感染的风险，因此普通病房环境的管理不容忽视。

### (一)病区内保持环境的清洁

每日上下午由病房保洁人员用清水擦洗病房楼道地面、病室地面，在用清水擦拭病室内病床及床头桌时，做到一床一巾，在擦拭病室地面，做到一床一个墩布片，卫生间另用墩布片。应用清水擦拭即可起到清洁的作用，又不致使病房内产生耐消毒剂的顽固病菌，做到一床一巾和一床一个墩布片是预防患者之间交叉感染的措施。若患者伴有感染症状时，擦拭的毛巾及墩布片用有效氯 2 000 mg/L 消毒液浸泡后使用。用过的墩布片每日用有效氯 2 000 mg/L 消毒液浸泡 30 min 清洗后焙干再经高压灭菌法消毒使用，用过的擦拭毛巾用有效氯 2 000 mg/L 消毒液浸泡 30 min 清洗后焙干备用。

病房门把手每日用有效氯 500 mg/L 消毒液擦拭。由于病房多数为 2 人或 3 人间，每位患者有一名家属陪同，医生每日需查房，护士每日需进病房做治疗及护理，门把手成为引发患者之间交叉感染的传播载体，所以必须每日消毒。每位患者有专用的听诊器、口服药杯及止血带，以防交叉感染，每周由护士对这些物品分类进行消毒。协助患者每日上、下午各开窗通风 1 次，做到病室内空气的流通。

### (二)病区内层流床

终末消毒时更换初效过滤器及透明塑料罩，以保证层流床的净化效果，并用有效氯 500 mg/L消毒液擦拭病床、床头桌及患者使用的壁柜，若患者在层流床内居住一个月时，必须更换初效过滤器及透明塑料帐篷。患者出院后应用有效氯 500 mg/L 消毒液彻底擦拭床、床头桌及椅子等，并更换清洁后的床单、被褥。

## 四、人员管理

### (一)患者

患者在病室内必须戴口罩，由于一部分患者伴有呼吸道感染症状，戴上口罩可预防患者之间的交叉感染。及时用流动水清洁双手，这是最简单易行的预防感染的方法。患者应协助保持病房内环境的清洁。

### (二)家属

由于家属从外界来到病房，其呼吸道存在着致病菌，所以家属在病区内探视时必须戴口罩，进入病室后首先应用流动水清洁双手。尽量减少探视家属，较多的家属探视影响所有患者的休息也带来更多致病菌。

### (三)医务人员

进入病房必须戴口罩，在为每位患者进行操作前后及时快速手消毒液消毒双手或用六部洗手法用流动水洗手。各项操作集中，尽量减少进入病房的次数。保持和监督病房内环境的清洁，及时询问和阻止陌生人员的进入。

### (四)保洁人员

对新到岗的人员，由护士长讲解病房清洁、消毒及隔离的各项规定，树立其清洁和无菌观念。在病区内戴一次性帽子及口罩，随时清洁被污染的区域。

## 五、手卫生

“世界卫生组织卫生保健中手卫生准则”指出，手卫生不仅牢牢地落在医护工作者身上，还要鼓励患者参与到此项任务中。世界卫生组织还致力于告知与教育患者保持手卫生的重要性以及在支持改善手卫生活动中潜在的强大作用。

## 六、无菌饮食

为避免患者肠道感染，造血干细胞移植患者在层流室中性粒细胞缺乏阶段食用无菌饮食，经微波炉消毒后食用。普食，例如米饭、菜等经微波炉高火消毒 5 min。流质饮食，如牛奶、汤等微波炉高火消毒 3 min，防止液体溢出破坏餐盒的密封效果。在层流室期间，患者禁食生冷水果，以避免肠道感染，指导患者可将水果切成块蒸、煮后食用。患者饮水需经两次煮沸后饮用，即饮水第一次煮沸后再倒入电水壶经过二次煮沸后饮用。

（朱金梅）

# 第四节　造血干细胞移植药物管理

造血干细胞移植需要为患者进行根治剂量的化疗或放疗，以达到清除体内的肿瘤细胞，抑制并摧毁体内的免疫系统，导致患者的免疫功能下降，易受到各种细菌、病毒、真菌等微生物侵袭，诱发全身各脏器的感染，甚至导致败血症而死亡。

由于治疗过程中涉及多种、多类的药品，因此我们要了解常用药物的药理作用和使用药物过程中的注意事项，观察用药后的疗效及药物的不良反应，采取相应的护理措施，减轻患者的痛苦，达到造血干细胞移植最终成功的目标。

## 一、常用化疗药物的护理对策

### (一)阿糖胞苷

1.不良反应

骨髓抑制、肝功能异常、胃肠道反应、皮疹、发热等；治疗初期可发生高尿酸血症，严重者可发生尿酸性肾病，在用药期间遵医嘱给予别嘌醇口服以促进尿酸的排泄；阿糖胞苷综合征多出现于用药后 6～12 h，有骨痛或肌痛、咽痛、发热、全身不适、皮疹、眼睛发红等表现。

2.护理对策

用药期间严格监测患者全血细胞分析；观察患者的胃肠道反应及肝肾功能；出现阿糖胞苷综合征的患者遵医嘱用药，并观察用药后的反应；阿糖胞苷进入人体后迅速失活，治疗时采用连续静脉滴注法。因此，使用可调式输液器或输液泵合理调整输液速度，以确保药液在血浆中的有效浓度，使药液在规定时间内匀速输入。

### (二)白消安

1.不良反应

典型的中枢神经系统症状,癫痫发作;骨髓抑制;神经系统症状失眠、眩晕、焦虑、抑郁;皮肤表现为皮疹、瘙痒。

2.护理对策

密切观察患者病情变化,监测生命体征;白消安可通过血脑屏障,诱发癫痫,需密切观察患者四肢有无不自主的抽动,如有则及时告知医生,避免癫痫发作;引起指(趾)端色素沉着,皮肤变黑,告知患者停药后皮肤可自行恢复至正常颜色。遵医嘱每 6 h 给药一次,输注速度＞2 h,连续 3 d,共 12 次;在给药前半小时给予苯妥英钠口服,预防癫痫发作;配制药液必须稀释,稀释液选用 0.9%氯化钠注射液或 5% 葡萄糖注射液。溶剂量应为本品原液体积的 10 倍;每次输药前后用生理盐水或 5% 葡萄糖注射液冲洗输液管路。

### (三)环磷酰胺

1.不良反应

代谢产物丙烯醛可损害膀胱基底膜,引起出血性膀胱炎。

2.护理对策

观察患者有无膀胱刺激征,尿频、尿急、尿痛;严格执行输注速度＞1 h;严格执行输液计划,24 h 匀速输注药液,达到持续水化、碱化,促进毒物排出;协助患者饮水,在心功能正常时,每日饮水＞2 500 mL;指导患者深呼吸,缓解恶心、呕吐,同时食用碱性食物,如吃苏打饼干中和胃酸。环磷酰胺水溶液仅能稳定 2～3 h,最好现配现用。

## 二、常用免疫抑制剂的护理对策

### (一)抗胸腺细胞球蛋白(ATG)

1.不良反应

轻者仅表现为局部皮肤反应或播散性皮肤反应(皮肤发红、一般荨麻疹、瘙痒等)、不安、头痛,重者则可出现过敏性休克而致死亡,还可产生喉头水肿、哮喘、血压下降。应用处有监护设备,并做好医护人员和抢救器械以及抢救药品的准备。全身性反应为寒战、发热、头昏、血压低、心动过速、呕吐和呼吸困难。局部反应为输液处局部疼痛及血管末梢血栓性静脉炎。

2.护理对策

密切监测生命体征;输注前遵医嘱给予抗过敏药物,输注速度 50 mL/h;遵医嘱先给予脱敏治疗,即先在 500 mL 生理盐水中加入 1 支 ATG(25 mg/支),静脉滴注 1 h 后,若患者无不良反应再加入其余剂量。按照说明书使用 0.2 μm 过滤器进行在线过滤。

### (二)环孢素注射液

1.不良反应

主要不良反应有包括肾功能障碍、震颤、多毛、高血压、腹泻、厌食、恶心和呕吐。

2.护理对策

遵医嘱输注速度＞2 h,以减少药物毒性;应使用玻璃瓶输注,塑料瓶必须符合欧洲药典关于血液制品用塑料容器规定,且不含聚氯乙烯(PVC)。

(朱金梅)

# 第五节 造血干细胞移植患者和照顾者教育

## 一、患者饮食管理

由于造血干细胞移植患者进行血液病根治性治疗，预处理期间应用大剂量化疗药物，在移植治疗期间容易出现食欲缺乏、消化系统吸收功能降低、利用障碍和消耗增加等，导致营养不足。而营养不足是移植过程中以及术后一系列并发症发生的原因之一，影响着患者的造血重建、免疫重建以及移植疗效。因此，正确指导患者的饮食，给予营养支持，保证患者良好的营养状况，这对患者在造血干细胞移植期间顺利完成免疫重建、减少并发症，为出院后进一步提高生存质量均具有十分重要的意义。预处理期间，患者出现恶心、呕吐，食欲下降等消化道症状，造成营养摄入不足。粒细胞缺乏期，免疫功能低下，极易继发感染。因此，要给予患者足够的营养支持，增加机体抵抗力。患者恶心时，多食用含碱的食物，如面食、苏打饼干，以中和胃酸，缓解恶心、呕吐。口腔黏膜炎期间，摄入温度适宜，营养丰富，易消化的食物。补充高动物蛋白食物，如新鲜的肉类、鱼、蛋类；给予少渣易消化的食物，不食豆类、蔬菜的根茎，减少溃疡期间增加咀嚼对溃疡面的摩擦刺激。疼痛剧烈影响吞咽时，进食前给予利多卡因漱口后，再进食。给予软食、半流质、流质饮食及遵医嘱肠外营养支持。在两餐之间补充肠内营养粉剂——安素，其成分为蛋白质、脂肪、碳水化合物、维生素、矿物质，其配比成分符合免疫功能低下的HSCT患者，不刺激肠蠕动，直接经肠黏膜吸收入血，产生粪渣相对少一些，减少患者腹泻。安素适合于成人及4岁以上的儿童，作为全身营养的支持和部分营养的补充。每次用温水调服200 mL，每日2～4次。使用时，需遵照说明书，安素开启后，有效期即为3周。

患者出洁净室后，饮食的烹饪方法可以与层流室内相同，但需要逐渐增加进食量。摄入高蛋白、高维生素营养丰富的食物，如鸡、牛、羊肉、芹菜等，但不能食入不易消化吸收的食物，如烤鸭，一年之内不能吃烤鸭，以免引起腹泻，而诱发移植物抗宿主病。在层流室期间，为避免患者食用生冷饮食导致肠道感染，因此限制患者不食用生冷水果。患者出层流室白细胞＞$1.0\times10^9$/L时，指导患者食用新鲜水果以补足在层流室期间维生素摄入的丢失，具体方法：①可以吃的水果有苹果、梨、橙子、橘子，这些水果表皮要完整，无疤痕；②首先从单一水果吃起，如先从苹果吃起；③第一次先吃苹果的1/4，连续吃3 d同等的量，观察排便性状、大便的次数和量，如果排便没有异常，可以3 d后吃苹果的1/3，再连续吃3 d同等量，同时继续观察大便情况，如果没有异常，3 d后可以吃苹果的1/2，仍然连续吃3 d同等量，还要观察排便性状，如果排便没有异常，3 d后可以吃整个苹果；④待患者吃第一种水果适应后，可以吃第二种水果，方法同吃苹果是一样的，要分次分量；⑤不可食用的水果有桃、香蕉、葡萄、黄瓜、西红柿、荔枝、李子、草莓等。因这些水果有的有毛，不易清洗；有的表皮不光滑，不易消毒；有的表皮较薄，易破损，使得细菌易侵入、繁殖。患者出洁净室后如果出现腹泻，告诉患者要注意：禁吃辛辣，改吃半流食(如米粥、面条等)，如腹泻多次，遵医嘱禁食。腹泻缓解可以进食时，需开始从单一品种摄入流质饮食，先加入小米汤，如大便次数性状无改变，可改为半流食，如面条、米粥，不要放肉和菜。恢复正常饮食时，为促进肠黏膜的恢复，可适当加营养素每日2～3勺。患者出院后要求食物原料新鲜，卫生，干净，不食用久置的食物。出院后1个月可以与家属共餐，但要实行分餐制，使用公筷。继续摄入高蛋白、高维生素营养丰富的食物，如鸡、牛、羊肉、新鲜蔬菜及水果等，但不能食入不易消化吸收的食物，如烤鸭、油炸食品等，以免引起腹泻，而诱发移植物抗宿主病。移植后肺部感染风险是增高的，因此建议患者在移植前、中、后禁止吸烟，同时也要避免被动吸烟。移植后饮酒造成的肝脏损害同样非常严重，所以在移植后 6 个月内必须避免饮酒。如果移植后 6 个月后仍在用药，同样不能饮酒。

## 二、患者活动指导

在层流室预处理期间，患者经过大剂量的放化疗后，全血细胞减少，中性粒细胞 $<0.5\times10^{9}/L$约 14 d，这段时期需卧床休息，减少活动，防止出血、跌倒、直立性低血压等意外伤害，护士要指导患者起床下地活动时遵从“三步”起床法：第一步，醒后双眼睁开静卧 30 s，待眼肌完全放松；第二步，坐起后将身体挪至床边停留 30 s；第三步，站起后需在床边停留 30 s 后再进行活动。当造血干细胞进入植入阶段，适当的肢体锻炼可促进肌力的恢复，但仍要根据血小板数值而定。当血小板 $>20\times10^{9}/L$ 嘱咐患者在床边活动，如原地踏步；血小板 $<20\times10^{9}/L$指导患者在床上进行锻炼，如深呼吸及床上伸展、屈膝等运动；血小板 $<10\times10^{9}/L$ 告知患者绝对卧床休息。

患者出层流室后根据身体状况可在病房走廊内活动并逐渐增加活动时间，每天递增 5～10 min，但仍要关注血小板的数值，防止不适当的活动而诱发出血。出院后不去人口密集、拥挤的公共场所，如电影院、餐厅、超市等，避免呼吸道感染，外出戴口罩。活动时间循序渐进，每日步行 10 min，活动量以不疲乏为宜。每 7 d 增加一次活动时间为 5 min，7 d 为一循环。

## 三、个人卫生告知

患者出层流室需准备洗手液和牙膏、软毛牙刷。在流动水下用洗手液洗净双手，使用牙刷清洁口腔。每日清水清洗肛周。如果肛周有阳性症状与特征时，需遵医嘱进行治疗。病室内需戴口罩，防止呼吸道交叉感染。病室不要放置过多用物，以免附着灰尘不易清洁。移植后患者的皮肤容易过敏及干燥，可涂抹护肤霜有效地改善肤质。出院后家中应保持清洁，房间每日擦拭 2 次，浴室和餐厅更应经常打扫。使用抹布擦拭物表、墩布片擦拭地面能更有效地清除灰尘，抹布及墩布片需每日清洗晒干。不要在家中摆放植被、鲜花及饲养宠物，因为生长在土壤、水和植物上的微生物对人体具有传染性，同时宠物携带寄生虫也容易造成患者的感染。经常听天气预报播放的空气质量指数，室外空气良好时可以每天开窗通风，保持室内空气新鲜。

## 四、照顾者教育

患者居住在层流室内时，告知家属在为患者烹制、选用食材时要干净、新鲜、卫生。烹制食材的用具要清洁干燥，切熟食、生食的刀具、菜板分开。为患者烹制清淡易消化的食物，忌辛辣刺激性的食物。患者餐具每周煮沸 2 次。患者出层流室转入普通病房后，限制人员探视，看护者严格执行手卫生，避免因手污染造成患者间的交叉感染。病室物品只摆放患者必须用物，因过多用物积淀灰尘，易附着细菌不易清洁。告知看护者共同维护病房环境公共设施，尤其是水房，不要自行涮洗用物，保持地面干燥，避免因环境潮湿滋生细菌、真菌。看护者需掌握患者出院后的复诊时间。患者出院后需在医生指导下定期看门诊，出院后前 2 个月，每周要看 1～2 次门诊，2 个月后待病情稳定，可酌情每 2 周看一次门诊，根据病情逐渐延长到医院就诊的时间间隔，总而言之，出院后的前 3 年需要与医生保持密切的联系。

（朱金梅）

# 第六章　风湿免疫科疾病护理

## 第一节　类风湿关节炎

类风湿关节炎(rheumatoid arthritis)是一种主要侵犯关节，以慢性、对称性、周围性多关节炎性病变为主要特征的全身性自身免疫性疾病。主要病理表现为滑膜炎。临床表现为受累关节疼痛、肿胀、功能受限。当炎症破坏软骨和骨质时，出现关节畸形和功能障碍。类风湿关节炎是造成人类丧失劳动力和致残的主要疾病之一。在世界各地、各年龄段均有发病，我国的患病率为0.32%～0.36%，较欧美国家白人的患病率(1%)低。尤以35～50岁为发病高峰。女性高于男性2～4倍。

### 一、病因与发病机制

1.病因

病因不详，可能与下列多种因素有关。

(1)感染因子：研究表明，当细菌、病毒、支原体、原虫等感染因子侵入机体之后作用于靶组织，尤其是滑膜组织，致使组织对感染物产生免疫反应而发病；免疫系统的效应细胞因免疫反应紊乱而丧失识别能力，使类风湿关节炎患者对某些微生物产生高免疫反应。所以，一般认为微生物感染是类风湿关节炎的诱发或启动因素。

(2)遗传因素：本病具有一定的遗传倾向，类风湿关节炎同卵双胞胎中类风湿关节炎的发病约15%～30%；直系亲属患病率比正常人群高出16倍。

(3)其他因素：类风湿关节炎的发生与代谢障碍、营养不良、紧张性职业及不良心理社会因素有关。此外，寒冷潮湿环境、女性内分泌功能紊乱、吸烟、饮用咖啡等可诱发类风湿关节炎的发生。

2.发病机制

类风湿关节炎的发病机制不是很清楚，但多数人认为类风湿关节炎是一种自身免疫性疾病。当抗原进入人体后，首先被巨噬细胞吞噬，与其细胞膜上的HLADR4分子结合形成复合物。该复合物被T细胞的受体所识别，则该T细胞辅助淋巴细胞被活化，引起一系列免疫反应，包括激活B淋巴细胞，使其分化为浆细胞，分泌大量免疫球蛋白，其中有类风湿因子(RF)。自身的IgG与RF结合后，形成免疫复合物，发生Ⅲ型变态反应，从而造成关节和关节外的破坏。

### 二、临床表现

大部分患者起病缓慢，在出现明显的关节症状之前可有乏力、全身不适、发热、食欲缺乏等前驱症状。少数患者起病急骤，在数天内出现多个关节的症状。

1.关节表现

主要侵犯小关节，尤其是手关节，如腕、掌指和近端指间关节最常见，其次是趾、膝、踝、肘、肩等关节。远端指间关节、脊柱、腰骶关节极少受累。可分为滑膜炎症状和关节结构破坏，主要有以下临床表现。

(1)晨僵：95%患者可出现，是类风湿关节炎突出的临床表现。原因是炎症导致关节充血水肿和渗液。关节疼痛、肿胀、僵硬，不能握拳或持重物。持续时间多超过 1 h，活动后可减轻；持续时间与关节炎症程度呈正比，是观察本病活动指标之一。

(2)痛与压痛：关节痛往往是最早的关节症状，多呈对称性、持续性疼痛，但时轻时重，并伴有压痛。受累关节皮肤可出现褐色素沉着。

(3)肿胀：凡受累的关节均可出现肿胀，多由于关节腔内积液或关节周围软组织炎症引起，常见于腕、掌指关节、近端指间关节、膝关节等，多呈对称性。关节炎性肿大而附近肌肉萎缩，关节呈梭形如梭状指。

(4)畸形：晚期由于滑膜炎的绒毛破坏了软骨和软骨下的骨质结构，造成关节纤维性或骨性强直，加上关节周围的肌腱、韧带损害使关节不能保持正常位置，出现手指关节半脱位，尺侧偏斜如"天鹅颈"样畸形、"纽扣花"样畸形，关节纤维性强直等。关节周围肌肉的萎缩、痉挛使畸形更严重。

(5)功能障碍：关节肿痛、结构破坏和畸形都会引起关节的活动障碍。

2. 关节外表现

(1)类风湿结节：类风湿结节是本病较特征性皮肤表现，提示病情活动期。结节多位于前臂伸面、肘鹰嘴附近、枕、跟腱等关节隆突部位及受压部位的皮下。常成对称分布，质硬无压痛，大小不一，直径数毫米至数厘米不等。也可累及心、胸膜、肺、眼、脑等实质组织及内脏。

(2)类风湿血管炎：典型病理改变为坏死性血管炎，主要累及病变组织的中小血管，可见于患者的任何脏器。血管炎的病理基础是免疫复合物及补体在血管壁的沉积以及淋巴细胞浸润。表现为甲床或指端小血管炎，少数发生局部缺血性坏死。侵犯肺部可出现胸膜炎、肺间质性变。心脏受累常见的是心包炎，冠状动脉炎可导致心肌梗死。神经系统受损可出现脊髓受压、周围神经炎的表现。

3. 其他表现

30%～40%的患者出现干燥综合征。也可伴有脾大、中性粒细胞减少，有的出现贫血和血小板减少。长期类风湿关节炎可并发肾淀粉样变性。

## 三、辅助检查

1. 血液检查

(1)血常规：有轻及中度正色素性贫血。活动期血小板增多。

(2)血沉及 C 反应蛋白：病情活动期可有血沉增快，C 反应蛋白增高。

(3)类风湿因子(RF)：70%的患者血清中 RF 为阳性，其滴度与本病的活动性和严重性呈正比。但 RF 亦可出现于其他多种结缔组织病(如系统性红斑狼疮、系统性硬化病等)。

2. 关节滑液检查

关节腔内滑液量常超过 3.5 mL，为不透明草黄色渗出液，滑液中白细胞明显增多，中性粒细胞占优势。

3. 影像学检查

关节 X 线片、电子计算机体层显像(CT)、磁共振显像(MRI)及血管造影等检查，有助于各种关节炎的诊断、鉴别诊断等。以手指和腕关节的X线摄片最有价值。关节X线检查片中可见关节周围软组织的肿胀阴影,关节端骨质疏松(Ⅰ期);关节间隙因软骨的破坏变得狭窄(Ⅱ期);关节面虫凿样破坏性改变(Ⅲ期);晚期可见关节半脱位和关节破坏后的纤维性和骨性强直(Ⅳ期)。

4.类风湿结节活检

典型病理改变有助于诊断。

## 四、诊断要点

目前RA的诊断仍沿用美国风湿病学院1987年修订的分类标准:①关节内或周围晨僵持续时间>1 h;②至少有3个关节肿或积液同时存在;③腕、掌指、近端指间关节区中,至少有一个关节区肿胀;④对称性关节炎;⑤有类风湿结节;⑥血清RF阳性;⑦X线片改变(至少有骨质疏松和关节间隙狭窄)。

符合以上7项中4项者可诊断为RA(第一至第四项病程至少持续6周)。该标准容易遗漏一些早期或不典型的病例,对此应根据本病的特点,结合辅助检查进行全面综合考虑。治疗要点目前临床上缺乏根治及预防本病的有效措施。

## 五、治疗要点

为控制炎症,缓解症状,保护关节功能,降低关节畸形发生率。

1.非甾体消炎药

非甾体消炎药是本病非特异性的对症治疗的首选药物,可通过抑制环氧酶以减少花生四烯酸代谢为前列腺素,达到控制关节肿痛、晨僵和发热的目的。常用药物有阿司匹林,为减轻胃肠道反应,可选用肠溶阿司匹林。此外,尚可选用吲哚美辛、布洛芬等。

2.抗风湿药

起效慢,可作用于病程中的不同免疫成分,具有抗炎作用,能控制病情进展,常与非甾体消炎药联合应用。常用的药物有甲氨蝶呤、雷公藤、青霉胺、环磷酰胺、环孢素等。

3.肾上腺糖皮质激素

抗炎作用强,能迅速缓解症状,但不能根本控制疾病,停药后症状易复发。长期用药不良反应多,故仅限于活动期有关节外症状者或关节炎明显而非甾体消炎药不能控制者。

4.手术治疗

晚期有关节畸形、丧失功能的患者,可作关节置换或滑膜切除手术以改善关节功能。

## 六、主要护理诊断/问题

1.慢性疼痛

慢性疼痛与关节炎症有关。

2.有废用综合征的危险

废用综合征与关节疼痛和关节畸形有关。

3.躯体移动障碍

躯体移动障碍与关节疼痛、僵硬、功能障碍有关。

4.预感性悲哀

预感性悲哀与疾病久治不愈、关节致残、影响生活质量有关。

5. 知识缺乏

与缺乏疾病知识有关。

## 七、护理措施

1. 生活护理

(1)休息与体位:急性活动期,出现关节疼痛,并常伴有发热、乏力等全身症状,应多卧床休息,以减少体力消耗,保护关节功能。限制受累关节活动,保持关节功能位,但不宜绝对卧床;缓解期有计划地进行关节功能的康复活动,注意劳逸结合。

(2)饮食:宜给予足量的蛋白质、高纤维素、营养丰富的饮食,有贫血者增加含铁食物。饮食宜清淡、易消化,忌辛辣、刺激性食物。

2. 病情观察

观察关节疼痛的部位、范围;关节肿胀和活动受限的程度,有无畸形,晨僵的程度,以判断病情及疗效。注意有无关节外症状,如胸闷、心前区疼痛、腹痛、消化道出血、头痛、发热、咳嗽、呼吸困难等,如出现上述症状,应尽早给予适当的处理。

3. 对症护理

(1)晨僵护理:鼓励患者早晨起床后行温水浴,或用热水浸泡僵硬的关节,然后做关节活动;夜间睡眠注意保暖,戴弹力手套保暖,可减轻晨僵程度;加强患侧关节的功能锻炼及理疗。

(2)预防关节废用:为保持关节功能,防止关节畸形和肌肉萎缩,护士应指导患者锻炼,做到勤指导、勤协助和勤督促。症状基本控制后,鼓励或辅助患者及早下床活动。肢体锻炼由被动到主动,循序渐进;活动强度以患者能承受为限,也可配合理疗、按摩,促进局部血液循环,放松肌肉,保护关节功能。

4. 用药护理

遵医嘱用药,观察药物不良反应,定期检测血、尿常规及肝、肾功能。如有严重不良反应及时就医,调整用药。不要自行停药、换药、增减药量。以免复发。

5. 心理护理

护士应加强与患者的沟通,给予恰当的心理疏导,帮助患者正确对待疾病,激发患者对家庭、社会的责任感,积极配合治疗,提高治疗效果。并指导家属、亲友给患者支持和鼓励,使患者情绪稳定,增强治疗信心。

## 八、健康教育

1. 生活指导

强调休息和治疗性锻炼的重要性,合理安排膳食和休息,养成良好的生活方式和习惯,每天进行适当的锻炼,增强机体抗病能力,保护关节功能,防止废用。

2. 疾病知识指导

向患者及其家属讲解疾病相关知识,提高治疗依从性。自觉遵医嘱服药,指导患者用药方法和注意事项,不要擅自增减药量、换药、停药,坚持治疗,减少复发。定期复查,及时调整治疗方案;病情复发时,要及早就医。

(丁　娟)

# 第二节　系统性红斑狼疮

系统性红斑狼疮(systemic lupus erythematosus)是一种以多器官、多系统损害,体内有多种自身抗体为特征的慢性自身免疫性结缔组织病。以血清具有以抗核抗体为代表的多种自身抗体,且病情缓解和急性发作交替为特征。有内脏损害者预后较差。本病在我国患病率为0.7～1/1 000,高于西方国家报道的0.5/1 000,尤其以20～40岁育龄期女性多见。本病有明显家族倾向。

## 一、病因病理

1.病因

(1)遗传因素:有色人种患病率高于白人,提示发病与种族有关;有家族集聚现象,近亲的患病率可达13%;同卵孪生的患病率高达40%,异卵孪生中仅3%;系统性红斑狼疮易感基因在患者中的发生频率明显高于正常人。

(2)性激素:女性患者明显多于同龄男性,其患病率在更年期前阶段为9∶1;老人及儿童为3∶1;均有雌酮羟基化产物增高;妊娠可诱发本病或加重病情。因此,该病的发病与雌激素有关,雌激素可使病情恶化。

(3)环境:40%的系统性红斑狼疮患者对日光过敏,紫外线使皮肤上皮细胞出现凋亡,抗原暴露而形成自身抗体。感染、食物(如芹菜、无花果、烟熏食物、蘑菇等)、药物(异烟肼、普鲁卡因胺、甲基多巴等)等环境因素可诱发系统性红斑狼疮发病。

2.发病机制

发病机制不明,主要发病机制可能是在各种致病因子(遗传、感染、药物、紫外线等)作用下激发机体免疫功能紊乱或免疫调节障碍而出现的一种自身免疫性疾病。SLE免疫调节障碍可以出现在多个方面和多个水平,其中以T和B淋巴细胞高度活化和功能异常最为突出。多数学者认为T辅助淋巴细胞的功能亢进促使了B淋巴细胞高度活化而产生多种自身抗体,这是本病的免疫学特点,也是本病发生和持续的主要因素之一。

3.病理

(1)基本的病理改变:结缔组织的纤维蛋白样变性、坏死性血管炎。

(2)特征性病理改变:①狼疮小体(苏木紫小体):为诊断本病的特征性依据。②洋葱样改变:小动脉周围出现显著向心性纤维组织增生,尤其以脾动脉最明显。③狼疮样肾炎:几乎所有的患者均有不同程度的肾损伤。

## 二、临床表现

系统性红斑狼疮临床表现多种多样,差异较大。起病可为爆发性、急性或隐匿性,可出现单一器官受累或多个系统同时受累。病程呈缓解与发作交替过程。

1.全身症状

发热是大多数患者常见的症状,约有90%的患者出现各种热型,伴有疲倦、乏力、体重减轻及淋巴结肿大等。

2.皮肤与黏膜

约80%的患者有皮肤损害,表现多种多样。最具特征者为面部蝶形红斑,常发生在皮肤的暴露部位，如颧颊，经鼻梁融合成蝶翼状；还可出现各种皮疹，如盘状红斑、红点、斑丘疹、紫癜或紫斑、水疱等；手指末端和甲周也可出现红斑。此外，约40%的患者有明显光过敏现象，受日光或其他来源的紫外线照射后出现面部红斑；约40%的患者有毛发脱落；尚可有网状青斑、口腔溃疡、雷诺现象等。

3.关节与肌肉

约85%的患者有关节受累，以关节肿痛为首发症状，近端指间关节、腕、膝和掌指关节最常受累，呈对称性分布，大关节较少累及。部分可伴有关节炎，一般不引起关节畸形。约40%的患者可有肌痛，有时出现肌炎。

4.肾

肾损害是系统性红斑狼疮最常见的表现。几乎所有患者不同程度肾脏损害，血尿、蛋白尿、管型尿等，类似肾炎或肾病综合征样表现，重症晚期患者可有肾功能不全、尿毒症。尿毒症是系统性红斑狼疮常见死亡原因。

5.循环系统

约30%的患者有心血管表现，其中以心包炎最为常见。10%的患者可有心肌炎，10%的患者有周围血管病变，如血栓性静脉炎等。

6.呼吸系统

约有10%的患者发生急性狼疮性肺炎，其特征为双侧弥漫性肺泡浸润性病灶，慢性者则表现为肺间质纤维化，病变多在双下肺。表现为发热、咳嗽、胸痛及呼吸困难等。35%的患者可有单侧或双侧胸膜炎。

7.消化系统

约30%的患者有食欲缺乏、腹痛、呕吐、腹泻、腹腔积液等。少数可出现急性腹膜炎、胰腺炎、胃肠炎等各种急腹症。肠壁或肠系膜血管炎可引起胃肠道出血、坏死、穿孔或梗阻。

8.神经系统

约20%的患者有神经系统损伤。脑损害最多见，可表现为严重头痛、精神障碍、癫痫发作、偏瘫等。脑损害症状提示病情严重，往往预后不佳。此外亦可出现脑神经与外周神经的病变。

9.血液系统

血液系统表现为轻、中度贫血，红细胞、白细胞、淋巴细胞及血小板计数减少，少数出现溶血性贫血，约20%的患者出血局部或全身浅表淋巴结肿大，15%的患者出现脾大。

## 三、辅助检查

1.实验室检查

血液检查常有贫血，可有白细胞减少，血小板减少；血沉增快；肝功能和肾功能出现异常。

2.免疫学检查

抗核抗体、抗Sm抗体和抗ds-DNA抗体对系统性红斑狼疮有一定的诊断价值。抗核抗体敏感性强(95%)，但特异性差；抗Sm抗体敏感性差，但特异性较强(99%)；抗ds-DNA抗体敏感性及特异性均为中等。免疫病理学检查方法有肾穿刺活组织检查和皮肤狼疮带试验。

3.其他

CT、X线及超声心动图检查分别有利于发现出血性脑病、肺炎及心血管病变。

## 四、诊断要点

目前普遍采用美国风湿病学会 1997 年推荐的 SLE 分类标准。一旦患者免疫学异常，即使临床诊断不够条件，也应密切随访，以便尽早做出诊断和及时治疗。

## 五、治疗要点

系统性红斑狼疮目前虽无特效疗法，但合理治疗可以控制病情活动。故应早诊断、早治疗。在防治病因及一般治疗基础上，制定个性化治疗方案。

1. 非甾体消炎药

主要用于发热、关节肌肉炎症疼痛、浆膜炎等，而无明显内脏或血液病变的轻症患者、肾炎者慎用。常用药物有阿司匹林、吲哚美辛、布洛芬、萘普生等。

2. 抗疟药

氯喹口服后主要积聚于皮肤，能抑制 DNA 与抗 DNA 抗体相结合，具有抗光敏和控制系统性红斑狼疮皮疹的作用。

3. 肾上腺糖皮质激素

是目前治疗系统性红斑狼疮的主要药物，适用于急性暴发性狼疮、脏器受损（心、肺、肾等）、中枢神经系统受累者，常用泼尼松长期小剂量服用。病情突然恶化的狼疮性肾炎和严重中枢神经系统病变者，可采用大剂量短期冲击疗法。由于用药量大，应严密观察不良反应。

4. 免疫抑制剂

病情反复、重症患者等宜加用免疫抑制剂。如环磷酰胺、长春新碱。

5. 其他

中药雷公藤对狼疮肾炎有一定疗效。

## 六、主要护理诊断/问题

1. 皮肤完整性受损

皮肤完整性受损与疾病所致的血管炎性反应因素有关。

2. 疼痛：关节疼痛

关节疼痛与关节免疫反应有关。

3. 口腔黏膜改变

口腔黏膜改变与自身免疫反应、长期使用激素等因素有关。

4. 焦虑

焦虑与病情反复发作、迁延不愈、面容毁损及多脏器功能损害有关。

5. 潜在并发症

潜在并发症包括慢性肾衰竭。

## 七、护理措施

1. 生活护理

(1)环境与休息：保持病室环境安静、整洁，温湿度适宜，病床易安置在无阳光直射的地方，并设有遮阳的窗帘。急性活动期应卧床休息，以减少消耗，保护脏器功能，预防并发症。

(2)饮食：进食高热量、高蛋白和高维生素饮食，少食多餐，忌食含有补骨脂素的食物，如芹菜、无花果、烟熏类、蘑菇等食物，戒烟酒，禁咖啡。肾功能不全者，应给予低盐、优质低蛋白饮食，限制水钠摄入。意识障碍者，鼻饲流质饮食，必要时遵医嘱给予静脉补充营养。

(3)口腔护理：注意保持口腔清洁。有口腔黏膜破损时，每日晨起、睡前和进餐前后漱口；有口腔溃疡者，漱口后用中药冰硼散或锡类散涂敷溃疡部，促进其愈合；合并感染者遵医嘱局部使用抗生素。

2.病情观察

监测患者的生命体征、体重，观察患者的其精神状态、水肿的程度、尿量、尿色、尿液检查结果的变化，监测血清电解质、血肌酐、血尿素氮的改变。

3.对症护理

(1)口腔护理：注意保持口腔清洁。有口腔黏膜破损时，每日晨起、睡前和进餐后用漱口液漱口，有口腔溃疡者在漱口后用中药冰硼散或锡类散涂敷溃疡部，可促进愈合。对合并有口腔感染者，遵医嘱局部使用抗生素。

(2)皮肤护理：保持皮肤的清洁卫生，可用清水冲洗皮损处，每日 3 次，用 30℃左右温水湿敷红斑处，忌用碱性肥皂，避免使用化妆品及化学药品。

4.用药护理

遵医嘱用药，并观察药物疗效和不良反应。①雷公藤：不良反应如对性腺的毒性，可发生停经、精子减少，亦有肝损害、胃肠反应、白细胞减少等。②氯喹：长期应用可引起视网膜退行性变，应定期检查眼底。

5.心理护理

护士应向患者及其家属讲明本病的有关知识和自我护理方法，做好心理疏导，排除对治病不利的因素，使其了解本病并非“不治之症”，若能及时正确有效治疗，病情可以长期缓解；鼓励家属给予患者情感支持，增强患者的自尊心和自信心，积极配合治疗。

## 八、健康教育

1.生活指导

注意个人卫生，学会皮肤护理，切忌挤压皮肤斑丘疹，预防皮损和感染；避免一切可能诱发本病的因素。教会患者及其家属尽早识别疾病的变化，如患者出现水肿、高血压及血尿等可能是肾损害的相应表现，应及时就诊。

2.疾病知识指导

讲明本病有关知识和自我护理方法，树立治病信心，保持心情舒畅。坚持严格按医嘱用药，不可擅自改变药物剂量或突然停药。应向患者详细介绍所用药物的名称、剂量、给药时间和方法等，并教会其观察药物疗效和不良反应。定期门诊复查，争取病情稳定，减少复发。

3.康复指导

出院后坚持严格按医嘱治疗，遵医嘱服药，不可擅自改变药物剂量或突然停药。应向患者详细介绍所用药物名称、剂量、给药时间和方法等，并教会其观察药效和不良反应。定期门诊复查，争取病情稳定，长期缓解，减少复发。

(康红霞)

# 第七章 精神科疾病护理

## 第一节 精神分裂症

精神分裂症是一组病因未明的精神障碍，具有思维、情感、行为等方面的障碍，以精神活动和环境不协调为特征。通常意识清晰，智能尚好，部分患者可出现认知功能损害。多起病于青壮年，常缓慢起病，病程迁延，有慢性化倾向和衰退的可能，但部分患者可保持痊愈或基本痊愈状态。

### 一、偏执型精神分裂症患者的护理

#### (一)自杀危险的护理

(1)该类患者自杀危险因素评估结果为中度危险，安排患者住在易观察的病房看护，24 h在护士视线范围内活动。

(2)与患者建立良好的信任关系，注意沟通的方式，交谈时态度诚恳亲切，鼓励患者说出内心的想法，疏导患者的不良情绪。

(3)严格执行安全检查制度，做好药品及危险物品保管工作，外出检查时密切观察，确保安全。

(4)做好探视家属告知，不得将危险品交给患者。

(5)严密观察患者的言语、情绪及行为表现，发现异常迹象时，及时采取有效的预防措施，必要时给予约束性保护，并按约束护理进行常规护理。病情变化时要严格做好交接班。

#### (二)焦虑状态的护理

(1)提供支持性心理护理，耐心倾听患者的诉说，了解患者的感受和体验，对患者的痛苦给予理解。

(2)鼓励患者表达自己的情绪和感受，协助其识别和接收负性情绪及相关行为。

(3)患者因幻觉而出现焦虑不安时，护士应主动询问并提供帮助。帮助患者学会放松技巧，教给患者应用意向引导、深呼吸等技巧逐步放松肌肉。

#### (三)幻觉状态的护理

(1)要加强护患交流，建立治疗性信任关系，护理人员应了解患者的言语、情绪和行为表现，以掌握幻觉出现的次数、内容、时间和规律，并评估幻觉对患者行为的影响。

(2)在护理过程中要注意使用恰当的方法，在患病期间不轻易批评患者的幻觉或向患者说明幻觉的不真实性，鼓励患者说出幻觉的内容，从而预防意外的发生。

(3)在病情好转期，试着与患者讨论幻觉在其生活上所带来的困扰，鼓励患者表达内心感受，帮助患者辨别病态的体验，区分现实与虚幻，增进现实感，并促使患者逐渐学会自我控制，对抗幻觉的发生。向患者讲解关于幻觉的基本知识，并指导患者学会应对幻觉的方法，如通过看电视或听音乐，做手工等转移注意力，可通过大声阅读、打枕头等方式来宣泄情绪；同时可以寻求医护人员的帮助。

(4)鼓励患者参加集体活动,淡化不良刺激因素对其影响,安排合理工娱活动,转移其注意力,缓解其负性情绪。

### (四)妄想状态的护理

(1)护士要关心、体谅、尊重患者,让患者感到护士的亲切及病区的安全、温暖。在疾病早期尽量不触及患者的妄想内容。若患者自行谈及妄想内容时,护士做好倾听,不要急于纠正或与其争辩,也不要在患者面前低声交谈,防止强化妄想内容,增加对护士的敌意,妨碍良好护患关系的建立。

(2)护士要了解患者妄想产生的原因,让患者依据原因的重要性排序,然后与患者共同讨论其他可能的解释方法。随着治疗的进行,患者对妄想的病理信念开始动摇时,应抓住时机与患者进行治疗性沟通,启发患者进一步认识病态思维,帮助其分析病情,批判症状,讨论妄想对生活的不良影响,使其逐步恢复自知力。

### (五)服药护理

(1)发药时确认患者将药物服下,提防患者藏药、弃药。

(2)密切观察患者服药后的反应。发现不良反应时,应及时报告医师并采取相应的护理措施对症处理。

(3)如果患者在服药期间出现不良反应,易产生沮丧、悲观等负性情绪体验,此时护士要密切观察患者的言谈举止,严防意外事件的发生。同时给予患者积极的心理护理,消除不安和恐慌。

### (六)睡眠护理

(1)创造良好的睡眠环境,保持环境安静,温湿度适宜,护士巡视病房时做到"四轻",即说话轻、走路轻、操作轻、关门轻。

(2)鼓励患者白天多参加工娱活动减少白天的睡眠时间;晚上睡觉前可以用热水泡脚,促进血液循环;晚上睡前避免饮茶、咖啡、兴奋性饮料等。

(3)护士夜间巡视时要认真仔细,防止患者蒙头睡觉和假睡;如果睡眠差经诱导后无效,可报告医师,遵医嘱予以药物治疗。

### (七)健康宣教

向患者及其家属讲解有关精神分裂症的相关知识和药物治疗的重要性,使患者了解疾病的预后与药物治疗的关系,引导患者把病情好转与服用抗精神病药联系起来,使其领悟药物治疗带来的好处,增强战胜疾病的信心。

## 二、青春型精神分裂症患者的护理

### (一)对他人/自己施行暴力行为的危险护理

1.预防患者的暴力行为

(1)评估患者暴力行为发生的诱因和先兆:患者不肯住院治疗,在病房内提出不合理要求并且行为轻佻、哭笑无常,很容易出现伤人或被他人伤及护理人员要了解患者在入院前发生暴力行为的原因并评估这些原因是否依然存在,或是否有新的诱因出现,设法消除或减少这些因素。护理人员还需要早期发现暴力行为的先兆,如患者情绪激动、质疑、挑剔、无理要求增多、骂人、动作多而快等,以便及时采取预防措施,稳定患者的情绪,避免暴力行为发生。

(2)在患者入院早期,尽可能地满足其合理要求,对于不合理、无法满足的要求尽可能做好解释劝说,避免用直接、简单方法拒绝,以免激惹患者。

(3)保证药物治疗的顺利进行并仔细观察药物疗效及不良反应,有异常情况及时处理。

(4)安全管理:保持环境安静与整洁,避免嘈杂与拥挤。管理好各种危险品,避免被冲动患者拿做攻击的工具。

(5)患者教育:教会患者沟通的方法和正确表达愤怒情绪的方式。

2.暴力行为发生时的处理

(1)寻求帮助。

(2)控制局面,暴力行为发生时,应尽快控制局面,确保其他患者的安全。

(3)解除武装。

(4)必要时进行隔离与保护性约束。

### (二)卫生/穿着/进食自理缺陷护理

(1)为患者提供足够的食物和水,根据患者的具体情况,定时进食进水;必要时可安排单独餐,食物形式可多样化,如提供可直接用手拿着吃的食物等。

(2)患者因受症状影响,对自己的行为缺乏判断,可能出现一些不恰当的言行,如行为轻佻、喜好接近异性、乱脱衣等。护理人员应鼓励患者自行完成一些有关个人卫生、衣着的活动,对其不恰当的言行给予适当的引导和限制。

### (三)自我认同紊乱护理

(1)建立良好的护患关系,重建患者对他人及外界的信任感,采取诚恳、尊重、信任的态度与患者接触,使患者感觉被接收、被尊重,并采用短暂、多次的形式与患者接触。开始可采用一对一方式与患者接触,建立良好护患关系后,再逐渐建立患者与他人的信任感,以增加其对外界环境的信任。护理人员不要轻易对患者承诺,以免破坏患者的信任感。与患者交谈尽量简明扼要、清晰,避免猜疑。尽可能避免与患者产生不必要的身体接触。

(2)鼓励患者用可控制和可接收的方式表达和宣泄激动与愤怒,对其打抱不平的行为必须婉言谢绝,引导纠正患者的不适当行为,使之符合社会规范。

(3)引导患者参加活动,鼓励其看书、阅报、做手工等,以转移其注意力,使其接纳并适应病房生活。

### (四)不依从行为护理

(1)护士主动体贴、关心患者,使患者感到自己被接纳、被尊重。

(2)选择适当的时机向患者宣教有关知识,帮助患者了解自己的疾病,向患者说明不配合治疗带来的严重后果。

(3)护士严格执行操作规程,发药到手,看服到口,服药后要检查患者口腔、水杯,避免藏药;但要注意采取适当的方式,尊重患者的人格。

(4)拒绝服药的患者,应耐心劝导,必要时采取注射或长效针剂方式。

(5)鼓励患者表达自己对治疗的感受和想法。

## 三、紧张型精神分裂症患者的护理

### (一)安全护理

将患者安置于安静舒适,便于观察照顾的房间内,最好是单人房间。给予多功能床,严格执行安全检查制度，告知患者及其家属勿将刀、剪、绳、玻璃器皿等危险品带入病室，防止患者突然兴奋或起床时发生意外事故。严密观察病情，保护患者安全，防止患者冲动伤人或被其他患者伤害，并详细记录，认真做好三交班。

### （二）基础护理

1.饮食护理

每日多次耐心给予喂食。提供营养丰富易消化的食物及含钾高的食物，如肉汤、蛋、牛奶、藕粉、豆浆、米汤、新鲜水果及蔬菜汁、香蕉、橘子等，以满足其身体需要的合理营养膳食。维持水、电解质平衡，并做好进食记录，重点交接班。做好体重的监测及记录。

2.皮肤护理

木僵患者长期卧床不动，易导致肢体局部长时间受压，血运循环受阻而出现压疮。因此给予防褥气垫床，要每隔 2 h 翻身、擦背，保持皮肤清洁、干燥，保持床铺干燥、整洁，做到“六勤”，防止压疮形成。

3.大小便护理

定时搀扶患者如厕解二便，训练患者有规律排便、排尿，按摩下腹部，促进肠蠕动，可指压足三里、天枢等穴位，必要时遵医嘱给药，以利排便。定期将患者抱至卫生间协助其解小便，给予听流水声、按摩膀胱、冲洗会阴等对症处理促进排尿。必要时给予穿纸尿裤。

4.口腔护理

及时清除口腔分泌物，用生理盐水或清水每日进行 2 次口腔护理，保持清洁，避免发生口腔感染和溃疡，避免发生吸入性肺炎和坠积性肺炎，必要时准备吸痰等。

### （三）心理护理

由于患者无意识障碍，各种反射仍存在，木僵解除后患者可回忆起木僵期间发生的事情，所以护理过程中应该实行保护性医疗制度。正确对待患者的病态行为，接触患者时态度和蔼，语言亲切，多关心、多体贴，使其充分感受到尊重和理解；在进行各种护理操作前，给予必要的解释。避免在患者面前谈论病情以及不利于患者的事情，及时、耐心地做好心理疏导。

### （四）功能锻炼

为了避免因长期卧床，机体缺乏锻炼而导致肌肉萎缩等，应定时按摩肢体、关节，充分调动患者主观能动性，指导患者主动运动。

### （五）服药护理

严格执行给药制度，发药到手，看服到口，服药后检查口腔，避免药物滞留于口腔内。注意观察药物的疗效和不良反应，有异常及时处理。

### （六）健康教育

根据患者的具体情况和特点，给予不同的启发和支持，指导家属多关心患者，特别是在自知力恢复时，应该让患者了解疾病及治疗过程，有助于减轻顾虑，增强治愈疾病的信心。

（冯　娜）

# 第二节 儿童自闭症

儿童自闭症是儿童期广泛发育障碍中最常见的一种类型，多发生于幼儿时期，临床特点为人际交往和沟通模式的质的异常，即社会交往和语言发育障碍、活动内容和兴趣狭窄、存在刻板或重复的动作和行为，约有3/4的患儿伴有明显的精神发育迟滞，部分患儿在一般性智力落后的背景下，某方面有较好的能力。该病患病率较低，通常为0.07%～1.55%，多数研究在1%以下。近年来，自闭症的患病率有上升趋势。男、女性比例为(1.33～1.6)：1。

## 一、护理评估

### (一)健康史

评估患者既往病史、药物过敏史、家族遗传病史等。

### (二)生理功能

各项躯体发育指标如身高、体质量是否达标，有无躯体畸形，有无营养失调、饮食障碍、睡眠障碍等，运动功能是否受限。

### (三)临床表现

儿童自闭症的主要临床表现为语言发育障碍、社会交往障碍、兴趣范围狭窄和行为刻板三大基本特征，又称“Kanner三联征”。

1.语言发育障碍

自闭症的语言障碍是一种质的全面损害，以此症状来就医者占大多数。重者语言发育完全受阻，无语言理解能力；轻者的语言发育较好，但言语运用能力下降。多数儿童沉默不语或较少使用语言，少数儿童终身无语。言语运用能力的损害，表现在不会与人交谈，不会提出话题，不能维持谈话过程。常常自言自语，毫不顾及周围的人和环境，所以讲话内容别人难以听懂，这也是自闭症的特征性症状之一。

2.社会交往障碍

社会交往障碍是自闭症的核心症状，患儿在婴儿期就可以表现出来，拒绝别人的接近或拥抱，对父母、家人无依恋感，父母的离开或回家时也没有明显的情绪反应。当感到不愉快或受到伤害时也不会去寻找父母亲的安抚和帮助，与父母易于分离。缺乏与他人的目光对视，缺乏面部表情，不能用躯体语言或手势来进行交往。缺乏目光对视往往被看成是自闭症的特殊表现。

3.兴趣范围狭窄、行为刻板

兴趣范围狭窄，甚至怪癖，常常对玩具、动画片等正常儿童感兴趣的内容不感兴趣，却迷恋于看广告、看天气预报、自己旋转及看转动的物品、反复排列物品等。对一些非生命物体，如纸盒、小瓶可能产生强烈依恋，如果被拿走，则会哭闹不安。还会出现各种刻板重复的动作和奇特怪异的行为，如用手指重复敲打物品、重复蹦跳、将手放在眼前凝视并旋转、自身旋转、用脚尖走路等。除了以上谈到的核心症状外，自闭症儿童还常常存在感、知觉的异常，智力和认知功能的缺陷，睡眠障碍，部分儿童还会有癫痫发作。

### (四)辅助检查

(1)体格检查：应注意头颅、皮肤、肢体及躯体其他各部位发育情况，有无畸形。

(2)精神状况检查:除一般精神状况检查外,应测量其智商及社会行为适应能力。

(3)自闭症症状检查测量表。

(4)其他检查:脑电图、CT、MRI 等。

采集详细而客观的病史,首先要取得儿童完整的发育史,了解儿童的情绪和行为,包括一天 24 h 生活的细节。然后,将问诊直接观察和精神检查及各种标准评估所得的资料整合起来,基本上可以对儿童进行自闭症的诊断。

### (五)治疗

该症的治疗原则是早发现、早诊断、早干预。儿童自闭症的治疗以心理干预为主,药物治疗为辅,提倡的是综合治疗方法。

1. 特殊教育

特殊教育治疗是儿童自闭症的主要治疗方法之一,教育的目标是教会他们有用的社会技能,如日常生活自理能力,与人交往的方式和技巧、公共设施的利用等最基本的生存技能,教育应个别化,并长期坚持。

2. 行为治疗

行为治疗是以促进自闭症儿童的社会化和语言发育,减少那些病态的行为,如刻板、自伤、侵犯性行为等。

3. 家庭治疗

与其他障碍儿童的家庭相比,自闭症患儿的家庭存在着更多的危机,源于患儿疾病给家长带来的痛苦与自责;源于家长对患儿疾病的无奈和对未来的无望;源于父母对患儿诊断、治疗、入托或上学等一系列问题的分歧。为此,应加强以下几方面的工作:家长的心理咨询,指导和支持;普及疾病知识;教授训练方法等。

4. 社会-心理支持系统

儿童自闭症的核心症状和相关的心理特征使得家庭、学校、社区及工作环境都成为治疗不可或缺的重要环节。因此,建立一定的社会-心理支持系统非常重要。

5. 其他相关康复手段

如音乐治疗、感觉统合训练、听觉统合训练等。

6. 药物治疗

到目前为止,尚没有哪种药物能够有效改善自闭症儿童的社会交往障碍及交流障碍,但是,对于患儿的情绪行为异常,如情绪不稳、易激惹、过度活动、自伤行为、攻击行为及强迫刻板行为等,药物治疗具有一定的疗效。因此,对于较重的情绪行为异常,应及时予以药物治疗,以尽早缓解患儿的症状,同时,也为教育训练创造更好的条件。

## 二、主要护理诊断/问题

1. 有对自己、他人施行伤害的危险

对自己、他人施行伤害与感知觉障碍、情绪不稳有关。

2. 生活自理缺陷(如进食、沐浴、穿着修饰、大小便等自理缺陷)

生活自理缺陷与智力低下有关。

3. 语言沟通障碍

语言沟通障碍与疾病所致语言能力下降或缺失有关。

4.社会交往障碍

社会交往障碍与学习能力下降、社会适应能力不足等有关。

5.营养失调

营养失调与机体需要量、自理能力缺陷、行为刻板有关。

6.父母角色冲突

父母角色冲突与疾病知识缺乏、家庭照顾困难有关。

## 三、护理目标

(1)患者不发生受伤、伤人现象。

(2)患者的生活自理能力逐步提高。

(3)患者的语言能力逐步改善。

(4)患者的学习能力、社交能力逐步改善。

(5)患者饮食均衡,营养状态正常。

(6)家长掌握照顾患者的技巧,冲突减轻或消除。

## 四、护理措施

由于自闭症患儿各方面技能的发展是不均衡的,因此,应针对其生理、心理特点制定出个体化的训练和护理措施。

### (一)一般护理

1.生活自理能力的护理及训练

由于患儿智力低下,缺乏自我照顾、自我保护的意识和能力,因此,生活需要他人照顾,首先要保证基本的生活需求,督促协助进食,并要注意饮食卫生、饮食量的控制。做好大小便的护理,严重者要进行大小便的训练。做到定期洗澡、修剪指(趾)甲。训练内容从基本生活行为开始,如进食、洗漱、穿衣、各种生活卫生以及怎样表达自己需求的方式等。

2.安全护理

①提供安全的环境,患儿居住的环境应简单实用,随时排查有危险隐患的物品和设施,如锐器、火柴、药品、电源插座等;②护理人员要密切观察患儿的表现,要细心、耐心地去理解他所要表达的意思,对患儿情绪改变及环境因素做到心中有数,一旦患儿出现冲动、伤人等行为,护理人员要及时地控制事态的发展,改善环境因素,避免因暴力行为伤及他人或伤及自身;③严重者可以给予特殊监护,必要时遵医嘱给予药物治疗,使患儿安静下来;④护理人员还应训练患儿怎样提高防御能力,避免危险,保证自身安全的能力。

3.心理护理

①建立良好的护患关系,护理人员要注意患儿的心理特点,使患儿得到关爱;②根据患儿智力低下的程度不同,教导患儿用正确的方式来表达自己的内心感受、躯体的疼痛以及心中的气愤;③从观念上正确对待,家属要正确面对现实,有正确的心态,帮助患儿享有正常儿童生活的一切权利。

### (二)社会适应能力的训练

社会适应能力的训练是一个非常需要耐心和爱心的漫长的过程,告诉患儿的父母一定要持之以恒,不要操之过急,不要轻易放弃。对取得的成绩应及时给予鼓励和强化。

1.语言能力训练

语言障碍将影响患儿的社会适应能力，因此要尽力去训练，在与自闭症患儿谈话时应尽量使用简单明确的言语。

2.人际交往能力训练

①教患儿注视别人的眼睛和脸，父母可以用手捧住患儿的头，与其面对面，一边追随其目光，一边温和地叫其名字，直到其开始注视父母的眼睛或脸；也可以在患儿面前扮鬼脸或用新奇的物品，以吸引其的目光；②训练患儿用语言表达自己的意愿和用语言传递信息。可以利用情景或利用患儿提出要求时进行，反复训练使患儿能用语言表达自己的愿望。也可让患儿进行传话训练，传话开始宜短，之后逐渐延长，如此训练将使患儿能主动与他人建立关系，改善交往；③使患儿理解常见体态语言的含义，如点头、摇头等，还可以通过游戏逐步学习与他人交往，扩大交往范围。

3.行为矫正训练

行为矫正训练可以应用阳性、阴性强化法，系统脱敏，作业疗法等方法。训练时一定要有极强的耐心，不能急于求成，步骤要由简单到复杂，方法要形象、具体、直观、生动。同时，对孩子的进步要及时给予表扬和赞美。应对不同行为，采用不同的矫正方法如下。

(1)刻板、强迫或不良习惯的矫正：不要一味迁就，不要在患儿尖叫或发脾气时满足其要求，不配合患儿完成其刻板行为。对患儿的日常生活规律有意识地做一些小的变动，使患儿在不知不觉的些小变化中，慢慢习惯常规生活的变化。培养患儿正常合理的兴趣，积极从事一些建设性的活动，如画画、写字、做家务、玩游戏等有助于改善他们的刻板和强迫行为。

(2)孤独行为矫正：父母应熟悉患儿的喜好和需要，尽量融入他们的生活；让孩子能逐步接受大人的帮助，逐步接受外周的世界，同时配合语言能力和交往能力的训练，帮助患儿走出孤独。

(3)怪异行为矫正：可以让患儿帮忙用手提一些物品，或大人轻轻牵住患儿的手，或用简短的语言予以制止，如此反复，让患儿逐步认识到这种行为是不被允许的。

(4)破坏性行为矫正：患儿所处的环境尽量不要放贵重而易碎物品，适当放一些结实又可以搬得动的物品，当患儿出现破坏性行为时，语言说服往往无效，只有采取行动，如紧紧抱住他，把他拦住，或使他走出房间等，同时陪他一起玩他喜欢的游戏，分散其注意力，久而久之，让患儿知道某种行为是禁止的。

(5)发脾气和尖叫行为的矫正：父母应找出原因或带患儿离开原环境，或用不理睬的态度，待患儿自己平息后，要立即给他关心和爱抚，对他自己停止发脾气或尖叫大加表扬和称赞。

(6)自伤、自残行为矫正：应立即给予制止，如马上抓住患儿的手，也可给患儿戴上手套和帽子，也可要求患儿学习“把手放在桌上”等行为，以减少自伤行为的发生。

此外，还应该分析行为发生的原因：如果是父母关心不够，则应给予更多的安慰和爱抚；如果是因为生活本身就很单调，无事可做而使伤害自己的行为增多，那么就应给患儿创造活动条件，让患儿的生活丰富充实，减轻自伤行为。

（张娜娜）

# 第八章　妇产科疾病护理

## 第一节　宫颈炎

子宫颈炎症是妇科最常见的疾病，有急性和慢性两种。急性子宫颈炎症与急性子宫内膜炎症或急性阴道炎同时发生。临床以慢性子宫颈炎多见，本节仅叙述慢性子宫颈炎。

### 一、病因

多见于分娩、流产或手术损伤宫颈后，病原体侵入引起感染。临床多无急性过程的表现。病原体主要为葡萄球菌、链球菌、大肠杆菌及厌氧菌。目前，沙眼衣原体及淋病奈氏菌感染引起的慢性宫颈炎亦日益增多，已引起医务人员的注意。此外，单纯疱疹病毒也可能与慢性宫颈炎有关。病原体侵入宫颈黏膜，并在此处隐藏，由于宫颈黏膜皱襞多，感染不易彻底清除。

### 二、临床表现

#### （一）症状

主要症状是白带增多，白带的性状依据病原体的种类、炎症的程度不同而不同，可呈乳白色黏液状，或呈淡黄色脓性，或血性白带。当炎症沿宫骶韧带扩散到盆腔时，可有腰骶部疼痛、盆腔部下坠痛等。宫颈黏稠脓性分泌物不利于精子穿过，可造成不孕。

#### （二）体征

妇科检查时可见宫颈有不同程度糜烂、肥大，有时较硬，并可见息肉、裂伤、外翻及宫颈腺囊肿。

### 三、护理措施

#### （一）物理治疗术护理

受物理治疗的患者，应选择月经干净后 3～7 d进行。有急性生殖器炎症者，暂时列为禁忌。术后应每天清洗外阴 2 次，保持外阴清洁，禁止性交和盆浴 2 个月。患者在宫颈创面痂皮脱落前，阴道有大量黄水流出，在术后 1～2 周脱痂时可有少量血水和少许流血，如果出血量多者需急诊处理。局部用止血粉或压迫止血，必要时加用抗生素。一般于两次月经干净后 3～7 d复查，未痊愈者可择期再做第二次治疗。

#### （二）健康教育

指导妇女定期做妇科检查，发现宫颈炎症予以积极治疗。治疗前常规行宫颈刮片细胞学检查，以排除癌变可能。

#### （三）采取预防措施

避免分娩时或器械损伤宫颈，产后发现宫颈裂伤应及时缝合。

（张　静）

# 第二节 急性盆腔炎

女性内生殖道及其周围结缔组织、盆腔腹膜发生炎症时称为盆腔炎(PID)。

## 一、病因

急性盆腔炎的病因有以下几种。

1.宫腔内手术操作后感染

刮宫术、放置和取出宫内节育器、输卵管通液术、子宫输卵管造影术、宫腔镜检查等，因消毒不严或术前适应证选择不当而导致感染。

2.产后或流产后感染

产道损伤、妊娠组织残留于宫腔内合并感染引起急性盆腔炎。

3.经期卫生不良

使用不洁的月经垫、经期性交等，均可导致炎症。

4.感染性传播疾病

不洁性生活史、早年性交、多个性伴侣、性交过频者导致性传播疾病的病原体入侵，引起炎症。

5.邻近器官炎症

如阑尾炎、腹膜炎等蔓延至盆腔。

6.慢性盆腔炎急性发作。

## 二、护理评估

1.病史

了解患者生育史、手术史、月经史、月经期卫生习惯，有无阑尾炎、慢性盆腔炎等。

2.身体评估

(1)症状：了解患者有无下腹痛、发热、寒战，饮食、大小便等有无异常。

(2)体征：测量体温、脉搏，观察面色。妇科检查阴道有无脓性分泌物；后穹隆是否饱满、触痛；子宫颈有无举痛，子宫是否有压痛、活动是否受限；双附件是否增厚或是否触及肿块等。

(3)辅助检查：检查血常规、尿常规，了解患者一般身体状况，提示炎症程度。脓液或血培养查找致病菌。B超有助于盆腔炎性包块的诊断。

3.心理-社会评估

发热、疼痛使患者烦躁不安，因担心治疗效果不佳、需手术或转为慢性炎症而恐惧、焦虑。

## 三、护理措施

1.预防措施

(1)做好妇女经期、孕期、产褥期的卫生保健。

(2)严格掌握妇科、产科手术指征；宫腔手术应严格进行无菌操作；保持外阴清洁卫生。

(3)注意性生活卫生，防止性传播疾病。

2.一般护理

(1)嘱患者取半卧位休息，有利于炎症局限。

(2)给予高热量、高蛋白、高维生素的流质或半流质饮食,及时补液。高热时给予物理降温;有腹胀时应行胃肠减压术;出汗多时及时更衣、更换床单,保持清洁舒适。

(3)保持会阴清洁干燥,会阴垫、便盆等物品用后应立即消毒。

3.心理护理

关心理解患者,耐心倾听患者诉说。向患者解释疾病的原因、发展及预后,说明手术的重要性,减轻患者的焦虑、忧郁等心理压力。

4.观察病情

(1)定时监测体温、脉搏、血压,并做好记录。若发现感染性休克征象,应及时报告医生并协助抢救。

(2)观察下腹部疼痛程度,注意有无压痛与反跳痛;产妇注意观察会阴伤口有无感染及脓性分泌物等。

5.医护配合

(1)正确采集各种检验标本,及时送检并收集结果。

(2)按医嘱给予足量抗生素,常联合用药,注意观察输液反应,做好配血等准备,必要时少量输血。

(3)对手术患者做好术前准备、术中配合及术后护理。

(张　静)

# 第三节　子宫肌瘤

子宫肌瘤是女性生殖器最常见的良性肿瘤,由平滑肌及结缔组织组成。常见于30～50岁妇女,20岁以下少见。多无明显症状,仅在体检时发现。症状与肌瘤的部位、大小和有无变性相关常见症状有:经量增多、经期延长、下腹包块、白带增多、下腹坠胀或疼痛等。子宫肌瘤属中医学"症瘕"范畴,西医学中的子宫肌瘤可参照本病进行健康教育和康复指导。

## 一、病因及诱因

确切病因尚未明了。因肌瘤好发于生育期,青春期前少见,绝经后萎缩或消退,提示其发生可能与女性激素相关。中医认为,症瘕主要病机是正气不足,或外邪内侵,或内因七情、房室、饮食所伤,脏腑功能失调,气机阻滞,从而形成瘀血、痰饮、湿浊,停聚于小腹,日积月累而成。

## 二、常见证候要点

1.气滞血瘀证

下腹部结块,触之有形,按之痛或不痛,小腹胀满,月经先后不定期,经血量多有块,经行难净,经色暗;精神抑郁,胸闷不舒,口干不欲饮,肌肤不润,面色晦暗。舌紫暗,舌尖、边有瘀点或瘀斑,脉沉涩或沉弦。

2.痰湿瘀阻证

小腹有包块,按之不坚,时或作痛,带下量多,色白质黏稠,胸闷或欲呕,月经错后或闭经。

舌淡胖，苔白腻，脉弦滑。

3.湿热瘀阻证

小腹包块疼痛拒按，痛连腰骶，带下量多色黄或赤白相杂，腥臭难闻，子宫异常出血，发热口渴，烦躁易怒，大便秘结，小便黄赤。舌暗红，有瘀斑，苔黄腻，脉弦滑数。

4.肾虚血瘀证

下腹部结块，触痛，月经量多或少，经行腹痛较剧，经色紫暗有块，婚久不孕或曾反复堕胎，腰酸膝软，头晕耳鸣。舌暗，脉弦细。

## 三、健康教育和康复指导

### (一)生活起居

(1)注意生活调摄，起居有常，睡眠充足。

(2)注意个人卫生，卫生用品要清洁。经期禁房事、盆浴、游泳。

(3)康复期逐步加强体育锻炼，可练导引、八段锦、太极拳。

### (二)饮食指导

1.饮食原则

以清淡、易消化、富营养为宜，适当补充含铁的食物及新鲜蔬菜、水果。忌辛辣刺激、生冷寒凉之品。

2.辨证施策

(1)气滞血瘀证：宜食行气活血、化瘀消症之品。

食疗方：田七炖乌鸡、桃仁黑木耳瘦肉汤。

(2)痰湿瘀阻证：宜食化痰除湿、活血消症之品。

食疗方：陈皮白萝卜汤、茯苓薏苡仁粥。

(3)湿热瘀阻证：宜食清热利湿、化瘀消症之品。

食疗方：冬瓜赤小豆汤、土茯苓排骨汤。

3.注射给药

如发生不良反应，请及时告知医务人员。如出现头晕、心慌、气促等症状，应立即停止用药，并及时告知医务人员。

### (四)情志调理

(1)掌握调节情绪及自我心理疏导的方法，如转移注意力等。

(2)保持心情舒畅，树立治病信心，坚持规范治疗。

### (五)康复指导

(1)生活规律，劳逸适度，避风寒，防外感。注意个人卫生，勤换内衣裤。

(2)根据体质情况，选择适当的健身活动，以不感疲劳为度，如散步，练八段锦、太极拳等。调畅情志。

(3)注意饮食调护，饮食宜清淡、易消化、富营养，适当补充含铁的食物及新鲜蔬菜、水果。忌辛辣刺激、生冷寒凉之品。

(4)术后3个月内避免提重物，避免从事增加盆腔充血的活动，如跳舞、长时间站立等。性生活的恢复需依术后复查结果而定，一般开腹术后需暂禁性生活3个月。

(5)坚持接受规范治疗，定期门诊复查。术后1个月应门诊随访。

### （六）高危情景的识别与应对

若出现月经过多、崩漏不止或腹痛明显等症状时，应卧床休息，起床或站起时不要过猛，并及时告知医务人员，加强精神调理，避免过度焦虑与恼怒，注意腹部或腰骶保暖，配合医务人员做好治疗和护理。

（王红梅）

# 第四节　不孕病

女子未避孕，性生活正常，与配偶同居 1 年而未孕者，称为不孕症。从未妊娠者为原发性不孕，《备急千金要方》称为“全不产”；曾经有过妊娠继而未避孕 1 年以上者为继发性不孕，《备急千金要方》称为“断绪”。西医学中的输卵管炎性不孕可参照本病进行健康教育和康复指导。

## 一、病因及诱因

本病主要病机为肾气不足，冲任气血失调。西医学不孕症女方因素多由排卵障碍、输卵管因素、子宫、阴道、外阴问题等所致。其他如免疫因素、男方因素、不明原因等也可参照本病辨证治疗。

## 二、常见证候要点

1. 气滞血瘀证不孕

下腹胀痛或刺痛，痛处固定；胸胁或乳房胀痛。舌质暗红，或见瘀点或瘀斑，脉弦或弦涩。

2. 湿热瘀结证不孕

下腹胀痛或刺痛，痛处固定，带下量多，色黄味臭，神疲乏力，小便黄。舌质暗红，或见瘀点或瘀斑，苔黄或黄腻，脉弦滑或弦涩。

3. 寒湿凝滞证不孕

下腹、腰骶冷痛不适；带下量多，色白质稀。舌质淡暗，苔白腻或滑腻，脉沉弦或弦涩。

4. 肾虚血瘀证不孕

腰骶、下腹疼痛，痛处固定；头晕耳鸣，腰脊酸痛，膝软乏力。舌质暗，或见瘀点或瘀斑，脉细涩或沉涩。

## 三、健康教育和康复指导

### （一）生活起居

(1)注意休息，避免过度劳累。

(2)保持外阴清洁，注意经期卫生。

### （二）饮食指导

1. 饮食原则

宜高营养、高维生素、易消化。忌食辛辣、煎炸、生冷之品。

2. 辨证施策

(1)气滞血瘀证：宜食行气活血化瘀之品，如三七、佛手、陈皮等。

食疗方：三七瘦肉汤。

(2)湿热瘀结证：宜食清热利湿化瘀之品，如丹参、薏苡仁、淮山药等。

食疗方：丹参排骨汤。

(3)寒湿瘀滞证：宜食温经散寒化瘀之品，如川芎、肉桂、芡实等。

食疗方：川芎瘦肉汤。

(4)肾虚血瘀证：宜食补肾活血化瘀之品，如杜仲、枸杞、当归等。

食疗方：杜仲枸杞瘦肉汤。

### (三)用药护理

1. 内服中药、中成药

(1)活血化瘀类中药汤剂及中成药宜饭后温服。

(2)三七粉用少量温水调服。

2. 注射给药

如发生不良反应，请及时告知医务人员。如出现头晕、恶心、心慌、气促等症状，应立即停止用药，并及时告知医务人员。

3. 外用中药的使用

使用前注意皮肤干燥、清洁。注意观察用药后的反应，如出现灼热、发红、瘙痒、刺痛等局部症状时，请及时告知医务人员。过敏体质者慎用。

### (四)情志调理

(1)可采取多种形式的沟通方式。

(2)保持心情舒畅，避免不良情绪刺激。

(3)掌握调节情绪及自我心理疏导的方法，如聆听轻音乐等。

### (五)康复指导

(1)慎起居，节房事，养肾精。

(2)积极防治月经病、带下病等，男方同时进行不育检查。

(3)掌握排卵日期，以利于受孕。对夫妻双方进行孕育知识的教育，子宫后位者，行房时应抬高臀部。

(4)加强体育锻炼，可练太极拳、八段锦、盆腔康复操。

### (六)高危情景的识别与应对

怀孕后警惕是否异位妊娠，如出现腹痛、阴道流血时及时就诊。

（王红梅）

# 第五节　产科一般护理常规

## 一、产前护理常规

### (一)入院接待

(1)病区接到入院通知后，做好新孕妇入院准备。

(2)热情接待孕妇,确认孕妇身份,嘱孕妇正确佩戴住院腕带;阅读门诊病历,了解孕产史及本次妊娠经过;安排床位,听诊胎心,通知经管医师。对于危重孕妇,交接后积极给予抢救处理。

(3)进行入院护理评估,内容包括孕妇心理、生理及社会状况的评估,测量生命体征、体重等,并按要求书写入院护理记录。对于经产妇、有急产史及药物过敏史等特殊情况者,须做好交接工作。

(4)嘱孕妇更换清洁衣裤。向孕妇介绍入院环境,告知住院须知,并进行安全教育。

(5)做好健康教育、心理护理及母乳喂养相关知识的介绍。

### (二)病情观察

(1)按产科分级护理要求进行护理。

(2)评估孕妇生命体征以及进食、睡眠、活动和排泄等一般状况,按病历书写规范测体温、脉搏、呼吸、血压。

(3)监测胎心,一般情况下每日监测胎心4次,遇特殊情况遵医嘱监测胎心。如发现异常,嘱孕妇取左侧卧位,给予吸氧,并报告医师,同时动态监测胎心变化。

(4)评估胎动情况并记录,发现异常及时听诊胎心并报告医师。

(5)在孕妇入院时测量体重一次,以后每周测量一次,如不能测量体重,则用“卧床”表示。

(6)评估孕妇宫缩、破膜及阴道流血等情况,临产后参照产时护理常规进行处理,破膜后参照胎膜早破护理常规进行处理。如有异常,应及时处理、汇报,并做好记录。

(7)产前出血者须卧床,尽量避免对其行阴道检查,除注意宫缩及胎心变化外,还须严密观察一般情况(如面色、血压、脉搏等)及阴道出血情况。当阴道出血多时,立即通知医师,必要时做好术前准备。

(8)对于合并有传染病的孕妇,应立即予以相应隔离。

### (三)健康教育

(1)做好产科相关知识教育,发放相关的书面资料。嘱孕妇取左侧卧位,指导其自数胎动的方法,如出现宫缩,阴道流血、流液,以及胎动异常或其他异常等情况,应及时通知医护人员。

(2)做好孕妇的饮食、卫生、活动、休息等方面的指导。在病情允许的情况下,鼓励孕妇多活动。指导孕妇摄入高蛋白、富含维生素、易消化的食物,少食多餐。

## 二、产时护理常规

### (一)入室接待

(1)待产室接到入院或病区转入通知后,做好孕妇入室收治准备。

(2)热情接待孕妇,确认孕妇身份,嘱孕妇正确佩戴住院腕带。安排床位,立即听诊胎心。阅读门诊病历,了解孕产史及本次妊娠经过,通知经管医师。对于危重孕妇,应在交接后立即予以紧急处理。

(3)嘱孕妇更换清洁衣裤。对孕妇进行入室胎心监护,评估宫缩情况,必要时行阴道检查。了解产程进展,并做好记录。

(4)进行入院护理评估,内容包括孕妇心理、生理及社会状况的评估,测量生命体征、体重等,并按要求书写入院护理记录。对于经产妇、有急产史及药物过敏史等特殊情况者,须做好交接工作。

(5)向孕妇介绍住院须知和环境,做好健康教育、心理护理,以及促进自然分娩、母乳喂养等相关知识的介绍,并进行入室安全教育。

(6)遵医嘱合理安排饮食,关心孕妇进食情况,尤其是治疗饮食的落实,并做好饮食管理。

(7)核对并执行医嘱。

(8)关注孕妇疼痛主诉,并采取相应的镇痛措施。

### (二)产程观察和护理

1.第一产程护理

从临产开始直至宫口完全扩张,即宫口开全的过程称为第一产程,又称宫颈扩张期。第一产程初产妇需 11～12 h,经产妇需 6～8 h。

(1)监测宫缩:通过腹部触诊或胎心电子监护评估宫缩持续时间、间歇时间、强度及规律性。注意观察子宫形状、有无压痛,发现异常及时报告医师;观察产妇的面部表情、呻吟、屏气用力等。一般需要连续观察至少 3 次宫缩。根据产程进展情况确定相应的处理方法。

(2)监测胎心:正常胎心率为 110～160 次/分钟。潜伏期每小时听诊胎心一次,活跃期每 30 min 听诊胎心一次。宫缩结束后听诊胎心并计数 1 min。如发现胎心异常,应增加监测次数,必要时给予持续胎心电子监护。了解胎儿宫内储备能力,及时给予吸氧,取左侧卧位或变换体位,并客观记录,同时报告医师,遵医嘱处理。

(3)监测产程进展:注意观察会阴膨隆、阴道血性分泌物或流液的量及性状。进行阴道检查,判断宫颈软硬度、宫口扩张程度、胎方位及胎先露下降、是否破膜、是否存在脐带先露或脱垂等情况。建议潜伏期每 4 h、活跃期每 2 h 行阴道检查一次,对于经产妇或宫缩较频者,间隔时间应缩短,同时根据宫缩情况和产妇临床表现适当增减阴道检查的次数。

(4)观察羊水及破膜:一旦破膜,立即听诊胎心,并注意羊水性状及宫缩情况;行阴道检查,了解产程进展及有无脐带脱垂,并记录胎心率、破膜时间、羊水性状、宫缩情况。注意保持会阴清洁,对于破膜超过 12 h 未分娩者,遵医嘱给予抗生素预防感染。

(5)监测生命体征:临产后每 4 h 测量产妇生命体征一次,对于特殊者,遵医嘱测量。对于有高血压者,注意自觉症状。对于体温升高者,及时报告医师予以必要处理。

(6)休息与活动:营造一个温馨的环境,有助于产妇休息与睡眠。对于宫缩不强且未破膜,或已破膜但胎头已固定者,鼓励其下床活动。产妇采取站、蹲、走等多种方式,有利于产程的进展。若胎头位置不正,则指导产妇改变体位来调整胎头位置。

(7)补充液体和热量:鼓励和帮助产妇进食高热量、易消化的食物,少食多餐,并注意摄入足够的水分,指导饮用运动型饮料,必要时给予静脉补液支持,以维持产妇的体力。

(8)排尿和排便:督促产妇及时排尿,鼓励其每 2 h 排尿一次,确保及时排空膀胱。同时关注产妇排便情况。

(9)疼痛评估及缓解方法:评估产妇对疼痛的感受,并采取有效措施来缓解疼痛。鼓励采用非药物镇痛方法,包括导乐陪伴、呼吸减痛法、自由体位、按摩、热敷、分娩球、经皮电神经刺激等来缓解疼痛。上述方法可在产程中应用,必要时根据疼痛情况采用药物分娩镇痛。

(10)心理支持:评估产妇心理状况及情绪变化,可通过不同方式向产妇提供心理支持,如言语或身体接触;提供支持性环境,增强产妇对自然分娩的信心。

2.第二产程护理

从宫口开全至胎儿娩出的全过程称为第二产程,又称胎儿娩出期。第二产程初产妇最长不应超过 3 h,经产妇不应超过 2 h。对于实施椎管内麻醉镇痛者,可在此基础上延长 1 h,即初产妇最长不应超过 4 h,经产妇最长不应超过 3 h。

(1)监测胎心:每 5～10 min 听诊胎心一次,必要时使用胎心监护仪进行监测。如胎心率＜110 次/分钟或胎心率＞160 次/分钟,指导产妇取左侧卧位或变换体位,给予吸氧,并动态监测胎心变化,必要时汇报医师,遵医嘱处理。

(2)监测宫缩及产程进展:密切观察宫缩节律和强度、腹部形状,有无子宫压痛等,如发现宫缩乏力、过强或异常,应及时汇报医师。若初产妇 1 h、经产妇 30 min 未分娩或先露下降不明显,应立即查明原因,对症处理,并通知医师。

(3)监测生命体征:监测产妇呼吸、血压、脉搏、血氧饱和度,每小时测量一次;关注产妇有无自觉症状,如有异常,应及时监测。

(4)指导产妇正确使用腹压:协助产妇取合适体位,可采取坐位、蹲位、侧卧等分娩体位,并注意保暖,保障安全。

(5)提供支持:向产妇提供产程进展信息,给予鼓励性语言,同时协助产妇进食、饮水、擦汗等生活护理。提倡陪伴分娩。

(6)接产准备:正确评估产妇及胎儿情况,适时消毒外阴、铺巾,准备接生物品,做好新生儿复苏准备。

(7)接产:接生者应了解产程进展及胎儿情况,按分娩机转规范接产。严格执行无菌技术操作规程,适度保护会阴,掌握会阴切开指征。

3.第三产程护理

从胎儿娩出后至胎盘、胎膜娩出的过程称为第三产程,又称胎盘娩出期,需 5～15 min,不超过 30 min。

(1)预防产后出血:单胎胎肩娩出或胎儿娩出 1 min 内给予 10～20 U 缩宫素(合并心脏病的产妇慎用)。

(2)监测生命体征:监测产妇呼吸、脉搏、血压、血氧饱和度,每 15 min 测量一次,注意保暖。

(3)协助胎盘娩出:观察胎盘剥离征象,采用正确手法协助胎盘娩出,如无出血等胎盘剥离征象,不要过早压迫子宫底和牵拉脐带,以免胎盘剥离不全或残留。胎儿娩出 30 min 后胎盘未娩出,或未超过 30 min 胎盘未完全剥离而出血多时,应人工剥离胎盘。

(4)观察子宫收缩:胎盘、胎膜娩出后,按摩子宫以促进子宫收缩、减少产后出血;评估子宫收缩的强度、频率及宫底高度,必要时遵医嘱使用宫缩剂。

(5)评估阴道流血量:准确评估,注意流血的时间、颜色,有无血凝块。常用的评估出血量的方法有称重法、容积法、面积法和休克指数法。

(6)检查软产道:检查有无会阴阴道裂伤及裂伤程度,必要时检查有无宫颈裂伤。如有裂伤,则按组织解剖进行缝合修复。

(7)母婴早接触:新生儿娩出后,予以保暖并快速评估新生儿的胎龄、哭声或呼吸、肌张力,以及羊水情况等。若情况佳,则尽早实施母婴肌肤接触,晚断脐。若新生儿出现呼吸抑制或喘息样呼吸,则立即断脐,实施新生儿复苏。

4.产后 2 h 护理

(1)监测生命体征:分娩室观察 2 h。监测产妇呼吸、脉搏、血压、血氧饱和度,每 15 min 测量一次，注意保暖。

(2)观察子宫收缩和阴道流血情况：每 15～30 min 按摩子宫一次，评估子宫收缩和阴道流血情况，观察阴道流血的量、颜色及性状并记录。嘱产妇及时排空膀胱，必要时给予导尿，防止发生尿潴留。若子宫收缩乏力及宫腔有积血，应及时向医师汇报，并遵医嘱使用宫缩剂。

(3)观察伤口：观察会阴及阴道伤口有无渗血、血肿。关注产妇主诉，若产妇自觉肛门坠胀或会阴部疼痛难忍，应及时进行检查，确认是否发生阴道壁血肿，发现异常情况及时汇报医师予以处理。

(4)生活照护：协助产妇进食，给予清淡、易消化食物。关注产妇需求，为产妇提供舒适、安静的环境，协助其更换衣裤，做好生活护理，注意保暖。

(5)转科交接：在产后 2 h 观察期间，若母婴无异常情况，则可转回母婴病房，并与病房护士详细交接。

（王红梅）

# 第八章　老年病护理

## 第一节　老年急性心肌梗死

老年急性心肌梗死是指冠状动脉急性闭塞引起血流中断，导致局部心肌缺血性坏死，临床表现有持久的胸骨后疼痛、休克、心律失常和心力衰竭，并有血清心肌酶增高以及心电图的改变。

### 一、护理评估

1. 健康史

护士应询问患者有无高血压、高脂血症、吸烟及糖尿病等危险因素，有无劳累、饱食、情绪激动、寒冷、心动过速及休克等诱发因素；了解患者的年龄、饮食习惯、生活方式及性格等。

2. 身体评估

(1)疼痛症状不典型：以无痛型者多见，部分患者可表现为牙、肩、腹等部位的疼痛或出现胸闷、休克、意识障碍等表现。

(2)死亡率高：且随增龄而上升。中青年 10 年病死率为 10.5%，老年人为 30%～40%。

(3)并发症多：心律失常(以室性心律失常最多见)、心源性休克、急性左心衰竭等。

3. 辅助检查

(1)心电图：急性透壁性心肌梗死的心电图有特征性改变，可见异常深而宽的 Q 波，ST 段呈弓背向上抬高、T 波倒置；急性心肌梗死心电图动态演变过程为抬高的 ST 段在数日至 2 周内逐渐回到基线水平；T 波倒置加深呈冠状 T，然后逐渐变浅、平坦，部分可恢复直立；Q 波大多永久存在。

(2)实验室检查：经 24～28 h 白细胞计数升高，中性粒细胞增多，血清心肌酶改变，心肌肌钙蛋白在起病几小时后升高。

### 二、主要护理诊断/问题

1. 活动无耐力

活动无耐力与心肌供血、供氧不足有关。

2. 疼痛

主要为胸痛，与心肌缺血、缺氧有关。

3. 恐惧

表现为休克而难以忍受的剧痛，使患者有生存危机感。

4. 知识缺乏

患者缺乏控制心绞痛的诱发因素及药物应用的相关知识。

5. 潜在并发症

潜在并发症主要为心肌梗死等。

6. 便秘

长时间卧位，不适应卧床排便，肠机能下降等因素所致。

## 三、护理措施

1. 一般护理

(1)监护：临床上疑为心肌梗死先兆或急性心肌梗死者，应密切观察病情变化。在急性心肌梗死发病后 24～48 h 尤其要密切观察的血压、心率、呼吸、神志、疼痛及全身情况，并应进行心电图监测。必要时还需监测肺毛细血管楔压和中心静脉压。

(2)生命体征的监测：护士应注意观察患者有无心率增加、血压下降等表现。

(3)环境：护士应为患者提供安静、舒适的休养环境，指导其适当进行体力活动，以不引起心绞痛为度，一般不需要卧床休息。

(4)饮食护理：心绞痛患者的饮食原则为低盐(钠盐的摄入量低于每日 4 g)、低脂、高维生素、易消化。

(5)休息与活动：护士应嘱心绞痛患者在发作时立即停止正在进行的活动，原地休息，最初几日间断或持续通过鼻管面罩给氧，调节氧流量在 4～6 L/min。病情稳定无并发症者，2～3 周后可坐起，4～6 周可逐渐下床活动。

(6)加强生活护理：饮食不宜过饱，少量多餐。以清淡易消化、低钠、低脂不胀气食物为宜，但须给予必需的热量和营养。保持大便通畅，避免用力，便秘者可给缓泻剂。

2. 用药护理

应尽早解除疼痛，一般可肌内注射哌替啶 50～100 mg 或吗啡 5～10 mg，为避免恶心呕吐，可同时给予阿托品 0.5 mg 肌内注射，心动过速者不加阿托品，必要时，4～6 h 可重复一次，有呼吸抑制者禁用吗啡。罂粟碱也有镇痛作用，每次 0.03～0.06 ng 肌内注射或口服。也可试用硝酸甘油 0.3 mg 或硝酸异山梨酯 5～10 mg 舌下含化，注意心率增加和血压降低。

3. 对症护理

(1)疼痛患者，需绝对卧床休息，注意保暖，并遵医嘱给予解除疼痛的药物，如硝酸异山梨酯、严重者可选用吗啡等。

(2)密切观察生命体征的变化，预防并发症，如乳头肌机能失调或断裂、心脏破裂、栓塞等。

(3)心源性休克，应将患者头部及下肢分别抬高 30°～40°，高流量吸氧，密切观察生命体征、神志、尿量，必要时留置导管观察每小时尿量，保证静脉输液通畅，有条件者可通过中心静脉压或肺微血管楔压进行监测。应做好患者的皮肤护埋、口腔护理、按时翻身预防肺炎等并发症，做好 24 h 监测记录。

4. 心理护理

加强与老年人的沟通，使其了解疾病的过程，减轻老年人对预后的恐惧感，鼓励其积极配合治疗。当老年人出现紧张、焦虑或烦躁等不良情绪时，应予以理解，并设法进行指导。

## 四、健康教育

(1)积极治疗高血压、高脂血症、糖尿病等疾病。

(2)合理调整饮食：清淡、低盐、低脂、低胆固醇饮食，控制体重，避免饱餐；戒烟、戒酒，防止便秘；合理安排休息与活动，保持乐观、平和的心态；定期复查等。

(3)避免多种诱发因素：如紧张、劳累、情绪激动、便秘、感染等。

(4)注意劳逸结合:运动康复是冠心病整体康复中的重要组成部分,应当根据患者的基础疾病、总体健康和体能状况以及个人兴趣,制订个性化的康复计划和运动处方,指导患者分阶段进行康复训练;以有度、有序、有恒为原则,较为适宜的运动方式包括有氧步行、慢跑、简化太极拳等。

(5)按医嘱服药:随身常备硝酸甘油等扩张冠状动脉的药物,并定期随访。

(6)指导患者及其家属在病情突然变化时应采取的简易应急措施。

(陈月青)

# 第二节　老年慢性胃炎

慢性胃炎是由于多种不同病因所引起的慢性胃黏膜炎性病变,是消化系统最常见的疾病,发病率随年龄增长而增加。可分为浅表性胃炎、萎缩性胃炎和肥厚性胃炎,老年患者以萎缩性胃炎多见。其临床表现缺乏特异性,可有消化不良症状,或无规律性上腹痛。慢性胃炎发病尚不十分明确,目前认为幽门螺杆菌是其主要病因。幽门螺杆菌可穿过胃黏液层,移向胃黏膜而定居,分解毒素损伤黏膜上皮细胞,引起局部炎症、免疫反应,导致胃黏膜慢性炎症性病变。另外,老年人长服抗风湿药物、饮用咖啡、浓茶、饮酒、进食辛辣食物等也易引起胃黏膜炎症。幽门括约肌机能的失调,胆汁反流也可破坏胃黏膜。部分疾病由急性胃炎反复发作演变而来。因在80%～90%的患者血中可找到抗内因子抗体(FA),故慢性胃炎的发病可能与免疫因素也相关。

## 一、护理评估

1.健康史

护士应询问患者有无饮食过冷、过热、喜油炸食物等不良饮食习惯;有无喝浓茶、咖啡,以及进食刺激性食物的习惯;有无无规律疼痛,以及疼痛的性质等。

2.身体状况评估

护士应评估患者的生命体征有无异常,观察患者的面色、呼吸状况、精神状态、有无上腹部不适等表现。

3.辅助检查

胃镜检查及活组织病理检查可直接观察病变部位,确定病变性质和分型,是最可靠的诊断方法。对慢性胃炎患者作幽门螺杆菌检测是有必要的,临床常作血清幽门螺杆菌抗体测定或常规病理切片中寻找幽门螺杆菌。

4.社会心理评估

护士应评估患者是否存在意志行为逐渐减退的情况,是否因生病住院而产生诸多顾虑,有无情绪低落、焦虑等表现。

## 二、主要护理诊断/问题

1.疼痛

疼痛与胃黏膜炎症损伤有关。

2.营养失调:低于机体需求量

营养失调与疼痛致摄入减少及消化吸收障碍有关。

3.知识缺乏

缺乏对疾病病因和防治知识的了解。

4.焦虑

焦虑与疾病反复发作、病程迁延有关。

## 三、护理措施

1.一般护理

(1)病情观察:护士应观察患者有无上腹部不适、腹胀、食欲减退等消化不良的表现;密切观察患者有无上呼吸道出血征象,如有无呕血与(或)黑便等,同时做粪便隐血试验,以便及时发现病情变化。

(2)生命体征的监测:护士应监测患者的生命体征变化,及时发现病情变化。

(3)环境:护士应注意病室的消毒工作,定时为病室通风,保持室内卫生。

(4)饮食护理:老年人进食凉菜、生菜及虾类食物时应特别注意饮食卫生。老年人胃炎急性发作时一般可给予其无渣、半流质的温热食物;患者有少量出血时可给予其牛奶、米汤等中和胃酸,以利于黏膜的修复。

(5)休息与活动:护士应嘱老年人有规律地生活,注意劳逸结合。

2.用药护理

护士应遵医嘱给予患者根除幽门螺杆菌感染的治疗,以及应用抑酸剂、胃黏膜保护剂,注意观察药物的疗效和不良反应。

3.对症护理

长期疼痛会影响老年人的情绪和活动能力,导致其自理能力下降,社会交往活动减少。护士要多观察患者,在患者出现疼痛时遵医嘱给予其局部热敷、按摩、针灸或止痛药等缓解上腹部疼痛,同时安慰、陪伴患者,以使其精神放松;消除患者的紧张、恐惧心理,使其保持情绪稳定,增强患者对疼痛的耐受性。

4.心理护理

老年人的器官功能减退,感觉能力尤其是视、听、味等的灵敏度逐渐减退,因此生病住院时会有较多顾虑,表现为情绪低落、焦虑等。护士应主动接近老年患者,并做好安慰工作。

## 四、健康教育

(1)向患者及其家属讲解慢性胃炎的病因和发病,告知预防复发的重要性。帮助患者去除各种可能的致病因素。

(2)护士应反复向老年人及其家属强调要养成良好的生活习惯,注意饮食卫生,进食要有规律,避免进食刺激性食物及饮浓茶、咖啡;指导嗜酒者戒酒。

(3)避免刺激和精神紧张,注意气候变化,防止受凉,避免劳累。

(4)护士应向老年人及其家属介绍慢性胃炎的病因和诱发因素,介绍药物的作用、服用剂量、方法及时间,说明长期服药的重要性。

(陈月青)

# 第三节　老年消化性溃疡

消化性溃疡是指发生于胃肠道黏膜的慢性溃疡，主要指胃溃疡和十二指肠溃疡。发生于60岁以上的称为老年消化性溃疡。近十年来，消化性溃疡患者中老年人的比例呈增高趋势。研究表明，幽门螺杆菌感染是消化性溃疡的主要原因，幽门螺杆菌感染改变了胃肠道黏膜侵袭因素与防御因素之间的平衡，凭借其毒力因子的作用，幽门螺杆菌在胃黏膜定殖，诱发局部炎症和免疫反应，损伤局部黏膜的防御修复机制；幽门螺杆菌感染可增加胃泌素和胃酸的分泌，增强了侵袭因素。另外，遗传、应激、精神、吸烟、浓茶、咖啡、不规律饮食等均可引起胃黏膜屏障破坏而与溃疡发病有关。加之，老年人的心血管机能减退，血流灌注不足使胃黏膜细胞营养供应障碍，胃酸对胃黏膜渗透防御功能下降，细胞萎缩及修复能力减退，都能损害胃黏膜屏障而发生溃疡。

## 一、护理评估

1.健康史评估

护士应了解患者的饮食习惯是否规律，是否嗜好过酸、过辣等刺激性食物，是否吸烟、饮酒等。护士应询问患者的工作和生活环境，有无负性生活事件刺激造成的情绪应激；了解患者有无慢性病和用药情况，是否用过阿司匹林、引噪美辛等药物。

2.身体状况评估

护士应评估患者的生命体征有无异常，观察患者的面色、呼吸状况及精神状态，有无倦怠、精神萎靡等表现；评估患者有无上腹部不适及疼痛。

3.辅助检查

①X线钡餐检查：消化性溃疡在X线下的特征性表现为龛影，即由钡剂充填溃疡部位而显示出的阴影。②纤维胃镜检查：目前临床确诊消化性溃疡的主要方法，一般较安全，但对老年人而言可引起循环系统的一些严重并发症，如心率加快、血压急剧升高、心律失常等。

4.社会心理评估

护士应评估患者是否因病情反复发作及发生并发症而出现焦虑、急躁、抑郁等情绪；评估患者及其家属对消化性溃疡的认知程度，了解患者家庭的经济状况和社会支持状况。

## 二、主要护理诊断/问题

1.焦虑

焦虑与溃疡反复慢性发作有关。

2.疼痛

疼痛与胃、十二指肠溃疡损伤黏膜有关。

3.营养失调：低于机体需求量

营养失调与疼痛所致摄入减少及消化、吸收障碍有关。

4.潜在的并发症

潜在的并发症包括上消化道出血、穿孔、幽门梗阻、癌变。

5.知识缺乏

患者缺乏消化性溃疡的相关防治知识。

## 三、护理措施

1.饮食与生活护理

(1)选用少渣、柔软清淡易消化食物,急性发作期选流质或半流质饮食,待症状减轻,恢复正常时,以面食为主,或软饭、米粥、米汤,可适量摄取脱脂牛奶。

(2)告知患者规律饮食,少量多餐,定时定量,每餐不宜过饱,以免胃窦部过度扩张而发生危险。

(3)忌酒,尽可能戒烟,不喝浓茶、咖啡、可乐等饮料,避免过咸、酸、辛辣、生冷坚硬及刺激性食物,以免加重黏膜损伤。

2.对症护理

护士应首先帮助患者认识和去除引起疼痛的原因,如避免进食刺激性食物、戒烟、忌酒,以免加重胃黏膜损伤。发生疼痛时,护士应嘱患者卧床休息,指导患者用缓慢深呼吸、听音乐、交谈等方法分散注意力,以缓解疼痛。护士可指导患者在疼痛发作前或疼痛时进食碱性食物或服用抑酸剂,或采用热敷、针灸等方法止痛。同时,护士应观察患者疼痛的性质、部位、持续时间,如疼痛加剧或由剑突下疼痛转为全腹疼痛,则应疑为并发出血或穿孔,应及时报告医生并协助处理。

3.用药护理

遵医嘱给抗酸剂、抗菌治疗,保护胃黏膜。

(1)抗酸剂能迅速止痛,有助于溃疡愈合。如氢氧化铝凝胶,10～15 mL,每日 3 次。注意长期服用可使磷酸盐缺乏、骨质疏松。应在两餐之间或临睡前服药,宜研碎或嚼碎。长期服用出现便秘者可给予轻缓泻剂。抗酸药与奶制品相互作用可形成络合物,应避免同时服用。

(2)$H_2$ 受体拮抗剂,如:西咪替丁 400 mg 口服,每日 2 次;或雷尼替丁 150 mg,每日 2 次;法莫替丁 40 mg,每晚睡前 1 次,不与抗酸药同时服用。静脉滴注时注意控制速度,过快可引起低血压、心律失常,用药期间监测肝肾机能和血象。

(3)其他如奥美拉唑、阿莫西林及甲硝唑等。

4.心理护理

因疼痛及病情迁延、反复,患者易出现精神紧张、焦虑和抑郁心理,而长期的心理应激又会增加胃黏膜的损害或削弱胃黏膜保护因子的作用。因此,护士应给予患者有针对性的心理护理,如鼓励患者下棋、看报、听音乐等,以消除其紧张情绪;还可采用一些训练方法,如精神放松法、气功松弛法、自我催眠法等减轻焦虑情绪。

## 四、健康教育

(1)护士应告知患者老年消化性溃疡的易患因素及诱因等,使老年人能够避免这些因素,如纠正不良的饮食习惯,戒烟、忌酒,积极治疗幽门螺杆菌感染及某些与致病因子密切相关的疾病(风湿性关节炎、肝硬化等)。

(2)指导消毒隔离,养成良好的个人卫生习惯。与消化性溃疡的发病关系密切的幽门螺杆菌是一种感染率极高的细菌。人是幽门螺杆菌的唯一宿主,其传播途径为口-口和粪-口传播。因此,护士应嘱老年患者于饭前、便后洗手,认真消毒餐具,每日用含氯消毒剂消毒洗手间与便器;非一次性器具应在严格消毒后备用,以免成为传染源,继续播散幽门螺杆菌。

(3)积极预防疾病,培养良好的饮食习惯是预防消化性溃疡的关键。护士应指导患者合理饮食。患者的饮食宜规律，少食多餐，以使胃窦扩张轻、胃泌素分泌少、胃酸产生少。指导患者避免暴饮暴食与饱食，特别是避免进食过热、过冷、油炸、辛辣等食物以保护胃黏膜。应嘱患者进食温热的食物，如半流质且富含蛋白质及维生素，清淡且易于消化的食物，如大米粥、小米粥、蒸鸡蛋、果汁等。指导患者适当限制鸡汤、鱼汤等含氮量高的食物，以免强烈刺激胃酸分泌，加重黏膜损伤。

(4)监测病情，护士应指导患者遵医嘱服药，不可随意停药，注意药物的疗效和不良反应，如肝、肾功能损害及过敏反应等；如疼痛有节律或加剧，出现心悸、出汗等症状，或出现呕血、黑便时应立即就医。

（董诺诗）

## 第四节 老年急性脑血管疾病

急性脑血管疾病也称脑卒中，是多种原因引起的脑血管损害致急性或亚急性脑功能障碍所引起的一组疾病的总称。急性脑血管疾病分为缺血性脑血管病和出血性脑血管病两大类。急性脑血管疾病起病急骤，具有发病率高、致残率高、复发率高和死亡率高的特点，是老年人的常见致死原因之一，幸存者常遗留不同程度的脑功能障碍后遗症，如偏瘫、言语障碍等。

### 一、护理评估

1.健康史

护士应询问患者的起病时间、临床表现、有无明显诱因等。例如，护士可询问患者在白天活动时还是在安静睡眠时发病，有无用力、情绪激动等诱因，有无头痛、头晕、语言障碍、肢体麻木无力前驱症状；发病时有无剧烈头痛、呕吐、意识障碍等全脑症状。例如，护士可了解患者有无高血压、动脉粥样硬化、高脂血症及短暂性缺血发作病史和用药史。了解患者的家族史、生活习惯、饮食结构、有无烟酒嗜好等。

2.身体状况

(1)短暂性脑缺血发作。主要表现为脑某一局部的神经功能缺失，突然发作，时间短暂，一般 5～30 min，半数在 10 min 以内。①椎-基底动脉系统短暂性脑缺血。最常见的症状为阵发性晕眩，常伴有恶心、呕吐，一般不出现耳鸣。大脑后动脉供血不足可出现一侧或两侧视力障碍，如小脑受累则可出现复视、共济失调、眼球震颤、平衡障碍、吞咽困难或交叉性瘫痪等。少数可有意识障碍或猝倒发作。一侧脑神经麻痹，对侧肢体瘫痪或感觉障碍为椎-基底动脉系统短暂性脑缺血的典型表现。②颈内动脉系统短暂性脑缺血。以单肢轻瘫或发作性偏瘫最多见，伴有感觉异常或减退。主侧半球病灶可有失语。短暂的一过性的单眼失明为颈内动脉短暂性缺血的特征性表现。

(2)脑血栓患者往往有前驱症状，如头痛、头晕、肢体感觉和运动障碍等，血栓的对侧肢体表现为单瘫或偏瘫，以上肢为重，主半球病变时可出现失语、失读、失写。血栓形成可发生在颈内动脉的颅外段，表现为短暂性失明或视神经萎缩，对侧肢体瘫痪或晕厥，霍纳征，复视。

(3)脑栓塞通常发病无明显诱因，起病急骤是本病的主要特征。其他临床表现和脑血栓形成相同。

3. 辅助检查

(1)CT检查：用来鉴别脑梗死和脑出血，并可确定其病变范围。

(2)MRI检查：能显示大脑半球、脑干梗死和缺血性病变的部位，对脑水肿及孤立的小梗死病灶均可检查。

(3)数字减影血管造影(DSA)：这种方法能显示颅内动脉瘤和血管畸形，也可了解颈动脉系统和椎-基底动脉的动脉硬化程度。

(4)经颅多普勒超声(TCD)：是对颅内动脉的狭窄、闭塞、脑血管形和痉挛监测的重要手段。

## 二、主要护理诊断/问题

1. 躯体移动障碍

躯体移动障碍与偏瘫、肌肉无力有关。

2. 语言沟通障碍

语言沟通障碍与脑出血或脑梗死引起语言中枢受损有关。

3. 生活自理缺陷

生活自理缺陷与偏瘫或长期卧床体力不支有关。

4. 潜在并发症

潜在并发症包括坠积性肺炎、泌尿系统感染、消化道出血、废用综合征。

5. 焦虑

焦虑与生活自理缺陷和担心预后有关。

6. 吞咽障碍

吞咽障碍与意识障碍或延髓麻痹有关。

7. 自理缺陷

自理缺陷与神经受损、认知、感知受损有关。

## 三、护理措施

1. 一般护理

为老年人提供安静舒适的环境，卧床休息，取平卧位，密切观察病情变化，监测生命体征。改善低氧，给予氧气吸入，保持呼吸道通畅。

2. 对症护理

调节血压，消除脑水肿，脑出血急性期患者若有脑水肿，则护士可将冰袋置于其头部，但脑血栓患者严禁头部冷敷。对昏迷患者，护士应做好其口腔护理、皮肤护理、大小便护理等，预防压疮、泌尿系统感染等并发症。开成气管插管。

3. 药物护理

用溶栓、抗凝药物时严格注意药物剂量，注意出血倾向。观察患者皮肤是否有出血点、紫斑、消化道出血等。

4. 心理护理

偏瘫往往使患者产生自卑、恐惧、焦虑的心理，再加上生活不能自理，患者的性情可发生改变，急躁甚至发脾气，这样往往使血压升高、病情加重。而短暂性脑缺血发作时可出现较严重的神经症状，虽为一过性，但大部分患者会产生恐惧心理；还有一部分患者因反复发作后未产生后遗症，因而要对具体问题进行具体指导。

## 四、健康教育

(1)护士应为老年人及家属讲解脑血管疾病的康复知识和自我护理的方法，控制危险因素。

(2)护士应指导老年人建立健康的生活方式，合理膳食，保持大便通畅，适量运动，积极治疗原发病，如高血压、糖尿病、高脂血症、冠心病和动脉硬化等。

(3)护士应教会患者自我监测病情的方法，主要是监测血压、血脂情况，短暂性脑缺血发作的情况，能否合理用药，能否坚持服用降压药、降血脂药，用药效果如何。

(4)定期到医院复查，一旦出现异常情况，立即诊治。

（董诺诗）

# 第五节　老年糖尿病

糖尿病是继心脑血管疾病、肿瘤之后又一严重危害人类健康的慢性非传染性疾病。随着生活方式的改变和老龄化进程的加速，我国老年糖尿病患者比例逐年增加，据国家统计局2018年公布的数据显示，2017年我国老年(≥60岁)人口占总人数的17.3%(2.4亿)，预计到2050年，我国老年人口比例将超过30%，其中20%以上的老年人是糖尿病患者(95%以上是2型糖尿病)，45%以上的老年人处于糖尿病前期状态。

糖尿病是一种遗传因素和环境因素长期作用所导致的慢性、全身性的代谢性疾病，以血浆葡萄糖水平增高为特征，主要是因体内胰岛素分泌不足和(或)胰岛素作用障碍引起的糖、脂肪、蛋白质代谢紊乱而影响正常生理活动的一种常见的慢性代谢性疾病。老年糖尿病是指年龄≥60岁的糖尿病患者(西方国家≥65岁)，包括60岁以前和60岁以后诊断为糖尿病者。糖尿病是一种终身性且不可治愈的慢性疾病，需要长期治疗和护理。因此，对老年糖尿病充分认识并进行规范化管理是每位护理人员的重要任务。

## 一、护理评估

### (一)健康史

1.现病史

询问老年人有无糖尿病代谢紊乱症状群的表现；有无心脑血管疾病、糖尿病肾病、视力下降、周围神经病变、糖尿病足、皮肤瘙痒或皮肤破损久不愈合等并发症的相应症状；本次发病后是否使用过降糖药、效果如何；了解老年人的体重、营养状况。

2.既往史

询问老年人有无糖尿病、高血压、心脑血管疾病等病史及首次发现时间，治疗护理经过和转归情况；了解其日常休息、活动量及活动方式；既往的饮食习惯、饮食结构及患病后的饮食情况；每天的摄入量和排出量。

3.用药史

了解老年糖尿病患者本次发病前曾用药物的名称、剂量、效果及不良反应。尤其注意使用降糖药、胰岛素的情况，老年人及家属对药物知识的掌握情况。

4.家族健康史

是否有家族性糖尿病、心脑血管疾病等病史。

## (二)病因与发病机制

老年糖尿病患者的病因和发病机制与其他年龄段糖尿病患者一样，主要是胰岛素分泌缺陷和(或)胰岛素作用缺陷。凡是能影响胰岛素分泌及作用的因素都可能参与糖尿病的发病。由于影响因素的作用环节较为复杂，因此，糖尿病的机制至今尚未完全阐明。

1.遗传因素

近年来研究显示糖尿病是一种多基因遗传性疾病，但未查清导致发病的特异性基因。老年糖尿病大多为2型糖尿病，具有很强的遗传倾向，阳性糖尿病家族史的老年人群中糖尿病发病率增高。单卵双胎成年后患2型糖尿病的一致性可达90%以上。研究发现，老年男子葡萄糖激酶基因位点的等位基因是糖耐量异常的标志，这种基因异常可以解释老年人葡萄糖诱导的胰岛素释放减少。但大量的2型糖尿病的遗传本质尚未明了，故仍有待于进一步研究。

2.影响胰岛素分泌的因素

影响胰岛素分泌和糖代谢的因素很多，包括神经递质、体液及胰岛内分泌的各激素等，但这些因素在糖尿病发病中的作用复杂，有些机制尚不清楚。近年来研究发现游离脂肪酸水平增高可增加胰岛素抵抗和引起高胰岛素血症，游离脂肪酸在p细胞中堆积与p细胞数目减少及纤维化有关，从而容易发生糖尿病。

高血糖本身有损于胰岛素分泌及组织对胰岛的反应能力。胰岛β细胞分泌的胰淀素可抑制肌肉对葡萄糖的利用，抑制骨骼肌糖原合成，并对胰岛β细胞有直接的毒性作用，它可能在2型糖尿病的胰岛素抵抗及胰岛素分泌缺陷中产生一定的影响。

3.胰岛素抵抗

胰岛素抵抗是2型糖尿病发病的机制之一，可发生在以下三个环节。

(1)受体前因素如结构异常的胰岛素、胰岛素抗体、胰岛素受体抗体等。

(2)受体缺陷如胰岛素受体功能与结构的异常。

(3)受体后缺陷是指胰岛素与受体结合后信号向细胞内传递所引起的一系列代谢过程，包括信号传递、放大，蛋白质蛋白质交联反应，磷酸化与脱磷酸化，以及酶联反应等诸多效应异常。2型糖尿病的胰岛素抵抗推测多与受体后缺陷有关，对这些引起受体后缺陷的诸多因素的作用机制尚待进一步研究。

## (三)临床评估

1.患病率高

40岁以下的患者发病率仅为0.04%，40岁以上升高至2.5%，60岁以上患病率为22.86%。

2.症状不典型

起病隐匿、易漏诊，但超重及肥胖者占多数。仅有1/4或1/5的老年患者有多饮、多尿、多食及体重减轻的症状，很多患者虽然餐后血糖已有升高，仅有一些非特异性症状，如乏力、视力模糊、外阴瘙痒、阳痿等，也常常以并发症为首发症状，如高血压、脑血管病、视网膜病变和肾脏病变等表现。

3.易出现低血糖症状

自身保健能力及依从性差，可使血糖控制不良，在病重卧床、活动量过大、用药不当时引起低血糖。

4.常出现严重的并发症

以心血管及神经病变、泌尿系统感染、肾病、眼病为常见，而高渗性非酮症性糖尿病昏迷为严重急性并发症，多发生于原来轻症糖尿病或无糖尿病史者，病死率常高达50%左右。主要诱因为感染、胃肠功能紊乱、停用胰岛素，或因对症治疗时补充过多葡萄糖、应用皮质激素等药物所致。

## (四)辅助检查

1.尿白蛋白排泄率

诊断早期糖尿病肾病的重要指标，也是判断糖尿病肾病预后的重要指标。目前主张采用晨尿标本测定。UAER为20～200 μg/min，临床可诊断为早期糖尿病肾病，判定时至少在6个月内连续测定2～3次晨尿标本，取平均值达到20～200 μg/min，当UAER持续>200 μg/min，即诊断为糖尿病肾病。

2.尿蛋白定量

常规尿蛋白定量>0.5g/24 h，可诊断为临床糖尿病肾病。但需排除其他可能引起蛋白尿的原因。

3.血糖测定

空腹血糖≥7.0 mmol/L；口服葡萄糖耐量试验(OGTT)或餐后2h血糖≥11.1 mmol/L可诊断为糖尿病。空腹状态指至少8 h没有进食热量。

4.糖化血红蛋白($HbA_1C$)测定标准

化检测方法测$HbA_1C$≥6.5%可作为糖尿病的补充诊断标准。

5.血、尿$β_2$-MG

糖尿病肾病患者早期即可出现血、尿$β_2$-MG升高，可作为一项临床检查指标。

6.肾功能检查

糖尿病肾病晚期肾小球滤过率下降，血尿素氮、血肌酐升高。

7.眼底检查

糖尿病视网膜病变和肾脏微血管病变可同时存在，一旦出现视网膜病变，需警惕肾脏病变。

## (五)心理-社会状况

长期控制饮食是老年糖尿病治疗的重点，老年人常感到被剥夺了生活的权利与自由，部分患者因治疗效果不明显、病情易波动反复、出现并发症等产生悲观情绪。因缺乏有关糖尿病治疗和自我护理知识、需长期治疗而增加老年人及家庭的经济负担等易使老年糖尿病患者产生无助、焦虑、恐惧。

## (六)诊断

糖尿病患者有持续性的蛋白尿，而此时无酮症酸中毒、泌尿系统感染、高血压和发热等因素引起的尿蛋白增多，可考虑糖尿病肾病。根据临床表现、实验室及其他检查可做出诊断。凡出现以下情况应推荐肾活检以进一步明确诊断。

(1)严重血尿或肾炎性尿沉渣改变。

(2)既往曾有非糖尿病的肾脏病史。

(3)糖尿病病史较短而有明显蛋白尿。

(4)1 型糖尿病患者有明显蛋白尿却无视网膜病变。

### (七)治疗

糖尿病治疗强调早期、长期、综合治疗及治疗方法个体化的原则。治疗目标是通过纠正患者不良的生活方式和代谢紊乱,防止急性并发症的发生和减低慢性并发症的风险,提高患者生活质量和保持良好的心理状态。

1.饮食治疗

饮食治疗是所有糖尿病治疗的基础。

2.运动疗法

适当的运动有利于减轻体质量,提高胰岛素敏感性,改善血糖和脂代谢紊乱,还可减轻患者的压力和紧张情绪。

3.药物治疗

(1)口服药物治疗:主要包括促胰岛素分泌剂(磺脲类和非磺脲类药物)、增加胰岛素敏感性药物(双胍类和胰岛素增敏剂)和 ar 葡萄糖苷酶抑制剂。

(2)胰岛素治疗:胰岛素的应用领在一般治疗和饮食治疗的基础上进行。制剂类型:按作用快慢和维持作用时间,胰岛素制剂可分为超短效.短效、中效和长效 4 类。

4.胰腺和胰岛移植

由血糖感受器\微型电子计算机和胰岛素泵组成。

5.并发症的治疗

(1)低血糖。

(2)糖尿病酮症酸中毒.高渗性昏迷。

(3)糖尿病足。

(4)抑郁症。

## 二、主要护理诊断/问题

1.血糖控制不达标

血糖控制不达标与知识缺乏有关。

2.有酮症酸中毒、非酮症高渗性昏迷及乳酸性酸中毒的危险

有酮症酸中毒、非酮症高渗性昏迷及乳酸性酸中毒的危险:与血糖急剧升高有关。

3.有低血糖的危险

有低血糖的危险与降糖药、运动、饮食有关。

4.有微血管及大血管病变的危险

有微血管及大血管病变的危险与血糖控制不佳有关。

5.营养失调

高于机体需要量,与物质代谢异常、活动减少有关。

6.有感染的危险

有感染的危险与血糖增高、微循环障碍和营养不良有关。

7.有受伤的危险

有受伤的危险与低血糖反应、末梢感觉功能障碍有关。

8.知识缺乏

缺乏有关糖尿病治疗和自我护理知识。

9.潜在并发症

高渗性非酮症糖尿病昏迷。

## 三、护理目标

(1)老年人能自觉进行合理饮食和运动治疗控制血糖。

(2)能遵医嘱坚持规律、正确使用降糖药。

(3)血糖控制稳定,无并发症发生或发生率低。

(4)患者能保持乐观和积极的心态应对疾病。

## 四、护理措施

### (一)一般护理

1.休息

老年人糖尿病除严重并发症需卧床休息外,一般可适当活动,劳逸结合,避免过度紧张。

2.皮肤护理

保持皮肤清洁,避免皮肤抓伤、刺伤和其他伤害;每天观察老年人皮肤有无发红、肿胀、发热,疼痛等感染迹象,一旦皮肤受伤或出现感染,应立即给予诊治。

3.足部护理

(1)选择合适的鞋袜,不宜过紧。

(2)坚持每天用温水洗脚,水温不宜超过40C,浸泡时间一般为5～10 min,洗净后用洁净柔软的毛巾轻轻擦干足部皮肤,特别注意保持足趾间皮肤的清洁干燥。

(3)教会患者足部自查的方法,检查双足有无皮肤发红、肿胀、破裂、水疱、小伤口等,尤其要注意足趾间有无红肿等异常。

(4)避免损伤:足部禁用强烈刺激性药水(如碘酊);剪趾甲时注意剪平,不宜过短;不可使用热水袋、电热毯,以防烫伤。

(5)每天从趾尖向上轻按足部多次。

(6)积极治疗鸡眼、胼胝和足癣等足部疾病。

### (二)饮食护理

饮食调理是治疗糖尿病的基本措施,尤其是老年2型糖尿病患者存在肥胖或超重时,饮食疗法有利于减轻体重,改善高血糖、脂代谢紊乱等症状,减少降糖药物的剂量。因此,应使老年糖尿病患者长期、严格地执行饮食治疗方案。

(1)首先使老年患者了解饮食治疗的意义,自觉遵守饮食规定,不吃超量食物。

(2)每天总热能控制同一般正常人,给予低糖、低脂、富含蛋白质和膳食纤维的食物,饮食应定量,按一日四餐或五餐分配,这对预防低血糖十分有效。

### (三)运动指导

运动能增强机体对胰岛素的敏感性,有利于葡萄糖的利用,使血糖水平下降。糖尿病患者具体情况设计运动计划，宜选择散步、打太极拳、做健身操、干家务等活动方式，餐后 1 h 进行，并随身携带糖块、饼干等，以身体微汗，不疲劳为度。有严重糖尿病并发症者不宜剧烈活动。

### (四)用药护理

1. 口服药

(1)了解药物性质，护士应了解各类降糖药物的作用、剂量、用法，不良反应和注意事项。

(2)指导正确服用磺脲类降糖药治疗应从小剂量开始，每种药物餐前、随餐、餐后服用交代清楚。

(3)降糖药用药原则：老年人用药应避免使用经肾脏排出，半衰期长的降糖药物。

(4)更新药物清单：护士应及时检查并更新患者的药物清单，改善患者不合理用药的情况。

2. 胰岛素

(1)准确用药：熟悉各种胰岛素的名称、剂型及作用特点，准确执行医嘱，做到制剂、种类正确。剂量准确，按时注射。

(2)抽吸药顺序：长、短效或中、短效胰岛素混合使用时，应先抽吸短效胰岛素再抽吸长效胰岛素。

3. 药物保存

未开封的胰岛素放于冰箱 4～8 ℃冷藏保存，正在使用的胰岛素在常温下可使用 28 d，无须放入冰箱，应避免过冷、过热。

4. 部位更换

胰岛素采用皮下注射法，注射部位要经常更换；宜选择皮肤疏松部位，如上臂三角肌、臀大肌、大腿前侧、腹部等。

5. 无菌操作

注射胰岛素时，严格无菌技术操作，防止发生感染。

6. 监测血糖

如发现血糖波动过大或持续高血糖，应及时通知医生。

7. 老人用药

应从小剂量开始逐步增加，血糖控制不可过分严格。

### (五)心理护理

老年糖尿病患者常存在焦虑及悲观等不良心理，护士应重视患者的情绪反应，向患者说明积极的生活态度对疾病康复的重要性。鼓励老年人参加糖尿病教育活动，运用疏导、分散和转移等法，克服消极情绪，积极配合治疗与护理。

### (六)并发症的护理

1. 低血糖的护理

(1)病情观察：观察低血糖的临床表现：神志改变、认知障碍、肌肉颤抖、心悸、出汗、饥饿感.焦虑，严重时发生抽搐、昏迷；老年糖尿病患者血糖不低于 2.8 mmol/L 也可出现低血糖症状，应特别注重观察夜间低咖糖症状的发生。

(2)急救措施：老年糖尿病患者一旦确定发生低血糖，应尽快给予糖分补充；神志清醒者，可给予糖水、含糖饮料或饼干、面包等，15 min 后测血糖如仍低于 2.8 mmol/L，继续补充以上食物一份；如病情重、神志不清者，应立即给予静脉注射 50％葡萄糖 40～60 mL，或静脉滴注 10％葡萄糖液。

(3)预防措施

1)护士应充分了解患者使用的降糖药物,并告知患者和家属不能随意更改和增加降糖药物及其剂量,并且监管其定时定量服药。

2)老年患者容易在后半夜及清晨发生低血糖,护士应提醒其晚餐适当增加主食或含蛋白质较高的食物.并加强巡视和观察。

3)老年糖尿病患者血糖不宜控制过严,空腹血糖宜控制在 9 mmol/L 以下,餐后 2 h 血糖在 12.2 mmol/L 以下即可。

4)老年糖尿病患者应按时注射胰岛素,定时进餐。指导患者及其家属了解糖尿病低血糖反应的诱因、临床表现及处理方法。

2.酮症酸中毒、高渗性昏迷的护理

(1)病情观察:当老年糖尿病患者有诱因时,密切观察是否出现酮症酸中毒、高渗性昏迷的征象;严密观察和记录患者神志、生命体征、24 h 液体出入量等的变化;及时准确地做好各种检验标本的采集和送检,并将检验结果及时通知主管医师。

(2)急救与护理:立即开放两条静脉通路,准确执行医嘱,确保液体和胰岛素的输入;患者绝对卧床休息,给予持续低流量吸氧;加强老年糖尿病患者基础护理,注意皮肤,口腔护理,注意保暖,防止坠床;昏迷者按昏迷常规护理。

3.抑郁症的护理

(1)病情观察:当患者病情出现了糖尿病本身难以解释的变化时,应使用标准抑郁症量表进行筛查;老年糖尿病患者新近或反复出现抑郁症表现,对患者本人或他人有伤害性行为时,护士应配合医师立即进行药物治疗,护士更应监管老人服药情况;协助医师对老人在 6 周内评估疗效,及时调整用药。

(2)护理措施:老年糖尿病患者一旦确诊抑郁症按老年抑郁症常规护理。

4.糖尿病足的护理

(1)足部观察:每天检查老年糖尿病患者双足 1 次,观察足部皮肤有无颜色、温度改变及足背动脉搏动情况,了解足部有无感觉减退、麻木、刺痛感等。

(2)足部清洁:避免感染,嘱家属及陪护为患者勤换鞋袜,每天应用温水和中性肥皂洗脚,注意洗净趾缝,若足部皮肤干燥,洁后可涂用护肤品。

(3)指导穿鞋:大小应选择轻巧柔软、前端宽大的鞋子,鞋底要有弹性。

(4)袜子选择:袜子以弹性好、透气及散热性好的棉毛质地为佳。

(5)预防外伤

1)指导老人不要赤脚走路,以防刺伤,外出时不可穿拖鞋,以免踢伤。保持鞋子里衬的平整。

2)对有视力障碍的老年患者,应由他人帮助修剪指甲。

3)同时应注意防止烫伤、外伤、电力伤等。

(6)说服戒烟:足溃病的预防教育应从早期指导患者控制和监测血糖开始;同时要说服吸烟的老年糖尿病患者戒烟;必要时可采用强制性戒烟,或药物辅助戒烟。

## (七)健康指导

糖尿病教育是老年糖尿病防治中的一个重要方面。由于老年人可能身患多种疾病,衰弱且合并认知功能障碍,因此,与其他年龄组患者教育不同的是.老年糖尿病的教育充分强调对患者家属和生活照护者的教育。其内容具体如下。

(1)详细向患者与照护者讲述关于自我监测的方法。指导患者与照护者学习和掌握监测血糖.血压.体质量指数的方法，如微量血糖仪的使用、血压的测量方法.体质量指数的计算等。了解糖尿病的控制目标。

(2)对患者进行一对一的讲解或建议家属或生活照护者参加糖尿病知识培训班。

(3)定期评估患者血糖自我监护的效果和能力。

(4)应当告诉患者、家属及生活照护者关于高血糖和低血糖发生的诱因、预防措施、症状、如何监测、治疗方法以及应当什么时候去糖尿病门诊等。

(5)在给予新的药物时，应告知患者所用药物的目的、服用方法、常见不良反应并定期检查。

(6)教育患者及其生活照护者足部溃疡发生的危险因素及预防措施等。

(7)预防意外发生。教导患者外出时随身携带识别卡，以便发生紧急情况时及时处理。

（李　佳）

# 第十章　肿瘤内科疾病护理

## 第一节　鼻咽癌

鼻咽癌是发生在鼻咽部的一种恶性肿瘤，尤以我国南方及东南亚地区为多见。鼻咽部位于面部中央，口腔后部悬雍垂上方，其上方紧贴头颅的底部，后面紧贴脊椎骨。鼻咽腔是一个立方体，有 6 个壁。前壁为后鼻孔、鼻中隔后缘；顶壁与后壁不易分开而称为顶后壁，为蝶窦底、斜坡；底壁为软腭、口咽；两侧壁为咽鼓管隆突，咽鼓管开口。前、后壁长 2～3 cm，上、下径 3～4 cm，左、右径 3～4 cm。

### 一、护理评估

#### (一)健康史

评估患者的家族史、籍贯及患病前的健康状况等。评估患者有无接触污染空气史及鼻咽部炎症史等。

#### (二)临床表现

1.颈部淋巴结肿大

颈部淋巴结肿大是最常见的症状。患者往往在无意中摸到颈部有一个肿块，或照镜子时发现两侧颈部不对称，或被别人发现肿块。它位于颈深淋巴结的上群，即乳突尖下方或胸锁乳突肌上段前缘处。肿块常较硬，触之无疼痛，活动常较差。具有转移早、转移率高的特点。病情晚期时其淋巴结转移可累及锁骨上，甚至到腋窝、纵隔。鼻咽癌淋巴结很少转移到颌下、颏下、枕部淋巴结等。

2.回缩性血涕

回吸鼻腔后，从口腔吐出带涕血丝，尤以早晨起床后为甚。可以持续一段时间，为肿瘤血管破裂出血所致，是鼻咽癌的一个早期症状。

3.耳鸣或听力减退

耳鸣、耳部闷胀，或者耳聋，听力下降。因为鼻咽部肿瘤生长在侧壁上，压迫或堵塞咽鼓管开口，或肿瘤直接侵犯破坏咽鼓管周围组织，或直接向咽鼓管内浸润，或引起咽鼓管周围组织水肿等，均可引起耳部症状。部分患者可以出现分泌性中耳炎，检查可见鼓膜内陷或有液平面，穿刺抽液后很快复发，是鼻咽癌的一个较早症状。

4.头痛

常表现为枕部或颞部的疼痛，常为钝痛。早期可能为神经血管反射性头痛，常为间歇性；晚期多为肿瘤破坏颅底骨或脑神经、肿瘤感染、颈淋巴结转移压迫血管与神经等，常为持续性。鼻咽癌患者放疗后出现头痛，可能与肿瘤复发或放疗后感染有关。

5.鼻塞

鼻塞可为单侧或双侧。与肿瘤的部位、大小和类型有较大的关系。为肿瘤阻塞后鼻孔或侵犯鼻腔，导致鼻腔通气不畅。有些患者可鼻腔完全堵塞，并且有较多的分泌物，可有血丝。

6.面部麻木

面部麻木为肿瘤侵犯或压迫三叉神经所致，可以是感觉减退、痛觉过敏或者是痛觉缺失。三叉神经是支配整个面部的感觉神经，分为3支，分别支配额部、脸颊部和下颌，其运动支受侵犯可引起张口时下颌骨的偏斜。

7.岩蝶综合征

岩蝶综合征亦称海绵窦综合征。鼻咽癌好发在顶前壁，极易向两侧咽旁或顶后壁黏膜下浸润进展，肿瘤沿着颅底筋膜达岩蝶裂区周围的蝶骨大翼、破裂孔、岩骨等。脑神经受损次序为第Ⅴ、Ⅵ、Ⅳ、Ⅲ、Ⅱ对，最后出现麻痹性视野缺损。病变发生在颅内鞍旁海绵窦者，突眼不多见。

8.垂体－蝶骨综合征

鼻咽癌直接向上侵犯蝶窦、垂体、视神经，引起视力障碍。还可进一步扩展到海绵窦，产生第Ⅲ、Ⅳ、Ⅴ、Ⅵ对脑神经损伤症状。

鼻咽癌侵犯垂体和蝶窦常为首发症状。

9.眼眶综合征

鼻咽癌转移至眼眶或肿块压迫眼球运动神经周围分支，可引起眼球运动神经瘫痪，如三叉神经眼支或视神经均可受累。

10.颈交感受损的Hormer综合征

肿瘤侵犯或肿大淋巴结转移，累及压迫颈交感神经节，可引起同侧瞳孔缩小、眼球内陷、眼裂缩小及同侧面部皮肤无汗。

### （五）治疗

鼻咽癌综合治疗原则以放疗为主，辅以化疗及手术治疗。

1.初诊鼻咽癌的综合治疗

(1)早期鼻咽癌(Ⅰ/Ⅱ期)：单纯放疗，包括外照射或外照射加腔内后装治疗。

(2)中、晚期病例：可选用放疗或化疗的综合治疗，包括同期放化疗、诱导化疗或辅助化疗。

(3)有远处转移的病例：应选用化疗为主，辅以放疗。

2.复发鼻咽癌的综合治疗

(1)放疗后1年以内鼻咽癌复发者，尽量不采用常规外照射放疗。可以选用辅助化疗、近距离放疗或适形调强放疗。

(2)放疗后颈部淋巴结复发者建议手术治疗，不能手术者可采用化疗。

(3)放疗后1年以上鼻咽或颈部淋巴结复发者可做第2周期根治性放疗。

(4)复发鼻咽癌再程放疗：只照射复发部位，一般不做区域淋巴结引流区的预防性照射。

3.化疗方案

目前常用的化疗方案有顺铂＋氟尿嘧啶、顺铂＋氟尿嘧啶＋亚叶酸钙、顺铂＋博来霉素注射液＋多柔比星。近年来紫杉醇、多西紫杉醇、吉西他滨也用于鼻咽癌的治疗。

## 二、主要护理诊断/问题

1.疼痛

疼痛与肿瘤侵犯脑神经和脑实质有关。

2.口腔黏膜受损

口腔黏膜受损与放射治疗损伤黏膜及唾液腺有关。

3.恐惧

恐惧与担忧肿瘤危及生命有关。

4.知识缺乏

缺乏有关鼻咽癌早期症状的认知及防治知识。

## 三、护理目标

(1)疼痛、耳鸣、耳闭等症状明显减轻或消失。

(2)患者精神状态明显改善,恐惧感得到解除。

(3)患者能正确对待治疗中的外观改变,并学会自我保护的方法。

(4)患者能够陈述鼻咽癌的防治知识,积极配合治疗。

(5)口腔黏膜损伤恢复。

(6)出血得到及时控制。

## 四、护理措施

鼻咽癌是发生在鼻咽部的恶性肿瘤,临床表现较为明显,如头痛、涕中带血、鼻塞、面部麻木、颈部淋巴结转移、耳鸣或听力减退、眼眶综合征等。

### (一)头痛的观察与护理

常表现为枕部或颞部的疼痛,常为钝痛。初诊鼻咽癌时,大约70%的患者有头痛症状。鼻咽癌的头痛症状常表现为偏头痛、颅顶枕后或颈项部疼痛。鼻咽癌头痛大多与癌组织侵犯颅底骨质、神经和血管有关。

(1)卧床休息,避免剧烈活动,减轻头痛,保持病房安静舒适,避免情绪激动,以免不良刺激加重头痛。

(2)疼痛剧烈的患者应注意观察其神志及生命体征,预防脑血管意外的发生,必要时可遵医嘱适当地给予止痛药物,观察患者的疗效及不良反应,做好记录,认真交接班。

(3)保持大便通畅。便秘时可给予番泻叶、乳果糖等药物口服,也可用开塞露灌肠,避免用力排便导致颅内压升高,加剧头痛。

(4)做好心理护理,安慰患者减轻恐惧心理。

### (二)鼻塞的观察与护理

鼻塞是鼻咽癌另一个早期表现。大多表现为单侧鼻塞。当鼻咽肿瘤增大时,可能出现双侧鼻塞。另外,鼻咽癌放疗后鼻腔黏膜腺体减少而干燥,鼻塞是鼻腔干燥结痂痂块堵塞的结果,经常冲洗鼻腔就好些,应多注意观察。

(1)保持口腔及鼻腔的清洁,保持呼吸道通畅,患者如感觉胸闷、呼吸不畅,可给予氧疗,可根据医嘱用药,减轻患者鼻塞症状。

(2)引起鼻咽癌的原因主要有环境因素、遗传因素、饮食习惯等。鼻咽癌患者经过治疗后,目前生存期还是比较不错的。治疗期间要增加饮食营养,提高自身免疫功能。预后要多复查,注意平时生活规律,特别是饮食规律。

(3)鼻塞严重的患者可进行鼻腔冲洗,每日1~2次,或者用呋喃西林滴鼻,保持通畅,缓解鼻塞症状。

(4)尽量避免有害烟雾吸入，如煤油灯气、杀虫气雾剂等，并积极戒烟、戒酒。

### (三)涕中带血的观察与护理

鼻咽癌放疗后鼻出血的主要原因是肿瘤复发侵犯血管及大剂量放疗对鼻咽部组织损伤所致。分析其原因为：大剂量放疗后鼻咽部黏膜坏死严重，组织修复困难，形成溃疡经久不愈，咽旁主要血管裸露，管壁变硬，侵及血管的肿瘤接受治疗后逐渐消退、崩解，血管壁不能有效修复及闭塞，血管破溃发生大出血。

(1)少量涕中带血时，局部可用麻黄素止血；中量出血时，可局部用麻黄素、肾上腺素纱条或鼻棉填塞止血、肌内注射止血药；大量出血时，嘱咐患者不要咽下流血，保持镇静，及时报告医生进行抢救。

(2)使患者平卧；输液、输血，备好氧气和吸痰器。

(3)鼻上放置冰袋，鼻咽腔用凡士林油纱填塞鼻后孔压迫止血。

(4)静脉滴注大量止血剂，并严密观察血压、脉搏、呼吸的变化。

### (四)治疗时的护理

鼻咽癌的主要治疗手段是放疗和静脉化疗，下面主要论及化疗的护理。

1.饮食指导

由于鼻咽癌患者受其疾病的影响，心理负担重，食欲差，抵抗力低，所以要指导家属鼓励患者进食，且给予高蛋白、高维生素、低脂肪、易消化的食物。如豆类、牛奶、木耳、胡萝卜等。告诉患者戒烟酒、忌生冷和硬食、忌辛辣、忌食霉变食物。同时指导家属要为患者创造一个清洁、舒适的进食环境，注意饮食的色香味，为患者提供可口的食品，为患者提供丰富的营养。

2.用药指导

告诉患者及其家属化疗期间随时与医生联系，多数患者会出现恶心、呕吐，轻者可根据医嘱给予健胃、镇静药，症状重者要及时与医生联系，必要时根据医嘱给予补液治疗。教会家属掌握白细胞计数(WBC)、红细胞计数(RBC)、血小板计数(PTL)的正常值，化疗期间每3～4 d查血常规一次，如有异常及时与医生联系，必要时停止化疗或遵医嘱给予升白细胞药物治疗。

3.口腔清洁

鼻咽癌患者在治疗期间由于唾液腺分泌的减少，口腔的自洁功能消失，导致咽干、咽痛、口腔溃疡、吞咽困难，甚至还会影响到患者进食，所以告诉患者及其家属口腔清洁的重要性。具体措施：晨起、睡前、饭后用软毛牙刷刷牙，饭前用清水或生理盐水漱口。口干时用1%甘草液漱口或用麦冬、金银花、胖大海泡服。口腔溃疡者局部用西瓜霜喷剂或双料喉风散喷剂喷涂，并做张口运动，使口腔黏膜皱襞处充分进行气体交换，破坏厌氧菌的生长，防止口腔继发感染。咽痛者可在餐前30 min用B族维生素溶液加2%利多卡因稀释后含2～3 min，可减轻疼痛，增进食欲。

(任庆芳)

# 第二节 肺 癌

肺癌是我国最常见的恶性肿瘤之一。据统计，在发达国家和我国大城市，肺癌发病率已居男性肿瘤首位。近年来，女性肺癌发病率也明显升高。发病年龄大多在40岁以上。临床上肺癌的发生和发展，大体可分为3个阶段：细胞间变阶段一般无特殊临床症状，但痰中可发现间变细胞；经数月或数年之后，间变细胞可逐渐演变为发展的原位癌，此时痰液脱落细胞检查可找到癌细胞，但无其他阳性体征；以后逐渐出现临床症状及体征，其症状与体征取决于原发病灶的部位和大小、转移灶的部位及副瘤综合征的出现等。不同类型的肺癌其症状和体征往往亦有所差别。

## 一、护理评估

### (一)健康史

1.个人情况

患者的性别、年龄、职业、婚姻状况，有无吸烟或被动吸烟史，吸烟的时间和数量等。

2.既往史

患者既往有无其他部位肿瘤病史或手术治疗史；有无传染病史；有无其他伴随疾病，如慢性支气管炎、肺心病、冠心病、糖尿病、高血压等。

3.家族史

家庭中有无患肺部疾病、肺癌或其他肿瘤患者。

### (二)临床表现

肺癌的临床表现多种多样，最常见的有咳嗽、咯血、气短、胸痛及发热等。

咳嗽：常为阵发性干咳或呛咳，合并感染时有浓痰。

咯血：多为反复发作的痰中带血，严重时有大咯血。

胸痛：初发时呈弥散不固定的隐痛，后期呈固定剧烈疼痛。

气短：由于癌肿阻塞支气管腔，或胸腔积液压迫肺脏而引起呼吸困难。

发热：早期由继发感染引起，应用抗生素有效；晚期为坏死吸收热，应用抗生素无效且呈持续性，并伴有乏力消瘦。

其他：晚期肺癌，可有肿瘤压迫或转移引起的症状，如声音嘶哑、吞咽困难、腹腔积液、黄疸等。

### (三)主要检查

X线检查、CT检查、脱落法细胞学检查、纤维支气管镜等检查。

## 二、主要护理诊断/问题

1.气体交换障碍

气体交换障碍与手术、麻醉、肿瘤阻塞支气管、肺膨胀不全、痰液潴留、肺换气功能不足等因素有关。

2.营养失调：低于机体需要量

营养失调：低于机体需要量与肿瘤引起机体代谢增加、手术创伤等有关。

3.焦虑、恐惧

焦虑、恐惧与担心手术、疼痛、预后等因素有关。

4.潜在并发症

血胸、气胸、肺炎肺不张、心律失常、支气管胸膜瘘、肺水肿等。

## 三、护理目标

(1)患者气体交换功能正常。

(2)患者营养状况改善。

(3)患者自述焦虑、恐惧等情绪减轻或消失。

(4)患者未发生并发症或并发症被及时发现与处理。

## 四、护理措施

肺癌的临床表现比较复杂,症状和体征的有无、轻重及出现的早晚,取决于肿瘤发生部位、病理类型、有无转移及有无并发症,以及患者的反应程度和耐受性的差异。肺癌早期症状常较轻微,甚至可无任何不适,最常见的有咳嗽、咳痰、咯血、胸闷气短、声音嘶哑、胸痛及发热等。

### (一)咳嗽、咳痰的观察与护理

咳嗽是最常见的症状,以咳嗽为首发症状者占35%～75%,典型的表现为阵发性刺激性干咳,一般止咳药常不易控制。合并感染时有浓痰,如有剧烈咳嗽,应警惕有无出血的危险性。护理人员要严密观察病情变化,及时与医师联系,防止意外的发生。

(1)保持室内空气清新,无刺激气味,严禁吸烟。避免吹风受凉。

(2)观察咳嗽的性质、声音、时间及痰液的颜色、性质、量及气味,患者的体温和伴随症状,做好记录。

(3)剧烈咳嗽,痰液不易咳出者,遵医嘱给予化痰药物,如压缩雾化等,也可让患者饮少许温开水润喉后,轻拍其背,帮助排出痰液。

(4)注意气候变化,督促患者随时增减衣物,冬季外出戴口罩。

(5)遵医嘱应用止咳药物。

### (二)咳血、咯血的观察与护理

多为持续性痰中带血,由于肺肿化疗后组织坏死或肿瘤局部浸润血管、气管等组织受累引起的大咯血,需立即组织抢救。密切观察患者的病情变化,做好应急准备,并及时记录。

(1)给予心理护理,如陪伴和安慰患者,进行必要的解释,保持情绪稳定。

(2)少量咯血时,嘱患者卧床休息。大咯血时绝对卧床休息,去枕平卧位,头偏向一侧或患侧卧位,嘱咐患者不要屏气,轻轻将血咳出。

(3)咯血后协助患者清洁口腔,咯血污染的衣物及时更换,血液和痰液及时倒掉,避免产生不良刺激。

(4)大咯血时,暂禁食。病情稳定及少量咯血者,可给温热的高蛋白、高热量、高维生素易消化流质及半流质饮食,避免进浓茶、咖啡等刺激性饮料。

(5)密切观察病情变化,及时发现咳血征象如胸闷、气短、发绀、烦躁、神色紧张、冷汗及突然坐起等,发现这些情况应及时通知医师,并立即协助患者侧卧,取头低脚高位,轻拍其背部将血咳出;当无效时,可直接用吸引器抽吸,必要时行气管插管或气管切开。

(6)遵医嘱应用止血药物、抗生素、静脉补液、输血等。

(7)定时测量生命体征,必要时给予心电监护,记录护理记录单。

(8)保持大便通畅,便秘者给予缓泻剂或灌肠。

### (三)胸痛的护理

肺癌患者因肿瘤的侵犯和转移导致胸痛,压迫也可导致胸痛,如肿瘤压迫肋间神经时,可引起肋间神经痛。所谓神经痛,就是一种与神经传导有关的突然发作的一阵剧烈刺痛。胸痛常突然发生,如电击样放射性灼痛,较剧烈,持续时间短,间隙期完全正常,疼痛的部位多沿着神经的走行分布。肿瘤压迫臂丛神经会引起上肢疼痛,感觉麻木,严重时有肌肉萎缩等。

(1)实施正确的健康教育:帮助患者正确认识止痛药的成瘾性,癌症患者用药解除疼痛不会成瘾,无论用多少或多长时间,一旦引起疼痛的原因得以解除,他们即不再要求使用麻醉止痛药。经积极宣教全部患者能充分表述疼痛的感受,并接受止痛治疗。

(2)正确评估疼痛程度:疼痛是一种主观感受。评估资料应主要来源于患者的主诉。依据两种方法评估患者的疼痛,一种方法是以患者主观感受判断疼痛,另一种是应用评估工具准确评估疼痛。

(3)正确使用止痛药:严格按 WHO 推荐的三阶梯止痛法的原则从非麻醉性止痛药开始,无效时逐步升级到强麻醉性止痛药。护士切记按时给药,而不是按需给药,不要等到疼痛加重后才开始使用,特殊情况下可灵活掌握,临时增加止痛药。

(4)设置优美舒适的环境,争取患者家属的配合。置患者于舒适的体位,为患者创造一个良好的环境可提高痛阈减轻痛苦。

### (四)治疗时的护理

肺癌患者主要的治疗手段是手术治疗和化疗,下面主要谈一下化疗时的护理。肺癌的化疗一般采用的方案有 NP、GP、TP、EP 等,化疗时应做到以下护理。

(1)严格执行化疗用药要求,保证有效治疗,化疗药物应现配现用,遵医嘱调节输液速度、用药时间,注意观察药物的毒性作用,随时检查血常规、肝功能、尿常规。

(2)根据药物性质,选择给药途径,建议使用中心静脉置管给药,如果发生化疗药物外渗,按药物外渗进行处理。

(3)室内定期进行空气消毒,定时开窗通风,保持空气清新,根据患者病情,进行保护性隔离。

(4)饮食护理:给予高蛋白、高热量、高维生素、清淡易消化的饮食,注意多饮温开水,排出毒素。

(张竹青)

## 第三节 喉 癌

喉癌是常见的头颈部恶性肿瘤之一,是一种与生活方式,如吸烟和饮酒有关的恶性肿瘤。随着内镜诊断技术和影像学诊断技术的发展,以及喉癌治疗水平的提高,早期喉癌的治疗取得了较为满意的疗效,既能根治肿瘤,又能保留发音、呼吸和吞咽三大功能。教育患者不吸烟或戒烟，避免被动吸烟，大力宣传吸烟危害，保持心情愉快，情绪稳定，减少刺激，定期进行检查，以便及早发现，及早治疗。

## 一、护理评估

### (一)健康史

询问患者发病前的健康状况，有无长期慢性喉炎或其他喉部疾病，还要重点了解患者发病的危险因素，如长期吸烟、喝酒、接触工业废气、肿瘤家族史等，以及诊治过程。

### (二)临床表现

根据癌肿发生的部位、症状不同，如声音嘶哑，呈进行性加重，重者甚至可失音。常出现喉痛，吞咽时疼痛加重，早期有咽喉部不适和异物感，晚期出现吞咽障碍。随着肿瘤的增大，可出现吸气性呼吸困难、咳嗽、咯血及颈部转移性肿块等。

1.声门上癌

大多原发于会厌喉面根部。早期，甚至肿瘤已发展到相当程度，常仅有轻微的或非特异性的症状，如痒感、异物感、吞咽不适感等而不被患者注意。声门上癌分化差、发展快，故肿瘤常出现颈淋巴结转移时才引起警觉。

咽喉痛常于肿瘤向深层浸润或出现较深溃疡时出现。声嘶为肿瘤侵犯勺状软骨、声门旁间隙或累及喉返神经所致。呼吸困难、咽下困难、咳嗽、痰中带血或咳血等常为声门上癌的晚期症状。原发于会厌喉面或喉室的肿瘤，由于位置隐蔽，间接喉镜检查常不易发现，纤维喉镜仔细检查可早期发现病变。

2.声门癌

早期症状为声音改变。初起多表现为发音易倦或声嘶，无其他不适，常未受重视，多误以为感冒、喉炎，特别是以往常有慢性喉炎者。因此，对于年龄＞40 岁，声嘶超过 2 周，经发声休息和一般治疗不改善者，必须仔细做喉镜检查。随着肿瘤增大，声嘶逐渐加重，可出现发声粗哑，甚至失声。

呼吸困难是声门癌的另一常见症状，常为声带运动受限或固定，加上肿瘤组织堵塞声门所致。肿瘤组织表面糜烂可出现痰中带血。晚期肿瘤向声门上区或声门下区发展，除严重声嘶或失声外，尚可出现放射性耳痛、呼吸困难、咽下困难、频繁咳嗽、咳痰困难及口臭等症状。最后可因大出血、吸入性肺炎或恶病质而死亡。

3.声门下癌

声门下癌是位于声带平面以下、环状软骨下缘以上部位的癌。声门下喉癌少见，因位置隐蔽，早期症状不明显，不易在常规喉镜检查中发现。当肿瘤发展到相当程度时，可出现刺激性咳嗽、声嘶、咯血和呼吸困难等。

4.贯声门癌

贯声门癌是指原发于喉室的癌，跨越两个解剖区域即声门上区及声门区，癌组织在黏膜下浸润扩展，以广泛浸润声门旁间隙为特征。该型癌尚有争议，国际抗癌联盟(UICC)亦尚未确定。由于肿瘤深在而隐蔽，早期症状不明显，当出现声嘶时，常已先有声带固定，而喉镜检查仍未能窥见肿瘤。其后随癌向声门旁间隙扩展、浸润和破坏甲状软骨时，可引起咽喉痛，并可于患侧摸到甲状软骨隆起。

主要检查：喉镜检查，喉部断层摄片，喉部 CT 扫描或磁共振(MRI)检查。

### (三)辅助检查

通过颈部检查、间接喉镜、直接喉镜或喉内镜检查,可了解癌肿的形态、大小、病变范围和喉的各部分情况,观察声带运动情况等。癌肿的形态有菜花型、溃疡型、结节型和包块型。影像学检查常用颈部和喉部CT和MRI,能了解病变范围及颈部淋巴结转移情况,协助确定手术范围。

### (四)治疗

手术治疗、放疗、化疗、免疫治疗等。根据喉癌病变的范围,主要治疗手段为手术治疗和放疗。两种治疗方法可单独使用,也可联合应用综合治疗。早期喉癌单纯采用放疗和手术切除,都可以获得较好的效果,晚期则以综合治疗为佳。喉癌中98%左右为鳞状细胞癌,常对化疗不太敏感,虽然近年来化疗有一定的进展,但在喉癌的治疗中仍不能作为首选治疗方法。目前化疗主要用于喉癌的综合治疗。最近的实验研究提示,间质化疗有望提高喉癌的疗效,减轻全身毒不良反应。

## 二、主要护理诊断/问题

1.疼痛

疼痛与手术引起的局部组织机械性损伤有关。

2.语言沟通障碍

语言沟通障碍与喉切除有关。

3.吞咽能力受损

吞咽能力受损与喉部手术有关。

4.有窒息的危险术前

有窒息的危险术前与癌肿过大有关,术后与造瘘口直接暴露于环境中,或放疗后喉部黏膜肿胀有关。

5.自理能力缺陷

自理能力缺陷与术后疲劳、疼痛及静脉穿刺有关。

6.焦虑

焦虑与被诊断为癌症和缺乏治疗、预后的知识有关。

7.知识缺乏

知识缺乏与缺乏出院后的自我护理知识和技能有关。

8.有感染的危险

有感染的危险与皮肤完整性受损、切口经常被痰液污染、机体抵抗力下降有关。

9.潜在并发症

低血容量,与手术创伤、术中止血不彻底有关。

## 三、护理目标

(1)疼痛症状减轻或消失。

(2)患者能够用其他交流方法有效交流,吞咽功能恢复正常。

(3)手术前后均无窒息发生,呼吸道保持通畅。

(4)能够正视身体结构和功能的改变。

(5)术后自理需要能够得到满足。

(6)能够认识引起焦虑的原因,并能够自我控制情绪,减轻焦虑,很好地配合手术。

(7)出院前能够掌握自我护理颈部切口和套管的有关知识和技能。

(8)无出血和感染等并发症的发生。

## 四、护理措施

喉癌是发生于喉部的恶性肿瘤,其症状因肿瘤的部位、分期而不同:声门,上区癌早期可无症状或仅有咽部不适感、喉异物感;声门区癌早期就可以出现声嘶,呈进行性加重,晚期可出现喉头水肿、吞咽障碍、吸气性呼吸困难、咳嗽、咯血及颈部转移性肿块等。

### (一)喉头水肿的观察与护理

喉癌后期由于肿瘤的不断增大及伴随症状喉头水肿,导致患者出现吞咽困难,营养缺乏,甚至出现呼吸困难,最后可因吸入性肺炎或恶病质而死亡。因此,喉头水肿的观察与护理尤为重要。

(1)饮食宜富含营养,易消化,特别是要提供足够的蛋白质和维生素,食物宜多样化,并注意色、香、味、形,以增进患者食欲;饮食宜清淡,避免吃油腻的食物。可以增加一些开胃的食品,增进患者食欲,并少量多餐。

(2)保持呼吸道通畅。单纯放疗患者,可因肿瘤压迫或喉水肿,而引起呼吸不畅,甚至窒息,因而随时备好气管切开盘、吸痰器及氧气等急救措施。

(3)当患者出现哽噎感时,不要强行吞咽,否则会刺激局部癌组织出血、扩散、转移和疼痛。在哽噎严重时应进流食或半流食。对于完全不能进食的喉癌患者,应采取静脉高营养的方法输入营养素以维持患者机体的需要。

(4)喉癌特别是声门上型喉癌患者,喉功能失调易发生误吸,因此患者进食时应取坐位或半卧位,以软食为好,应尽量避免口服片剂。

### (二)呼吸困难的观察与护理

(1)保持室内空气清新,无刺激气味,严禁吸烟。避免吹风受凉。

(2)观察咳嗽的性质、声音、时间,以及痰液的颜色、性质、量及气味,患者的体温和伴随症状,做好记录。

(3)剧烈咳嗽,痰液不易咳出者,遵医嘱给予化痰药物,如压缩雾化等,也可让患者饮少许温开水润喉后,轻拍其背,帮助排出痰液。

(4)晚期喉癌患者可能存在不同程度的呼吸困难,特别是做过喉镜检查及取活检后可使呼吸困难加重甚至发生窒息,因此对这些患者应加强巡视,嘱其卧床休息,少活动,必要时吸氧,并做好气管切开准备。

### (三)咳血、咯血的观察与护理

(1)给予心理护理,如陪伴和安慰患者,进行必要的解释,保持情绪稳定。

(2)少量咯血时,嘱患者卧床休息。大咯血时绝对卧床休息,取去枕平卧位,头偏向一侧或患侧卧位。

(3)保持口腔清洁。

(4)大咯血时,暂禁食。病情稳定及少量咯血者,可给温热的高蛋白、高热量、高维生素易消化流质或半流质饮食,避免进浓茶、咖啡等刺激性饮料。

(5)按医嘱用止血药、抗生素、静脉补液、输血等。

(6)保持大便通畅,便秘者给缓泻剂或灌肠。

## (四)治疗时的护理

喉癌患者的主要治疗手段是手术治疗、放疗以及化疗、免疫治疗。这里主要谈一下化疗时的护理。

(1)骨髓抑制:早期可表现为白细胞尤其是总细胞减少,严重时血小板、红细胞、血红蛋白均可降低,同时患者还可有疲乏无力、抵抗力下降、易感染、发热、出血等表现,保持患者休息室通风、整洁,保持室内相对湿度为50%～60%,必要时每日房间消毒,遵医嘱给予升白细胞药物治疗。

(2)胃肠道反应:表现为口干、食欲减退、恶心、呕吐,有时可出现口腔黏膜炎或溃疡。便秘、麻痹性肠梗阻、腹泻、胃肠出血及腹痛也可见到。化疗期间注意饮食,进食清淡易消化的软食,多喝水,进食含蛋白质、维生素丰富的食物,出现放射性咽炎(咽喉疼痛)、食管炎(吞咽疼痛、胸骨后疼痛)时宜进食温凉容易吞咽的流质或半流质饮食,如水蛋、牛奶、豆浆、新鲜果汁、粥、肉汤等,少量多餐,进食量少时注意有无电解质紊乱,根据病情可进行静脉营养治疗,保持口腔清洁,用漱口液多漱口;加强对患者及其家属营养知识宣教或者提倡"超食疗法",即在化疗间歇期间,给予浓缩优质蛋白质及其他必需的营养素,以迅速补充患者的营养消耗。

(3)肾毒性:表现为肾小管上皮细胞急性坏死、变性、间质水肿,肾小管扩张,严重时出现肾功衰竭。患者可出现腰痛、血尿、水肿、小便化验异常等。化疗期间鼓励患者多饮水,每日3 000 mL以增加尿量,使因放疗所致肿瘤细胞大量破裂、死亡而释放出的毒素排出体外,减轻全身放疗反应。

(4)心理护理:喉癌对患者造成极大的恐惧感,加之手术创伤性大、时间长,全喉切除者突然失去说话功能,担心会给以后的工作、生活、学习带来一系列的不便;因担心术后不能达到预期的效果,往往多伴有悲观、消极、恐惧心理,所以我们应以真诚的语言,与患者交谈,因势利导,消除其不利的心理因素,合理解释患者及其家属提出的问题;与患者及其家属共同制定出统一的交流方式,对有文化者准备纸、笔,以利于交流,使患者保持良好的、稳定的、最佳的心理状态,主动配合治疗及护理,争取早日康复。

(张竹青)

# 第十一章　急诊科疾病护理

## 第一节　急诊科的任务与设置

### 一、急诊科的任务

#### (一)急诊医疗

急诊医疗承担急救中心转送到医院的患者及就诊的急危重症患者的诊治、抢救和留院观察工作。实行 24 h 连续接诊制度。

#### (二)急救医疗

制定各种急危重症的抢救流程和应急预案,对生命受到威胁的急危重症患者进行及时有效的救治;承担突发事件、灾难、突发公共卫生事件伤病员的现场急救、安全转运、院内救治等救护任务。

#### (三)科研、教学、培训

总结归纳各种急危重症患者的病因、病程、机制、诊断、治疗及护理,开展急危重症医疗护理科学研究;承担各级各类人员急救护理教学工作;通过加大急诊医护人员专业知识及技能培训力度,不断更新及拓展急救知识,加快急诊人才培养和梯队建设,达到提高急救整体水平的目的。

#### (四)科普宣传

在做好急诊、急救工作的同时,还承担着向基层卫生组织和公众宣传普及急救知识的普及,广泛利用信息网络、报刊、讲座、宣传栏等媒介,提高全民急救意识。

### 二、急诊科的设置与布局

医院急诊科是面向社会进行急救医学实践的场所,科学合理的设置与布局是成功抢救患者及保证患者顺利就诊的关键。急诊科的设置与布局应充分结合急诊、急救工作的规律和特点,遵循快速、简捷、安全、预防控制感染、合理配置资源的原则,一切从“急”出发,最大限度地为救治与护理患者奠定基础。

#### (一)急诊科的设置

1.专业设置

急诊科设置应根据医院所处的地理位置、医院技术专长和卫生行政任务等因素确定。一般综合性医院应设置内科、外科、妇产科、儿科、眼科、耳鼻喉科等专科诊室,有条件的医院可根据实际需要增设神经内科、骨外科等,成为集急救、急诊、重症监护三位一体的大型急救医疗技术中心。

2.组织结构

完善的医院急诊组织体系应保证高质量、高效率地完成急诊、急救和常规业务工作。综合医院急诊科实行业务院长直接领导下的科主任负责制，有专业、固定的急救团队，还应成立急救领导小组，遇有重大抢救或公共卫生事件时，能够组织协调全院力量，统筹进行抢救工作。

3. 人员配备

急诊科人员配备受医院规模、服务半径、人口密度、急诊工作量、医院人员总编制等因素影响。通常设科主任、副主任和护士长。医院根据急诊就诊人数、抢救量、观察床位数等制定相应急诊医师和护士编制。同时还应配一定数量的导诊员为患者提供导诊、陪护检查等服务。

(1)医师：急诊科应有定岗的急诊医师，且不少于在岗医师的75%，医师梯队结构合理。除正在接受住院医师规范化培训的医师之外，急诊医师应具有3年以上临床实践经验，具备独立处理常见急诊病症的能力，熟练掌握心肺复苏、气管插管、深静脉穿刺、动脉穿刺、电复律、呼吸机、血液净化及创伤急救等基本技能。

(2)护士：急诊科应有定岗的急诊护士，且不少于在岗护士的75%，护士梯队结构应合理。急诊护士应具有3年以上的临床护理工作经验，经专业化培训合格，掌握急危重症患者急救护理技能及常见急救操作技术、急诊护理工作内涵与流程，并定期接受急救技能的再培训，再培训间隔时间原则上不超过2年。

4. 信息通信设备

急诊科应配置专用通信设备，如电话、对讲机、急诊临床信息系统等，为医疗、护理、感染控制、医技和后勤保障等部门提供信息，并逐步实现与卫生行政部门和院前急救信息系统的对接。

5. 仪器设备及药品

(1)仪器设备：如心电监护仪、除颤仪、心肺复苏机、呼吸机、简易呼吸气囊、麻醉咽喉镜、输液泵、洗胃机、抢救车、便携式超声仪、床旁X线机、血液净化设备和快速床边检验设备等。

(2)各类急救包：如气管切开包、清创缝合包、胸腔穿刺包等。

(3)常用急救药品：如心肺复苏药物、呼吸兴奋剂、血管活性药物、利尿及脱水药、抗心律失常药、常见中毒解毒药等。

## (二)急诊科布局

急诊科布局应以方便患者就诊为原则，独立成区，设于医院前方或一侧醒目位置，有单独出入口，并设置昼夜醒目标志。急诊科入口应畅通，大厅宽敞，设置无障碍通道，方便轮椅、平车出入，并设有救护车专用通道和停靠处。在急诊大厅设置急诊科各诊室平面图，在通往抢救室路径上和一些重要部门如CT室、B超室、手术室、住院部等，设置明显指示标志，减少患者询问和寻找时间。主要布局如下。

1. 预检分诊处(台)

预检分诊处(台)是急诊患者就诊、候诊的第一站，应设置在急诊科入口最醒目位置，标志清晰，空间宽敞。分诊处配备导医或导诊员，对来诊患者根据临床表现和轻重缓急进行分类、登记、引导急救途径和联系医生，就诊记录实行计算机信息化管理。分诊处应备有常用医疗器械及各种急诊登记表格等，设有一定数量的候诊椅、电话传呼系统、信号灯、洗手设施等，有条件的分诊台与各诊室间设有遥控对讲、电脑系统等装置，以便及时与应诊医生联系及组织急救。

2. 诊室

一般综合性医院急诊科应设有内科、外科、妇产科、儿科、五官科等专科诊室，急诊诊疗室布局应遵循专科急诊工作要求，如传染病和肠道急诊均应设有隔离区，儿科诊室应与成人诊室隔离分开，避免交叉感染。

3. 抢救室

抢救室应邻近预检分诊处，空间宽敞明亮，照明充足。设置抢救床，配备抢救所需器械、药品及物品等，并保持完好备用状态。抢救床为可移动、可升降的多功能抢救床，每床净使用面积不少于 12 $m^2$，并配有隔帘，床旁设有中心吸氧、负压吸引等装置。

4. 治疗室和处置室

治疗室和处置室应设在各诊室中心位置。室内设有无菌物品柜、配药台、治疗车、空气消毒和照明等设备。

5. 清创室

清创室与抢救室、外科诊室相邻，配备外伤清创缝合及急诊小手术器械等物品，如诊查床、清创台或手术床、各种消毒液、清创缝合包、无菌敷料、无影灯等。

6. 急诊手术室

急诊手术室应与急诊抢救室相邻，保证危重患者就近进行紧急外科手术。急诊手术室常规设置应与医院中心手术室的要求相同，但规模相对较小。

7. 隔离诊室

隔离诊室供传染病患者专用。遇有传染病或疑似传染病患者时，护士及时通知专科医师到隔离室诊治。凡确诊为传染病患者应及时转送至传染科或传染病医院诊治，并按照传染病管理办法进行疫情报告和消毒隔离。

8. 急诊观察室

根据急诊患者量、抢救人数及专科特点设置观察床数量，收治暂不能确诊、病情危重尚未稳定且需急诊临时观察的患者，或经抢救治疗后需等待住院进一步治疗的患者。留观时间原则上不超过 48～72 h。

9. 急诊重症监护室(emergency intensive care unit，EICU)

有条件的医院应设置 EICU，作为急诊科集中监护和救治危重患者的医疗单元，最好与急诊抢救室毗邻，以便资源充分利用，床位数设置一般根据医院的急诊量、危重患者数以及医院其他科室有无相关 ICU 等决定。

10. 急诊病房

急诊病房是较大规模医院按照普通病房标准在急诊科设置的隶属于急诊科的病房。可以缓解急诊患者入院难的矛盾，弥补医院某些专科设置的缺失，促进急诊患者分流。

11. 发热门诊

发热门诊属于传染区域，应有相对独立空间，与普通急、门诊分开，有明显指示标志，通风良好，设置布局与传染病房相似。对疑似感染性疾病导致的发热患者，将由分诊护士引导患者到发热门诊就诊。

12. 辅助科室

辅助科室与急诊密切相关的 X 线、CT、MRI 检查室、B 超室、心电图室及常规化验室、药房、挂号收费处等，均应集中在急诊区，做到基本辅助检查与处置在急诊区内即可完成。

（高　艳）

# 第二节　急诊科的护理管理

医院急诊科管理工作的核心是保证高质量、高效率地抢救急危重症患者。根据医院的实际情况，建立健全组织管理体系，提升急诊科医护人员的专科急救水平，制定完善的规章制度、急诊工作岗位职责、技术操作规范、各类疾病的抢救应急预案及绿色通道的管理要求等，加强防范、防止差错事故的发生，保证医疗护理工作质量及安全。

## 一、急诊科护理工作质量要求

护理工作质量是急诊科护理管理的核心，优质的护理工作质量是取得良好医疗效果的重要保证。工作中应不断完善和持续改进急诊护理管理工作，建立健全急诊护理核心制度，优化护理流程，细化护理措施，规范护理行为，引入第三方监督评价机制，为患者提供优质、安全的护理服务。

### (一)基本原则

1.建立完善的规章制度

核心制度的建立和执行是提高急诊、急救医疗护理工作质量的保证。如预检分诊制度、首诊负责制度、患者身份识别制度、急危重症患者抢救制度、转运和交接班制度、危急值报告制度、查对制度、口头医嘱执行制度、护患沟通制度等，并根据护理质量管理的要求完善其他相关制度，控制医疗护理风险，及时发现问题、避免安全隐患。

2.优化急诊抢救流程

根据急诊、急救工作特点，从急诊接诊、急诊抢救和急诊转归三个方面优化急危重症患者抢救流程。

3.实行分级分区救治

实行“三区四级”，按照患者病情轻重缓急实施优先就诊顺序，保障患者安全。

(1)分级：根据病情将急诊患者分为“四级”，即：Ⅰ级濒危患者，Ⅱ级危重患者，Ⅲ级急症患者，Ⅳ级非急症患者。

(2)分区：根据功能结构将急诊科分为三大区域。

红区：抢救监护区，适用于Ⅰ级和Ⅱ级患者的救治。

黄区：密切观察诊疗区，适用于Ⅲ级患者，原则上按照时间顺序处置患者，当出现病情变化或分诊护士认为有必要时可考虑提前应诊，病情恶化的患者应立即送入红区。

绿区：Ⅳ级患者诊疗区。

4.定期评价与反馈

急诊护理工作实践中，制定急诊护理工作质量管理与控制标准、持续改进方案、第三方分析评价机制，以及对存在的问题提出意见和整改措施，是提高急诊工作效率和护理服务质量的重要途径。

### (二)实施措施

(1)有稳定专业的急诊科护理团队，热爱急诊岗位。熟悉常见种类急危重症的应急预案，熟练掌握心肺复苏等急救技能以及急救常用仪器、设备的操作方法。

(2)建立健全预检分诊制度，提高分诊准确率。

(3)建立和完善急诊患者身份识别制度,治疗和处置前使用两种或两种以上方法识别患者身份,如姓名、急诊 ID 号、腕带等,同时邀请患者或家属参与核对,保证对正确信息的患者实施正确的处置。在紧急抢救等特殊情况下,由医护人员双重核对患者身份,特殊患者可建立“腕带”身份识别标识制度。

(4)各种抢救药品、物品应标签清楚,实行“五定管理”:定数量、定点放置、定人管理、定期消毒灭菌、定期检查维修。要求设备处于100%完好备用状态。各类药品和物品用后及时补充,列入交班内容。毒麻药品应双锁专人保管,特殊交班,急救仪器设备原则上不得外借。

(5)落实核心制度,建立急诊绿色通道,规范重点病种(如严重创伤、急性心肌梗死、心力衰竭、呼吸衰竭、脑卒中、中毒等)抢救流程,强化多学科协作,保证患者获得高质量、连续性医疗服务。

(6)急诊护理文书是记载急诊、急救过程中护士为患者提供医疗护理服务的客观资料。书写内容要及时、规范、客观、准确、真实、完整。若抢救危重患者未能及时记录,应在抢救结束后6 h内据实补记,并加以注明。

(7)加强护患沟通,提高患者满意度。可采用文字、口头等方式与患者或其家属沟通,但病情告知内容须保持医护的一致性。尊重患者隐私,保证患者合法权益。

(8)加强急诊留观患者的管理,有入院指征的尽快入院治疗,提高急诊患者入院率。

## 二、急诊科工作制度

医院的规章制度是实行科学管理的基础,是医护人员的行为规范和准则。急诊科应根据我国《执业医师法》《医疗机构管理条例》和《护士条例》等有关急诊方面的法律、法规和规章制度,结合急诊工作实际,制定本部门工作制度,使医护人员职责明确,工作规范有章可循。

### (一)急诊工作制度

(1)急诊医护人员必须坚守岗位,随时做好急诊、急救的准备,不得离开指定地点。如确因有事离开,须找人代班并告知急诊科有关人员,代班人员到位签到后方可离开。

(2)急诊患者是否需要住院或留观,由急诊科医师决定,特殊情况可请示上级医师。对急诊留观患者,应及时与患者家属取得联系,并留陪伴者。

(3)急诊医护人员应具有强烈的责任心和过硬的专业能力,对急诊患者病情能够迅速准确地做出判断、救治和护理,不得推诿患者。

(4)急诊医护人员应分工明确,协调统一。对病情危重的患者,在急诊医师未到达前,急诊护士应先采取必要的抢救措施;急诊医师到达后,护士应密切配合医师做好抢救工作。

(5)急诊患者住院或检查,应由急诊科工作人员或家属陪送,危重患者必须由医护人员陪送。收住院的患者应先办理住院手续后住院,但病情危重需手术抢救的患者可先行施救,后补办住院手续。已决定收住院的急诊患者,病区不得拒收。

(6)做好急救药品、器械的准备工作,定点放置,每天检查,随时补充,并做好外出抢救药品、器械与运输工具的准备。护士交接班时应检查一切急救用品的数量及存放位置,如有缺损,及时补充更换。

(7)严格执行交接班及查对制度,做好交接记录并签字确认。

(8)凡因交通事故、斗殴致伤、服毒、自杀等涉及法律者,应立即上报院医务部或总值班,同时通知交通、公安等部门派人处理,并留陪护人员。

(9)凡遇传染病或疑似传染病患者,严格执行消毒隔离和传染病报告制度。

## (二)预检分诊制度

(1)急诊预检分诊护士应具有3年以上急诊护理工作经验,通过急诊预检分诊相关培训并经考核合格后方可担任。

(2)预检分诊护士必须坚守工作岗位,不得擅自离岗,如确因有事情需要离开时,应由能胜任的护士代替。

(3)预检分诊护士应主动热情接诊。首先进行病情评估,简明扼要询问病史,重点观察生命体征,快速进行必要体检,按照病情严重程度快速、合理分诊,并做好记录。

(4)掌握急诊就诊范围,做好解释工作。对于短时间内反复就诊或辗转几家医院未收治的急诊患者,即使临床表现不符合急诊条件,也应予以恰当处理,以免贻误病情。

(5)做好急诊就诊登记工作,对患者就诊时间、首诊医生姓名、所属科室、患者转入转出或死亡时间等做好记录,无家属陪同者尽快联系其家属。

## (三)首诊负责制度

(1)第一个接收急诊患者就诊的科室、医师为首诊科室和首诊医师。首诊医师对所接诊的患者,包括检查、诊断、治疗、转科和转院等环节工作负责到底。

(2)首诊医师对接诊的患者应询问病史、做好病历记录,完成相关检查并积极治疗处理。如病情涉及其他科室,应在紧急处置后请相关科室会诊。会诊科室签署接收意见后方可转科。严禁私自涂改科别或让患者自行去预检分诊处更改科别。

(3)遇有多发伤、涉及多学科疾病或诊断不明确的患者,首诊科室或首诊医师应承担主要救治责任,并负责邀请相关科室会诊。在未明确收治科室前,由首诊科室和首诊医师负责。涉及两个及两个学科以上疾病患者的收治,由急诊科组织会诊、协调解决,相关科室应服从、配合。

## (四)急诊抢救制度

(1)抢救工作必须组织健全,分工明确,协调统一。参加抢救的医护人员必须严肃认真,争分夺秒,密切合作,有条不紊,做到一科抢救、多科支援,一科主持、多科参与。

(2)健全各种抢救流程及应急预案,以最快速度组织实施抢救,为患者生存争取黄金时机。遇有重大事件、批量伤病员或危重症患者需要抢救时,应根据病情的严重程度和复杂情况决定抢救组织工作。

(3)抢救实施过程中,医师下达口头医嘱要准确、清楚,尤其是药名、剂量、用法、时间等,护士应复述,避免有误。保留抢救过程中所有药物的安瓿、输液空瓶、输血空袋等,待抢救结束后,经两人核对,及时记录后分类处理。

(4)及时对每一次抢救工作进行总结,汲取经验教训,提高抢救质量。

## (五)涉法问题患者的处理办法

(1)对于自杀、他杀、交通事故、斗殴致伤或其他涉及法律问题的患者,应本着人道主义精神先行救治。预检护士立即通知科主任、护士长和院医务部门,并报告公安或交通等部门。同时,医护人员要提高警惕,保证自身安全。

(2)病历书写应客观、准确、翔实、清晰、完整,妥善保管,切勿遗失或涂改。开具诊断证明时要实事求是,并由上级医师核准。对医疗工作之外的其他问题不发表意见。

(3)对服毒患者,应留取其呕吐物、排泄物等,以便做毒物鉴定。

(4)对神志不清的患者,其随身物品如家属在场时应交予家属,家属不在场时应由两名以上工作人员清点,填写清单并签名后交相关部门保管,待患者清醒或家属到来后及时归还。

## 三、急诊工作应急预案

急诊患者发病急、病情危重、变化快且集中,随机性强,死亡率高,易引发医疗事故纠纷。建立健全急诊护理应急预案,提高快速反应急救处理能力,对迅速、有序地处理急危重症患者及突发事件所致的批量伤病员具有重要意义。

### (一)基本原则

(1)急诊工作应急预案包含常见急危重症应急预案、突发事件应急预案(停水、停电等)、批量伤病员应急预案等,内容要简明扼要、明确具体,做到标准化、程序化、规范化。

(2)急诊工作应急预案在启动、响应、增援过程中,涉及的科室、部门、医护人员职责明确,分级负责,时效性强。

(3)建立定期培训制度,使应急人员熟练掌握急救措施、急救程序、急救配合及各自职责,保证急诊应急工作协调、有效、迅速开展。

### (二)常见类型

1.常见急危重症应急预案

包括常见急危重症的病情评估、急救处理措施以及处理流程,如心搏骤停、过敏性休克、急性中毒、严重外伤等。

2.突发事件应急预案

包括请示报告、患者安全处理措施、评价与反馈等,如停水、停电、患者跌倒等。

3.批量伤病员应急预案

包括急救组织体系、人员物资增援方案、检伤分流、急救绿色通道、各级各类人员职责,以及应急预案的启动、运行、总结和反馈等。

### (三)应急准备

1.人员准备

根据应急预案的不同类型,合理调配人力资源。注重团队协作,特别是批量伤病员的应急人员准备,应根据伤病员人数及病情成立多个由医生、护士等组成的抢救小组,保证人员充足、搭配合理。

2.物资准备

急诊科正常使用的抢救物品、药品、仪器设备由专人负责检查,使之处于良好备用状态。大量使用抢救药品、器材时,由医院突发性卫生事件指挥小组调配。

3.区域准备

合理划分区域是应急预案得以顺利实施的保证。个体区域准备有利于重症患者监测及急救措施及时应用;整体区域准备可将伤病员进行轻重缓急分区安置,让相对有限的医疗资源得到最大化的有效应用,使应急工作有序、有效进行,保障患者的安全。

## 四、急救绿色通道

急救绿色通道(green channel of emergency treatment)即急救绿色生命安全通道,是医院遵循优先抢救、优先检查、优先住院和医疗相关手续急救后补办的原则，为急危重症患者在分诊、接诊、检查、治疗、手术及住院等环节上，开通的安全、畅通、规范、高效的服务通道。急救绿色通道的建立，能够有效缩短救治时间，提高急危重症患者救治成功率和生存质量，是救治急危重症患者最有效的机制之一。

### (一)急救绿色通道纳入范畴

各类需要紧急救治的急危重症患者，均应纳入急救绿色通道范畴。主要包括(但不限于)以下急诊患者:休克、昏迷、心搏骤停、严重心律失常、急性严重脏器功能衰竭等各种急危重症或生命垂危的患者;批量患者，如中毒、外伤等;无法确认身份、无家属陪同、需紧急处理的患者。

### (二)急救绿色通道设置要求

1.便捷有效的通信设备

选用现代化通信设备，设立急救绿色通道专线，接收院前急救信息，联系院内相关科室和医务人员。

2.急救绿色通道流程图

在急救大厅设立简单明了的急救绿色通道流程图，方便患者及其家属快速进入急救绿色通道各个环节。

3.急救绿色通道标志

急救绿色通道各个环节均应设有醒目标志，如在急诊挂号处、收费处、药局、急诊化验室、临床医技科室等处设置急救绿色通道患者专用窗口。

4.急救绿色通道医疗设备

一般应配备可移动的多功能抢救床、可充电或带电池的输液泵、心电图机、便携式多功能监护仪、固定和移动吸引设备、气管插管设备、除颤起搏设备、简易呼吸器及呼吸机等。

### (三)急救绿色通道人员要求

设立急救绿色通道抢救小组，由医院业务院长、急诊科主任、护士长和相关科室负责人组成。绿色通道各环节 24 h 均有值班人员，相关科室值班人员接到急诊会诊通知后 10 min 内到位，急危重症患者应在 5 min 内得到处置。定期开展业务培训、应急演练和业务考核，探讨急诊、急救面对的新问题及解决方法，持续改进和完善急救绿色通道各环节工作。

### (四)急救绿色通道运作程序

接诊医生根据患者病情严重程度和急救绿色通道纳入范畴，启动急救绿色通道。首诊医生在处方、检查申请单、手术通知单、入院通知单等右上角盖“急救绿色通道”专用章，先进行医学救治，再进行财务收费。急救绿色通道体系中各个部门，包括急诊科、医技检查科室、相关专科、挂号处、收费处、药剂科及住院处等，应各司其职，各尽其责，保证急救绿色通道各环节无缝衔接。

(高　艳)

## 第三节 呼吸困难

呼吸困难是指患者主观上感到空气不足、客观上表现为呼吸费力，严重时出现鼻翼扇动、发绀、端坐呼吸，辅助呼吸肌参与呼吸活动，并可有呼吸频率、深度与节律的异常。

### 一、病因

1.呼吸系统疾病

(1)上呼吸道疾病：咽后壁脓肿、扁桃体肿大、喉异物、喉水肿、喉癌等。

(2)支气管疾病：支气管炎、支气管哮喘、支气管扩张、支气管异物和肿瘤等所致的狭窄与梗阻。

(3)肺部疾病：慢性阻塞性肺病(COPD)各型肺炎、肺结核、肺瘀血、肺不张、肺水肿、肺囊肿、肺梗死、肺癌、结节病、肺纤维化、急性呼吸窘迫综合征(ARDS)等。

(4)胸膜疾病：自发性气胸、大量胸腔积液、严重胸膜粘连增厚、胸膜间质瘤等。

(5)胸壁疾病：胸廓畸形、胸壁炎症、结核、外伤、肋骨骨折、类风湿性脊柱炎、胸壁呼吸肌麻痹、硬皮病、重症肌无力、过度肥胖症等。

(6)纵隔疾病：纵隔炎症、气肿、疝、主动脉瘤、淋巴瘤、畸胎瘤、胸内甲状腺瘤、胸腺瘤等。

2.循环系统疾病

常见于各种原因所致的左心衰竭、右心衰竭、心包压塞、肺栓塞和原发性肺动脉高压等。

3.中毒性疾病

如糖尿病酮症酸中毒、吗啡类药物中毒、有机磷杀虫药中毒、氰化物中毒、亚硝酸盐中毒和急性一氧化碳中毒等。

4.神经精神性疾病

如脑出血、脑外伤、脑肿瘤、脑炎、脑膜炎、脑脓肿等颅脑疾病引起呼吸中枢功能障碍和精神因素所致的呼吸困难，如癔症等。

5.血液病

常见于重度贫血、高铁血红蛋白血症、硫化血红蛋白血症等。

### 二、临床表现

根据主要的发病机理，可将呼吸困难分为下列六种类型。

1.肺源性呼吸困难

由呼吸器官病变所致，主要表现为下面三种形式。

(1)吸气性呼吸困难：表现为喘鸣、吸气深而费力，吸气时胸骨、锁骨上窝及肋间隙凹陷——即三凹征。重者吸气时头后仰，吸气时呼吸肌非常用力，时间稍久，体内缺氧、面色青紫、烦躁不安，需要紧急处理，否则会危及生命。常见于喉、气管狭窄，如炎症、水肿、异物和肿瘤等。

(2)呼气性呼吸困难：呼气相延长，伴有哮鸣音，见于支气管哮喘和阻塞性肺病。

(3)混合性呼吸困难：见于肺炎、肺纤维化、大量胸腔积液、气胸等。

2.心源性呼吸困难

常见于左心功能不全所致心源性肺水肿，其临床特点如下。

(1)患者有严重的心脏病史。

(2)呈混合性呼吸困难,卧位及夜间明显。

(3)肺底部可出现中、小湿啰音,并随体位而变化。

(4)X线检查:心影有异常改变;肺门及其附近充血或兼有肺水肿征。

3.中毒性呼吸困难

各种原因所致的酸中毒,均可使血中二氧化碳升高、pH降低,刺激外周化学感受器或直接兴奋呼吸中枢,增加呼吸通气量,表现为深而大的呼吸困难;呼吸抑制剂如吗啡、巴比妥类等中毒时,可抑制呼吸中枢,使呼吸浅而慢。

4.血源性呼吸困难

重症贫血可因红细胞减少,血氧不足而致气促,尤以活动后显著;大出血或休克时因缺血及血压下降,刺激呼吸中枢而引起呼吸困难。

5.神经精神性与肌病性呼吸困难

重症脑部疾病如脑炎、脑血管意外、脑肿瘤等直接累及呼吸中枢,出现异常的呼吸节律,导致呼吸困难;重症肌无力危象引起呼吸肌麻痹,导致严重的呼吸困难。另外,癔症也可有呼吸困难发作,其特点是呼吸显著频速、表浅,因呼吸性碱中毒常伴有手足搐搦症。

6.胃胀气

由于胃膨大顶住膈肌使胸腔变小致呼吸困难。它可能是身体器官的功能性表现,也可能是人体发生疾病的最早症状之一。

## 三、护理要点

(1)环境:提供安静舒适、空气洁净的环境,保持适宜的温度和湿度,避免刺激性气体的吸入。气道反应性高的患者房间内避免放置花草、羽毛等易引起过敏的物品。

(2)体位:协助患者采取前倾坐位或半卧位以利于呼吸,保持呼吸道通畅。避免紧身衣服或过厚被盖而加重胸部压迫感。

(3)饮食护理:保证每日摄入足够热量,宜进食富含维生素、易消化食物。避免刺激性强、易于产气的食物(如红薯、土豆、萝卜等),防止便秘、腹胀影响呼吸。对张口呼吸、痰液黏稠者,补充足够的水分(每日补水1 500～2 000 mL),并做好口腔护理。

(4)呼吸训练:指导患者采取有效的呼吸技术,如缩唇呼气、腹式呼吸等,以改善呼吸功能。必要时可使用呼吸训练器。

(5)休息与活动:与患者及其家属共同制定活动计划。病情较轻者可适当活动,有计划地增加运动量,如室内活动到室外活动、散步、快走、慢跑、太极拳等;呼吸困难严重者应尽量减少活动和不必要的谈话,并协助生活护理,随着病情的好转逐步恢复正常活动。

(6)病情观察:密切观察患者的呼吸频率、节律、深度及颜面、口唇和甲床颜色,监测血气分析结果,及时听取患者的主诉,有无胸闷、憋气等不适。

(7)氧疗护理:合理氧疗是纠正缺氧、缓解呼吸困难最有效的措施。根据患者病情采取适宜的吸氧装置和氧流量,观察发绀是否好转,心率、呼吸频率、精神状况及血气分析情况,做好吸氧健康宣教。

(8)用药护理:遵医嘱使用支气管舒张剂、呼吸兴奋剂等,告知患者使用药物的注意事项,严密观察药物疗效和不良反应。

(9)心理护理：患者出现呼吸困难时会产生烦躁、恐惧的心理，对患者进行心理护理是必要环节，多与患者主动沟通，鼓励其说出心理感受，给予关心和尊重。操作应沉着冷静，给患者以安全感和信任感。

(张 婷)

## 第四节 胸 痛

胸痛一般由胸部疾病(也包括胸壁疾病)所引起。胸痛的部位和严重程度，并不一定和病变的部位和严重程度相一致。

在各种胸痛中需要格外关注并迅速判断的是高危的胸痛患者，包括急性冠脉综合征、主动脉夹层、肺栓塞和张力性气胸等患者。

### 一、病因

(1)炎症：皮炎、非化脓性肋软骨炎、带状疱疹、肌炎、流行性肌痛、胸膜炎、心包炎、纵隔炎、食管炎等。

(2)内脏缺血：心绞痛、急性心肌梗死、心肌病、肺梗死等。

(3)肿瘤：原发性肺癌、纵隔肿瘤、骨髓瘤、白血病等的压迫或浸润。

(4)其他原因：自发性气胸、胸主动脉瘤、夹层动脉瘤、过度换气综合征、外伤等。

(5)心脏神经症。

### 二、临床表现

1.胸痛的部位

胸壁疾病所致的胸痛常固定于病变部位，局部常有压痛；胸壁皮肤炎症在罹患处皮肤伴有红、肿、热等改变；带状疱疹是成簇的水疱沿一侧肋间神经分布伴胸痛，疱疹不超过体表正中线；非化脓性肋软骨炎多侵犯第1、第2肋软骨，患部隆起，但局部皮肤正常，有压痛；心绞痛与急性心肌梗死的疼痛常位于胸骨后或心前区，疼痛常牵涉至左肩背、左臂内侧达无名指及小指；食管、膈和纵隔肿瘤的疼痛也位于胸骨后，常伴进食或吞咽时加重；自发性气胸、急性胸膜炎和肺梗死的胸痛多位于患侧的腋前线及腋中线附近。

2.胸痛的性质

带状疱疹呈阵发性的灼痛或刺痛；肌痛常呈酸痛；骨痛呈刺痛；食管炎常呈灼痛或灼热感；心绞痛常呈压榨样痛，可伴有窒息感；心肌梗死则疼痛更为剧烈并有恐惧、濒死感；干性胸膜炎常呈尖锐刺痛或撕裂痛，伴呼吸时加重，屏气时消失；肺梗死为突然剧烈刺痛或绞痛，常伴有呼吸困难与发绀。

3.胸痛持续时间

平滑肌痉挛或血管狭窄缺血所致疼痛为阵发性，如心绞痛发作时间短暂；心肌梗死疼痛持续时间长且不易缓解；炎症、肿瘤、栓塞或梗死所致疼痛呈持续性。

## 三、急救措施

1.一般处理

卧床休息，减少活动，减少心肌耗氧量，吸氧；严密观察病情变化。

2.建立静脉通路

胸痛患者极易发生心搏骤停，建立静脉通路为抢救做好准备；遵医嘱调整输液速度，减少心脏负荷。

3.镇静止痛

4.对症支持治疗

(1)给予吸氧，建立静脉通道。

(2)详细询问病史，立即行心电图检查，如未发现异常表现，应过 1～2 h 重复检查，或监测异常表现的变化。

(3)如果患者出现明显呼吸困难，表现为张力性气胸的症状和体征，则立即给予胸腔穿刺排气。

(4)多数患者应做胸部 X 线或 CT 扫描检查。怀疑为心脏原因所致，如生命体征平稳，可使用硝酸甘油缓解疼痛，首次 0.5 mg，舌下含服，3～5 min 可重复。如果患者无凝血功能障碍，且无明确过敏史，可给予阿司匹林片 150～300 mg 口服，对阿司匹林过敏者可应用氯吡格雷(负荷剂量为 300 mg)。

## 四、护理要点

(1)严密观察患者生命体征变化，注意患者意识状态、神情、皮肤色泽及四肢温度，并详细记录。

(2)根据胸痛性质、程度、部位及伴随症状，积极寻找病因，尽快做出正确判断。积极给予对症支持治疗，同时要特别注意对高危胸痛的观察。

(3)给予舒适体位，如半坐位、坐位，以减少局部胸壁与肺的活动，缓解疼痛。胸膜炎患者取患侧卧位。

(4)做好心理护理，以消除紧张恐惧情绪。根据病情需要，给予留置尿管，保持其通畅，并详细记录其性质和量。

(5)止痛：根据医嘱及时使用止痛剂，严密观察患者胸痛缓解情况。如胸部活动引起剧烈疼痛者，可在呼气末用宽胶布固定患侧胸廓，以降低呼吸幅度，达到缓解疼痛目的。亦可采用局部热湿敷、肋间神经封闭疗法止痛。

(6)休息与活动：急性期胸痛应减少活动，安静卧床休息；保持病区安静，减少家属探视，防止不良刺激。

(7)饮食护理：少食多餐；低盐低脂饮食，限制盐的摄入，每日食盐量不超过 2 g，减少水钠潴留；禁止摄入过冷或过热的饮料；禁烟酒。

(8)大小便护理：必要时留置尿管，避免用力排便，便秘者可使用缓泻剂。

(田晶晶)

# 第五节　急性腹痛

急性腹痛是急诊患者最常见的主诉之一，涉及内科、外科、妇产科、儿科等诸多专科。急性腹痛是机体受到外来或自身刺激后所产生的腹部不良感觉体验，常有起病急骤、病因复杂多变、病情严重程度不一、变化快等临床特点。如果诊断不及时或处理不当，将产生严重后果。

## 一、病因

1. 腹腔脏器病变引起的腹痛

(1)急性炎症：如急性胃肠炎、急性胰腺炎、阑尾炎、胆囊炎、梗阻性胆管炎以及原发性和继发性腹膜炎等。

(2)胃肠急性穿孔、扩张或阻塞：常见胃、十二指肠溃疡、穿孔，肠穿孔，肠梗阻，肠套叠，急性胃扩张等。

(3)腹腔脏器破裂或扭转：腹部外伤所致肝、脾破裂及妊娠和卵巢破裂、卵巢囊肿蒂扭转等妇科疾病。

(4)腹腔脏器肿瘤：如肝癌、胃癌、肠癌等。

(5)腹腔脏器血管病变：见于腹主动脉瘤、脾栓塞、肾栓塞、肠系膜动脉血栓形成。

2. 腹腔外脏器或全身性疾病引起的腹痛

(1)胸部疾病：如急性心肌梗死(下壁缺血)可引起胃肠道反应(胃痛)。

(2)中毒及代谢疾病：低钙血症、低钠血症、慢性铅中毒。

(3)变态反应性疾病：如腹型紫癜和腹型风湿热。

(4)其他疾病：急性溶血、腹型紫癜、腹壁脓肿、神经症。

## 二、临床表现

1. 腹痛部位

(1)右上腹疼痛：常见于肝癌、肝脓肿、胆囊炎、胆石症、胆管炎、胆道蛔虫病、胸膜炎、右肾结石等。

(2)左上腹疼痛：常见于胰腺癌、急性胰腺炎、脾脓肿、左下胸膜炎、心绞痛、心肌梗死、左肾结石等。

(3)右下腹疼痛：常见于急性阑尾炎、右腹股沟嵌顿疝、右卵巢囊肿蒂扭转、异位妊娠、右侧肾或输尿管结石等。

(4)左下腹疼痛：常见于左腹股沟嵌顿疝、左输尿管炎、左卵巢囊肿蒂扭转、左侧肾或输尿管结石、精索炎等。

2. 疼痛性质

(1)阵发性腹痛：多见于胃肠道、胆道或泌尿道梗阻性疾病，腹痛是腹腔平滑肌痉挛收缩所致，其特点是突然发作、疼痛剧烈，呈阵发性、有缓解期。

(2)持续性腹痛：多见于消化道及胆囊穿孔等疾病。其腹痛是由于麻痹性肠梗阻、急性胃扩张等实质性脏器肿胀所致，疼痛特点为突然发作，呈持续性疼痛，范围迅速扩大，腹膜刺激征明显。

(3)持续性腹痛阵发性加重：多见于胆管梗阻并急性胆囊炎或胆管炎等疾病，腹痛呈持续性并阵发性加重，表明既有炎症又有梗阻，或梗阻性疾病伴有血运障碍。

3.腹痛伴随症状

(1)腹痛伴呕吐：应注意呕吐时间、呕吐物的性质及与腹痛的关系等。呕吐在先、腹痛在后多见于内科疾病，如急性胃肠炎；腹痛在先、呕吐在后多为外科疾病，如阑尾炎、胆囊炎等。

(2)腹痛伴发热：发热在先、腹痛在后多为内科疾病，如急性胃肠炎；腹痛在先、发热在后多为外科疾病，如急性腹痛伴高热、寒战，应考虑急性梗阻性化脓性胆管炎、腹腔脏器脓肿等。

(3)腹痛伴呕血、便血：常见于消化道溃疡急性出血、消化道肿瘤等。

(4)腹痛伴血便：绞窄性肠梗阻、肠套叠等疾病的腹痛常伴有血便，痢疾、结肠癌等疾病的腹痛常伴有脓血便。

(5)腹痛伴血尿及尿路刺激征：泌尿系统结石合并感染时腹痛常伴有血尿及尿路刺激征；泌尿系统肿瘤常伴有血尿。

(6)腹痛伴黄疸：常见于肝、胆、胰疾病。

## 三、急救措施

1.初步急救

(1)急性腹痛的患者，必须把“抢救生命”作为急救最高原则，先抢救后付费。

(2)腹痛未明确诊断前禁用镇痛药，防止因镇痛药物的作用而掩盖病情。明确诊断的胆绞痛、肾绞痛可用解痉镇痛药，以减轻疼痛，稳定病情。突发的腹腔脏器破裂、实质性脏器出血、急性肠梗阻、急性胆囊炎、急性阑尾炎伴有休克的急腹症，应积极抗休克治疗的同时准备手术。

2.支持治疗

(1)建立静脉通道：急性剧烈腹痛的患者，应迅速建立静脉通道，维持水、电解质及酸碱平衡，防止休克，补充机体热量的需要，维持生命体征的稳定。

(2)预防和控制感染：感染性疾病引起的腹痛，应及时用抗生素控制感染，对其他疾病所致的急性腹痛，也可根据病情酌情使用，以预防感染。

3.手术治疗

病因明确，有手术指征者应立即手术治疗。

## 四、护理要点

(1)密切观察病情：严密观察患者的生命体征、意识状态、表情、皮肤色泽及四肢温度，并详细记录。

(2)根据腹痛性质、程度、部位及伴随症状，积极寻找病因，尽快做出正确判断。积极给予对症支持治疗，同时要特别注意对特殊类型阑尾炎、嵌顿疝及尚有排气的肠梗阻等引起的急腹症的观察。

(3)急腹症患者未明确诊断前应做好心理护理，以消除紧张恐惧情绪。术前嘱患者禁饮食，根据病情需要，给予留置胃管及尿管，做好管道护理及记录。

（田晶晶）

# 第六节　意识障碍

意识是指人们对自身和周围环境的感知状态，可通过言语及行动来表达。意识障碍指人们对自身和环境的感知发生障碍，或人们赖以感知环境的精神活动发生障碍的一种状态。意识障碍是多种原因引起的一种严重的脑功能紊乱，为临床常见症状之一。

## 一、病因

1.颅内疾病

(1)局限性病变：①脑出血、脑梗死、短暂性脑缺血发作等；②颅内占位性病变、原发性或转移性颅内肿瘤、脑脓肿、脑肉芽肿、脑寄生虫囊肿等；③颅脑外伤、脑挫裂伤、颅内血肿等。

(2)脑弥漫性病变：①颅内感染性疾病：各种脑炎、脑膜炎、蛛网膜炎、室管膜炎、颅内静脉窦感染等；②弥漫性颅脑损伤；③蛛网膜下腔出血；④脑水肿；⑤脑变性及脱髓鞘性病变。

(3)癫痫发作。

2.全身性疾病

(1)急性感染性疾病如败血症、感染中毒性脑病等。

(2)内分泌与代谢性疾病如肝性脑病、肾性脑病、肺性脑病、糖尿病性昏迷、黏液水肿性昏迷、垂体危象、甲状腺危象、肾上腺皮质功能减退性昏迷、乳酸酸中毒等。

(3)外源性中毒包括工业毒物、药物、农药、植物或动物类中毒等。

(4)缺乏正常代谢物质：①缺氧；②缺血；③低血糖。

(5)水、电解质平衡紊乱。

(6)物理性损害：日射病、热射病、电击伤、溺水等。

## 二、临床表现

1.觉醒度改变

(1)嗜睡：意识障碍的早期表现，患者经常入睡，能被唤醒，醒来后意识基本正常，停止刺激后继续入睡。

(2)昏睡：患者处于较深睡眠，一般外界刺激不能被唤醒，不能对答，较强烈刺激可有短时意识清醒，醒后可简短回答提问，当刺激减弱后很快进入睡眠状态。

(3)昏迷：是最严重的意识障碍，表现为意识活动完全丧失，对外界各种刺激或自身内部的需要不能感知，可有无意识的活动，任何刺激均不能被唤醒。按刺激反应及反射活动等可分三度：①轻度昏迷：随意活动消失，对疼痛刺激有反应，各种生理反射存在，体温、脉搏、呼吸多无明显改变。②中度昏迷：对外界一般刺激无反应，强烈疼痛刺激可见防御反射活动，角膜反射减弱或瞳孔对光反射迟钝，眼球无转动。呼吸节律紊乱，可见周期性呼吸或中枢神经性过度换气。③深度昏迷：随意活动完全消失，对各种刺激皆无反应，各种生理反射消失。

2.意识内容改变

(1)意识模糊：患者的时间、空间及人物定向明显障碍，思维不连贯，答非所问，错觉可为突出表现，幻觉少见，情感淡漠。

(2)谵妄状态：对客观环境的认识能力及反应能力均下降，注意力涣散，定向障碍，言语增多，思维不连贯，多伴有觉醒——睡眠周期紊乱。

(3)类昏迷状态:许多不同的行为状态可表现出类似于昏睡或与昏迷相混淆。这些行为状态主要包括闭锁综合征、持久性植物状态、无动性缄默症、意志缺乏症、假昏迷。

## 三、护理要点

1.评估意识障碍的程度,动态监测生命体征

(1)定时监测体温、脉搏、呼吸、血压、瞳孔、意识状态、精神、血氧饱和度、监测动脉血气分析值、血糖等。

(2)持续观察与评估GCS评分变化。

(3)鼓励家属参与对患者意识的恢复,为患者提供其熟悉的物品,帮助患者恢复记忆;鼓励患者及其家属表达自己的想法或感受;给觉醒刺激如呼唤、听音乐等。

2.保持呼吸道通畅

气管插管或气管切开者做好气道护理;积极给患者翻身、拍背。

3.安全护理

预防并发症及不良事件发生。

(1)将患者置于一个安全的环境中,床栏保护;侧卧位,防止呕吐误吸;偏瘫者肢体保持功能位;约束者注意观察局部皮肤情况。

(2)维持合理的营养供给和水电解质平衡。

(3)做好基础护理如口腔护理、尿道口护理、皮肤护理。

4.记忆力与情感恢复

评估患者的情绪和情感,以及在环境和情境中可引起患者情绪或情感变化的因素。

(张　雨)

# 第七节　呕　血

呕血(hematemesis)是指上消化道疾病(即屈氏韧带以上的消化道)或全身性疾病所致的上消化道出血,血液经口腔呕出。一天出血量>50 mL时,可伴有黑便,但黑便不一定都伴有呕血。呕血和黑便是上消化道出血的特征性表现。

## 一、病因

1.上消化道疾病引起呕血、便血的原因

(1)食管疾病:如反流性食管炎、食管憩室炎、食管癌、食管损伤等。

(2)胃及十二指肠疾病:如消化性溃疡、急性糜烂出血性胃炎、胃癌、十二指肠肿瘤等。

(3)其他:如食管胃底静脉曲张破裂、门静脉高压性胃病等。

2.下消化道疾病引起便血的主要原因

(1)小肠疾病:如肠结核、肠伤寒、急性出血坏死性肠炎、钩虫病、Crohn病、小肠肿瘤、肠套叠等。

(2)结肠疾病:如急性细菌性痢疾、阿米巴痢疾、血吸虫病、溃疡性结肠炎、结肠憩室炎、结肠癌、结肠息肉等。

(3)直肠肛管疾病:如痔、肛裂、肛瘘、直肠肛管损伤、放射性直肠炎、直肠息肉、直肠癌等。

3. 全身性疾病

如血小板减少性紫癜、过敏性紫癜、白血病、血友病、流行性出血热、钩端螺旋体病、尿毒症、败血症、严重肝脏疾病等。

4. 上消化道邻近器官或组织的疾病

胆道结石、胆道蛔虫、胆囊癌、胆管癌及壶腹癌出血均可引起大量血液流入十二指肠导致呕血。

呕血以消化性溃疡最为常见,其次为食管或胃底静脉曲张破裂,再次为急性糜烂出血性胃炎和胃癌等。

## 二、临床表现

1. 呕血、黑便与便血

(1)呕血前常有上腹部不适和恶心,随后呕吐血性胃内容物,颜色视出血量的多少、出血速度、血液在体内停留时间以及出血部位不同而异。

(2)呕血出血量多、在胃内停留时间短、出血位于食管则呕血呈鲜红色或暗红色;当出血量较少或在胃内停留时间长,呕吐物可呈棕褐色或咖啡渣样。

(3)呕血的同时因部分血液经肠道排出体外,可形成黑便。

(4)便血多为下消化道出血,也可见于上消化道出血,可表现为急性大出血、慢性少量出血及间歇性出血。便血颜色可因出血部位不同、出血量的多少以及血液在肠腔内停留时间的长短而异。

(5)呕血量可以粗略估计出血量。黑便示出血量为 50～70 mL,呕血示胃内积血量达 250～300 mL。由于呕血与黑便常混有呕吐物与粪便,部分出血滞留在胃肠道,失血量难以估计,应根据全身反应估计出血量。

2. 失血性周围循环衰竭

其程度的轻重与出血量有关。

(1)出血量占循环血容量的 10%以下时,患者一般无明显症状。

(2)出血量占循环血容量的 10%～20%时,可有头晕、无力等症状,多无血压、脉搏等变化。

(3)出血量占循环血容量的 20%以上时,则有冷汗、四肢厥冷、心慌、脉搏增快等急性失血症状。

(4)出血量占循环血容量的 30%以上,则有神志不清、呼吸急促、面色苍白、血压下降、心率加快、脉搏细弱等急性周围循环衰竭的表现。

3. 血液检查

在出血早期血液学无明显改变,出血后 3～4 h 由于组织液的渗出及输液等情况,血液被稀释,血红蛋白及血细胞比容逐渐降低。

## 三、护理要点

1. 护理评估

详细询问患者有无食管、胃、十二指肠、肝、胆、胰等消化性疾病病史;判断病情严重程度及病程长短,有无剧烈呕吐、饮食失调、情绪不安、疲劳过度等诱发因素;观察有无上腹部不适、恶心、呕吐等前驱症状，询问呕血的颜色及量等。

2.病情观察

(1)观察生命体征，皮肤黏膜颜色及温度的变化。大出血时，每 15～30 min 测脉搏、血压，判断有无出血性休克和继续出血。

(2)观察神志、末梢循环、呕血及便血的颜色、性质及量，注意观察尿量及尿比重，详细记录出入液量。

3.对症护理

(1)出血期护理：①休息：绝对卧床休息至出血停止，注意保暖。②镇静：烦躁者给予镇静剂，门静脉高压出血患者烦躁时慎用镇静剂。③心理护理：耐心细致地做好解释工作，体贴患者的疾苦，消除紧张、恐惧心理。④环境清洁：保持病室安静、清洁、舒适，污染被服应随时更换，避免不良刺激。⑤补液护理：迅速建立静脉通路，尽快补充血容量，用 5%葡萄糖氯化钠注射液或血浆代用品，大量出血时应及时配血、备血，准备三腔双囊管备用。

(2)呕血护理：患者取平卧位头偏向一侧，防止窒息或误吸。观察呕血、黑便的颜色、次数、量、性状，估计出血量及程度，准确记录 24 h 出入量。

4.一般护理

(1)口腔护理：出血期禁食，需每日 2 次清洁口腔。呕血时应随时做好口腔护理，保持口腔清洁、无味。

(2)便血护理：排便次数频繁，每次便后应擦净，保持臀部清洁、干燥，以防发生湿疹和压疮。

(3)饮食护理：出血期禁食，出血停止后可给予流食或半流质饮食，少量多餐，避免过热，以防止再次出血。

(4)三腔双囊管护理：参照三腔双囊管护理常规。

(5)药物护理：使用特殊药物，如生长抑素、垂体后叶激素时，应严格掌握滴速，不宜过快；如出现腹痛、腹泻、心律失常等不良反应，应及时报告医师处理。

## 四、健康宣教

(1)指导患者生活规律，劳逸结合，情绪乐观，避免精神紧张及过度劳累。

(2)注意饮食卫生，注意身心休息，合理安排作息时间。

(3)适当参加体育锻炼、增强体质。

(4)禁烟、浓茶、咖啡等对胃有刺激的食物。

(5)在好发季节注意饮食卫生，注意劳逸结合。

(6)对一些可诱发或加重溃疡病症状，甚至引起并发症的药物应禁用，如水杨酸类、利血平、保泰松等。做好口腔和皮肤护理，注意患者保暖。

(7)慢性病患者应定期门诊随访，坚持合理用药。

(8)患者及其家属应学会判断出血前驱症状及应急处理措施。如出现头晕、恶心、心悸、上腹部不适或呕血、黑便应立即卧床休息，保持安静；呕吐时取侧卧位或平卧位头偏向一侧，防止呕吐物误吸入气管引起窒息，同时立即拨打“120”急救电话或送医院治疗。

（张　雨）

# 第八节　咯　血

咯血是指喉及喉部以下的呼吸道及肺任何部位的出血，经咳嗽由口腔排出，表现为痰中带血或者咯鲜血，常由呼吸道、循环、血液系统疾病所致，也可由外伤或者其他全身性疾病引起。

## 一、病因

1.呼吸系统疾病

(1)支气管疾病：如支气管扩张、支气管肺癌、支气管结核和慢性支气管炎等。

(2)肺部疾病：如肺结核、肺炎、肺脓肿等。在我国，引起咯血的首要原因仍为肺结核。

2.心血管疾病

常见于风湿性心脏病二尖瓣狭窄，其次为先天性心脏病所致肺动脉高压或原发性肺动脉高压，另有肺栓塞、肺血管炎等。

3.其他

血液病(如白血病、血小板减少性紫癜等)、某些急性传染病等。

## 二、临床表现

青壮年咯血多见于肺结核、支气管扩张、二尖瓣狭窄等。40 岁以上有长期吸烟史者，需高度考虑支气管肺癌的可能性。

1.咯血量

咯血量的多少与受损血管的性质及数量有关，与病情的严重程度不完全一致。

(1)小量咯血：多无症状，有时仅表现为痰中带血。

(2)中等量咯血：咯血前患者可有胸闷、喉痒、咳嗽等先兆症状。

(3)大量咯血：常见于空洞型肺结核、支气管扩张和慢性肺脓肿等。支气管肺癌常表现为痰中带血，呈持续或间断性，少有大咯血。大咯血者可产生各种并发症，常见有：①窒息，为咯血直接致死的重要原因；②肺不张；③继发感染；④失血性休克。

2.咯血的颜色和性状

肺结核、支气管扩张、肺脓肿和出血性疾病所致咯血多为鲜红色；典型的肺炎球菌肺炎所致咯血为铁锈色血痰；典型的肺炎克雷伯杆菌肺炎所致咯血为砖红色胶冻样痰；二尖瓣狭窄所致咯血多为暗红色；左心衰竭所致咯血为浆液性粉红色泡沫样痰；肺栓塞引起的咯血为黏稠暗红色血痰。

## 三、护理要点

1.体位引流

保持头低足高位进行体位引流，轻叩背部以利于血液流出。

2.清除积血

神志不清、牙关紧闭者，应用压舌板或开口器打开口腔，用吸引器吸出积血。必要时行气管插管或气管切开术后经支气管镜止血、清理积血及分泌物，保持呼吸道通畅。

3.氧气吸入

吸入 30%～40%的氧气或做高频通气治疗。如自主呼吸减弱或停止，立即机械通气，给予呼吸兴奋剂。

4.对症治疗

窒息解除后,应进行纠正酸中毒、补充血容量、控制休克、治疗原发病及脑水肿等。

5.避免刺激

保持病室安静,嘱患者避免饮用刺激性饮料。

6.休息与饮食

保持病室清洁、舒适、空气新鲜,温、湿度适宜。避免感冒,防止剧烈咳嗽,以免诱发咯血。大咯血患者应暂禁食。咯血停止后或少量咯血时,应给予温凉流食或半流食,忌服浓茶、咖啡等刺激性饮料,并保持排便通畅。

7.心理护理

咯血者情绪紧张恐惧,尤其是在大咯血时更为恐慌,甚至欲借屏气来减少咯血,由此造成喉头痉挛,咯血不畅,导致呼吸道阻塞而窒息。此时,应安慰患者,使其尽量放松身心,将血轻轻咯出。因咯血而被污染的衣、被应及时更换,咯出的血痰应及时倒去,以避免不良刺激。

(刘亚婷)

# 第九节 抽 搐

抽搐是指骨骼肌痉挛性痫性发作及其他不自主的骨骼肌发作性痉挛。临床上常见的有以下几种:惊厥、强直性痉挛、肌阵挛、震颤、舞蹈样动作、手足搐搦、扭转痉挛、肌束颤动、习惯性抽搐等。

## 一、病因

1.全身性疾病

高热、癫痫、破伤风、狂犬病、低钙等都可引起抽搐。

2.局限性抽搐

如腓肠肌痉挛,常由于急剧运动或工作疲劳或胫部剧烈扭拧引起,往往在平躺或睡觉时出现。

## 二、临床表现

1.全身强直性抽搐

全身肌肉强直,一阵阵抽动,呈角弓反张,双眼上翻或凝视,多伴神志不清。

2.局限性抽搐

仅局部肌肉抽动,如一侧肢体抽动或面肌抽动,或手指、脚趾抽动,眼球转动,眼球震颤、眨眼动作、凝视等。大多神志不清。以上抽搐时可为几秒或数分钟,抽搐发作持续 30 min 以上者称抽搐持续状态。

3.高热抽搐

好发人群为6个月到4岁小儿。高热惊厥多发生在发热的早期,发作呈全身性,持续时间短,一般不超过 10 min,发作后很快清醒且无神经系统体征。

4. 抽搐的类别

(1)惊厥：是常见的一种不随意运动，这是全身或局部肌群发生的强直和阵挛性抽搐。惊厥可伴有或不伴有意识障碍。

(2)强直性痉挛：是指肌肉呈强直性收缩，如癫痫大发作的强直期，手足搐搦症的手足部肌肉痉挛，破伤风的牙关紧闭和有角弓反张等均属于此种类型。

(3)肌阵挛：是指一种短暂的、快速的、触电样重复的肌肉收缩，可遍及数组肌群或部分肌肉。肌阵挛可能轻微，也可能十分剧烈而使患者发生跌倒或意外伤害。

(4)震颤：是关节的运动肌与拮抗肌的有节律的轮替运动，幅度及速度因不同疾病而异。震颤的常见部位是手指、下颏、唇部和头部等。

(5)舞蹈样动作：是一种突发的、快速的、无定型的、无目的的、粗大的肌群跳动。最常见于头部、面部、上肢尤以肢体的远端明显。

(6)手足搐搦症：是指手指或足趾出现的比较缓慢的扭曲动作，表现为各种奇形怪状。

(7)肌束颤动：是局限于某些肌束的极其快速、短暂的收缩，不伴有关节活动，用手刺激病变部位时可诱发。

(8)习惯性抽搐：是一种快速、短暂、重复的、有目的的、刻板式的不随意动作，常见的有眨眼、努嘴、蹙额、耸肩等。

## 三、护理要点

1. 护理评估

病史收集，详细询问抽搐与惊厥的发作征兆、诱发因素、发作形式、发作时间、持续时间、发作间隔时间、发作后的状态。

2. 体格检查

(1)严密观察体温、脉搏、呼吸、血压、瞳孔及意识状态变化，并及时记录。

(2)发作形式的观察

1)全身强直性阵挛性发作：多见于癫痫大发作、高热惊厥，主要表现为四肢及面部肌肉间歇性阵发性抽搐，常伴有意识障碍，两眼上翻或斜视，口吐白沫。

2)强直性痉挛：见于破伤风、脑炎、脑膜炎后遗症等，表现为阵发性全身肌张力增高，上肢屈曲，角弓反张，但意识可清醒。

3)局限性抽搐：见于腓肠肌痉挛、低钙性手足搐搦症、颅内占位性病变等，表现为某一部位或肢体局限性抽搐。

3. 伴随症状

(1)抽搐伴发热：多见于感染和小儿高热惊厥。

(2)抽搐伴高血压：多见于子痫、高血压脑病、肾病综合征等。

(3)抽搐伴脑膜刺激征：多见于各种原因引起的脑炎、脑膜炎、蛛网膜下腔出血等。

(4)抽搐伴瞳孔扩大与舌咬伤：多见于癫痫大发作。

(5)抽搐伴头痛、呕吐：多见于蛛网膜下腔出血、颅脑损伤、高血压、颅内占位性病变等。

5. 一般护理

(1)休息与活动：床单位应配置柔软的床垫、床旁护栏、吸氧和吸痰装置，床旁桌备有若干缠有纱布的压舌板或小布卷等。若出现发作先兆，应立即卧床休息。

(2)排便排尿的护理：抽搐发作伴意识障碍或大小便失禁者，需及时清除污物，做好会阴部皮肤护理。

6. 心理护理

安慰鼓励患者，给予精神和心理上的支持，缓解紧张情绪，树立战胜疾病的信心，积极配合治疗和护理，减少诱发因素的刺激。

7. 抽搐时的护理

(1)扶持患者就地平卧，防止跌伤或伤人。

(2)立即解开衣领、衣扣和腰带，迅速将缠有纱布的压舌板或小布卷置于患者一侧上、下臼齿间，以防咬伤舌和面颊部。有义齿者必须取出。

(3)需有专人守护、观察和记录全过程，注意意识状态和瞳孔的变化，以及抽搐的部位、持续时间、间隔时间等。

(4)不可强行按压或用约束带捆扎抽搐的肢体以防骨折，可用枕头或其他柔软物保护大关节不至碰撞床栏等硬物，在背后垫一卷衣被之类的软物可以防止椎骨骨折。

(5)将患者的头偏向一侧，及时吸出呼吸道分泌物和呕吐物并给予吸氧，减少呼吸道阻塞和改善缺氧。必要时配合行气管切开术或用人工呼吸机辅助呼吸。禁止口腔测温，应测腋下温度或肛温。

(6)少数患者在抽搐停止、意识恢复过程中有短时间的兴奋躁动，应防止自伤或伤人。

（刘亚婷）

# 第十节　中　暑

中暑(heat illness)又称“伤暑”“痧证”等，是指人体在高温环境下，由于体温调节中枢障碍、汗腺功能衰竭和水电解质丢失过多引起的，以中枢神经系统和心血管功能障碍为主要特征的急性热损伤性疾病。中暑是我国南方地区夏季急诊常见病。

## 一、病因与发病机制

### (一)病因

1. 环境因素

中暑的发生与环境因素密切相关，高温、高湿、无风环境是中暑发生的基础因素。有资料表明，连续 3 d 平均气温＞30 ℃，相对湿度＞73％时最易发生中暑。

2. 产热增加

在高温或强热辐射下长时间从事体力劳动、剧烈运动，机体产热增加，容易发生热蓄积导致中暑。

3. 散热障碍

在高湿、无风天气或通风不良环境中长时间劳作，导致机体散热减少，发生中暑。

4. 热适应能力下降

机体存在热适应能力下降的情况，如年老体弱、孕产妇、肥胖、汗腺功能障碍，或应用抗胆碱药物等。

### (二)发病机制

正常人体在下丘脑体温调节中枢的控制下，产热和散热处于动态平衡，维持体温在37 ℃左右，保持生命活动所必需的体温恒定。当机体产热大于散热或散热功能发生障碍，体内过量热蓄积，即可发生中暑。

## 二、病情评估与判断

### (一)健康史

重点询问患者所处的环境、年龄、身体状况以及是否存在机体产热增加、散热减少的不良因素存在，如是否在高温、高湿、强辐射环境中长时间工作、有无补充水分或服用某种药物等。

### (二)临床表现

根据临床表现分为先兆中暑、轻症中暑和重症中暑三种。

1.先兆中暑

高温环境下劳动或运动一段时间后，患者出现头昏眼花、出汗、口渴、注意力分散、烦躁不安、胸闷气促、恶心欲呕、神疲乏力等症状，体温正常或略高，一般不超过38 ℃。

2.轻症中暑

除上述症状加重外，患者出现神志淡漠、面色潮红或苍白、心悸、体温升高超过38 ℃，伴四肢湿冷、多汗、脉速、血压下降等早期周围循环衰竭表现。

3.重症中暑

根据发病机制和临床表现不同分三种类型。三种类型可顺序发展，也可交叉重叠。

(1)热痉挛(heat cramp)

热痉挛又称中暑痉挛。多见于健康青壮年，高温环境下劳动大量出汗，如大量饮水而钠盐补充不足可导致细胞外液渗透压降低，肌肉细胞过度稀释发生水肿，肌球蛋白溶解度下降，肌肉出现痛性痉挛。临床表现为四肢、腹部、背部肌肉痉挛性疼痛，主要以腓肠肌最明显，常呈对称性和阵发性。也有部分患者出现肠痉挛性疼痛，持续约数分钟后缓解。患者意识清楚，无明显体温升高，热痉挛可以是热射病的早期表现。

(2)热衰竭(heat exhaustion)

热衰竭又称中暑衰竭，是指严重热应激时，因机体大量出汗导致以血容量不足为特征的临床综合征，常发生于老年人及未能适应高温环境者。表现为多汗、疲乏无力、恶心、呕吐、头痛等。病情继续发展，可出现明显脱水征，如心动过速、直立性低血压或晕厥。可有呼吸增快、肌痉挛、体温轻度升高，多无意识障碍。热衰竭如不及时治疗，可发展为热射病。

(3)热射病(heat stroke)

热射病又称中暑高热，典型的临床表现为高热(直肠温度≥41 ℃)、无汗和意识障碍，是一种致命性急症。根据发病机制和易感人群的不同，分为经典型热射病(classic heat stroke，CHS)和劳力型热射病(exertional heat stroke，EHS)。

1)经典型热射病：指被动暴露于热环境引起机体产热与散热失衡，常见于年老、体弱、有慢性疾病患者。多为逐渐起病，前驱症状不易被发现，经1～2 d病情加重，患者出现意识模糊、谵妄、昏迷，或有二便失禁、高热(40～42 ℃)，严重者出现心力衰竭、肾衰竭等表现。

2)劳力性热射病：多见于平素健康的年轻人，在高温、高湿环境下从事重体力劳动或剧烈运动一段时间后突感全身不适，如极度疲劳、头晕头痛、反应迟钝、运动不协调、面色潮红或苍白、恶心呕吐、晕厥等，可伴有大量出汗或无汗，继而体温迅速升高超过 40 ℃，出现谵妄、癫痫发作、昏迷等中枢神经系统严重受损的表现。严重者可出现横纹肌溶解、急性肾损伤、肝损伤、DIC 等，病情恶化快，病死率极高。

### （三）辅助检查

根据病情有选择性地做各项辅助检查项目。严重病例可出现肝、肾、胰腺和横纹肌损害的实验室改变，如血清门冬氨酸氨基转移酶（AST）、丙氨酸氨基转移酶（ALT）、乳酸脱氢酶（LDH）、肌酸激酶（CK）和凝血功能异常。怀疑颅内出血或感染时，作颅脑 CT 和脑脊液检查。

## 三、急救措施

中暑的急救原则是迅速使患者脱离高温环境，立即降温，纠正水、电解质紊乱和保护重要脏器功能，预防并发症。

### （一）现场急救

1. 脱离热环境

立即将患者转移至阴凉、通风环境，松解或脱去外衣。

2. 降温

先兆和轻症中暑者口服含盐清凉饮料，安静休息，酌情给予降温措施，如用冰毛巾放于患者额、颈部等，有条件者可应用电扇、空调帮助降温，降温措施以患者感到凉爽舒适为宜，尽快将体温降至 38 ℃以下。

酌情应用解暑药物，多数患者经现场急救即可恢复；对病情严重者，应立即拨打“120”急救电话，边降温边尽快转送医院救治。

### （二）急诊科救治

针对不同类型的中暑患者，迅速采取合理的抢救治疗措施。

1. 热痉挛

治疗措施主要是补充氯化钠。轻症者口服含盐清凉饮料，虚脱者应静脉输注 0.9%等渗盐水或 5%葡萄糖盐水溶液 1 000～2 000 mL。

2. 热衰竭

迅速降温，及时补足血容量预防血压下降。可用生理盐水或 5%葡萄糖盐水溶液静脉滴注，适当补充血浆。控制补液速度，防止过快纠正高钠血症引起严重的水中毒和意识障碍或癫痫发作。

3. 热射病

早期有效的治疗是决定预后的关键。

（1）降温：快速降温是治疗的首要措施。病死率与体温过高及持续时间呈正相关。降温的目标是：使核心体温在 10～30 min 内迅速降至 39 ℃以下，2 h 降至 38.5 ℃时停止降温措施，或降低降温强度，维持直肠温度在 37～38.5 ℃，以免体温过低。降温措施包括物理降温、药物降温、中医疗法降温等。

1）物理降温：可采用环境降温、体外降温和体内降温。

2）药物降温：迅速降温出现寒颤者，可用氯丙嗪 25～50 mg 加入生理盐水 500 mL 中静脉滴注，应用过程中监测血压。

3)中医疗法降温:①刮痧疗法:用刮痧板刮脊柱两侧、颈部、肩臂、腋窝和腘窝等处,直至皮肤出现紫红色为度。②拿痧疗法:用提、拉、弹、拨等手法,对头部双侧睛明穴、双侧听宫穴,肩背部、腹股沟、足三里等处进行拿痧治疗。③针刺疗法:针刺人中、合谷等穴,十宣、委中穴刺后放血,亦可耳尖放血。④推拿疗法:高热者拿肩井,按揉膀胱经穴,疏通经络以助退热。

(2)液体复苏:持续监测血压、心率、呼吸、血氧饱和度、血气分析、每小时尿量及尿液颜色,必要时监测中心静脉压。液体复苏措施包括:①首选含钠液体(如生理盐水或林格液),在补液的同时补充丢失的盐分。②第1小时输液量为30 mL/kg或总量1 500~2 000 mL,之后根据患者的血压、脉搏和尿量调节输液速度,维持非肾衰竭患者尿量为100~200 mL/h,防止体液过负荷。③早期充分补液后,如尿量仍不达标,可给予呋塞米10~20 mg静脉推注,之后可根据尿量追加剂量。同时注意监测血电解质变化,及时补钾。④补充碳酸氢钠以碱化尿液,使尿pH>6.5。

(3)血液净化:患者具备以下任一条可考虑行持续床旁血滤治疗,如有以下两条或两条以上者应立即行血滤治疗。①一般物理降温方法无效且体温持续>40 ℃超过2 h。②血钾>6.5 mmol/L。③肌酸激酶(CK)>5 000 U/L,或上升速度超过1倍/12 h。④少尿、无尿或难以控制的容量超负荷。⑤肌酐(Cr)每日递增值>44.2 μmol/L。⑥难以纠正的电解质及酸碱平衡紊乱。⑦血流动力学不稳定。⑧严重感染和脓毒血症。⑨合并多器官损伤或出现多器官功能不全综合征。如仅肾功能不能恢复,其他器官已恢复正常的患者,可考虑行血液透析或腹膜透析维持治疗。

(4)对症治疗,预防并发症:保持呼吸道通畅,昏迷或呼吸衰竭患者行气管插管,用呼吸机辅助通气;控制心律失常;适当应用抗生素预防感染;对于躁动不安、抽搐者给予镇静药物如丙泊酚、苯二氮䓬类药物;因热射病患者早期常合并凝血功能紊乱易发生DIC,故除非必要,如中心静脉置管、血液净化置管等,应尽可能减少手术操作。

## 四、护理措施

1.即刻护理

昏迷者保持呼吸道通畅,清除口鼻腔分泌物,给氧,必要时行气管插管,机械辅助通气。

2.降温护理

将患者安置在室温16~20 ℃房间内,保持病室内通风良好。可使用电风扇或空调保持环境温度,解开患者衣扣或脱去衣服,同时进行皮肤肌肉按摩,促进散热。在降温的同时要持续监测体温(肛温)。

(1)体外降温:降温时间不能超过30 min,以免导致皮肤血管收缩,影响降温效果。体外降温包括以下三种方法。①冰敷降温:在颈动脉、腹股沟等体表大血管流经处放置包裹好的冰袋或使用冰毯。头部降温可采用冰帽、冰枕或电子冰帽。②蒸发降温:用湿毛巾或25%~30%的酒精擦拭全身并持续扇风。③冷水浸泡:将患者颈部以下浸泡在15~20 ℃的冷水中,需特别注意防止患者误吸和溺水风险。

(2)体内降温:①可用4~10 ℃生理盐水胃管灌洗(1 min内经胃管快速注入,总量10 mL/kg,放置1 min后吸出,可反复多次),或200~500 mL肠道灌洗,灌肠时注意灌入速度不宜过快,以15~20 mL/min的速度注入为宜。②用4 ℃的5%葡萄糖盐水1 000~2 000 mL静脉滴注,控制滴注速度为30~40滴/分。③有条件可用血管内降温仪。

3.病情观察

(1)观察降温效果:①降温过程中每15～30 min测量一次肛温,根据肛温变化情况调整降温措施。②观察四肢末梢循环情况。如患者高热但四肢末梢厥冷、发绀,提示病情加重;经治疗后体温下降、四肢末梢转暖、发绀减轻或消失,提示治疗有效。

(2)监测并发症:①监测尿色、尿量、尿比重,以观察肾功能情况,如出现深茶色尿和肌肉触痛往往提示横纹肌溶解。②密切监测生命体征、神志、瞳孔、动脉血气变化,有条件者可监测中心静脉压、肺动脉楔压、心排出量等,防治休克,避免液体过负荷。降温时,收缩压应维持在90 mmHg以上,同时注意有无心律失常发生。③监测凝血酶原时间、血小板计数和纤维蛋白原,预防DIC。④监测血电解质变化情况,及时发现由于补液过量引起的低钠血症。

(3)观察高热的伴随症状:如是否伴有寒战、大汗、呕吐、腹泻、出血、咳嗽等,以协助明确诊断。

4.对症护理

(1)惊厥护理:烦躁不安患者使用床栏,防止坠床。床旁备开口器和舌钳。

(2)皮肤护理:保持床铺清洁平整、干燥,按时翻身,预防压疮。

(3)口腔护理:高热口唇干裂者可涂紫莲膏,用芦根或石斛煎水漱口。

(4)饮食护理:高热患者应进食高蛋白、高维生素、易消化的清淡饮食。鼓励患者多饮水及果汁,多食新鲜蔬菜,忌油腻、煎炸、辛辣等燥热之品。

## 五、健康教育

1.安全防护

向患者及其家属宣传预防中暑的知识,加强在高温环境下工作的自我保护意识,有中暑先兆时,立即到阴凉通风处安静休息,口服清凉含盐饮料。出院后数周内尽量避免在阳光下暴晒和高温时室外剧烈运动。

2.清淡饮食

夏季暑热,饮食宜清淡少油,禁忌姜汤等燥火食品。夏季汗出较多者,应补充淡盐水和矿物质,常备风油精等防暑药品。

3.改善居住环境

高温天气尽量在室内活动,室内保持良好通风。避免正午外出,户外活动时涂抹防晒霜,戴遮阳帽,穿合适的衣物出行。暑热天气不能将儿童单独留在密闭的汽车内。

(高　艳)

# 第十一节　淹　溺

淹溺(drowning),又称溺水,是指人浸没于水或其他液体后,液体、污泥、杂草等充塞呼吸道及肺泡导致呼吸障碍和(或)反射性引起喉痉挛,发生窒息性缺氧的一种危急状态。国际复苏联络委员会定义淹溺是一种淹没或浸润于液态介质中导致呼吸障碍的过程。淹溺后因窒息导致心跳停搏者称为溺死(drowned),如心跳未停搏称近乎溺死(near drowning)。淹溺常发生在夏季，多见于沿海国家和地区，是儿童意外伤害死亡的首要原因，以男性居多。

## 一、病因与发病机制

### (一)病因

淹溺多见于儿童、青少年和老年人，主要原因有水上运动、意外落水、洪水灾害、交通意外及偶有投水自杀等。

### (二)发病机制

人溺水后，本能出现反射性屏气，避免水进入呼吸道，但由于缺氧，在不能屏气后出现非自发性深呼吸，从而使大量的水进入气道引起反射性咳嗽、喉痉挛、窒息。根据发生淹溺水域的不同，分为淡水淹溺和海水淹溺两种类型。

江河、湖泊、池水一般属于低渗液体，统称淡水。淡水渗透压低于肺毛细血管内渗透压，水向肺毛细血管内转移，最终导致血容量升高，引起肺水肿和心衰，并可稀释血液，引起低钠、低氯和低蛋白血症。海水含钠是血浆的3倍，海水淹溺后，肺泡内高渗液体使肺毛细血管内的水分向肺泡移动，导致血容量降低、血液浓缩引起高镁血症、高钙血症等。

## 二、病情评估与判断

### (一)健康史

向淹溺患者的陪同人员详细了解淹溺发生的时间、地点和水源性质；询问淹溺现场救护已采取的措施。

### (二)临床表现

淹溺最重要的表现是缺氧，可引起意识丧失，心搏、呼吸骤停，肺水肿，脑水肿，肺部吸入污水可引起肺部感染。随着病程演变发生低氧血症、弥散性血管内凝血、急性肾衰竭和多器官功能障碍综合征。如淹溺在冰冷的水中，患者可发生低温综合征。如淹溺于粪池、污水池和化学物质储存池等处时，可附加腐生物和化学物的刺激、中毒作用，引起相应的皮肤、黏膜损伤、肺部感染以及全身中毒症状。近乎溺死者根据吸入水量的多少、溺水持续时间长短、吸入介质性质及器官损伤严重程度等因素的不同，临床表现个体差异较大。

### (三)辅助检查

1. 实验室检查

(1)血常规检查：外周血白细胞总数和中性粒细胞增多，红细胞和血红蛋白因血液浓缩或稀释情况不同而变化。

(2)动脉血气分析：可有不同程度的低氧血症及严重的混合性酸中毒。

(3)尿常规检查：短期内可有蛋白尿及管型尿，严重者可出现血红蛋白尿。

(4)血生化检查：淡水淹溺者出现低钠、低氯和低蛋白血症，溶血时出现高钾血症；海水淹溺者出现血钠、血氯、血钙、血镁浓度增加，血钾变化不明显。

2. 心电图检查

常有窦性心动过速、非特异性ST段和T波改变、室性心律失常、心脏传导阻滞。

3. X线检查

淹溺数小时后胸片可见肺纹理增多，肺野有局限性斑片状影，广泛的棉絮状影，主要分布在两肺下叶，肺水肿与肺不张可同时存在。

## 三、急救措施

### (一)现场急救

淹溺的现场急救要遵循自救、互救与医疗救护相结合的原则。淹溺导致死亡的主要原因是缺氧。缺氧时间长短和程度是决定淹溺预后最重要的因素,因此,快速、有效的现场救护,尽快对淹溺者进行通气和供氧是最重要的紧急救援措施。欧洲复苏协会提出了淹溺生存链的概念,它包括五个关键的环节,分别是预防淹溺、识别与求救、提供漂浮救援物、脱离水面和提供医疗救援。

1. 迅速将淹溺者救上岸

现场目击者在初步营救和复苏中发挥着至关重要的作用,但是,目击者在营救过程中也存在危险,因此除非特别必要,不要妄自下水营救。

(1)水中营救:可将木板、绳索、漂浮物扔给淹溺者。如救护者下水营救,要沉着冷静,尽量脱去衣、裤,尤其是鞋子,迅速游到淹溺者后方,一手托着淹溺者的头颈,将面部托出水面或抓住腋窝仰游将其救上岸。

(2)水中复苏:接受过训练的救援者在漂浮救援设施的支持下可实施水上人工呼吸。

(3)移出水中:立即将淹溺者移离水面。淹溺者发生颈髓损伤的可能性非常小,除非有浅水区跳水、水中运动项目或酒精中毒等迹象。否则,在没有颈髓损伤情况下不进行常规的颈椎制动,以免干扰气道开放,延迟人工呼吸和 CPR 的启动。

2. 初期复苏

淹溺者一旦被救出水中,立即遵循标准基础生命支持顺序进行复苏。首先检查患者反应,开放气道,检查有无生命迹象。具体流程如下。

(1)畅通气道:迅速清除口、鼻腔中的水、分泌物、污物及其他异物,有活动性义齿者取出义齿,并将舌拉出。对牙关紧闭者,先捏住患者两侧颊肌然后再用力将口启开,松解领口和紧裹的内衣及腰带,保持呼吸道通畅。淹溺后是否控水目前有争议。现场常用的控水方式有以下几种,但一旦淹溺者已经无自主呼吸应立即给予 CPR,不能因控水而延误 CPR。

(2)心肺复苏:清理呼吸道后尽快实施 CPR。淹溺复苏是快速缓解缺氧的重要方法,即采用“ABC”策略。首先给予 5 次通气,每次吹气 1 s 左右,并能看到胸廓有效的起伏运动。如淹溺者对初次通气无反应,应立即将其置于硬平面上实施胸外心脏按压,按压与通气比例为 30∶2。在 CPR 开始后才应使用 AED,连接 AED 电极片前需将患者胸壁擦干。腹部施压(海姆立克急救法)只有在气道内有固体物梗阻时使用,其他情况下绝不要采用此操作手法。胃内容物与水的反流在淹溺复苏过程中较为常见,可将淹溺者侧卧或头偏向一侧,必要时直接吸引反流物质。

3. 迅速转运至医院

转送途中不中断救护。搬运患者过程中注意保护颈部,必要时给予颈托保护。

4. 其他

保暖,清醒者可给予热饮料,按摩四肢促进血液循环。对意识尚未恢复者,应设法给予头部降温,给氧、建立静脉通路,输液等。

### (二)急诊科救治

院内救治重点是供氧,进一步生命支持和防治呼吸衰竭,早期发现有无相关外伤并恰当处理。

1.即刻处理

(1)改善通气,维持呼吸功能:立即供氧,清醒者可使用面罩或鼻导管持续吸入高浓度氧或高压氧治疗。病情严重者给予气管插管行机械通气。

(2)维持循环功能:患者心跳恢复后,需监测患者的血压变化,有无低血容量症状,掌握输液的量和速度。

2.防治低体温

国际救生联盟建议,淹溺者体温<30 ℃时可采用体外或体内复温法,但为了减少脑及肺再灌注损伤,建议初始复温到核心温度达到32～36 ℃,并稳定维持至少24 h,升温速度控制在0.25～0.5 ℃/h。

3.补充血容量,维持体液平衡

淡水淹溺时,血液被稀释,应适当限制入水量,补充氯化钠溶液、血浆和白蛋白;海水淹溺时,由于大量体液渗入肺组织导致血容量偏低,需及时补充液体,可选用5%葡萄糖溶液、血浆、低分子右旋糖酐,严格控制氯化钠溶液。注意纠正高血钾和酸中毒。

4.防治脑缺氧损伤,控制抽搐

应用甘露醇、白蛋白、呋塞米、糖皮质激素等减轻脑水肿,降低颅内压,适当应用头部低温疗法,保护中枢神经系统,改善预后。

5.对症治疗,预防并发症

积极防治肺内感染、肺水肿、肾衰竭、溶血等并发症。体外膜肺(ECMO)对救治淹溺后的难治性心搏骤停有一定效果。对合并惊厥、低血压、心律失常、ARDS、应激性溃疡伴出血者进行相应处理。

## 四、护理措施

1.即刻护理

立即将患者安置于抢救室内,脱下湿衣裤,保暖;保持呼吸道通畅,高流量吸氧,根据情况配合气管插管并做好机械通气准备;建立静脉通路。必要时立即给予生命体征监护。

2.病情观察

(1)严密观察患者的神志、血压、脉搏、呼吸频率、深度,判断呼吸困难程度,观察有无咯痰、咳嗽症状,听诊肺部有无啰音。如有异常,应及时报告医生配合抢救。

(2)监测尿的颜色、量,准确记录24 h尿量。

3.复温护理

复温期间密切监测肛温变化,待肛温升到34 ℃,出现规则呼吸和心跳时,停止加温措施。如患者意识存在,可给予温热饮料有助于改善循环。

(1)体表复温法:迅速将低体温者移入温暖环境,脱掉湿衣服、鞋袜,采取全身保暖措施。加盖棉被或毛毯,用热水袋放腋下及腹股沟,注意用垫子或衣服隔开,防止烫伤。有条件者可采用电热毯包裹躯体,红外线、短波透热进行复温,也可将冻伤者浸入40～42 ℃温水浴盆中,水温自34～35 ℃开始,5～10 min后提高水温至42 ℃。

(2)中心复温法:可采用加温加湿给氧、加温液体静脉输入等体内复温方法。严重冻僵者可采用体外循环血液加温或加温透析液进行腹膜透析,每次20～30 min,连续透析5～6次。

4.输液护理

掌握好输液量和速度。海水淹溺者切忌输入生理盐水;淡水淹溺者用输液泵严格控制输液速度,从小剂量、低速度开始,防止短时间内输入液体量过大,导致血液稀释和二次肺水肿的发生。

5.对症护理

(1)保持呼吸道通畅:对行气管插管、气管切开机械辅助呼吸者,注意气道湿化护理,及时清除气道内分泌物,预防肺部感染。痰液黏稠者可先滴入3~5 mL生理盐水再吸痰。

(2)肺水肿的护理:患者取半卧位,遵医嘱给氧并在湿化瓶中加入乙醇。

(3)并发症护理:出现心力衰竭、骨折等并发症时,按照其护理常规护理。

(4)加强基础护理:做好口腔、皮肤护理。

6.心理护理

消除患者的焦虑、紧张心理,使其能积极配合治疗;对自杀淹溺者,应尊重其隐私权,引导他们正确对待生活。同时做好家属工作,协同帮助患者消除自杀念头。

## 五、健康教育

1.安全教育

(1)游泳场所配备救生员、抢救设施和警告牌。

(2)游泳前做好热身运动,在游泳过程中,如突感身体不适,要立即上岸休息或呼救。

(3)不宜在水温较低水域游泳,以免引起肢体痉挛而发生意外。

(4)避免在情况复杂的自然水域游泳或浅水区跳水。

2.水下作业安全防护教育

严格遵守水下作业操作常规,不要在地理环境不清楚的水域水下作业。下水前一定要确保此处水下没有杂草、岩石或其他障碍;避免雷雨天气水下作业;下水作业前不要饮酒。

3.宣传溺水自救和互救方法

广泛向公众宣传溺水相关知识并掌握正确的自救和互救方法。

(高　艳)

# 第十二节　电击伤

电击伤(electrical injury)也称触电,是指人体触及带电体,或在高压、超高压电场下,电流击穿空气或其他导电介质通过人体,引起组织局限性和全身性损伤或器官功能障碍,严重者可致呼吸、心搏骤停。电流能量转化为热量还可以导致电烧伤。雷电击伤是超高压直流电瞬间造成的特殊损伤。

## 一、病因与发病机制

电击伤可分为低压电、高压电、超高压或闪电三种电击伤类型,其中低压电电击伤最为常见。

## (一)病因

1. 人为因素

用电人员缺乏用电的安全意识;违反用电或检修电器操作规程;电线上挂衣物;雷雨时大树下躲雨、使用手机或用铁柄伞等被闪电击中;偶有自杀或谋杀。

2. 自然因素

狂风暴雨、地震等自然灾害可使带电的导线断落而造成意外触电事故。

3. 其他因素

某些原因导致电器设备绝缘受到破坏而漏电等。

## (二)发病机制

1. 触电的方式

人体触电分为单相触电、二相触电和跨步电压触电三种方式。

(1)单相触电:指人体触及 1 根负载电线,电流经过人体皮肤与地面接触形成回路的触电方式,是日常生活中最常见的触电方式。

(2)二相触电:指人体不同的两处同时触及同一线路上的 2 根有负载的电线,电流从电位高的一相向电位低的一相传导,人体形成环形回路而触电的方式。

(3)跨步电压触电:指电压超过 1 000 V 的高压电线落地时,以落地点形成一个圆周由高到低的电位差,离电线落地的中心点越近处电压越高,离中心点越远处电压越低,这种电位差称为跨步电压。

当人体靠近中心点周围时电流从电压高的一端进入,从电压低的一端流出,形成回路导致触电,引起肌肉痉挛。如果人跌倒,电流可流进心脏,造成更大的损伤。

2. 电击伤对人体的危害机制

电击对人体的伤害包括电流本身以及电流转换为电能后热和光效应两个方面的作用。电击伤对人体的危害与电压高低、电流类型、电流强度、通电时间、电阻大小、电流途径等有密切关系。

(1)电压高低:皮肤干燥时 25 V 以下为安全电压。电压越高,流经人体的电流量越大,对人体造成的损伤也越严重。低电压电击可引起心室颤动,导致心搏骤停。这种情况下大多不能有效复苏,多数患者没有到达医院已经死亡。此外,低压电容易导致接触肢体被“固定”于电路。高电压电击会损害延髓呼吸中枢,引起呼吸中枢抑制、麻痹,导致呼吸停止。另外,高压电击电流转换为热和光效应可使机体组织烧伤,轻者仅烧伤局部皮肤和浅层肌肉,重者可烧伤肌肉深层、内脏器官甚至骨骼。

(2)电流类型和强度:交流电可以导致肌肉持续抽搐,能“牵引住”触电者,使其不能及时脱离电流,因而危害性较直流电大。250 V 以下的直流电很少引起死亡,而 50 V 以上的交流电即可产生危险。此外,50～60 Hz 的低压交流电容易导致致命性的心室颤动,其危害性较高频交流电大。一般而言,通过人体的电流越强,其对人体组织造成的损害越严重,危险性越大。

(3)电流途径:电流通过人体的途径不同造成的伤害也有差异。如电流由手到手、由手或头到脚时,恰好流经胸腔,影响心脏的传导功能,引起室颤或心搏骤停。当电流通过脑干时,直接影响呼吸中枢功能致呼吸停止而立刻死亡。如电流从下肢流经至另一侧下肢,则危险性较小。

(4)电阻大小:在一定的电压下,电阻越小,流经人体的电流越大,对人体组织损害越严重。

人体不同组织所含的水分和电解质含量不同，电阻大小也不同。人体不同组织的电阻，由小到大依次为神经、血管、肌肉、脂肪、皮肤、肌腱和骨骼，潮湿、破损均可导致皮肤电阻降低。

(5)通电时间：人体接触电源时间（通电时间）长短不同，电流造成的组织损害程度不同。通电时间越长，对人体组织损害越严重。

## 二、病情评估与判断

### （一）健康史

有直接或间接接触带电体的病史。注意了解触电地点、触电原因、电压高低、电流类型、电流强度、通电时间、电阻大小、电流途径等。

### （二）临床表现

轻者仅有瞬间感觉异常，重者可致死亡。

1.局部表现

(1)低压电引起的烧伤：损伤常见于电流进入点和流出点。电击伤伤口面积较小，直径为0.5～2 cm，呈圆形或椭圆形，与健康皮肤分界清、边缘整齐，焦黄或灰白色，干燥，一般不损伤内脏，致残率低。

(2)高压电引起的烧伤：损伤主要见于电流进、出口部位，皮肤入口灼伤比出口严重，且进口和出口可能不止一个。电击伤创面具有“口小底大，外浅内深”的突出特点，即皮肤创面不大，但损伤可深达血管、神经、肌肉和骨骼。伤口呈干性创面，出现炭化或焦化，可累及深部肌肉，出现水肿或坏死。触电的肢体因屈肌收缩关节而处于屈曲位。

(3)闪电损伤：又称雷击，对人体作用非常复杂。电流通过皮肤导致Ⅰ度或Ⅱ度烧伤，表现为皮肤出现微红树枝样或细条状条纹。佩戴腰带、戒指、手表等处可以有较深的烧伤。约半数电击者有单侧或双侧鼓膜破裂、视力障碍或白内障。

(4)口腔电击伤：常发生在儿童意外吸吮或咀嚼电线，伤口可在5 d或更长时间出现迟发性出血。

2.全身表现

(1)轻型：触电部位肌肉痛性收缩，出现恐惧、表情呆滞、面色苍白、呼吸心跳加快、头晕、晕厥或短暂意识丧失。恢复期肌肉疼痛、神疲乏力、头痛或精神兴奋等，一般都能自行恢复。

(2)重型：意识丧失、低血容量性休克、心搏骤停，如抢救不及时可在数分钟内死亡。部分病例发生严重心律失常、肺水肿、胃肠道出血、凝血功能障碍和急性肾衰竭等并发症。

3.并发症和后遗症

(1)并发症：重型电击伤后24～48 h常出现并发症，如高钾血症、急性肾衰竭、肢体瘫痪、继发性出血和感染、短期精神异常、严重心律失常、内脏破裂或穿孔、骨折和脱位、颅脑外伤、耳聋、视力障碍等。孕妇触电后常发生流产或死胎。

(2)后遗症：主要有四个方面：心血管后遗症、中枢神经系统后遗症、功能性后遗症和心理后遗症。

### （三）辅助检查

1.实验室检查

血生化检查早期有肌酸磷酸激酶（CPK）及其同工酶（CK-MB）、乳酸脱氢酶（LDH）、谷氨酸草酰乙酸转氨酶（GOT）活性增高；尿常规检查可见血红蛋白或肌红蛋白尿；动脉血气分析可见低氧血症和代谢性酸中毒。

2.心电图检查

主要表现为各种心律失常。其中，心室颤动是低电压触电后最常见的表现，也是伤者致死的主要原因。

## 三、急救措施

电击伤的急救原则：①立即使患者脱离电源；②呼吸、心搏骤停者立即进行心肺复苏术；妥善处理创面；心电监护和防治并发症。

### （一）现场急救

1.立即使患者脱离电源

首先要确保现场救护者自身的安全。救护者必须使自己与触电者绝缘，未脱离电源前禁忌用手牵拉触电者。根据触电现场情况，立即采取相应措施使触电者脱离电源，并注意避免给触电者造成其他伤害。

（1）切断电源：立即拉断电闸或拔除电源插头。

（2）挑开电线：用绝缘的物体或干燥的竹竿、木棒等挑开电线。

（3）拉开触电者：救护者可穿胶鞋，站在木凳上，用干燥的绳子或将干衣物等拧成条状套在触电者身上，拉开触电者。

（4）切断电线：如在野外发生触电或远离电闸，救护者无法接近触电者、不便挑开电线时，可用干燥绝缘的木柄刀、锄头等斩断电线，使电流中断。

2.心肺复苏

轻型触电者就地观察休息 1～2 h；重型触电者，如触电者发生心搏骤停，立即行 CPR。

3.保护创面，及时转送

为防止创面感染可用干净的布或纸类包扎创面，迅速将触电者转送到医院进行后续救治。

### （二）急诊科救治

1.维持有效呼吸

清除气道内分泌物，早期气管插管，呼吸机辅助机械通气。

2.纠正心律失常

给予心电监护，及时纠正心律失常。发生室颤者，立即除颤，并心肺复苏。

3.补液，防治休克

对低血容量性休克和严重组织电烧伤患者，应迅速静脉补液，补液量要多于同等烧伤面积者。

4.对症治疗

（1）给予 20%甘露醇、高渗糖及能量合剂，减轻脑水肿，降低颅内压，预防脑水肿。

（2）出现肌球蛋白尿时，静脉给予 5%碳酸氢钠溶液碱化尿液，使血液 pH 值维持在 7.45 以上，同时维持尿量在 100～150 mL/h，预防急性肾衰竭。

（3）监测和防治高钾血症，纠正心功能不全。

5.创面及烧伤综合处理

对骨折、肢体坏死、烧伤者进行相应处理，如清创、注射 TAT 预防破伤风，必要时应用抗生素。对严重腔隙综合征患者，行筋膜切开减压术，严重者可能需要截肢处理。

## 四、护理措施

1. 即刻护理

心搏骤停者立即CPR,尽快建立人工气道,呼吸机辅助机械通气。建立静脉通路,遵医嘱用药补液。

2. 病情观察

(1)定时监测患者的神志、瞳孔、生命体征及血氧饱和度。注意呼吸、脉搏的频率、节律,判断有无窒息及心律失常。

(2)观察尿颜色和量的变化,对严重肾功能损害或脑水肿使用利尿剂和脱水剂者,准确记录24 h出入量。

(3)观察有无其他合并伤,如颈部损伤、脊柱骨折、内脏损伤等,做好护理记录并给予针对性的护理措施。

(4)做好用药后的观察护理工作,预防药物不良反应或不良反应。

3. 对症护理

(1)保持呼吸道通畅昏迷患者易发生坠积性肺炎,需加强肺部护理,按时翻身拍背,吸痰,清除气道内分泌物。

(2)加强基础护理病情严重者做好口腔、皮肤护理,定时翻身,预防压疮。

(3)做好伤口护理保持患者局部伤口敷料的清洁、干燥,按时更换。

4. 预防并发症

并发症常出现于电击后数日至数月,应做好相应护理工作。如对头部电击伤患者,嘱其注意观察视力及听力的变化,一旦出现视力下降或听力下降,需及早就医。

5. 心理护理

对清醒患者应给予心理安慰,解释治疗措施及目的,使其能积极配合。对自杀触电者,尊重其隐私权,协同家属帮助患者消除自杀念头。

## 五、健康教育

1. 普及安全用电知识

大力宣传安全用电,强化自我保护与相互保护意识,熟知触电预防和救护措施。发生火灾时应立即切断电源。

2. 严格执行安全用电工作流程

电器的安装和使用必须符合标准,经常对电器和线路进行检查和维修,严格遵守用电操作规程。推广使用触电保护器。严禁私拉电线。

3. 宣传防雷电常识

雷雨天尽量留在室内,关好门窗,不使用电视等电器;在室外应远离高压电杆、铁塔、桅杆和树木。不宜打伞。

(高　艳)

# 第十三节　强酸、强碱损伤

强酸、强碱损伤是指强酸或强碱类物质接触皮肤、黏膜后造成的腐蚀性烧伤，以及进入血液后引起的全身中毒性损伤。强酸类主要是指硫酸、盐酸、硝酸、氢氟酸等；强碱类主要是指氢氧化钠、氢氧化钾、生石灰、氨水等。

## 一、病因与发病机制

### （一）病因

强酸、强碱损伤多因意外事故经口服、体表接触所致，或在工业生产过程中吸入、接触引起。偶有使用强酸、强碱恶性伤人事件的发生。

### （二）发病机制

1.强酸损伤机制

强酸类对组织损伤的程度与其温度、剂量、浓度、接触时间长短有关。主要为游离氢离子使接触部位的组织蛋白发生凝固性坏死，局部发生充血、水肿、坏死、溃疡及穿孔，后期可导致受损部位瘢痕形成、狭窄和畸形。皮肤黏膜接触强酸后，细胞脱水，组织蛋白的凝固性坏死、溃疡，并形成结痂，可以防止酸液继续向深层组织浸透，阻止创面继续受损。

2.强碱损伤机制

强碱类对组织的损伤程度主要和浓度有关。强碱可吸收组织水分，使组织细胞脱水；与脂肪结合引起脂肪皂化产热反应，易导致深度烧伤；引起胶原组织和蛋白质溶解，导致组织液化性坏死使创面加深，比强酸损伤更易引起组织溶化、穿孔。

## 二、病情评估与判断

### （一）健康史

有意外接触或误服强酸、强碱史。

### （二）临床表现

1.强酸损伤的表现

(1)皮肤接触损伤创面凝固性坏死、溃疡或结痂，边界清楚，局部灼痛，一般不起水疱。皮肤大面积烧伤时，可导致休克。不同的强酸与皮肤接触后其痂皮或焦痂色泽不甚相同，如硫酸为黑色或棕黑色，硝酸为黄色，盐酸为灰棕色，氢氟酸为灰白色。烧伤越深，痂皮的颜色越深。当眼部接触强酸时，可导致眼睑水肿、结膜炎、全眼炎，甚至失明。

(2)口服损伤立即出现消化道损伤部位剧烈烧灼痛，口咽部黏膜充血、糜烂，恶心呕吐，吐出物可见血液和黏膜组织，严重者可发生穿孔、休克、代谢性酸中毒、肝肾损害等。后期幸存者可发生食管和胃部瘢痕增生、收缩、狭窄、消化功能减退等后遗症。

(3)吸入性损伤出现咳嗽、胸闷、气促等呼吸道刺激症状，可见咳泡沫状痰或血痰，严重者可导致喉头痉挛水肿、胸部压迫感、呼吸困难，甚至窒息和ARDS。

2.强碱损伤的表现

(1)皮肤接触损伤轻者可见皮肤出现红、肿、热、痛等一般炎症反应，重者可见局部充血水肿、糜烂、溃疡、水疱、皮肤灼伤可达Ⅱ度以上，可形成白色痂皮。强碱接触眼部后，可引起眼睑和结膜充血、水肿,角膜混浊,严重者穿孔甚至失明。

(2)口服损伤发生消化道严重灼伤和腐蚀,出现腹部绞痛,恶心、呕吐,呕出物可见血性黏液和黏膜坏死组织。严重者可出现局部脏器穿孔以及代谢性碱中毒、肝肾功能损伤、神志模糊而危及生命。幸存者常遗留食管狭窄。

(3)吸入性损伤吸入高浓度氨气可出现咽喉疼痛,咳嗽咳痰,严重者可见咳出坏死的黏膜组织、呼吸困难、喉头水肿、肺水肿,甚至引起窒息、休克,诱发嗜睡、昏迷等意识障碍。

### (三)诊断要点

通过评估患者接触、吸入或误服强酸、强碱等病史以及临床表现可做出诊断。同时应向患者及其家属了解损伤化学物的种类、接触途径、浓度、剂量、温度及接触时间。皮肤接触者注意了解皮损面积大小、现场处理情况等。

## 三、急救措施

强酸、强碱损伤的救治要遵循现场自救、互救与医疗专业救治相结合的原则。

### (一)现场急救

救护者要做好自身防护,如穿戴防护衣、戴防护手套、护目镜、面罩等,立即将患者救离现场,协助其脱去污染的衣服、鞋帽等,并快速用大量清水冲洗皮肤及毛发。对于有呼吸困难、抽搐、昏迷等症状的危重患者,应就地组织抢救并呼叫“120”,及早送往医院救治。

### (二)急诊科救治

1.强酸损伤

(1)皮肤接触损伤:先用大量流动水冲洗 10～30 min,然后给予 2%～4%碳酸氢钠溶液冲洗 10～20 min 或用 1%氨水、肥皂水或石灰水等冲洗以中和强酸,最后再用清水彻底冲洗创面。眼部接触者,先使用清水冲洗 10 min,再用生理盐水冲洗 10 min,冲洗时尽可能撑开眼睑,边冲洗边眨眼,将结膜冲洗彻底。注意保持患眼朝下,避免污水流入另一只眼中;冲洗后滴入 1%硫酸阿托品、可的松及抗生素眼药水。

(2)口服损伤:应迅速稀释、中和强酸。先口服清水、蛋清、牛奶、米汤、豆浆等稀释强酸,随后给予氢氧化镁混悬液、氢氧化铝凝胶或石灰水等弱碱溶液以中和强酸。禁用碳酸氢钠、碳酸钠,因其遇酸可形成碳酸,会造成胃肠胀气,甚至穿孔。禁止催吐和洗胃。后期有瘢痕形成并狭窄者,应行手术修复。

(3)吸入性损伤:立即吸氧,可给予异丙肾上腺素、利多卡因、糖皮质激素等雾化吸入。再针对患者出现的呼吸道情况进行对症治疗,如喉头水肿严重引起窒息者,应考虑气管切开,保持呼吸道通畅。

(4)对症及综合治疗:①剧痛者给予镇痛药。②昏迷、抽搐、呼吸困难的危重患者立即给予吸氧,补充血容量,防治肺水肿、感染、休克。③维持水、电解质及酸碱平衡。④保护重要脏器,预防 MODS 等严重并发症。

2.强碱损伤

(1)皮肤接触损伤:持续流动水冲洗,直至创面无肥皂般滑腻感。随后可用 1%醋酸、3%硼酸等溶液来中和强碱。在冲洗前不主张使用中和剂,否则会产生中和热量,加重损伤。眼部接触者,处理同强酸损伤眼部的方法。但生石灰烧伤时禁用生理盐水冲洗,避免产生碱性更强的氢氧化钠。勿用酸性液体冲洗眼部,以免产热造成眼睛热力烧伤。

(2)口服损伤:可先服用清水、蛋清或牛奶稀释,随后吞服食用醋、3%~5%醋酸、5%稀盐酸、柠檬汁或大量橘汁等弱酸性溶液来中和毒物。碳酸盐中毒应改为硫酸镁口服,以免导致胃肠胀气及穿孔。禁止催吐和洗胃。

(3)吸入性损伤:方法同吸入强酸损伤者。

(4)对症及综合治疗:方法同吸入强酸损伤者。

## 四、护理措施

1. 即刻护理

根据病情给予氧气吸入,保持呼吸道通畅,必要时建立人工气道,呼吸机辅助呼吸。建立静脉通道,维持酸碱、水、电解质平衡。

2. 病情观察

密切观察患者的神志、血压、呼吸、脉搏等生命体征变化,并及时做好记录。

3. 对症护理

强酸、强碱所致疾病多无特效疗法,大多采用对症治疗来减少患者痛苦。

(1)可使用数字疼痛评分法评估患者疼痛程度,应用深呼吸、听音乐等方法缓解疼痛,疼痛难忍者可适当使用止痛剂。

(2)强酸、强碱严重消化道损伤者,早期应禁食水,胃肠外营养。

(3)口服强酸、强碱者,应予端坐位,以防止胃内容物反流和误吸。因其口腔会出现不同程度的糜烂、溃疡、出血等,此时不宜漱口增加刺激,并禁止留置胃管以免造成胃穿孔。

(4)强酸、强碱灼伤眼部时,应翻转眼睑有效冲洗,疼痛剧烈者可酌情使用2%丁卡因滴眼。

4. 心理护理

由于强酸、强碱损伤有强烈的刺激、腐蚀性,给患者带来剧烈的痛苦,尤其使面部等受损影响外观,患者容易产生自卑、绝望等不良情绪。因此,要加强心理安慰和疏导,防止患者出现过激行为,鼓励其树立战胜疾病的信心,积极配合治疗。

## 五、健康教育

加强对强酸、强碱作业的安全管理。加大对从事强酸、强碱工作人员的安全防护教育,普及损伤后的抢救知识,出现损伤的患者应尽快就医抢救。需要注意的是,在到达医院之前应同时采取力所能及的清洗措施。

(王 芳)

# 第十四节 毒蛇咬伤

毒蛇咬伤(venomous snake bite)是指人体被毒蛇咬伤,毒液由伤口进入人体后所引起的急性全身性中毒性疾病。我国已发现的毒蛇约60种,其中有剧毒的10余种,如眼镜蛇、眼镜王蛇、金环蛇、银环蛇等。毒蛇咬伤以我国南方和沿海地区多见,夏、秋季高发。热带、亚热带地区一年四季均可发生,咬伤部位以四肢最常见。

## 一、病因与发病机制

### (一)病因

毒蛇咬伤好发于从事蛇作业(捕捉、圈养、宰杀及从事毒蛇研究)及从事野外作业的人群。人被毒蛇咬伤后,毒液被人体吸收,可造成局部及全身多系统器官损害。

### (二)发病机制

根据蛇毒对机体的效应,将毒蛇分为神经毒类、血液毒类、肌肉毒类和混合毒 4 类。毒蛇咬人后,毒液从毒腺经排毒导管流至尖锐的毒牙注入人体,人体吸收后迅速扩散到全身,造成局部组织及全身多系统器官损害,严重者导致死亡。蛇毒成分复杂,其毒性化学成分主要是具有酶活性的多肽和蛋白质。不同蛇的毒性成分不同,一种蛇可含有多种有毒成分,但常以一种成分为主。蛇毒中毒按毒理作用大致分为以下 3 类。

1.神经毒素

主要作用于神经系统。

(1)麻痹伤口局部感觉神经末梢,引起肢体麻木,同时具有阻断运动神经与横纹肌之间的神经传导作用,引起横纹肌迟缓性麻痹瘫痪,导致呼吸肌麻痹,最终导致周围性呼吸衰竭。

(2)兴奋肾上腺髓质中的神经受体,释放肾上腺素,使血压升高;抑制胃肠道平滑肌引起肠麻痹;影响延髓血管运动中枢和呼吸中枢,导致休克和中枢性呼吸衰竭。如金环蛇、银环蛇、眼镜王蛇、眼镜蛇、海蛇等。

2.血液毒素

血液毒素种类多,成分更复杂。各类毒素主要作用于血液和心血管系统,对血细胞、血管内皮细胞及组织有破坏作用,引起凝血、出血、溶血和急性心脏、肾衰竭。如竹叶青、烙铁头、蝰蛇等。

3.肌肉毒素

肌肉毒素是细胞毒素的一种,又称心脏毒素。可引起细胞破坏、组织坏死,严重者可出现大片坏死,深达肌肉筋膜和骨膜,导致患肢伤残;还可直接损害心肌,导致心肌细胞变性坏死。如眼镜蛇、海蛇等。

## 二、病情评估与判断

### (一)健康史

评估患者有无毒蛇咬伤史,通过判断致伤蛇外观、咬伤牙痕特点、局部伤情和全身表现来鉴别是否为毒蛇咬伤。一般来说,毒蛇头部多呈三角形,身体花纹色彩鲜明,尾短而细。毒蛇咬伤的伤口一般可见一对大而深的牙痕或两侧小牙痕上方有一对大牙痕。条件允许的情况下可拍照,提供致伤蛇图片,或陪同者将致伤蛇一起带至医院。

### (二)临床表现

毒蛇咬伤患者临床表现症状轻重与毒蛇种类、咬伤时注入人体内毒量多少、咬伤部位、就诊时间、现场伤口处理情况等有关。根据蛇毒的主要毒性作用,毒蛇咬伤的临床表现可归纳为以下 4 类。

1.神经毒表现

蛇毒吸收快,伤口反应轻微,常因局部症状不明显导致咬伤后重视不够,一旦出现全身症状，病情进展迅速，危险期是咬伤后1～2日，幸存者无后遗症。呼吸衰竭是主要死亡原因。

(1)局部症状：表现轻微，仅有微痒和轻微麻木、疼痛或感觉消失，无明显红肿，出血少。

(2)全身症状：一般在咬伤后1～3 h出现全身中毒症状。可出现四肢乏力、头晕、恶心、吞咽困难、言语不清、视物模糊、眼睑下垂、呼吸浅慢、窒息感、呼吸麻痹、惊厥、昏迷等。重症患者呼吸浅快且不规则，最终出现中枢性或周围性呼吸衰竭导致死亡。

2.血液毒表现

因局部症状出现较早，一般早期救治较为及时，但由于发病急、病程较持久，危险期较长。脏器出血、循环衰竭是主要死亡原因，幸存者常遗留局部及相关系统后遗症。

(1)局部症状：咬伤局部肿胀明显，剧痛，伴有出血不止、水疱和局部组织坏死。肿胀迅速向肢体近端蔓延，引起淋巴结炎和淋巴管炎，伤口不易愈合。

(2)全身症状：多在咬伤后2～3 h出现。主要表现有：①出血征象轻重不一，轻者皮肤黏膜散在瘀斑、口鼻出血、二便带血；重者出现咯血、颅内出血或多器官出血。②出现溶血性贫血和黄疸、血红蛋白尿、急性肾衰竭。③心率增快、血压升高、心律失常，严重者导致心力衰竭、心搏骤停。④继发DIC、顽固性休克及MSOF。

3.肌肉毒表现

海蛇咬伤后除上述神经毒表现外，还有横纹肌瘫痪和肌红蛋白尿，称为肌肉毒损伤。

(1)局部症状：局部剧痛、红肿、水疱和皮肤软组织坏死。肿胀可延及整个患肢，甚至躯干，溃烂坏死严重者可导致患肢残废。

(2)全身症状：心肌损害者可出现心功能不全；横纹肌大量坏死，血中钾离子增高引起严重心律失常。产生的肌红蛋白堵塞肾小管，引起少尿、无尿、急性肾衰竭，并且严重者可出现全身炎症反应综合征，甚至MODS。

4.混合毒表现

咬伤后可同时出现神经毒、血液毒和肌肉毒的临床表现。如眼镜王蛇咬伤以神经毒表现为主，兼有肌肉毒表现。其临床特点是发病急，局部和全身症状均明显。

### (三)辅助检查

1.实验室检查

血常规、凝血功能、生化检查如肝肾功能、电解质等，评估各脏器损害、感染、内环境及组织代谢等情况。

2.影像学检查

心电图、胸片等，评估各器官损害。

## 三、急救措施

毒蛇咬伤的救治要遵守现场自救、互救和医学专业救治相结合。总的原则是：①迅速辨明是否为毒蛇咬伤，再分类处理。②立即清除局部毒液，阻止毒素继续吸收，尽快排出已吸收的毒素。③明确毒蛇种类后，尽快使用相应的抗蛇毒血清。④防治各类并发症。

### (一)现场急救

现场急救原则：迅速清除和破坏局部毒液，延缓毒液吸收，尽快送医院急诊处理。若一时不能识别是否为毒蛇咬伤，先按毒蛇咬伤急救处理并密切观察。不要饮酒止痛，不要喝咖啡饮料。积极实施以下自救和互救措施。

1. 脱离和认蛇

首先远离被蛇咬的地方，将伤者与毒蛇隔离，保证现场环境安全，防止再次被咬伤。其次是尽量记住蛇的基本特征，如蛇外形，颜色，蛇头形状，有条件最好拍摄致伤蛇照片。

2. 保持镇定

伤者尽量保持冷静，切勿奔跑，应立即坐下或斜靠位，将伤肢放于低位。

3. 解除压力

去除受伤部位的各种受限物品，如戒指、手镯、脚链、手表、较紧的衣(裤)袖等，以免因后续的肿胀导致无法取出，加重局部伤害。

4. 制动

尽量全身完全制动，尤其是受伤肢体，可用夹板固定伤肢以保持制动，受伤部位保持在心脏水平以下，转运时可使用门板、担架等将伤者抬送。

5. 绑扎

用宽布带或绷带等绑扎伤口近心端，松紧度以被绑扎肢体的远端动脉搏动减弱为宜(不妨碍动脉血的供应)。

绑扎后每隔 30 min 松解 1 次，每次 1～2 min。一般等到医院开始有效治疗(如注射抗蛇毒血清、伤口处理)经 10～20 min 方可去除绑扎。

6. 促进排毒

若随身带有矿泉水或附近有水源，应立即冲洗伤口数分钟。除有效的负压吸毒和破坏局部蛇毒的措施外，避免迷信草药和其他未经证实或不安全的急救措施。

7. 尽早进行医疗干预并转送医院

应用止痛剂、输液、心电监护、吸氧及血样品采集。迅速将患者送往就近医院进一步治疗。

## (二)急诊科救治

1. 应用特效解毒药物

抗蛇毒血清是目前国际公认的治疗毒蛇咬伤的首选特效解毒药，应用原则是尽早使用、同种专一、异种联合，病情加重可重复应用。一般选用与致伤毒蛇同种抗毒血清，必要时可联用多种抗蛇毒血清。使用方法：抗蛇毒血清 1 支加入 100～250 mL 生理盐水中静脉滴注。

2. 伤口清创排毒

伤口处理应在使用抗蛇毒血清后及早进行。清创的主要目的是清除可能残留的局部坏死组织、断牙、污染创面或感染灶。伤口肿胀明显，有发展为筋膜室综合征风险者，需及时切开减压；除此以外，伤口不常规要求做预防性切开，避免因切开增加出血和损伤神经、血管或肌腱，诱发感染的风险。可采取负压器吸引伤口，或采用胰蛋白酶或 1/1 000 高锰酸钾溶液伤口内注射冲洗，以破坏或排出伤口局部蛇毒。清理坏死皮肤、组织或植皮应在出凝血功能基本恢复，病情稳定后再实施。如确定肢体或指/趾有坏疽，可考虑手术截去坏疽部分。常规应用 TAT 预防破伤风。

3. 消肿止痛

消肿止痛是救治蛇咬伤的重要措施之一。可使用阿片类药物止痛。抬高肿胀疼痛的肢体，略高于胸骨角水平，有利于促进血液和淋巴回流及肿胀部位组织间隙的液体回吸收，减轻疼痛和局部压力，促进肿胀消退和疼痛缓解。如局部大水疱或血疱有破裂风险者，应针吸疱液减压，不宜剪切或撕去疱膜。

4.局部解毒

(1)取抗蛇毒血清1/4～1/2支、地塞米松5～10 mg、2%利多卡因5 mL加入生理盐水20 mL在伤口及周围皮下做环形封闭,可有效地中和伤口周围的蛇毒。

(2)选用胰蛋白酶2 000～4 000 U加入注射用水20 mL或糜蛋白酶局部环形封闭,可直接破坏蛇毒。

(3)选用蛇药制剂,将药片溶化后涂于伤口周围。

5.对症治疗,防治并发症

毒蛇咬伤“伤在皮肉,病在全身”,应积极给予脏器功能支持,预防并发症。

(1)呼吸衰竭在毒蛇咬伤中发生率高,出现早,常需数周以上才能恢复,因此,必要时需建立人工气道予呼吸机辅助呼吸。

(2)加强循环支持,及时补液,必要时输注血浆、红细胞。保证每小时尿量≥100 mL,注意电解质平衡,同时给予B族维生素、营养心肌和保肝药物。③使用糖皮质激素,防治脏器功能衰竭、血小板减少、溶血等。

6.中医药治疗

中药治疗毒蛇咬伤的要点是清热解毒。我国研制的中药制剂有南通蛇药、广州蛇药、上海蛇药,既可口服亦可外敷,均可及早选用。口服剂量一般首次加倍,以后每间隔4～6 h再服,3～5 d为1个疗程。民间常用的有效鲜草药有七叶一枝花、地丁草、两面针、八角莲、半边莲、白叶藤、黄药子等,取以上鲜草药数种、等量,洗净捣烂取汁口服,每次40～50 mL,4～6次/日,其渣可外敷伤口周围。

## 四、护理措施

1.即刻护理

急诊接诊后立即送入抢救室,嘱患者卧床,保持呼吸道通畅,伤肢置于低位并制动。遵医嘱做抗蛇毒血清过敏试验。

2.病情观察

蛇毒中毒属于急性、复杂、危重的临床综合征,护理过程中应强化生命体征观察,必要时进行心电监护。观察尿量、尿比重变化,监测肾功能。观察患者有无溶血、出血倾向。观察患者伤口变化情况,有无肿胀、出血、渗液等情况,发现异常及时通知医生。

3.用药护理

静脉滴注抗蛇毒血清等药物时应在健侧肢体给药,速度宜先慢后快,并密切监测患者有无不良反应。伤口外敷蛇药时,应涂抹在伤口周围,避免伤口堵塞影响淋巴液流出。

4.饮食护理

鼓励患者多食新鲜蔬菜、水果等清淡易消化饮食,多饮水,可利尿排毒,保持大便通畅,防止蛇毒内结。

5.心理护理

毒蛇咬伤属意外事件,病情重,死亡率较高。应向患者及其家属说清楚治疗方案、注意事项及预后。告知毒蛇咬伤的可治疗性,帮助患者建立战胜疾病的信心。

## 五、健康教育

(1)对多蛇地区的居民和被蛇咬伤机会较多的人群进行蛇咬伤防治知识的宣传教育。人进入草丛前,应先用棍棒驱赶蛇类。在深山丛林中作业与执勤时,应穿长袖上衣,长裤及鞋袜,必要时戴防护手套和鞋靴。

(2)发动群众搞好住宅周围的环境卫生,彻底铲除杂草,清理乱石,堵塞洞穴,消灭蛇类的隐蔽场所,定期开展灭蛇及捕蛇工作。

(3)卫生部门应根据属地蛇类分布特点配备相应的抗蛇毒血清,并对相关人员进行蛇咬伤救治培训,建立健全的蛇伤防治网。

(王 芳)

# 第十五节 心肺脑复苏

心肺脑复苏是抢救心搏、呼吸骤停及保护恢复脑功能的复苏技术。即用胸外按压的方法形成暂时的人工循环,用人工呼吸代替自主呼吸,达到恢复苏醒和挽救生命的目的。脑复苏是针对保护和恢复中枢神经系统功能的治疗,其目的在于防治脑细胞损伤和促进脑功能的恢复。心肺脑复苏包括基础生命支持、高级心血管生命支持和心搏骤停后治疗三个部分。本节重点介绍成人心肺脑复苏术。

## 一、基础生命支持

基础生命支持(BLS)又称初期复苏处理或现场急救,是指专业或非专业人员在发病和(或)致伤现场对患者进行病情判断评估及采取的徒手抢救措施,其主要目标是向心、脑及全身重要器官供氧,包括:快速识别心搏骤停和启动急救系统、早期心肺复苏、有条件应尽快除颤三个部分,是院外心搏骤停生存链中的前三个环节。如果现场目击者未经过CPR培训,则应进行单纯胸外按压的CPR,直至专业急救人员接管患者,或直至自动体外除颤仪(AED)到达且可以使用。

### (一)BLS的基本步骤

1. 在安全情况下,判断并启动急救系统

(1)判断患者反应:在判定周围环境安全的情况下,轻拍患者双肩并大声呼叫以判断患者有无反应,同时快速检查有无呼吸或喘息等异常呼吸,应在10 s内完成。如果患者有头颈部创伤或怀疑有颈部损伤,切勿轻易搬动,以免加重损伤。

(2)启动急救反应系统:发现患者意识丧失、无自主呼吸或异常呼吸,应立即呼救,呼喊附近人员参与急救或帮助拨打当地的急救电话,启动急诊医疗服务系统(EMSS)。当单人现场急救时,专业人员可根据导致心搏骤停的原因决定急救流程。如病因是心源性因素时,应先拨打急救电话,再立即CPR;当患者是意外事故,如溺水、突然窒息而导致的心搏骤停时,应先做5组CPR,再拨打急救电话。

(3)检查脉搏:非专业医务人员不要求检查脉搏。专业人员在判断患者无意识/无反应,合并呼吸状态异常或无呼吸的同时,应检查大动脉有无搏动,检查时间至少5 s,但不超过10 s。成人颈动脉搏动的检查方法:施救者一手按住患者前额,另一手示指、中指并拢,从患者的气管正中部位(男性可先触及喉结)向旁滑移2～3 cm,在该侧胸锁乳突肌内侧停顿触摸其搏动。

婴幼儿因颈部肥胖，无法触及颈动脉，可用触摸肱动脉来代替。

2. 安置体位

患者仰卧于平地或硬板上，解开患者上衣，松开裤带。如患者面部朝下，应注意将头、肩、躯干同时做整体转动，将双上肢置于身体两侧。睡在软床的患者，用心脏按压板垫于其肩背下，但勿因寻找木板而延误抢救时间。

3. 循环支持(circulation，C)

胸外按压是通过增加胸腔内压力和(或)直接按压心脏驱动血流，正确有效的胸外按压可产生 60～80 mmHg 动脉压。

(1)按压部位：胸部正中，胸骨中下 1/3 处，相当于男性两乳头连线与前正中线交点处。

(2)按压方法：定位后，施救者以一手掌根压在按压区上，两手掌根重叠十指相扣，手指尽量翘起，身体稍前倾，肩、肘、腕位于同一轴线上，与患者胸部平面保持垂直。按压时，救护者双臂应伸直，肘部不可弯曲，利用上半身重量垂直向下按压。

(3)高质量心脏按压注意要点：①按压部位要准确：部位太低，可能损伤腹腔脏器或引起胃内容物反流；部位太高可损伤大血管；若部位按压不在中线，则可能引起肋骨骨折、肋骨与肋软骨脱离等并发症。②保证按压频率和按压深度：心脏按压深度至少为 5 cm，但不要超过 6 cm。按压频率为 100～120 次/分，即 15～18 s 完成 30 次按压。按压力度要均匀，避免冲击式按压。③按压手法要正确，保证胸廓完全回弹：注意双手掌根部要重叠，保持按压力垂直向下。肘关节伸直，双肩位于双手的正上方，手指不应加压于患者胸部，每次按压后让胸部完全回弹，按压间隙施救者的手掌不能施压于患者胸部。按压和回弹的时间应相等，使按压节奏尽可能均匀。按压时要高声匀速计数。

成人心搏骤停多由心源性因素所致，小儿则更多是由于呼吸功能障碍所引起。

4. 开放气道(airway，A)

首先判断患者无颈部损伤，清除口鼻腔污物及呕吐物，取出活动性假牙。常用开放气道方法有以下两种。

(1)仰头抬颌/颏法：施救者一手置于患者前额，用力使头部向后仰，另一手的示指与中指放在下颏处，向上抬起下颏，使患者下颌角与耳垂连线与地面垂直。勿用力压迫下颌部软组织，否则有可能造成气道梗阻。对于合并头颈部创伤患者，如采用托下颌法结合人工气道仍不能开放气道，应给予仰头抬颌法。

(2)托下颌法：对于怀疑有头部、颈椎损伤的患者，此法更安全。患者平卧，施救者位于患者头侧，肘部支撑在患者所躺的平面上，两手拇指分别置于患者两侧口角旁，其余四指托住患者下颌角，在保证头部和颈部固定的前提下，用力将患者下颌抬起，使下齿高于上齿。

5. 人工通气(breathing，B)

人工呼吸是指借外力来推动肺、膈肌或胸廓的活动，使气体被动进入或排出肺，以保证机体氧的供给和二氧化碳排出。如果患者没有呼吸或不能正常呼吸，应立即给予人工通气。

(1)人工通气方法

1)口对口人工通气：口对口人工通气是一种快捷有效的通气方法。人工呼吸前，要确保气道通畅和患者口部张开。施救者用一手的拇指和示指捏紧患者鼻孔，防止漏气，正常吸气后，用口封罩住患者的口唇部，将气吹入患者口中，然后松开患者鼻孔，让患者被动呼出气体。每次吹气时间应大于 1 s，使患者胸廓隆起。

2)口对面罩通气：面罩通常配备氧气入口、标准接头和单向阀等。使用时，施救者将面罩置于患者口鼻部，一只手轻压面罩，封闭面罩，另一只手提起下颌，开放气道。施救者口对面罩接头吹气至患者胸廓抬起，然后将口离开面罩，患者的气体排出。有条件供氧时，建议供氧流量不低于每分钟 10～12 L。

3)球囊-面罩通气：亦常称为简易呼吸器通气法，如患者在医院内发生心搏骤停或抢救现场有球囊-面罩通气装置，施救者可利用装置，通过面罩、气管插管或气管切开后的气管内套管进行加压人工呼吸。

(2)高质量人工通气注意要点保证气道开放是前提：无论采用何种人工通气方法，首先确保患者呼吸道通畅。保持正确的按压/通气比：人工气道未建立前，成人无论是单人还是双人 CPR，按压通气比均要求是 30∶2，即按压胸部 30 次，吹气 2 次。儿童单人 CPR 按 30∶2 的比例、双人 CPR 按 15∶2 的比例操作。如果患者有自主循环存在，但仍需要呼吸支持，人工通气的频率为 10～12 次/分钟，即 5～6 s 给予人工通气 1 次；儿童和婴儿的通气频率是 12～20 次/分钟。

避免过度通气：人工通气的目的是维持足够的氧合和充分清除二氧化碳，但要避免过度通气。原因有：①CPR 期间，肺血流量大幅度降低，为维持正常的通气/血流比例，通气量不宜过大。②过度通气可增加胸腔内压力，减少静脉回心血量，降低心排血量。③过度通气易导致咽部气体压力超过食管内压造成胃扩张，膈肌抬高，限制肺的活动，降低呼吸系统的顺应性，甚至出现胃内容物反流，加大误吸性肺炎的风险。

6. 除颤(defibrillation，D)

除颤的机制是利用除颤仪在瞬间释放的高压电流经胸壁到心脏，使心肌细胞在瞬间同时除极，终止导致心律失常的异常折返或异位兴奋灶，进而恢复窦性心律。CPR 的关键起始措施是胸外心脏按压和早期除颤，在 CPR 同时，应尽早获取除颤仪(或 AED)。在除颤仪准备好之前，急救人员应持续实施 CPR。若一次除颤未成功，则患者的室颤可能属于低幅波类型，通常是因为心肌缺氧，应继续做 CPR 2 min，待心肌恢复氧供后再分析心律，决定是否再次除颤，尽可能减少除颤所导致的按压中断，包括心律检查、实施电击和恢复按压各个环节。

### (二)心肺复苏效果的判断

心肺复苏效果的判断，可从以下几个方面注意观察：①出现颈动脉搏动。停止按压后，可触及颈动脉搏动，说明已恢复患者自主循环。若停止按压，大动脉搏动亦消失，则应继续进行胸外按压。按压期间，每按压一次可以摸到一次颈动脉搏动，说明按压有效。②自主呼吸恢复。③瞳孔由散大开始回缩。若瞳孔由小变大、固定，则说明复苏无效。④面色及口唇由发绀转为红润。若变为灰白，则说明复苏无效。⑤神志恢复，患者眼球活动，睫毛反射与瞳孔对光反射出现，甚至手脚开始抽动，肌张力增加。

### (三)不实施心肺复苏的情况

一般情况下，发现心搏骤停患者应立即实施 CPR，但并不是所有的心搏骤停患者都适合心肺复苏治疗。当存在下列情况时，可以不实施 CPR：①施救者施救时可能造成自身严重损伤或处于致命的危险境地。②患者存在明显不可逆性死亡的临床特征(如尸体腐烂、尸体僵直、尸斑、断颅、贯通伤、脑组织损失)。③患者生前有拒绝复苏遗愿(do not attempt resuscitation order，DNAR)或终末期疾病患者在死亡前签署不再行心肺复苏(do not resuscitation order，DNR)文件，应根据具体情况谨慎决定。

## 二、高级心血管生命支持

高级心血管生命支持(ACLS)是在基础生命支持的基础上,通过应用辅助设备、特殊技术和药物等,进一步提供更有效的循环和呼吸支持。通常由专业急救人员到达现场后或在医院内进行。可归纳为高级 A(人工气道)、B(氧疗和人工通气)、C(循环支持)和 D(寻找心搏骤停的原因)四个步骤。

### (一)人工气道(airway,A)

人工气道在心肺复苏过程中应尽早建立。人工气道建立后,施救者借此实施人工呼吸。施救者应根据情况权衡胸外按压和建立人工气道在当时的重要性,建立人工气道的原则在于既要满足给予患者适当的氧供,同时又要尽可能减小对胸外按压效果的影响。

常用的人工气道包括口咽气道(OPA)、鼻咽气道(NPA)、气管插管、食道-气管导管(combitube)、喉罩气道(laryngeal mask airway,LMA)、喉导管(laryngeal tube)。

### (二)氧疗和人工通气(breathing,B)

心肺复苏时,当患者置入气管插管后,在持续胸外按压时,需每 6 s 进行 1 次通气(10 次/分),但尽量减少按压延迟和按压中断。如果有条件应尽可能给患者吸入高浓度或100%浓度的氧($FiO_2$=1.0),使动脉血氧饱和度(oxygen saturation,$SaO_2$)达最大化,以迅速纠正缺氧。当患者自主循环恢复(return of spontaneous circulation,ROSC)后,可逐渐降低 $FiO_2$ 至 40%~60%,维持 $SaO_2$≥94%,避免体内氧过剩。

### (三)循环支持(circulation,C)

1.迅速建立给药通路

心搏骤停时,在不影响 CPR 和除颤的前提下,应迅速建立给药通路。静脉通路是各种抢救中最常用的给药途径,但在心搏骤停的情况下,建立静脉通路会存在更多的困难,因此也会考虑建立其他的通路给予复苏药物。临床抢救中常用给药通路包括静脉通路、骨髓通路和其他通路。

(1)静脉通路(IV):首选较大的外周静脉通路给予药物和液体(上腔静脉系统)。常选用肘正中静脉、贵要静脉、颈外静脉,尽量不用手部和下肢静脉。虽然外周静脉用药较中心静脉给药的药物峰值浓度要低、起效时间较长,但建立颈内或锁骨下静脉等中心静脉通路往往会受胸外按压术的干扰。如骨髓通路和静脉通路尝试不成功或不可行,经过充分培训的施救者可考虑建立中心静脉通路,对已建立中心静脉通路者,则优选中心静脉给药。行外周静脉给药时,在药物注射后 10~20 s 间再快速推注 20 mL 液体,有助于药物进入中心循环,缩短起效时间。

(2)骨髓通路(IO):因骨髓腔内有不会塌陷的血管丛,所以当无法建立静脉通道时,可尝试建立骨髓通路给药,其给药效果相当于中心静脉通路。

(3)气管内给药(ET):其他通路都不可行时,可考虑进行气管内给药。某些药物可经气管插管注入气管,迅速通过气管、支气管黏膜吸收进入血液循环。常用药物有肾上腺素、阿托品、利多卡因、纳洛酮和血管升压素等。其剂量应为静脉给药的 2~2.5 倍。方法:将药物用5~10 mL生理盐水或蒸馏水稀释后注入气管。但经气管内给予肾上腺素,其较低的浓度可产生短暂性的 β 肾上腺素能受体效应(血管舒张作用),导致患者出现低血压、低冠状动脉灌注压(CPP),降低 ROSC 的可能性。因此,尽管某些药物可经气管内给予,也应尽量选择经静脉或骨髓通路方法，以保证确切的给药和药物作用效果。

2. 常用药物

在不中断 CPR 和除颤的前提下，应尽快遵医嘱给予复苏药物。复苏药物分为血管活性药物和非血管活性药物两类。在 CPR 中使用血管活性药物可维持脏器灌注压，但同时增加脏器氧耗、增加氧化应激和炎症激活，从而加重脏器损伤的可能。使用的非血管活性药物主要为抗心律失常药物。除此之外，还有如激素、碳酸氢钠等，在减轻炎症损伤、改善循环状态等方面具有一定作用的药物。

(1)肾上腺素：在复苏过程中，对于不可除颤心律的心搏骤停，应尽早给予肾上腺素。对于可除颤心律的心搏骤停，在最初数次除颤尝试失败后给予肾上腺素。及早给予肾上腺素可提高 ROSC、生存率和神经功能恢复。其作用机制为激动 α 肾上腺素能受体，收缩外周血管，提高心、脑血管灌注压。推荐剂量为 1 mg，每隔 3～5 min 静脉或骨髓通路注射 1 次。气管内给药剂量为 2～2.5 mg。

(2)胺碘酮：是一种抗心律失常药物。经 2～3 次电除颤加 CPR、肾上腺素之后仍然是室颤和无脉性室性心动过速的患者，应给予胺碘酮。首剂量为 300 mg 静脉注射，如无效，第二次剂量为 150 mg 静脉注射或滴注。

(3)利多卡因：对初始除颤无反应的室颤/无脉性室速导致的心搏骤停，当患者出现 ROSC 后，应用利多卡因。初始剂量为每千克体重 1～1.5 mg 静脉注射，如室颤和无脉性室速持续存在，则过 5～10 min，再以每千克体重 0.5～0.75 mg 剂量给予静脉注射，最大剂量不超过每千克体重 3 mg。

(4)镁剂：可有效终止尖端扭转型室速。如果室颤/无脉性室速型心搏骤停与尖端扭转型室速有关，紧急情况下，可用硫酸镁 1～2 g 溶于 5% 葡萄糖溶液 10 mL 中缓慢静脉注射(5～20 min)，或用 1～2 g 硫酸镁溶于 5% 葡萄糖溶液 50～100 mL 中缓慢静脉滴注，注意硫酸镁快速给药有可能导致严重低血压和心搏骤停。发生尖端扭转型室速时，应立即给予高能量电击治疗，硫酸镁仅是辅助药物，用于治疗或防止尖端扭转型室速复发时用，不建议在心搏骤停时常规使用。

(5)碳酸氢钠：复苏初期(15～20 min)出现的代谢性酸中毒通过改善患者通气常可得到改善，不应过分积极补充碱性药物。如心搏骤停前存在代谢性酸中毒、三环类抗抑郁药过量或高钾血症，或复苏时间过长者，可考虑应用。尽可能在血气分析监测的指导下应用，以免出现代谢性碱中毒。

3. 循环功能监测

心肺复苏时，应对患者进行持续心电监测，及时发现心律失常并采取有效的急救措施。监测过程中如发现心电图异常，应与患者的临床实际联系起来综合判断；密切关注患者的脉搏情况，对脉搏是否存在有任何怀疑，应立即行胸部按压。可行的情况下，使用动脉血压或呼气末二氧化碳(end-tidal carbon dioxide，$ETCO_2$)等生理参数来监测和优化 CPR 质量，辅助判断循环状态(如是否达到 ROSC、无脉电活动时的心脏搏动状态)、心搏骤停病因等。

### (四)寻找心搏骤停的原因(differential diagnose，D)

在心搏骤停后的高级生命支持阶段，应尽早通过描记 12 导联心电图、及时采集静脉血标本检验相关生化指标、影像学检查等措施明确引起心搏骤停的原因，及时治疗可逆病因。常见的可逆病因可用英文单词的第一个字母归纳总结为“5H’s”和“5T’s”。5H’s 即低血容量

(hypovolemia)、缺氧血症(hypoxia)、氢离子(酸中毒)[hydrogenion(acidosis)]、低钾/高钾血症(hypo-/hyperkalemia)和低体温(hypothermia)。

5T's 即心脏压塞[tamponade(cardiac)]、毒素(toxins)、张力性气胸(tension pneumothorax)、冠状动脉血栓形成(thrombosis, coronary)和肺动脉血栓形成(thrombosis, pulmonary)。

## 三、心搏骤停后治疗

心搏骤停后治疗(post-cardiac arrest care)是 ACLS 的重要部分，是减少心搏骤停 24 h 内死亡率的关键，是以神经系统支持(脑复苏)为重点的后期复苏或持续生命支持。其目的是预防再次发生心搏骤停和脑损伤，提高入院后患者的存活率。

### (一)心搏骤停后治疗的目标

1. 初始目标

初始目标包括转送到有能力进行心搏骤停后综合治疗的医院或 ICU；优化心、肺功能及重要器官灌注；识别并治疗心搏骤停的诱发因素，预防再次骤停。

2. 后续目标

后续目标包括优化机械通气，尽量减少肺损伤；识别并治疗急性冠脉综合征；目标温度管理，优化生存和神经系统功能恢复；降低多器官损伤风险，支持脏器功能；客观评估预后恢复；需要时协助恢复者进行康复。

### (二)心搏骤停后治疗的措施

1. 维持有效的循环功能

自主循环恢复后，常伴有心率过快/过慢引起灌注不足、血压不稳定/低血压、血容量不足/过多、心衰竭和急性肺水肿等问题，为维持有效的循环功能，应密切监测心率和血压的变化，及时发现心律失常。尽快描记 12 导联心电图，注意是否有急性心肌梗死(AMI)、电解质紊乱等。对所有 ST 段抬高患者，或无 ST 段抬高，但血流动力学或心电不稳定，疑似心血管病变的患者，建议紧急冠状动脉造影；当患者血流动力学不稳定时，应酌情给予有创血流动力学监测，维持平均动脉压≥65 mmHg 或收缩压＜90 mmHg。

2. 优化通气和吸氧，维持呼吸功能

自主循环恢复后，心搏骤停患者可有不同程度的肺功能障碍。其原因有肺水肿、严重肺不张、心搏骤停或复苏期间所致误吸等。应继续进行有效的人工通气，持续高流量给氧，保持动脉血氧浓度≥94%，加强气道管理，维持气道通畅，注意防治肺部并发症。当 $SaO_2$ 维持在 94%以上可逐步降低吸入氧浓度。监测呼气末二氧化碳分压($ETCO_2$)或 $PaCO_2$，调整呼吸频率，达到 $ETCO_2$ 为 30～40 mmHg 或 $PaCO_2$ 为 40～45 mmHg 的目标，维持血 pH 在正常范围内。

3. 脑复苏

心搏骤停时因缺血、缺氧最易受损的是中枢神经系统。复苏的成败，很大程度上与中枢神经系统功能能否恢复有密切关系。脑组织耗氧量高，能量储存少，无氧代谢能力有限，正常体温下，心脏停搏 3～4 min，即可造成“不可逆转”的脑损伤。脑复苏的原则是尽快恢复脑血流、缩短无灌注和低灌注的时间；维持合适的脑代谢；中断细胞损伤的级联反应，减轻神经细胞损伤，恢复脑功能至心搏骤停前水平的综合措施。

(1)脑复苏的主要措施

1)维持血压:在心搏骤停救治过程中,要求恢复并维持正常或稍高水平的平均动脉压(≥65 mmHg),或避免收缩压低于 90 mmHg,以恢复脑循环和改善周身组织灌注,同时要防止血压过高或过低。

2)呼吸管理:缺氧是脑水肿的重要根源,又是阻碍恢复呼吸的重要因素。因此,在心搏骤停后应及早使用机械通气加压给氧,纠正低氧血症。

3)目标温度管理(target temperature management,TTM):所有在心搏骤停后恢复自主循环的昏迷成年患者都应采用 TTM,目标温度维持并稳定于 32～36 ℃,并在达到目标温度后至少维持 24 h。传统物理降温的方法一般将全身体表降温和头部重点降温相结合,可采用冰袋、冰毯、冰帽降温,或诱导性低温治疗。但在 TTM 后对昏迷患者应积极预防发热。

4)防治脑缺氧和脑水肿:主要措施包括:①脱水:为防止脑水肿,在 TTM 和维持血压平稳的基础上,宜尽早使用脱水剂,通常选用 20%甘露醇快速静脉滴注,联合使用呋塞米(速尿)、清蛋白和地塞米松。但要防止过度脱水,引起血容量不足,造成血压不稳定。②促进早期脑血流灌注:利用钙通道阻滞剂解除脑血管痉挛,用抗凝剂疏通微循环。③高压氧(hyperbaric oxygen,HBO)治疗:高压氧能快速、大幅度提高组织氧含量和储备,增加血氧弥散量和有效弥散距离。对纠正脑水肿时细胞缺氧效果明显,可减轻脑的继发性损害。因此,心肺复苏后,只要患者生命体征稳定,开展 HBO 治疗越早越好,并且强调以 HBO 为重点的综合治疗。

(2)脑复苏的结果脑功能的恢复进程,基本按照解剖水平自下而上恢复。首先复苏的是延髓,恢复自主呼吸。自主呼吸多在心搏恢复后 1 h 内出现,继之瞳孔对光反射恢复,标志着中脑功能恢复,接着是咳嗽、吞咽、角膜和痛觉反射恢复,随之出现四肢屈伸活动和听觉。听觉的出现是脑皮质功能恢复的信号,呼唤反应的出现意味着患者即将清醒。最后是共济功能和视觉恢复。

不同程度的脑缺血、缺氧,经复苏处理后可能有四种转归。①完全恢复:完全恢复至心搏骤停前水平。②部分恢复:恢复意识,但有智力减退、精神异常或肢体功能障碍等。③去大脑皮质综合征:患者认知功能丧失,无意识活动,不能执行指令;保持自主呼吸和血压;不能理解和表达语言;有睡眠觉醒周期;能自动睁眼或刺激下睁眼,眼球无目的地转动或转向一侧;下丘脑及脑干功能基本保存,有吞咽、咳嗽、角膜和瞳孔对光反射,时有咀嚼、吮吸动作,肢体对疼痛能回避;肌张力增高,饮食靠鼻饲,大小便失禁。④脑死亡:对脑死亡的诊断涉及体征、脑电图、脑循环和脑代谢等方面,主要包括:持续深昏迷,对外部刺激无反应;无自主呼吸;无自主运动,肌肉无张力;脑干功能和脑干反射大部或全部丧失。

## 四、终止心肺复苏

CPR 期间对于终止复苏时机的准确判断、筛选具有治疗前景的患者,减少徒劳抢救十分重要。2020 指南建议:非目击的心搏骤停、无旁观者的 CPR、无 ROSC(转运前)、未给予过电击除颤,当满足上述所有条件时可考虑终止复苏。对于气管插管患者,复苏 20 min 后的呼气末二氧化碳值仍不能达到 10 mmHg 以上时,其复苏的可能性将很低,综合其他相关因素,有助于决定是否终止复苏。

## 五、康复

心搏骤停患者在初次住院后需经过较长的康复期,以确保最佳生理、认知和情感健康及恢复社会/角色功能。此过程应从初次住院期间开始，并根据需要持续进行。在出院前，对心搏骤停存活者进行生理、神经、心肺和认知障碍方面的多模式康复评估和治疗，同时心搏骤停存活者及其护理人员应接受全面的多学科出院计划，将其纳入医疗和康复治疗建议，以及恢复活动/工作的预期目标，并对心搏骤停存活者及其护理人员进行焦虑、抑郁、创伤后应激反应和疲劳度的结构化评估。

（王　芳）

# 第十六节　多发性创伤

随着社会的发展，人类的疾病谱正在发生改变。自然灾害和意外事件频繁发生，创伤已成为人类继心血管疾病、恶性肿瘤和脑血管疾病之后的第四位死亡原因，被称为“被现代社会忽视的疾病”。其中，多发伤的发生率占全部创伤的1%～1.8%，平时以交通事故致伤最为常见，其次是高处坠落、爆炸伤等。多发伤增加了损伤的复杂程度，在评估、诊断、救护时有很多特殊性。因此，研究和学习有关多发性创伤的理论和救护技术，是急救护理学的重要任务之一。

## 一、概念

多发伤是指同一致伤因素引起的两处或两处以上的解剖部位或脏器的严重损伤，且至少有一处损伤是危及生命或并发创伤性休克。多发伤的死亡率较高，对患者生命构成威胁，需要紧急诊断和处理。

## 二、临床特点

多发伤不是各部位伤情的简单叠加，而是彼此间有相互作用的综合征，其伤情可能会彼此掩盖。其临床特点有以下七个方面。

### （一）损伤机制复杂，多为高能量创伤

多发伤损伤机制较复杂，同一伤病员可能有几种机制所致损伤同时存在，如车祸的高速撞击伤、方向盘挤压伤、头颈部的挥鞭样损伤等，且多由高能量致伤机制所引起。

### （二）伤情重、变化快、死亡率高

多发伤损伤范围广，可涉及多脏器、多部位，伤情具有加重效应，总伤情重于各脏器伤相加之和。数个部位损伤的相互影响很容易导致伤情迅速恶化，出现严重的病理生理紊乱而危及生命。

多发伤的主要死亡原因大多是严重的颅脑外伤和胸部损伤。一般情况下，损伤部位的多寡与病死率的高低密切相关。

### （三）早期低氧血症发生率高

严重多发伤往往伴有大量失血和严重功能障碍，故早期低氧血症发生率可高达90%，尤其是颅脑外伤、胸部损伤伴有休克或昏迷者，$PaO_2$ 可低至30～40 mmHg。低氧血症可加重组织器官损伤和多系统器官功能障碍。一些伤者缺氧表现并不明显，有的仅有烦躁不安，若此时

给伤者应用强镇痛剂，易导致呼吸停止。

### (四)容易漏诊和误诊

多发伤的特点是受伤部位多、伤情复杂，往往明显外伤和隐蔽性外伤同时存在，开放伤和闭合伤同时存在，并且这些伤可能互相掩盖。若未能按多发伤的抢救常规进行伤情判断和分类很容易造成漏诊。同时一些救护人员缺乏对多发伤的检诊经验，将注意力集中在开放性外伤或易于察觉的伤情上，加之各专科医生也比较注重本专科的损伤情况，忽略他科诊断而造成漏诊。另外，合并颅脑损伤的伤病员常因意识障碍不能准确诉说伤情，也容易造成漏诊和误诊。

### (五)伤情复杂、处理矛盾

由于创伤的严重程度、部位和累及脏器不同，其处理顺序也不同。有时几个部位的创伤都需要立即处理，就会出现确定救治顺序的困难。医务人员要根据各个部位伤情、影响生命程度、累及脏器不同和组织深浅来决定处理部位的先后顺序，以免错过抢救时机。

### (六)伤后并发症发生率高

多发伤伤情严重、复杂，失血量大，伤口污染严重，生理功能紊乱严重，机体免疫、防御系统功能下降，容易导致各类型休克和感染的发生。通常多发伤休克发生率高且发生早，超过50%，早期以低血容量性休克最为多见，后期常为感染性休克，而且多为中、重度休克。

### (七)多器官功能障碍衰竭发生率高

多发伤不仅原发的各部位损伤严重，而且由于损伤后的炎症反应、机体的应激反应、免疫功能紊乱、休克及全身因素的作用，易引起多器官功能障碍或衰竭，衰竭的脏器越多，病死率越高。

## 三、护理评估

多发伤伤情复杂而紧急，常同时涉及多处器官的损伤，医护人员须在最短的时间内对伤病员的伤情做出全面准确的判断，以采取及时有效的急救措施。

### (一)受伤史

及时、可靠的受伤史对估计伤情发展和准确诊治有重要价值。若伤病员昏迷，应在救治的同时向现场目击者或家属了解情况，并做好记录。

1. 受伤情况

询问伤者或现场目击者，了解受伤的原因、时间、地点、部位、受伤时体位及受伤类型、性质和程度、受伤后的主要症状、处理经过等。如坠落伤不仅可造成软组织损伤，还可能导致骨折甚至是内脏损伤；如刺伤，伤口虽小，但可能伤及神经、血管或内脏器官。

2. 伤前情况

了解有无其他相关疾病，如甲亢、骨质疏松症、肿瘤等易导致病理性骨折的疾病；是否有糖尿病、高血压病史、药物过敏史，是否饮酒等。

### (二)伤情评估

1. 危及生命的伤情评估

在急救现场或危重患者初到急诊室时，救护人员应立即观察患者的神志、面色、气道、呼吸和循环功能，判断其有无心搏骤停、窒息、大出血等危及生命的伤情存在，确保患者的基本生命体征稳定。

2. 全身伤情的评估

因受伤史常不能全面了解，所以在不影响急救的前提下应做全身伤情评估。对危及生命的伤情进行优先处理后，有重点地对重要的器官、系统进行检查，确定现存的、潜在的危及患者生命的因素，以免漏诊和误诊。如对开放性损伤，必须仔细观察伤口或创面，如伤口大小、形状、深度、污染情况、有无异物存留、外露组织及伤道位置。但对于伤情较重者，伤口的详细检查应在手术室内进行。

### (三)创伤评分

创伤评分是以量化标准来判定患者损伤的严重程度，指导创伤救治，预测创伤结局以及评估救治质量。目前已建立的创伤评分系统，按其适用范围和目的，分为院前评分和院内评分两大类，前者着重于患者的去向和现场处理，后者着重于指导治疗、评估患者的预后和救治质量。

1. 院前评分

院前评分是指在事故现场或到达医院前，由救护人员根据患者的生命体征、意识状态和大致伤情做出简单评定和分类，以采取必要的现场抢救和转送措施。

(1)院前指数(pre-hospital index，PHI)：该指数是 1986 年由 Kochler 等制定，具有使用方便、更具有统计学可靠性的特点。它包括呼吸、神志、收缩压和脉率 4 项指标，每项指标评分 0～5 分，4 项指标得分之和即为 PHI 值，最高分为 20 分，分值越高，伤情越重。总分 0～3 分者为轻伤，死亡率为 0，手术率为 2%；4～20 分者为重伤，死亡率为 16.4%，手术率为 49.1%。如患者合并有胸、腹穿透伤者，再加 4 分作为其最后的 PHI 值。

(2)创伤记分(traumascore，TS)：是于 1981 年由 Champion 等提出的，以格拉斯哥昏迷定级法(glasgow coma scale，GCS)为基础，结合循环(包括收缩压和毛细血管再充盈)和呼吸(频率和幅度)参数，每项记 0～5 分，5 项分值相加为 TS。TS 有效值为 1～16 分，分值越低，伤情越重。1～3 分者生理紊乱大，死亡率高达 96%；4～13 分者生理紊乱显著，失治易于死亡，而治疗可能存活。14～16 分者，生理紊乱小，存活率高达 96%。TS 的伤病员检伤分类标准为TS<12 分。

(3)修正的创伤记分(revised trauma score，RTS)：RTS 可用于院前，是目前较常用又简便的创伤严重度评分。RTS 分为两个版本，其一称为 T-RTS(Tiage-RTS)，用于现场指导分类，将收缩压(SBP)、呼吸频率(RR)和意识状态(GCS)等 3 项指标赋予一定分值，每项记0～4 分，3 项分值相加为 RTS 得分，总分为 0～12 分，分值越低，伤情越重。RTS>11 诊断为轻伤，RTS<11 诊断为重伤。其二是在此基础上再将 SBP、RR 和 GCS 分值分别配以一个权重系数，又称之为 MTOS-RTS，更能反映生理功能紊乱，可用于创伤结局预测。

(4)CRAMS(circulation，respiration，abdomen-thorax，movement and speech score)评分法是 Gormican 于 1980 年提出的，是一种使用生理指标和外伤部位为参数的院前评分法。它包括循环、呼吸、胸腹压痛、运动、语言 5 项参数，每项记 0～2 分，5 项分值相加为 CRAMS 得分，总分为 0～10 分，分值越低，伤情越重。CRAMS 在 9～10 分为轻伤，8～7 分为重伤，≤6 分为极重伤。

2. 院内评分

院内评分是指伤者到达医院后，根据损伤类型及其严重程度对伤情进行定量评估的方法。从量化的角度对患者的预后进行预测，对不同医疗单位的救治水平进行比较。

(1)简明创伤定级法(abbreviated injury scale，AIS)：第 1 版 AIS 于 1976 年由美国机动车

医学促进会出版，早期主要用于评定机动车所致闭合性损伤的创伤严重度，前后历经6次修订，应用范围扩展到对各类创伤患者的评估。它根据解剖部位、组织器官类型和损伤严重程度等，用数字编码表达，将每一处最后用6级评定严重度（1轻、2中、3较重、4严重、5危重、6最危重）。AIS 90将人体分为9区：头、面、颈、胸、腹、盆、脊柱、四肢、体表。应用AIS法评定创伤严重程度，应遵循以下几个基本原则：①以解剖学损伤为依据，每一处损伤只有一个AIS评分。②AIS是对损伤本身予以严重度分级，不涉及其后果。③AIS不是单纯预计损伤死亡率的分级法。④AIS要求损伤资料确切，否则无法编码确定AIS值。AIS既是一种独立的评分方法，也是其他多种评分的基础，它为创伤严重度评分提供了一种比较统一、准确和可接受的方法，为创伤评估标准化做出了重大贡献。

（2）急性生理学及既往健康评分Ⅱ（APACHEⅡ）：APACHEⅡ适用于ICU患者评分。由急性生理评分（acute physiology score，APS）、年龄（age）及既往健康评分（chronic health score，CHS）三部分组成。APS由12项参数组成，每项分值为0～4分，总分值为0～48分。年龄分值0～6分，CHS为2～5分。APACHEⅡ的总分值为0～59分，分值越大，伤情越重。当APACHEⅡ＞20时，院内死亡率为50%，因此20分为重症点。

### （四）辅助检查

1.实验室检查

立即查血型和交叉配血，作动脉血气分析；测定血红蛋白含量、红细胞计数和比容、白细胞计数和分类；测定肝功能、凝血功能、电解质、血糖、血尿素氮、血肌酐及尿常规等。

2.影像学检查

若如伤病员全身情况允许，可以搬动，则进行X线、B超、CT及MRI检查。若血压不稳定或呼吸不规则，不宜搬动。有条件者可进行床边检查。

3.其他

如胃镜、肠镜、支气管镜等，诊断性腹腔穿刺或灌洗。

## 四、急救措施

多发伤的急救原则应遵循紧急治疗原则和损伤控制原则。创伤是时间依赖性疾病，其伤后死亡高峰主要集中在伤后数分钟至数天，因此，多发伤急救的总目标就是让伤病员在最短时间内得到确定性治疗，维持其基本生命体征。现代创伤救护的过程主要包括院前急救、转运途中救护和院内救护三个环节。

### （一）现场急救创伤

死亡患者中的50%死于院前，30%死于到达医院的最初4 h。因此，现场创伤救治中，时间就是生命。急救人员必须迅速到达现场，去除威胁伤病员生命安全的因素。现场急救的关键是气道管理、心肺脑复苏、止血、包扎、抗休克、骨折固定及安全运送等。

1.立即脱离危险环境

使患者迅速安全的脱离危险环境，放置合适体位，排除可造成再次伤害的因素。

2.保持呼吸道通畅

迅速处理呼吸道梗阻，取出口腔内活动性义齿、碎牙、血块等异物，清除呼吸道分泌物。给患者取侧卧位，或平卧位头偏向一侧，意识不清的患者应放置牙垫；如上呼吸道梗阻不能解除者，应立即给予环甲膜穿刺或气管插管术，建立人工气道。

3.心脑肺复苏

呼吸、心搏骤停者,应立即实施现场心肺复苏术。

4.处理活动性出血

根据现场情况采取指压止血法、加压包扎和止血带止血法。

5.处理气胸

有开放性气胸者,要立即用大棉垫或不透气的塑料薄膜等封闭伤口,变开放性气胸为闭合性气胸。禁止用敷料填塞伤口,以免滑入胸腔。对张力性气胸,可在患者胸壁第二肋间插入带活瓣的穿刺针进行减压处理。

6.处理伤口

一般创面应用无菌敷料或相对清洁的毛巾、衣物或其他布类覆盖,再用绷带或布条包扎。处理伤口时需注意:①伤口内异物或血凝块不可随意去除,以免发生再度大出血。②外露的骨断端、肌肉、内脏或脑组织,严禁将其回纳入伤口,以免将污染物带入伤口深部。③骨折的患者运送前先固定,以免运送时引起继发性损伤。多根多处肋骨骨折的患者,可用衣服、枕头或沙袋等包扎于伤侧,以避免胸壁浮动。对已经存在严重脊柱骨折、脊髓损伤或怀疑有脊柱损伤者应立即予以制动,颈托固定,保证有效气体交换,避免脊柱及脊髓继发性损伤而造成瘫痪。

7.抗休克

快速建立静脉通路并补充血容量,防止和纠正因创伤和失血导致的休克。

8.保存好离断的肢体或器官

现场如发生肢体离断,应用洁净敷料包裹好放在塑料袋中,周围放冰块,低温保存,随同患者一同送往医院。

9.保暖

对已经低体温或伴有明显出血、休克的患者要积极采取被动加温(毛毯、棉被等)的方法。

10.及时转运

在做好紧急的处理后,应立即转运到医院进行救治。

### (二)转运途中的救护

经过现场紧急处理后,在患者呼吸道通畅、休克得到基本纠正的情况下,立即将患者转运至医院进行进一步救治。转送患者途中,必须加强监护,以保证抢救、监测的连续性,一旦伤情恶化,应及时停车处理,并与急救中心取得联系。

### (三)院内救治

医院是多发伤救护最重要的场所,对于多发伤患者的救护应以维持生命为第一要务,最大限度减轻创伤带来的危害和防止并发症为目的。遵循时间原则,分秒必争。评估处理患者时遵循优先顺序原则,保障气道、呼吸、循环的安全,一旦有问题应立刻处理,进行针对性快速判断,决定后续去向。

1.急救处理

立即对多发伤患者进行生命支持,维持患者基本生命体征。

(1)保持呼吸道通畅:建立人工气道,给氧,必要时给予机械辅助呼吸。

(2)抗休克:及时补充血容量,应用血管活性药物。如补液后血压仍无升高怀疑内出血者,应立即进行手术探查止血。

(3)对症急救:根据损伤脏器不同给予相应的急救措施。如颅脑损伤为主的患者输入

20%甘露醇降低颅内压，预防颅内压增高和脑疝。严重肝损伤、严重胰头损伤、复杂骨盆骨折等均是实施控制性手术的指征，应立即给予简单有效的控制性手术进行止血处理，后期经ICU复苏，病情稳定再行确定性手术治疗。

2.进一步救治

(1)开放性创伤应彻底清创，在12 h内注射破伤风抗毒素。

(2)补液，维持水、电解质和酸碱平衡。

(3)合理应用抗菌药物，预防感染。酌情使用镇痛药。

(4)给予营养支持，保护重要脏器功能。

(5)损伤控制性手术后的首要任务是为患者复温，使其中心体温达到35 ℃，以恢复机体的凝血功能。当患者生理紊乱趋于稳定后再进行二次手术，对损伤的脏器进行修复。

3.并发症的治疗

多发伤患者由于休克和感染易发生多器官功能障碍或衰竭。若已发生应积极支持已衰竭的器官，阻断炎症介质，尽可能减少衰竭器官数目，挽救患者生命。

## 五、护理措施

1.即刻护理

保证呼吸道通畅，吸氧，行气管切开、机械辅助呼吸。立即建立2～3条静脉通路，维持静脉输液通道的通畅，保证顺利用药及抗休克治疗。

2.做好重症监护工作

严密监测患者的意识、心率、呼吸、血压、脉搏血氧饱和度等。

3.协助医生做好检查和手术准备

及时协助急救医师通知相关科室会诊，配合医师做好各种穿刺的准备工作，如腹穿、腰穿、胸穿或胸腔闭式引流等。积极配合医师进行必要的清创缝合术。需要手术者应及时采血、备血，同时做好其他术前准备工作如备皮、留置胃管和尿管等。

4.心理护理

创伤的突发性让患者出现恐惧、焦虑、无助等情感和心理反应，严重时可产生绝望与轻生的念头。因此，对意识清醒的患者，心理护理应贯穿在整个急救护理中。

(王　芳)

# 第十七节　急性呼吸衰竭

呼吸衰竭简称呼衰，是指各种原因引起的肺通气和(或)换气功能严重障碍，以致在静息状态下亦不能维持足够的气体交换，导致低氧血症伴(或不伴)高碳酸血症，进而引起一系列病理生理改变和相应临床表现的综合征。由于临床表现缺乏特异性，明确诊断需依据动脉血气分析，若在海平面、静息状态、呼吸空气条件下，动脉血氧分压($PaO_2$)低于60 mmHg(8 kPa)，伴或不伴有二氧化碳分压($PaCO_2$)高于50 mmHg(6.67 kPa)，即可诊断为呼衰。

## 一、病因

呼吸过程由外呼吸、气体运输和内呼吸三个环节组成，当参与外呼吸(肺通气和肺换气)的任何一个环节发生严重病变，都可导致呼吸衰竭，包括：①气道阻塞性病变如慢性阻塞性肺疾病、重症哮喘等，引起肺通气不足，导致缺氧和 $CO_2$ 潴留，发生呼衰。②肺组织病变如严重肺炎、肺气肿、肺水肿等，均可导致有效弥散面积减少、肺顺应性降低、通气/血流比例失调，造成缺氧或合并 $CO_2$ 潴留。③肺血管疾病如肺栓塞可引起通气/血流比例失调。④心脏疾病如缺血性心脏病、严重心瓣膜病等可导致通气和换气功能障碍，从而导致缺氧和(或)$CO_2$ 潴留。⑤胸廓与胸膜病变如胸外伤造成的连枷胸、胸廓畸形、广泛胸膜增厚、气胸等，造成通气减少和吸入气体分布不均，导致呼吸衰竭。⑥神经肌肉病变如脑血管疾病脊髓颈段或高位胸段损伤、重症肌无力等均可累及呼吸肌，造成呼吸肌无力或麻痹，导致呼吸衰竭。

## 二、临床表现

1. 呼吸困难

多数有明显的呼吸困难，早期表现为呼吸频率增加，病情严重时出现呼吸困难，辅助呼吸肌活动增加，可出现三凹征。

2. 发绀

发绀是缺氧的典型表现。当 $SaO_2$ 低于 90%时，出现口唇、指甲和舌发绀。

3. 精神、神经症状

急性呼衰可迅速出现精神紊乱、躁狂、昏迷、抽搐等症状。

4. 循环系统

早期心率增快、血压升高；严重缺氧和酸中毒时，可引起周围循环衰竭、血压下降、心肌损害、心律失常甚至心搏骤停。

5. 消化和泌尿系统

急性严重呼衰时可损害肝、肾功能，并发肺心病时出现尿量减少。部分患者可引起应激性溃疡而发生上消化道出血。

## 三、急救措施

1. 保持呼吸道通畅

气道不通畅可加重呼吸肌疲劳，气道分泌物积聚时可加重感染，并可导致肺不张，减少呼吸面积，加重呼吸衰竭，因此，保持气道通畅是纠正缺氧和 $CO_2$ 潴留的最重要措施。

(1)清除呼吸道分泌物及异物。

(2)昏迷患者采用仰头抬颏法打开气道并将口打开。

(3)缓解支气管痉挛：用支气管舒张药如 $\beta_2$ 肾上腺素受体激动药、糖皮质激素等缓解支气管痉挛。

(4)建立人工气道：如上述方法不能有效地保持气道通畅，可采用简易人工气道或气管内导管(气管插管和气管切开)建立人工气道，简易人工气道主要有口咽通气道、鼻咽通气道和喉罩，是气管内导管的临时替代方式。

2. 氧疗

Ⅱ型呼衰应给予低浓度(<35%)持续吸氧；Ⅰ型呼衰则可给予较高浓度(>35%)吸氧。

给氧原则：在保证 $PaO_2$ 迅速提高到 60 mmHg 或 $SpO_2$ 达 90%以上的前提下，尽量降低吸氧浓度。

3. 增加通气量、减少 $CO_2$ 潴留

(1)呼吸兴奋药：主要用于以中枢抑制为主所致的呼衰，不宜用于以换气功能障碍为主所致的呼衰。常用药物有尼可刹米、洛贝林、多沙普仑等。

使用原则：①必须在保持气道通畅的前提下使用，否则会促发呼吸肌疲劳，进而加重 $CO_2$ 潴留；②脑缺氧、脑水肿未纠正而出现频繁抽搐者慎用；③患者呼吸肌功能应基本正常；④不可突然停药。

(2)机械通气：对于呼吸衰竭严重、经上述处理不能有效地改善缺氧和 $CO_2$ 潴留时，需考虑机械通气。

4. 一般支持疗法

包括纠正酸碱平衡失调和电解质紊乱、加强液体管理、维持血细胞比容、保证充足的营养及能量供给等。

5. 重要脏器功能的监测与支持

重症患者需转入 ICU 进行积极抢救和监测，预防和治疗肺动脉高压、肺源性心脏病、肺性脑病、肾功能不全和消化道功能障碍，尤其要注意预防多器官功能障碍综合征(MODS)的发生。

## 四、护理要点

1. 呼吸困难的护理

(1)取坐位或半卧位。

(2)保持适宜温、湿度，空气洁净清新，避免和去除诱发因素。

(3)保持呼吸道通畅，观察呼吸次数、频率、深浅度和节律的变化，遵医嘱给予支气管解痉药。

(4)去除紧身衣服和厚重被服，减少胸部压迫。

2. 咳嗽、咳痰的护理

(1)危重患者定时翻身拍背，无力咳痰者给予吸痰。

(2)建立人工气道时要加强湿化，遵医嘱气道内滴药，并预防感染，滴药后及时吸痰。

3. 睡眠障碍的护理

出现烦躁不安、睡眠昼夜颠倒者，应注意患者的安全。指导患者调节、放松，促进睡眠。

4. 肺性脑病的护理

(1)绝对卧床休息，呼吸困难时取半卧位，注意患者安全，必要时专人护理或加床栏，防止意外。

(2)保持呼吸道通畅，协助翻身、拍背帮助排痰，痰液黏稠给予雾化吸入，及时吸痰。

(3)纠正缺氧，持续低浓度、低流量(1～2 L/min)吸氧。病情危重者建立人工气道。

(4)密切观察患者的生命体征、皮肤黏膜、意识及瞳孔等变化。

(5)禁用或慎用镇静药，防止引起呼吸抑制。

(6)控制液体滴注速度，液体总量一般 24 h 不超过 1 500 mL，记录出入量。

(7)给予富有营养、少纤维、清淡易消化饮食，少量多餐，必要时给予鼻饲。

5.一般护理

(1)提供安静、整洁、舒适的环境。

(2)急性发作时,护理人员应保持镇静,减轻患者焦虑。

(3)给予高蛋白、高热量、高维生素、清淡易消化的饮食,少量多餐。

(4)密切观察患者的呼衰程度及血压、脉搏、尿量和神志,记录出入量。

(5)遵医嘱给予氧疗。

(6)严格限制探视,防止交叉感染。

## 五、健康宣教

(1)指导患者缩唇呼吸法及腹式呼吸法,改善通气。

(2)预防呼吸道感染,根据气温增加衣服,避免受凉。

(3)戒烟,减少对呼吸道黏膜的刺激。

(4)饮食采取少量多餐,进高蛋白、高维生素、易消化软食。

(5)坚持适当的室外活动,也可采取人工被动免疫。

(6)有哮喘病史的患者应随身携带沙丁胺醇喷雾剂。

(董红梅)

# 第十八节　急性心律失常

心脏起搏及传导异常而导致心脏节律、频率和激动异常,称为心律失常(arrhythmias)。

## 一、病因

紧张、焦虑的情绪及饮酒、浓茶、咖啡等常常诱发快速性心律失常。运动员常为窦性心动过缓。夜间睡眠也可有窦性心动过缓。

(1)激动起源异常:①窦房结起搏点激动程序与规律异常。②心脏激动全部或部分起源于窦房结以外的其他部位,为异位节律,异位节律又分为主动性和被动性。

(2)激动传导异常:最多见的是传导阻滞,包括传导延缓或传导中断;另一类为激动传导通过异常旁路,使部分心肌提前激动,属传导途径异常。

(3)激动起源异常和激动传导异常同时存在,相互作用,引起复杂心律失常表现。

## 二、临床表现

1.窦性心律及窦性心律失常

起源于窦房结的心律,称为窦性心律(sinus rhythm)。属于正常节律。窦性心律的心电图特征:P 波规律出现,在Ⅰ、Ⅱ、aVF 导联直立,aVR 导联倒置,PR 间期 0.12～0.20 s。成人正常频率范围为 60～100 次/分钟。

(1)窦性心动过速(sinus tachycardia):成人窦性心律的频率＞100 次/分钟为窦性心动过速。常见于甲亢、发热、运动、精神紧张、贫血等情况。

1)病因与发病机制:窦性心动过速常与交感神经兴奋及迷走神经张力降低有关。它不是一种原发性心律失常，可由多种原因引起：①生理性：运动、焦虑、情绪激动、饮浓茶、喝酒等引起。②病理性：发热、血容量不足、贫血、甲状腺功能亢进及呼吸功能不全、低氧血症、低钾血症、心力衰竭等。③药物：应用肾上腺素、异丙肾上腺素、阿托品等。

2)临床表现：患者有心悸、出汗、头昏、眼花、乏力等症状，也可有原发疾病的表现，可诱发其他心律失常或心绞痛。

3)治疗要点：消除诱因，治疗原发病。尽量避免诱因，如饮浓茶、喝酒及应用使心率加快的药物。保持心情愉快，防止过度激动与焦虑。如有心肺疾病或其他全身性疾病时，应积极治疗。如反复发作、症状明显而影响日常生活与工作时，应及时就诊，尽早查明原因，以利防治。窦性心动过速药物治疗首选酒石酸美托洛尔。

(2)窦性心动过缓(sinus bradycardia)：窦性心律的频率<60 次/分钟为窦性心动过缓。

1)病因及发病机制：①生理性：多见于健康的成人，尤其是运动员、老年人和睡眠时。窦性心动过缓最常见的原因是迷走神经张力增高。②病理性：亦见于冠心病、急性心肌梗死心肌炎、心肌病或病态窦房结综合征等器质性心脏病及颅内压增高、血钾过高、甲状腺功能减退等。③药物：应用洋地黄、β受体阻滞剂、利血平、呱乙啶或甲基多巴等也可致窦性心动过缓。

2)临床表现：患者多无自觉症状，当心率过慢致心排血量不足时，可有胸闷、头晕甚至晕厥等。

3)治疗要点：如心率不低于 50 次/分钟，一般不引起症状，不需治疗。如心率低于 40 次/分钟伴心绞痛、心功能不全或中枢神经系统功能障碍，可用阿托品、麻黄碱或异丙肾上腺素以提高心率。

(3)窦性心律不齐(sinus arrhythmia)：窦性心律的节律相对不整，同一导联上 PP 间期差异>0.12 s。

(4)窦性停搏(sinus arrest)：在规律的窦性心律中，因窦房结功能障碍或迷走神经张力增大，在短时间内窦房结停止激动，表现为规则的 PP 间距中突然出现 P 波脱落而形成长 PP 间距，长 PP 间距与正常 PP 间距不成倍数关系。

2. 期前收缩

期前收缩是临床上最常见的心律失常。源于窦房结以外的异位起搏点提前发出的激动，称为期前收缩，又称过早搏动。描述期前收缩心电图特征常用到以下术语。

联律间期(coupling interval)：异位搏动与期前窦性搏动之间的时距。

代偿间歇(compensatory pause)：即内含期前收缩的前后两个基础心搏之间的间期。房性期前收缩大多为不完全性代偿间歇。交界性和室性期前收缩表现为完全性代偿间歇。

(1)室性期前收缩(prematureventricularcontraction)心电图表现：①QRS 波前无 P 波；②QRS形态宽大畸形，而 T 波方向多与 QRS 的主波方向相反；③多为完全性代偿间歇。

(2)房性期前收缩(prematureartialcontraction)心电图表现：①提前出现的异位 P′波与窦性 P 波形态不同；②P′-R 间期>0.12 s；③大多为不完全性代偿间歇。

(3)交界性期前收缩(prematurejunctional contraction)心电图表现：①QRS-T 波前无窦性 P 波，QRS-T 形态与正常窦性波形基本相同；②出现逆行 P′波，可发生于 QRS 波群之前或之后，或与 QRS 相重叠；③大多为完全性代偿间歇。

3. 异位性心动过速

异位节律点兴奋性增高或折返激动引起的快速异位心律，称为异位性心动过速。根据异位节律点的部位，可分为房性、室性及交界性心动过速。

(1)阵发性室上性心动过速(paroxysmal supraventricular tachycardia)：阵发性室上性心动过速分为房性和与房室交界区相关的心动过速，统称为室上性心动过速(室上速)。有突发、突止的特点，频率在160～250次/分，QRS形态一般正常，节律快而规则。

(2)室性心动过速(ventricular tarhycardia)：为宽QRS波心动过速类型，心电图表现为：①节律可不齐，频率为140～200次/分钟；②QRS波形态宽大畸形，时限>0.12 s；③若可见P波且QRS波频率快于P波频率，PR之间无固定关系(房室分离)，可明确诊断；④若出现心房激动夺获心室或发生室性融合波，也可明确诊断。

(3)尖端扭转型室性心动过速(torsade de pointes，TDP)：是一种严重的室性心律失常。可见一系列增宽变形的QRS波群，QRS波围绕基线不断扭转其主波方向，每次发作持续数秒到数十秒自行终止，极易复发或转为心室颤动。

4.扑动与颤动

(1)心房扑动(atrial flutter，AFL)心电图特点：正常P波消失，出现连续的锯齿状扑动波(F波)，在Ⅱ、Ⅲ、aVF导联较为清晰；F波间无等电位线，频率为240～350次/分钟，波幅大小一致，间隔规则。

(2)心房颤动(atrial fibrillation，AF)心电图特点为：正常P波消失，出现大小不等、形状各异的颤动波(f波)，频率为350～600次/分钟，$V_1$导联较明显；RR绝对不齐，QRS波一般不增宽。

(3)心室扑动与心室颤动：心室扑动和心室颤动均属于致死性心律失常。心室扑动(ventricular flutter)心电图特点：无正常QRS-T波，出现连续快速且相对规则的大振幅波动，频率为200～250次/分钟。心室颤动(ventricular fibrillation)心电图上QRS-T波消失，代之以大小不等、c极不匀齐的低小波，频率为200～500次/分钟。

5.心脏传导阻滞

心脏传导阻滞(heart block)按发生部位分为窦房传导阻滞、房内传导阻滞、房室传导阻滞和室内传导阻滞。但前两种情况不常见，在此不做介绍。

(1)房室传导阻滞(atrioventricular block，AVB)：传导系统的阻滞部位越低，潜在节律点的稳定性越差，危险性越大。该类心律失常多见于器质性心脏病。

1)一度房室传导阻滞：表现为PR间期延长。成人PR间期>0.20 s(老年人PR间期>0.22 s)，可诊断为一度房室传导阻滞。

2)二度房室传导阻滞：心电图主要表现为部分QRS波脱漏，分两种。①二度Ⅰ型房室传导阻滞：P波规律出现，PR间期逐渐延长，直至P波下传受阻，脱漏1个QRS波群后PR间期又缩短，之后又逐渐延长，如此循环出现，称为文氏现象(Wenckebach phenomenon)。②二度Ⅱ型房室传导阻滞：PR间期恒定，部分P波后无QRS波群。连续出现2次及以上的QRS波群脱漏，称为高度房室传导阻滞。

3)三度房室传导阻滞：当房室交界区以上的激动都不能通过阻滞部位时，阻滞部位以下的潜在起搏点发放激动，出现逸搏心律。

心电图表现为：P波与QRS波没有关系，心房率快于心室率。又叫完全性房室传导阻滞。

(2)室内传导阻滞：根据QRS波群的时限是否≥0.12 s而分为完全性和不完全性束支传导阻滞。

1)右束支传导阻滞(right bundle branch block,RBBB)心电图表现:$V_1$ 或 $V_2$ 导联 QR 呈 rsR′型或 M 形,Ⅰ、$V_5$、$V_6$ 导联 S 波增宽而有切迹,aVR 导联呈 QR 型,R 波宽而有切迹,Ⅰ、$V_5$、$V_6$ 导联 T 波方向与终末 S 波方向相反,仍为直立。

2)左束支传导阻滞(left bundle branch block,LBBB)心电图表现:$V_1$、$V_2$ 导联呈 rS 波或宽而深的 QS 波,ST-T 方向通常与 QRS 波群主波方向相反,Ⅰ、aVL、$V_5$、$V_6$ 导联 R 波增宽。

6. 预激综合征

预激综合征(prc-excitation symdrome)又称 WPW 综合征(Wolff-Parkinson-While syndrome),属显性房室旁路,来自窦房结的激动或心房激动可经旁路纤维下传,预先激动部分心室肌,同时经正常传导途径下传激动其他部分心室肌,心电图特征:①PR 间期<0.12 s;②QRS 波≥0.12 s;③QRS 波起始部有预激波(delta 波);④继发 ST-T 改变。根据 $V_1$ 导联 delta 波极性和 QRS 主波方向可初步定位,当 $V_1$ 导联 delta 波正向,而且以 R 波为主,一般为左侧旁路;当 $V_1$ 导联 delta 波负向或 QRS 主波以负向波为主,多为右侧旁路。

7. 逸搏与逸搏心律

当高位的节律点发生病变或受到抑制,出现停搏或节律明显减慢时,低位起搏点就会发出一个或一连串的冲动,激动心房或心室,发生 1～2 个称为逸搏;若连续 3 个以上称为逸搏心律。按发生部位分为房性、房室交界性和室性逸搏。临床上以房室交界性逸搏最为多见,房性逸搏最少。

## 三、急救措施

(1)非洋地黄中毒所致室上性心动过速:准备同步电复律。

(2)洋地黄中毒所致室上性心动过速:备好苯妥英钠。

(3)室性心动过速:立即备好胺碘酮、利多卡因或普鲁卡因、除颤器等急救药品设备。

(4)心动过缓:备好阿托品、异丙肾上腺素等;若药物疗效不佳,心率少于 45 次/分钟,准备安装起搏器。

(5)心房颤动心室率快:在评估血栓风险并充分抗凝后,给予电复律或药物复律。

(6)心室颤动:立即进行非同步电除颤和心肺复苏。严重心律失常者建立静脉通道,床边备抢救车、抗心律失常药、除颤器、临时起搏器等急救药品与仪器设备。

(7)绝大多数心源性晕厥可有效控制或治愈。比如缓慢性心律失常可心脏起搏、快速性心律失常可经导管心内射频消融、阵发室颤可安置自动心内除颤器、心脏解剖结构病变可经外科手术矫治。冠脉内支架植入、先天性心脏病经导管封堵缺损、室间隔消融解除流出道梗阻等尖端技术高效、安全,可根治多数心律失常,已成为传统药物治疗的重要替代和补充。

## 四、护理要点

1. 病情观察

(1)观察心律:密切监测脉率、心律及心电图,及时发现心电图变化和危急征兆。护士应掌握常见异常心电图波形,在心电监护中能识别各种心律失常,并做好应急处理,及时报告医生,做好记录。当发现以下任何一种心律失常,都应及时与医师联系,并准备急救处理。①危险的频发室性期前收缩、室性期前收缩呈联律出现、连续出现 2 个以上多源性室性期前收缩、伴 RonT 情况。②反复发作的短阵室性心动过速。③完全性房室传导阻滞。④心室扑动、心室颤动。⑤心率低于 40 次/分钟或心率大于 160 次/分钟。

(2)观察血压:若患者收缩压低于80 mmHg,脉压差小于20 mmHg,面色苍白、脉搏细速、出冷汗、神志不清、四肢厥冷、尿量减少,应立即进行抗休克等抢救处理。

(3)及时发现阿-斯综合征或心搏骤停:若患者出现意识丧失、昏迷、抽搐、大动脉搏动消失、心音消失、血压测不到、呼吸停止或发绀、瞳孔散大,则可能发生了阿-斯综合征或心搏骤停,应立即实施急救,并通知医生,积极配合抢救。

2.一般护理

(1)休息:偶发、无器质性心脏病的心律失常患者,不需卧床休息,注意劳逸结合;对有血流动力学改变的轻度心律失常患者应适当休息,避免劳累;严重心律失常者应卧床休息,直至病情好转后再逐渐起床活动。

(2)饮食:给予清淡、易消化、低脂和富于营养的饮食,宜少量多餐。心功能不全的患者应限制钠盐摄入,对服用利尿剂者应鼓励多进食富含钾盐的食物,如橘子、香蕉等,避免出现低钾血症而诱发心律失常。饱食、饮刺激性饮料(如浓茶、咖啡等)、吸烟和酗酒均可诱发心律失常,应予避免。

(3)心理护理:为患者安排安静、舒适的环境,避免不良刺激,保持心情愉快,消除其思想顾虑和悲观情绪,取得理解和配合。功能性心律失常者,经过休息、精神安慰和消除各种诱因可取得显效,必要时可酌情使用镇静剂。

3.用药护理

严格遵守医嘱按时按量给予抗心律失常药物,静脉滴注时速度宜慢(腺苷除外),一般5～15 min注完,静脉滴注药物时尽量用输液泵调节速度。根据不同抗心律失常药物的作用及不良反应,给予相应的护理。

(1)利多卡因:可致头晕、嗜睡、视物模糊、抽搐和呼吸抑制,所以静脉注射1 h内的总量不得超过300 mg。

(2)苯妥英钠:可引起皮疹、白细胞减少,故用药期间应定期复查白细胞计数。

(3)普罗帕酮:易致恶心、口干、头痛等,应饭后服用。

(4)奎尼丁:可出现神经系统方面改变,同时可致血压下降、QRS增宽、QT间期延长,故给药时须定期测心电图、血压、心率、心律,若血压下降、心率慢或心律不规则应暂停给药。

(5)胺碘酮:静脉用药易引起静脉炎,应选择大血管,配制药物浓度不要过高,严密观察穿刺局部情况,谨防药物外渗。

(6)洋地黄:与奎尼丁、胺碘酮、维拉帕米、阿司匹林等药物合用可增加中毒机会,给药前应询问是否使用了以上药物。使用洋地黄应严密观察是否出现恶心、呕吐,神经系统症状如头痛、倦怠、视力模糊、黄视、绿视,各种心律失常如室性期前收缩、房性期前收缩、心房颤动、房室传导阻滞等洋地黄中毒表现。一旦出现,立即停药,遵医嘱对症抢救治疗。

## 五、健康宣教

1.避免诱发因素

避免情绪紧张、过度劳累、急性感染、受凉、寒冷、刺激性食物、吸烟、饮酒、饮浓茶和咖啡等心律失常诱发因素。

2.自我监测

教会患者自测脉搏,每天早、晚和出现不适时测量脉搏,做好记录。

3.遵医嘱用药

坚持服药,不得随意增减药物或中断治疗。

4.掌握应急措施

指导患者或家属如何应急处理心律失常发作,如何及时诊治,如何进行心肺复苏等。

5.及时诊治、复查

(1)告知患者或家属,出现下列情况要及时就诊:①脉搏少于 60 次/分钟,并有头晕、目眩感;②脉搏超过 100 次/分钟,休息及放松后仍不减慢;③脉搏节律不齐,有漏搏或期前收缩 5 次/分钟以上;④患者平素脉搏整齐,现出现节律不整;⑤应用抗心律失常药物后出现不良反应等。

(2)定期复查心电图,随时调整治疗方案。

6.注意安全

安装人工心脏起搏器患者应随身携带诊断卡和异丙肾上腺素或阿托品药物。

(董红梅)

# 第十九节　多器官功能障碍综合征

多器官功能障碍综合征(MODS)又称为多系统器官功能衰竭(MSOF)或称多器官衰竭(MOF),是指在严重感染、创伤或大手术等急性疾病过程中,同时或相继并发一个以上系统或(和)器官的急性功能障碍或衰竭,一般肺先受累,次为肾、肝、心血管、中枢系统、胃肠、免疫系统和凝血系统功能障碍。多器官功能障碍综合征发病的特点是继发性、顺序性和进行性。若在发病 24 h 内死亡者,则属于复苏失败,需排除。MODS 不包含慢性疾病终末期发生的多个器官功能障碍或衰竭。

## 一、病因

(1)各种外科感染引起的尿毒症。

(2)严重的创伤、烧伤或大手术致失血、缺水。

(3)各种原因的休克,心跳、呼吸骤停复苏后。

(4)各种原因导致肢体、大面积的组织或器官缺血-再灌注损伤。

(5)合并脏器坏死或感染的急腹症。

(6)输血、输液、药物或机械通气。

(7)患某些疾病的患者更容易发生 MODS,如心脏、肝、肾的慢性疾病,糖尿病,免疫功能低下等。

## 二、临床表现

(1)一期速发型:指原发急性病因发病 24 h 后,即出现 2 个或更多的系统器官功能障碍,常常是最严重的原发急症。对于发病 24 h 内因器官衰竭死亡者,一般只归于复苏失败,而不作为 MODS。

(2)二期迟发型:指首先出现一个系统器官功能障碍(多为心血管、肾或肺的功能障碍),之后似有一稳定阶段，过一段时间再出现其他或更多系统器官的功能障碍。

(3)尽管 MODS 的临床表现很复杂，但在很大程度上取决于器官受累的范围及损伤是由一次打击还是多次打击所致。MODS 临床表现的个体差异很大，一般情况下，MODS 病程一般为 14～21 d，并经历 4 个阶段。每个阶段都有其典型的临床特征且发展速度极快，患者可能死于 MODS 的任何一个阶段。

## 三、急救措施

1. 预防感染

(1)尽量减少侵入性诊疗操作，如留置导尿管易发生菌血症；深静脉导管留置时间过长。

(2)加强病房管理，改善卫生状况、严格无菌操作。

(3)禁止滥用激素和免疫抑制剂，适当使用免疫增强剂。

(4)手术或创伤患者，应严密观察伤口或创面有无渗血、渗液，详细记录引流液的性状、量。

2. 积极治疗原发病

只有控制原发病，才能有效地防治 MODS，如清除感染灶，应用抗生素，处理失血、失液，纠正休克，解除气道梗阻，改善换气功能等。

3. 纠正脏器功能障碍

(1)改善心脏功能和血液循环：MODS 常发生心功能不全，应对心功能及其前后负荷和有效血容量进行严密监测，确定输液量、速度，做到晶胶体、糖液与盐水等高渗液的科学分配，在扩容基础上联合使用多巴胺、多巴酚丁胺和酚妥拉明加硝普钠，对低血压患者加用间羟胺(阿拉明)，对感染性早期可用去甲肾上腺素。

(2)防治肾衰竭：注意扩容和维持血压，避免或少用血管收缩药，保证和改善肾血流灌注，小剂量多巴胺和酚妥拉明、硝普钠等扩张肾血管药物，具有保护肾脏，阻止血尿素氮、肌酐上升；呋塞米等利尿剂对防治急性肾衰竭有一定的疗效，但过大剂量反而有损肾实质。

(3)加强呼吸支持：ARDS 时肺泡表面活性物质破坏，肺内分流量增大，肺血管阻力增加，肺顺应性下降，导致 $PaO_2$ 降低，随着病程迁延、炎性细胞浸润和肺纤维化形成，治疗更棘手。呼吸机辅助呼吸应尽早使用，加用 PEEP 时寻找最佳值，避免对心脏、血管、淋巴系统的影响，压力宜渐升缓降。避免使用呼吸兴奋药，合理应用激素、利尿剂、支气管解痉剂和血管扩张剂。

(4)防治肝衰竭和胃肠出血：在创伤、休克早期快速有效地输液并应用血管活性药物，防治或减轻黏膜缺血并积极的防治肝衰竭。

(5)防治 DIC：根据病情及时应用肝素钠、血小板悬液、新鲜全血或血浆、冷沉淀、凝血酶原复合物和各种凝血因子等药物。

4. 改善全身情况

除了补充人体血清白蛋白外，也可由肠外营养逐渐过渡到肠内营养，并逐渐使用生长抑素以增加蛋白合成，补充体内的消耗。

5. 血液净化

可采用血液净化治疗移除血循环中的细胞因子和炎性介质。

6. 中医治疗

运用中医“活血化瘀”“清热解毒”“扶正养阴”的理念采用以当归、大黄、生脉为主方的治疗，可以调节机体的免疫力，防治 MODS。

## 四、护理要点

1.病情评估

(1)循环系统:评估和观察血压、心率及心律、CVP、PAWP。

(2)呼吸系统:呼吸频率及节律,动脉血气分析,经皮血氧饱和度的监测。

(3)神经系统:意识状态、神志、瞳孔、反应等变化。

(4)肾功能监测:监测尿量,计算肌酐清除率,规范使用抗生素,必要时行CRRT治疗。

(5)定时检测肝功能:注意保肝,必要时行人工肝治疗。

(6)肠道功能监测与支持:根据医嘱正确给予营养支持,合理使用肠道动力药物,保持肠道通畅。

(7)观察末梢温度和皮肤色泽。

2.护理措施

(1)一般护理

1)休息与活动:严格卧床休息。

2)饮食:根据病情选择进食方式,尽早给予肠内或肠外营养。

3)心理护理:了解患者的心理反应,做好心理护理,使患者树立战胜疾病的信心,配合治疗。

4)用药观察:根据医嘱补液,可在CVP及PAWP指导下调整补液速度及量,避免发生肺水肿。使用血管活性药物按常规进行。应用利尿剂后观察尿量变化,血压过低时不可使用。保护肾脏功能,避免应用肾毒性药物。

(2)对症护理

1)按医嘱进行一般监护和特殊监护,准确及时记录病情变化。

2)准备好抢救药品和物品。

3)严格记录出入量。

4)建立人工气道、使用机械通气、床旁血滤治疗时按照相关护理常规护理。

5)防止院内感染,遵守无菌原则。

## 五、健康教育

1.心理指导

向家属或神志清楚患者介绍ARDS抢救成功的例子,树立其战胜疾病的信心。

2.饮食指导

抢救时予鼻饲饮食,人工气道拔除后2 h可进食流质。

3.作息指导

急性期绝对卧床休息,可在床上活动四肢,勤翻身。

4.用药指导

使用药物后如出现恶心、手脚麻木、腹胀、皮肤瘙痒、皮疹等,应立即告知医生。

(董红梅)

# 第二十节 癫 痫

癫痫是脑皮层神经元异常的超同步化放电引起的发作性的、一过性反复发生的脑功能障碍,常伴有意识障碍。由于异常放电的神经元的部位以及放电扩散的范围不同,可表现为感觉、运动、意识、行为、情感及自主神经功能障碍。根据临床及脑电图癫痫发作可分为部分发作、全身发作、癫痫持续状态、反射性癫痫四大类。现重点描述急诊科常见的全身发作和癫痫持续状态。

## 一、病因

1. 特发性

病因不明,首次发作常在20岁之前,可能与遗传因素有关。

2. 症状性

由于各种原因引起的脑部损害或代谢异常所致。

(1)脑的先天畸形或发育异常。

(2)中枢神经系统感染:各种病因所致的脑炎、脑膜炎,如流行性脑膜炎、乙型脑炎等。另外寄生虫感染如脑囊虫,血吸虫等。

(3)中毒:由内源性及外源性毒素所致,如妊娠中毒症、尿毒症、一氧化碳中毒、铅中毒、安定剂中毒、食物中毒等等。另外,抗惊厥药物、安眠药戒断亦可引起癫痫发作。

(4)外伤:产伤是婴儿期癫痫常见的原因。此外,成人闭合性及开放性脑外伤、脑部手术均可能导致癫痫。

(5)颅内肿瘤:如少突胶质细胞瘤、脑膜瘤、星形细胞瘤等。

(6)脑血管疾病:动脉硬化性脑血管病是50岁以上患者最常见的癫痫发作的病因。

(7)代谢异常:蛋白质代谢异常如苯丙酮尿症、氨基酸尿症,糖代谢异常如低血糖发作、糖尿病非酮症高渗性昏迷,脂质代谢紊乱,水及电解质失衡等。

## 二、临床表现

1. 全身发作

常有意识障碍,可为首发症状。

(1)典型与不典型的失神发作:典型的失神发作的特点是短暂的意识障碍,无抽搐、持续1~2 s,表现为正在进行的活动突然中断,表情呆滞,对外界无反应,每日可发作数十次。一般青春期后有60%的患者可自愈。不典型的失神发作在意识丧失的背景上有咀嚼吞咽、瞬目等自动症症状,也可有眼睑、口角或其他肌群的肌阵挛,强直或肌张力丧失,并可有面色苍白,流涎。

(2)强直-阵挛发作:其发作以意识丧失、状态抽搐为特征。一般分为先兆、抽搐、抽搐后状态。

1)先兆:是发作的一种感觉体验,为发作的一部分,先兆可指示癫痫发作的起源点,并预示发作的来临,约1/2的强直-阵挛发作的患者有先兆,最常见的是肢体麻刺感和上腹部不适。有时先兆过后发作即终止,这种情况常见于服用抗癫痫药的患者。

2)抽搐:有先兆后立即或瞬时抽搐,一般包括强直、阵挛两期。强直期,骨骼肌强直收缩,四肢伸直，角弓反张、牙关紧闭，咬舌，两眼上翻，喉痉挛而致尖叫，呼吸停止，发绀。强直期持续10～30 s转入阵挛期，四肢屈肌痉挛、松弛交替，头颈部抽动，呼吸深，口腔分泌物增多，呈白色泡沫状，全身大汗淋漓，最后阵挛逐渐停止，小便失禁，阵挛可持续数分钟。

3)强直发作：全身性肌阵挛，肢体伸直，头眼偏向一侧，常伴自主神经症状如苍白、潮红、瞳孔散大等。躯干的强直性发作造成角弓反张。

4)阵挛发作：为全身重复性阵挛发作，恢复多较强直，阵挛发作快。

5)肌阵挛发作：突然短暂的肌肉收缩，可重复多次，全身发作时躯干屈肌、四肢伸肌收缩，因而发作时头、颈、躯干前屈，四肢伸直，两上肢外展，但亦可一个肢体、一肌群、一块肌肉收缩。

6)失张力发作：突然短暂意识丧失，肌张力低下，上肢下垂，突然倒地，头下垂，张口状。

2.癫痫持续状态

可有强直-阵挛发作、非惊厥、部分发作持续状态。其中强直-阵挛发作持续状态最常见，频繁的发作，两次发作之间意识障碍无恢复。突然停用抗癫痫药物、饮酒、合并感染等容易诱发。癫痫持续状态下脑缺氧、代谢中间产物蓄积，造成脑水肿、神经元死亡。患者可有高热、脱水、酸中毒、白细胞增多，由于自主神经功能紊乱可产生休克。因肌肉强烈抽动，肌溶解产生下单位肾病，最终导致心血管、肾及呼吸衰竭，死亡率高达10%～20%。

特发性癫痫发作间期神经系统检查可完全正常，继发性癫痫可查出原发病的体征。发作时可有意识障碍，瞳孔散大，对光反射消失，发作后可有持续短时间的双侧病理反射，或有Todd氏瘫痪。

## 三、急救措施

1.全身发作时的救护

对发作患者要扶持其卧倒，防止跌伤或撞伤。立即解开领口和腰带，以利于呼吸通畅；将毛巾或手帕、在医院则用外裹纱布的压舌板，塞入齿间，可以防止舌部咬伤；惊厥时不可按压患者的肢体，以免发生骨折或脱臼；在背后垫以软枕，防止椎骨骨折；惊厥停止后，将头部偏向一侧，使分泌物流出，避免误吸和窒息。如果惊厥时程偏长，或当日已有过发作，可给苯巴比妥钠0.2 g肌内注射，否则不需特殊处理。对不典型的失神发作的自动症，要注意防护，避免自伤或伤人。

2.癫痫持续状态的救护

(1)立即给氧，持续低流量吸氧。保持呼吸道通畅，昏迷患者给予口咽通气管，随时吸痰，防止窒息，特别是发作时伴有呕吐的患者，应防止误吸。必要时做气管切开术。

(2)保护患者方法同前，并设床档。

(3)药物治疗，迅速制止发作。

1)首选安定静脉注射，成人安定10～20 mg，用注射用水稀释到10 mL，缓慢静脉注射，每分钟不超过5 mg。发作控制后，用苯巴比妥钠0.2～0.4 g肌内注射。频繁发作可用安定40 mg加入5%葡萄糖500 mL静脉滴注，成人24 h总量不超过1 000 mg，儿童0.25～1.0 mg/kg/d，一次用量不超过10 mg。静脉注射过程中应严密观察呼吸情况及瞳孔的大小，以免引起呼吸抑制。要求患者呼吸平和并有足够的深度和频率，瞳孔缩小，患者呈深睡。

2)异戊巴比妥钠0.5 g，溶于注射用水10～20 mL静脉缓慢注射，其速度不超过每分钟

0.1 g。注意呼吸抑制和血压下降。

3)水合氯醛10%,20～30 mL(儿童0.5 mL/kg)保留灌肠。

4)如经上述处理仍不能控制者,可请麻醉科医师协助进行全身麻醉。

3.其他措施

维持营养及水、电解质平衡,预防感染,高热的患者予以物理降温。

## 四、护理要点

1.护理评估

(1)了解既往有无脑器质性病变、代谢性疾病以及家族近亲中有无相同病史。了解患者的生活习惯、爱好、职业等。

(2)评估癫痫发作的类型、频率、时间、地点,有无前驱症状。检查患者有无因发作伴发的舌咬伤、跌伤、尿失禁等。

(3)了解脑电图等检查结果。

(4)评估患者及其家属对疾病的认识和心理状态。

2.主要护理诊断/问题及措施

(1)有窒息的危险:与癫痫发作时意识丧失、喉痉挛、口腔和气道分泌物增多有关。

1)保持呼吸道通畅:置患者于头低侧卧位或平卧位头偏向一侧;松开领带和衣扣,解开腰带;取下活动性义齿,及时清除口腔和鼻腔分泌物;立即放置压舌板,必要时用舌钳将舌拖出,防止舌后坠阻塞呼吸道;癫痫持续状态者插胃管鼻饲,防止误吸;必要时备好床旁吸引器和气管切开包。

2)病情观察:密切观察生命体征及意识、瞳孔变化,注意发作过程中有无心率增快、血压升高、呼吸减慢或暂停、瞳孔散大、牙关紧闭、大小便失禁等;观察并记录发作的类型、发作频率与发作持续时间;观察发作停止后患者意识完全恢复的时间,有无头痛、疲乏及行为异常。

(2)有受伤的危险:与癫痫发作时意识突然丧失、判断力失常有关。

1)发作期安全护理:告知患者有前期症状时立即平卧;活动状态时发作,陪伴者应立即将患者缓慢置于平卧位,防止外伤,切忌用力按压患者抽搐肢体,以防骨折和脱臼;将压舌板或筷子用纱布、手绢、小布卷等缠绕包裹后置于患者口腔一侧上下臼齿之间,防止舌、口唇和颊部咬伤;用棉垫或软垫对跌倒时易擦伤的关节加以保护,癫痫持续状态、极度躁动或发作停止后意识恢复过程中有短时躁动的患者,应由专人守护,加保护性床档,必要时用约束带适当约束。遵医嘱立即缓慢静脉滴注地西泮,快速静脉滴注甘露醇,注意观察用药效果和有无出现呼吸抑制、肾脏损害等不良反应。

2)发作间歇期安全护理:给患者创造安全、安静的休养环境,保持室内光线柔和、无刺激;床两侧均安装带床档套的床档;床旁桌上不放置热水瓶、玻璃杯等危险物品。对于有癫痫发作史并有外伤史的患者,在病室内显著位置放置“谨防跌倒、小心舌咬伤”的警示牌,随时提醒患者、家属及医护人员做好防止发生意外的准备。

(3)知识缺乏:缺乏长期、正确服药的知识。

1)心理护理:癫痫需要坚持数年不间断的正确服药,部分患者需终身服药,一次少服或漏服可能导致癫痫发作,甚至成为难治性癫痫和发生癫痫持续状态。抗癫痫药物均有不同程度的不良反应,长期用药加之疾病的反复发作,为患者带来沉重的精神负担,易产生紧张、焦虑、抑郁、淡漠、易怒等不良心理问题。护士应仔细观察患者的心理反应，关心、理解、尊重患者，鼓励患者表达自己的心理感受，指导患者面对现实，采取积极的应对方式，配合长期药物治疗。

2)用药护理：向患者和家属强调遵医嘱长期甚至终身用药的重要性，告知患者和家属少服或漏服药物可能导致癫痫发作、成为难治性癫痫或发生癫痫持续状态的危险性。详细介绍用药的原则、所用药物的常见不良反应和注意问题，应在医护人员指导下增减剂量和停药。于餐后服用，以减少胃肠道反应。用药前进行血、尿常规和肝、肾功能检查，用药期间监测血药浓度并定期复查相关项目以及时发现肝损伤、神经系统损坏、智能和行为改变等严重不良反应。

## 五、健康宣教

(1)疾病知识指导：向患者和家属介绍疾病及其治疗的相关知识和自我护理方法。患者应充分休息，环境安静适宜，养成良好的生活习惯，注意劳逸结合。给予清淡饮食，少量多餐，避免辛辣刺激性食物，戒烟酒。告知患者避免劳累、睡眠不足、饥饿、饮酒、便秘、情绪激动、妊娠与分娩、强烈的声光刺激、惊吓、心算、阅读、书写、下棋、外耳道刺激、长时间看电视、洗浴等诱发因素。

(2)用药指导与病情监测：告知患者遵医嘱坚持长期、规律用药，切忌突然停药、减药、漏服药及自行换药，尤其应防止在服药控制发作后不久自行停药。如药物减量后病情有反复或加重的迹象，应尽快就诊。告知患者坚持定期复查，首次服药后 5～7 d 查抗癫痫药物的血药浓度，每 3 个月至半年复查 1 次；每月检查血常规和每季检查肝、肾功能，以动态观察抗癫痫药物的血药浓度和药物不良反应，当患者癫痫发作频繁或症状控制不理想，或出现发热、皮疹时应及时就诊。

(3)安全与婚育：告知患者外出时随身携带写有姓名、年龄、所患疾病、住址家人联系方式的信息卡。在病情未得到良好控制时，室外活动或外出就诊时应有家属陪伴，佩戴安全帽。患者不应从事攀高、游泳、驾驶等在发作时有可能危及自身和他人生命的工作。特发性癫痫且有家族史的女性患者，婚后不宜生育，双方均有癫痫，或一方有癫痫，另一方有家族史者不宜结婚。

(4)当患者出现癫痫症状时，保护其舌头应抢在患者出现先兆症状前，将包有纱布的压舌板(或一长约 20 cm，宽 1.5～2 cm，厚 0.3～0.5 cm 边缘圆润的木板或竹板)放在患者的上、下磨牙之间，以防将舌头咬破，还可防止舌后坠堵塞呼吸道。禁止用手掰开患者口腔，以防咬伤。在患者完全恢复之前不能采用任何措施企图弄醒患者，不移动患者或给患者吃任何东西。

(董红梅)

# 第二十一节 休 克

休克是机体由各种严重致病因素(如创伤、感染、低血容量、心源性和过敏性等)引起有效血容量不足而导致的，以急性微循环障碍，组织和脏器灌注不足，组织与细胞缺血、缺氧、代谢障碍和器官功能受损为特征的综合征。

其主要特点是：重要脏器组织中的微循环灌注不足，代谢紊乱和全身各系统的机能障碍。

简言之，休克就是机体对有效循环血量减少的反应，是组织灌流不足引起的代谢和细胞受损的病理过程。

## 一、病因

1. 低血容量性休克

由于大量出血、失水、丢失血浆等原因引起血容量突然减少，当血容量减少 30%～40% 时，静脉回心血量减少，心室充盈不足和每搏输出量减少，心排血量降低，导致有效循环血量绝对不足。

(1)失血性休克：是指因大量失血，迅速导致有效循环血量锐减而引起周围循环衰竭的一种综合征。一般 15 min 内失血少于全血量的 10%时，机体可代偿。若快速失血量超过全血量的 20% 左右，即可引起休克。

(2)烧伤性休克：大面积烧伤，伴有血浆大量丢失，可引起烧伤性休克。休克早期与疼痛及低血容量有关，晚期可继发感染，发展为感染性休克。

(3)创伤性休克：这种休克的发生与疼痛和失血有关。

2. 血管扩张性休克

血管扩张性休克通常是由于血管扩张所致的血管内容量不足，其循环血容量正常或增加，但心脏充盈和组织灌注不足。

(1)感染性休克：是临床上最常见的休克类型之一，临床上以 G 杆菌感染最常见。根据血流动力学的特点又分为低动力性休克（冷休克）和高动力性休克（暖休克）两型。

(2)过敏性休克：已致敏的机体再次接触到抗原物质时，可发生强烈的变态反应，使容量血管扩张，毛细血管通透性增加并出现弥散性非纤维蛋白血栓，血压下降、组织灌注不良可使多脏器受累。

(3)神经源性休克：交感神经系统急性损伤或被药物阻滞可引起神经所支配的小动脉扩张，血容量增加，出现相对血容量不足和血压下降；这类休克预后好，常可自愈。

3. 心源性休克

心源性休克是指心脏泵功能受损或心脏血流排出受损引起的心排出量快速下降而代偿性血管快速收缩不足所致的有效循环血量不足、低灌注和低血压状态。心源性休克包括心脏本身病变、心脏压迫或梗阻引起的休克。

## 二、临床表现

1. 休克早期

在原发症状体征为主的情况下出现轻度兴奋征象，如意识尚清，但烦躁焦虑，精神紧张，面色、皮肤苍白，四肢发凉，出冷汗，口唇和甲床轻度发绀，心率加快，呼吸频率增加，脉搏细速，收缩压偏低或接近正常，舒张压升高，脉压缩小，尿量减少，可出现呼吸性碱中毒。

2. 休克中期

患者意识清，但表情淡漠，反应迟钝，呼吸表浅，四肢温度下降，心音低钝，脉细速而弱，血压进行性降低，可低于 80 mmHg(10.7 kPa)以下或测不到，表浅静脉塌陷，皮肤发绀、湿冷发花，尿少（<20 mL/h）或无尿，出现代谢性酸中毒。

3. 休克晚期

患者面色青灰，明显发绀，昏睡或昏迷，呼吸急促或潮式呼吸，血压<60 mmHg(8 kPa)或

测不出,脉细弱或摸不清,可表现为DIC和多器官功能衰竭。

(1)DIC表现:顽固性低血压,皮肤发绀或广泛出血,甲床微循环瘀血,血管活性药物疗效不佳,常与器官衰竭并存。

(2)急性呼吸衰竭表现:吸氧难以纠正的进行性呼吸困难,进行性低氧血症,呼吸急促,发绀,肺水肿和肺顺应性降低等表现。

(3)急性心力衰竭表现:呼吸急促,发绀,心率加快,心音低钝,可有奔马律、心律不齐。如出现心律缓慢,面色灰暗,肢端发凉,也属心力衰竭征象,中心静脉压及肺动脉楔压升高,严重者可有肺水肿表现。

(4)急性肾衰竭表现:少尿或无尿、氮质血症、高血钾等水电解质和酸碱平衡紊乱。

(5)其他表现:意识障碍程度反映脑供血情况。肝衰竭可出现黄疸,血胆红素增加,由于肝脏具有强大的代偿功能,肝性脑病发病率并不高。胃肠道功能紊乱常表现为腹痛、消化不良、呕血和黑便等。

## 三、急救措施

各型休克虽因病因各异,但共同的救治原则是:就地抢救,不宜搬动,吸氧保暖,消除病因,补液扩容,正确使用血管活性药物,防止水、电解质、酸碱失衡,防止并发症等综合治疗。

(1)平卧位,下肢应略抬高,以利于静脉血回流。如有呼吸困难可将头部和躯干抬高一点,以利于呼吸。

(2)吸氧、保持呼吸道通畅,将昏迷者颈部垫高,下颌抬起,使头后仰,同时头偏向一侧,以防呕吐物和分泌物误入呼吸道。

(3)给体温过低的休克患者保暖,但伴发高热的感染性休克患者给予降温。

(4)开放静脉,维持有效血容量,并测量中心静脉压,记录每小时尿量。

(5)必要的初步治疗。因创伤骨折所致的休克给予止痛,骨折固定;烦躁不安者可给予适当的镇静剂;心源性休克给予吸氧等。

(6)药物治疗。通过液体输注达到最佳心脏容量负荷,应用正性肌力药以增强心肌收缩力,或应用血管舒缩药物以调节适宜的心脏压力负荷,最终达到改善循环和维持足够的氧输送。血管活性药物主要包括两大类,即缩血管药和扩血管药,用量和使用浓度应从最小开始。

1)缩血管药物:可作为休克治疗的早期应急措施,不宜长久使用,用量也应尽量减小。常用的药物有间羟胺、多巴胺、多巴酚丁胺、去氧肾上腺素、去甲肾上腺素等。

2)扩血管药物:适用于扩容后CVP明显升高而临床征象无好转,临床上有交感神经活动亢进征象,心排血量明显下降,有心衰表现及有肺动脉高压者。使用扩血管药时,前提是必须充分扩容,否则将导致血压明显下降。常用的药物有异丙基肾上腺素、酚妥拉明、阿托品、山莨菪碱、东莨菪碱、硝普钠、硝酸甘油、异山梨酯(消心痛)、氯丙嗪等。

(7)在使用抗生素之前送血培养,做抗生素敏感实验。

(8)患者转运。对休克患者搬运越轻越少越好,在运送中应有专人护理,随时观察病情变化,给患者采取吸氧和静脉输液等急救措施。

## 四、护理要点

1.病情评估

及时准确地收集主、客观资料是正确判断病情的基础。护理的关键在于通过细致严密的观察，及早发现休克的前期表现，为休克的早期诊治争得有利时机。

(1)收集主观资料即询问病史。休克患者病情危重，经简单询问后应先进行抢救，待病情稳定后再详细询问。

1)询问有无意识障碍、面色改变、出汗、青紫等，以及血压、脉搏、呼吸、体温、皮肤状态改变的发生时间、程度和经过。

2)询问是否进行过抗休克治疗，如静脉补液，液体成分是什么，是否使用了升压药物，药物的名称及剂量，治疗后反应如何。

3)询问是否伴有发热、咳嗽、胸痛、严重呕吐、腹泻、抽搐、呕血、黑便、头痛、皮肤瘀斑等，还应询问出现的时间及程度。

4)询问是否有既往病史，如有无溃疡病史、肝硬化病史、心脏病史、创伤史、药物注射史等。

(2)根据客观资料，判定休克及其程度，通过严密观察，发现病情变化线索。如四肢湿冷是周围阻力改变的线索，中心静脉压是血容量和心功能的线索，脉压是心排血量的线索，尿量是内脏灌注的线索。临床观察重要内容如下。

1)神态表情状态：不安、忧虑、躁动抑郁。

2)皮肤：温度、湿度、冷热、充实度。

3)黏膜：颜色、潮湿度。

4)甲床：颜色、毛细血管再充盈情况。

5)周围静脉：塌陷或充盈。

6)颈静脉：塌陷或充盈。

7)脉搏：脉率、律、充盈度。

8)呼吸：次数与异常呼吸深度。

9)尿量及尿比重：每小时监测并记录尿量、尿比重等。

10)监测血压、中心静脉压(CVP)：可反映相对血容量及右心功能。监测CVP，其动态变化可作为判断、观察、治疗休克的一项指标，正常值为0.5～1 kPa(5～12 $cmH_2O$)。有条件的可监测肺A压(PAWP)、心排血量、心排血指数、休克指数等。

2.主要护理诊断/问题及措施

(1)气体交换受损：与肺组织灌注不足有关。

1)体位：通常取平卧位，必要时采取头和躯干抬高20°～30°、下肢抬高15°～20°，以利于呼吸和下肢静脉回流，同时保证脑灌注压力。

2)保持呼吸道通畅：可用鼻导管法或面罩法持续氧气吸入，4～6 L/min，必要时建立人工气道，呼吸机辅助通气。

(2)体液不足/组织灌流量改变：与失血、失液，有效循环血量减少有关。

1)及早建立静脉通路：保证输液通道通畅，迅速补充有效循环血容量是纠正休克的最有效措施。多使用留置深静脉管、大号的浅静脉留置针，紧急情况下也可作静脉切开加压输液。

2)补液扩容原则：应先快后慢，用量应先多后少，先晶后胶。开始补液时宜建立两个静脉通路，一个通路快速地输注晶体液，一个通路输注血管活性药物。在快速扩容的过程中，要密切观察脉搏、呼吸、血压、肺部啰音、尿量、出入量、中心静脉压等，以免输液过多，发生肺水肿。

3)应用血管活性药物：护理人员应熟悉此类药物的药理作用、性能、应用原则及注意事项，以便能及时有效地抢救患者。在使用血管活性药物的过程中，密切观察血压的变化，根据病情调整输注速度，防止血压波动过大。另外，还要注意血管活性药物不能漏出血管外，以免造成局部组织坏死。

4)严重休克患者应安置在ICU内监护救治，维持比较正常的体温，低体温时注意保暖(可使用升温毯)，体温高时尽量采用物理降温，以免药物降温引起出汗过多而加重休克。

(3)潜在并发症：多器官功能受损，与器官灌注不足有关。

1)纠正酸中毒：重度休克经扩容治疗后仍有严重的代谢性酸中毒时，仍需使用碱性药物，一般使用5%碳酸氢钠100～200 mL，用药后30～60 min应复查动脉血气，了解治疗效果，并决定下一步治疗措施，避免盲目地输注碱性药物，导致组织缺氧加重。使用碳酸氢钠补液过程中要注意观察，防止漏出血管外导致组织坏死。

2)加强并发症的观察：休克患者常死于并发症：休克肺、心力衰竭与肾衰竭常是引起死亡的三大并发症，应密切观察，及早处理。

## 五、健康宣教

休克在临床上也是很常见的一种疾病，更是一种很常见的疾病并发症，在治疗一些可能发生休克并发症疾病的时候，一定要注意做好疾病的护理，以及对患者及其家属的健康宣教，避免这种现象的发生。

(1)根据不同原因引起的心源性休克患者予以相应的健康指导。如病毒性心肌炎引起的，最根本的是加强锻炼、增强体质，预防呼吸道、消化道等病毒感染，流行期少到公共场所，一旦发病及时就诊治疗。注意营养，严格按心功能状况保证休息。接受医务人员的康复指导，防止复发。

(2)合理调整饮食，适当控制进食量，禁忌刺激性食物及烟、酒，少吃动物脂肪及胆固醇较高的食物。

(3)避免各种诱发因素，如紧张、劳累、情绪激动、便秘、感染等。

(4)心血管疾病患者按医嘱服药，随身常备硝酸甘油等扩张冠状动脉的药物，并定期随访。

(5)指导患者及家属当病情突然变化时应采取简易应急抢救措施。

(董红梅)

# 第二十二节　肾上腺皮质功能危象

肾上腺皮质功能危象又称急性肾上腺皮质功能减退症，是由于各种原因引起的肾上腺皮质功能急性衰竭，皮质醇和醛固酮绝对缺乏所引起的一种临床综合征。肾上腺切除术后，肾上腺萎缩或可因术前、术中处理不周，或术后皮质激素替代治疗不够而导致危象发生，是一种非常险恶的情况，若不及时抢救大多于24～48 h死亡。

## 一、病因

(1)慢性肾上腺功能减退。

(2)急性肾上腺皮质破坏：①垂体或双侧肾上腺切除，单侧肾上腺切除对侧功能不良；②重症感染致脓毒症；③流行性感冒、流行性出血热；④双侧肾上腺静脉栓塞或血栓形成；⑤出血性疾病或抗凝治疗致肾上腺出血；⑥手术过程中的灼伤。

(3)长期大剂量肾上腺皮质激素治疗过程中，骤然停药或减量过速。

(4)皮质醇增多症患者应用甲吡酮。

(5)先天性肾上腺转化酶缺乏症致肾上腺皮质激素合成障碍。

## 二、临床表现

(1)发热多见：可有高热达 40 ℃以上，有时体温可低于正常。

(2)循环系统：心率快，可达 160 次/分钟以上，心律失常，脉搏细弱，全身皮肤湿冷、四肢末梢发绀，血压下降，虚脱，休克。

(3)消化系统：食欲缺乏甚至厌食，恶心、呕吐，腹痛、腹泻、腹胀。部分病例的消化道症状特别明显，出现严重腹痛、腹肌紧张、反跳痛，酷似外科急腹症。

(4)神经系统：极度孱弱，萎靡不振，烦躁不安，谵妄，逐渐出现淡漠、嗜睡、神志模糊，严重者乃至昏迷。有低血糖者常有出汗、震颤、视力模糊、复视，严重者精神失常、抽搐。

(5)泌尿系统：因循环衰竭、血压下降，导致肾功能减退，血中尿素氮增高，出现少尿、无尿等。

(6)全身症状：极度乏力，严重脱水(细胞外液容量丧失约 1/5)。绝大多数有高热，亦可有体温低于正常者。最具特征性者为全身皮肤色素沉着加深，尤以暴露处、摩擦处、掌纹、乳晕、瘢痕等处为明显，黏膜色素沉着见于齿龈、舌部、颊黏膜等处，系垂体 ACTH、黑素细胞刺激素(MSH)分泌增多所致。

## 三、急救措施

治疗的根本目标是保持循环中有充足的糖皮质激素及补充钠和水的不足。治疗包括静脉输注大剂量糖皮质激素、纠正低血容量和电解质紊乱、去除诱因及全身支持治疗。

(1)建立静脉通道，最好是中心静脉通道，遵医嘱尽快补液，防止虚脱，纠正电解质。进行 CVP 监测以调整输液滴速。首先遵医嘱静脉输注 5%葡萄糖氯化钠注射液，并静脉推注糖皮质激素，多数患者于 24 h 内病情得到控制。

(2)对于低血压、低钠患者，需要在持续心电监护下静脉补充大量等渗液或 5%右旋糖酐，第 1 个 24 h 补充葡萄糖氯化钠注射液 2 000～3 000 mL，多巴胺等收缩血管的药物可用于严重情况，辅助扩容。同时需调整电解质，注意预防、纠正低血糖发生。

(3)肾上腺危象患者常有感染、创伤等诱因存在，诱因未消除者病情难以控制，病程中应积极控制感染等诱因，同时给予全身支持治疗以度过危重阶段。

(4)对症治疗：包括使用各种镇静、止惊剂，但禁用吗啡、巴比妥类药物。

(5)保持环境安静，注意保暖，防止患者再次出现生理或精神上的刺激。稳定患者的情绪，避免患者躁动，避免一切不良刺激和不必要的活动。

## 四、护理要点

1. 病情评估

(1)评估生命体征变化，观察有无低血压、心动过速和呼吸急促。T、P、BP、意识、尿量、24 h出入量、CVP、血糖变化等都很重要。

(2)评估皮肤弹性、体重变化，口渴、恶心、腹痛、腹泻情况有无改善。

(3)评估精神状态,有无嗜睡、倦怠、神志淡漠,意识不清、昏迷等。

(4)术后评估:手术切口有无出血,手术创面、留置引流管周围有无分泌物及皮肤颜色情况;有无咳嗽咳痰及痰液性质;双下肢活动、皮温、动脉搏动有无异常情况、卧位、病情的动态变化。

(5)评估用药后反应及不良反应。

2.常用护理诊断/问题及措施

(1)疼痛:与手术创伤以及术后留置引流管有关。

1)患者在术后麻醉尚未清醒时,给予静脉自控止痛泵,在用药过程中应密切观察心率和呼吸,如出现心率减慢和呼吸抑制,应立即停药,及时报告医生。

2)患者有增加伤口张力的动作,如咳嗽翻身等均会增加伤口疼痛,应给予腹带保护或指导咳嗽时正确按压伤口,以减轻疼痛。

(2)有出血的危险:与手术切口未完全愈合有关。

1)患者术后留有伤口引流管及尿管,严密观察伤口渗出情况,渗出较多,应及时更换。

2)发现引流管内引流量多,颜色鲜红,应注意有出血的可能,严密观察生命体征及引流量的变化,及时报告医师,可给予止血药,必要时输血补液。

3)引流管要妥善固定,患者术后回房,护士应常规在引流管近端做一标记,并做好交班,以观察引流管有无脱出现象。术后初期每 30～60 min 挤压引流管一次,以防阻塞,扭曲,折叠。

4)指导患者卧位时引流管勿超过身体的高度,引流袋,引流瓶每日更换,引流量多时随时更换。伤口引流管术后 5～7 d,无引流液引出即可拔除。

(3)有感染的危险:与手术创伤,留置引流管有关。

1)加强创面及引流口周围皮肤护理,按时换药,遵守无菌操作原则。

2)基础护理,术后应鼓励患者咳痰,讲解其重要性,如呼吸道分泌物较多,痰液黏稠不易咳出时,可雾化吸入。禁食时每天进行口腔护理 2 次。

3)留置尿管期间,做好尿道口护理,女性患者予会阴冲洗,以防尿路感染。定时翻身按摩受压部位,保持床单整洁,干燥,避免发生压疮。

(4)有并发症的危险:下肢静脉血栓、坠积性肺炎的危险:与术后长期卧床有关。

1)教会和鼓励患者床上活动双下肢,避免长时间保持同样姿势。

2)加强协助患者翻身,进行下肢功能活动。

3)保持呼吸道通畅,及时清除呼吸道分泌物教会患者在床上进行呼吸功能训练,卧床患者定时进行翻身轻叩背部,帮助排痰。

(5)知识缺乏:与缺乏疾病的相关知识有关。给慢性肾上腺皮质功能减退的患者讲解疾病知识。

(6)恐惧:与腹痛剧烈及病情进展急骤有关。

1)鼓励患者战胜疾病的信心,多与患者进行沟通,转移患者的注意力。

2)告知患者家属多与患者沟通,并关心患者。

3)举例告知患者配合治疗的重要性,告知治疗痊愈并出院患者的例子

## 五、健康宣教

(1)加强患者术前用药准备,术后观察。

(2)教育慢性肾上腺皮质功能减退的患者了解疾病知识,坚持持续服用激素,不得任意间断停药。

(3)心理指导:患者发病病情危重,症状突然,患者及其家属心理负担大,再者由于病史长,反复发作,患者具有巨大的经济、精神、心理压力。患者长期应用激素,对激素产生依赖性,同时对激素的不良反应有所了解,医护人员需对患者的病情与心理积极疏导,增加患者信心,调动其内在因素,使患者主动配合治疗。

(4)应避免一切应激因素的发生。当出现压力增加感染、外伤等情况,应增加服药剂量,身体不适时应尽早就医。

(5)定期复查及体检:在使用升降压药期间,护士应严密观察患者的血压、脉搏、意识、精神、液体输入情况,防止药物渗出血管外,有情况应及时与医生沟通并处理。

(6)出院指导:①指导家庭血压监测,如有不适,及时就诊。②定期复查。

(7)健康促进:当遇应激情况时,必须在医师的指导下增加剂量。如有上呼吸道感染,拔牙等小的应激,将激素量增加一倍,直至该病痊愈,一般 4～5 d 即见控制。如有大的应激,如外科手术、心肌梗死、严重外伤和感染等,应给予氢化可的松至 200～300 mg/d。在手术前数小时应增加激素用量。

(董红梅)

# 第二十三节　糖尿病酮症酸中毒

糖尿病酮症酸中毒(diabetic ketoacidosis,DKA)是指糖尿病患者在各种诱因的作用下,体内胰岛素缺乏明显加重,升糖激素不适当,造成糖、蛋白质、脂肪以及水、电解质、酸碱平衡失调而导致的高血糖、高血酮、酮尿、脱水、电解质紊乱、代谢性酸中毒等一系列症候群。是糖尿病严重的并发症之一,也是糖尿病患者的主要死亡原因。

## 一、病因

DKA 多发生于胰岛素依赖型(1 型糖尿病),这类患者有自发 DKA 倾向,DKA 也是 1 型糖尿病患者死亡的主要原因之一。2 型糖尿病患者在一定诱因作用下也可发生 DKA。体内胰岛素绝对或相对不足,都能引起酮症酸中毒的发生,因此寻找糖尿病酮症酸中毒的病因在治疗中十分重要。在糖尿病患者中,约 80%的糖尿病酮症酸中毒有确切的诱因。

(1)感染:是最常见的诱因,多为急性感染及慢性感染急性发作,尤其是糖尿病伴有急性全身性感染。以呼吸道感染和泌尿系统感染最为多见。

(2)未得到有效控制的糖尿病:胰岛素治疗剂量不足、降糖药物应用不规范、胰岛素治疗中断、对胰岛素产生了抗药性。

(3)未被诊断治疗的 1 型糖尿病。

(4)各种应激状态:急性心肌梗死、心力衰竭、创伤、手术、急性脑血管意外及严重的精神刺激等。

(5)妊娠和分娩:妊娠后半期孕妇对胰岛素的需求量显著增加,有诱发酮症及酮症酸中毒的可能。

(6)其他:饮食不当、暴饮暴食或进食大量含糖及脂肪食物、导致糖原分解增加,血糖升高;胃肠疾病引起呕吐、腹泻、厌食,导致重度失水和进食不足。

## 二、临床表现

DKA 起病急,病程通常小于 24 h,出现高血糖、酮症、代谢性酸中毒三联征。

(1)早期表现为糖尿病症状加重,烦渴、尿量增多、疲倦乏力等,但无明显多食;出现酸中毒时则食欲减退。

(2)消化系统表现为食欲缺乏、恶心、呕吐,饮水后也可出现呕吐。

(3)呼吸系统症状:部分患者呼出的气体中有类似烂苹果气味(丙酮味)。当动脉血 PH 为 7.2 时呼吸深快,肺通气量可达最大,以利于排酸;当动脉血 PH＜7.1,肺通气量则降低,出现酸中毒呼吸,呼吸深而快,呈 Kussmonl 呼吸,这时患者常无自主呼吸困难,当 PH＜7.0 时,发生呼吸中枢抑制,出现呼吸衰竭。

(4)脱水:①脱水量＞体重 5%,尿量减少,皮肤黏膜干燥,眼球下陷;②脱水量＞体重 15%,由于血容量减少,出现循环衰竭、心率快、血压下降、四肢厥冷等休克症状,伴随感染时体温无明显升高,酸中毒可使血管扩张,导致体温下降,低体温是病情严重的征兆,提示预后不良。

(5)意识状态:早期可有头痛、头晕、萎靡,继而烦躁、嗜睡、昏迷,造成昏迷的原因包括乙酰乙酸过多、脑缺氧、脱水、血浆胶体渗透压升高等。

(6)少数患者可出现腹痛,腹痛可能由于酮体本身或原发病引起,腹痛与酸中毒的严重程度有关,50%～75%腹痛患者疼痛剧烈似急腹症,容易误诊。DKA 时血糖多为 16.7～33.3 mmol/L(300～600 mg/dL),有时可达 55.5 mmol/L(1 000 mg/dL),尿酮呈强阳性,血酮一般在 0.48 mmol/L 以上,严重时可超过 48 mmol/L。

## 三、急救措施

DKA 一经确诊,应立即治疗,并启动代谢、心、肾功能监护,观察意识变化。重点是纠正病理生理变化,补充液体和电解质,控制血糖,纠正酸碱失衡,去除诱因,尽量防治并发症,降低病死率。

1.补液

补液是抢救 DKA 首要、关键的措施。既有利于脱水的纠正,也有助于酮体的消除和血糖的下降。DKA 患者常伴有重度脱水,可达体重 10%以上,单纯补充胰岛素,无足够的液体补充,进一步将细胞外液移至细胞内,导致组织灌注更加不足,而胰岛素的生物效应则不能充分发挥。诊断明确后,尽早有效地纠正脱水,改善循环血容量与肾功能。

(1)补液总量:补液总量可按原体重(kg)的 10%估算,成人糖尿病酮症酸中毒一般失水 4～6 L。

(2)补液速度:遵守先快后慢的原则。①前 4 h 输入总失水量的 1/3～1/2,以便较快补充血容量,改善周围循环和肾功能;②前 12 h 内输入量为 4 000 mL 左右,达输液总量的 2/3,其余部分在 24～48 h 间补足,根据患者的血压、心律、尿量、末梢循环情况、中心静脉压调整输液量及速度。

(3)补液途径:立即建立静脉通路 2～3 条,以静脉为主,胃肠内补液为辅。

(4)补液种类：一般选择 0.9%氯化钠注射液，血糖<13.9 mmol/L，改为 5%葡萄糖注射液；血糖<11.1 mmol/L，可给 10%葡萄糖注射液。为避免脑水肿，钠盐等低张液体不宜输入过多，同时避免血糖下降过快。

2.胰岛素治疗

一般采用胰岛素持续静脉泵入，既能有效地抑制酮体生成，又能避免血糖、血钾、血渗透压降低过快带来的脑水肿等风险。胰岛素用量按照标准体重计算，0.1 U/(kg·h)，成人开始泵入剂量为 4～6 U/h，维持血糖平均每小时下降 3.9～5.6 mmol/L，一般不超过 10 U/h，1～2 h 测血糖，血糖平稳后可改为 4～6 h 测量。合并休克或者血钾低于 3.3 mmol/L，使用胰岛素治疗前先补钾。血糖<11.1 mmol/L，碳酸氢盐>18 mmol/L，PH>7.3，酮体阴性后，开始皮下注射胰岛素的治疗方案。

3.纠正电解质紊乱

DKA 患者体内会有不同程度的血钾降低，由于失水量>失盐量，同时也存在代谢性酸中毒，治疗前的血钾水平不能反映体内缺钾程度。

(1)一般在开始治疗 4～6 h 血钾会逐渐下降，甚至达到严重程度。应根据治疗前血钾水平制定补钾计划，并在治疗中定时监测血钾水平，进行心电监护或是心电图检查，结合尿量，调整补钾剂量及速度。

(2)治疗前血钾很低：开始治疗时应及时在补液中加入氯化钾，通过静脉输液每小时补钾 13～20 mmol/L。

(3)治疗前血钾很高：暂不补钾，及时监测血钾情况，根据血钾变化制定补钾计划。

(4)治疗前血钾正常：根据尿量制定补钾计划。尿量>40 mL/h，在补液和胰岛素治疗的同时补钾。尿量<30 mL/h，暂不补钾，等尿量正常后进行补钾。

4.纠正酸碱失衡

(1)轻症患者经补液和胰岛素治疗后，由于酮体为有机酸，可以经过代谢而消失，酸中毒可逐渐纠正，一般可不使用碱性药物。

当二氧化碳结合力低于 8.92 mmol/L，动脉血 PH<7.1，酸中毒直接危及生命时，酌情给予 5%碳酸氢钠注射液，血 PH≥7.2 时立即停止。

(2)禁止使用乳酸钠溶液，糖尿病患者酮症酸中毒时乙酰醋酸、β-羟丁酸及乳酸升高，伴有循环不良或脏器供血不足，乳酸降解速度减慢，加重酸中毒。

5.干预诱因及防止并发症

感染是诱发 DKA 的常见原因，应积极处理。脱水会导致周围循环衰竭，应迅速纠正。补液过程中，老年人合并冠状动脉病变及心肌梗死患者，易发生心力衰竭及肺水肿，注意预防。肾衰竭和脑水肿是引起 DKA 患者死亡的主要原因，治疗过程中监测血糖、血钾、肾功能及脑功能变化，发现异常，及时处理。

## 四、护理要点

1.病情评估

(1)评估患者意识、瞳孔变化、精神状态。

(2)评估患者呼吸气味，血气结果，呼吸形态改变。

(3)评估患者血糖波动情况，以及消化系统症状，有无腹痛。

(4)严格评估及监测尿量、查看皮肤黏膜情况,有无脱水征象。

2.护理措施

(1)严密监测患者生命体征及病情变化

1)监测血糖水平:在补液及胰岛素治疗中,一般 1～2 h 监测血糖,血糖下降速度 3.9～5.6 mmol/L,不宜过快;开始治疗后 2 h 血糖无明显下降时,提示患者对胰岛素的敏感性较低,胰岛素剂量应加倍。当血糖降至 13.9 mmol/L,改为 5%葡萄糖注射液,并加入普通胰岛素。

2)观察高血糖症状:观察患者多饮、多尿、烦渴、乏力、视物不清及头痛、头晕症状的缓解情况;1～2 h 监测尿糖及尿酮体的变化情况。

3)监测生命体征:监测血压、脉搏、呼吸、体温、意识的改变,低血钾时严密观察心电监护,监测心率。观察有无因体位改变引起的低血压。

4)监测血气分析及电解质变化情况,记录 24 h 出入量。

(2)监测补液情况:建立静脉通道,维持静脉输液治疗,根据病情决定输液的量及速度,清醒患者鼓励口服补液。

(3)休息与活动:出现直立性低血压,应协助患者活动。严重患者血糖过高时,应嘱患者绝对卧床休息,严格限制运动。

(4)昏迷患者的护理:昏迷患者给予吸氧,保持呼吸道通畅,按需吸痰;注意保暖,加强基础护理,预防继发感染,勤翻身、拍背,防止坠积性肺炎的发生,同时防止皮肤、口腔、泌尿系统的感染;胃扩张患者留置胃肠减压管,留置尿管患者监测每小时尿量。

## 五、健康宣教

(1)指导患者识别诱发血糖升高的因素,阻止血糖升高的方法,管理好血糖。告知清醒 DKA 患者频繁监测血糖的目的,取得患者配合,以利于早期发现高血糖。当出现身体不适,及时就医,以免延误病情。

(2)鼓励患者自我监控血糖,学习血糖检测方法,血糖值变化的意义,教育糖尿病患者认识 DKA 的严重性,了解 DKA 的诱因,临床表现,观察方法及处理措施,从而预防 DKA 的发生。

(3)指导患者掌握酮体的检测方法及临床意义,指导患者在出现感染、厌食、呕吐、腹泻、创伤、手术等应激状态下对糖尿病的管理,包括胰岛素及口服降糖药物的调整、饮食运动的调节,及早采取积极措施治疗原发病。

(4)饮食保健

1)糖尿病酮症酸中毒饮食:①食欲不佳,应供给患者易于消化的单糖、双糖类食物,如果汁、加糖果酱、蜂蜜等流质食物。每日所供应的糖类总量应根据其使用胰岛素的剂量及患者具体情况而定,一般应少于 200 g。②患者病情稳定好转后,可以加米粥、面包等含碳水化合物的主食,但要严格限制脂肪和蛋白质的每日摄入量,以防体内产生新的酮体,加重病情。③经过药物治疗和饮食的控制,待尿中酮体完全消失后,蛋白质和脂肪的供应量才可以逐渐增加、当空腹血糖下降,尿糖减少,酮体转为阴性,酮症酸中毒得到彻底纠正以后,可以按照重症糖尿病的膳食原则安排患者的膳食。按要求制定出个体化饮食方案。合理餐次安排,均衡的饮食结构,合理控制总热能,蛋白质、脂肪、碳水化合物三大营养物质比例适当,无机盐和维生素应满足机体需要,保证充足的食物纤维。

2)糖尿病酮症酸中毒不适宜吃什么:①易于使血糖迅速升高的食物:白糖、红糖、冰糖、葡萄糖、麦芽糖、蜂蜜、巧克力、奶糖、水果糖、蜜饯、水果罐头、汽水、果汁、甜饮料、果酱、冰激凌、甜饼干、蛋糕、甜面包及糖制糕点等。②易使血脂升高的食物:牛油、羊油、猪油、黄油、奶油、肥肉,对富含胆固醇的食物,更应该特别注意,应该不用或少用。

(5)预防:DKA 是可以预防的,在治疗糖尿病时,应加强有关糖尿病知识的宣传教育,强调预防。

1)尤其对 1 型糖尿病,应强调要求严格胰岛素治疗制度,不能随意中断胰岛素治疗或减少胰岛素剂量,且对胰岛素必须注意妥善保存(2~8 ℃),尤其是夏季高温季节,以免失效。

2)2 型糖尿病患者,应随时警惕,防止各种诱因的发生,尤其是感染和应激等。即使在生病期间如发热、厌食、恶心、呕吐等,不能因进食少而停用或中断胰岛素治疗;糖尿病合并轻度感染,院外治疗时,应注意监测血糖、血酮或尿酮体;合并急性心肌梗死、外科急腹症手术及重度感染时,应及时给予胰岛素治疗,以防酮症发生。总之,DKA 是可以预防的,预防 DKA 较抢救已发病者更为有效而重要。

(张雅君)

# 第二十四节 低血糖危象

低血糖危象是指血糖浓度≤2.8 mmol/L(50 mg/dL),接受药物治疗的糖尿病患者血糖≤3.9 mmol/L(70 mg/dL),出现交感神经兴奋和脑细胞缺糖的症状,持续严重的低血糖将导致低血糖昏迷(hypoglycemic coma),是糖尿病治疗过程中最常见、最重要的并发症之一。常因发现晚、就诊不及时而延误治疗,导致不可逆脑损伤,甚至死亡。

## 一、病因

低血糖是由于多种病因所致,具有临床共同特点的综合征。根据发作特点可分为空腹低血糖、餐后低血糖、药物低血糖三类。

(1)空腹低血糖:①内分泌性:胰岛素或胰岛样物质增加,见于胰岛素瘤或胰外肿瘤。激素缺乏见于生长激素或肾上腺皮质激素缺乏症。②肝源性:因肝脏疾病使肝糖原合成及血糖分解障碍,如肝硬化。③营养障碍:婴儿酮症低血糖、严重营养不良、妊娠后期和尿毒症。

(2)餐后低血糖:①特发性低血糖:临床上最常见,餐后 2~4 h 发作,不需治疗可自行恢复。②早期糖尿病低血糖:糖尿病早期表现之一。③胃大部切除术后低血糖。④半乳糖血症、遗传性果糖不耐受性。

(3)药物低血糖:胰岛素应用不当、磺胺类、阿司匹林、乙醇等药物。

## 二、临床表现

低血糖危象临床表现多样,与血糖下降速度,程度和持续时间等有关。持续严重的低血糖可以导致患者脑细胞不可逆的损害,甚至死亡。

(1)自主(交感)神经兴奋症状:是由于低血糖激发交感神经系统释放肾上腺素、去甲肾上腺素和一些肽类物质,从而产生多汗、饥饿感和感觉异常、震颤、心悸、焦虑、紧张、面色苍白、软弱无力、心率加快、四肢冰凉、收缩压轻度增高等症状。

(2)中枢系统症状:是中枢神经葡萄糖缺乏的结果,可轻可重,从神经活动的轻微损害到惊厥,昏迷甚至死亡。先是大脑皮层受抑制,继而皮层下中枢包括基底节、下丘脑及自主神经中枢相继累及,最后延髓活动受影响。

(3)确定低血糖危象:可依据 Whipple 三联征确定:低血糖症状、发作时血糖<2.8 mmol/L、补充葡萄糖后低血糖症状迅速缓解。少数空腹血糖降低不明显或处于非发作期的患者,应多次检测有无空腹或吸收后低血糖,必要时采用48～72 h禁食试验。

(4)临床常用的词"低血糖反应"指有与低血糖相应的症状体征(主要是交感神经兴奋的表现),但血糖未低于2.8 mmol/L,常见于药物治疗的糖尿病患者。"低血糖"是一个生化诊断,指血糖<2.8 mmol/L的情况,往往伴有临床症状,无症状者称为"无症状低血糖"。部分患者虽然低血糖但无明显症状,常不被察觉,直接进入意识障碍状态者为"未察觉的低血糖症"。

(5)低血糖的症状与体征常为非特异性表现,通常以交感神经兴奋症状为主的,易于鉴别,但以脑缺糖而表现为脑功能障碍为主者,可误诊为精神病、神经疾病(癫痫、短暂脑缺血发作)或脑卒中等。

## 三、护理要点

1.病情评估

(1)评估患者的意识、瞳孔变化,肢体有无瘫痪,有无脑膜刺激征及抽搐等。

(2)评估入院前血糖波动情况及入院后使用胰岛素治疗时血糖情况。

(3)评估患者出入量,严密监测尿量。

2.护理措施

(1)氧气吸入,保持呼吸道通畅,患者取平卧位,头偏向一侧,清除口、鼻腔分泌物,防止误吸床旁备吸引器,做好气管插管和使用呼吸机的准备。

(2)升高血糖:轻者立即口服适量糖水,重者遵医嘱静脉注射50%葡萄糖注射液40～60 mL。

(3)建立静脉通路:给予葡萄糖输入,依据病情遵医嘱给予糖皮质激素治疗,应用脱水药物控制脑水肿;抽搐患者除补糖外,可酌情应用适量镇静药物,并保护患者,防止外伤或自伤。

(4)严密观察病情,观察患者生命体征变化,持续动态监测血糖,观察尿量,记录尿糖的排出量。

(5)观察治疗效果,使用胰岛素治疗时,可有低血糖反应,为防止患者清醒后再度出现低血糖反应,需要观察12～48 h。

(6)口腔护理:去除义齿,每天清洁口腔2次;张口呼吸的患者,应将沾有水的纱布盖在口鼻上,吸痰时严格执行无菌操作。

(7)皮肤护理;保持床单元的清洁干燥,平整;尿失禁患者留置尿管,定期开放和更换,清醒后及时拔出尿管,保持会阴清洁,防止感染;大便失禁的患者,做好肛门及会阴部清洁,防止压疮的发生。

(张 婷)

# 第十二章　外科疾病护理

## 第一节　夹板固定术

夹板固定术是利用具有一定弹性的木板、竹板或塑料板制成的长、宽合适的小夹板，在适当部位加固定垫，用扎带绑在骨折部肢体的外面以固定骨折的方法。夹板固定术是目前骨折治疗中最简单、最常用的方法。其优点是比较灵活方便，固定可靠，有利于康复训练；缺点是使用范围有限。

### 一、适应证

(1)四肢闭合性骨折，下肢因肌肉发达丰厚、收缩力大，应结合持续牵引。

(2)开放性骨折，创面小或经处理后创口已愈合者。

(3)陈旧性骨折适用于手法复位者。

### 二、禁忌证

(1)较严重的开放性骨折。

(2)难以整复的关节内骨折。

(3)固定不稳定部位的骨折，如髌骨、锁骨、股骨颈、骨盆骨折等。

(4)伤肢肿胀严重伴有水疱，或远端血液循环较差者。

### 三、护理措施

1.操作前的准备和护理

(1)解释说明：向患者和家属解释夹板固定的意义和注意事项，使其积极配合治疗和护理。

(2)局部准备：清洁患肢，若皮肤有擦伤或水疱时应先换药或将水疱内液体抽出。

(3)用物准备：包括夹板(厚度为 3～4 cm，四边抛光，棱角修圆)、固定垫(外套纱布套或包1～2 层棉纸)、纸垫、棉垫、束带、胶布、剪刀。

(4)体位准备：安置好患者的体位，将伤肢放在正确的位置。

2.操作中配合

(1)套上衬垫物：先在伤肢上套上衬垫物如针织网套等，再选择合适大小的衬垫放置在加压点上(根据骨折部位、解剖特点、移位方向及程度而定)，并用胶布固定以防移位。

(2)夹板固定：根据骨折部位、类型及移位情况，选择合适的夹板，放置夹板，放妥后应扶持。邻近关节部位骨折采用超关节夹板固定。

(3)捆扎：将束带两头对齐，两手平均用力拉紧，先扎中间，再扎远端，最后扎近端。每道绕2 周，在外侧夹板上打结。

捆扎应松紧适宜，以能上下移动各 1 cm 为度。布带和夹板垂直，间距相等，用力均匀，应随时调整。

3.操作后护理

(1)观察患肢血运:包括肢体的颜色、温度、感觉和运动情况,发现患肢颜色发白或发绀、温度降低、麻木等异常情况,应立即松开夹板并立即通知医师处理,以免发生缺血性挛缩或肢体坏死。

(2)夹板固定护理:注意观察夹板固定布带松紧度,过松或过紧都应进行调整。一般骨折复位固定 3～5 d 后,肢体肿胀逐渐消退,应适当调整夹板的松紧度。重新捆扎时,不可同时打开所有布带,避免固定失败。

(3)患肢护理:抬高患肢,维持肢体于功能位,如上肢骨折者应用三角巾悬吊于胸前,下肢用垫枕使其略高于心脏水平。

(4)功能锻炼:小夹板固定后即可指导患者进行等长收缩运动,未固定关节的屈伸活动等,以改善肢体血运,防止肌肉萎缩,促进骨折愈合。

(5)并发症的预防:夹板固定后可发生肿胀、骨-筋膜室综合征、骨折端移位及压力性损伤等并发症,应注意防护。

(6)骨折临床愈合情况:经 X 线片证实连续性骨痂通过骨折线即可拆除固定。固定初,1 周内可透视 2 次,如有骨折移位或纸压垫移位应及时调整。以后可每周复查 1 次直至骨折临床愈合。有明显错位的骨折,经复位固定后,应立即拍 X 光片或透视,以了解骨折复位情况。过 2～3 d 再拍片或透视复查,以便及时发现问题、及时处理。

(洪艳霞)

## 第二节 石膏绷带固定术

石膏绷带(plaster bandage)是常用的外固定材料之一,是将熟石膏粉撒在稀孔纱布绷带上,当石膏绷带遇温水浸泡后,包在患者需要固定的肢体上,5～10 min 即可硬结成形,并逐渐干燥坚固,对患肢起有效的固定作用。常见的石膏类型有石膏托、石膏夹板、石膏管型、躯干石膏及特殊类型石膏等。

### 一、适应证

(1)小夹板难于固定或不适合小夹板固定的骨折复位后的固定。

(2)关节损伤或脱位复位后的固定。

(3)骨、关节炎症的局部制动。

(4)周围神经、血管、肌腱断裂或损伤,手术修复后的制动。

(5)畸形矫正术后,维持和固定矫正后的位置。

(6)病理性骨折。

### 二、禁忌证

(1)全身情况差,如心、肺、肝、肾功能不全等。

(2)伤口发生或疑有发生厌氧菌感染。

(3)孕妇禁忌做躯干部大型石膏。

(4)新生儿、婴幼儿以及年老体弱者不宜做大型石膏。

## 三、护理措施

1.操作前的准备和护理

(1)解释说明:向患者和家属做好解释,说明石膏固定的目的和意义,取得患者和家属的配合。

(2)局部准备:X线片,以备术后对照。局部皮肤清洁并擦干,有伤口应更换敷料。观察局部皮肤有无破损、溃疡等,记录并及时报告医师。

(3)用物准备:包括石膏绷带卷,水桶内盛35～45 ℃水,石膏刀,剪,衬垫,支撑木棍,卷尺和有色铅笔等。

(4)体位准备:一般取关节功能位,特殊情况根据需要摆放。由专人扶持保护。

2.操作中配合

(1)放置衬垫:在石膏固定处的皮肤表面覆盖一层衬垫,防止局部受压。

(2)浸透石膏:将石膏绷带卷平放并完全浸没到温水中,待石膏完全浸透,停止冒气泡后,两手持绷带卷两头取出,并向中间轻挤,以挤出过多的水分。

(3)包扎:使石膏绷带卷贴着肢体由近侧向远侧滚动,保证各层贴合紧密且平整。

(4)捏塑:石膏绷带包至一定厚度或达到要求厚度但尚未硬固时,可用手掌在石膏绷带上的一定部位予以适当而均匀的、平面性的压力,使石膏绷带能符合肢体轮廓,以增强石膏绷带对肢体的固定性能。石膏绷带包成后,要进行修理,使边缘整齐、表面光滑。四肢石膏绷带应暴露手指、足趾,以便观察肢体血液循环、感觉和运动功能等,同时可进行康复训练。

(5)包边:将石膏内面的衬垫稍向外拉出,包在石膏边缘;若石膏内无衬垫,可用一条宽胶布沿石膏边包起,使边缘整齐。

(6)标记:用记号笔在石膏外标明石膏固定日期和类型。

(7)干燥:一般自然风干,天气较冷时可用电吹风吹干。

(8)开窗:为便于检查伤口、拆除缝线、更换敷料或解除骨突处的压迫,可将管型石膏开窗。方法:先在预定的部位用笔标示,然后用石膏刀沿标示向内斜切,边切边将切开的石膏边向上提拉,以便继续切削。窗洞开好后,应修齐边缘。已开窗的石膏须用棉花填塞于石膏窗内,或将石膏盖复原后再用绷带稍加压包紧,以防止软组织向外突出。

3.操作后的护理

(1)石膏干固前的护理

1)加快干固:石膏从硬固到完全干固需24～72 h,应创造条件加快干固,可适当提高室温或用灯泡烤箱、红外线照射烘干。但应注意石膏传热灼伤皮肤,故温度不宜过高。干固前,应用软垫妥善垫好石膏肢体。

2)妥善搬运:用手掌平托石膏固定的肢体,维持肢体的位置,避免石膏折断。

3)体位护理:术后8 h内禁止翻身,过8～10 h可协助翻身。翻身及改变体位时应注意保护石膏,避免折断。四肢包扎石膏时需将患肢抬高,以预防肢体肿胀及出血。石膏背心及人字型石膏患者不要在头及肩下垫枕,避免胸腹部受压。下肢石膏应防止足下垂和足外旋。

4)注意保暖:寒冷季节注意保温。未干固的石膏需覆盖毛毯时,应用支架托起。

(2)石膏干固后的护理

1)病情观察:①观察皮肤的色泽、温度:石膏边缘处皮肤有无颜色和温度改变、有无压疮。对于石膏下皮肤可借助手电筒和反光镜观察。②末梢血液循环:观察石膏固定肢体的末梢血液循环情况,注意评估“5P”征,即疼痛(pain)、苍白(pallor)、感觉异常(paresthesia)、麻痹(paralysis)及脉搏消失(pulseless),积极预防骨-筋膜室综合征的发生。出现上述表现应立即报告医师。③石膏情况:有无潮湿、污染、变形或断裂,有无过紧或过松,有无异常“热点”。④感染迹象:注意有无生命体征变化,石膏内有无异味,有无血象异常等。⑤石膏综合征:注意躯体石膏固定的患者有无持续恶心、反复呕吐、腹胀及腹痛等石膏综合征表现。⑥出血或渗出:注意石膏下有无出血或渗出。若血液或渗出液渗出石膏外,用笔标记出范围、时间,详细记录,并报告医师。必要时协助医师开窗以彻底检查。

2)皮肤护理:对石膏边缘及受压部位的皮肤予以理疗。保持石膏末端暴露的手指和(或)足趾、指和(或)趾甲清洁,以便观察。注意勿污染及弄湿石膏。避免将异物放入石膏内、搔抓石膏下皮肤和将石膏内衬垫取出。

3)石膏清洁:保持石膏清洁干燥,石膏污染时可用布蘸洗涤剂擦拭,清洁后立即擦干。及时更换断裂、变形和严重污染的石膏。

4)石膏切开及更换:肢体肿胀时,可将石膏切开。石膏管型固定后,若因肢体肿胀消退或肌萎缩而失去固定作用时,应予重新更换,以防骨折错位。

5)预防并发症:常见并发症包括缺血性肌挛缩或肢体坏死、压疮、坠积性肺炎、失用性骨质疏松及化脓性皮炎等。应注意观察末梢循环,保护骨隆凸部位,避免受压。定时翻身、叩背、咳痰。指导患者进行康复训练。

6)功能锻炼:每日坚持主动和被动活动,防止肌萎缩、关节僵硬、失用性骨质疏松。指导患者加强未固定部位的康复训练,如臂部石膏固定者可活动肩关节及指关节。固定部位可进行等长收缩。在病情许可的情况下,鼓励患者尽可能生活自理,以增进患者的独立感及自尊。

7)石膏拆除:拆石膏前需向患者解释,石膏下的皮肤一般有一层黄褐色的痂皮或死皮、油脂等;其下的新生皮肤较为敏感,应避免搔抓,可用温水清洗后涂一些润肤霜等保护皮肤,每日按摩局部。同时,由于长时间固定不动,开始活动时肢体可能产生一些新的不适或疼痛,以后可逐渐减轻。

(洪艳霞)

## 第三节　止血技术

急性出血是外伤后早期致死的主要原因。成人的血液约占自身体重的8%,当失血量达到总血量的20%以上时,出现明显的休克症状。当失血量达到总血量的40%时,就有生命危险。社区常用的急救止血方法有以下几种。

### 一、指压止血法

用手指在伤口上方(近心端)的动脉压迫点上,用力将动脉血管压在骨骼上,中断血液流通,达到止血目的。

1. 颞浅动脉止血

用拇指或食指在耳屏前稍上方正对下颌关节处用力压，用于头顶及颞部出血。

2. 面动脉止血

用拇指或食指在下颌角前约 1.5 cm 处，将面动脉压在下颌骨上，用于下颌部及颜面部出血。

3. 锁骨下动脉止血

用拇指或其他四指压迫伤侧锁骨上窝中部搏动点，将锁骨下动脉压在第 1 肋骨上，用于肩部、腋部及上臂出血。

4. 股动脉止血

在腹股沟中点稍下方，用两手拇指重叠施以重力压迫止血，用于大腿、小腿、脚部的动脉出血。

5. 肱动脉止血

将患者上肢外展外旋，并屈肘抬高上肢，用拇指或四指在肱二头肌内侧沟中部，向肱骨方向压迫止血，用于手、前臂及上臂下部出血。

6. 尺、桡动脉止血

用双手在腕关节内外侧将尺、桡动脉压在尺、桡骨上，用于手部出血。

7. 胫前、后动脉止血

用双手拇指分别压迫足背中部近踝关节处的搏动点和足跟与内踝之间的搏动点止血，用于足部出血。

## 二、止血带止血法

用于四肢较大动脉出血。止血带止血法是在万不得已时才可以采用的，因为结扎止血带后就完全阻断了受伤肢体的血液，结扎时间过长容易使受伤肢体发生坏死。所以采用止血带止血时要每隔三四十分钟放松 1 次，每次放松时间约 1 min。在现场选用止血带前，可先用软织物加压临时止血，与此同时，可选用弹性好的橡皮管或橡皮带作为止血带。上止血带前应先将伤肢抬高，尽量使静脉回流，在出血的上端（近心端），先用毛巾、衣服或其他软织物垫好，将止血带适当拉长，缠绕肢体两圈，在外侧打结固定，靠止血带的弹性压迫血管，达到止血的目的。

## 三、加压包扎止血法

用于小动脉、静脉、毛细血管出血。轻者伤口覆盖敷料、手帕等后，以手指或手掌直接压迫数分钟，再加压包扎止血。

重者先用消毒纱布垫覆盖伤口后，再用棉花团、纱布卷或毛巾、帽子等折成垫子，放在伤口敷料上面，然后用三角巾或绷带紧紧包扎，以达到止血目的。

（洪艳霞）

# 第四节 外伤包扎技术

体表各部位的伤口除需要采用暴露疗法外，均需包扎。包扎的目的是：保护伤口，防止感染和再损伤；加压包扎止血；固定敷料、限制肢体活动及骨折固定等。

包扎材料有卷轴绷带、三角巾、四头带等，紧急情况下可就地取材，如清洁毛巾、衣服、手帕、床单等均可用于包扎。

## 一、卷轴绷带包扎法

选择宽度合适的绷带卷，不使用潮湿或污染的绷带，包扎四肢应自远心端开始，指(趾)尽量外露，以便观察血循环。每包扎一周应压住前一周的1/3～1/2，包扎开始与终末时均需环绕两周，包扎结束时不要在身体受压部位或伤口上面打结。包扎时用力要均匀，松紧适度，达到牢固、舒适、整齐、美观的要求。基本包扎方法如下。

1.环形包扎法

在包扎部位原处环形重叠缠绕，第一周可以斜缠绕，第二、第三周作环形缠绕，并将第一周斜出圈外的绷带角折回圈内压住，可防止绷带松动滑脱。该法适用于肢体粗细一致的部位，如颈、腕、胸、腹等处，或绷带包扎开始与结束时。

2.蛇形包扎法

蛇形包扎法又称斜绷法，先将绷带以环形包扎法缠绕数圈，然后以绷带宽度为间隔，斜形上缠，各周互不遮盖。该法用于临时固定敷料或夹板。

3.螺旋形包扎法

先将绷带在要包扎部位的远端环形绕两圈，然后将绷带绕肢体螺旋状缠绕，后一周压住前一周的1/3～1/2。该法适用于肢体粗细相近的部位，如上臂、大腿、躯干等。

4.螺旋反折形包扎法

螺旋反折形包扎法又称折转法，在螺旋形的基础上每周反折成等腰三角形，每次反折处需对齐，以保持美观。该法适用于包扎肢体粗细不均的部位，如小腿、前臂等。

5.回返形包扎法

适用于包扎头顶或残肢端。第一圈自顶端正中开始，分别向两侧回返，直至顶端包没为止，再进行环形包扎以固定，比较有代表性的是头部帽状包扎法。

6.“8”字形包扎法

在伤处上下，将绷带由上而下，再由下而上，按“8”字的书写路径包扎，交叉缠绕，每周遮盖上周的1/3～1/2。该法常用于包扎关节处以及前臂、小腿等。

## 二、三角巾包扎法

三角巾是各种创伤最常用的现场包扎用品，由边长为1 m的正方形白布对角剪成两块制成，适用于身体任何部位的包扎，使用方便，包扎面积大。三角巾可折成条带、燕尾巾使用。条带：将三角巾顶角折向底边中央，然后根据需要折叠成一定宽度的条带；燕尾巾：从三角巾顶角偏左或偏右的位置到底边中点对折，将三角巾折叠成燕尾形，可根据包扎部位的不同调整燕尾巾夹角的大小；双燕尾巾：将两条单燕尾巾联结在一起便成为双燕尾巾。三角巾包扎的操作要领是：边要固定，角要拉紧，中心要伸展。

1.头部包扎法

(1)帽式包扎法:将三角巾的底边向上反折约 3 cm,其正中部放于伤员的前额,与眉平齐,顶角拉向头后,三角巾的两底角经两耳上方,拉向枕后交叉,交叉时将顶角压在下面,然后绕到前额,打结固定。

(2)风帽式包扎法:将三角巾顶角和底边中点各打一结,做成风帽状,将顶角结放于额前,底边结放在枕部下方,包住头部,两底角拉紧,向外反折包绕下颌,然后拉到枕后,打结固定。

2.面部包扎法

采用面具式包扎法,将三角巾顶角打一结,顶角结放在下颌,底边平放于头顶并拉向枕后,将底边左、右角提起拉紧,交叉压住底边,两头绕至前额打结,在眼、鼻、口处分别剪一小孔。也可反式包扎,即将三角巾顶角的结放于头顶,然后将三角巾罩于面部,将左、右两角拉到枕后交叉,将底边左、右角提起拉紧,交叉至前额打结,在口、鼻、眼处分别剪一小孔。

3.眼部包扎法

做单眼包扎时,将三角巾折成 4 指宽带状,将其 2/3 向下,1/3 向上斜放在伤眼上,下侧长端经伤眼侧耳下向后绕至健侧耳上至前额,与另一端相交,并压在其上,随之将短侧端压在健侧眉上,向下、向外反折并拉向枕后,与对侧长头在健侧额部打结。做双眼包扎时,将三角巾叠成四指宽的长条,其中央部斜压于一侧伤眼,下端经耳下绕枕后从对侧耳上至额部压住另一端,再将布带上端反折向下,盖住另一伤眼,再绕至耳下,经枕下至对侧耳上打结。

4.下颌部包扎法

将三角巾底边折至顶角呈四横指宽,留出顶角及系带,将顶角及系带放于后颈正中,两端往前,左端包裹下颌,至伤员右耳前与右端交叉,两端分别经耳前与下颌部,在头顶连同系带拉上一同打结。

5.肩部包扎法

单肩包扎时,三角巾折成燕尾巾,把燕尾巾夹角朝上,放在伤侧肩上。燕尾巾底边包绕上臂上部打结,然后两燕尾角分别经胸、背拉到对侧腋下打结。双肩包扎时,将三角巾折成双燕尾巾,两燕尾角等大,夹角朝上对准项部,燕尾披在双肩上,两燕尾角分别经左、右肩拉到腋下与燕尾底角打结。

6.上肢包扎法

将三角巾一底角打结后,套在伤侧手上,结之余头留长些备用,另一底角沿手臂后侧,拉到对侧肩上,顶角包裹伤肢,前臂屈至胸前,拉紧两底角打结。

7.胸部包扎法

(1)单胸包扎:将三角巾底边横放在胸部,位于伤部下方,顶角越过伤侧肩,垂向背部,三角巾的中部盖在胸部的伤处,两端拉向背部打结,顶角也和该结一起打结。

(2)双胸包扎:将三角巾折成两角相等的双燕尾巾,底边反折一道边,横放于胸部,两角向上,分放于两肩上并拉至颈后打结,再用顶角带子绕至对侧腋下打结。

三角巾、燕尾巾包扎背部方法与胸部相同,只是位置相反,结打于胸部。

8.下腹部包扎法

(1)燕尾巾包扎下腹部:燕尾巾底边系带围腰打结,夹角对准大腿外侧中线,前角大于后角并压住后角,前角经会阴向后与后角打结。

(2)三角巾包扎下腹部:三角巾顶角朝下,底边横放于脐部,拉紧底角至腰部打结,顶角经会阴拉至臀上方，同底角打结。

臀部包扎方法与下腹部包扎相同，只是方向相反。

9.小腿和足部包扎法

将脚放在三角巾近底边的一侧，提起较长一侧的巾腰包裹小腿打结，再用另一边底角包足，绕脚腕打结于踝关节处。

10.膝关节包扎法

先将三角巾折成适当宽度的带，然后将其中部放在膝盖上，两端拉至膝后交叉，一端在上，一端在下，再由前向后绕至膝外侧打结。该法适用于四肢各部位伤口的包扎。

## 三、四头带包扎法

将绷带的两头剪开即成“四头带”，常用于下颌、枕、额等部位包扎。

## 四、包扎的注意事项

(1)根据包扎部位，选用宽度适宜的绷带或大小合适的三角巾。

(2)患者安置在舒适体位，包扎的肢体必须保持在功能位置，如包扎肘关节时，应将肘关节屈成 90°，前臂半旋前，拇指垂直指向上；包扎膝关节时，应置膝关节于轻度屈曲位。需要抬高肢体时，应给予适当的扶托。

(3)包扎前应清洁、擦干包扎部位皮肤，皱褶处如腋下、腹股沟等，应用棉垫或纱布作为衬垫，骨隆突处也用棉垫保护。

(4)包扎伤口时，先盖上消毒纱布，然后再用绷带等包扎。操作谨慎，不要触及伤口，以免加重疼痛或导致伤口出血及污染。

(5)包扎时，左手拿绷带头端贴于包扎部位，并拉紧固定，右手拿绷带卷，带卷朝上，一边包扎一边松开带卷，先环绕两圈固定绷带头，再按需要包扎。

(6)包扎时，从远心端向近心端包扎，松紧要适宜，过紧会影响局部血液循环，过松易致敷料脱落或移位。绷带固定的结应放在肢体的外侧，忌在伤口上、骨隆突处或易于受压的部位打结。

(7)解除绷带时，以两手互相传递松解。紧急情况下或绷带已被伤口分泌物浸透干涸时，可用剪刀剪开。

(洪艳霞)

# 第五节 肠梗阻

肠梗阻(intestinal obstruction)是指肠内容物由于各种原因不能正常运行、顺利通过肠道的病理状况，是外科常见的急腹症之一。

## 一、病因与分类

1.按肠梗阻发生的基本原因分类

(1)机械性肠梗阻(mechanical intestinal obstruction)：最常见，是由于各种原因引起肠腔变窄，使肠内容物通过发生障碍的病理状况。主要原因有：①肠腔堵塞：如寄生虫、粪块、结石、异物等。②肠管受压：如粘连带压迫、肠扭转、嵌顿疝或肿瘤压迫等。③肠壁病变：如先天性肠道闭锁、炎症性狭窄、肿瘤等。

(2)动力性肠梗阻(dynamic intestinal obstruction)：较少见，是由于神经反射或毒素刺激引起肠壁肌功能紊乱，使肠蠕动丧失或肠管痉挛，以致肠内容物不能正常运行，而无器质性的肠腔狭窄的病理状况。其可分为麻痹性肠梗阻(paralytic ileus)和痉挛性肠梗阻(spastic ileus)两类。前者常见于急性弥漫性腹膜炎、腹部大手术、腹膜后血肿或感染等。后者少见，可见于肠道功能紊乱和慢性铅中毒等。

(3)血运性肠梗阻(vascular intestinal obstruction)：因肠系膜栓塞或血栓形成，使肠管血运障碍，继而发生肠麻痹，肠内容物不能通过。

2. 按肠壁血运有无障碍分类

(1)单纯性肠梗阻：仅有肠内容物通过受阻，无肠壁血运障碍。

(2)绞窄性肠梗阻(strangulated intestinal obstruction)：肠内容物通过受阻，同时伴有肠壁血运障碍。此外，按肠梗阻发生的部位还可分为高位(空肠上段)和低位(回肠末段和结肠)肠梗阻；按肠梗阻的程度可分为完全性和不完全性肠梗阻；按肠梗阻发生的缓急可分为急性和慢性肠梗阻。若一段肠袢两端完全阻塞，如肠扭转，则称为闭袢性肠梗阻。上述各种类型的肠梗阻随病情发展，在一定条件下可以互相转化。

## 二、临床表现

1. 症状

尽管肠梗阻因其梗阻部位、发病原因、病变程度及起病急缓不同而有不同的临床表现，但其共同表现有腹痛、呕吐、腹胀和停止排便排气。

2. 体征

(1)腹部体征

1)视诊：单纯性机械性肠梗阻常可见腹胀、肠型和异常蠕动波；肠扭转时腹胀多不对称；麻痹性肠梗阻则全腹均匀腹胀。

2)触诊：单纯性肠梗阻腹壁较软，可有轻度压痛，但无腹膜刺激征；绞窄性肠梗阻时可有压痛性包块和腹膜刺激征。

3)叩诊：绞窄性肠梗阻时腹腔有渗液，可有移动性浊音；麻痹性肠梗阻则全腹呈鼓音。

4)听诊：机械性肠梗阻时，肠鸣音亢进，有气过水声或金属音；麻痹性肠梗阻者，肠鸣音减弱或消失。

(2)全身变化：肠梗阻初期，患者全身情况多无明显改变。肠梗阻晚期或绞窄性肠梗阻可出现眼窝凹陷、唇干舌燥、皮肤弹性差、尿少或无尿等明显脱水体征，还可出现血压下降、脉搏细速、呼吸急促、面色苍白、四肢厥冷等中毒和休克征象。

## 三、辅助检查

1. 实验室检查

(1)血常规：血红蛋白和血细胞比容升高，提示脱水和血液浓缩。白细胞计数及中性粒细胞比例增加，多见于绞窄性肠梗阻。

(2)血气分析和血生化项目:检查血气分析,血清 $Na^{+}$、$K^{+}$、$Cl^{-}$、尿素氮、肌酐的变化,可以了解酸碱平衡、电解质和肾功能的变化。

(3)呕吐物及粪便常规检查:若见大量红细胞或隐血试验阳性,应考虑肠管有血运障碍。

2. 影像学检查

(1)X 线检查:一般在肠梗阻发生 4~6 h,腹部立位或侧卧位平片,可见肠管扩张、积气及多个液平面。空肠梗阻时,空肠黏膜环状皱襞可显示"鱼肋骨刺"状改变。回肠扩张的肠袢多,可见"阶梯状"的液平面。肠扭转时可见孤立、突出胀大肠袢。麻痹性肠梗阻时,胃内影增大,小肠、结肠全部胀气。蛔虫堵塞者,可见肠腔内成团的蛔虫成虫体阴影。

(2)钡灌肠或 CT 检查:可明确梗阻的部位和性质,能排除肠套叠、乙状结肠扭转或结肠肿瘤等。

3. 腹腔穿刺

可抽出白色或血性液体。

## 四、治疗原则

治疗原则是尽快解除梗阻和纠正因梗阻引起的全身性生理紊乱。

1. 基础疗法

既可作为非手术治疗的措施,又可为术前准备。

(1)禁食、胃肠减压:是治疗肠梗阻的重要措施之一。通过胃肠减压吸出胃肠道内的积气、积液,可以减轻腹胀,降低肠腔内压力,恢复肠壁血运,减少肠腔内的细菌和毒素,从而改善和缓解局部病变和全身情况。

(2)纠正水、电解质及酸碱平衡失调:补液的种类和量应根据呕吐情况、脱水体征、尿量、尿比重及血液浓缩程度、血清电解质及血气分析结果等确定。

(3)防治感染和中毒:遵医嘱合理应用抗生素,注意观察药物疗效及毒副反应。

(4)支持和对症治疗:禁食期间,遵医嘱给予肠外营养支持;高热者,及时行物理或药物降温,并评估降温效果。

2. 解除梗阻

(1)非手术治疗:适用于单纯性粘连性肠梗阻、痉挛性或麻痹性肠梗阻、蛔虫或粪块堵塞引起的肠梗阻、肠结核等炎症引起的不完全性肠梗阻和肠套叠早期。具体措施除上述基础治疗外,还包括口服或胃肠道灌注植物油、腹部按摩及针刺疗法等。

(2)手术治疗:适用于各种类型的绞窄性肠梗阻,肿瘤、先天性肠道畸形引起的肠梗阻及非手术治疗无效者。原则是在最短时间内,以最简单的方法解除梗阻或恢复肠腔的通畅。手术方式有粘连松解术、肠切开取出异物术、肠切除吻合术、肠扭转复位术、短路手术、肠造口或肠外置术等。

## 五、护理评估

1. 术前评估

(1)健康史:评估患者的一般情况,有无感染、饮食不当、饱餐后剧烈运动、过度疲劳等诱因,既往有无手术史、外伤史、过敏史及各种急慢性肠道疾病史等。

(2)身体状况

1)局部:评估患者腹痛、腹胀、呕吐、停止排气排便的程度,呕吐物、排泄物、胃肠减压抽出液的颜色、性状和量，有无腹膜刺激征及其范围。

2）全身：评估患者的意识状况、生命体征及尿量等变化，有无眼窝凹陷、皮肤弹性降低等脱水体征，有无出现水、电解质及酸碱失衡或休克征象。

3）辅助检查：了解血生化、X线、钡灌肠或CT等检查结果，以判断病情。

（3）心理和社会支持状况：评估患者和家属对肠梗阻及其治疗方法、预后状况的认知程度，判断有无焦虑或恐惧；了解患者家庭的经济承受能力和社会支持状况。

2.术后评估

（1）手术情况：了解麻醉类型、手术方式及术中情况等，以判断病情及预后。

（2）康复状况：评估生命体征的变化，肠蠕动恢复情况；观察切口愈合及引流液的颜色、性状和量；了解有无发生肠粘连、腹腔内感染或肠瘘等并发症。

（3）心理和社会支持状况：了解患者有无紧张、焦虑、恐惧等负性心理；评估患者和家属对术后康复知识的认知程度。

## 六、主要护理诊断/问题

1.体液不足

体液不足与呕吐、肠腔积液有关。

2.疼痛

疼痛与肠蠕动增强、肠麻痹有关。

3.体温升高

体温升高与肠腔内细菌繁殖和毒素吸收有关。

4.低效性呼吸形态

低效性呼吸形态与腹胀、腹痛有关。

## 七、护理措施

1.术前护理

（1）饮食护理：患者应禁饮食。若出现排气、排便，腹痛、腹胀消失等梗阻缓解症状，可考虑进流质饮食，忌食产气的甜食和牛奶等。视病情逐步恢复正常饮食。

（2）胃肠减压：保持胃管通畅，维持有效的负压引流。严密观察和准确记录引流液的颜色、性状和量，若发现有血性液体，应警惕绞窄性肠梗阻的可能。

（3）体位护理：生命体征平稳后可取半卧位，使膈肌下降，减轻腹肌紧张，有利于患者的呼吸。

（4）呕吐的护理：呕吐时头偏向一侧，避免误吸引起吸入性肺炎或窒息；及时清除口腔内呕吐物，给予漱口，保持口腔、颜面部清洁。观察记录呕吐出现的时间、次数以及呕吐物的颜色、性状和量。

（5）用药护理：①遵医嘱合理应用抗生素，有效地防治细菌感染，减少毒素吸收。②对于无肠绞窄或肠麻痹者，可遵医嘱应用阿托品类抗胆碱药物解除胃肠道平滑肌痉挛。未明确诊断者，禁用吗啡类止痛剂，以免掩盖病情。

（6）病情观察：定时测量体温、脉搏、呼吸、血压；严密观察腹痛、腹胀、呕吐及腹部体征等变化；准确记录液体出入量；及时了解患者各项实验室指标。若出现以下情况，应考虑发生绞窄性肠梗阻的可能，其临床特点为：①经积极非手术治疗而临床表现未见明显改善。②腹痛发作急骤，开始即为持续性剧烈疼痛，或持续性疼痛伴阵发性加重。③腹胀不对称，腹部有局部隆起或触痛性肿块。④呕吐出现早、剧烈而频繁。⑤出现腹膜刺激征，肠鸣音可不亢进。⑥呕吐物、胃肠减压液、肛门排出物为血性，或腹腔穿刺抽出血性液体。⑦腹部 X 线检查可见孤立、突出胀大的肠袢，位置固定不变。⑧病情进展迅速，早期即可出现休克，抗休克治疗无效。

2.术后护理

(1)一般护理

1)体位：术后生命体征平稳，可取半卧位，以利于呼吸和引流，避免形成腹腔脓肿。

2)饮食：禁食期间给予静脉补液和营养支持，待肠蠕动恢复后，可拔除胃管，试进少量流质饮食。进食后若无不适，可逐步过渡至半流质饮食、普食。肠切除肠吻合术后，应适当推迟进食时间。

3)活动：术后应早期活动，协助患者翻身和活动肢体，在病情允许的情况下，鼓励患者尽早下床活动，以促进肠蠕动恢复，防止肠粘连。

(2)病情观察

1)监测生命体征：严密观察患者的体温、脉搏、呼吸、血压等变化，全麻未醒前应有专人护理。病情平稳后，每 1～2 h 测量 1 次生命体征。

2)切口护理：保持局部切口清洁、敷料干燥。注意观察切口有无红肿、渗血、渗液等，一旦发现异常情况，应及时通知医师，并协助处理。

3)引流管护理：肠切除吻合术后常留置胃肠减压和腹腔引流管。应妥善固定，保持引流通畅，避免受压、扭曲或折叠；观察并记录引流液的颜色、性状和量。

(3)并发症的观察与护理

1)粘连性肠梗阻：患者再次出现腹部阵发性疼痛、腹胀、呕吐等症状，应立即通知医师，遵医嘱给予患者口服液体石蜡、胃肠减压或做好再次手术的准备。

2)腹腔感染及肠瘘：注意观察患者术后腹痛、腹胀症状是否改善，肛门恢复排气、排便的时间等。若患者腹部胀痛，持续发热，白细胞计数增高，腹壁切口红肿，或腹腔引流管周围流出较多带有粪臭味的液体，同时出现局部或弥漫性腹膜炎表现，应高度警惕腹腔感染及肠瘘的可能，及时通知医师并协助处理。

## 八、健康教育

1.饮食指导

注意饮食卫生，养成良好的饮食习惯，忌暴饮暴食，避免生、冷、硬及刺激性食物，避免腹部受凉及餐后剧烈运动。

2.保持大便通畅

嘱患者每日进行适量的体育活动，多食新鲜的水果和蔬菜，防止发生便秘。老年便秘者，可适当服用缓泻剂，避免用力排便。

3.就诊指导

指导患者进行自我监测，若出现腹痛、腹胀、呕吐等不适时，应及时就诊。

（刘　云）

# 第六节　泌尿系统损伤

泌尿系统损伤包括肾、输尿管、膀胱及尿道的损伤，常是胸、腹、腰部或骨盆损伤的合并伤，其中以男性尿道损伤最多见，肾、膀胱损伤次之，输尿管损伤最少见。

## 一、肾损伤

肾的实质较脆弱，被膜薄且有张力，受到暴力打击时可发生肾损伤。

### (一)护理评估

1.健康史

了解患者受伤时间，暴力强度、性质与作用部位。

2.目前身体状况

(1)局部：肾损伤的表现、程度及分类，有无血尿、尿外渗。

(2)全身：重点评估生命体征和重要脏器功能，有无休克及休克的程度。

(3)辅助检查：血、尿常规检查，B超、CT检查，有关手术耐受性检查。

3.心理-社会支持状况

评估患者是否因对伤情的严重性和手术的危险性产生焦虑、恐惧。评估患者家庭和社会的支持程度，尤其是经济支持能力。

4.病因分类

(1)开放性损伤：因刀刃、枪弹等锐器导致的损伤。

(2)闭合性损伤：腰腹部受撞击、跌打、挤压或肋骨、椎骨横突骨折片刺伤肾。

5.临床表现

(1)失血性休克：严重肾损伤及合并其他脏器损伤时，因创伤和失血发生休克，重则危及生命。

(2)血尿：血尿是最常见症状。其严重程度与损伤程度有关，如肾挫伤为轻微血尿，肾裂伤见大量肉眼血尿。血尿也可与损伤程度不一致，如血块堵塞、输尿管断裂等原因，血尿则不明显或无血尿。

(3)腰腹部疼痛：肾损伤后出现腰部、上腹或全腹痛。肾实质损伤多为钝痛；血块通过输尿管时为绞痛；血、尿外渗至腹膜，出现全腹痛。

(4)腰腹部肿块：腰腹部肿块是由肾周围血肿或尿外渗形成不规则的弥散性肿块。

(5)发热：尿外渗易继发感染并形成肾周脓肿，出现全身中毒症状。

6.辅助检查

(1)实验室检查

1)血常规：红细胞计数减少，血红蛋白与血细胞比容持续降低。

2)尿常规：镜下见大量红细胞。

(2)影像学检查：按照病情程度，有选择性地应用以下检查：B超，了解肾损伤程度；CT，为首选检查，可显示肾实质裂伤、血肿及尿外渗范围。

7.诊断

(1)症状与体征：腰腹部或下胸部外伤史，伴随程度不等的血尿、腰腹部疼痛和不规则的腹部肿块即可初步诊断肾损伤。

(2)怀疑肾损伤者:依据血常规、尿常规、B超CT检查结果可明确诊断。

8.治疗

(1)急症处理:肾损伤合并休克者,紧急抢救同时做好术前准备。

(2)非手术治疗:绝对卧床休息,严密观察生命体征、血尿变化,及时有效补充血容量,抗生素预防感染,使用止痛、镇静和止血药物等。

(3)手术治疗:严重肾裂伤、肾蒂损伤及肾开放性损伤患者,应尽早施行手术。常见手术方式包括肾修补术、肾部分切除术、肾切除术。

非手术治疗期间发生以下情况,也须施行手术治疗:①经抗休克治疗生命体征未见改善。血尿逐渐加重,血红蛋白和红细胞比容继续降低。③腰、腹部肿块明显增大。④腹腔脏器损伤。

## (二)主要护理诊断/问题

1.疼痛

疼痛与肾实质损伤、血块阻塞输尿管有关。

2.组织灌注量的改变

组织灌注量的改变与肾实质损伤、肾蒂损伤引起的大出血有关。

3.有感染的危险

感染与肾周围血肿、组织坏死、尿外渗和引流无效有关。

4.恐惧/焦虑

恐惧/焦虑与突然受伤、惧怕手术和担心预后不良有关。

5.自理缺陷

自理缺陷与长期卧床有关。

## (三)护理目标

(1)患者疼痛减轻。

(2)患者能维持充足的循环血量。

(3)能有效地预防感染的发生,如发生感染能及时发现和控制。

(4)患者恐惧/焦虑程度减轻。

(5)患者卧床期间生活需要得到满足。

## (四)护理措施

1.术前护理

(1)严密观察病情变化:主要监测生命体征变化,每隔1～2 h测量1次,病情重者,缩短观察间隔时间,发生休克者,积极抗休克治疗。

(2)肾损伤非手术治疗的护理。休息:绝对卧床休息2～4周。早期活动可致再出血。病情观察:观察并测量腹部肿块大小变化,肿块渐大,说明有进行性出血;观察血尿颜色,每2～4 h一次,颜色加重,提示出血加重。维持体液平衡:根据病情补充血容量,维持足够尿量。对症治疗:疼痛明显者,镇静止痛,防止躁动以免加重出血;高热者行物理或药物降温。

(3)心理护理:肾损伤多为突发伤,患者承受严重心理应激,加之对血尿、绞痛的紧张焦虑和恐惧,护士应详细解释病情及手术的重要性,安慰患者,消除其顾虑,取得患者的配合。

(4)术前准备:凡有手术适应证者,做好各项术前准备工作,尽量不搬动患者,以免加重休克或损伤。

2. 术后护理

(1)一般护理：术后病情平稳者，取半坐卧位。需卧床 2～4 周。术后一般禁食 2～3 d，肛门排气、肠蠕动恢复后开始进食。因术后卧床时间长，协助患者多饮水，勤翻身，鼓励床上功能性锻炼。

(2)预防感染的护理：早期合理应用广谱抗生素，严格无菌护理操作。保持导尿管通畅，避免受压、堵塞或扭曲，病情稳定后及时拔除导尿管。

(3)伤口及引流管护理：切口及时换药，保持敷料干燥清洁。妥善固定引流管，保持通畅，防止滑脱，严密观察引流装置的颜色、性质、量以及气味。肾周围放置的引流装置，一般于术后 3～4 d 拔除；肾造瘘管一般于手术 12 d 后拔出，拔管前先夹管 2～3 d，患者无腰痛、发热等不良反应即可拔管；肾造瘘管长期放置者，应定时更换，第一次换管时间为术后 3～4 周，以后每 2～3 周换管 1 次。

## 二、输尿管损伤

输尿管位置深、管径小，周围有丰富的脂肪保护，一般不易损伤。临床上以医源性因素所致的损伤多见，近年来开展的输尿管镜取石术增加了输尿管损伤的概率。

### (一)护理评估

1. 健康史

询问是否有腹腔或盆腔手术史、外伤史，有无输尿管肾镜检查插管史及取石、套石史等。

2. 目前身体状况

(1)局部表现：有无尿性腹膜炎，有无血尿、尿量减少，有无腰、腹部压痛及腹膜刺激征。

(2)辅助检查：有无血尿及其程度，B 超检查结果。

3. 心理-社会支持状况

输尿管损伤多为医源性损伤，给患者和家属造成的心理伤害较大，术中必须仔细操作，避免误伤，一旦发生，积极处理。

4. 病因分类

(1)手术损伤：手术损伤多发生于后腹膜、盆腔手术，多为错夹、结扎误伤。

(2)器械损伤：器械损伤常因输尿管逆行造影或扩张时插入导管所致。

(3)外伤性损伤：外伤性损伤多见于腹部贯通伤、输尿管挫伤或断裂。

(4)放射性损伤：腹腔、盆腔放疗时，输尿管发生水肿、出血、坏死。

5. 临床表现

(1)症状：尿外渗时有腹膜炎表现，输尿管狭窄或梗阻时尿量减少、无尿。

(2)体征：腰、腹部压痛或腹膜刺激征，肾区包块。

6. 辅助检查

(1)实验室检查：输尿管挫伤可有镜下血尿，严重者则有肉眼血尿。

(2)影像学检查：B 超可发现腹膜腔积液和梗阻所致的肾积水。

7. 诊断

(1)症状与体征：症状与体征有腹膜炎、尿量减少、血尿、无尿或漏尿。

(2)怀疑输尿管损伤者：怀疑输尿管损伤者依据尿常规、B 超检查结果可协助诊断。

8.治疗

(1)输尿管挫伤或插管损伤不做特殊治疗。

(2)手术导致的输尿管损伤,应尽早发现,及时处理。酌情选择输尿管插管术、双J形输尿管支架引流、输尿管吻合修复术输尿管膀胱吻合术等。

(3)输尿管损伤时间长者,行肾造瘘术,过1～2个月再行修复。

### (二)主要护理诊断/问题

1.腹痛

腹痛与尿外渗、尿性腹膜炎有关。

2.血尿

血尿与输尿管黏膜损伤有关。

3.潜在并发症

潜在并发症为感染。

### (三)护理目标

(1)患者腹痛减轻或消失。

(2)患者尿化验正常。

(3)感染得到预防或控制。

### (四)护理措施

(1)鼓励患者多饮水,预防性应用抗生素。

(2)保持引流通畅,双J形输尿管支架引流的患者,留管7～10 d后,经膀胱镜拔除;输尿管吻合修复术的患者,留置输尿管支架3～4 周;腹腔内放置的引流物品,一般于术后3～5 d拔除。

(3)诊断不明时,慎用止痛药。

## 三、膀胱损伤

膀胱充盈时,膀胱壁变薄,伸展到下腹部,受到暴力作用时易发生膀胱损伤。

### (一)护理评估

1.健康史

评估下腹部外伤史,骨盆骨折史,盆腔、下腹部手术史,膀胱镜、尿道扩张检查史。

2.目前身体状况

(1)全身表现:是否合并骨盆骨折,有无休克。

(2)局部表现:膀胱损伤的病因、病理类型,有无腹膜炎,是否有血尿。

(3)辅助检查:导尿检查及试验结果、造影结果。

3.心理-社会支持状况

了解患者是否对伤情、手术风险产生恐惧或焦虑,家属的心理状态及对患者的支持程度,对术后的护理配合及有关康复知识的掌握程度。

4.病因分类

(1)开放性损伤:多为锐器所致,形成各种尿瘘。

(2)闭合性损伤:膀胱充盈时受到暴力,如踢伤、击伤和跌伤导致的损伤,骨盆骨折断端也可刺破膀胱;难产时,胎头长久压迫致膀胱壁缺血性坏死。

(3)手术损伤:膀胱镜、尿道扩张等器械检查可造成膀胱损伤。盆腔、下腹部手术也可误伤膀胱。

5.临床表现

(1)全身表现:骨盆骨折合并大出血,常有休克。

(2)局部表现

1)膀胱挫伤:表现为下腹不适,小量终末血尿,短期内症状可逐渐消失。

2)膀胱破裂。①腹膜内破裂:弥散性腹膜刺激症状,如全腹压痛、肌紧张、移动性浊音等。②腹膜外破裂:下腹痛,血尿及排尿困难,不排尿,下腹膨胀、压痛及肌紧张。尿外渗和感染引起盆腔蜂窝织炎时,患者可有全身中毒表现。

6.辅助检查

(1)实验室检查:骨盆骨折合并膀胱损伤时,血红蛋白、红细胞计数急剧下降。

(2)其他检查:①导尿试验:如无尿道损伤,导尿管可顺利进入膀胱,若患者不能排尿,而导出尿液为血尿,应进一步了解是否有膀胱破裂。可保留导尿管进行导尿试验,抽出量比注入量明显减少或明显增多时,表示有膀胱破裂。②膀胱造影:经导尿管注入碘化钠或空气,拍摄膀胱前后位及斜位X线片,确定膀胱有无破裂。③膀胱镜检查:对膀胱瘘的诊断有帮助。但当膀胱内有活动性出血或不能容纳液体时,不可采用。

7.诊断

(1)临床表现:下腹部外伤、骨盆骨折后,出现腹痛、压痛、肌紧张等征象,除考虑腹内脏器损伤外,也应怀疑膀胱损伤。出现尿外渗、尿性腹膜炎或尿瘘时,诊断基本肯定。

(2)辅助检查:导尿检查及试验、膀胱造影等有助于诊断。合并休克者,积极抗休克。破裂者早用抗生素。

8.治疗

(1)膀胱挫伤:膀胱挫伤无须手术,予以适当休息、充分饮水、抗感染、镇静等,短期内可痊愈。

(2)腹膜外破裂:手术探查膀胱,修补缝合,并行耻骨上造瘘。

(3)腹膜内破裂:手术修补破裂膀胱,引流膀胱前间隙。

### (二)主要护理诊断/问题

1.组织灌注量不足

组织灌注量不足与出血、休克有关。

2.血尿

血尿与膀胱损伤、黏膜出血有关。

3.排尿异常

排尿异常与膀胱破裂、排尿功能受损有关。

4.有感染的危险

感染与膀胱破裂、尿外渗及尿性腹膜炎有关。

### (三)护理目标

(1)休克得到预防或纠正。

(2)患者的血尿减轻,直至消失。

(3)患者的排尿异常得到控制。

(4)感染得到预防或控制。

### (四)护理措施

1.全身护理

合并骨盆骨折者,伤后2 d内,严密观察生命体征,每1～2 h 1次;发生休克者,积极抗休克治疗。

2.症状护理

(1)膀胱挫伤:休息、抗感染、镇静等,短期内可痊愈。

(2)膀胱破裂:观察腹部表现,判断有无再出血。做好术前准备,向患者解释手术的重要性。给予营养丰富、易消化的食物,补液,保证抗生素输入,预防感染。观察术后引流情况,记录24 h尿液的颜色、性状、量,每日2次擦拭尿道口,导尿管在术后8～10 d拔除,置管时间长者,拔管前夹管1～2 d,以训练膀胱排尿功能。

## 四、尿道损伤

尿道损伤在泌尿系统损伤中最常见。几乎全部发生于男性,尤其是壶腹部和膜部。早期处理不当,可致狭窄、尿瘘。

### (一)护理评估

1.健康史

评估骑跨伤病史骨盆外伤史以及膀胱镜、尿道扩张检查与治疗史。

2.目前身体状况

(1)全身表现:是否合并骨盆骨折,有无休克。

(2)局部表现:尿道损伤的原因,有无尿道流血、会阴部剧烈疼痛以及血肿、尿外渗,有无排尿困难或尿潴留。

(3)辅助检查:试插导尿管是否成功,X线检查结果。

3.心理-社会支持状况

评估患者对病情、手术效果是否产生恐惧或焦虑心理,对疾病严重性的认知情况,对术后的护理配合及有关康复知识的掌握程度,了解其家庭的支持程度。

4.病因分类

(1)开放性损伤:开放性损伤多为锐器所致,形成阴茎、阴囊、会阴的贯通。

(2)闭合性损伤:壶腹部损伤多因骑跨式下跌,会阴部撞击硬物所致;膜部损伤常由骨盆骨折断端刺破或撕裂尿生殖膈所致。

5.临床表现

(1)休克:合并骨盆骨折时,因损伤、出血而导致休克。

(2)尿道流血:壶腹部损伤可见尿道外口流血,膜部损伤仅有少量血液流出,但可有血尿。

(3)腹部、会阴部疼痛:壶腹部损伤时会阴部肿胀、疼痛,排尿时加重。膜部损伤时下腹部疼痛,可伴压痛、肌紧张。

(4)排尿困难:尿道挫伤部分断裂,由于疼痛、水肿,可发生排尿困难。尿道完全断裂时,不能排尿,继发尿潴留。

6.辅助检查

(1)试插导尿管:严格无菌条件下试插导尿管,尿道仍然连续者,可顺利进入膀胱,否则插入困难。不可多次试插导尿管，以免加重损伤或导致不必要的感染。

(2)X线检查：怀疑骨盆骨折者，行骨盆前后位摄片。

7.诊断

(1)临床表现：伤处疼痛、尿道流血排尿困难、局部血肿及尿外渗，均应考虑尿道损伤。

(2)辅助检查：试插导尿管及X线检查有助于进一步明确损伤的部位及程度。

8.治疗

(1)紧急处理：骨盆骨折的患者应平卧，少搬动，合并休克时及时处理。暂不能手术者，可行耻骨上膀胱穿刺，引流尿液。

(2)非手术治疗：尿道挫伤、轻度裂伤，排尿困难或不能排尿，试插导尿管成功者，留置尿管1周，并用抗生素预防感染，采取止血措施。

(3)手术治疗

1)壶腹部断裂治疗：行尿道修补或断端吻合术，术后留置尿管2～3周。病情严重，暂时不可手术者，行耻骨上膀胱穿刺造瘘，3个月后再行尿道修补术。

2)膜部断裂治疗；若病情允许，骨折稳定，可行尿道会师复位术，留置尿管3～4周；若合并休克，骨折不稳定，暂行耻骨上膀胱穿刺造瘘，3个月后施行解除尿道狭窄的手术。

3)并发症治疗：最常见并发症是尿道狭窄，多见于后尿道，应定期施行尿道扩张术；后期狭窄者，切除瘢痕组织，行尿道端吻合术，严重者行尿道成形术。

### (二)主要护理诊断/问题

1.组织灌注量不足

组织灌注量不足与伤后出血有关。

2.有尿道出血的可能

尿道出血与尿道损伤有关。

3.排尿形态异常

排尿形态异常与尿道断裂、移位、狭窄有关。

4.疼痛

疼痛与损伤、血肿、尿外渗有关。

5.潜在并发症

潜在并发症为感染的危险、尿道狭窄等。

### (三)护理目标

(1)患者组织灌注量恢复，休克得到预防或纠正。

(2)患者尿道流血减轻，直至消失。

(3)患者恢复正常排尿或尿液得到引流。

(4)患者的疼痛与不适减轻。

(5)感染得到预防或控制。

### (四)护理措施

1.全身护理

合并骨盆骨折者须卧硬板床，减少搬动，积极抗休克。

2.非手术治疗的护理

维持输液，保证抗生素、止血剂输入；加强营养，鼓励患者多饮水；镇静、止痛，保证休息。

3.手术护理

(1)切口的护理:保持敷料干燥,渗出多时及时换药,防止大小便污染切口和敷料。

(2)留置导尿管及膀胱造瘘管的护理:记录 24 h 尿量,观察引流液的颜色与性状。保持各种引流管通畅,一旦阻塞,可用生理盐水冲洗。留置尿管治疗的患者,选择合适时间进行尿道扩张。耻骨上膀胱穿刺造瘘患者,术后 2 周左右夹管观察,排尿顺利者拔管,瘘口覆盖无菌敷料,5～7 d 自行愈合。长期留管者,采取适时夹管、间歇引流方式,以训练膀胱功能,防止膀胱肌无力。

(3)预防感染的护理:观察体温及白细胞变化。膀胱穿刺造瘘者,每天冲洗膀胱 1～2 次。观察尿外渗引流物的量、性状、颜色、气味,及时更换敷料。

(4)尿道扩张的护理:选择大小合适的尿道探子,定期扩张,严格无菌操作,动作轻柔。

(董红梅)

# 第七节 泌尿系统结石

结石是最常见的泌尿外科疾病之一。男、女性比例为 3∶1,好发于 25～40 岁,复发率高。发病有地区性,我国南方多于北方。

近年来,上尿路结石发病率明显提高,下尿路结石日趋减少。

## 一、肾和输尿管结石

肾和输尿管结石,又称上尿路结石。肾结石多原发,位于肾盂和肾盏。输尿管结石绝大多数来源于肾,多为单侧发病。

### (一)护理评估

1.健康史

评估年龄、性别、职业等个人生活史,泌尿系统感染、梗阻或异物病史。

2.目前身体状况

(1)症状体征:是否出现肾绞痛,疼痛性质、压痛部位、有无血尿、膀胱刺激征。

(2)辅助检查:尿常规、X 线片及造影。

3.心理-社会支持状况

了解患者和家属对结石的危害、手术、治疗配合、康复知识、并发症的认知程度和心理承受能力。

4.病因

结石成因不完全清楚,研究认为,脱落细胞和坏死组织形成的核基质与高浓度的尿盐以及尿中抑制晶体形成物质不足是尿结石形成的主要原因。

5.临床表现

该结石主要表现是与活动有关的疼痛和血尿,少数患者长期无症状。

(1)疼痛:较大的结石引起腰腹部钝痛或隐痛,活动后加重;较小的结石梗阻后出现绞痛,肾绞痛常突然发生,如刀割样,沿输尿管向下腹部、外阴部和大腿内侧放射,伴有面色苍白、出冷汗、恶心、呕吐、血压下降,呈阵发性发作。输尿管末端结石引起尿路刺激症状。尿内排出结石,对诊断有重要意义。

(2)血尿:血尿常在活动或剧痛后出现,为镜下血尿或肉眼血尿。

(3)脓尿:脓尿并发感染时可有高热、腰痛,易被误诊为肾盂肾炎。

(4)其他:梗阻引起肾积水,可触到肿大的肾脏。上尿路完全梗阻可导致无尿,继发肾功能不全。

6.辅助检查

(1)实验室检查

1)尿常规:可有红细胞、白细胞或结晶。

2)肾功能、血生化,有条件则化验尿石形成的相关因素。

(2)影像学检查

1)X线检查:95%以上的上尿路结石可在X线片上显影。

2)排泄性或逆行性尿路造影:排泄性或逆行性尿路造影对于确定结石的部位、有无梗阻及程度、对侧肾功能是否良好、鉴别钙化阴影等都有重要价值。

3)B超:可探及密集光点或光团。

7.诊断

(1)临床表现:典型的肾绞痛、血尿,首先考虑上尿路结石,合并肾区压痛、肾肿大,则可能性更大。

(2)检查结果:根据尿常规、X线片可初步诊断,泌尿系统造影可确定结石。

8.治疗

(1)非手术治疗:非手术治疗适用于直径小于0.5 cm的光滑圆形结石、无尿路梗阻、感染、肾功能良好者。

1)充分饮水,根据结石成分调节饮食。

2)根据结石性质选用影响代谢的药物。

3)酌情选用抗生素。以预防或控制尿路感染。

4)对症治疗:肾绞痛者,单独或联合应用解痉剂,酌情选用阿托品、哌替啶、孕酮等药物。

(2)体外冲击波碎石术:体外冲击波碎石术适用于直径小于2.5 cm的单个结石。有效率达90%左右。

(3)手术治疗:手术治疗对不适于上述治疗者选用。

1)非开放手术:包括输尿管镜取石或碎石术、经皮肾镜取石或碎石术、腹腔镜输尿管取石。

2)开放手术:包括输尿管、肾盂、肾窦切开取石和肾部分、全部切除术。

(4)中医中药:清热利湿,排石通淋。

### (二)主要护理诊断/问题

1.疼痛

疼痛与结石导致的损伤、炎症及平滑肌痉挛有关。

2.血尿

血尿与结石损伤肾及输尿管黏膜有关。

3.有感染的危险

感染与结石梗阻、尿液潴留有关。

4. 知识缺乏

缺乏有关疾病的病因、预防复发的相关知识。

### (三)护理目标

(1)患者的疼痛减轻。

(2)患者恢复正常排尿。

(3)感染得到预防或控制。

(4)患者能说出结石形成的原因及预防结石复发的方法。

### (四)护理措施

1. 非手术治疗的护理

(1)病情观察:注意排尿时是否有结石排出,观察排出尿液的颜色。

(2)促进排石:鼓励患者多饮水,指导患者适当运动,如跳跃跑步等。

(3)指导饮食、用药:根据结石成分指导饮食和用药,鼓励多食高纤维食物,少食高动物蛋白、高脂肪、高糖食物。

(4)肾绞痛的护理:卧床休息,选用恰当的物理疗法,遵医嘱应用止痛药。

2. 体外冲击波碎石术护理

(1)术前护理:包括心理护理和术前准备。

心理护理:解释治疗的原理、方法。

术前准备:术前 3 d 忌食产气食物,术前 1 d 服用缓泻剂,术晨禁饮食,术前排空膀胱。

(2)术后护理:包括体位、饮食指导、疗效护理。

体位:术后患者无不适,可变换体位,适当活动,以促进排石,巨大结石碎石后,采用患侧卧位。

饮食指导:术后大量饮水,无药物反应即可进食,硬膜外麻醉者术后 6 h 进食。

疗效护理:术后绞痛者,解痉镇痛;观察并记录排石情况,定时拍摄腹平片以了解排石效果。

3. 手术取石的护理

(1)术前护理:包括心理护理、术前准备。

心理护理:解释手术相关知识,安慰患者。

术前准备:皮肤准备,女性患者行会阴冲洗,输尿管结石术前 X 线片定位,以供手术参考。

(2)术后护理:包括病情观察、体位、输液与饮食、换药及引流管护理。

病情观察:观察并记录尿液颜色、性状、量,术后 12 h 尿中有鲜血且较浓,提示出血严重。

体位:术后 48 h 内,麻醉平稳后取半卧位,以利于呼吸及引流,肾实质切开者,卧床 2 周。

输液与饮食:输液利尿,以达到冲洗尿路和改善肾功能的目的;肠蠕动恢复、肛门排气即可进食。

换药及引流管护理:保持伤口敷料的清洁干燥,防止尿液浸湿。观察引流液的颜色、性状与量;正确安置引流袋,防止逆流;严格无菌条件下换管或冲洗;按时更换引流管,导尿管每周更换 1 次。

## 二、膀胱结石

膀胱结石常在膀胱内形成,也可来自肾脏。发病有地区性,多见于儿童及老年男性。

## (一)护理评估

1.健康史

评估是否有上尿路结石病史,饮水、饮食习惯。

2.目前的身体状况

(1)症状体征:是否有排尿突然中断的表现,是否伴随膀胱刺激征、血尿。

(2)辅助检查:X线、B超、膀胱镜检查。

3.心理-社会支持状况

评估患者和家属对结石、手术的危害及并发症的认知程度和心理承受能力。评估家庭和社会支持情况。

4.病因分类

(1)原发性结石:原发性结石与气候、饮水,营养不良和长期低蛋白饮食有关。

(2)继发性结石:继发性结石与膀胱憩室、异物、出口梗阻有关,也可从肾、输尿管移行而来。

5.临床表现

(1)症状:典型表现是排尿突然中断,合并耻骨上剧烈疼痛,向阴茎头部、尿道远端放射。小儿常于牵拉阴茎或变换体位后疼痛缓解并继续排尿,伴随出现尿频、尿急和排尿终末疼痛及终末血尿。

(2)体征:直肠指诊或双合诊可触及较大结石。

6.辅助检查

(1)X线检查:X线可显示绝大多数膀胱内结石。

(2)B超检查:B超可探及膀胱内结石声影,确定结石大小、形状、数目。

(3)膀胱镜检查:X线、B超不能确诊时首选。

7.诊断

根据典型病史、症状、体征、双合诊检查、X线及B超检查结果,一般确诊不难。膀胱镜不仅可以诊断,还可镜下取石。

8.治疗

小的膀胱结石可经尿道自行排出。

较大结石可行膀胱内碎石术,包括体外冲击波、液电冲击波、超声波碎石及碎石钳碎石、气压弹道碎石。无条件碎石者行膀胱切开取石术。

## (二)主要护理诊断/问题

1.疼痛

疼痛与结石导致的损伤、炎症及括约肌痉挛有关。

2.血尿

血尿与结石损伤膀胱黏膜有关。

3.排尿异常

排尿异常与结石导致梗阻、尿潴留有关。

## (三)护理目标

(1)患者的疼痛减轻。

(2)患者尿液正常。

(3)患者恢复正常排尿。

### (四)护理措施

(1)鼓励患者多饮水,观察结石排出情况。

(2)酌情应用抗生素,予以有效解痉止痛措施。

(3)经尿道碎石、取石后,观察出血的颜色、性状与量。

(4)耻骨上膀胱切开取石术后,保持切口清洁干燥,按时换药。术后留置尿管 7～10 d,保持通畅,一旦堵塞,可用生理盐水冲洗。

## 三、尿道结石

尿道结石多由肾、输尿管或膀胱结石移行而来,常因阻塞尿道就诊。多发生于1～10岁的儿童,90%为男性。

### (一)护理评估

1.健康史

评估是否有肾、输尿管、膀胱结石的病史。

2.目前身体状况

(1)症状体征:是否有尿痛和排尿困难的典型表现,是否合并急性尿潴留。

(2)辅助检查:尿道探子、X线及造影检查。

3.心理-社会支持状况

评估患者和家属对结石、手术的危害、并发症的认知程度。

4.临床表现

(1)症状:排尿时疼痛,前尿道结石疼痛局限在结石停留处,后尿道放射至阴茎头部或会阴部。结石阻塞尿道引起排尿困难,尿线变细、滴沥,甚至急性尿潴留。

(2)体征:后尿道结石经直肠指检触及,前尿道结石直接沿尿道体表扪及。

5.辅助检查

(1)尿道探子检查:尿道探子经尿道探查时可有摩擦音及碰击感。

(2)X线检查:X线可明确结石部位、大小及数目。

(3)尿道造影:可明确结石与尿道的关系。

6.诊断

根据肾、输尿管或膀胱结石病史及尿痛和排尿困难典型表现,辅助以尿道探子、X线检查结果,不难确诊。

7.治疗

(1)舟状窝结石:舟状窝结石直接用镊子取出或钳碎后取出,直径较大者,麻醉后切开尿道外口取出。

(2)前尿道结石:前尿道结石经尿道直接取出;若失败,可用金属探子将结石推回到尿道壶腹部后行尿道切开取石。

(3)后尿道结石:用金属探子将结石推回膀胱,再按膀胱结石处理。

### (二)主要护理诊断/问题

1.疼痛

疼痛与结石梗阻及尿道括约肌痉挛有关。

2. 排尿异常

排尿异常与结石梗阻、尿潴留以及感染有关。

3. 潜在并发症

潜在并发症为急性尿潴留。

### (三)护理目标

(1)患者疼痛减轻。

(2)患者恢复正常排尿。

(3)患者不发生并发症或及时解除症状。

### (四)护理措施

(1)尿道取石后,观察尿道出血的颜色、性状与量。

(2)尿道切开取石后,保持切口清洁干燥,按时换药。术后留置尿管 2 周左右,防止粘连、狭窄。

(3)术后尿道狭窄者,配合医师进行尿道扩张。

(董红梅)

# 第八节　泌尿系统感染

泌尿系统感染一般又称为尿路感染(urinarytractinfections,UTI),泌尿生殖系统感染主要是由病原微生物侵入泌尿、男生殖系统内繁殖而引起的炎症。尿路感染是最常见的感染性疾病之一,目前已是仅次于呼吸道感染的第二大感染性疾病。病原微生物大多为革兰阴性杆菌。由于解剖学上的特点,泌尿道与生殖道关系密切,且尿道外口与外界相通,二者易同时引起感染或相互传播。

## 一、护理评估

### (一)健康史

了解患者基本情况,包括年龄、职业、生活环境、饮食饮水习惯等。

### (二)相关因素

了解患者的既往史和家族史,包括每天排尿的次数、尿量,询问尿频、尿急、尿痛的起始时间,有无发热、腰痛等伴随症状,有无导尿、尿路器械检查等明显诱因,有无泌尿系统畸形、前列腺增生、妇科炎症等相关疾病病史。

询问患病以来的治疗经过、药物使用情况,包括药物名称、剂量、用法、疗程及其疗效、有无发生不良反应。

### (三)心理-社会支持状况

本病起病急,易反复发作,伴有尿路刺激征、血尿、乏力等不适的症状,应评估患者有无紧张、焦虑等不良心理反应。

### (四)病因

尿路感染的病原微生物主要是细菌,极少数为厌氧菌、真菌、支原体、病毒和滴虫等。诱发感染的因素主要有以下四个方面。

1.机体防御下降

局部抗感染能力及免疫功能下降均易诱发泌尿系统感染，如糖尿病、营养不良、肿瘤、妊娠及先天性免疫缺陷或长期应用免疫抑制剂治疗等。

2.尿路结石及梗阻因素

结石、梗阻、感染三者常相互促发，互为因果，如先天性泌尿生殖系统异常，结石导致尿液引流不畅，引起尿潴留，降低尿路及生殖道上皮防御细菌的能力。

3.医源性因素

如果留置导尿管造瘘管、尿道扩张、前列腺穿刺活检、膀胱镜检查等操作，都可能不同程度损害尿路上皮的完整性，易引入致病菌而诱发或扩散感染。

4.女性易感因素

由于女性尿道较短，容易招致上行感染，特别是经期更年期、性交时更易发生。

## （五）发病机制

正常人的尿道口皮肤和黏膜有一些正常菌群停留。在致病菌未达到一定数量及毒力时，正常菌群对于致病菌起到抑制平衡的作用，而膀胱的排尿活动又可以将细菌冲刷出去，所以正常人对感染具有防御功能。尿路感染主要是尿路病原体和宿主之间相互作用的结果，尿路感染在一定程度上是由细菌的毒力、接种量和宿主的防御机制不完全造成的。这些因素在最终决定细菌定植水平以及尿路损伤程度方面也会起到一定作用。

## （六）感染途径

感染途径主要有四种，最常见为上行感染和血行感染。

1.上行感染

致病菌经尿道进入膀胱，还可沿输尿管腔内播散至肾。上行感染占尿路感染的95%，大约50%的下尿路感染病例会导致上尿路感染。病原菌也可沿男性生殖管道逆行感染引起细菌性前列腺炎、附睾睾丸炎。

2.血行感染

较为少见，在机体免疫功能低下或某些因素促发下，某些感染病灶，如皮肤疖、痈、扁桃体炎、龋齿等细菌直接由血行传播至泌尿生殖系统器官，常见为肾皮质感染。病原菌多为金黄色葡萄球菌、溶血性链球菌等革兰阳性菌。

3.淋巴感染

致病菌从邻近器官的血行感染，较少见，致病菌多为金黄色葡萄球菌。

4.直接感染

由于邻近器官的感染直接蔓延所致或外来的感染，致病菌经肾区瘘管和异物的感染等。

## （七）临床表现

临床表现以尿路及受累的器官为基础，重者出现全身感染表现。膀胱刺激症状是最常见的表现。

1.症状

细菌性膀胱炎。

2.急性肾盂肾炎

可有高热、寒战等全身症状。甚至双侧腰痛，多呈胀痛。有尿频、尿急、尿痛等膀胱刺激症状，多伴有急性期患侧肾区压痛，疼痛往往较为明显，可出现肌紧张。为病原菌入侵膀胱后引起，常伴尿道炎症。

3. 慢性肾盂肾炎

临床表现复杂，易反复发作。与急性肾盂肾炎相似，症状相对较轻，有时可表现为无症状性菌尿和脓尿。

### （八）辅助检查

1. 尿常规检查

包括尿生化检查和尿沉渣检查。尿中白细胞显著增加，出现白细胞管型提示肾盂肾炎。

2. 尿培养

临床根据标本采集方式不同而应用不同的"有意义的细菌"计数来表示尿路感染。同时治疗前的中段尿标本培养是诊断尿路感染最可靠的指标。

3. 血液检查

上尿路感染多出现白细胞计数和中性粒细胞比值升高。

4. 影像学检查

包括超声、尿路平片、静脉尿路造影、膀胱或尿道造影、CT、放射性核素和磁共振水成像（MRU）等。

超声检查无创、简单，可作为首选，CT 有助于确定感染诱因，尿路平片有助于发现结石。影像学检查在慢性泌尿系统感染和久治不愈的患者中有重要意义。

### （九）诊断

泌尿系统非特异性感染需与泌尿系统结核相鉴别，尤其是反复出现尿路感染症状者。另外，关于有尿路感染症状时应考虑妇科疾病等。

### （十）治疗

1. 一般治疗

急性治疗期间，注意休息、营养，避免性生活。给予饮食指导，多饮水，保持每日尿量在 2 000 mL 以上，有助于细菌的排出。

2. 抗感染治疗

选用适当抗生素。单纯性尿路感染者应持续使用敏感抗生素至症状消失、尿常规检查恢复正常、尿细菌培养转阴。

3. 对症治疗

使用解热镇痛药缓解高热、疼痛，使用碱性药物，如碳酸氢钠降低尿液酸性，以缓解膀胱刺激症状。

4. 纠正基础疾病

需积极纠正引起局部和全身免疫功能下降的疾病，如糖尿病、营养不良等。

5. 去除诱发因素

非单纯性尿路感染需针对合并的危险因素采取相应治疗措施。

## 二、主要护理诊断/问题

1. 排尿异常

排尿异常与尿频、尿急、尿痛有关。

2. 体温过高

体温过高与疾病炎症有关。

3. 焦虑/恐惧

焦虑/恐惧与患者疾病迁延不愈，担心预后有关。

4. 舒适的改变

舒适的改变与疼痛有关。

5. 睡眠形态紊乱

睡眠形态紊乱与焦虑/恐惧、疼痛不适、排尿异常等有关。

6. 潜在并发症

潜在并发症为精索静脉曲张、精索炎、前列腺炎、肾炎等肾脏疾病。

## 三、护理目标

(1)患者自述尿频、尿急、尿痛减轻。

(2)患者恢复正常的体温。

(3)患者了解相关疾病知识及预防知识。

(4)患者痛苦减轻、舒适度增加。

(5)患者睡眠情况得到改善。

(6)积极预防潜在并发症的发生。

## 四、护理措施

1. 疼痛护理

(1)向患者解释疼痛的原因、机制，讲解有关疾病发展及预后的相关知识，缓解其负面情绪及疼痛带来的心理压力。

(2)遵医嘱使用止痛药物或进行封闭治疗。合理运用冷、热疗法以减轻局部疼痛。

(3)分散患者注意力。尽可能满足患者对舒适的需求，如变换体位、减少压迫等。用物放于患者易取用处。

2. 发热护理

(1)遵医嘱应用药物进行降温，可用温水擦浴、冰袋降温及酒精擦浴等。

(2)维持水、电解质平衡，必要时静脉补充液体、电解质等。

(3)增进舒适，预防并发症，高热时绝对卧床休息，做好基础护理。

3. 用药护理

联合用药时，注意药物配伍禁忌。遵医嘱正确选择抗生素，同时指导患者不可擅自停药。

4. 心理护理

了解患者感受，给予患者心理上的安慰和支持，针对患者个体情况进行针对性心理护理。鼓励患者积极参与感兴趣的活动，学会自我放松法，保持乐观情绪。同时做好家属工作，争取家属的支持和配合，鼓励家属及朋友给予患者心理上的支持。

5. 健康指导

(1)疾病预防指导：多饮水、勤排尿是预防尿路感染最简便而有效的措施。另外，保持规律生活，避免劳累，注意个人卫生，尤其女性在月经期妊娠期、产褥期。学会正确清洁外阴部的方法。与性生活有关的反复发作者，应注意性生活后立即排尿。

(2)疾病知识指导:告知患者疾病的病因、疾病特点和治愈标准,使其理解多饮水、保持个人卫生的重要性,确保其出院后仍能严格遵从。教会患者识别尿路感染的临床表现,一旦发生,尽快到医院诊治。

(3)用药指导:嘱患者按时、按量、按疗程服药,勿擅自停药并遵医嘱定期随访。

(徐欣欣)

# 第九节　糖尿病足

糖尿病(diabetes mellitus,DM)是由遗传和环境因素相互作用而引起的、一组以慢性高血糖为特征的代谢异常综合征。糖尿病足是指与下肢远端神经异常和不同程度的周围血管病变相关的足部踝关节或踝关节以下感染、溃疡和(或)深层组织破坏。根据病因可分为神经性、缺血性和混合性三类。

据世界卫生组织估计,全球目前有超过 1.5 亿糖尿病患者,伴有糖尿病足的病例占 47%。美国每年的非创伤性截肢中,一半以上是糖尿病足所导致的。85%的截肢起源于溃疡。降低足溃疡的发病,就可以降低截肢率。糖尿病已成为继肿瘤、心血管病之后第三大威胁人类生命的疾病。

## 一、护理评估

### (一)糖尿病足高危人群及危险因素

常见的糖尿病足高危因素包括:糖尿病病程超过 10 年;血糖或血压控制不佳;吸烟;男性;老年人,尤其是独居者;穿不合适的鞋、袜、足部卫生保健差;合并血管、肾脏、眼底或神经病变,足部感觉异常;有足部溃疡史或截肢史;足部畸形;下肢皮肤干燥、皲裂;失明或视力减退,不能观察自己足部。

### (二)糖尿病足分级

目前临床上使用最广泛的糖尿病足分级方法为 Wagner(瓦格纳)分级法。Wagner 分级法是糖尿病足的经典分级方法。根据溃疡的深度及坏疽的范围分级,将糖尿病足分为 0～5 级。这种分级方法很好地描述了糖尿病足的范围和程度,但缺点是没有体现糖尿病足的自然病程,无法区分糖尿病足是由缺血造成的、还是由感染造成的。而这一区别决定了治疗和预后的不同。

### (三)辅助检查评估

1. 10 g 尼龙单丝及棉絮检查

主要用于评估患者是否存在保护性感觉,通过用尼龙单丝或棉絮对糖尿病患者足部检查以确定足部末梢神经受损情况,足部感觉丧失被认为是溃疡形成的危险状态。

2. 下肢血管检查

(1)动脉搏动:下肢及足部供血情况判断的简单方法是通过触摸足背动脉/胫后动脉/腘动脉搏动来确定,足背动脉搏动减弱或消失,往往提示患者有严重的周围血管病变,容易发生足溃疡。

(2)踝肱指数:使用多普勒超声探测计测量踝动脉收缩压,与同侧上肢肱动脉收缩压的比值即踝肱指数,判断动脉通畅程度以及狭窄或阻塞部位:1.0～1.4 为正常;＜0.9 为轻度缺血,会有间歇性跛行;0.5～0.7 为中度缺血,会有休息痛;＜0.5 为重度缺血,可能发生足坏死;如果 ABI＞1.4,应高度怀疑有下肢动脉钙化。

(3)经皮氧分压测定:通过测定皮肤组织中氧含量来反映组织血流灌注情况,是一种无创的检查方法,可直接反映血氧供应情况。正常值为＞4 mmHg ,＜30 mmHg 提示周围血氧不足,易发生溃疡或溃疡难以愈合;＜20 mmHg 则提示缺血严重,溃疡几乎没有愈合的可能。

(4)下肢血管彩色多普勒超声检查:是一种无创的检查,可以发现血管的形态和血流动力学的异常。

## 二、护理原则及目标

糖尿病足的护理目标是保全肢体、延长生命、提高生活质量。糖尿病足护理至关重要的是清创时机,清创时机影响伤口愈合及糖尿病足的转归。

## 三、护理措施

### (一) 0 级糖尿病足

预防为主,做好足部护理。

### (二) 1 级糖尿病足

(1)创面水疱未破而渗液少者,使用纸质水胶体、水胶体敷料或超薄泡沫敷料,根据渗液情况 3～5 d 更换一次。

(2)创面渗液较多时,使用藻酸盐或亲水纤维覆盖创面,根据渗液情况 3～5 d 更换一次。

### (三) 2 级糖尿病足

1.彻底清创,选择合适敷料

充分彻底清创后,伤口未感染时根据伤口渗液情况选择优拓、美盐、藻酸盐、藻酸钙或亲水性纤维等敷料,若合并感染局部杀菌,首选银离子敷料。

2.骨骼、肌腱外露处理

若渗液过少可使用水凝胶保护,预防其脱水干性坏死。

### (四) 3 级糖尿病足

1.痂下积脓或局部脓肿的处理

应及早切开排脓,充分引流;若多个间隙感染行多处切开对口引流,将脓肿的每个间隔全部打开,确保引流通畅,避免因脓肿压迫局部动脉而导致循环障碍,最终引起远端足趾及全足坏死。

脂质水胶体敷料对口引流,外层用加厚棉垫覆盖,绷带缠绕固定,固定时注意不要加压,以免影响远端血液循环,术后 24 h 换药。

2.彻底清除坏死组织

采取保守锐性清创和自溶性清创相结合的方法尽快清除坏死组织,充分清洗或冲洗创腔,然后根据渗液和伤口情况选择抗菌敷料,根据渗液情况更换。

3.伤口进入组织修复期的处理

若血糖正常、炎症控制,可停止使用抗菌敷料。根据伤口的大小、基底和渗出情况,选择合适的敷料。骨骼、肌腱外露时，若渗液较少可用水凝胶，预防干性坏死，保护足部及脚趾功能基本恢复正常；若渗液过多可不用特殊敷料保护。

4. 骨髓炎的处理

行足部X线片检查或骨扫描，以排除骨髓炎的可能。合并骨髓炎的患者最佳方法是切除受感染骨，并全身联合使用抗生素2～4周。

### （五）4级糖尿病足

1. 脓肿及坏死组织处理

基本方法同3级。炎症控制后，坏死趾、跖骨与周边正常组织边界清楚并分离，可转介外科医生手术去除死骨。

截骨时必须截至断端周围有正常软组织，断面要整齐，不要残留碎骨，才能确保创面有肉芽组织生长并包裹。截骨完毕，用碘伏纱条填塞止血并抗炎，用加厚棉垫覆盖，绷带固定。截骨24 h后换药。

2. 小动脉栓塞导致趾、跖骨坏死的处理

如果没有合并感染，可以不用处理，等待死骨与周边正常组织边界分离清楚后用上述方法去除；若合并感染形成脓肿，同样要切开引流。

3. 大动脉栓塞而出现的趾、跖骨坏死的处理

控制感染的同时，等待血管重建。预防病情恶化，尽量减少截肢，降低截肢平面。

### （六）5级糖尿病足

因有全足坏疽，绝大多数需截肢手术，应做好术前准备，截肢前也不可放松治疗，预防病情的进一步恶化。发生全足坏死，有大动脉栓塞时，使用银离子敷料，开放式敷料包扎，控制感染，勿加压，控制血糖，做好全身支持治疗，等待血管重建后截肢。

## 四、出院/居家指导

### （一）控制血糖，戒烟，定期复诊

听从医生、护士及营养师的指导，按规定用药及饮食治疗，定时监测血糖，将血糖控制在正常或基本正常的水平。每月去足病护理门诊就诊一次，每年专科检查脚部一次。

### （二）让患者充分了解溃疡发生的诱因

糖尿病病程长、没有掌握糖尿病相关知识及依从性差使血糖控制不良，年龄大、男性、肥胖、酗酒、吸烟，合并有眼底及肾脏病变，鞋袜不合适或长时间行走导致足底压力过大、局部茧子形成，足部变形、脚癣、毛囊炎，不适当的足部护理，足部表皮反复小损伤后易受感染、顽固性溃疡、坏疽等。

### （三）足部护理

(1)每天洗脚，温水（<40 ℃），不使用刺激性洗涤剂清洗，<5 min。

(2)干毛巾擦干，尤其是趾间，可使用一条浅色系毛巾，方便观察。

(3)干皮肤涂润肤霜，避免在趾间，不宜用爽身粉。

(4)洗脚后仔细检查有无皮肤病变，及时就诊。

(5)不要自行处理或修剪病变处，不要用鸡眼膏去鸡眼。

(6)不要赤足走路。

(7)不要用热水袋或电热毯等热源温暖足部，可用厚毛巾袜。

(8)每日做小腿和足部运动。

(9)不到公共浴室修脚,不随意处理脚底的足茧,避免交叉感染。

### (四)选择合适的鞋袜

1.正确选择

(1)购买鞋的时间最好是下午至傍晚。

(2)若双脚大小不一样,买鞋时以较大的一只为准。

(3)买鞋时要测量脚的准确尺码,以免购买的鞋过大或过小。

(4)选择鞋面的质地要柔软并且透气性能要好,形状选择圆头、厚软底、鞋口是系鞋带或尼龙拉扣。禁忌尖头及高跟鞋。

(5)要穿密闭鞋头,不穿凉鞋、拖鞋外出行走。

(6)穿棉质袜子。

(7)选择浅色的袜子。

(8)选择低弹性的袜子。

(9)不要穿破洞或反复修补后的袜子。

(10)冬天可穿厚袜子,每日更换。

2.注意事项

(1)首次穿新鞋的时间不宜过久。

(2)穿新鞋后要仔细观察双足是否有水疱、红肿甚至破损;如有,说明新鞋不合适。

(3)每次穿鞋前要仔细检查鞋底有无异物。

(4)鞋内面若开线或不平整需整理完毕才能继续穿。

(5)不能赤脚穿鞋、走路。

### (五)减轻足底受压

(1)限制站立和行走的时间,急性期的患者应以卧床为主,抬高患肢。

(2)指导患者减轻体重。

(3)正确使用拐杖、助行器、轮椅等全接触性或其他支具。

(4)使用个体化的定制鞋垫、定制鞋,减轻局部受压。

(于雅征)

## 第十节　烧烫伤

烧烫伤是指热力导致的皮肤和其他组织的损伤。烧烫伤不仅可使皮肤全层受到损害,而且还会伤及肌肉、骨骼和内脏,并可引起神经、内分泌、呼吸、排泄系统的一系列生理改变。随着工业化社会的高速发展及各种突发事件、自然灾害等原因造成的各类烧烫伤事件激增。伴随我国烧烫伤救治水平的不断提高,被成功救治的烧烫伤患者越来越多,由于人们过度关注临床的救治和保住患者的生命,促进创面愈合作为目标而忽略早期康复护理的重要性。据了解,发达国家早已把烧烫伤康复护理同早期救治工作同步进行作为常规,视为同等重要,因而普及和推广烧烫伤康复护理势在必行。

## 一、烧烫伤护理评估

1.一般情况评估

患者的年龄、性别、婚姻状况、职业、生命体征、精神状况、睡眠、饮食、文化程度、既往史及过敏史等。

2.心理社会评估

评估烧烫伤后对患者造成的心理压力，如恐惧死亡感；担心残疾、顾虑容貌和外表形象的改变；担心影响生活、工作或社交。评估患者及其家属的家庭收入、对治疗费用的经济支付能力、患者及其家庭对疾病恢复的期望值；陪护照顾能力等。

3.康复护理评估

(1)通过视诊评估患者的精神状况、损伤部位、烧烫伤面积、颜面部损伤程度、五官及肢体有无缺失、挛缩畸形、残余创面及渗出液、敷料包扎及渗漏情况、全身皮肤及瘢痕处的清洁程度、瘢痕产生部位及瘢痕色泽、患者体位、有无使用压力及矫形用品、有无使用辅具、体位摆放正确与否、有无留置各种导管和异物等。

(2)通过检查评估患者四肢关节活动范围、肌力及耐力、瘢痕色泽、厚度、柔软性及毛细血管分布情况；患者能否完成床上活动、体位转移、洗澡、控制排便、用厕处理，穿脱上衣、穿脱裤子、穿脱鞋袜，洗脸刷牙、修饰、进食、倒水服药、自备餐饮，叠晒衣物、室内整理、开关使用、家电使用、坐站平衡、行走能力、上下楼梯、外出购物、社交活动等日常生活及简单的家务活动能力等。

(3)通过询问评估患者是否存在瘢痕疼痛、瘙痒、紧绷感及异常感受的耐受程度；患者能否正确掌握体位摆放及日常生活自理完成情况；患者是否能正确掌握自我功能训练的方法；患者及其家属对烧烫伤相关知识、瘢痕增生病理过程的了解程度；家庭对患者的关注程度、患者对各项治疗护理工作的依从性、对整体康复计划的了解、对饮食和住院环境的要求等。

## 二、烧烫伤护理目标

### (一)近期目标

患者能尽快适应住院环境；身体清洁、能掌握烧烫伤相关康复知识、自我护理及功能锻炼方法；能执行正确的体位摆放；能掌握压力用品穿戴及相关辅具的使用和保养；能借助辅具利用残存的功能或完成日常生活的自理；对于常见并发症能积极防范；能正确面对烧烫伤后的现实，能主动积极配合康复治疗和护理。

### (二)出院目标

患者的各项功能障碍得到逐渐恢复。能从躺到坐起，从坐起到站立，从站立到行走，日常生活逐步自理。

### (三)终极目标

实现伤前良好的家庭和社会回归。通过康复护理，使患者尽可能回归到伤前的生活状态。

(1)拥有独立完成日常生活的能力和相应的学习、工作能力。

(2)更好的外观。

(3)良好的创伤后心理适应。

## 三、烧烫伤临床护理

### (一)病室管理

1.病室的要求

烧烫伤病室要求有充足的光线,病室色调可适当采用浅蓝色、浅绿色和奶白色等;病室内的温度一般保持在18～22 ℃为宜,相对湿度保持在60%～80%。白天较理想的声音强度在35～40 dB,若在50～60 dB时则比较吵闹并让人感到不适。为控制噪声要求工作人员要做到说话轻、走路轻、操作轻、关门轻。病室应定期开窗通风,每次30 min。冬天通风时注意保暖。病室设施齐全,物品摆放整齐,布局合理。墙面、床面、台面、地面无尘,定时清扫整理。每日两次进行紫外线消毒,每次时间不少于30 min;病室台面、床架、床栏和床头柜等物体表面及地面应每日用500 mg/L的含氯消毒剂进行擦拭、拖地消毒,有条件的医疗机构可安装空气消毒净化机。

2.床上用品的要求

烧烫伤患者使用的被服和衣物应采用柔软的纯棉制品。为避免患者瘢痕皮屑和创面渗液弄脏被单,建议在病床上铺垫消毒后的中单,慎用不透气的胶单。如果患者创面渗液多,应垫加厚的纱布垫。直接接触患者创面的床上用品均要经过高压蒸汽灭菌后方可使用,如有污染随时更换。房间应备用一定数量的各类垫枕如头部枕、颈部枕、腋窝枕、手枕、髋部枕、膝下枕、下肢垫枕、踝部枕和各类支架供烧烫伤患者摆放体位。

3.卫生间要求

烧烫伤患者使用的卫生间通常容易被人忽视。卫生间空间应比普通病房卫生间大,能满足轮椅进出与从轮椅转移至马桶距离之间的要求,马桶两侧应安装扶手。有条件的医院可安装浴缸,供烧烫伤患者浸浴冲洗瘢痕痂皮和创面分泌物。卫生间常规配置冲凉椅、助行器供行走不便的患者使用。卫生间应装配报警设施,以便患者洗浴时不慎跌倒和发生意外能及时呼叫工作人员。卫生间所有设施和墙体、地面应每日进行消毒处理,以预防感染。

### (二)患者衣裤用具的管理

烧烫伤患者衣裤要采用优质柔软的纯棉面料制作,裁剪要宽松,上衣袖子从肩部至袖口的外侧中线裁剪开,为方便患者扣纽扣,建议上衣用稍大一些的纽扣;裤子从两侧腰外侧至裤脚口外侧裁剪开,用数条软布带按一定的距离对称缝上,裤腰采用松紧带方便患者提拉;烧烫伤患者应穿有绑带或松紧鞋口的鞋。进行站立行走时严禁穿拖鞋。女性烧烫伤患者在康复期建议不要穿戴胸罩,洗浴毛巾要求选择优质纯棉面料,每日用开水浸泡后在太阳下晾晒,以减少患者皮肤及创面的感染机会。

### (三)残余创面的护理

为加速创面修复,应尽早让患者坐起或站立,以减少创面受压。患者尚不能坐起时,则尽量避免平卧,可采取左右交替侧卧,每小时翻身;侧卧时用软枕支撑身体;创面出现小水疱尽量保留,若水疱已破,疱皮皱缩,应将其剪去。出现大水疱可用无菌注射器抽出疱液或在水疱低位剪口引流,疱皮尽量保留。如果患者创面出现死皮,特别是五官烧烫伤分泌物较多的患者,可指导其在37～40 ℃的温水中进行浸泡,护士或者家属戴上无菌手套,将中性的沐浴露涂抹患者全身,剃除毛发后,轻轻搓洗死皮;特别是眼部、耳部、口鼻部的死皮,也可用棉签来回揉搓凹面瘢痕内的污渍,边冲边洗,用无菌剪刀和镊子尽可能祛除体表的污秽及死皮。针对残余创面较多的患者根据医嘱予以换药处理。

### (四)瘢痕瘙痒护理

创面愈合后瘢痕组织出现瘙痒,对于瘢痕的瘙痒机制目前尚不明确,国内外也无较好的药物进行治疗,很多外用药物涂抹后仅达到暂时的缓解,并未产生良好的疗效。一般情况下可采用降低室温、温水冲浴或局部冰敷、拍打患处等方法缓解症状,尽量避免一切不利因素的刺激,如尘埃、吸烟、晒太阳、出汗、激烈运动等。同时嘱咐患者注意皮肤清洁和保养,穿棉质宽松的衣裤。采用超声波、音频电疗等理疗仪软化瘢痕达到缓解目的。采用涂抹润肤液局部按摩、外用瘢痕胶贴后穿戴压力用品进行局部加压使瘢痕充血减少,减轻痛痒。还可指导患者根据自身兴趣如看电视、聊天、上网、看书、散步等转移注意力以缓解症状。

### (五)瘢痕美容护理

面部及暴露在外的皮肤烧烫伤创面愈合后,会遗留瘢痕,出现不同程度的增生、色素沉着,导致皮肤外观严重受损,患者心理遭受严重打击。

1.瘢痕皮肤美容护理的适应证

①浅Ⅱ度创面愈合后,预防及消除或减轻色素沉着;②深Ⅱ度创面愈合后,预防瘢痕增生;③烧烫伤后增生性瘢痕,促进瘢痕软化;④游离植皮术后,防止皮片挛缩,促进皮片软化。

2.瘢痕皮肤护理方法

①因烧烫伤后皮肤较细嫩,对日光极敏感,应避免日光、紫外线直接照射,外出时应戴帽或穿长袖衣,以遮盖皮肤;②用手将瘢痕软膏涂抹在瘢痕部位进行按摩,每日 2 次,每次 5～10 min;③清洁皮肤后,用瘢痕敌等抗瘢痕贴贴敷于瘢痕处,再穿戴压力用品。

3.面部烧烫伤后减轻色素沉着的护理方法

①洁面;②按摩(用普通按摩膏),时间控制在 15 min 左右;③使用祛斑中药面膜,待 30 min后洗净;④涂收缩水、护肤霜,每日 2 次。

### (六)日常生活训练的护理指导

日常生活训练在脊髓损伤、脑损伤等神经系统病变患者身上运用较多的是技巧性训练,而对于烧烫伤患者更侧重于功能性训练。因为四肢关节活动或肌肉力量不能达到完成相关自理动作时,技巧性训练往往也难以达到理想效果。

1.针对上肢的日常生活训练

上肢的功能主要是手的利用,而日常生活的很多动作都要依靠手来完成,所以首先要对患者双上肢关节活动、肌肉力量、手的灵活性、精细动作性进行评估;同时告知患者上肢活动要围绕向内、向上的范围进行训练,即双手尽可能地接触身体的体表中线、头面部,还有双手能抓握持物。只有这样方可持筷子、勺子进食、持梳子梳头、持牙刷刷牙、用毛巾洗脸、用剃刀刮胡须,用手指扣纽扣。女性患者还要关注用双手扣解胸罩的能力等。

2.针对下肢的日常生活训练

因为下肢的主要功能是负重、站立和行走,故双下肢要尽可能地围绕髋、膝关节伸直,踝关节中立位来进行训练。只有这样,患者才能完成站立、行走和上下楼梯。

3.辅具使用指导

烧烫伤患者常用于代步、站立、行走的辅具有高靠背轮椅、普通轮椅、助行器、各类拐杖等。

(于雅征)

## 第十一节　静脉中深度镇静下口腔种植常规护理

### 一、术前准备

#### （一）医师、护士准备

1.确定患者手术方案

医师接诊后先系统化评估患者口内情况，指导患者拍摄 CT 片确定牙齿种植修复方案。了解患者基本情况，包括吸烟史、夜磨牙情况、咬合关系、牙弓大小、牙齿排列、牙列缺失的原因以及缺失时间。

2.患者身体基本情况评估

仔细询问患者的既往史，过敏史以及现病史，最重要的是了解患者是否患有高血压、糖尿病、心血管相关疾病，出血性疾病，是否感冒，女性月经期及怀孕早晚期以及牙科焦虑症等。根据患者身体情况确定手术麻醉方案或者暂停手术。

3.术前沟通

由于种植义齿修复费用相对于传统义齿修复费用要高，需要在术前和患者进行充分的沟通，让患者了解手术治疗方案以及术中术后可能出现的一些并发症，以及种植体及修复体质保承诺等。根据患者情况选经济范围内所能承受的合适的种植系统，在患者充分了解手术治疗方案，费用等问题之后指导患者签订口腔种植手术患者知情同意书。

4.心理护理

针对患者对种植牙手术及麻醉表现出的焦虑，恐惧及紧张心理，护士首先用通俗易懂的话语向患者讲解手术的过程及各项检查的意义，倾听患者的心声，了解患者的情绪，观察出现不良情绪的原因，将种植牙手术的基本流程讲解给患者，提高患者对种植牙手术相关知识的了解。了解患者在进行种植牙手术前的心理状态，并予以患者精神鼓励，同时邀请恢复良好的患者现身说法，提高患者对手术的信心。

#### （二）患者准备

1.术前检查

种植手术前进行血液相关检查的目的主要是排除手术的禁忌证，评估患者的全身健康状况。同时对于特殊感染的患者进行特殊处理，避免患者之间的交叉感染，降低种植的风险。术前常规检查血常规、凝血四项、乙肝两对半、HIV、梅毒，糖尿病患者术前 2 周控制糖化血红蛋白≤7％，术后 10 周内仍保证糖化血红蛋白≤7％。50 岁以上的中老年人建议做无创心功能监测，充分了解患者术前血压以及心血管相关疾病。

2.保持口腔卫生

注意保持口腔卫生，术前一周内洁牙。手术前夜，应该保证充足的睡眠。手术当日，避免情绪过度紧张。手术前，禁止过度的运动、工作、饮酒、吸烟等。

3.患者术前 30 min 遵医嘱口服消炎药

常用的有阿莫西林或者头孢类药物。

4.着装要求

进入手术室更换手术拖鞋，佩戴一次性手术帽。

5.口腔

用0.12%的氯己定含漱2～3次，每次含漱30～60 s。

6.面部

如果是女性患者需要擦去粉脂、口红等，用碘伏或者1.8%～2.2%的氯己定擦拭消毒2～3次。

男性患者，需剔除胡须、用碘伏或者1.8%～2.2%的氯己定擦拭消毒面部2～3次。面部消毒的范围上界：眶上缘平线；下界：颈上线；侧界：两侧耳前线。

7.饮食要求

因口腔种植手术镇静要求为中度镇静，为保证手术镇静效果，减少术后并发症的发生，常规要求患者术前8 h禁食，4 h禁饮。

8.生命体征监测

患者进入手术室，手术室护理人员将患者安置在牙椅上，连接心电监护仪及血氧饱和度探头，严密监测患者生命体征及血氧饱和度的变化。

9.建立静脉通道

由于麻醉药品的注射可引起穿刺部位的局部疼痛，通常选用较粗较大的静脉进行留置针穿刺。穿刺过程中注意针头是否在血管内，局部无红肿，保证静脉的通畅。

## (三)静脉麻醉前准备

1.麻醉前评估

患者进入手术室前手术室护理人员协助麻醉医师询问患者年龄、身高，测量患者体重、血压、心率、体温。仔细了解患者的既往史，包括高血压、冠心病、糖尿病、慢阻肺、血液性疾病、内分泌疾病、青光眼、脊柱畸形等。对患者麻醉手术外伤史以及特殊用药及药物过敏史也要做详细的了解。

2.麻醉前沟通

为患者实施种植静脉麻醉前，手术室护理人员协助麻醉医师告知患者实施静脉镇静可能发生的麻醉意外以及并发症，在患者充分了解相关知识后指导患者签订《麻醉知情同意书(门诊)》。

同时护理人员态度热情，语言温和，耐心细致对患者进行心理疏导和宣教，为患者答疑解惑，取得患者的理解和信任，克服紧张心理，愉快接受手术。

## (四)环境准备

(1)口腔植牙中心手术室应宽敞明亮、设计规范、消毒严格。按照国际标准，种植牙手术室面积必须不能小于12 $m^2$。另外要配有专门的手术材料准备间、三通道(工作人员、患者及污物通道)、刷手池、空气消毒机。

(2)手术室室内通风消毒，手术室内净化常采用人机共存的空气消毒净化器。

(3)手术室除牙科治疗椅，还应具有便于术者及助手进行操作、摆放手术时需要使用的各种器械和平时存放相关器械设备的空间。

(4)手术牙椅应可调节，特别是头部，使患者处于舒适的体位，同时也要很好地暴露术区位置。手术灯使用种植专用手术灯。

(5)种植手术要有良好的吸唾装置，手术前检查吸唾装置的完好。

(6)手术室地面采用500 mg/L含氯消毒液拖地。

### (五)物品准备

1.种植手术普包内器械

弯镊2把、持针钳1把、牙龈分离器2把,牙刮匙2把、刀柄1把、手术剪1把、金属吸唾管1个、注射器1个、调药杯2个、弯盘1个。

2.特殊器械

准备骨挤压器、上颌窦内提升工具盒、上颌窦外提升工具盒等。

3.一次性手术物品

口镜2把、大洞巾1张、种植手术专用输水管1副、刀片1张(15号、12号)、碧蓝麻针剂及针头、手术手套2双、纱布1包。一次性手术衣2件,生理盐水2~3袋。

4.消毒物品

碘伏(消毒碧兰麻药),皮肤黏膜消毒剂(消毒患者面部)。

5.种植设备及工具

种植机主机和蠕动泵、马达和手机输水管、电源线、种植专用工具。工具要插在工具盒指定的位置,不要插错,以免手术时拿错。手术前检查种植机设备是否正常。确认种植工具、手术器械已消毒合格。

6.种植术中材料

准备各系统的种植体要求查看其生产日期和失效期、消毒灭菌标志,需要做植骨的患者同时准备好骨粉骨膜。在操作前、操作中、操作后均要做好查对工作。

7.急救车

门诊常用急救药品,开口器,舌钳,吸氧装置,简易呼吸器,插管装置。

8.静脉镇静物品

药品准备各类麻醉药品,皮肤消毒液,压脉带,棉签,一次性使用输液器,一次性使用连接管,静脉留置针,输液敷贴,各种型号注射器。

9.微量泵

在输入静脉镇静药物中应用微量注射泵,能够有效地处理超低速输液速度控制的问题。通过调节目标和靶位的药物浓度来维持适当的麻醉深度。微量注射泵促使药液准确均匀地进入体内,还可以处理由于速度太慢而导致的静脉回血。

10.监护仪

准备心电监护仪以及电极片,持续监测患者的生命体征,及时反映患者的瞬间电生理变化,帮助临床医师准确发现问题、处理问题,保证患者生命安全。

## 二、术中护理

### (一)医务人员配合

规定所有进入种植手术室的医务人员均需更换拖鞋,佩戴帽子口罩,手术医师和助手必须按外科手术的要求更换手术衣、戴无菌手套,使用防护眼镜或面罩。

### (二)患者配合

患者戴一次性手术帽,更换手术拖鞋人手术室,患者口腔内用0.12%的氯己定含漱2~3次,根据医师要求调节体位完毕后,患者面部用碘伏或者1.8%~2.2%的氯己定擦拭消毒2~3次,然后铺无菌孔巾。

### (三)护士配合

1. 人员配合

术中严格无菌操作控制人员流动,动作轻柔,保证手术环境安静舒适,手术人员要相对固定,熟悉手术流程及各种仪器设备的使用。做到“一轻,二勤,三少语”。一轻包括说话走路轻,给患者做操作时动作要轻柔。二勤包括眼勤手勤,术中医师需要什么能迅速提供什么,对于不需要的器械要及时收走。三少语即手术争取做到想医师所想,熟悉医师的手术思路,做到心中有数,操作熟练,配合默契,高效率地完成手术。提高医师和患者的满意度。

2. 术中护理配合

巡回护士消毒麻药、连接种植机、吸唾装置,根据术中情况及时调节种植机转速,术中及时辅助医师的需求调节患者体位,将牙椅光源对号,术中使用吸引器将患者口腔内血液、冲洗液清除,保证手术视野充分显露的同时避免误吸或者窒息。可使用 4 ℃的 0.9%氯化钠溶液对术区冲洗降温。在种植窝预备完成后根据手术的实际情况打开所需种植体,并反复读出种植体品牌型号与手术医师核对确认后打开种植体,以减少种植体在空气中暴露的时间。巡回护士记录整个手术过程,填写植入型器械登记表,手术清点记录表,门诊手术安全核查单,门诊手术交接单。整个手术过程严格按照无菌操作原则,合理铺好无菌台,并规范、整齐有序地摆放种植器械。

3. 生命体征监测

低流量双鼻孔吸氧行心电监护,密切关注患者各项指标,如脉搏、面色、呼吸灯情况,并进行详细记录等,注意力集中,积极配合医师的需求,若患者因麻药原因出现恶心呕吐等反应,应立即停止手术给予相应的处理。

4. 患者呼吸监测

静脉麻醉期间严密观察呼吸情况,呼吸频率、节律和幅度,听呼吸声了解呼吸道情况。如有鼾声或水泡声应高度怀疑有呼吸道梗阻,呼吸道梗阻常见的原因是舌后坠和咽喉部分泌物积聚。提拉下颌,及时吸除分泌物后可缓解。

5. 观察静脉通道

麻醉医师根据患者实际情况及手术医师的需要选择一种或者几种静脉麻醉药物,通过不同的给药方式进行静脉麻醉,使整个手术过程中医患双方都能够轻松配合。护士术中应及时查看患者静脉通道是否通畅,静脉穿刺部位有无红、肿、热、痛、渗出等表现,因为药物如不能完全地进入血管,血药浓度就达不到有效的水平,患者就会发生移动而影响手术。

## 三、术后护理

1. 清点器械

手术完毕护士立即整理手术台,清点器械,保证手术器械无遗失无损坏。

2. 麻醉恢复期

护理手术完毕后,保持平卧位,患者苏醒后短时间内会处于半睡半醒的状态,未完全脱离危险期,所以患者平卧,并且头部偏向一侧,利于呕吐物排出;继续监测生命体征,继续给予吸氧保持呼吸道通畅,整理患者面部。麻醉恢复期间,患者尚未完全清醒,嘱患者在牙椅上休息 20～30 min。患者无不良反应且经麻醉医师评估后可由护士陪同离开手术室。遵医嘱由护士陪同拍摄 X 线片或者 CT,了解种植体在牙槽骨的位置。

3. 健康宣教

手术结束后嘱咐患者咬纱球 30 min 压迫止血，遵医嘱给患者进行抗感染治疗，预防感染；术后加强口腔卫生，术后 24 h 内禁止刷牙、漱口，术后第二天开始使用漱口水轻漱，每日 4 ～6 次，保持口腔清洁；手术当天使用冰袋冷敷创口，减轻肿胀感和疼痛感，术后 24 h 给予局部热敷，增加血液循环，促进炎症消退；术后当天进温热的流食；术后 7 ～10 d 拆线。

其次，告知患者术后定期复诊，并在日常生活中保持良好的口腔卫生，有规律的清洁牙齿。在每次复查时医护人员结合患者的恢复情况给予针对性指导，并指导患者掌握口腔自护方法，对于高龄、理解力差的患者，需手把手配合视频宣教指导患者正确刷牙、使用漱口水等，做好口腔自护。

4. 静脉麻醉后注意事项

患者术后可能出现恶心、呕吐等症状，呕吐物可进入气管导致误吸，引起吸入性肺炎等，所以患者术后应暂时禁饮禁食，患者需禁食 1～2 h，随后可少量进流质食物。一般要求静脉麻醉术后的患者不要做精细的工作，比如开车，因为术后患者定向能力会较差，所以做完静脉全身麻醉后，最好是在家属陪同护送下回家，以安全为主，切勿独自回家。留联系方式，如患者有任何疑问和不适，及时与医院取得联系，以便及时处理。

（朱亚琼）

# 第十二节　局部麻醉下口腔种植术并发症及其护理

牙齿缺失是口腔科的常见病，主要为单牙缺失、多牙缺失和无牙颌等，不仅严重影响患者的咀嚼功能，还影响到患者的面部美观。近年来，随着口腔技术的不断提高和种植技术的日趋成熟，种植技术在牙齿缺失的患者修复中有着非常广泛的应用，就是人们所说的种植牙。它是一种通过植入骨组织对缺失牙齿进行基础支撑与加固的缺牙修复技术，通常需要手术的方式将人工材料的种植体植入组织来获取牙齿的固位支持。但由于种种原因，种植牙存在着较高的术后并发症的发生率。

## 一、植入体位置定位不精准

1. 临床表现

一般患者没有任何症状，可通过术后 CT 来判断种植体位置是否准确。

2. 常见原因

手术医师经验缺乏，植入位置与理想位置有偏差；颊侧骨有吸收；配套材料损坏（如种植体折断等）。

3. 处理方式

评价是否还能进行将来的修复，如果能够保留，可进行植骨等手术进行挽救；如不能保留，则与患者预约择期手术时间。

4. 护理

术前给予患者健康宣教，近 5 年来种植牙的成活率在 85%以上，10 年以上的种植牙存活率在 80%以上，但由于选择的种植体材料和牙槽骨等因素的影响也会有失败重新做手术的可能，让患者有种植失败的思想准备。

## 二、神经损伤

### 1. 临床表现

疼痛、牙龈红肿、下唇麻木，相应神经支配的区域感觉丧失、感觉迟钝、感觉异常。

2. 常见原因

操作不当压迫或伤及神经（如种植体压迫、针刺上神经），会引起患者的疼痛和麻木，感觉迟钝、异常、丧失。

3. 处理方式

术前预防性 CT 影像的测量是非常重要的环节，能够精密地测出与神经的距离，在操作中进行有意识的避免；还可以术中使用导板来引导手术，按照相应的距离长度选择相对应的钻，以保证在安全范围进行种植；术后 CT 判断种植体植入情况，先采取保留措施，可进行抗感染和激素治疗；种植体压迫神经太深，则应取出种植体择期再次进行种植手术。

4. 护理

如因种植体过深引起的神经损伤，应马上准备手术将种植体取出并更换合适长度的植体植入。同时指导患者尽早服用营养神经的药物（如维生素 $B_{12}$、甲钴胺等），这些药物可以改善神经功能，使牙槽骨内的神经恢复，对于减轻患者的痛苦以及消除牙龈红肿和嘴唇麻木的症状有非常大的帮助。

## 三、邻牙损伤

1. 临床表现

感觉邻牙疼痛。

2. 常见原因

植体过于靠近邻牙影响其血供或者骨切割时热损伤。

3. 处理方式

在预备阶段，应尽量避免与邻牙接触，或更改植入角度。

4. 护理

种植过程中器械接触到邻牙，引起牙震荡，出现疼痛不适症状。过 1～2 周进行随访，不伴有牙体组织缺损的，基本可恢复正常；但个别损伤严重的牙齿，需要几个月的恢复时间。疼痛无法缓解时，应建议患者到牙体牙髓科进行治疗，并按医嘱给予抗生素药物。

## 四、出血

1. 临床表现

手术操作过程中软组织出血量大，患者能感觉到血腥味。

2. 常见原因

大多数是凝血不良引起的软组织出血。

3. 处理方式

术前要进行凝血四项检查，了解患者的凝血功能。术中出血严重可使用止血剂或使用电凝进行止血。

4. 护理

术中缓解患者的紧张、焦虑，为患者播放轻柔、舒缓的音乐，使患者能够保持轻松状态，同时需对患者生理以及心理状态进行观察，并结合具体情况给予针对性的心理疏导，并给予患者支持和鼓励，减轻其不安、焦虑情绪，促进治疗顺利开展。术后对治疗的成功予以肯定，使患者和家属能够消除顾虑，对患者提出的问题耐心解答，告知其术后注意事项。

## 五、上颌窦内提穿孔

1. 临床表现

鼻塞、嗅觉障碍，流脓鼻涕。

2. 常见原因

黏膜状况及手术操作，穿孔的黏膜出现收缩导致植骨材料无法与上颌窦壁融合。

3. 处理方式

采用分离穿孔周围黏膜使黏膜自行折叠闭合穿孔、胶原膜覆盖穿孔、骨板骨片覆盖穿孔、可吸收缝线缝合穿孔等方法，根据不同穿孔位置、大小等采用不同的处理方法。

4. 护理

穿孔导致术后上颌窦感染，增加骨移植材料进入上颌窦腔的风险。配合医师使用适量骨粉膜进行植骨封闭穿孔，使用直径较大、长度较短的种植体植入或者择期另外选择部位进行种植。

## 六、误吸误吞

1. 临床表现

种植体进入食道可能会因为卡在食管，导致吞咽困难或胃肠穿孔引发的血气胸而引起疼痛；进入气道，患者通常会产生剧烈的呛咳、憋气甚至阻塞气道后的发绀。

2. 常见原因

医务人员术中疏忽致使相关器械或种植体滑脱；患者不当体位会导致滑脱位置更深。

3. 处理方式

胸片、CT 检查，在支气管镜和消化道镜镜下取出或者在消化道里面也可自行排除。

4. 护理

落入消化道的异物无法取出，应留院观察，观察期间多食韭菜、芹菜等粗纤维和具有润滑作用的食物，嘱患者多休息少剧烈活动，直至排出体外。坠入气道者，首先使用哈氏急救法，若情况危急立即行环甲膜穿刺，解除发绀。

## 七、种植体周围炎

1. 临床表现

伴有感染症状，疼痛。种植体周软组织有明显炎症(红、肿、探针出血和或溢脓)。

2. 常见原因

种植体周围炎是黏膜炎的延续和发展，造成种植体周围的软组织炎症和嵴顶骨吸收，严重者会导致种植体脱落。

3. 处理方式

非手术治疗手段类似牙周炎，主要有机械清创、化学药物治疗、抗生素治疗、激光治疗和光动力疗法。

4. 护理

建议患者使用软毛平头牙刷，减少牙刷对种植体和牙周组织的损害，刷牙也可以有效地清除牙面菌斑。对于吸烟患者，为降低周围炎发生率，引导患者戒烟，定期接受牙周洁治。

（赵倩倩）

# 第十三节 静脉镇静下口腔种植术并发症及其护理

静脉镇静下口腔种植术麻醉，药物经静脉注入，通过血液循环作用于中枢神经系统而产生全身麻醉的效果，使患者暂时失去知觉，意识消失，全身肌肉松弛，达到无痛状态，便于进行手术治疗。静脉麻醉药为非挥发性麻醉药，与吸入麻醉相比，其麻醉深度不易掌握，排出较慢。故麻醉后的监护极为重要，以防并发症的发生。

## 一、呼吸抑制

1. 临床表现

静脉麻醉药均有不同程度的呼吸抑制，表现为呼吸频率减慢，潮气量减低，约占麻醉并发症的70%。

2. 常见原因

动脉氧分压降低，二氧化碳分压升高。

3. 处理方式

避免注射速度过快，剂量过大，可吸氧改善缺氧状态。

4. 护理

嘱患者平躺，密切监测生命体征，保持呼吸道通畅，防止舌后坠，呼吸道黏液堵塞呼吸道，备好急救设备用品，及时发现，及时处理。

## 二、低血压

1. 临床表现

静脉麻醉药可使血压下降，对于年老体弱、心功能不全的患者血压下降尤为明显。

2. 常见原因

大多数的静脉麻醉对循环都是抑制的，交感神经受到抑制，血管扩张，同时压迫静脉导致回流受阻，极易引起低血压。

3. 处理方式

静脉注射麻醉药物时速度应减慢，术中严密观察患者血压变化，麻醉维持期纠正低血压。

4. 护理

更换体位，侧坐或半坐，减轻静脉的压迫，静脉快速补液，并给予 10～15 mg 肾上腺素。手术完成后应慢慢唤醒患者，并嘱患者在牙椅上平躺 10～15 min 再慢慢坐起，防止体位性低血压的发生。

## 三、抽搐、惊厥

1.临床表现

为惊厥、角弓反张、手脚不自主运动，血压、脉搏、体温、血氧饱和度等生命体征正常。

2.常见原因

偶见于静脉使用丙泊酚患者。丙泊酚有致惊厥和抗惊厥的双重作用，与剂量相关，诱发惊厥的机制尚不清楚。

3.处理方式

一旦发生惊厥应立即停止用药。丙泊酚致惊厥罕见，但一旦发生，情况就十分危急，故在使用时一定要小剂量给药。

4.护理

充分吸氧，观察生命体征，可在使用麻醉药之前用少量地西泮。

## 四、恶心、呕吐

1.临床表现

部分患者出现恶心，呕吐的临床表现。

进一步发展可造成脱水、电解质紊乱和吸入性肺炎等严重并发症，甚至会危及患者的生命。

2.常见原因

麻醉药物的不良反应、心理应激反应、体位不适等。

3.处理方式

密切观察患者生命体征，给予补充电解质。

4.护理

严格记录呕吐的时间和量、颜色等，并遵医嘱给予止吐药，如甲氧氯普胺(胃复安)10～20 mg静脉注射。嘱患者放松心情、深呼吸，以减轻紧张度。

## 五、静脉炎

1.临床表现

局部表现为沿穿刺静脉走向红、肿、热、痛或条索状改变，有明显的束缚感。

2.常见原因

与药物的浓度、酸碱度、渗透压，患者个体对药物的敏感性有关，药物对静脉壁有刺激也可致注射部位疼痛发生静脉炎。

3.处理方式

尽早拔除静脉针，通知医师对症处理。

4.护理

抬高患肢，局部用毛巾或50%的硫酸镁湿敷，至红肿、疼痛消失。

## 六、毒性反应

1.临床表现

出现眩晕、多语、烦躁不安等症状。

2.常见原因

单位时间内麻醉药物浓度超过机体耐受剂量就有可能发生毒性反应。

3.处理方式

立即停药，吸氧，对症处理。一般情况下，中毒症状可迅速缓解。

4.护理

保持安静、保暖，监测生命体征，静脉输液，遵医嘱处理。

## 七、过敏反应

1.临床表现

皮肤瘙痒，荨麻疹，哮喘，呼吸困难，严重者可引起过敏性休克。

2.常见原因

过敏反应是一种严重的系统变态反应性疾病，以严重的循环紊乱为突出征象，可迅速导致过敏性休克。

3.处理方式

术前应详细询问病史，特异体质或者过敏史患者尽量选择局部麻醉，需要全身麻醉时应由麻醉医师评估之后再进行。

4.护理

发生过敏反应应立即停药，给予高流量吸氧，地塞米松、葡萄糖酸钙静推，并按照医嘱，对症处理。

综上所述，口腔种植已广泛运用于口腔临床牙列缺失的修复，但由于种种原因，种植牙存在着较高的术后并发症发生率。这往往会对医护人员的技术与服务提出更高的要求。为进一步保障患者的安全和提升就医体验，围术期的护理非常重要。术前的良好沟通是基础、术中的严密配合是关键，术后的健康回访与指导是核心。

（赵倩倩）

# 第十四节　牙及牙槽外科患者围手术期护理

牙拔除术及牙槽外科手术是口腔颌面外科门诊最基本的治疗，在整个治疗过程中，护理人员应主动做好护理配合及就诊患者的护理工作。

## 一、术前护理

1.相关检查

为确保手术如期进行，麻醉护士在术前一日电话通知患者到院进行相关检查和评估。

(1)成人患者需常规进行血常规、免疫、出血凝血时间等实验室检查；如有需要，老年患者还需完善相关心功能检查。

(2)儿童患者需常规进行血常规、免疫、出血凝血时间、全血C反应蛋白等实验室检查。

2.相关评估

麻醉护士需协助麻醉医师对患者的全身情况、口腔情况、心理状况(包括监护人/家属)进行有效评估。评估内容包括患者的年龄、体重，既往病史，用药史，手术史，麻醉史，过敏史，家族史等，应特别注意儿童患者是否有上呼吸道感染等情况。评估完成后，麻醉护士需协助麻醉医师指导患者或监护人/家属签署静脉镇静知情同意书，提醒患者或监护人/家属手术日按预约时间就诊。

3. 心理护理

从手术预约、术前评估、术前准备、术后恢复、离院指导，到次日的电话回访，心理护理应贯穿整个围术期。在术前的交流过程中，麻醉护士需协助麻醉医师详细讲解静脉镇静的方法和流程，包括诱导期、麻醉中、复苏期可能出现的医疗风险和处理措施，可借助通俗易懂的言语、多媒体动画、科研统计数据、微博、微信公众号、讲解成功案例等帮助患者或监护人/家属理解，从而缓解患者或监护人/家属的焦虑和心理压力。针对儿童患者还可借助些肢体动作(如下蹲与其平视对话、面带微笑、抚摸、拥抱等)、玩具、面罩道具等与其拉近距离，分散其注意力，取得其信任，减轻其陌生感、恐惧感，避免产生抗拒心理。微笑、耐心、专业地解答患者或监护人/家属的相关疑问，进行良好、有效的沟通才能真正缓解患者或监护人/家属的焦虑，真正得到他们的信任和配合，从而减轻一些术后不良反应。麻醉护士在进行离院指导和电话回访时，同样需要关注患者或监护人/家属的心理状态，耐心地讲解术后注意事项以及术后可能出现的相关问题和处理措施，并解答他们提出的相关疑问，以提高整个手术、麻醉的舒适性。

4. 禁食禁饮

在术前评估时，麻醉护士需向患者或监护人/家属强调患者禁食禁饮的要求，包括：成人患者手术日需禁食水 8 h；儿童患者需禁食母乳 4 h，禁食婴幼儿配方奶粉、面包、米饭等食物6 h，禁食油炸、高脂肪的食物及肉类 8 h 以上。根据美国麻醉医师学会《健康患者择期手术前禁食及降低误吸风险的药物使用实践指南》，为避免儿童患者在治疗等待期间因口渴、饥饿而产生烦躁、焦虑等情绪，可在术前 2 h 饮用清饮料(主要包括清水、糖水、碳酸饮料、各种无渣果汁、术能等)，儿童不超过 5 mL/kg，总量不超过 300 mL。手术日，麻醉护士需向患者或监护人/家属确认已正确禁食水后，再将患者送入手术间准备麻醉、手术。

5. 病历资料

麻醉护士及时归纳、整理好每一位患者的静脉镇静知情同意书、手术同意书、相关检查结果等。

## 二、设备及各类用物的准备

1. 手术、麻醉设备

牙椅、负压吸引装置、麻醉机(七氟烷吸入装置)连接螺纹管、心电监护仪连接电极片、靶控输注泵(Target Cotolled Infusion，TCI)等调至待用状态；备除颤仪、急救车(包括常规的急救药品、物品：简易呼吸器、视频喉镜、合适型号的气管导管等)。

2. 手术器械及用物常规准备

防污膜、盐酸利多卡因注射液、阿替卡因肾上腺素注射液(必兰)、必兰麻注射针筒及针头、一次性使用外科口腔器械盘(内含吸唾管、口镜、镊子、探针、棉球、棉卷、铺巾、围巾)、手术刀片、手术刀柄、持针器、缝线、线剪、纸杯等。特殊准备：拔牙钳、牙挺、根尖挺、三角挺、微创挺、刮匙等(多生牙、阻生牙拔除术)；蚊式钳、虹膜剪、4-0 可吸收缝线等(舌系带、唇系带矫正术)；高频电刀、4-0 可吸收缝合线等(黏液腺囊肿切除术)；止血钳、弓杠、钢丝等(牙外伤)。

3.静脉镇静用物

盐酸奥布卡因凝胶、一次性输液器、合适型号(24 G或22 G)的一次性静脉留置针及透明敷贴、压脉带、皮肤消毒液、无菌棉签、250 mL生理盐水、无菌盘(放置10 mL一次性注射器抽吸的按比例稀释的咪达唑仑注射液、50 mL一次性注射器抽吸的丙泊酚注射液,并分别在一次性注射器针筒避开刻度处粘贴药品标签)、锐器盒、弯盘、垃圾桶、快速免洗手消毒液,根据需要备儿童输液固定板、胶布。

## 三、患者的准备

(1)儿童患者需在手术间外,由手术医师、麻醉医师、麻醉护士与其监护人共同完成信息核查后,方可进入手术间。年龄较小且哭闹的儿童患者可由其监护人陪同抱入手术间;年龄较大的儿童患者一般由麻醉护士与其做好沟通后牵入手术间。

(2)进入手术间后,将患者舒适地安置在牙椅上并盖小棉被保暖;粘贴心电电极片,常规拇指或示指夹血氧饱和度探头,上臂绑血压计袖带,进行心率、脉搏、血氧饱和度、血压等生命体征的监测。

(3)再次为患者进行心理护理,耐心地讲解静脉输液以及术中、术后的相关注意事项,包括:静脉穿刺时,穿刺点可能会有轻微针刺感;因麻醉药物对组织的刺激作用,输液侧肢体可能出现轻微的局部疼痛;不要随意乱动,不要拔除输液管;术中如有不适,可举左手示意,不要说话影响手术医师的操作;术中不要吞任何东西,唾液会由麻醉护士及时吸出等。

(4)建立静脉通道。对于低龄或依从性、配合度不高的儿童患者,通常会通过全凭七氟烷吸入诱导达到一定的麻醉深度后再完成静脉通道的建立。在吸入诱导时需配合麻醉医师密切关注患者的生命体征。

1)评估穿刺部位:穿刺部位应避开关节处,皮肤无疤痕、炎症、硬结等。

2)选择穿刺静脉:对于口腔门诊患者,可首选手背浅静脉,其次为贵要静脉、肘正中静脉、头静脉。扎止血带后选择粗直、弹性好、较充盈、易固定、避开关节处和静脉瓣(一般情况下,扎止血带时静脉出现凸结的部位)的静脉。

3)穿刺部位局部麻醉:在穿刺部位皮肤处涂抹盐酸奥布卡因凝胶做局部表皮麻醉,以缓解静脉穿刺时的疼痛感。

4)连接输液装置:检查生理盐水无变色、沉淀、絮状物,瓶身无裂痕、漏气后开启瓶盖,棉签蘸取皮肤消毒液后旋转棉签螺旋式(顺时针和逆时针)擦拭瓶塞至瓶颈2遍;打开一次性输液器包装后关闭流量调节器,将生理盐水与一次性输液器连接后倒挂在输液架上;一只手反折莫非氏滴管下段输液管,另一只手挤压莫非氏滴管,待莫非氏滴管内液面达2/3处时,松开反折的输液管并打开流量调节器排尽输液管内的空气至输液管与一次性静脉输液钢针连接处;摘掉一次性静脉输液钢针,连接一次性静脉留置针,待用。

5)皮肤消毒:用棉签蘸取皮肤消毒液,以穿刺点为中心旋转棉签稍用力顺时针螺旋式擦拭皮肤,皮肤消毒面积≥8 cm×8 cm;换另一支棉签蘸取皮肤消毒液,以穿刺点为中心旋转棉签稍用力逆时针螺旋式擦拭皮肤一次,皮肤消毒面积同前,待干;准备透明敷贴。

6)静脉穿刺:嘱患者紧握拳头,在静脉穿刺点上方6~8 cm处扎止血带,松紧适宜,能放进两指为宜;摘掉一次性留置针针帽,松动针芯,针尖向下,打开流量调节器再次排空气体至少量生理盐水滴出后,左手绷紧穿刺部位皮肤,右手持静脉留置针以159°~30°进针,见回血后降低角度至59°～10°再进针少许，退少许针芯后沿血管方向将一次性静脉留置针外套管全部送入血管；一手固定一次性静脉留置针针柄，一手撤出针芯并放入利器盒，松止血带；嘱患者松拳，打开流量调节器，观察是否通畅。

7)固定留置针：以穿刺点为中心，用无菌透明敷贴无张力封闭式妥善固定静脉留置针；用胶布将输液管尾端"U"形固定在患者皮肤后，调节滴数。使用儿童输液固定板可在一定程度上预防儿童患者因好动而致留置针针头移位并药液渗出的现象，以提高儿童患者输液的安全性。

## 四、静脉中深度镇静术中护理

(1)麻醉诱导

1)麻醉诱导前手术医师、麻醉医师、麻醉护士共同进行患者信息核对。

2)麻醉护士消毒静脉留置针肝素帽后，关闭流量调节器，从肝素帽处遵医嘱缓慢推注麻醉诱导药，推注过程中应注意观察患者的生命体征变化及静脉穿刺部位皮肤情况。

由于丙泊酚对组织刺激作用较强且具有呼吸抑制作用，静脉注射过快或剂量过大可能出现明显疼痛、呼吸系统和循环系统抑制等麻醉并发症，因此在麻醉诱导时，麻醉护士应缓慢推注药液，同时密切观察患者面色、生命体征及 $SpO_2$ 变化。药液推注完毕后，打开流量调节器，调节静脉输液滴数，并保持静脉通道通畅。

(2)患者进入睡眠状态后，麻醉护士协助手术医师使用开口器打开患者口腔、放置橡皮障；用吸唾管清除患者口腔内的分泌物。手术操作前，手术医师、麻醉医师、麻醉护士再次核对患者信息，清点手术所需用物。

(3)在手术过程中，麻醉护士须做好呼吸道管理，及时、有效地清除唾液和口咽部分泌物，以防呼吸道梗阻；帮助手术医师暴露手术视野，以便手术医师更好地开展手术；协助麻醉医师密切观察患者面色、生命体征及 $SpO_2$ 变化。

(4)术中药物通过 TCI 输注，TCI 是指在输注静脉麻醉药时，以药代动力学和药效动力学原理为基础，通过调节目标和靶位(血浆或效应室)的药物浓度来维持适当的麻醉深度，以满足麻醉的一种静脉给药方法。输注过程，麻醉护士需观察患者有无输液反应，静脉穿刺部位有无红、肿、热、痛、渗出等表现。

(5)手术结束后，手术医师、麻醉医师、麻醉护士再次核对患者信息，手术医师与麻醉护士清点手术用物，确认无误后在《门诊麻醉管理单》上签字。

## 五、术后护理

### (一)患者的护理

(1)麻醉恢复期间，患者的呼吸道护理非常重要，若患者 $SpO_2 > 95\%$、呼吸运动无异常时，麻醉护士应密切观察患者面色、生命体征及 $SpO_2$ 变化和意识行为；若患者 $SpO_2 < 95\%$、呼吸运动明显减弱，麻醉护士应及时报告并协助麻醉医师提颌面罩加压给氧，必要时人工加压辅助呼吸。若经以上处理患者情况仍无改善，则立即做好气管插管准备。

(2)麻醉恢复期间，麻醉护士应及时观察患者伤口有无活动性出血，保持患者呼吸通畅。若患者出现恶心、呕吐，应立即置患者于平卧位，头偏向一侧，利于呕吐物的排出，及时清除口腔分泌物后继续给予吸氧。

(3)麻醉恢复期间,患者尚未完全清醒,易因疼痛不适出现躁动。麻醉护士应保持室内安静,减少对患者的刺激,对患者进行适当的肢体约束,以防坠床。麻醉护士需保持患者的静脉通道通畅、有效,以保证意外情况下能快速给药。

(4)麻醉恢复期间,患者易出现寒战。麻醉护士应将室温控制在25 ℃左右,并为患者加盖小棉被,做好保暖措施。

### (二)术后评估

待患者完全清醒后,麻醉医师根据 Aldrete 改良评分标准,当评分≥标准分,即认为达到麻醉后恢复标准。患者达到麻醉后恢复标准后,麻醉护士遵医嘱拔除静脉留置针;若患者无头晕、困倦感,可由监护人/家属陪伴离院。

静脉留置针的拔针技巧如下。

1.传统拔针法

麻醉护士在快速拔出静脉留置针针头的同时用棉签稍用力按压穿刺点上方,拔针后用棉签持续按压穿刺点上方5 min左右(按压时间可根据患者的凝血机制调整)。该拔针方法的不足是会使针尖两侧对血管壁产生切割力,血管损伤可释放致痛因子;血管内膜损伤,血小板聚集易形成血栓,出现血肿。

2.无痛拔针法

麻醉护士在拔针前嘱患者抬高输液侧前臂45°～60°,然后轻柔、缓慢地揭开固定静脉留置针针柄的透明敷贴;麻醉护士左手拇指顺血管方向放在覆盖皮肤穿刺点和静脉穿刺点的透明敷贴上方,勿加压,右手快速拔针,左手立刻加压,同时按压皮肤和静脉的两个穿刺点(由于进针角度和针梗走行方向不同,需保证皮肤穿刺点和静脉穿刺点均得到有效按压)。

3.拔针的注意事项

拔针前,麻醉护士应向患者说明拔针时及拔针后的注意事项,做好心理护理,转移患者注意力,以减轻患者在拔针时的疼痛感;揭透明敷贴时,麻醉护士应一手固定静脉留置针针柄,以防静脉留置针脱出血管,一手轻柔、缓慢地揭开透明胶布,注意避免损伤患者皮肤;麻醉护士应在转移患者注意力的同时,快速拔针,快速按压;嘱患者按压时切忌边压边揉,凝血后勿急于用力活动穿刺部位血管,以防已凝血的静脉穿刺点再次出血,出现皮下血肿。

(冯　蕊)

# 第十三章　手术室护理

手术室是医院里手术患者集中治疗的场所，高质量的手术环境是保证手术顺利进行、提高手术质量、防止术后感染、保证患者安全的先决条件。手术室环境管理应严格遵照《消毒技术规范》及《医院洁净手术部建筑技术规范》等国家标准执行。

## 第一节　手术室环境管理的要求与规范

### 一、手术室环境管理相关概念

为更好地进行手术室环境管理，应了解一些相关概念。

1. 空气净化

降低室内空气中的微生物、颗粒物等使其达到无害化的技术或方法。

2. 洁净手术室

采取一定空气洁净技术，使空气菌落数和尘埃粒子数等指标达到相应洁净度等级标准的手术室。

3. 最小静压差

在净化系统运行中各级别的洁净用房对相邻低级别的洁净用房之间最小静压差的程度。特别洁净手术间和标准洁净手术间与相邻低级别的区域最小静压差不小于 8Pa，一般洁净手术间与相邻低级别的区域最小静压差不小于 5Pa。

4. 换气次数(次/小时)

为达到一定的洁净度级别及无菌化程度，必然有一定的送风量，并满足一定的换气次数，标准洁净手术室换气次数 30～36 次/小时，一般洁净手术室换气次数 18～22 次/小时。

5. 自净时间

洁净手术室在规定的换气次数条件下，从污染后较低洁净度级别恢复到静态高洁净度级别时所需要的时间定义为自净时间。特别洁净手术室自净时间应≤15 min，标准洁净手术室自净时间应≤25 min。

6. 温度

手术室内的温度控制，是一种控制细菌浓度的有效手段，它是综合控制措施的一部分，温度可以控制空气中细菌的繁殖，也控制了患者和医务人员排汗而产出的细菌，起到了控制手术间内细菌繁殖的作用。洁净手术室温度应控制在 22～25 ℃。

7. 相对湿度

相对湿度在 50%时细菌浮游 10 min 可灭活，相对湿度过高或过低都有助于细菌的存活，根据《医院洁净手术部建筑技术规范》的要求，洁净手术室的相对湿度应在 40%～60%。

8. 最小新风量

特别洁净手术室和标准洁净手术室最小新风量 6 次/小时，一般洁净手术室和准洁净手术室最小新风量4次/小时。

## 二、平面布局及工作流程

手术室应设在安静、清洁、便于和相关科室联络的位置。手术科室病房与手术室在同一楼宇中，与重症监护病房设在同一楼层便于相互联系，缩短运送患者的距离，有利于保护患者的安全，手术室应毗邻血库病理科、放射科、药剂科等医技科室，有条件应在手术室留有血库及病理冰冻室的窗口，便于工作联系，方便快捷，利于手术患者的抢救，减少手术室人员外出的次数，降低感染率。洁净手术室应为一个相对独立的医疗区，包括手术部分和供应部分。

手术室平面布局应符合卫生学和医学流程的要求，遵循无菌技术，有明确的人流、物流通道并应洁、污分开。应全方位、全过程地控制污染途径，包括手术室空气净化，无菌物品运送、贮存，无菌技术操作及使用后物品的消毒处理等流程。布局应体现流线简明快捷高效的原则，所有人流、物流工作的轨迹、环节都能体现及时，周到、方便。应符合洁净手术室管理要求。

洁净手术室的内部平面设计是以洁净手术间为核心，配置必要的辅助用房组合起来，以满足医疗流程合理、分区明确、洁污分明，最大限度地减少接触感染，防止交叉感染。洁净手术室应有严格的分区，洁净区与非洁净区的用房及通道处理应满足医疗流程，避免交叉。医师、护士在整个手术中是活动最频繁者，因此医护人员直接影响手术室的洁净质量，所以必须严格进行卫生处理，进出手术室应严格执行各项工作流程，工作人员按照手术室着装要求更换刷手衣、拖鞋，戴好帽子、口罩，通过洁净走廊或电梯进入洁净区至手术间，人流通道应简明快捷。物流路线也应符合卫生学要求，洁净手术室使用的无菌敷料、无菌器械及一次性物品，经洁净通道或专用电梯进入手术室分别放置于相应的无菌物品贮存室。手术间使用后的物品(敷料、器械、废弃物)必须就地就近采取物理或化学方法消毒打包后送出手术室，应由清洁走道或电梯送至手术室外。接送患者使用的平车进入手术室时应更换车架，避免车轮污染地面。

## 三、规模设置

洁净手术室的平面布置是根据手术室组成内容，以手术间为核心，配置必要的辅助用房，以组合起相对独立的医疗功能单元。洁净手术室的数量、等级和大小依据医院的性质、规模、级别和财力来决定，手术室数量的确定与医院的性质有密切关系，一般经验数据按每50张病床或每25张外科病床设一间手术室。每间手术室日手术一般为2～3例。也可根据各医院不同的医疗专业统计出的实际需求及远期发展要求来确定数量。

洁净手术室标准的设定，一般取决于手术类别。无菌手术宜在Ⅳ级以上的手术间中进行，器官和器官移植等无菌手术应在Ⅰ级手术间中进行。一般Ⅰ级手术间占手术室总间数15%以内(限于综合医院，这既满足使用要求，又利于节约投资)。对于专科医院应根据需要确定各级别手术间的数量。洁净手术室单间面积取决于各种手术的复杂程度及使用治疗仪器的多少。

洁净手术室还应建立负压洁净手术间或采用正、负压转换形式的洁净手术间，当进行传染性疾病手术或为传染病患者进行手术时，应在负压手术间中进行，负压手术间应自成一区，有独立出入口，负压手术间布置应洁污分流，配备专用的无菌储物间、冲洗消毒间及清洁走廊，负压手术间与洁净手术间内的洁净通道应设置隔离门及缓冲区，以便于对负压手术间隔离封闭。整体设置及流程应遵循传染病管理办法。

在洁净手术室整体的设置中麻醉恢复室也是其中很重要的一部分，它的功能主要是手术患者术后进行麻醉恢复的场所，恢复室应设置在邻近手术间的一侧，方便患者的转运，恢复室的床位与手术间比例一般为1：(1.5～2)，每个床位都应设有设备带，配置氧气、吸引器、电源等。

刷手间是手术室必不可少的基础设施，可以单独设置刷手间，也可以把刷手池放置在洁净走廊内，一般每2～4间洁净手术间应设立1间刷手间，刷手间不应设门，每个手术间应配有不少于2个水龙头，刷手池应邻近手术间以保证刷手后10 s内可以进入手术间。

## 四、装备及配置

医院洁净手术间的装备可分为建筑基础设施、医疗设备等，随着科学技术的不断发展，各种先进的设备应用于临床，更有一些设施需要在建筑过程中进行安装布线，为了更好地满足临床使用，在后期的施工中建议手术室的工作人员积极参与，确保使用时方便临床工作。

1.手术间的基本装备

手术室的基本装备是指为洁净手术室配备的、与手术室平面布置和建筑安装有关的基本设施，是一间手术室在手术过程中必不可少的辅助设备，在安装中各有其相应固定的位置，而不是任意设置的，基本装置是指最少设置的项目及数量，它们包括无影灯、手术台、计时器、医用气源设备带、麻醉气体回收排放装置、免提电话、观片灯或影像显示屏、物品柜、冷暖箱等。其中物品柜的多少应根据使用物品的多少来设置，一般不少于4个，可以把手术所需要的物品放置在里面，避免工作人员频繁取放物品。计时器、时钟、免提电话、照明灯开关、温、湿度显示等集中放置在情报面板上，情报面板也可以使用电子触摸屏。医用气源应有两路，一路放置在手术间的墙壁上，另一路放置在麻醉吊塔或外科吊塔上，这样当一路气源出现问题时，可有一路备用气源继续使用，不影响手术进行，保证手术安全。另外，吊塔的应用可使手术间的环境显得更加清洁整齐，上面放置一些手术和麻醉相关的设备，直接利用吊塔上的气源、电源，减少手术间地面上各种连线，避免人车走动时碰掉线路，影响设备使用，同时也可以很好地保障设备的安全。另外，吊塔上还应留有网络接口、视频接收输出接口等。

2.手术间基本医疗设备及物品的配置

每一个手术间除了必备的基本装备外，还应有相应的医疗设备和物品，如高频电刀、微创手术必备的腔镜主机系统治疗车、麻醉药车、摆放无菌敷料和手术器械的套车、器械托盘、手术坐凳等。不同的手术科室根据各自的专业还有相应的设备，如显微镜、动力系统眼科专用设备等。这些设备应合理地放置在手术间内，以手术床为中心安置在距离操作最近的一侧，避开回风口，以保证层流效果。

随着现代科学的发展，基本装备已经满足不了临床的需求，涌现出更多的先进设备用于手术中，如一体化手术室的应用，它可以把手术间的设备整合和控制，术者可以在触摸屏上自行操作控制所使用的设备，一体化手术室的另一个功能是把手术信息集中管理，实现信息共享、手术观摩、远程教学及学术交流等。手术室示教传输系统的应用提高了管理人员的工作效率，可以通过每一个手术间的全景摄像了解手术进展情况，方便安排工作，患者可以通过音频系统收听音乐，舒缓等候时的紧张心情。还有更先进的医疗技术在手术中应用，如数字减影血管造影杂交手术间，将导管介入和外科手术室相结合，将外科治疗技术微创化并和医学影像技术结合，减少了血管手术的创伤，减少了出血，患者康复快。核磁手术间可以在手术过程中给手术患者进行磁共振成像检查。

手术室基本装备应有严格的质量控制，应遵循手术室的清洁卫生制度对手术间基本装备表面进行清洁卫生工作，确保基本装备处于良好的工作状态。各手术间的设备位置应固定，用毕应及时归还原位。巡回护士应了解手术间各种设施的运转情况，及时报检，建立定期检查维护制度。

（张慧玲）

## 第二节　手术室环境监测与安全维护

### 一、环境监测

手术室的环境监控应严格按照国家规范执行，具体检测方法可根据医院感染控制的要求进行各项监测。根据《医院空气净化管理规范》的要求，医院应根据空气净化与消毒相关法律、法规和标准的规定，结合医院实际情况制订相应的空气净化管理制度，并组织实施。医院应对空气净化与消毒设施的使用和管理人员、医务人员进行空气净化与消毒相关法律、法规和标准等知识的培训，使相关人员明确各自的职责和任务，确保空气净化设施的正常运行。

1. 环境监测指标及方法

根据《医院洁净手术部建筑技术规范 CB 50333—2013》的要求，洁净手术室新建与改建验收时及更换高效过滤器后应进行监测；遇医院感染暴发怀疑与空气污染有关时随时进行监测，并进行相应致病性微生物的检测。具体监测的内容应包括洁净手术间的温度、相对湿度、空气中的尘埃粒子数、静压差、换气次数、自净时间，最小新风量、空气菌落数等。空气菌落数的检测应由医院感染控制机构负责，手术室质控人员配合完成，根据洁净房间总数，合理安排每次监测的房间数量，保证每个洁净房间能每年至少监测一次。其他各项检测由医院安排在手术室的层流设备管理人员负责，每天测量手术间的温度、相对湿度；每半年监测一次洁净手术间的尘埃粒子数等。

进行洁净房间空气菌落数的检测通常有三种方法：浮游法、沉降法、表面染菌法。临床上通常使用沉降法，用直径为 90 mm 培养皿静置室内 30 min，空气中浮游菌不时地沉降到培养皿内，然后经培养得出的每一培养皿的沉降菌落数。空气采样及检查原则：采样后必须尽快对样品进行相应指标的检测，送检时间不得超过 4 h，若样品保存于 0～4 ℃条件时，送检时间不得超过 24 h。空气采样时间：Ⅰ类环境在洁净系统自净后与从事医疗活动前采样；Ⅱ、Ⅲ、Ⅳ类环境在消毒或规定的通风换气后与从事医疗活动前采样；或怀疑与医院感染暴发有关时采样。空气采样方法；在无人走动的情况下，关好房门，手术间净化半小时以上方可进行操作。用直径 90 mm 培养皿在空气中暴露 30 min，放置的培养皿应与地面垂直高度为 80～150 cm，距墙 1 m。特别洁净手术间中心区采用双对角线放置 5 个点，周边区每边放置 2 个点，共计 13 个点；标准洁净手术间中心区采用单对角线放置 3 个点，周边区每边放置 2 个点，共计 11 个点；一般洁净手术间中心区采用单对角线放置 3 个点，周边区每边放置 1 个点，共计 7 个点；准洁净房间面积≤30 m² 不少于 2 个点；准洁净房间面积＞30 m² 不少于 4 个点。放置时培养皿应避开回风口。采样时将培养皿盖打开，扣放于培养皿旁，暴露规定时间后盖上培养皿盖及时送检。

洁净手术室在做空气监测的同时,也要进行物体表面的监测,这样才能保证手术室环境的安全。根据物体表面的面积,被采表面 $< 100\ cm^2$,取全部表面被采表面 $\geq 100\ cm^2$,取 $100\ cm^2$。

物体表面采样方法:用 5 cm×5 cm 灭菌规格板放在被检物体表面,用浸有无菌 0.03 mol/L磷酸盐缓冲液或生理盐水采样液的棉拭子 1 支,在规格板内横竖往返各涂抹 5 次,并随之转动棉拭子,连续采样 1～4 个规格板面。

2.空气洁净系统的维护与保养

要求医院应设专业维护管理人员,遵循设备的使用说明进行保养与维护,并制订运行手册,有检查和记录。空气洁净系统的维护与保养由专业技术人员负责,医务处的感染控制办公室和手术室要负责监管和告知责任。

专业维护管理人员应定期检查空气处理机组、新风机组,保持清洁。新风机组粗效过滤网宜每 2 d 清洁 1 次,粗效过滤器宜 1～2 个月更换 1 次,中效过滤器宜每周检查,每 3 个月更换 1 次;亚高效过滤器宜每年更换,发现污染和堵塞及时更换。末端高效过滤器宜每年检查一次,当阻力超过设计初阻力 160 Pa 或已经使用 3 年以上时宜更换。排风机组中的中效过滤器应每年更换,发现污染和堵塞及时更换。保洁员负责定期检查回风口过滤网,每周清洁一次,每年更换一次。如遇特殊污染及时更换,并用消毒剂擦拭回风口内表面。

在日常的环境质量控制中,手术室管理人员应遵循医院相关制度做好手术间管理,严格控制进入手术室人员的数量,人员的着装必须符合手术室要求。人流、物流有严格区域划分,洁净区、清洁区、污染区的通道禁止交叉,关注清洁卫生质量,不同区域及不同手术用房的清洁消毒工具应当分开使用,并有明确标识。

定期检查保洁工作,每天按时擦拭手术间的墙面、地面和各种设施,仪器设备的表面,及时处理污染物,避免形成培养基,连台手术或手术结束后,应用湿式擦拭方法进行清洁消毒,每周对手术室进行彻底清洁消毒。

## 二、环境的安全维护

手术室是医院实施手术治疗的集中场所,在整体治疗过程中需要各种设备的支持和各种材料的应用,这些耗材和设备的存在也相应给手术室的环境带来了危害因素,包括物理性因素、化学性因素、生物性因素等,加强手术室环境安全的管理,保护患者和工作人员的安全已成为管理的重要内容。

1.物理性伤害因素的预防

在手术室的环境中物理性伤害因素很多,特别是基础设施中的水电气,是直接影响手术室环境的因素,所以在建筑装修中要考虑到这些因素可能造成的伤害。例如,空调机房应有下水道,地面应做防水层,避免空调机组漏水时积水渗漏到手术间,影响手术进行。电源插座的安装应符合国家标准和建筑标准使用时注意保护电源插座和开关,禁止暴力操作,合理使用,不可超载。正确使用医疗设备,特别是高频电刀,使用时要移去手术台上的可燃物如酒精等,避免因意外燃烧伤害患者,同时注意术者安全,随时检查手套的完整性,及时更换,以免发生电击伤。按照医院设备管理制度由专人定期对所有电气设备进行检修、保养,避免设备带病工作。设备带的气体安装应符合建筑规范,每种气体都有相应的接头和标识,接头与设备管路连接要严密，避免漏气造成手术间的环境安全隐患。注意放射性伤害，使用放射性设备时应严格遵守国家的相关标准，操作者应有相关资质，使用前应打开手术间外的警示灯，避免其他人员误入，做好手术人员和患者的防护。手术室应提供铅屏、铅衣帽等防护用品。

2.化学性伤害因素的预防

在手术中，使用的麻醉气体，各种消毒液体、化疗药物等是危害手术室环境的化学性伤害因素。麻醉废气是影响手术间环境的重要化学因素，废气回收排放装置系统在洁净手术室里是一个很重要的设备，是帮助解决手术室内空气品质良好的系统，如果没有这一装置的处理过程，患者呼出的带有麻醉气体的残余气体将伤害医务人员。废气回收排放装置设于手术室内，在麻醉吊塔或设备带上设有接口，废气排放管出口与其接头对接，完成废气排放过程，每天工作开始前检查麻醉机时要注意废气排放管是否接好，避免漏气现象发生。配制各种消毒液时应严格按照相应的浓度进行配比，避免随意加入消毒液导致浓度过高，造成环境污染，对于易燃液体应存放于铁柜内，有专人管理按需发放。

3.生物性伤害因素的预防

手术室作为手术治疗的场所，也是各种病原体最集中的场所。医务人员长期暴露于可能被污染的密闭环境中，直接接触患者的血液、体液呕吐物、排泄物，大量使用各种锐器，存在严重的生物安全隐患。对于具有传染性疾病的患者处理不当会影响医务人员甚至其他患者的安全，对于一般传染性患者手术时，应做好个人防护，手术用物处理应严格按照《消毒技术规范》的要求处理，避免锐器伤害。

对于特殊感染的手术患者进行手术时，首先应安排在负压手术间，医务人员除做好个人防护外，手术前应准备好手术所用物品，手术开始后尽量避免离开手术间，造成其他环境的污染，手术后所用过的物品在手术间内做好初步消毒处理后再离开手术间，患者离室后手术间应做全面消毒处理。

（张慧玲）

## 第三节　手术室物资管理模式

物资管理是对手术所需的各类物资的计划、采购使用和节约使用等环节进行组织和控制的过程，以实现厉行节约、有效管理。

医院的器材部门承担全院各科室物资的管理职能，在落实执行国家卫生健康委员会（以下简称国家卫健委）政策及法规的前提下，制订医院的规章制度，各科室在物资管理的各环节中须严格遵循。

手术室物资是指手术过程中和手术患者治疗中必备的物品，是保证手术成功和患者安全的先决条件，科学规范的物品管理有利于提高各类物资的质量，更好地满足临床需求，有利于高效、合理地分配医疗资源，提高物资使用效率，有利于不断更新知识、推动外科技术的进步。

### 一、物资申购审批

手术室的物资所涵盖的种类较多，通常分为医用耗材、手术器械、敷料、医疗设备，药品等类别，其中耗材又分为低值耗材和高值耗材。申购包括申领和购买两部分。

1.医用耗材的申购审批

医用耗材是指手术过程中需要的各种一次性消耗品。按医院规定，按耗材的货品单价为分界，价格低于220元的归为低值耗材，220元以上的归为高值耗材。

(1)低值耗材：低值耗材的申购审批流程分为两类，一类是与医院其他科室相同的耗材，如输液器、输血器注射器等，手术室只需按医院规定定期申领即可，不需要进行特殊的申购审批流程。另一类是其他科室没有，只有手术室使用的耗材，如脑棉片、各种引流管等，手术室在最初申请购买时需执行申请购买流程。由科室提出申请填写“医用消耗品申请表”，详细写明申请理由、耗材用途等内容，科主任、总护士长及科室核心小组成员审核签字后递交到医院主管部门，医院由医务部门和器材部门组织专家定期召开论证会，获得批准后方可按计划申领。

(2)高值耗材：高值耗材包括各种吻合和闭合器具、晶体及各种止血材料等。因不同科室的需求和使用的耗材各不相同，因此在最初申请时需经过严格审批。申请由各使用科室发起，首先应进行试用步骤，由科室提出试用申请，申请时要说明试用理由、产品优势等信息，手术室负责审核耗材的消毒灭菌及包装是否符合国家相关规范，器材部门负责审核生产厂家和经销商的资质证明及产品合格证等。如果试用结果符合临床科室需要，则进入申请购买的流程，申请流程与低值耗材相同。

2.手术器械及敷料的申购审批

手术器械和敷料属于特殊的消耗品，手术室应设定基数，储备足够周转量，以保证手术供应。最初的申请和购买流程与耗材相同。

3.医疗设备的申购审批

医疗设备是手术技术发展的重要保障，是体现医院现代化水平的重要标志之一。手术室的医疗设备种类多、数量大，几乎涵盖各种诊断类、治疗类和辅助类设备。在实践管理过程中将其分为专科设备和平台设备两大类。专科设备仅供某一科室使用，申购工作由各使用科室负责。平台设备供各手术科室或大部分手术科室使用，申购工作由手术室负责。

手术室根据医疗设备使用情况及各科室需求，于每年年末向医院提交下一年度仪器设备购置需求和预算，使申购工作科学有序。申请购买设备之前与高值耗材相同，要经过试用的步骤，手术室审核的重点是设备配套耗材是否合格。通过试用后，方可进入申请购买流程，由申请科室填写《购置仪器设备申请表》，详细描述申请理由设备用途等内容，上交仪器设备委员会论证，根据论证结果和设备价格，器材部门启动招标采购流程。

4.药品的申购审批

手术室主要负责麻醉用药品的管理，所有药品应在医院药剂科获批使用的范围之内，并按麻醉量和麻醉方式设定药品基数。申请使用新药时需向药剂科提出申请，并提交医院药事委员会论证，获得批准后方可领取使用。

## 二、物资管理模式

手术室的物资管理应符合国家卫健委的法规要求，并执行医院器材部门的管理规定。物资管理的目标是通过有效管理，达到保证手术供应、节约成本的目的。物资管理的主要环节有库房管理、临床取用及配送管理、记账管理等，医疗设备还涉及维护和保养环节。物资的种类不同，管理方法各不相同。

1.医用耗材的管理

(1)低值耗材:手术室应设有专门的低值耗材库房,库房的温、湿度等条件符合耗材的存储要求,设库房管理员实行专人专库管理,制订库房管理制度和管理员职责,建立库房管理记录,定期盘库,并根据临床工作量确定耗材的种类和规格,大部分耗材需设定基数或存货不足的预警通知,提示补货时机,有条件的医院可进行信息化统筹管理。

1)库房管理:低值耗材品目多、规格复杂,库房管理员根据临床工作量和耗材基数制订每周或每月申领计划。库房管理时应首先将无菌物品与非无菌物品分库存放。库房存储应定位管理,按耗材的种类和规格分类摆放,摆放时遵循随到随存、先进先出的原则按有效期顺序摆放,标识清晰统一,无菌物品存储时还应遵守无菌物品储存规定。详细记录出入库的日期和数量,入库时认真核对入库单,并妥善保管,按照规定检查入库耗材的灭菌标识、有效期,包装质量、货品数量及规格等,同时应记录耗材的有效期。定期盘库,清点所有耗材,掌握耗材的使用情况。向临床使用者了解各类耗材的使用效果,及时向护士长、器材部门以书面形式反映物品的质量问题,以便及时与生产厂家联系,协调解决。每年由器材部门与手术室共同审核手术耗材的数量和种类,保证物资的使用安全。

2)取用及配送管理:手术间内有无菌物品柜及无菌物品车,用于存放少量无菌耗材,必要时设置基数,供每天手术使用。耗材的种类和数量能满足大部分手术的基本需求和专科手术的特殊需求,避免数量过多,造成过期和浪费。耗材存放时同样需固定位置,按有效期摆放,标识清晰统一,可设计"无菌耗材配置图",便于护士遵循和查找。巡回护士负责每天检查手术间内耗材的存放和使用情况,根据当日手术量提出耗材补充需求。手术室内勤负责根据巡回护士提出的需求,每天上午配送至手术间。

3)记账管理:巡回护士负责所有耗材的记账工作,根据实际使用情况如实录入。记账审核员负责每月汇总使用量,为科室的成本-效益管理提供依据。

(2)高值耗材管理:手术室内应设有高值耗材库房,实行后付制,零库存的管理模式,设置高值耗材管理员,实行专人专库管理,制订管理制度和管理员职责,建立出入库记录。管理过程可通过信息化手段,对高值耗材的出入库,取用、记账及账目核对进行全程可追溯的精细化管理,提高管理效率。

1)库房管理:高值耗材管理员需每天检查耗材使用情况,核对前一天领取和使用数量,根据手术量及时补:充,保障临床应用。库房管理的基本原则与低值耗材相同。

2)取用管理:手术医师负责于手术前一天在手术表上注明所需高值耗材的名称、规格和数量。手术当天,巡回护士与主刀医师核对后,通过信息系统发送使用需求,高值耗材管理员负责根据需求配送至手术间。巡回护士使用前扫码核对,同时完成记账工作。可分割的一次性耗材(如缝线、补片等),严禁分割后重复灭菌使用。

3)账目核对管理:库房管理员负责每天核对领取和记账数量是否相符,每月汇总各种高值耗材使用的数量,将汇总结果上传至器材部门审核,器材部门根据审核结果完成结算工作。

2.无菌手术器械及敷料的管理

(1)库房管理:手术室应在洁净区内设无菌物品间,用于存放灭菌后的各类手术器械包和敷料包。手术室应根据手术间的数量和工作流程设置无菌物品间的数量和面积,无菌物品间位置的选择应遵循高效快捷的原则,尽量与手术间毗邻,方便手术人员取用,通过专用洁净通道与消毒供应中心的无菌区直接相连。制订无菌物品管理制度和管理职责,由无菌物品间管理员承担专库管理，限制无关人员出入。无菌物品间的环境条件符合消毒技术规范要求，保持温、湿度恒定，室内温度低于25℃。无菌物品存放距地面20 cm以上，距墙壁5 cm以上，距天花板50 cm以上。无菌包按使用科室分类码放，标识清晰统一。无菌物品间管理员每天负责根据当日手术表与消毒供应中心交接物品准备情况，完成物品入库、出库的扫码，实现物品可追溯管理。每周定期检查物品的有效期，将临近有效期的物品送回消毒供应中心重新灭菌。配合感控护士完成空气质量监测和无菌物品随机抽样检测工作，保证对无菌物品的严格管理。

(2)配送管理：无菌物品间管理员可通过信息系统及时掌握各手术间手术进展情况，负责根据手术需求，提前10～20 min向手术间配送下一台手术所需器械及无菌敷料。

3.医疗设备的管理

(1)各部门(科室病房，机关)的医疗器械、仪器设备(以下简称“仪器设备”)实行部门负责人总负责制，落实“谁使用、谁负责”的原则。

(2)各部门须指定专门的仪器设备管理员负责本部门仪器设备管理，切实做到仪器设备管理责任到人。

(3)仪器设备使用人应严格按操作管理规范使用仪器设备，填写《仪器设备使用记录》并存档保留。

(4)使用过程中若发现仪器设备故障和安全隐患应停用并及时报修；不得使用非正常状态的设备，切实保障仪器设备使用安全。

(5)仪器设备使用时应有人值守巡视，仪器设备使用完毕后应及时关机、断电、断水、断气，确保患者安全、仪器设备安全、医疗安全和院区安全。

(6)使用科室应对仪器设备使用人进行操作使用和安全知识培训，并有培训记录。按国家相关规定需持证上岗的，应取得上岗资质后方可操作。

(7)凡属医院所有的仪器设备，无论其购买经费来源于医疗、教学、科研、专款、基金、贷款或自筹资金，无论其进入科室的渠道是购置、赠送、调拨等，都需按规定办理入账登记手续，纳入医院统一管理。未按规定办理并完成相关手续的仪器设备不可在院内使用。

(8)各部门仪器设备管理员应及时更新和维护器材管理信息系统中本部门仪器设备分户账，做到每台仪器设备的安置地点、资产保管人、使用责任人等信息与实际情况相符。

(9)医院对各部门仪器设备使用情况进行定期检查和考评，考评结果纳入科室绩效考核标准。

## 三、仪器设备的维护与保养

手术室的仪器设备维护与保养有两种形式，一是仪器设备日常使用过程中的维护与保养，二是仪器设备的预防性维护。日常维护与保养主要包括以下内容。

(1)在日常维护与保养中设备的归属科室应负主要责任。首先制订好设备操作规程，并附在每一台设备上，在新设备投入运行前，厂商应提供相关的医疗信息，引入服务规范和标准，使工作人员了解危险因素和安全措施，并做好工作人员的培训，教会相应人员如何使用和维护，经反复培训相应人员掌握了设备使用流程后再进入临床使用。

(2)手术间的设备每天应进行使用登记和安全检查，由手术间的巡回护士完成，使用前应检查设备相应的配件是否齐全完好，开机后自检是否正常并保证设备干净整洁，设备使用后应关机，所有配件应放在指定位置，以方便下次手术使用，对于需要充电的设备应按时充电。

(3)每月对所有设备进行一次安全检查并做好记录,由专科护士和设备管理人员配合医院医学工程室的工程师完成,重点检查设备的安全性能,防备手术中出现故障。

(4)急救设备是手术室必备的医疗设备,多数情况下都处于闲置状态,但一经使用必须保证设备性能完好,每台急救设备要有专人负责,每天定时检测急救设备的状态,打印出记录当前设备状态的说明并留档。检查配件是否齐全,按时充电,保证抢救时设备使用顺畅。

根据国家规范,手术室应配合医院做好医疗设备预防性维护工作,对所有设备进行维护和检查,及时发现潜在危险因素,使其处于正常的功能状态,针对每类设备的特点,科学制订预防性维护计划和程序并做好数据记录,必要时对预防性维护后的设备进行重新校准,降低设备故障发生率。医疗设备的管理是一个长期连续的不断改进的管理过程,在管理中应用科学的方法不断完善,特别是随着医院信息系统的使用,医疗设备也应利用这个平台进行系统化管理。

## 四、药品管理

手术室的药品管理包括药品间的基数药管理、贵重药的配发、毒麻药的管理、标识管理、自动药车全自动化管理,需严格执行医院的各项药品管理制度,由药品管理员专人负责申领和发放。

手术室内设药品间,存放条件符合药品要求,各种药品依照出厂说明书分类摆放,药品标识清晰统一。每个手术间内设药品车或药品柜。不同药品的管理方式不同,通常根据管理方式不同将药品分为基数药、贵重药和毒麻药三类。

1.药品间的库房管理

根据《医院基数药品管理制度》,药品要按有效期时限顺序摆放,有计划地使用,定期检查,防止过期和浪费。内用药和外用药分开放置,毒麻药在保险柜中保存,需冷藏的药品(肝素、缩宫素)放在冰箱中保存,易燃易爆(如过氧乙酸、酒精、甲醛等)、易氧化及需避光(如氨茶碱、硝普钠、肾上腺素等)的药品存放在阴凉避光处,易燃、易爆药品应远离明火、放在柜中加锁保存。

全院药品标识统一,药品标识上注明药品名称、浓度、剂量和数量,标识明显。外观相似、药名相近的药品分开放置,同种药品但不同规格的分开放置,并粘贴易混淆药品标识;属于多种类别的药物,按照“毒、麻、精放、危”的顺序,粘贴靠前的类别标识。例如,如果某药既属于麻醉药又属于高危药品,仅粘贴麻醉药标识即可;高浓度电解质制剂(如15%氯化钾、10%氯化钠等)、肌肉松弛剂(如维库溴铵、罗库溴铵等)等药品属于高危药品,粘贴高危药品标识。

2.基数药品管理

手术室药品管理员负责领药、备案、保管、检查有效期等具体管理工作。设有基数药品清点记录,每天检查、清点药品的数量和质量,并做好记录和签名。基数药品使用后要及时补充,保证临床使用,补充后数量应与备案数量相符。根据临床使用情况每周领取一次基数药,每周两次对手术间的药车进行添加,每月统计手术间药品的有效期,对于临近有效期的药品调配使用,避免浪费。

(1)基数药管理:应分类放置,内用药与外用药分开放置,药品按有效期时限的先后,有计划地使用,定期检查,防止过期和浪费。

(2)贵重药管理:贵重药应单独存放保管,每天清点并有记录,发放时申领人要有签字,管理人员负责核查使用和记账情况。

(3)毒麻药管理:严格按照国家有关毒麻药管理条例进行管理,毒麻药由专人负责,在保险柜内存放。药品按需固定基数,设有基数清点登记卡,每天双人同时清点核对并签字。对于“麻醉、精神类”药品实行有专人负责、专柜加锁、专用账册、专用处方专册登记的“五专”管理。“麻醉、精神类”药品如果用后有余量,应由麻醉医师一线、二线核对后在麻醉药方的相应位置填写清楚。毒麻药使用后应留好空安瓿,麻醉医师按要求填写麻醉药处方并及时送还给毒麻药管理人员,待管理人员核对后到药剂科申领。

(4)术中用药管理:按《手术患者查对制度》与患者及病历核对患者带药及药物过敏史等信息。抗生素核对正确后方可使用,安瓿应与麻醉医师或其他护士核对,核对后遵医嘱术前30 min静脉输入抗生素,并签字记录。手术开始时遵医嘱输入止血药。术中用药一般由麻醉医师抽取并输注,由一线麻醉医师与二线麻醉医师进行核对。如果二线麻醉医师不在的情况下,可由巡回护士与一线麻醉医师进行核对,核对无误后输注,并由麻醉医师在《麻醉记录单》上记录。护士在给药前后应观察患者用药的反应,如有异常,应立即与麻醉医师及主刀医师沟通。

(张慧玲)

# 第四节　手术室危险化学品管理

危险化学品(以下简称危化品)是指具有毒害、腐蚀、爆炸、燃烧、助燃等性质,对人体、设施、环境具有危害的剧毒化学品和其他化学品。危化品一旦泄漏或失去控制,容易引发社会安全事件。手术室以危化品的安全使用与风险控制为主旨建立手术室危化品管理体系,包括危化品管理流程、设施技术保障系统、管理人员队伍建设等保障手术患者及环境安全的有效措施。

## 一、危化品的种类及贮存方式

(1)我国《危险化学品目录》中包含 2 828 类属条目危化品,根据《常用危险化学品的分类及标志 GB 13690—2016》的规定分为八类:爆炸品;压缩气体和液化气体;易燃液体;易燃固体、自燃物品和遇湿易燃物品;氧化剂和有机过氧化物;毒害品;放射性物品;腐蚀品。

(2)危化品贮存方式有隔离贮存、隔开贮存、分离贮存。

(3)贮存的危化品应有明显的标识,标识应符合《常用危险化学品的分类及标志 GB 13690—2016》的规定。同一区域贮存两种或以上不同级别的危化品,应按照高等级危化品标识标注,并根据性能分区、分类贮存。

(4)手术室可建立危化品使用与应急处理一览表,作为科室学习、培训文件。

## 二、危化品管理流程

危化品的使用条件应符合法律、行政法规的规定和国家标准、行业标准的要求,并根据所使用危化品的种类、危险特性及数量和方式,建立、健全危化品使用安全管理规章制度和操作规程,保证危化品的安全使用。

1.危化品的储存与养护管理

(1)危化品的存储方式、方法、数量应当符合医院标准或者医院相关制度。储存危化品必须建立严格的危险品出入管理规定。

(2)危化品存储及发放前均应按流程进行检查验收,包括危化品数量标识,外包装完整性并登记。经核对后可出入危化品柜,当危化品性质不清时严禁接收。

(3)危化品入柜后应采取适当的养护措施,在贮存期内由专人负责,定期检查数量、质量,有无破损渗漏等情况,发现问题立即采取措施,保障安全。

(4)严格控制存放危化品区域的温、湿度,定时检查,发现问题立即解决。对于易燃易爆的危险物品采取专用防燃防爆安全柜专人专锁储存。

(5)危化品存放处应放置《危险化学品清单》及《应急处理一览表》,以便危害出现时迅速识别与处理。

(6)对复用的危化品容器包装物,使用前应排查隐患;发现安全问题,及时检测或更换。

2.危化品的标识

全部化学有害物资需有明显的标识,以警示使用的员工注意。

红色:表示易燃。"0"表示不会燃烧;"轻"表示加热或暴露在外界高温条件下会燃烧;"中"表示任何温度下都可被点燃;"重"表示随时会在空气中扩散并燃烧。

黄色:表示易爆。"0"表示基本稳定;"轻"表示通常情况下稳定,高温高压下会发生强烈化学变化;"中"表示可能爆炸,或在强烈晃动等条件下会爆炸;"重"表示随时可能爆炸或暴露在常温常压下会分解。

蓝色:表示伤害。"0"表示无健康损害,不需要警惕预防;"轻"表示会引起刺激及轻微残留损伤;"中"表示短时间接触可能引起严重的暂时性损伤或是中度的残留伤害;"重"表示极短时间暴露也会引起死亡或是严重残留伤害。

白色:表示防护。人员防护要求,包括手套、口罩、安全眼镜、防护服等。

3.危化品清点

(1)危化品要定期盘点,每月清点一次,做到账务相符,差错率为零。

(2)放射性危化品日进日出,做好交接及使用记录。

4.危化品的销毁制度

(1)所有危化品的废弃销毁方法必须符合医院及国家、地方的相关规定。

(2)危化品处理可根据手术室制订《化学性危害品使用与应急处理一览表》执行,由专人负责,统一处理,按危化品稀释浓度要求稀释后弃去。

(3)放射性危化品内外包装必须贴有标识并注明名称、放射性比活度、容量。

(4)废弃物可用不同颜色垃圾袋分类存放。

5.手术室出现危化品损伤的处理规程

(1)人员受伤害立即脱离污染区域。

(2)危化品不慎接触皮肤或眼睛应立即使用大量清水冲洗,严重者就医诊治。

(3)危化品不慎误服,立即洗胃处理。

(4)做好危化品损伤处理过程记录。

6.手术室发生危化品溢出、暴露的报告与调查

出现危化品溢出、暴露,必须及时、准确报告管理部门,同时报告医教部及主管领导。报告的同时,事发地点员工迅速做出有效应对处理,保障人身安全。医院安全管理委员会定期分析危化品溢出、暴露的原因,制订计划,防止事件再次发生。如发现危化品安全隐患及违规行为,

应立即予以纠正。

## 三、危化品设施技术保障系统

鼓励手术室建立危化品信息监管共享平台，提高手术室自身安全意识及管理能力。灵活运用各种方式，探索实施易燃易爆有毒危化品电子追踪标识制度，及时登记记录全流向、闭环化的危化品信息数据，基本实现危化品全生命周期信息化安全管理及信息共享。

(1)加强危化品登记工作，完善登记制度，建立手术室危化品信息数据库，并实现部门数据共享。

(2)科室可补充个体防护设施，如防护服、防护手套安全标识、有害物质溢出处理箱等。

(3)手术室危化品从入库、废弃、回收处理等全部信息录入危化品管理系统，做到危化品入库、存放、使用有据可查。

(4)技术保障包括危化品使用、防护相关的技术资料，危化品的信息管理系统等。手术室宜编制化学品安全技术说明书(material safety data sheet，MSDS)。MSDS 是一份关于危化品燃爆，毒性、环境危害及安全使用泄露应急处置、主要理化参数、法律法规等方面信息的综合性文件，能够指导危化品正确使用、预防和控制危险发生。

(5)危化品风险控制入库时按照化学品安全技术说明书(MSDS)进行风险评估，目的在于确认是否入库及如何区分存放保存；根据风险评估结果进入相应的存放柜及指定位置；参考历年危化品消耗数据建立危化品总量的数量控制标准，结合近期变化及储存、发放、回收数据，每周及时调配，实现危化品数量总控；同时，以管理员为核心，全体医护人员共同承担手术室危化品的全程监督预警，一旦发生意外，直接进入应急系统，尽可能将危险消除，避免意外事件的发生。

## 四、危化品培训管理

1.入职培训

新入职人员或接触危化品的人员，手术室需对其进行科室危化品管理方面系统化培训，以明确危化品的性质、使用规范、对人体的危害、个人防护知识及出现损伤的处理流程，保证全体医护人员的生命安全。

2.加强危化品应急预案管理

(1)手术室可制订本科室危化品事故应急预案，安排应急救援人员，配备必要的应急救援器材、设备等。

(2)简化危化品相关应急预案流程，完善危化品应急演练要求，积极推行使用《应急处置一览卡》。

(3)定期组织开展联合演练，根据演练结果评估应急预案的可行性，及时修订完善应急预案，进一步加强应急预案的科学性、针对性、实用性及可操作性。

(张慧玲)

# 第五节 麻醉配合规范

麻醉(anesthesia)一词源于希腊文 narkosis,顾名思义,麻为麻木麻痹,醉为酒醉昏迷。因此,麻醉就是用药物或其他方法,使患者整个机体或机体的一部分暂时失去感觉,消除患者手术时的疼痛与不适,或减轻手术的不良反应,以达到无痛的目的。简言之,就是使患者术中镇静、肌肉放松、无痛感操作顺利、手术安全。

由于麻醉用药及手术创伤,使手术具有不同程度的风险,尤其是实施高龄、小儿及危重手术,风险更大。因此做好麻醉护理的配合工作十分重要。手术室护士不仅要在麻醉前、中、后做好准备及护理工作,还要懂得麻醉的基本知识、原理,要能够协助麻醉医师处理麻醉过程中出现的各种情况,要掌握临床麻醉基础技术等,从而在手术过程中与麻醉医师进行密切联系、主动配合,以保障患者安全。

## 一、全身麻醉配合规范

### (一)全身麻醉的概念

全身麻醉,简称全麻,即麻醉药经过呼吸道吸入或经静脉及肌内注射,产生中枢神经系统暂时性抑制,患者的意识和痛觉消失、肌肉松弛、反射活动减弱,使自身在完全无知觉的情况下接受手术的一种麻醉方式。

它包括三个要素,即意识丧失、无痛和肌肉松弛。这三个要素的完成是由全身麻醉药(包括静脉全身麻醉和吸入全身麻醉药)、阿片类镇痛药(常用的有芬太尼、舒芬太尼、瑞芬太尼、吗啡等)及肌松药(常用的有去极化肌松药,如琥珀胆碱;非去极化肌松药,如罗库溴铵、阿曲库铵等)综合作用的结果。

### (二)全身麻醉分期

1.麻醉的诱导期

即为三类药物的初步运用期和气管插管的完成,也包括气道、喉罩等其他插管装置的置入。

2.麻醉的维持期

各种麻醉药物的血药浓度趋于平衡,麻醉的重点在于各种支持治疗,如补液、补血、抗心律失常、抑制不良反应、维持良好的通气状态和处理各种突发事件等。

3.麻醉清醒期

尽可能地排出各种麻醉药物,使患者的意识、呼吸恢复,直至拔出气管插管,患者自主呼吸平稳,能准确地回答医护人员的提问。全身麻醉工作最危险的阶段在麻醉的诱导期和清醒期,也是需要护理配合的关键时期。

### (三)全身麻醉准备工作

在进行麻醉前,手术室护士对手术室环境和室内仪器的检查工作也是保障手术室和麻醉安全的一个十分重要的环节。

(1)设定合理的手术室温度和相对湿度:手术室内的温度控制,是一种控制细菌浓度的有效手段,它是综合控制措施的一部分,既控制了空气中的细菌繁殖,也控制了患者及医护人员经过排汗而排出的细菌,其意义绝不是单纯为了内部人员的舒适感。很明显,手术室内的温度起到了控制细菌繁殖的作用。在《医院洁净手术部建筑技术规范》中将手术室温度取22～25 ℃，相对湿度保持在50%～60%。据研究，当相对湿度为50%时，细菌浮游10 min后即死灭；当相对湿度更高或更低时，即使经过24 h大部分细菌还能存活。

(2)在噪声检测的条件下，将噪声高限设置在60分贝。高于60分贝的环境容易使工作人员思想分散，工作差错率大大提高，瑞士高级的无菌手术室为50分贝，无菌手术室为45分贝，德国标准均为45分贝。国内实践证明，45分贝是可以实现的，所以《医院洁净手术部建筑技术规范》对多数房间取50分贝这一标准，而对Ⅰ级手术室取52分贝。

(3)检查各种医疗仪器的放置情况：每个手术台有单独集中的电源插座板；麻醉机、心肺机、除颤仪也有单独的插座板；其他监护仪可共用一个集中的插座板。避免仪器、电缆、导线扭曲、打结或被重物挤压，发生漏电事故。

(4)逐一检查仪器的连接及可靠性，尤其是对那些可能同时使用的仪器，如除颤仪和电刀等。

## (四)全身麻醉的护理配合规范

1. 全身麻醉诱导期的护理配合规范

(1)患者准备：麻醉前确保去除患者身上的金属饰物，提醒麻醉医师检查患者口腔，如有义齿，将其取出；给予患者心理支持，帮助其减轻恐惧感；建立通畅的静脉通路，以保障麻醉及手术输血、补液和静脉给药的要求；遇到重大手术或危重患者，必要时建立两条静脉通路并协助麻醉医师完成有创监测。

(2)麻醉诱导：了解麻醉诱导剂，协助麻醉医师做好麻醉诱导。常见的麻醉诱导剂如咪达唑仑常用作诱导辅助药，有遗忘作用，一般是在建立静脉通道及完善监护设备后遵医嘱静脉推注；芬太尼有强大的镇痛作用并且有蓄积效应，用于麻醉诱导或术中维持，可控制呼吸进行气管插管，便于减轻患者应激反应；异丙酚是一种快速、短效静脉全身麻醉药，麻醉效价高，无镇痛作用、无毒性症状，静脉注射后起效快、作用时间短，诱导迅速、平稳，苏醒快而完全，无肌肉不自主运动、咳嗽呃逆等不良反应，对心血管系统有一定的抑制作用，可使心率稍增快，持续时间短，可使周围血管扩张、血压下降，对呼吸系统影响小；罗库溴铵为全身麻醉辅助用药，用于常规麻醉诱导期间气管插管，以及维持术中骨骼肌松弛。

(3)患者制动：全身麻醉诱导以后，患者将在30～60 s快速意识丧失，继而出现全身肌肉松弛，彻底失去防御能力，可能导致迅速发生身体某一部位的跌落。因此，手术室护士应在全身麻醉诱导之前完成对患者的固定并做到完全制动。

(4)协助插管：连接负压吸引装置，并提供良好的气管插管条件，手术室护士可根据要求调节手术床的高度及角度。插管期间，手术室护士要在床旁看护，密切关注插管情况，随时准备抢救，直至气管插管完善固定、接上呼吸机。在插管困难的情况下，手术室护士要积极充当插管者的“第三只手”，做好可视喉镜、纤维支气管镜特殊插管仪器的传递，以及吸引装置的准备工作。

(5)摆放体位：插管完成之后，按照手术的要求和患者目的体位、麻醉机摆放位置、电刀主机位置等情况，快速设计出合理易行的体位摆放方案，指挥室内所有人员在保护好气管插管的基础上调整患者的身体并放置到位。使手术体位能够清晰地显露手术视野，达到正确、安全、合理的效果。使患者身体的受压部位悬空或在受压部位加垫棉垫等保护用具，以免额、眼、颊、肘、手臂、胸部、腰腹部、膝盖、踝部、足跟等处压伤。同时注意保暖，防止低体温导致寒战或麻醉苏醒延迟。

(6)协助抢救：患者在该期由于药物等方面的相互影响，呼吸系统、循环系统等均会发生变化，因此，患者有可能发生心血管意外或其他意外情况。当发生紧急情况时，手术室护士应立即参加抢救工作，如准备抢救药物，开放更多的静脉通路，准备除颤仪，寻求其他医务人员的帮助等。

2.全身麻醉维持期的护理配合规范

(1)监护工作：全身麻醉维持期是患者耐受各种药物的相对稳定期，故麻醉本身突发的变化不多，多数意外情况是由手术操作引起的。这段时间护理工作特点是对患者生命体征的严密观察，及时发现意外情况并迅速寻找原因。手术室护士的工作贯穿于整个手术进程，故较麻醉师更容易发现由手术操作引起的危险情况，如脏器、神经牵拉损伤，大血管破损，手术野不明原因渗血，胸膜腔漏气等，能提供非常可靠的病因信息。另外，及时计算出血量、尿量、冲洗量也可以对麻醉医师的液体调控起到积极的作用。

(2)液体管理：患者循环稳定是麻醉和手术成功的重要保证。在麻醉医师的指导下输液，以维持水、电解质及血容量稳定。输液的速度根据病情调节，一般对严重脱水、失血、休克、高热和麻醉引起血压下降的患者应快速补液，必要时加压；小儿、老年及心功能不全者，必须在麻醉医师指导下严格控制滴速和液体总量。输液中应严密观察有无输液导管脱落、渗漏现象。输血前应与麻醉医师严格执行查对工作。需大量输入库存血时，应经过加温后输入，以保持体内温度的恒定。密切观察输血输液反应，如发生，应及时报告和处理。

3.全身麻醉苏醒期的护理配合

(1)患者制动：全身麻醉苏醒期患者发生躁动的情况为数不少，故手术室护士要事先做好制动工作，以免患者坠床，并在患者拔管后，主动与其交流，判断神志情况，对完全清醒的患者只需告知其不能翻身，而对于尚未清醒的患者要围起搬运床护栏，并固定好床，继续观察，寸步不离。

(2)检查各类管路的放置情况，包括输液管路、胃管鼻导管、引流管(T管、胸腔引流管、腹腔引流管等)、导尿管、深静脉置管等，严防患者(尤其是婴幼儿)在苏醒过程中抓扯敷料及管道。对于位置不当、引流不畅等情况应及时通知麻醉或手术医师，予以立即处理。

(3)出血情况：检查引流管放置处、切口、拔出的动静脉穿刺处有无新鲜出血，是否为持续性，督促医师及时处理。

(4)及时发现呼吸道梗阻：复苏期是呼吸道梗阻的高发期，包括舌根后坠、喉痉挛、支气管痉挛、延迟性呼吸抑制等。所以在该期，手术室护士应严密观察氧饱和度和患者的呼吸幅度，及时提醒麻醉医师进行处理，必要时协助抢救。

(5)如患者送入恢复室，恢复室护士需要即刻了解患者一般情况，随即检查并记录患者的生命体征，预计可能出现的问题，提前备好药物，并对患者加以约束。听取患者主诉并观察患者的引流量等，发现问题及时和医师沟通。

## 二、椎管内麻醉配合规范

椎管内麻醉是常用的麻醉方法之一，是将局部麻醉药选择性地注入椎管内某一间隙，使部分脊神经的传导功能发生可逆性阻滞的方法。椎管内有两个可用于麻醉的腔隙，即蛛网膜下隙和硬脊膜外间隙。根据局部麻醉药注入的腔隙不同可分为蛛网膜下隙阻滞硬膜外间隙阻滞及蛛网膜下隙-硬膜外间隙联合阻滞，即常说的腰麻、硬膜外麻，腰-硬联合麻。椎管内麻醉时，患者神志清醒，肌肉松弛良好，镇痛效果确切。它广泛运用于剖宫产及下腹部、会阴部、下肢等手术，在此过程中，患者处于清醒状态，可以与医护人员进行交流，故更应该做好护理与配合，使患者保持良好平稳的心理状态，而且麻醉效果确切，成为临床上麻醉医师常用的麻醉方法。

### (一)麻醉前准备

1.术前访视

患者了解病史，了解患者有无腰椎外伤史或手术史；评估患者全身情况和精神状态；仔细查看患者的相关化验结果；尤其是凝血酶时间，并询问患者近期有无阿司匹林等抗凝药物的服用史；与患者沟通，介绍椎管内麻醉的方法及术中需要配合的注意事项，消除患者因对手术和麻醉不了解引起的恐惧心理，使患者保持相对稳定的状态。进入手术室时应核对患者的姓名、年龄、性别、床号及手术部位，以及有无药物过敏史等信息。

2.开放静脉通路

由于椎管内麻醉可有效地阻滞交感神经使血管扩张，造成血容量相对不足，加上术前禁食水易导致低血压，因此，穿刺前应该先建立静脉通路，一般使用18号或20号套管针，选择外周静脉并确保静脉通路的通畅，遵医嘱调节滴速。

3.麻醉用具和药物的准备

为确保患者的生命安全和手术的顺利进行，麻醉前必须认真准备麻醉和监测设备、麻醉用具及药品，如麻醉机、面罩、气管插管硬膜外和蛛网膜下隙穿刺包、麻醉药品及急救药品、氧气、吸引器等，并确保性能良好。

### (二)穿刺时的配合

(1)椎管内麻醉一般采用屈曲侧卧位穿刺，两腿屈曲于腹部，手抱膝，头部尽量贴至脐孔处，使腰背部尽量向后凸出，呈弓形使棘突间隙张开，背部应与手术台垂直，同时使腰、背部肌肉放松，便于进针。

(2)在高位硬膜外麻醉时，操作难度大。在患者可耐受的情况下，尽量嘱患者屈颈，护士要固定好头部。操作中，禁止患者摆动头部。低位硬膜外麻醉时，护士要固定好髋部和腿部，穿刺时严禁伸腿和身体扭动，否则穿刺针容易移位，使穿刺失败。

(3)巡回护士应站在患者对面，用自己的身体挡住患者，扶住患者或抱住患者的头和腿，使患者有安全感。对于妊娠、肥胖等身体不能很好屈曲，穿刺间隙显露不好和老年患者韧带有钙化、脊椎骨质增生、硬膜外间隙缩小、椎间孔狭窄甚至闭锁的患者，因为可能穿刺时间较长，巡回护士不仅要根据麻醉医师的指令及时调节体位，并且要耐心鼓励患者坚持，告诉患者打喷嚏或咳嗽前一定要与麻醉医师或手术室护士打招呼，以减少因身体颤抖对麻醉医师的影响。

(4)当麻醉医师进行穿刺时，患者身体可随穿刺而前倾，护士用手抵挡患者前胸。用力要适当，不可用力过大，否则会加大穿刺力度，导致穿刺失败。

(5)巡回护士要观察患者的面色、血压、血氧饱和度，共同提高麻醉操作的安全性。

### (三)药物的配制与消毒

1.常用药物

2%利多卡因、1%罗哌卡因、10%葡萄糖、0.75%丁哌卡因。

2.消毒

消毒时一定提醒麻醉医师在蘸取消毒液时不要太多，防止消毒液流到患者身下烧伤患者皮肤。若已经流到身下，在患者翻身平躺后巡回护士一定记得用酒精擦拭两遍并晾干。

3. 配药注意事项

(1)遵医嘱准备好局部麻醉药，并和麻醉医师共同核对。

(2)严格无菌操作，穿刺部位用2%碘酒及75%酒精消毒，麻醉穿刺包中消毒液尤其是酒精不能上台，预防配药时误用。

(3)麻醉药的抽吸过程应严格无菌技术操作，防止术后感染。局部麻醉药在抽取之前用安尔碘消毒两遍待干后抽取，抽药时巡回护士和麻醉医师再次核对药物名称和剂量。

## (四)麻醉中的配合规范

1. 调节麻醉平面

椎管内麻醉后会出现麻醉平面，应根据不同的椎管内麻醉方式调节平面。

(1)腰麻：是将一次性药量注入蛛网膜下隙，使脊神经根、脊神经节及脊髓表面部分产生不同程度的阻滞，其主要作用部位在脊神经根和后根，简称脊麻。

1)用药：常用2%利多卡因、10%葡萄糖、0.75%丁哌卡因。

2)麻醉方法：为穿刺点做局部麻醉后，将穿刺针在棘突间隙中点，与患者背部垂直，针尖稍向头侧做缓慢刺入，当针尖穿过黄韧带时，有阻力突然消失“落空”感觉，继续推进时常有第二“落空”感，提示已穿破硬膜与蛛网膜而进入蛛网膜下隙，见脑脊液流出，此时可以注药。

3)注药后，麻醉平面出现较快，因此手术床的高低对腰麻的麻醉平面非常重要，因为腰麻患者的体位轻微改变就能引起麻醉平面的移动，因此腰麻注药后应立即平卧调节平面，在极短时间内使麻醉平面控制在手术所需要的范围，护士应随时配合麻醉医师的麻醉平面而调节麻醉床的高低来变换体位。

如果平面上升过快过高时，手术床需调整为头高脚低位；平面过低时，手术床需调整至头低脚高位，但该体位时间不宜过长，以免麻醉平面升得过高，而发生低血压危险，此期间应严密观察患者的呼吸、血压变化，一般调节平面在注药后5～10 min完成，快速输液，增加血容量，防止低血压，待平面固定后再摆放手术体位。

(2)硬膜外麻醉：将局部麻醉药注射于硬膜外间隙，阻滞脊神经根，使其支配的区域产生暂时性麻痹，简称硬膜外麻醉。按位置可分为高位、低位硬膜外阻滞麻醉和骶管阻滞麻醉。①用药：2%利多卡因、0.75%罗哌卡因；②由麻醉医师根据手术部位选择穿刺点来确定麻醉平面，一般不用体位调节平面，但应该观察血压、血氧饱和度，调节输液速度，防止麻醉意外的发生。

(3)腰-硬联合麻醉：是先将小剂量的局部麻醉药注入蛛网膜下隙，然后把导管置入硬膜外腔，根据手术需要，随时从硬膜外导管内注入局部麻醉药。①用药：2%利多卡因、10%葡萄糖、0.75%丁哌卡因；②下肢手术患者为患侧卧位，穿刺成功后，继续侧卧10～15 min，使局部麻醉药作用于患肢，此期间应扶住患者，说明继续侧卧位的作用，取得患者的合作，下腹部剖宫产等手术注药后应即刻平卧，严密观察生命体征，如出现仰卧位综合征，立即取左侧卧位。

2. 放松心情

椎管内麻醉后患者处于神志清醒状态，对手术室陌生的环境、严肃的气氛、器械的碰击声都会产生恐惧心理，稳定患者的情绪对麻醉管理比较重要。因此，护士必须掌握与患者交流的方法，如耐心询问，分散注意力的交谈，必要时握住他们的手，使其内心感到有依靠，同时叮嘱患者在麻醉医师穿刺时一定不要活动，以免产生危险。特别要注意保护患者隐私及时遮挡患者。

3.寒战的护理

椎管内麻醉后，有10%左右的患者会出现寒战。因此，在夏季手术室内温度应控制在25 ℃左右，在秋、冬季除调节室温外更应注意患者的保暖(如给患者加盖毛毯、保温毯)，或采取其他保温措施；在输液过程中要注意输液速度及液体的加温等细节，如寒战比较严重者，应提示麻醉医师采取适当的药物治疗。

### (五)椎管内麻醉常见并发症的处理

1.局部麻醉药中毒反应

由于一次性局部麻醉药量超过最大剂量或血管损伤吸收过快或直接注入血管内，都会引起中枢神经系统兴奋，如不安、头痛、视物模糊、惊厥，严重者表现为嗜睡、痛觉消失、意识丧失等。一旦出现局部麻醉药中毒的表现，首先应做好安全防范工作，如肢体使用约束带，积极配合麻醉医师及时使用拮抗药物，协助面罩给氧，调节输液速度，必要时做好进一步抢救的准备。

2.血压下降

血压下降是腰麻中最常见的并发症，尤其是在麻醉平面过高时更容易发生，一般在注药15 min后发生。预防和护理：完善术前准备，有效控制血压，补充血容量；一旦发生低血压，应及时调节麻醉平面，抬高双下肢，加快输液，必要时遵医嘱静脉注射麻黄碱。

3.呼吸抑制

因麻醉平面过高时呼吸肌麻痹所致。表现为胸闷气短，呼吸无力，甚至发绀或呼吸停止。预防和护理：密切观察，发现呼吸功能不全时应立即遵医嘱给氧；用面罩辅助呼吸，呼吸抑制一般是在20～30 min自然恢复，一旦呼吸停止应立即气管插管。

4.心率减慢

阻滞平面超过 $T_4$ 时，心率减慢明显，可遵医嘱静脉推注阿托品5 mg。

5.恶心呕吐

低血压或呼吸抑制导致脑缺氧而兴奋呕吐中枢或术中牵拉脏器引起患者恶心呕吐。预防和护理：麻醉前用阿托品，降低迷走神经兴奋性；给氧，纠正低血压；呕吐时将头偏向一侧，清理呕吐物；积极寻找原因，针对性处理。

6.全脊麻

硬膜外最严重的并发症，是由于麻醉穿刺时误入蛛网膜下隙缝隙，并将硬膜外麻药全部或大部分注入。主要表现为低血压，进行性呼吸困难，继而呼吸停止，意识丧失。预防和护理：穿刺时谨慎小心，注药前回抽无脑脊液方可注药，先推实验剂量观察无异常后再注入维持剂量；一定树立麻醉前先建立静脉通路后穿刺的观念，以保证意外情况下液体能及时输入，保证抢救用药通路；加强观察，如出现心率、血压骤降，必须分秒必争地协助麻醉医师进行抢救，如协助气管插管控制呼吸，正确应用升压药物，调节合适的体位，及早进行头部降温，管理输液速度，努力在最短的时间内配合麻醉医师做好抢救工作。

## 三、区域阻滞麻醉配合规范

### (一)概念

区域阻滞麻醉是指围绕手术区，在其四周和底部注射局部麻醉药，以阻滞进入手术区的神经干或神经末梢。采用局部浸润的方法，由皮丘向四周及深层组织扩大浸润，由点成线、由线成面，由许多面而成为一个立体阻滞区域，对手术区形成一个包围圈，以阻滞神经纤维的向心传导，即为区域阻滞麻醉。

## (二)区域阻滞麻醉的优点

(1)患者可保持清醒。

(2)血流动力学稳定。

(3)便于术后镇痛。

(4)早期出院。

(5)患者更多地参与医疗活动。

(6)有限的感觉和运动神经阻滞。

因此，对某些高龄或全身情况较差的患者，采用外周神经阻滞进行麻醉和术后镇痛无疑是上乘的选择。

## (三)外周神经刺激定位

传统的外周神经阻滞有赖于患者的配合，但由于针刺感的出现可引起患者的不适，并易发生术后神经损伤。即使操作者经验丰富，由于缺乏客观指标，有时也难以保证阻滞的精确定位和效果确切。近年来临床上神经刺激器定位技术使得神经阻滞术有了客观指标，提高了阻滞效果及阻滞定位的准确性，这也对手术室护士提出了更高的要求，为保证在麻醉护理配合过程中发挥积极主动的作用，手术室护士要掌握神经刺激器的原理及使用方法。

外周神经刺激定位的方法用于区域阻滞，其优点如下。

(1)阻滞成功的指标客观、明确，对肥胖或解剖标志不明显的患者采用此项技术多数可以成功麻醉。

(2)神经定位精细化，可通过调节电流强度和穿刺针位置精确阻滞目标神经，不但可以达到阻滞完善的目的，而且可以做到有的放矢。尤其适用于无法准确说明自我感觉的患者。

(3)虽然电流对神经的直接损伤作用尚无定论，但总体而言，由于神经刺激器指导下穿刺针直接接触神经的概率降低，因此，神经定位下神经阻滞的神经损伤率也随之降低，而且由于适当镇静，减少了神经定位时患者的不适感。

(4)由于神经刺激器的介入，使既往无法定位的神经阻滞操作成为可能，加上神经阻滞麻醉的优势，可使手术适应证范围扩大。

## (四)神经刺激器介绍

1.外周神经刺激器

可以发出频率1Hz或2Hz的电流，强度变化范围为0～5.0 mA。设置电流强度变化的目的如下。

(1)在阻滞不同神经时，由于神经粗细不一，可选择不同起始电流强度，如坐骨神经较粗，可选择5 mA为起始电流强度。

(2)通过减小、变化电流强度，可获知穿刺针定位情况。例如，起始电流强度下神经支配相应肌群出现运动时，减小电流如仍有肌群活动，说明定位较好；反之，说明穿刺针与神经仍有一定距离。一般认为在电流减小到0.5 mA时如仍有相应肌群活动，即可给药。但精确定位可能要到0.2～0.3 mA。

2.定位针

根据其长度分为25 mm、50 mm、100 mm和150 mm四个型号，不同部位的神经阻滞可依据其穿刺深度选择不同型号。穿刺针可同时与神经刺激器和注射器连接，以便于在定位明确时即刻给药。

除针尖斜面外，针体通过特殊材料包裹成绝缘体，以避免针体在穿刺路径上对周边组织所产生的不必要的电流刺激。

### （五）几种常用的外周神经阻滞技术

1.后路腰丛阻滞

（1）患者体位：侧卧位，患侧向上，与椎管内麻醉体位相同。

（2）适应证：单侧下肢手术。

（3）麻醉用品：100 mm 穿刺针，局部麻醉药一次用量为 20～30 mL，如一次给药宜选择中、长效局部麻醉药，一般多使用 0.375％罗比卡因。

（4）穿刺点确定：标记 $L_3$、$L_4$、$L_5$ 椎体棘突并做“连线 1”，过髂后上棘做“连线 1”的平行线（“连线 2”），两线相距 4.5～5 cm；找出髂嵴最高点，做上述两线的垂直线，与“连线 2”的交叉点即为穿刺点。

（5）阻滞实施：神经刺激器电流定于 2 mA，穿刺针抵达 $L_1$～$L_5$ 椎体横突后沿骨面前进，到达腰丛会有轻微落空感，同时有股四头肌收缩，此时将电流降至 0.5 mA，如肌肉收缩仍存在，即可将局部麻醉药液注入。穿刺针深度一般在 7～8 cm。注药前注意回抽有无回血。

2.后路坐骨神经阻滞

（1）患者体位：侧卧位，患侧下肢在上并屈膝呈 90°置于另一条下肢上，使膝、股骨大转子、髂后上棘呈一条直线，健肢伸直，两手自然放于胸前，头向胸前轻轻靠拢，臀部与手术台垂直，并平行于手术台边缘，以便于操作。

（2）适应证：单侧下肢手术。

（3）麻醉用品：100 mm 穿刺针，局部麻醉药一次用量在 15～25 mL。

（4）穿刺点确定：找出股骨大转子最高点和髂后上棘、骶裂孔，前者分别和后两者做连线；在股骨大转子和髂后上棘连线的中点做垂直线，与低裂孔连线的交叉点即为穿刺点。

（5）阻滞实施：神经刺激器电流定于 5 mA，在穿刺点垂直进针，一旦出现足的拓屈或背屈，说明已接近坐骨神经，此时将电流降至 0.5 mA，如仍有收缩，回抽无血后即可将局部麻醉药注入。

3.椎旁阻滞

（1）患者体位：坐位，颈项前垂至下颏贴胸前。

（2）适应证：腋窝、乳腺及胸壁等部位手术，也可用为胆囊或胸部手术后镇痛。

（3）麻醉用品：50 mm 穿刺针，局部麻醉药一次用量为每个节段 5～6 mL。

（4）穿刺点确定：根据手术所需确定拟阻滞节段的椎体棘突，向术侧平行旁开 2.5 cm 即为穿刺点。

（5）阻滞实施：在穿刺点垂直进针 2～4 cm，直至针尖遇到上一椎体的横突；然后将针回撤斜向下在横突下端骨面进针，深度为垂直进针时深度增加 1～1.5 cm，回抽无血后即可给药。

（6）进针过深可能导致气胸；进针点靠内侧则有可能形成椎管内阻滞。

4.臂丛阻滞

（1）体位、定位、麻醉药用量及适应证与传统的肌间沟（暴露患肢，去枕仰卧位，头偏向健侧30°～40°）或腋窝入路（患肢外展）相同。其特殊之处在于可精确定位拟阻滞神经。

（2）使用 50 mm 穿刺针，在1.5 mA 刺激器电流下寻找和定位神经。根据所支配肌肉的收缩情况，可以精确定位臂丛的每个分支并加以阻滞，每支以 8 mL 局部麻醉药阻滞即可。

### (六)区域阻滞麻醉配合规范

1. 麻醉前准备

(1)术前 1 d 至病房向患者说明麻醉过程及注意事项，包括：①患者的配合是该类麻醉方式操作成功的关键因素之一，不同区域阻滞麻醉需不同的体位，在操作过程中会略有不适，请患者要谅解并予以配合；②操作时患侧下肢会有触电感，但操作前麻醉医师会给予镇痛和镇静药帮助患者减少不适感因此，要告诉患者切勿紧张；③电刺激时有肌肉颤动，应该告诉患者放松肌肉，不要主动收缩肌肉以减少误差；④注药后如果出现耳鸣、舌部麻木、视物模糊等情况，应及时与麻醉医师进行沟通；⑤在手术过程中由于药物的作用，患者一般不会有疼痛感，但仍会有感觉，这一点一定要与患者说明。

(2)麻醉前协助麻醉医师准备好神经刺激器、麻醉穿刺包、合适长度神经刺激定位针等物品；检查麻醉机、氧气、麻醉药品、气管插管等麻醉用具处于正常使用状态，准备好负压吸引装置备用，以便及时处理麻醉及术中出现的意外情况，护士需配合麻醉医师完善准备工作。

(3)严格核查制度：入室前认真核对患者的科室、床号、姓名、年龄、手术部位、皮试结果、术前用药、禁食禁饮情况。

(4)建立静脉通路：在上肢大血管建立粗静脉留置针，保证静脉通畅，在意外情况发生时，保证抢救用药能及时注入患者体内，可随时配合抢救。遵医嘱在麻醉操作开始前给予足够的镇静药和镇痛药，以有效地减少患者术中紧张和肌肉颤动等不适。

2. 区域阻滞麻醉配合规范

(1)协助麻醉医师根据手术摆放合适的麻醉体位：需注意保护患者的安全和液体的通畅，并减少患者不必要的暴露。如有不适，对患者进行必要的安慰以减少其焦虑。

(2)遵医嘱协助给药：协助麻醉医师配成 0.375%罗哌卡因+0.5%利多卡因的麻醉混合药液，认真执行三查七对；将神经刺激器置于患者患肢头侧，检查连接好，开机，并协助麻醉医师把电极片贴于指定位置。协助术者打开麻醉穿刺包、穿刺针；将聚维酮碘倒入无菌消毒盘中；术者消毒穿刺部位，铺无菌手术巾，在穿刺点把穿刺针置于目标神经周围后，将电流从 1.0 mA 调至 0.3～0.5 mA，仍然有收缩反应，回抽无血、无气、无脑脊液，注入 0.375%罗哌卡因+0.5%利多卡因 1 mL 试验量；观察 5 min 后，若无异常反应，回抽无误，再注入 0.375%罗哌卡因+0.5%利多卡因 3～4 mL，观察麻醉效果确切后开始手术。

(3)密切观察病情变化：操作前和操作时严密观察患者的生命体征变化及各种反应，尤其要密切观察患者的呼吸及循环情况，必要时可不间断与患者进行交流。及早发现病情动态，及时汇报，并配合麻醉医师妥善处理镇静镇痛药物对呼吸循环潜在的抑制作用。区域阻滞麻醉最危急的并发症就是局部麻醉药中毒，多为局部麻醉药注入血管内所致，可引起惊厥、抽搐等一系列的毒性症状。护士在麻醉注药过程中及过程后应密切观察患者的反应，早期发现，可减少局部麻醉药反应导致的严重后果。

3. 区域阻滞麻醉的注意事项

(1)常见禁忌证同样适用于此项技术，如穿刺点感染、局部麻醉药过敏等。

(2)进针前应将针管用生理盐水或局部麻醉药液注满，以避免针管被组织填塞；给药前注意回抽有无血液。

(3)靠近心脏部位穿刺应特别谨慎小心，带有起搏器的患者禁忌使用神经刺激器。

(4)如果操作间内同时有短波或微波治疗设备时,可能会引起刺激器输出电流的改变,因此在操作前需检查室内环境是否可以进行该项操作。

(5)操作区域内不能有易燃、易爆气体。

(张慧玲)

# 第六节　麻醉后恢复室护理常规

## 一、麻醉后恢复室入室、出室标准

### (一)术后麻醉恢复室入室标准

各医院恢复室的入室标准存在一定的差异,笔者所在医院术后麻醉恢复室入室标准为术后神志、呼吸和保护性反射未恢复正常的全身麻醉患者和术中病情不稳定的患者。麻醉恢复室收治的患者均为手术结束时刚拔出气管导管,或因手术、麻醉因素引起循环功能不稳定等因素尚未拔出气管导管,由手术间麻醉主管医师护送入麻醉恢复室继续进行监护治疗。

(1)实施全身麻醉后拔除气管导管的患者送入麻醉恢复室,手术间麻醉主管医师应向麻醉恢复室提供完整的麻醉恢复室记录单,待麻醉恢复室医师,为患者监测心率、血压、血氧并记录入室各项信息后,双方交接完成,手术间麻醉主管医师签字确认后方可离开。

(2)实施全身麻醉后未拔除气管导管的患者,因手术间需进行下一台手术,本台患者可送入麻醉恢复室,手术间麻醉主管医师应提前联系麻醉恢复室,并告知详尽的麻醉呼吸机参数,麻醉恢复室护士遵医嘱准备好仪器及麻醉药品,手术间麻醉主管医师应在手术结束前准备好便携式监护仪及简易呼吸器等患者转运用物,待手术结束后,将患者迅速、安全、平稳地送入麻醉恢复室,待麻醉恢复室医师完成交接后,测量患者的心率、血压、血氧等基础生命体征,记录入室各项信息,手术间麻醉主管医师签字确认后方可离开。

(3)实施区域阻滞麻醉,包括椎管内麻醉及神经阻滞麻醉后,若患者情况不稳定,但预计短期内有望恢复的患者,可将患者送入麻醉恢复室,待麻醉恢复室医师完成交接后,测量患者的心率、血压、血氧等基础生命体征,记录患者入室的各项信息,手术间麻醉主管医师签字确认后方可离开。

(4)实施局部麻醉加监护的患者,若患者术中或术后出现不良反应,但预计短期内有望恢复的患者,可将患者送入麻醉恢复室,待麻醉恢复室医师完成交接后,测量患者的心率、血压、血氧等基础生命体征,记录患者入室的各项信息,手术间麻醉主管医师签字确认后方可离开;若患者实施非手术行中心静脉穿刺置管,患者病房主管医师需提前预约,提交会诊单及患者病历,交予麻醉恢复室护士,可将患者送入麻醉恢复室,由麻醉恢复室主管医师完成穿刺置管。

(5)手术间最后一台手术,若麻醉恢复室已结束工作,手术结束后患者可在手术间恢复,待患者达到恢复室出室标准,患者可直接返回病房。

(6)下列情况患者将不返回麻醉恢复室

1)病情危重、循环不稳定、仍需血管活性药物维持者。应在不间断监测和治疗的条件下转入重症监护病房(Intensive Care Unit,ICU)。

2)呼吸衰竭脏器功能不全或衰竭者、休克尚未纠正者,或呼吸较长时间恢复不到满意程度、出现呼吸系统并发症、复杂口腔及咽喉手术的患者,仍需呼吸支持和严密监测的患者,应在不间断监测和治疗的条件下转入ICU。

3)心肺复苏患者直接转入ICU。

4)术前已发生昏迷及呕吐误吸的患者。

5)感染切口大面积暴露的患者。

6)特殊感染的患者,如破伤风、人类免疫缺陷病毒(HIV)感染者、气性坏疽等。

### (二)术后麻醉恢复室出室标准

(1)神志清楚,定向力恢复,能辨认时间地点,能完成指令性动作。患者处于清醒状态或呼之能应,能正确回答问题。无烦躁不安。

(2)肌力恢复正常,平卧时抬头＞5 s。肌张力恢复正常。

(3)呼吸道通畅,保护性吞咽、咳嗽反射恢复,不需要口咽或鼻咽通气道,通气功能正常,呼吸频率在12～30次/分钟,能自行咳嗽,排除呼吸道分泌物,动脉血二氧化碳分压($PaCO_2$)能保持在手术前正常范围内,一般患者面罩吸氧动脉血氧分压($PaO_2$)不低于70 mmHg,血氧饱和度($SpO_2$)不低于95%。

(4)血压、心率改变不超过术前静息值的20%,且维持稳定30 min以上。心电图正常,无明显的心律失常和ST-T改变。

(5)无急性麻醉或手术并发症,如呼吸道水肿、神经损伤、恶心呕吐等。疼痛视觉模拟评分法(VAS)评分＜3。

(6)凡术后在恢复室用过镇静镇痛药的患者,用药后观察30 min以上,方可转出恢复室。

(7)患者离室前由麻醉恢复室医师和病房患者主管医师共同签字确认并记录出室时间、血压、心率、血氧饱和度。

## 二、麻醉后恢复室护理操作常规

### (一)术后麻醉恢复室工作细则

(1)麻醉恢复室医护人员准时到岗,前一天通过手术表初步了解第二天手术情况,做到心中有数。麻醉恢复室护士应准备当天所需物品,包括氧气湿化瓶、面罩螺纹管、负压吸引装置、吸痰管等,并协助麻醉恢复室医师调试好麻醉机,使监护仪处于工作状态,领取所需麻醉恢复药品。

(2)患者进入恢复室后,首先初步评估患者情况,根据患者病情需要,连接监护仪、输液泵等仪器,连接吸氧装置,给患者吸氧。如有血氧低的情况,尽快给氧。将患者置于合适体位,保持呼吸道通畅,安放床挡及约束带,固定好患者及平车,特别是躁动患者,床挡及约束带应尽早使用。检查静脉通路是否通畅,衔接是否紧密。检查患者身上所有导管是否通畅,导尿管、引流管摆放是否合理,注意保护患者安全。

(3)麻醉恢复室医护人员应遵守“交接班制度”,分别与手术间麻醉主管医师和巡回护士交接以下内容。

1)患者的姓名、年龄、现病史和既往史及治疗情况等术前相关情况、麻醉方式、手术方式。

2)麻醉用药、麻醉诱导与维持药、麻醉镇痛药与肌松药的用量和最后一次用药时间和剂量。

3)手术中生命体征,如心率、血氧、血压等情况,术中失血量,输血输液量和尿量,有无出现术中险情或重大病情变化。

4)麻醉和手术异常的情况处理,如插管困难、支气管痉挛、术中大出血等,经过何种治疗措施。

5)目前存在的问题和处理措施及可能出现的并发症。

6)各种管道:静脉输液管路、中心静脉管路、动脉测压管路、导尿管、引流管(腹腔引流、胸腔引流、切口引流、阴式引流)情况等。

7)患者皮肤:皮肤完整性,是否有压疮、红肿、破损。

8)患者用物:病历、各种影像资料、病理标本、特殊用物、衣物等。

(4)及时记录患者基本情况及入室时的血氧及心率,至少15 min测定并记录一次心率、血氧、血压及呼吸频率,以判断患者恢复情况和速度。如患者在恢复室给药,应在麻醉恢复室记录单上特别注明,并开具毒麻药处方。

(5)随时巡视患者包括意识生命体征、呼吸形态出入量、引流情况等,观察每一位患者的恢复情况。如发现异常,及时与麻醉恢复室医师一起进行有效处理。患者病情危重时及时呼叫上级医师,寻求帮助。

(6)按照各项操作规程麻醉恢复室护士协助麻醉医师进行各项麻醉操作。

(7)患者能否返回病房,由麻醉医师确认,需检查患者的意识、肌张力是否完全恢复。当麻醉医师确定患者可以离开恢复室后,麻醉医师及护士在《麻醉恢复室记录单》上签字,通知相应病房、其病房主管医师和家属。确定其做好准备后,将患者交予病房主管医师,麻醉恢复室医护人员与其交接特殊情况,检查各条动静脉通路、引流是否衔接完整。完善《麻醉恢复室记录单》,病房主管医师签字确认,将记录单夹在病历中。由病房主管医师和护工一起将患者送回病房。

(8)患者离开麻醉恢复室后,通知保洁人员进行清洁,处理、更换一次性物品。

(9)各班麻醉恢复室医护人员按照“交接班制度”共同进行床旁交接班。

(10)确认信息系统中的患者各项信息的准确性。

(11)室内仪器设备要有登记,如发现仪器物品有损坏,及时报修、更换。

### (二)麻醉恢复室各项护理操作规程

作为麻醉恢复室的医护人员应熟练掌握以下操作,如吸痰操作步骤、注射泵应用常规、协助麻醉医师气管插管的拔除程序,监护仪使用程序、留取动脉血气操作常规、中心静脉压(CVP)测定程序、纤维支气管镜消毒程序等。

1.吸痰操作步骤

(1)吸痰前给患者吸入纯氧或提高氧流量1～2 min,避免吸痰时低氧血症的发生。

(2)吸痰最好打开延长管的胶皮塞吸引,不要将呼吸机管道摘下放在床上,减少污染。

(3)关闭负压吸痰管方可进入气道,防止气道黏膜损伤及气道内的余氧被抽吸。

(4)吸痰时,将吸痰管插至人工气道的远端,打开负压,拇指和示指旋转上提吸痰管,不可将吸痰管反复在气道内插、提。

(5)吸痰管在气道内的时间不得超过15 s。

(6)过程中应密切注意心电监测,一旦出现心律失常或 $SpO_2$ 降至90%,应立即停止吸痰;若没有吸完,要等到生命体征恢复后才能再吸。

(7)气道吸痰后，应抽吸口、鼻、咽腔中的分泌物。抽吸过口、鼻、咽腔中分泌物的吸痰管，决不可再吸气道。

(8)吸完痰后，不要将氧浓度立即调回。

2.注射泵应用常规

(1)了解患者的病情，泵入药物的目的及药物作用，并给予穿刺部位皮肤评估，若应用血管活性药物，则需建立中心静脉导管。

(2)注射泵固定于患者床边，但保证稳定和安全。

(3)准确无误地连接注射泵，注射泵连接保证无菌，保证患者的安全与卧位的舒适。

(4)核对医嘱，注射泵上应标明床号、姓名、药名、浓度、配制时间。按医嘱调节泵入速度，且需二人核对。

(5)注射泵使用过程中能够及时准确消除报警。

(6)注意观察药物泵入情况，按正确程序更换注射器，并及时调节泵入剂量，避免出现剂量错误，同时监测患者病情，保证患者无不适。

(7)操作后及时记录。

3.气管插管的拔除程序

(1)拔管后患者的合作十分重要。因此，拔管前应让患者了解拔管的必要性和安全性，消除患者的心理负担，使其充分合作。

(2)彻底、充分地吸引气道分泌物，清除口咽及鼻咽部分泌物。

(3)提高吸入氧气浓度，增加体内氧储备。

(4)让患者深呼吸数次或通过手动呼吸机或气囊给予较大的潮气量，以达到膨肺的目的。

(5)将吸痰管置于气管插管中，一边抽吸，一边气囊放气并快速拔除气管插管。

(6)采用合适的氧疗措施。

(7)立即评价患者气道是否通畅，有无气道梗阻的症状，有无喘鸣或呼吸困难，鼓励患者做深呼吸。

(8)病情完全稳定前，应给予特别护理；床边备急救设备。另外，为防止声门及声门下水肿，在拔管前可给予肾上腺素雾化吸入或地塞米松雾化或静脉注射。

4.监护仪使用程序

(1)打开电源开关。

(2)安好电极片及连接好袖带。

(3)按照监护仪上心电监护导联线上的图示在患者身上粘贴好电极片(若信号不好，可用电极片上的小砂轮摩擦一下患者皮肤)，一般选择B超引导监测。

(4)选择任一手指进行血氧饱和度的监测，一般选择示指和中指。

(5)将袖带缠在任一上臂进行血压的监测，袖带下缘距肘上1 cm处。

(6)按照患者的具体情况调节好各报警范围，打开报警开关。

(7)停用监护仪时，先取下导联线，关闭电源。

(8)终末消毒时，用酒精纱布擦拭导联线和袖带，若袖带被污染，将外套拆下泡于消毒液内，然后清洗干净，晾干后装好备用。

5.留取动脉血气操作常规

(1)用物：酒精、聚维酮碘、棉签、一次性血气针。

(2)步骤:①核对化验单上患者的姓名、床号、年龄、用氧途径和方法;②洗手,戴好帽子、口罩;③向患者解释;④选择合适的动脉:一般选搏动强而有力的动脉。常用的动脉为桡动脉、肘动脉、足背动脉。如遇到患者休克,上述动脉触摸不到时可选用股动脉,但应根据情况延长按压时间;⑤消毒:用聚维酮碘、酒精消毒好穿刺处皮肤及左手中指及示指;⑥穿刺:以左手示指和中指触及动脉,两指按在该动脉的搏动点上,右手持针可从两指间进针,也可从示指侧进针。进针方向应逆血流方向。角度:肘动脉和桡动脉为45°,足背动脉为15°,股动脉为90°。缓慢进针,避免穿透动脉。见针尖回血时,保持该角度、位置不变。待动脉血自行充盈血气针管后,左手用棉签按压穿刺点,右手拔针,迅速将针尖插入皮塞内。针尖斜面应全部插入;⑦按压:因动脉较静脉压力大,易出血,故按压时间较长。一般为5~10 min。如在患者凝血功能障碍或应用肝素等抗凝剂的状况下经股动脉留取血气时相应延长按压时间;⑧送检:血气留取成功后应立即送检。

(3)注意:①如留取血气前进行了吸痰或改变吸入氧气浓度等操作时,应在30 min后留取血气;②按压后还应观察按压效果,避免皮下血肿的发生。尤其是穿刺股动脉、应用抗凝剂的患者。避免在已有瘀斑或破溃处穿刺。

6.中心静脉压测定程序

(1)备齐用物,连接测压管道系统,并保证连接紧密。将测压管道系统与肝素盐水相连接,冲洗管腔。

(2)向患者解释以取得患者配合。

(3)协助患者取平卧位,将压力传感器置于与心房同一水平处并固定。

(4)用肝素盐水冲洗管腔,调零点(使测压管道系统与大气相通)后开始测压。

(5)测量过程中保证无菌操作,无气栓形成。

(6)测量完毕后及时记录。

(7)协助患者舒适体位。

(张慧玲)

# 第七节 手术患者安全管理要求

随着医学科学的逐步发展,外科手术中不断涌现出各种新技术、新方法、新设备,但医疗发展在为更多患者解除病痛的同时,也带来了诸多安全隐患问题。2017年中国医院协会颁布了最新的《患者十大安全目标》,2018年中华护理学会手术室专业委员会修订了《手术室护理实践指南》,并根据此目标增订了手术室环境下的《手术患者十大安全目标》,以指导手术护理人员的临床实践工作。

## 一、正确识别患者身份

患者身份确认是指医务人员在医疗护理活动中,通过严格执行查对制度对患者的身份进行核实,使所执行的诊疗活动过程准确无误,确保每一位患者的安全。

(1)严格执行查对制度,确保患者的身份、手术部位、手术侧别的正确。

(2)核对方法、标识确保安全有效,鼓励患者参与其中;对于特殊手术患者,如意识障碍、精神障碍、沟通障碍者,婴幼儿等,除使用身份识别标识外,还需由患者家属或陪同人员参与确认。

(3)必要时需双人识别患者身份,如输血、采集标本、体内植入物植入时。

## 二、强化手术安全核查

手术安全核查是由具有执业资质的手术医师、麻醉医师和手术室护士(以下简称三方),分别在麻醉前、手术开始前和患者离开手术室前,共同对患者身份和手术部位等内容进行核查的工作。

(1)完善术前评估与准备核查,确保患者术前准备工作的完善。

(2)严格执行手术部位标记制度与操作流程,确保患者安全。

(3)严格执行手术安全核查制度,由三方分别于麻醉前、手术开始前和患者离开手术室前按照操作流程进行逐一核查确认。

(4)严格执行预防性抗菌药物、手术物品、消毒灭菌监测的安全核查制度及操作流程,确保安全、有效。

(5)严格执行手术物品清点制度,由洗手护士、巡回护士共同于手术开始前、关闭空腔脏器及切口前后对手术物品逐项进行清点;术中临时添加物品需及时清点记录。

## 三、确保用药安全

药品管理工作是手术室护理工作的重要组成部分,涉及复杂的临床用药与药品管理,潜伏着用药安全隐患。如何管理药品,确保药品正确、安全地使用,需要手术医师、麻醉医师和手术室护士的共同协作。

1.严格执行手术室常规药品管理规范

(1)手术室应设立药品柜及抢救车,专人专管,定期检查并记录。

(2)注射药、静脉输液、消毒液必须严格分开,分柜放置,药品标识清晰规范,按有效期先后次序摆放。使用时严格执行"三查八对"制度。执行口头医嘱时应先复述,医师确认应答后执行。

(3)术前、术中预防性应用抗生素前,要严格查对医嘱过敏史、药物皮试结果和批号,严格执行给药时间,确保药效和安全。

(4)所有麻醉药物,台下用药必须粘贴标签,标签上注明药物的名称、浓度、剂量。

(5)手术台上所有的药物盛药容器(如注射器、杯子、碗)必须使用记号笔标记注明药物名称、浓度、剂量。在第一种药物未做好标记前,不可加第二种药物上台。

(6)抢救时应建立临时用药记录单。及时、准确记录抢救时执行过的口头医嘱,包括药物名称、剂量、用法、给药途径、执行时间、执行人等,同时应保留抢救药瓿,事后由医护双方确认无误后丢弃。

(7)术中给药应及时通知麻醉医师记录于麻醉记录单上。

(8)注射液及溶剂应标注开启时间,超过 24 h 不得使用,去除铝盖的静脉注射液超过 4 h 不得使用。

2.严格执行手术室特殊药品管理规范

(1)氯化钾溶液、盐酸肾上腺素溶液等高危药品必须单独存放,禁止与其他药品混放,应有醒目标识。

(2)有麻醉药品、精神药品等特殊药品的存放区域、标识和贮存方法的相关规定。

(3)对药品包装相似、听似、看似药品，一品多规或多剂型药物的存放有明晰的警示标识，并且临床人员应具备识别能力。

## 四、减少医院相关性感染

近年来多重耐药菌已成为医院感染的重要病原菌，也为医院感染防控带来了严峻挑战。减少医院相关性感染，正是对医院相关性感染风险的准确识别。因此，遵循无菌操作规范，使用符合国家规定的医疗器械及落实消毒与隔离措施是医院相关性感染防控最严格、最基本的要求。

1.严格遵循无菌操作规范和手术隔离技术

贯彻并落实医护人员手部卫生管理制度和手部卫生实施规范。

2.确保患者皮肤准备安全、有效

手术患者皮肤准备应在手术当天或术前 24 h进行，毛发的去除应使用电动发剪，不可使用刀片刮除，以免损伤皮肤。

3.落实抗菌药物使用制度

预防性应用抗菌药物应在全身麻醉诱导期或手术开始前 0.5～1 h 输注完毕，术中追加抗菌药物应遵医嘱执行。

4.严格术间环境、人员、用物的管理

(1)根据手术切口清洁度和患者流行病学监测合理安排手术。

(2)术中应始终保持手术间门关闭，尽量减少开关门次数，限制非手术人员进入手术间，减少人员走动。

(3)手术室所有人员应执行标准预防，佩戴必要、有效的防护用具。

(4)术后正确处理手术间环境用物。

5.所有植入物使用必须符合《医疗器械和药品准入制度》及相关规定

必须是经国家批准的人工假体，同时必须具备法人营业执照、医疗器械生产企业生产许可证或经营许可证、产品注册证、税务登记证。

6.完善各级各类人员(新入职人员、层级护士、医师、实习人员、进修人员、轮转人员、工勤人员等)医院感染的规范及相关培训，确保医院感染工作的落实。

7.严格执行各种废弃物的处理规范

处理及时，标识明确转运安全。

8.严格手术室医院感染监测管理

进行持续质量改进。

## 五、落实临床“危急值”管理制度

危急值是指检验结果极度异常，表明患者可能正处于生命危险的状态。手术医师需要及时得到准确的检验信息，迅速给予患者有效的干预措施或治疗，否则就可能出现严重后果，失去最佳抢救机会。

(1)严格执行临床“危急值”管理制度，规范实施操作流程。

(2)明确手术室“危急值”报告内容(如术中快速病理标本)，规范、完整、准确、及时地记录、上报、处理相关内容。

(3)加强高危患者的安全管理,有预防措施及应急预案。

(4)加强安全管理培训、监管、反馈,持续改进工作。

## 六、加强医务人员有效沟通

沟通是指人与人之间、人与群体之间思想与情感的传递和反馈的过程,以求思想达成一致和情感通畅。在患者就医的过程中,不仅医务人员与患者的沟通非常重要,医务人员之间的沟通也是至关重要的。清晰且高质量的沟通交流,是临床工作顺利进行的基本保证;沟通不畅或无效沟通都可能使患者受到伤害。

(1)建立规范化信息沟通交接程序,确保患者交接程序的安全、正确、完整、及时。

(2)加强口头医嘱、电话和书面等重点环节交接,包括手术申请安排、手术患者交接、血制品交接、手术器械交接、术中快速病理标本结果回报等,确保各项交接环节中信息的正确、实时、有效。

(3)建立多样化沟通渠道及方式,以确保沟通及时有效、准确为目的。

(4)加强多部门合作,健全各种突发应急方案,正确开启绿色通道。

## 七、防范与减少意外伤害

意外伤害并非由于医务人员故意伤害患者造成的,是可以预防的。防范和降低风险、减少意外伤害、提高患者安全已经成为一项全球行动。《三级综合医院评审标准》也将其列为重要的评审标准之一,足见其重要性。

(1)加强各级人员安全文化培训,强化安全检查,及时发现安全隐患,确保培训到位、检查到位、措施落实到位。

(2)加强对危重症手术患者的管理制订相关应急预案和处理流程,如患者发生药物反应、坠床、跌倒等,并定期组织开展相关应急预案的演练。

(3)正确、安全、有效地使用各种仪器、设备、用具,评估其安全性能,避免意外伤害事件的发生。

(4)加强患者转运的安全管理

1)手术患者转运流程应以中华护理学会手术室专业委员会编制的《手术室护理实践指南(2018年版)》为依据,提高手术患者转运的准确性。

2)在患者全身麻醉诱导期、复苏期、摆放体位过程中应有专人守护,保证患者肢体功能位,必要时加以约束。

3)确保采取正确的转运方式,应用安全的转运工具,识别转运风险,预防坠床及跌倒等意外事件的发生。

## 八、鼓励患者参与患者安全

患者安全是卫生保健的一个基本原则。医务人员担负着为患者安全保驾护航的神圣使命,而患者作为安全管理的主体,是影响患者安全的重要因素,在识别医疗风险、减少医疗差错中发挥着独特作用。患者参与,即患者、家属及其法定代理人和医务人员积极配合,参与到诊疗的各个层面,使医务人员的服务个性化、多元化,促进患者健康,确保患者安全。

(1)加强医务人员的培训,提高医务人员、医患、护患之间的有效沟通。

(2)鼓励患者及其家属主动参与医疗过程。

(3)针对患者疾病诊疗信息,主动对患者进行手术前、后访视,为患者和家属建立对疾病的正确理念,提供相关健康宣教,协助患者树立积极康复的信心。

(4)严守职业道德,以患者为中心,尊重患者隐私权。

### 九、主动报告患者安全事件

患者安全事件可简单分为三类:不良事件、近似错误和安全隐患。鼓励医务人员积极主动报告患者安全事件,可以发现潜在危险因素,从而减少患者安全事件的发生,降低患者伤害,保护医务人员自身安全。

(1)建立手术室安全事件报告制度与流程,鼓励自愿、主动上报。

(2)进行持续质量改进,及时进行分析、改进。

(3)完善监管制度,建立风险评估体系,制订风险防范措施。

(4)加强手术室安全文化建设,建立患者安全为先的全员意识,预防为主的风险意识。

(5)加强医务人员暴力伤害的安全防护及管理。

### 十、加强医学装备及信息系统安全管理

医学装备及信息系统的快速发展已成为衡量一个现代化医院的重要的标志之一,它为医疗诊治带来了技术革新和方便快捷,但同时也引入了新的安全问题。为了减少其危害,《中国医院协会患者安全目标(2017 年版)》首次将“医学装备及信息系统的安全管理”作为一项患者安全管理问题。此外,2016 年 11 月 1 日开始施行的《医疗质量管理办法》中,也第一次将“信息安全管理制度”纳入 18 项医疗质量安全核心制度。

(1)建立并认真落实手术室信息系统安全管理制度及监管制度。

(2)建立医务人员培训考核制度,确保仪器设备的使用的正确性、安全性。

(3)加强手术室信息化建设,确保医院信息管理部门实时监控手术室信息安全,实现信息系统闭环管理,确保安全。

(张慧玲)

## 第八节　手术患者安全核查的要求与执行

手术安全核查的主要目的是避免人为错误,减少手术失误,防止手术相关错误的发生,尤其是防止发生错误的手术患者、错误的手术部位及错误的手术方式,因此必须高度重视、认真执行。建立手术患者安全核查制度、应用手术安全核查单、开展手术三方核查,使得手术室安全质量管理更具有针对性、指导性和可控性。

### 一、手术患者安全核查制度

(1)手术安全核查是由具有执业资质的手术医师、麻醉医师和手术室护士三方(以下简称三方),分别在麻醉前、手术开始前和患者离开手术室前,共同对患者身份和手术部位等内容进行核查的工作。

(2)手术患者应佩戴腕带作为手术过程中辨识患者身份的一种手段。

(3)手术医师应在术前对患者手术部位进行体表标识,并主动请患者(家属)参与认定。

(4)接患者时,将《手术安全核查单》与病历核对,确认后,手术室工作人员、病房护士与手术患者(家属)共同核对患者的信息、手术部位及标识,三方核对无误后签字,并确认手术所需物品及药品均已备妥,方可接患者。

(5)实施手术安全核查的内容及流程

1)麻醉实施前由麻醉医师主持,三方按《手术安全核查单》依次核对患者的身份(姓名、性别、年龄、病案号)、手术方式、知情同意情况、手术部位与标识麻醉安全检查、皮肤是否完整、术野皮肤准备、静脉通道建立情况、患者过敏史、抗菌药物皮试结果、术前备血情况、静脉通路建立情况、患者过敏史、抗菌药物皮试结果、术前备血情况假体、体内植入物、影像学资料等内容,局部麻醉患者由手术医师和巡回护士共同核对。

2)手术开始前由手术医师主持,三方共同核查患者的身份(姓名、性别、年龄)、手术方式、手术部位与标识,并确认风险预警等内容。手术物品准备情况的核查由手术室护士执行并向手术医师和麻醉医师报告。

3)患者离开手术室前由巡回护士主持,三方共同核查患者的身份(姓名、性别、年龄)、实际手术方式,术中用药、输血的核查,清点手术用物,确认手术标本,检查皮肤完整性、动静脉通路、引流管,确认患者去向等内容。

4)三方确认后分别在《手术安全核查表》上签名。

(6)手术安全核查必须按要求依次进行,每一步核查无误后方可进行下一步操作,不得提前填写表格。

(7)术中用药、输血的核查由麻醉医师或手术医师根据情况需要下达医嘱并做好相应记录,由手术室护士与麻醉医师共同核查。

(8)住院患者《手术安全核查单》应归入病历中保管,非住院患者《手术安全核查表》由手术室负责保存1年。

## 二、手术患者安全核查的执行要求

1.手术前

(1)患者入院前佩戴含患者信息的腕带,内容包括患者的姓名、年龄、性别、病案号等,请患者(家属)进行确认。

(2)手术医师认真填写《手术安全核查单》中手术患者各项信息,于手术前对患者手术部位进行体表标识,并与患者(家属)共同确认。

(3)接患者时手术室工作人员与病房护士将《手术安全核查单》与病历核对确认后,手术室工作人员、病房护士与手术患者(家属)共同核对患者各项信息、手术部位及标识,三方核对无误后签字,并确认手术所需物品及药品均已备妥。

(4)接手术患者时还应做到:①检查皮肤准备情况,如发现毛囊炎及皮肤破损等,及时通知手术医师;②了解术前准备情况,如禁食,洗肠、更衣,放置胃管、导尿管等及术前给药的执行情况;③询问患者是否有义齿饰物、手表、现金等贵重物品,若有,应取下交给病房护士或家属保管;④带齐患者的病历、X线片、手术中所需的各种物品;⑤认真做好患者交接并填写患者交接单;⑥转运患者途中,应使用平车护栏或约束带,以保证患者安全。

2.手术中

认真执行安全核查制度,手术医师、麻醉医师、手术室护士应共同实施手术三步安全核查流程,并于每次进行三方确认后分别在《手术安全核查单》上签名。

第一步:麻醉实施前:由麻醉医师主持,三方根据《手术安全核查单》的内容,依次核对患者身份(姓名性别年龄、病案号)、手术方式、知情同意情况、手术部位与标识、麻醉安全检查、皮肤是否完整、术野皮肤准备、静脉通路建立情况、患者过敏史、抗菌药物皮试结果、术前备血情况、假体、体内植入物、影像学资料等内容。局部麻醉患者由手术医师和巡回护士共同核对。

第二步:手术开始前,由手术医师主持,三方共同核对患者身份(姓名、性别、年龄)、手术方式,手术部位与标识,并确认风险预警等内容。手术物品准备情况的核查由手术室护士执行并向手术医师和麻醉医师报告。准备切开皮肤前,手术医师、麻醉医师巡回护士共同遵照"手术风险评估制度"规定的流程,实施再次核对患者身份,手术部位、手术名称麻醉分级等内容,并正确记录。术中用药、输血的核查:由麻醉医师或手术医师下达医嘱,由巡回护士与麻醉医师共同核查并签字,执行后麻醉医师做好相应记录。

第三步:患者离开手术室前,由巡回护士主持,三方共同核查患者身份(姓名、性别、年龄),实际手术方式,术中用药、输血的核查,清点手术用物,确认手术标本,检查皮肤完整性、动静脉通路、引流管,确认患者去向等内容。

3.手术后

(1)搬运患者时应保持患者适宜的体位注意保暖,做好约束。

(2)转运患者过程中,保持输液管路及各种引流管的通畅,防止脱落,严密观察患者病情变化。

(3)手术医师、麻醉医师及巡回护士带齐患者物品,共同将患者安全、稳妥地送回病房或重症监护病房,经病房或重症监护病房护士核对正确后,共同在《手术安全核查单》和患者交接单上签字。

(张慧玲)

## 第九节　手术病理标本的安全管理

手术病理标本是指在手术室内实施手术过程中所切取下的组织、器官或与患者疾病有关的物体异物。其病理诊断的准确性对疾病的诊断和治疗起着决定性作用,正确的病理诊断能为患者疾病后期的诊断和治疗方案提供有力保障,因此手术病理标本的安全管理是手术室患者安全质量管理的重要组成部分。

### 一、手术病理标本管理原则

1.即刻核对原则

病理标本产生后洗手护士应立即与主刀医师核对标本的来源、名称及数量,确定无误。

2.即刻记录原则

病理标本取出核对无误后,巡回护士应即刻记录标本的来源、名称和数量,可及时接收,避免混淆。

3.及时处理原则

病理标本产生后应尽快固定储存或送至病理科处理，并有相关记录。

## 二、手术病理标本的安全管理

1.手术病理标本的存放

(1)手术病理标本的存放设施：应建立手术病理标本存放柜，存放柜应具有分隔断及锁闭装置，便于清点核对，防止丢失。

(2)手术病理标本的存放容器：应设置不同容积、密闭性好的塑料封口袋，袋外附有标签，标签信息项目齐全(包括患者的姓名、性别、科室住院号、手术标本名称)，便于登记和核对。

(3)手术病理标本的固定

1)手术病理标本固定的目的：应用各种方法使病理标本尽量保持其离体前状态的过程称为固定。病理标本(样本)离体后，由于微环境的变化将发生自溶或使其结构破坏。固定的目的和机制是：①使蛋白质凝固，终止或减少分解酶的作用，防止自溶，保存组织、细胞的离体前结构状态，包括保存组织或细胞的抗原性，使抗原不失活，不发生弥散；②保存组织、细胞内的蛋白质、脂肪、糖原、某些维生素及病理性蓄积物，维持病变的特异性特征；③使上述物质转为不溶解状态，防止和尽量减少制片过程中人为的溶解和丢失；④起助染作用。

2)固定原则：应在标本离体后尽快进行，一般应在 30 min 内固定，小标本可在取材后直接放入固定液内，大标本应在手术结束前或结束后迅速放入固定液内，如微小标本(如胃黏膜等)2～4 h 即可，大标本可放置 12～24 h，但也不要过久，以免影响抗原性，造成免疫组化操作中的困难。固定液不得少于标本体积的 3～5 倍。

3)固定液的种类。①甲醛：是无色气体，易溶于水成为甲醛溶液。易挥发，且有强烈刺激气味，常用的是 37%～40%的甲醛溶液，即福尔马林溶液。用作固定的浓度习惯为 10%甲醛(即 1 份甲醛溶液加 9 份水配制而成)，实际含甲醛 4%。10%甲醛渗透力强，固定均匀，对组织收缩少，对脂肪、神经及髓鞘、糖等的固定效果好，是最常用的固定剂；②中性甲醛液(混合固定液)：甲醛 120 mL，加蒸馏水 880 mL、磷酸二氢钠 4 g、磷酸氢二钠 13 g。该液固定效果比单纯 10%甲醛要好。在以上 2 种固定液中，以中性甲醛为首选，其次为 10%甲醛。

2.手术病理标本的处置流程

(1)应遵循手术病理标本管理原则。

(2)手术台上留取单个病理标本时，洗手护士需根据标本体积数量，选择合适的容器存放，必要时以丝线作为标识，应妥善保管，防止丢失和污染手术台。若为较大组织，应将湿盐水纱布覆盖在盛有大标本的容器上，防止病理标本干燥及破坏其性质。巡回护士应在病理登记单上记录采集(切除)病理标本的时间。当留取两个及以上病理标本时，洗手护士、巡回护士与手术医师应立即共同核对病理的名称、采取部位和数量；核对无误后由巡回护士将病理标本分别放入大小适合的病理袋中，准确标明名称和采取部位，以免混淆标本。

(3)手术医师负责填写病理单上各项内容，洗手护士将送检病理标本来源和数量与手术医师核对确认。

(4)巡回护士与洗手护士核对病理单各项内容准确无误后及时处理。

(5)浸泡处理后的手术病理标本定点放置在标本柜内，加锁保管，以防丢失。

(6)填写病理标本登记交接记录本，记录内容包括患者的姓名、病历号、手术日期、病理标本名称及数量，确认后签字。

(7)送检人员将手术病理标本登记本与病理单信息核对无误，并确认浸泡合格，用封闭式专用容器送至病理科，双方交接共同核查确认无误后签字。

3.术中快速病理标本送检

(1)术前预计送检快速病理标本时，手术医师应填写病理单，注明类型应为快速病理。

(2)标本切除后应即刻送检，不应用固定液固定。

(3)送快速病理标本前，洗手护士、巡回护士与手术医师核对送检标本的来源、数量，确认无误后方可送检。

(4)术中快速病理标本的诊断报告必须采用书面形式回报，避免误听和误传。

## 三、手术病理标本管理注意事项

(1)手术病理标本不得与清点物品混放。

(2)任何人不得将手术标本随意取走，如有特殊原因，需经手术医师和手术室护士同意并做好记录。

(3)若需固定病理标本，需使用10%的中性甲醛缓冲液，固定液的量不少于病理标本体积的3～5倍，并确保标本全部置于固定液之中。如标本巨大，建议及时送检新鲜标本，防止标本自溶或腐败。

(4)手术病理标本送检时应将标本放在密闭、不渗漏的容器内，与病理单一同送检。

(5)手术病理标本送检人员应经过专门培训，送检时应与病理科接收人员进行双人交接核对，核对后双方签字确认。

(6)手术病理标本存放柜平时应处于锁闭状态，处理完毕标本后应及时上锁防止标本遗失。

(张慧玲)

# 第十节　手术室护理不良事件管理

不良事件是指在诊疗护理中，因违反医疗卫生法律、规章和护理规范、常规等造成的任何可能影响患者的诊疗结果、增加患者痛苦和负担并可能引发护理纠纷或事故的事件。不良事件是影响医疗质量和患者安全的直接因素，手术室作为医院的重要部门进行手术和抢救的重要场所，工作量大、工作时间长、风险高，工作性质的特殊性和不可预测性使手术室存在诸多不安全因素，因此，护理不良事件管理成为手术室安全管理的重要内容。

## 一、护理不良事件分级

护理不良事件按照事件的严重程度分为四个等级。

Ⅰ级(警讯事件)：非预期的死亡，或是非疾病自然进展过程中造成永久性功能丧失。

Ⅱ级(不良后果事件)：在疾病医疗过程中因诊疗活动而非疾病本身造成的患者机体与功能损害。

Ⅲ级(未造成后果事件):虽然发生了错误事件,但未给患者机体与功能造成任何损害,或虽有轻微后果但不需任何处理可完全康复。

Ⅳ级(临界错误事件):由于及时发现,与治疗相关的错误事件在对患者实施之前被发现并得到纠正。

## 二、手术室护理不良事件上报程序的管理

1.手术室护理不良事件上报的意义

根据相关研究结果显示,在3.5%～16.6%的住院患者中曾经发生医疗不良事件。研究者认为其中有30%～50%的不良事件可以通过系统的介入加以预防和避免。很多国家如美国、英国、澳大利亚等都建立了较为完善的医疗不良事件报告系统。通过系统里的分析工具对手术室护理不良事件进行原因分析,不但可以全面评估其发生原因,并重视后续的改进措施和信息反馈,还能将信息及时分享、反馈给临床护理人员,帮助他们发现安全隐患,避免和防止不良事件的再次发生,从而有效减少对手术患者的伤害,保证手术患者的安全。在避免差错与纠纷的同时,手术室护理不良事件的上报有利于上级行政主管部门的整体掌控,可以更加合理地进行处理,从而制订有效的预防措施。

2.手术室护理不良事件的上报程序

可通过强制性报告系统和自愿报告系统等方法上报,可逐级上报或直接上报。

(1)建立强制性报告系统和自愿报告系统,通过电话、书面或信息化网络平台的形式方便护理人员上报。

(2)Ⅰ级和Ⅱ级造成后果的不良事件必须遵循及时主动上报原则,将事件的发生和处理情况在24 h内通过强制性的报告系统完成逐级上报。

(3)针对Ⅲ级和Ⅳ级未造成后果事件,遵循保密、非惩罚原则鼓励自愿报告科室管理人员。

(4)科室应建立不良事件登记制度,将事件发生的日期、时间,患者的姓名、诊断,事件的经过、原因分析,改进措施、责任人信息(年资、职称、班次)等详细记录,并将事件完整信息上报护理部。

(5)科室在1个月内召开护理安全讨论会,分析查找事件原因、制订有效改进措施,实现持续质量改进。

(6)护理部或主管部门对不良事件整个处理过程进行督导调研,结合有关的规范和要求,做出结论并提出指导意见,以书面报告形式反馈科室。

## 三、手术室护理不良事件持续改进的管理

科室应加强护理不良事件的管理,强化风险意识,进行护理质量的持续改进。

(1)建立不良事件应急预案,当有不良事件发生时,当值医护人员应立即启动应急预案,将损伤降到最低。

(2)加强不良事件的上报管理,积极倡导、鼓励医护人员主动报告不良事件,建立不良事件强制性报告系统和自愿报告系统,方便医护人员上报。

(3)科室应有护理不良事件完整登记,将事件发生的日期、时间,患者的姓名、诊断,事件的经过、原因分析,整改措施、责任人等信息记录清楚。

(4)科室定期召开护理安全事件分析会。就事件发生的经过进行全面准确分析,查找制度标准上、管理流程上、操作执行,上存在的问题与原因,综合制订相关的改进措施。

(5)科室要以事件为鉴,对现有规章制度、操作标准、措施要求、设备维护等进行全面梳理、审查和修订,进一步做好细节管理,将预防风险的窗口前移。

(6)Ⅰ级警讯事件、Ⅱ级不良后果事件,必须遵循主动、及时上报原则,及时在24 h内通过强制性的报告系统完成逐级上报,遇有重大、紧急情况事件,应在处理的同时口头上报上级管理人员。

(7)针对Ⅲ级未造成后果事件、Ⅳ级临界错误事件鼓励自愿报告,遵循保密、非惩罚原则进行自愿上报。发生事件的个人或他人通过电话、书面、信息化网络平台上报等形式,将事件发生的日期、时间,患者的姓名、诊断,事件的经过、原因分析,整改措施、责任人等信息记录清楚,上报科室管理人员。

(8)科室管理人员及时将事件信息上报至护理部。

(9)各级管理部门应定期(科室每月组织1次,护理部每季度最少1次)针对护理不良事件案例进行成因分析、讨论并记录,如果存在与管理相关问题,应改进相应的工作流程和管理系统,并进行追踪评价。护理部每3～6个月组织1次全院护士安全警示教育,构建不良事件安全预警机制。

(10)护理部要对整改措施进行动态质量跟踪、检查和监测,查看落实情况与改进效果,使科室杜绝发生类似不良事件,实现护理质量持续改进的目的。

(11)医院除完成不良事件院内上报,还应经过科室-护理部-护理质控中心三级上报流程,及时将事件信息按要求上报至护理质控中心不良事件上报信息管理系统。质控中心定期对护理不良事件进行分析和反馈,为医院提供客观分析数据和改善策略。

(张慧玲)

# 第十一节　手术室职业暴露与防护

职业暴露是指医务人员从事诊疗、护理等工作过程中意外被感染性病原体携带者或患者的血液、体液等污染了皮肤或黏膜,或者被含有感染性病原体的血液、体液污染的针头及其他锐器刺破皮肤有被感染的可能。护理工作目标是促进健康、预防疾病、减轻痛苦和提高生命质量。

护士在护理患者的过程中,在将健康带给他们的同时,自身却可能暴露于各种各样的危险因素之中。

## 一、手术室职业暴露的危险因素

### (一)生物性或感染性危险因素

手术室是手术患者高度聚集及病原微生物相对集中的地方,医务人员在手术操作过程中直接频繁接触患者的体液、血液、分泌物,发生感染性疾病的风险最高。血液性病原体对护理人员最具危险性,其主要的传播途径为皮肤暴露或黏膜暴露,包括针刺伤、锐器伤、安瓿割伤等。针刺伤是护理人员最常见的职业事故。据资料统计,在我国有98%的护理人员发生过针刺伤。

### (二)化学药物损伤

手术室工作人员每天接触的各种清洁剂、消毒剂麻醉废气、药品等有着潜在的不良反应，护士在配制各种术中化疗药物的同时，药物颗粒释放到空气中，含有毒性微粒的气溶胶通过呼吸道吸入，药物接触皮肤吸收入体内，引起白细胞计数下降、头晕、咽痛、月经不调、脱发等，对妊娠期可引起自然流产，致畸、致癌等；配制使用各种消毒剂(如戊二醛、甲醛等)对人体的皮肤、眼睛、呼吸系统都有一定程度的损伤。

### (三)物理性损伤

对手术室工作人员构成职业危害的物理性因素包括放射性、辐射、电磁波、负重等，手术护士长时间站立，体位相对固定，加上精神高度紧张，可引起腰部肌肉劳损，局部血液循环不良而发生腰酸背痛，下肢静脉曲张发病率高于普通人群。目前，因高科技的应用而产生的电离辐射给医务人员造成的损伤已受到关注。

### (四)社会-心理因素

手术室护理人员女性居多，女性因特有的生理、心理及工作压力，又经常面对死亡、患者伤痛而引起的痛苦呻吟所引起的负性情绪。护理人员严重缺编，工作紧张，对护理人员产生精神压力及心理危害；长期轮值夜班，生物钟被打乱，进食、休息没有规律，精神紧张，职业压力大，生活不规律可引起胃肠疾病；有的护士利用业余时间自修学历课程，休息时间减少，体力恢复欠佳，易出现内分泌功能紊乱及免疫功能低下等一系列临床表现。

## 二、职业暴露防护

### (一)标准预防的概念

对所有患者的血液、体液、分泌物、排泄物均视为具有传染性，必须进行隔离；无论是否有明显的血迹污染或是否接触不完整的皮肤与黏膜，接触上述物质者，必须采取防护措施，也就是标准预防。

其基本特点如下。

(1)既要防止血源性疾病的传播，也要防止非血源性疾病的传播。

(2)强调双向防护，既要防止疾病从患者传至医务人员，又要防止疾病从医务人员传至患者。

(3)根据疾病的主要传播途径，采取相应的隔离措施，包括接触隔离、空气隔离和微粒隔离。

### (二)职业暴露防护措施

1.尽快建立职业防护法

把手术人员的职业防护问题上升到法律的高度，在目前我国不具备将医护人员的职业防护问题立法的环境和条件下，卫生行政主管部门和疾病预防控制部门应尽快制订医疗机构加强此项工作的强制性措施。

2.强化手术人员职业安全教育

推广普遍性防护原则，坚持标准预防，认真执行消毒隔离制度，严格遵守操作规程，将职业防护纳入护理常规。建立定期体检制度、计划免疫制度、锐器伤的报告制度。

3.加强锐器损伤防护管理

有研究表明，护士是发生针刺伤及感染经血液、体液传播疾病的高危职业群体。所以，护士要特别注意预防针刺伤，安全处理针头：禁止双手回套针帽；针头用后及时放入防刺穿的容器内；在处理针头时不要太匆忙，在手持针头或锐器时不要将锐利面对着他人：在为不合作患者注射时，应取得其他人的协助；艾滋病患者用过的针头注射器不要分离，整副置于利器盒内；勿徒手处理破碎的玻璃；掰安瓿时用75%酒精小纱垫，以免划伤手。

4.规范洗手

接触每例患者前后均要洗手。掌握正确的洗手方法，即六步洗手法。

5.消毒剂使用防护

在接触消毒剂时戴上防护手套，注意勿泼翻，勿溅入眼内或吸入其产生的气体。使用戊二醛消毒液时应将戊二醛存放于有盖的容器内，室内通风良好，减少有害气体的接触。

6.气溶胶污染的防护

护理人员正确掌握药物的效能、毒性、进入人体的途径、配制方法及注意事项，配制化疗药物时戴口罩、帽子、乳胶手套、护目镜，将药液加入输液瓶中一定要回抽尽空气，配制后洗手。化疗用过的所有物品放入专用污物袋内扎口，焚烧处理，建立护理人员健康档案，定期体检与检测。

7.合理正确使用保护用具

清洁或无菌手套、塑胶围裙、防水隔离衣、防护镜、口罩、铅屏风、铅衣等都是防止职业暴露的必需品。

8.减轻身心疲劳，保持体力和能量

加强手术室人员配置，实行弹性排班，适当调整轮班制，注意缓解护士因工作压力大和精神紧张带来的身心疲劳。教育和传授青年护士学会缓解紧张情绪，注意保持体力和能量，合理设计工作流程，既保证工作安全性，也为安排工作提供更宽松、更有利的条件。

（张慧玲）

# 第十二节　激光损伤

激光是一种不电离的辐射，能量来自一个受激原子释放的光子能。激光具有高亮度性、高单色性和高度定向性的物理特性。这些特性使激光医学及激光医疗设备，在医学领域的各个学科得到了广泛应用。但激光产生的光束危害和非光束危害会给医务工作者的身体带来严重的职业暴露影响，因此使用激光设备应严格进行防护。

## 一、激光的医学应用

### （一）激光的医学应用

1960年，世界上第1台激光器由美国休斯研究所Maiman博士研制成功。1961年，眼科首次将红宝石激光器用于视网膜凝固术。20世纪80年代以后，“激光医学”成为国际医学领域中新发展起来的一门集激光技术、现代光学、计算机与信息科学、生物医学为一体的，新兴的、多学科交叉的应用学科。

激光医学及激光医疗设备在20世纪90年代之后得到了飞速发展，在医学领域的各个学科得到了广泛应用。激光作用原理正是基于激光的光致发光效应、光致热效应、光致压强效应、光致化学效应、光的电磁场作用及弱激光的生物刺激效应等。激光可对生物组织进行凝固、吻合、汽化、切割，或打断生物组织的分子键而无创伤地消除组织，更能选择性地为不同病变组织所吸收，达到对病变组织有选择性地破坏而不损伤正常的组织。

### (二)激光治疗仪器的发展现状

随着激光与生物组织相互作用的机制研究和临床应用研究的深入，以及激光技术的发展，激光治疗仪器的发展也非常迅速，并产生了巨大的社会效益和经济效益。医用的激光器类型主要有 $CO_2$ 激光器、半导体激光器、氦氖激光器、各种掺杂的 YAG 激光器、各种宝石激光器、氩离子激光器、准分子激光器等。

从目前激光治疗仪器在临床应用的角度可将其分为以下几大类:眼科激光治疗仪器、外科激光手术设备、光动力疗法激光治疗机、激光理疗仪 2 S 和皮肤病激光治疗机等。

1. 眼科激光治疗仪器

激光发明为眼科所采用，成为眼科诊断、治疗的重要手段之一。激光在治疗眼科疾病方面的应用具有其他治疗仪器所无法替代的独特的优点。激光对眼病的治疗应用主要有屈光性角膜手术(准分子激光)，视网膜剥离时的激光凝结术(红宝石激光、氩离子激光)，青光眼手术(氩离子激光、YAG 激光、红宝石激光)，眼底血管瘤激光凝固术(YAG 激光、氩激光)，中心性视网膜脉络膜炎的治疗(氦氖激光)等。

2. 外科激光手术设备

其是以激光代替刀、剪、锯、凿等常规手术器械，对组织采用分离、切割、切除、凝固、焊接、打孔、截骨等手段去除病灶，吻合组织、血管、神经等各种手术的总称。对不同组织的不同手术，所需要的激光(波长)也不尽相同。

3. 光动力疗法激光治疗机

运用激光的生物刺激和调节作用。小功率的氦氖激光照射具有消炎、镇痛、脱敏、止痒、收敛、消肿、促进肉芽生长，以及加速伤口、溃疡、烧伤愈合等作用。

4. 其他激光治疗机

如激光理疗仪器、皮肤病激光设备，可用于理疗和美容等。

## 二、激光对人体的危害

激光产生的危害分为 5 个等级，即 1 级、2 级、3 A 级、3 B 级和 4 级。随着级别的增加，其危险性也增加，4 级危险性最大。大多数医用激光属于 3 B 级和 4 级。激光的危害分为 2 种，即光束危害和非光束危害。光束危害是直接的、意外的激光光束照射，可能导致眼睛和皮肤损伤、火灾或爆炸，而非光束危害则是人体吸入激光产生过程中放出的烟雾、化学物质的影响和电器意外的发生。

### (一)激光对眼睛的损害

由于激光是一种光，而人体对光最敏感的器官是眼睛。因此，激光对人的损害，最需要防护的是眼睛。强度高的可见光或近红外光进入眼睛时可以透过人眼屈光介质，聚积光于视网膜上，大量的光能在瞬间聚焦于视网膜上，致视网膜的感光细胞层温度迅速升高，使感光细胞凝固变性坏死而失去感光的作用。激光聚于感光细胞时产生过热而引起的蛋白质凝固、变性造成不可逆的损伤，会造成眼睛的永久性失明。

### (二)激光对皮肤的损害

人体皮肤由于生理结构具有很敏感的触、疼、温等功能,构成一个完整的保护层。激光对肌肤组织的作用有反射、吸收,散开和传送,受照部位的皮肤将随剂量的增大而依次出现热致红斑、水疱、凝固及热致炭化、沸腾、燃烧及热致汽化。因此,激光损伤皮肤的机制主要是由激光的热作用所致,对皮肤危害性最大的紫外光波在270～290 nm,波长＞290 nm或＜270 nm,其危害程度都会相对减少。

## 三、激光的防护措施

### (一)激光防护镜防护原理

激光防护镜可分成吸收型、反射型和复合型3类。

1.吸收型

吸收型防护镜是以吸收某一波长或某几个波长的大部分光能来实现防护的,是在玻璃或聚碳酸酯塑料中加入大量染料制成。染料能吸收一种或几种特定波长的激光而允许其他波长的光通过,从而实现有效的防护。

2.反射型

按照反射的方式不同,反射型激光防护镜可分为干涉型和衍射型2种。

(1)干涉型防护镜是在玻璃基底上蒸镀多层介质膜,有选择地反射某一种或某几种特定波长的激光而实现防护的。

(2)衍射型防护镜是由重铬酸盐明胶或光敏聚合物膜层制成的全息光学元件,利用后向衍射原理实现对激光的反射而进行防护。

3.复合型

复合型激光防护镜是将一种或多种染料加到基体中,然后在其下蒸镀多层介质反射膜层而制成。由于这种防护镜将吸收型防护镜及反射型防护镜的优点结合在一起,因而在一定程度上改善了激光防护性能。

### (二)激光应用安全防护的具体措施

1.激光操作的环境要求

(1)激光器必须置于密闭空间内,有激光工作的地点门口和室内应贴上警示标签,无关人员不准进入激光室。

(2)治疗区域附近的气体必须是不助燃的。使用激光时,氧气和一氧化二氮(笑气)的使用应尽可能降低或为零,以减少火灾或爆炸的安全隐患。

(3)使用激光仪器的环境周围应配备有效的消防设施。

2.操作前要求

(1)所有激光器操作人员必须经过培训,术者和助手必须详细了解器械的性能和使用方法。出入人员佩戴防护眼镜,任何时候都不应忘记。

(2)激光器周围的仪器设备应为钝色的,有不反光表面,无菌手术盖布应为不易燃或阻燃的。激光治疗部位附近的盖布应为湿润的,以减少火灾隐患。

(3)行激光操作时不要戴手表、首饰等反射较强的饰物。

(4)激光设备都非常精密,有些设备还是高压驱动,因此,搬运时避免剧烈震动。

(5)激光仪器的底座周围不能有液体存在,机器上方也不能放置水瓶等物品。

(6)皮肤消毒液不可含有酒精。

3.操作中要求

(1)为了避免人眼瞳孔充分扩张,实验室的灯光要明亮;同时,实验室人员和接触激光源的人员一定要戴激光防护镜。

(2)只有经过培训的工作人员才能操作激光器。激光器在使用时,开关应置于"准备状态";不使用时,开关应置于"待机状态";意外情况时,立即按下"紧急状态"。

(3)激光安全的基本原则是绝不直视激光光束,尤其是原光束,也不看反射镜反射的激光束。特别要注意大功率红外或紫外不可见光。

(4)对使用激光设备的工作人员进行教育,不要对其他人员发射激光。不要对镜面反射物发射,不要对近目标或实验室墙壁发射激光。瞄准光束应该精确校准。

(5)保持光路高度在工作人员的视线以下,工作时进行弯腰、低头,或捡拾地上的东西等动作都是非常危险的。

(6)激光器须合理放置,避免激光束射向人员行走频繁的区域。在激光辐射的方向应安置必要的遮光板或屏风。

(7)对不可见的激光器关闭后应用 IR 红外光敏卡或 UV 紫外光敏卡检查确认是否已关闭。

(8)激光器不使用时,应存放在上锁的地方,只有具备激光使用知识并经授权的工作人员才能接触到钥匙。钥匙和激光的使用登记簿应妥善保管。

4.操作后要求

(1)操作人员应做定期健康检查,特别是眼底视网膜检查。

(2)由专职人员定期进行激光仪器的安全检查。

(3)由专职人员定期检查人员的保护装备,确保患者和操作人员的安全。

(张慧玲)

# 第十三节　X 线损伤

在医学发展史上,X 线自从被伦琴夫妇发现以来,已为人类健康作出了巨大贡献。近年来,随着科学技术(特别是微电子技术)的发展,X 线设备也得到了迅速的发展。这一发展,不仅表现在技术性能上的高、精、尖,还表现在 X 线设备在射线防护上的不断完善和进步。

## 一、X 线的危害

手术室医护人员经常受到 X 线的照射。如骨科半闭合手术的广泛开展等,使器械护士、巡回护士不可避免地受到放射性损伤。长期接触 X 线会对人体造成很多伤害,如自主神经功能紊乱、造血功能低下、晶状体混浊、精子生成障碍,甚至诱发肿瘤等。

### (一)危险因素

放射性损伤的发生是一个包含一系列矛盾的非常复杂的过程,机体从能量吸收到引起损伤有其特有的原发或继发反应过程。从原子水平的激发或电离开始,继而引起分子水平的破坏，如蛋白质分子、DNA链断裂、酶的破坏等，又进一步影响到细胞、组织、器官乃至整体水平的损伤；遭受损伤的细胞、组织、器官还可以引起机体继发性损伤，进而是机体组织产生一系列生物化学变化，如代谢紊乱、功能失调，以及病理形态等方面的改变。损伤严重可导致机体死亡。

### (二)X线辐射可能引发的临床症状及诊断

以神经衰弱综合征和自主神经功能紊乱症状为主，有乏力、头晕、头痛、耳鸣、睡眠障碍、记忆力减退、多汗、心悸等；有消化道症状，如腹胀、腹痛；少数人牙痛，牙龈易出血，但无明显的皮肤出血点及瘀斑；部分人易感冒、腰痛、关节酸痛等。长期接触低剂量辐射又不注意防护可引起皮肤损害，主要表现为皮肤、指甲的营养障碍。造血系统对放射线最为敏感，外周血改变是接触放射线后最常见的改变且早期有骨髓变化，是早期发现放射性损伤最客观的指标。但白细胞形态改变无特异性，目前国内尚缺乏大量正常值资料，不能作为慢性放射损伤的主要诊断依据。X线辐射能对胎儿造成严重的影响，胎儿宫内有害效应可分为致死效应、致畸效应、致严重智力低下和致癌。在植入前期或着床后不久受到照射，可导致胚胎死亡；在胎儿细胞受精主要器官形成期(受孕后9～12 d)受到照射，则造成畸形，或还会伴有全身各种结构的生长障碍；电离辐射诱发严重智力低下的最大危险期为妊娠第6～5周，其次为16～25周。因此，对于育龄及妊娠期女性工作人员更应加强防护，必要时可暂时更换工作岗位。

## 二、X线的安全防护

### (一)放射防护原则

1. 合理化

Levis于1994年指出，人体每次暴露后应有相应的保健抵消放射带来的危害。

2. 量优化

在不影响诊疗效果的前提下，工作人员和患者所受的放射量尽可能保持最低量。可通过缩短照射时间、增加距离和利用辐射屏蔽来实现。

3. 剂量限制

被照射的工作人员必须进行剂量监测。剂量仪可精确显示工作人员接触的放射量，并每月检查剂量仪记录值。特别应注意，没有绝对安全的照射剂量。

所谓安全照射剂量即最大允许照射量，是指无论哪种器官，无论照射多长时间，在人的一生中对人体健康不应引起任何损伤的照射量。对于有关职业性放射人员的每年最大允许剂量当量，和工作场所相邻及附近地区工作人员和居民的每年限制剂量当量，国际放射防护委员会(ICRP)都做了以下相关规定。

(1)第1类受照射部位：全身、晶状体、红骨髓、性腺，其工作场所相邻及附近地区工作人员和居民的年限制剂量当量为5×10～1 Sv。

(2)第2类照射部位：皮肤、甲状腺、骨，其工作场所及附近地区工作人员和居民的年限制剂量当量为0.03 Sv。

(3)第3类照射部位：手前臂、踝、足，其工作场所及附近地区工作人员和居民的年限制剂量当量为0.075 Sv。

(4)第4类照射部位：其他器官，其工作场所及附近地区工作人员和居民的年限制剂量当量为0.015 Sv。

## (二)防护措施

有研究显示,在完全无防护条件下,离放射源球管最近的刷手护士,各敏感器官的年吸收量分别为晶状体每年 67.1 μGy、甲状腺每年 151 μGy,性腺每年 86.5 μGy。3 个敏感器官中晶状体最容易受到射线损伤,ICRP 规定的限量值也最低。

1. 基础防护措施

(1)放射治疗机尽可能远离非放射工作场所。

(2)手术室应有足够的空间,手术间的面积应不小于 30 $m^2$,方便设备的摆放和运输,不会破坏无菌操作的执行,手术床应具有透视功能。

(3)手术间四壁应设有足够厚度的屏蔽防护(含有铅层的门和墙),手术室外的辐射剂量应低于 3 Gy。

2. 个人防护装置的使用

对于术中需进行 C 形臂 X 线机检查以及床旁照射的手术,工作人员应穿铅衣,戴铅皮手套,佩戴护目镜和含铅围脖。照射时能暂时回避的工作人员尽量暂时离开工作区。具体防护措施如下。

(1)距离防护:是指利用延长 X 线管焦点或者到散射体(受检者)的距离,来减少其受照射剂量。距离对于射线防护有极大的作用。由于射线受制于平方反比定律,即距放射源特定距离的射线量与距离的平方成反比,如护士离患者体内放射源的距离是床边至放射源距离的 3 倍,则射线量减少至 1/9,因此最有效的减少射线量的方法是增加距离,即工作人员与给患者透视的 C 形臂机保持一定距离。

(2)时间防护:时间防护即尽量缩短 X 线的曝光时间。接触光束时间越长,接受放射的剂量就越大。在满足诊断、治疗质量的前提下,曝光时间愈短,操作人员和受检者的受照射量就愈小,两者成正比关系。护士在护理需要 C 形臂机透视的患者时,应尽量减少接触时间,要求在最短的时间内给患者必要的护理。因此,要求护士提前做好护理计划,安排好每个步骤,进入室内按次序要求,以最短时间做完透视。

(3)屏障防护:屏障防护即在放射源和工作人员之间放置一种能有效吸收射线的屏障材料,从而减弱或消除射线对人体的危害。屏障防护有一定的防护作用,但对高能量射线来说防护屏蔽作用较少,如铅围裙只能在放射诊断时使用,对高能量的防护作用较弱,用 2 cm 左右的钳制屏障,可使铱或铯的辐射量减少约 9%,但对镭放射源作用较小。

(4)剂量限制:被照射的工作人员必须进行剂量监测,监测方式是佩戴徽章式个人剂量仪。佩戴的位置为工作人员胸部,置于铅衣后的洗手衣上。剂量仪精确显示工作人员的职业放射量,建立个人档案,并每月检查剂量记录值。但是应该注意,剂量的限制只是相对于放射损伤而采取的一种防护,并没有绝对安全的放射剂量。

3. 健全保健制度

(1)准备参加放射工作的医护人员必须先进行体检,不适应者不能上岗。

(2)通过动态观察自身对照是接触放射工作人员健康监护的有效手段。

(3)定期体检:一般 1 年进行 1 次,特殊情况如照射剂量超过年最大允许剂量,应及时进行体检并根据身体情况做必要的处理。放射病的诊断必须由专业机构进行。

(4)从事放射性工作人员的手部不宜暴露于直接辐射下,长期低剂量辐射又不注意防护可引起皮肤损害。放射性皮肤损害亦为放射性损伤的一种器官损伤。因此,在对射线作业人员定期体检中,也应注意皮肤检查,发现可疑征象及时处理。

(5)体检项目除一般性体检内容外,应注意以下项目:血液检查,包括血小板计数,必要时进行骨髓检查;晶状体检查;皮肤、毛发、指甲、毛细血管等的检查;必要时做肝、肾功能检查。

(6)建立接触放射人员档案,并随工作人员调动时带走。

(7)放射保健休假期间,不接触放射线。

(8)合理安排手术室护士,根据每人接受放射剂量的显示,适当调整工作岗位或安排休假,避免在短时间内接受大量照射。鉴于手术室年轻护士增多的情况,对于育龄或妊娠期女性应严格加强保护。

(张慧玲)

# 第十四节 化学物质损伤

手术室曾经或正在使用的化学物品种类繁多,这些化学物质主要包括各类化学消毒剂、各种麻醉废气、抗肿瘤药物等。这些物质在起到消毒、灭菌、治疗等功效的同时,也给人类健康带来了潜在的巨大威胁,因此,应该安全地管理与使用。

## 一、接触化学物质的途径

化学物质是指任何在化学反应过程中使用或产生的物质。工作人员接触化学物质的方式有吸入、皮肤吸收、摄取等。化学物品的倾倒、包装的破裂、化学试剂的取用不当等都可能导致化学物品的溅洒。当溅洒发生后,化学物质可通过吸入、皮肤吸收,摄取等途径进入人体。

### (一)吸入

这是最主要的接触化学物品和粉尘的途径。在吸入的过程中,不但肺泡受到沉积在组织的化学物质和粉尘的侵袭,有些化学物质还能感染呼吸道的不同位置。能被吸入的化学品有稀释性蒸汽、氯气等。在手术室,某些麻醉气体泄漏可危害到工作人员健康。

### (二)皮肤吸收

这是第 2 个主要的途径。主要的化学物质包括有机溶剂和有机金属化合物,油脂性溶剂很容易通过皮肤油脂穿过皮肤,随着血液流到身体各处,如稀释剂和丙酮。

### (三)摄取

有很多因素可导致化学物品的摄取,该途径与个人卫生密切相关。最常见的是铅粉尘的摄取。

## 二、常见化学消毒剂危害及防护

### (一)化学消毒剂的分类

根据杀灭微生物的种类和作用的大小,分为高效消毒剂、中效消毒剂、低效消毒剂 3 大类。

1.高效消毒剂

在一定浓度、一定时间内能杀灭包括芽孢和真菌在内的各种微生物。如戊二醛、环氧乙烷、过氧化氢、二氧化氯等。

2. 中效消毒剂

可杀灭细菌芽孢以外的各种微生物。如碘伏、酒精等。

3. 低效消毒剂

只能杀灭一般细菌繁殖体、部分病毒和部分真菌。如氯己定、苯扎溴铵等。

## (二)常用的化学消毒剂

1. 戊二醛

戊二醛是一种高效消毒灭菌剂。

(1)应用范围:金属器械浸泡消毒:2%碱性戊二醛,杀死芽孢需:10 h,一般细菌繁殖体需10 min,肝炎病毒需30 min,溶液2周更换1次,容器每周更换;内镜、橡胶和塑料制品浸泡消毒:戊二醛对该类物品无腐蚀作用,浸泡时间同金属器械;空气消毒:戊二醛液体对气体均有较强杀菌作用,使用剂量为2 g/100 $m^2$。

(2)危害:对皮肤、黏膜有刺激性,直接与液体接触可导致皮肤发炎,反复接触可能会导致过敏性接触皮炎,但与2%戊二醛短暂接触一般不会引起皮炎;空气中戊二醛浓度超过$0.2\times10^{-4}$%时会刺激眼睛、鼻腔黏膜,与眼睛的直接接触会引起角膜损伤,甚至可造成永久性的视力损伤;暴露于戊二醛气体可能导致眼睛的疼痛;对人体的神经系统、胃肠道及呼吸道存在一定的不良影响,甚至可以致癌。

(3)预防措施:建议使用个人防护装备。接触戊二醛,工作人员尽可能戴护目镜和呼吸面罩,穿保护衣和围裙,操作时戴手套;戊二醛浸泡消毒物品在使用前要用无菌生理盐水或注射用水冲洗;使用戊二醛的空间应每小时更换10～15倍房间体积的空气;选择使用无管通风柜或配有碳过滤器的戊二醛工作台,并定期检查罩盖。

2. 甲醛

鉴于国家已规定禁止使用甲醛,故仅提及其标本处理的用途。

(1)应用范围:多采用甲醛来固定病理标本。

(2)危害:对皮肤、黏膜具有强烈的刺激性。可刺激黏膜引起职业性哮喘,急性大量接触更可导致肺水肿。也是职业性皮炎最常见的原因之一。

(3)预防措施:标本室内加强通风设备,安装排风扇;标本使用特制塑料袋,扎紧开口,防止甲醛散发,并及时送检标本。

3. 环氧乙烷

环氧乙烷是一种高效消毒剂。

(1)应用范围:用于气体熏蒸消毒各种一次性医用物品。

(2)危害:皮肤接触环氧乙烷溶液可引起红肿、水疱、血疱,甚至烧伤;空气中浓度不可超过2 mg/$m^3$,吸入过量可致头晕、头痛、恶心、呕吐,严重的可引起肺水肿。

(3)预防措施:必须在密闭的环氧乙烷灭菌器内进行消毒,工作人员必须严格遵守操作规程和安全守则;选用先进的环氧乙烷灭菌器,防止气体泄漏;空气中环氧乙烷浓度不得超过1∶1 000,定期检测。采用水介中和毒素,持续抽气降低浓度,并要求抽气管道高过房屋顶,以减少对周边环境的污染;一次性用品经低温灭菌后放置1周,手术器械在灭菌后16 h才能使用。取出无菌物品时应戴手套。有头晕、呕吐、恶心、皮疹、痒、咽部不适等症状时,应立即离开工作场所,清水冲洗体表,请专业人员检测,维修灭菌机。

## 三、手术室废气的防护

手术室工作环境里存在着残余的麻醉废气，长期接触可导致麻醉废气在机体组织内逐渐蓄积而达到危害机体组织健康的浓度。有专家指出，麻醉气体对手术室工作人员的生育有不良影响，如吸入较高浓度的麻醉气体会引起流产，并可产生慢性氟化物中毒，影响遗传(包括致突变、致畸和致癌)及其他影响，如白细胞减少症等。美国国家职业安全和健康学会(NIOSH)建议，手术室环境中氧化亚氮不能超过 25 mg/L，卤代麻醉药不能超过 2 mg/L。

### (一)麻醉废气的危害及安全防护

1.麻醉废气污染的危害

麻醉废气在体内蓄积后，可能产生多方面的影响，包括心理行为改变、慢性遗传学影响及对生育功能的影响等。

(1)对心理行为的影响：包括对听力、记忆力、理解力、读取数字能力及操作能力等产生影响，尤其是在过去采用乙醚开放式麻醉中影响明显。目前普遍采用的卤代类吸入麻醉药和半禁闭、禁闭式麻醉技术的应用，使手术室麻醉废气污染的程度大为降低，基本消除了对心理行为的影响。但手术室工作人员偶尔出现头晕、头痛不适等症状，仍可能与手术室内麻醉废气污染有关。

(2)慢性遗传学影响：临床普遍采用的卤代类吸入麻醉药绝大部分以原型随呼吸运动排出，极少部分经肝代谢为非挥发性氟代谢产物由尿排出，故短期的接触使用一般不致影响机体的健康。手术室工作人员长期接触微量麻醉废气后，可导致麻醉废气在体内逐渐蓄积到危害机体健康的浓度，并可能产生慢性氟化物中毒和遗传学影响(包括致突变、致畸和致癌作用)。

(3)对生育功能的影响：麻醉废气对手术室女性工作人员的生育功能影响近年来备受关注。孕期女性长期暴露于微量麻醉废气环境，导致自发性流产率增加、婴儿畸形率增加或非自愿性不孕率增加等。不过对此观点，学术界尚有不同观点。

(4)其他影响：动物实验表明，长期接触微量麻醉废气可引起白细胞计数减少和肝、肾、脑病变，一氧化二氮还能抑制骨髓的造血功能。手术室工作人员出现的偏头痛、散发性肝炎、肌无力、消化道和呼吸道疾病也可能与长期吸入微量麻醉废气有关，但尚未在临床上得到证实。

2.麻醉废气的管理与防护

重视麻醉废气的排放，建立完好的排放系统，使用密闭性良好的麻醉机减少泄露。根据麻醉种类及手术大小合理安排手术间，尽量不安排孕妇和哺乳期工作人员进手术间工作。

(1)降低麻醉废气污染：降低手术室麻醉废气的污染，应从造成麻醉废气泄漏或污染的各个环节着手。主要包括选用密闭性能好的麻醉机并进行定期检测，防止气源管道漏气。可采用低流量密闭式静吸复合麻醉，选用密闭度适宜的麻醉面罩，往蒸发罐加药的过程中防止麻醉药洒落等。提高手术室工作人员对麻醉废气污染问题的重视，并加强责任制管理，也是降低麻醉废气污染的重要环节。

(2)增加麻醉废气排污设备：改善手术室的通风条件，将泄露的麻醉废气尽可能排放到室外；采用麻醉废气吸收器或将麻醉机的废气连接管道排至室外是加强麻醉废气排污的有效措施；麻醉废气排除系统是目前最有效的排污设备，可使手术室麻醉废气的污染减少 90%以上，也是现代手术室设计的重要组成部分。

(3)加强工作人员的自身防护：手术室工作人员当中，年轻的女性护士占了大多数，长期在残余麻醉废气的污染环境工作，应对这些麻醉废气的污染和危害应有清醒的认识，并加强自身的防护意识。

### (二)其他废气的危害及安全防护

手术中电刀切割、电凝肌肉、脂肪组织产生的烟雾焦味，可引起人烦躁、头痛、头晕。关节置换术中的骨水泥异味使人头痛，甚至发生变态反应。

防护措施：选择产烟少、噪声低的高频电刀，术中提醒手术医师边切割边用吸引器吸除烟雾，减少空气污染。用真空离心搅拌骨水泥可减少气体挥发对人体的损害。

## 四、抗肿瘤药物的不良影响

抗肿瘤药物的不断开发与利用，使许多肿瘤患者延长了生存时间，提高了生活质量。但多数抗肿瘤药物在杀伤或控制癌细胞的同时，对机体正常的组织器官(如骨髓、消化道、生殖系统)的损害也很严重。抗肿瘤药物对人体的肿瘤组织及正常组织均有抑制作用，汽化后通过皮肤、呼吸道等吸收进入人体。护士在配制抗癌药物过程中，当粉剂安瓿打开及瓶装药液抽取后拔针时，均可出现肉眼看不见的药物溢出，形成含有毒性微粒的气溶胶或气雾，通过皮肤或呼吸道进入人体，如不注意防护，也会带来危害。

### (一)抗肿瘤药物对人体的危害

1.对骨髓的抑制

抗肿瘤药物对人体最严重的毒性反应是骨髓抑制，主要表现为白细胞计数下降。随着剂量的增加，血小板和红细胞受到不同程度的影响。在配制抗肿瘤药物的过程中，形成肉眼看不到的含有毒性微粒的气溶胶或气雾，通过皮肤、呼吸道、消化道进入人体，如不采取有效的防护，长时间接触护士将出现骨髓毒性反应。

2.对生殖系统的影响

抗肿瘤药物除产生骨髓抑制、皮肤毒性外，还可引起远期毒性，即生殖毒性，表现为对生殖细胞有致突变作用及对胎儿有致畸作用。

3.变态反应

对个别高敏状态的医护人员，接触某些化疗药物后可出现变态反应。

### (二)接触抗肿瘤药物时的安全防护措施

(1)鉴于手术间内一般都没有设置专门的密闭净化操作台，建议巡回护士在配制抗肿瘤药物时尽量将治疗车靠近手术间的排风口，使污染的空气最快地向外弥散。

(2)操作台面应覆盖一次性防护垫或防水治疗巾，减少药液对操作平面的污染，一旦污染或操作完毕，应及时更换。

(3)配药前洗手，穿隔离衣裤，戴一次性口罩、帽子和防护眼镜，在聚乙烯手套外再戴一副乳胶手套，操作中一旦手套破损应立即更换。

(4)锯安瓿前应轻弹其颈部，使附着在瓶壁上的药液降至瓶底；打开安瓿时应垫以纱布，以防划破手套；打开粉剂安瓿时应用无菌纱布包裹安瓿颈部。

(5)溶解药物时，溶媒应沿瓶壁缓缓注入瓶底，待药粉浸透后再行搅动，以防粉末逸出。

(6)瓶装药物稀释及抽取药液时应插入双针头以排除瓶内压力，防止针栓脱出时造成的污染。要求抽取药液后，先不要拔除针头，在瓶内进行排气后再拔针，避免在空气中排气，使药液排于空气中，污染环境。

(7)意外损伤的处理:皮肤接触药液后应尽快用大量冷水冲洗损伤区域,并脱去湿衣服;溅到眼部应立即用生理盐水彻底清洗至少 10 min,并及时咨询眼科医师以待进一步处理。

## 五、电磁波

随着经济的发展和物质文化生活水平的不断提高,各种家用电器——电视机、空调、电脑、电冰箱等已经成为现代都市家庭不可或缺的东西。然而,各种家用电器和电子设备在使用过程中会产生多种不同波长和频率的电磁波,在特定条件下,这些电磁波可能成为"电磁污染",危害人们的健康。

### (一)电磁污染危害人体的机制

电磁污染危害人体的机制主要是热效应、非热效应和累积效应等。

1. 热效应

人体 70%以上是水,水分子受到电磁波辐射后相互摩擦,导致体温升高,从而影响到体内器官的正常工作。

2. 非热效应

人体的器官和组织都存在微弱的电磁场,一旦受到外界电磁场的干扰,处于平衡状态的微弱电磁场将遭到破坏,人体也会遭受损伤。

3. 累积效应

热效应和非热效应对人体的伤害具有累积效应,其伤害程度会随时间和影响程度发生累积,久而久之会成为永久性病态。

### (二)电磁污染的危害

1998 年世界卫生组织调查显示,电磁辐射对人体有五大影响。

(1)电磁辐射是心血管疾病、糖尿病、癌突变的主要诱因之一。

(2)电磁辐射会对人体生殖系统、神经系统和免疫系统造成直接伤害。

(3)电磁辐射是造成孕妇流产、不育、畸胎等病变的诱发因素之一。

(4)过量的电磁辐射直接影响儿童的身体组织、骨骼发育,导致视力、肝脏造血功能下降,严重者可导致视网膜脱落。

(5)电磁辐射可使男性性功能下降、女性内分泌紊乱。

### (三)电磁波的防护

1. 电磁环境标准及相关规定

为控制现代生活中电磁波对环境的污染,保护人们的身体健康,1989 年 12 月 22 日国家卫生部颁布了《环境电磁波卫生标准》(GB 9175—1988),规定居住区环境电磁波强度限制值,即长、中、短波应小于 10 V/m,超短波应小于 5 V/m,微波应小于 10 $\mu W/cm^2$。

2. 电磁波防护措施

(1)产生强电磁波的工作场所和设施,如电视台、广播电台、雷达通信台站、微波传送站等,尽量设在远离居住区的远郊区县或地势高的地区。

(2)高压特别是超高压输电线路应远离住宅、学校、运动场等人群密集区。使用电脑时,应选用低辐射显示器,并保持人体与显示屏正面不少于 75 cm 的距离,侧面和背面不少于 90 cm,最好加装屏蔽装置。

(3)应严格控制移动通信基站的密度,确保设置在市区内的各种移动通信发射基站天线高于周围建筑，在幼儿园、学校校舍、医院等建筑周围一定范围内不得建立发射天线。

(4)为减轻家庭居室内电磁污染及其有害作用，应经常对居室通风换气，保持室内空气畅通。

(5)使用手机电话时，尽量减少通话时间；在手机电话上加装耳机等。

(6)每天服用一定量的维生素C或者多吃富含维生素C的新鲜蔬菜，如辣椒、柿子椒、香椿、菜花、菠菜等；多食用新鲜水果如柑橘、枣等。这些饮食措施，可在一定程度上起到积极预防和减轻电磁辐射对人体造成伤害的作用。

（张慧玲）

# 第十五节　锐器损伤

创建一个安全的手术室环境极为重要，因为外科医师、手术室护士、麻醉医师和手术室其他工作人员在手术过程中相互协作，多个人员在有限的空间里工作容易发生意外损伤。外科医师和手术室护士经常会被锐利器械刺伤，因此，重视锐利器械的操作，分析刺伤原因，减少锐器损伤发生率是手术室中职业防护的一项重要内容。

## 一、医务人员职业暴露的现状

### (一)锐器损伤发生频率

针刺伤和锐器损伤是全球医师和护士的一个重要的职业危险因素。一项研究显示，我国护士有95%在工作期间曾发生过锐器损伤。主刀医师和第一助手发生锐器刺伤的危险最高，器械护士和其他刷手技术人员次之。尽管不同人员发生和暴露于该种危险的概率不同，但该种危险永远存在于手术室。

### (二)锐器损伤发生的原因

锐利器械如剪刀、刀片、缝针、钩等在手术室使用最频繁，术中传递、术后清洗，循环往复在各个环节中，容易误伤他人或自己。其中，有1/3的器械在造成手术人员损伤后仍与患者接触。这意味着不仅存在疾病由患者传递给医务人员的危险，同样也存在疾病由医务人员传递给患者的危险。医务人员发生锐器损伤的常见操作和情形有以下几种：①调整针头；②开启安瓿；③打开针帽；④寻找物品；⑤清洁器具；⑥针刺破针帽；⑦手术中意外受伤；⑧由患者致伤；⑨由同事致伤。手术室工作的快节奏、频繁使用锐器、操作间狭小等因素都可能造成工作人员在各项操作中发生针刺伤或锐器伤。

### (三)发生锐器损伤不报告的原因

锐器损伤在工作场所频繁发生，但是在汇报的过程中常常出现漏报或不报的情况。有研究表明，在一些国家常出现漏报情况。以英国既往的一项研究为例，有28%的医师发生了锐器损伤后未上报。另外，Stein等和deVries等的研究表明，不报率分别高达85.2%和72%。漏报和不报是传染病控制中的一个重要问题。工作人员发生锐器损伤的原因分析中，缺乏相关知识可能是目前国内医务人员报告率低的一个因素。不报告的常见原因如下：①我不知道应该上报；②我不知道如何上报；③我的运气不至于这么差而患病；④我很忙，没空报告；⑤患者没有患传染病，没必要上报；⑥我已经接种了 HBV 疫苗；⑦该器械没有使用过。

## 二、锐器损伤预防措施

### (一)手套的应用

1. 单层手套使用

树立标准防护的理念是防止锐器损伤的关键。将每例患者的血液、体液、排泄物等均按传染性的物品对待，预防污染其他物品及感染医务人员。采取的防护措施是在进行可能接触到患者血液、体液的操作时佩戴手套。有研究表明，如果一个被血液污染的针头刺破一层乳胶手套或聚乙烯手套，医务人员接触的血量比未戴手套时可能减少 50%以上。临床工作中，外科医师和器械护士普遍意识到单层手套所提供的屏障仍十分薄弱。有报道指出，胸外科医师和器械护士使用手套的穿破率分别达到 61%和 40%，并且其中 83%的破损并未被外科医师发现。

2. 双层手套使用

有研究推荐使用双层手套，能够针对手套破损造成的危险提供较好的保护作用。当外层手套被刺破时，内层手套的隔离保护作用仍然存在。双层手套使工作人员沾染患者血液的危险率降低 87%。虽然也有双层手套被刺破的现象，但双层手套同时被刺破则很少。此外，缝合用的实心针在穿过双层手套后其附带的血液量将减少 95%。由于术中手套破损不易被察觉，双层手套能够预防医务人员的手与患者血液的直接接触。双层手套临床应用的弊端是手的舒适性、敏感性和灵活性下降。

### (二)针头的使用

1. 注射器针头

工作人员在使用注射器操作后习惯回套上针帽，是造成刺伤的重要原因，尤其是在忙碌的工作时，仓促地回套针帽，容易发生针刺伤。为了避免针刺伤的发生，应要求工作人员养成良好的操作行为，立即并小心地处理使用过的注射器针头。美国疾病控制与预防中心(Centers for Disease Control and Prevention，CDC)1987 年在全面性防护措施中提出，禁止用双手回套针帽，主张单手套针操作法。目前国内已有大部分医院执行禁止回套针头的保护措施，规范操作行为是降低针刺伤的重要环节之一。

2. 手术缝针

美国外科医师学会推荐，不要对缝针进行校正，在可能的情况下尽量使用无针系统，条件允许时尽量使用高频电刀或钉合器，使用合适的器械拿取缝针。在缝针使用中不可使用手拿式直缝针线，不可用手直接拿取缝针，应使用针持或镊子。

3. 手术钝头缝针

手术中采用弧形缝针进行筋膜缝合时发生的刺伤占缝针刺伤的 59%。为了减少工作人员针刺伤的危险，人们提议应用钝头针。钝头针能够显著减少手套穿孔率，并且钝头针能够避免外科医师和手术室护士的手部针刺伤。

### (三)设立传递锐器的中间区域

所谓“中间区域”，指被预先指定的放置锐器的区域，并且外科医师、器械护士均能十分方便地从中拿取锐器，这样可以减少用手直接传递锐器。使用中间区域传递锐器，也称为无接触传递技术。围术期护理学会 AORN 提出，手术室成员应当在条件允许时尽量使用无接触传递技术代替用手进行针或其他锐器的传递。

### (四)尖锐物品的处理

1.尖锐物品处理原则

(1)将所有使用过的一次性手术刀、缝针、注射器针头等直接丢弃在利器盒里。

(2)避免双手回套针头,如需重盖,应使用专用的针头移除设备或使用单手操作技巧完成。

(3)不要徒手弯曲或掰断针头。

2.利器盒的要求

(1)材质坚硬,不能被利器穿刺。

(2)开口大小合适,能轻易容纳利器,避免开口过大,防止溅洒。

(3)利器盒安置在适当并容易看见的高度。

(4)利器盒装满3/4后及时更换并移去。

## 三、针刺伤后的处理

### (一)紧急处理步骤

(1)戴手套者应迅速、敏捷地按常规脱去手套。

(2)立即用健侧手从近心端向远心端挤压,排出血液,相对减少污染的程度,同时用流动水冲洗伤口。

(3)用1%活力碘或2.5%碘酊与75%酒精对污染伤口进行消毒。

(4)做进一步检查并向相关部门汇报。锐器损伤仍然是外科医师和手术室护士及其他工作人员健康的一个危险因素,医务人员必须了解这一危险因素并做好相关的防护工作。目前有许多有关该问题的信息资源,如国际锐器刺伤预防协会、国际医务人员安全中心等均可以提供相关防护知识。

### (二)建立锐器损伤报告管理制度

护士一旦被刺伤,报告医院有关部门,医院应立即评估发生情况,使受伤者得到恰当的治疗及跟踪观察。美国职业安全卫生署(Oecupation Safety and Health Administration,OSHA)早在1991年就已经规定,医院必须上报医务人员血液暴露及针刺伤发生的情况,而且采用了弗吉尼亚大学教授JaniseJagger等建立的“血液暴露防治通报网络系统”(Exposure Prevention Information Network,EPINet),制订了刺伤发生后的处理流程,以达到对职业暴露、职业安全的控制与管理。目前在我国卫生管理部门尚未制订相关制度,但各医院已在逐步建立刺伤发生后的上报制度。

(张慧玲)

# 第十六节　血源性感染

医务人员因职业关系,接触致病因子的频率高于普通人群。长期以来,医院感染控制主要是针对患者,而对医务人员因职业暴露而感染血源性传染疾病的情况关注甚少。目前我国人口中乙型病毒性肝炎总感染率高达60%左右,HBV携带者已有1.3亿,艾滋病的流行在我国也已经进入快速增长期，艾滋病患者数量已出现猛增趋势。国内学者调查发现，临床医务人员HBV、HCV、HGV等肝炎的总感染率为33.3%，明显高于普通人群(12.3%)。医务人员正面临着严峻的职业暴露的危险，因此，手术室工作人员明确血源性传染病职业暴露的防护与处理程序尤为重要。

## 一、医务人员血源性传染病职业暴露的定义

医务人员在从事诊疗、护理、医疗垃圾清运等工作过程中意外被血源性传染病感染者或携带者的血液体液污染了破损的皮肤或黏膜，或被含有血源性传染病的血液、体液污染了的针头及其他锐器刺破皮肤，还包括被这类患者抓伤、咬伤等，有可能被血源性传染病感染的事件称为血源性传染病职业暴露。

## 二、护士感染血源性传播疾病的职业危害

(1)患者血液中会有致病因子，是造成医务人员感染血源性传播疾病的先决条件。医务人员经常接触患者的血液、体液等，职业暴露后感染的概率较常人高。血源性致病因子对医务人员的传染常发生于锐器和针刺损伤皮肤黏膜或破损皮肤接触等方式传播，多发生于护士，其次是检验科人员及医师。

(2)长时间从事采血、急救工作及手术科、妇产科、血液科的操作，接触患者的血液、体液的机会大大增加，接触血量越大，时间越长，机体获得致病因子的量越大。医疗、护理活动中一切可能接触血液、体液的操作，包括注射、采血、输血、手术，内镜、透析及患者各类标本的采集、传递、检验及废弃处理过程，均可造成职业性感染。综合不同国家或地区的研究资料，医务人员因针刺或损伤、接触受污染的血液，感染乙型病毒性肝炎的危险性为2%～40%，感染丙型病毒性肝炎的危险性为3%～10%。护理职业暴露感染HBV的危险性明显高于HCV、HIV。

## 三、医务人员血源性传染病职业暴露的防护

(1)防护重点是避免与患者或携带者的血液和体液直接接触。

(2)加强对医务人员防范意识的宣传教育，树立良好的消毒灭菌观念。

(3)医务人员应遵守标准预防的原则，视所有患者的血液、体液及被血液和体液污染的物品为具有传染性的物质，在操作过程中，必须严格执行正确的操作程序，并采取适当的防护措施。

(4)医务人员在接触患者前后必须洗手。

接触任何含病原体的物质时，应采取适当的防护措施，具体如下：①进行有可能接触患者血液、体液的操作时，必须戴手套，操作完毕，脱去手套立即洗手，必要时进行手消毒。②在操作过程中患者的血液、体液可能溅起时，须戴手套、防渗透的口罩、护目镜；在操作时若其血液、体液可能发生大面积飞溅或可能污染医务人员身体时，还必须穿防渗透隔离衣或围裙，以提供有效的保护。③如工作人员暴露部位有伤口、皮炎等，应避免参与血源性传染病(如艾滋病、乙型病毒性肝炎等)感染者的护理工作，也不要接触污染的仪器设备。④医务人员在进行侵袭性操作过程中，应保证充足的光线，注意规范的操作程序，防止发生意外针刺伤事件。⑤污染的针头和其他一次性锐器用后立即放入耐刺、防渗透的利器盒或进行安全处置。⑥摒弃将双手回套针帽的操作方法，如需回套，建议单手回套法。禁止用手直接接触使用后的针头、刀片等锐器。禁止拿着污染的锐器在工作场所走动，避免意外刺伤他人或自伤。

## 四、应急处理程序

(1)立即在伤口旁轻轻挤压,尽可能挤出损伤处的血液,再用肥皂液和流动水冲洗伤口后用1%活力碘进行消毒。如果是黏膜损伤,则用流动水和生理盐水冲洗。

(2)当事医务人员应认真填写本单位的“医疗锐器伤登记表”,其内容应包括发生的时间、地点、经过、具体部位和损伤的情况等。

(3)医务人员发生意外事件后应在24～48 h完成自身和接触患者血清的HIV和HBsAg相关检查,血清学随访时间为1年,同时根据情况进行相应处理。

## 五、HIV职业暴露防护工作指导原则

### (一)HIV职业暴露概述

HIV职业暴露指医务人员从事诊疗、护理等工作中意外被HIV感染者或艾滋病患者的血液、体液污染了皮肤或者黏膜,或被含有HIV的血液、体液污染的针头及其他锐器刺破皮肤,有可能被HIV感染的情况。艾滋病又称获得性免疫缺陷综合征(acquired im-munedeficiency syndrome,AIDS),是HIV感染人体引起的一种传染病。人体感染HIV后,免疫系统被破坏而引发一系列机会性感染和恶性肿瘤。HIV感染是指HIV进入人体后的带毒状态,个体称为HIV感染者。AIDS有3种传播途径,即性接触传播、经血液传播及母婴传播。全国AIDS的流行经过散发期、局部流行期已转入广泛流行期。

### (二)针头刺伤与感染

医务人员在工作中因针刺伤接触HIV的频率为0.19%,其中护士占67.0%,内、外科医师占17.5%,其他人员占15.5%。针刺伤或锐器伤对护士的威胁时刻存在,健康的医务人员患血源性传染病80%～90%是由针刺伤导致的,其中护士占80%,经常发生在注射或采血时或处理注射器过程中,手术中传递剪刀、手术刀及缝针时,收拾手术污物或器械时。皮肤黏膜受损或血液污染的机会也较多。被针头刺伤后是否会感染HIV主要取决于针头是否被HIV污染,如果针头已被HIV污染了,就有感染的危险。感染可能性大小与针头的特性、刺伤的深度,针头上有无可见血液及血液量的多少、感染源患者的感染阶段及受伤者的遗传特性有关。

空心针头较实心针头感染的可能性大;刺伤越深,针头上污染越多,感染的可能性就越大,反之感染的可能性就小;如作为感染源的患者在被刺2个月内因艾滋病死亡,被感染的可能性则更大。

### (三)HIV职业暴露分级

1.一级暴露

(1)暴露源为体液、血液或者含有体液、血液的医疗器械及物品。

(2)暴露类型为暴露源沾染了有损伤的皮肤或黏膜,暴露量小且暴露时间短。

2.二级暴露

(1)暴露源为体液、血液或者含有体液、血液的医疗器械及物品。

(2)暴露类型为暴露源沾染了有损伤的皮肤或黏膜,暴露量大且暴露时间长;或暴露类型为暴露源刺伤或割伤皮肤。但损伤程度较轻,为表皮擦伤或被针刺伤。

3.三级暴露

(1)暴露源为体液、血液或者含有体液、血液的医疗器械及物品。

(2)暴露类型为暴露源刺伤或割伤皮肤,但损伤程度较重,为深部伤口或者割伤物有明显可见的血液。

### (四)HIV 暴露源的病毒载量分级

HIV 暴露源的病毒载量水平分轻度、重度和暴露源不明 3 种类型。

1. 轻度类型

经检验,暴露源为 HIV 病毒阳性,但滴度低、HIV 病毒感染者无临床症状,CD4 计数正常者。

2. 重度类型

经检验,暴露源为 HIV 病毒阳性,但滴度高、HIV 病毒感染者有临床症状,CD4 计数低者。

3. 暴露源不明

不能确定暴露源是否为 HIV 病毒阳性。

### (五)HIV 职业暴露后的处理

医务人员预防 HIV 感染的防护措施应当遵照标准预防原则,通过采取一套标准的综合性防护措施不但可以大大减少受感染的风险,更可以避免一些不必要的歧视或误会。其措施包括以下几种情况。

1. 自我防护

(1)洗手:洗手是预防 HIV 传播最经济、方便、有效的方法。护士在接触患者前后,接触患者的排泄物、伤口分泌物和污染物品后都要洗手。洗手既是任何医疗、护理工作者接触患者前要做的第一件事,也是他们离开患者或隔离区要做的最后一件事。

(2)手的消毒:手的消毒比洗手有更高、更严格的要求。医护人员的手在接触到大量高度致病性的微生物后,为了尽快消除污染到手上的细菌,以保证有关人员不受感染,或防止致病菌在患者和工作人员之间扩散,必须进行严格的手消毒。

(3)戴手套:当护士预计到有可能接触到患者的血液,体液、分泌物、排泄物或其他被污染的物品时,应戴手套。在护理每例患者后要更换手套,防止护士变成传播 HIV 的媒介。手套发生破裂、被针刺破或其他原因破损时应及时更换手套。操作完毕,应尽快脱去受血液或体液污染的手套。脱去手套后,即使手套表面上并无破损,也应马上清洗双手。

(4)戴口罩或防护眼罩:处理血液、分泌物等有可能溅出液体时,应戴口罩和防护眼罩,这样可以减少患者的体液、血液等传染性物质溅到医务人员眼睛、口腔及鼻腔黏膜上。隔离效果较好的防护性口罩是一种由特殊滤纸(过氯乙烯纤维)制成的高效过滤口罩,口罩只能使用一次,湿了就无阻菌效果。口罩应盖住口鼻部,不能挂在颈部。不能反复使用。防护眼罩尽量一次性使用,若有困难每次使用后必须严格消毒处理。

(5)穿隔离衣:在执行特殊手术或预料到衣服有可能被血液、体液、分泌物或排泄物污染时,应穿上隔离衣。

2. HIV 患者物品处理

(1)病理标本的处理:标本容器应用双层包装并标记警示“HIV”字样,放入坚固防漏的密闭容器内以防溅出。

(2)废物的处理:污染的废弃物品,如患者用过的一次性医疗用品及其他各种固体废弃物,应放入双层防水医疗垃圾袋内,密封并贴上“危险”等特殊标记,然后送到指定地点,由专人负责焚烧。没有条件焚烧时，可以先经过消毒后再抛弃。消毒可以用煮沸法，也可用次氢酸钠溶液或1%过氧乙酸。排泄物、分泌物等液体废物应倒入专用容器，然后用等量的含氯消毒剂混合均匀搅拌，作用60 min以上，排入污水池。

(3)血液、体液溅出的处理：应戴上手套，用一次性毛巾或其他吸水性能好的物品清除溅出的血液或体液，再用消毒液消毒污染的表面。对大面积的溅出，应先用一次性毛巾盖住，然后用1%漂白粉浸泡10 min，再按上述步骤处理。如有血液溅到嘴内，应用水反复冲洗口腔，用消毒溶液反复漱口。对溅在身上的血液，用吸水纸擦拭，再用去污剂洗涤，最后用消毒剂擦拭。

(4)处理针头和其他尖锐物品：对针头、手术刀片和其他尖锐物品应小心处理，避免被针头或其他锐器损伤。用过的针头不要重新回套上针帽，不要用手折弯或折断针头，不要从一次性注射器上取下针头。用过的带有针头的注射器、手术刀或其他锐器使用后直接放在坚固的利器盒内，转送到处理部门。

### (六)HIV暴露后应急处理程序

(1)立即在伤口旁轻轻挤压，尽可能挤出损伤处的血液，再用肥皂液和流动水冲洗伤口后用1%活力碘进行消毒。如果是黏膜损伤则用流动水和生理盐水冲洗。

(2)当事医务人员认真填写本单位的“医疗锐器伤登记表”，其内容应包括发生的时间、地点、经过、具体部位和损伤的情况等，同时进行相关检查的处理。

(3)医疗机构应当根据暴露级别和暴露源病毒载量水平对发生HIV病毒职业暴露的医务人员实施预防用药方案，预防用药方案分基本用药程序和强化用药程序。①基本用药程序为两种逆转录酶制剂，使用常规治疗剂量，连续使用28 d。②强化用药程序是在基本用药的基础上，增加1种蛋白酶抑制药，使用常规治疗剂量，连续使用28 d。预防性用药应当在HIV病毒职业暴露后尽早开始，最好在4 h内实施，最迟不得超过24 h。即使超过24 h，也应当实施预防性用药。

(4)医务人员发生HIV病毒职业暴露后，医疗机构应当给：予随访和咨询。随访和咨询的内容包括在暴露后的第4周、第8周、第12周及6个月对HIV病毒抗体进行检测，对服用药物

的毒性进行监控和处理，观察和记录HIV病毒感染的早期症状等。

### (七)登记和报告

(1)医疗卫生机构应当对HIV职业暴露情况进行登记，登记内容包括：①HIV病毒职业暴露发生的时间、地点及经过；②暴露方式；③暴露的具体部位及损伤程度；④暴露源种类和含有HIV病毒的情况；⑤处理方法和处理经过：是否实施预防性用药、首次用药时间、药物不良反应及用药的依从性情况；⑥定期检测和随访情况。

(2)医疗卫生机构每6个月应当将本单位发生HIV职业暴露情况汇总，逐级上报至上级疾病预防控制机构。

(张慧玲)

# 第十七节 术前护理

手术前,不仅要重视疾病本身,而且要对患者的全身情况进行充分的了解。评估可能对整个病程产生影响的不利或潜在的危险因素,包括心、肺、肝、肾、内分泌、血液、免疫系统功能以及心理状态等。因此,需详细询问病史,进行全面体格检查,掌握各项辅助检查结果,准确评估患者手术耐受力,增加手术的安全性。若发现问题,需在术前纠正,术中、术后加以防治。

## 一、护理评估

### (一)健康史

了解与本次疾病有关的病史。(1)患者的一般情况,如性别、年龄、职业等。

(2)现病史:自患病以来健康问题发生、发展的过程。

(3)既往史:其他系统的伴随疾病、手术史、过敏史等。

(4)用药史:抗生素、降压药、镇静药、利尿药等使用情况及不良反应。

(5)婚育史:女性患者月经史。

(6)家族史、遗传史等。

### (二)身体状况

1. 主要器官及系统功能状况

(1)心血管系统:①脉搏速率、节律和强度;②皮肤色泽、温度及有无水肿;③血压;④体表血管有无异常,如有无四肢浅静脉曲张和颈静脉怒张;⑤有无心脏瓣膜疾病、心肌炎、心绞痛、心肌梗死、心力衰竭。

(2)呼吸系统:①呼吸频率、深度、节律和形态(胸式/腹式呼吸);②胸廓形状;③呼吸运动是否对称;④有无呼吸困难、咳嗽、咳痰、胸痛、哮喘或发绀等;⑤有无上呼吸道感染、肺结核、支气管扩张、慢性阻塞性肺病或长期吸烟史。

(3)神经系统:①有无头痛、头晕、眩晕、耳鸣、瞳孔不等或步态不稳;②有无意识障碍或颅内高压。

(4)泌尿系统:①尿液的量、颜色、透明度及尿比重;②有无排尿困难、尿急、尿频;③有无肾功能不全、前列腺增生或急性肾炎。

(5)血液系统:有无牙龈出血、皮下紫癜或外伤后出血不止。

(6)其他:①内分泌系统:有无甲状腺功能亢进、糖尿病及肾上腺皮质功能不全;②肝脏:有无腹腔积液、黄疸或肝硬化。

2. 辅助检查

了解实验室各项检查结果,如血、尿、便三大常规和血生化检查结果,了解 X 线、B 超、CT 及 MRI 等影像学检查结果,以及心电图、内镜检查报告和其他特殊检查结果。

3. 手术耐受力评估

患者的手术耐受力。全身营养情况较好,对外科手术影响较小,提示耐受良好;反之,患者全身情况较差,重要脏器损害较重,对疾病的影响程度广泛,提示耐受不良。

### (三)心理-社会状况

了解患者的心理问题及产生心理问题的原因;了解家庭成员、单位同事对患者的关心及支持程度；了解患者家庭的经济承受能力等。

## 二、主要护理诊断/问题

(1)焦虑和恐惧与罹患疾病、接受麻醉和手术、担心预后及住院费用高、医院环境陌生等有关。

(2)知识缺乏：缺乏与手术、麻醉及术前准备的相关知识。

(3)营养失调：低于机体需要量与疾病消耗、营养摄入不足或机体分解代谢增强等有关。

(4)睡眠形态紊乱与疾病导致的不适、环境改变和担忧有关。

(5)体液不足与疾病所致体液丢失、液体量摄入不足或体液在体内分布转移有关。

(6)有感染的危险与疾病抵抗力低下、营养不良、糖尿病或肥胖等有关。

## 三、护理目标

(1)患者情绪平稳，能够配合各项检查和治疗。

(2)患者对疾病有充分认识，能说出治疗及护理的相关知识及配合要点。

(3)患者营养素摄入充分、营养状态得以改善。

(4)患者每晚能安静入睡，休息充分。

(5)患者体液得以维持平衡，无水、电解质及酸碱平衡紊乱的表现，各主要器官灌注良好。

(6)患者未发生感染或感染得以及时发现和有效控制。

## 四、护理措施

### (一)心理准备

了解患者病情及需要，主动热情地接待患者，消除其紧张情绪，通过适当的沟通技巧，取得患者信任，建立良好的护患关系；同时帮助患者适应病房的环境，介绍病区环境及主管医生和护士。

鼓励患者表达感受，帮助患者宣泄恐惧、紧张、焦虑等不良情绪；耐心解释与手术相关的知识，帮助患者正确认识病情和手术后用药的注意事项，向患者说明手术前准备的必要性，逐步掌握疾病的康复知识，使患者对手术的风险及可能出现的并发症有足够的认识及心理准备，从而积极配合治疗。

### (二)术前一般准备与护理

1. 饮食和休息

加强饮食指导，鼓励患者摄入营养丰富、易消化的食物。告知放松技巧，创造安静舒适的环境，促进患者睡眠。病情允许的情况下，适当增加白天活动，必要时遵医嘱给予镇静安眠药。

2. 术前适应性训练

(1)教会患者自行调整卧位和床上翻身的方法，以适应术后体位的变化。

(2)指导患者床上使用便盆的方法，以适应术后床上排尿和排便。

(3)有些患者还应指导其练习术中体位，如甲状腺手术者。

(4)教会患者正确深呼吸、咳嗽、咳痰方法并进行练习。

3. 输血和输液

施行大中手术前，遵医嘱做好血型鉴定和交叉配血试验，备好一定量的血制品。凡有水、电解质及酸碱平衡失调者和贫血、低蛋白者，在术前应给予纠正。

4.协助完成术前检查

遵医嘱完成术前各项相关检查,对心、肺、肝、肾功能及凝血功能、血小板计数等进行检查,协助医师最大限度地改善各脏器功能,提高患者手术耐受力。

5.预防术后感染应及时处理

已知感染灶,患者在术前不与罹患感染者接触。严格遵守无菌操作原则,出现下列情况时遵医嘱合理预防性应用抗生素。

(1)涉及感染灶或切口接近感染区域的手术。

(2)操作时间长、创伤大的手术。

(3)胃肠道手术。

(4)开放性创伤,创面已污染,实施清创间隔时间较长或难以彻底清创者。

(5)癌肿手术。

(6)涉及大血管的手术。

(7)植入人工制品的手术。

(8)器官移植术。

6.胃肠道准备

(1)成人择期手术前禁食 8～12 h,禁饮 4 h,以防麻醉或术中呕吐引起窒息或吸入性肺炎。

(2)术前一般不限饮食种类,多以高维生素、高蛋白、易消化饮食为主,消化道手术者,术前1～2 d进流质饮食。

(3)术前一般不需要放置胃管,若消化道手术或某些特殊疾病(如急性胰腺炎、急性弥漫性腹膜炎等),应放置胃管。

(4)肠道手术术前 3 日开始肠道准备,口服肠道制菌药物和缓泻剂。

(5)术前一日晚清洁灌肠,使术中肠道处于空虚状态以减少并发感染的机会。

(6)幽门梗阻者,需在术前进行洗胃。

7.手术区皮肤准备

术前一日晚,清洗皮肤,腹部及腹腔镜手术患者应注意清洁脐部。手术区备皮,皮肤准备范围包括切口周围 15 cm 的区域,不同手术部位的皮肤准备范围。

8.术日早晨的护理

(1)认真检查、确定各项准备工作的落实情况。

(2)进入手术室前,指导患者排尽尿液;预计手术时间持续 4 h 以上及接受下腹部手术或盆腔手术者,留置尿管。

(3)体温升高或女性患者月经来潮时,应延迟手术。

(4)拭去指甲油、口红等化妆品,取下活动义齿、眼镜、发夹、手表、首饰及其他贵重物品。

(5)胃肠道及上腹部手术者,留置胃管。

(6)遵医嘱给予术前用药。

(7)备好手术需要的病历、X 线片、CT 片、特殊用药或物品等,随患者带入手术室。

(8)与手术室接诊人员仔细核对患者、手术部位及名称等,作好交接。

(9)根据手术类型及麻醉方式准备麻醉床,备好床旁用物,如负压吸引装置、输液架、心电监护仪及吸氧装置等。

### (三)术前特殊准备与护理

1. 急症手术者

应在最短时间内做好急救处理并进行必要的术前准备，如立即输液，改善患者水、电解质及酸碱平衡失调状况。若患者休克，立即建立两条以上静脉通路，迅速补充血容量；尽快处理原发伤。

2. 营养不良

血清蛋白在 30～35 g/L 或以下、血清转铁蛋白低于 1.5 mg/L、1 个月内体重下降 5%者，提示存在营养不良。患者常伴低蛋白血症，影响愈合；抵抗力低下时，又易并发感染。因此，术前尽可能改善其营养，经口服或静脉补充热量、蛋白质和维生素，以利于术后组织的修复和创口愈合。

3. 心脏疾病患者

术前应注意下列几点。

(1)心率≥100 次/分钟以上，遵医嘱给予毛花苷丙(西地兰)或口服普萘洛尔(心得安)控制心率。

(2)心率≤50 次/分钟，遵医嘱应用阿托品，必要时放置临时心脏起搏器。

(3)急性心肌梗死患者发病 6 个月内不宜手术，6 个月以上无心绞痛发作者，可在良好监护下实施手术。

(4)心力衰竭患者，在心衰控制经 3～4 周再实施手术。

4. 高血压患者

血压在 160/100 mmHg 以下者，可不做特殊准备。术前 2 周停用利血平等药物，指导患者改用钙通道阻滞剂或β-受体阻滞剂等药物以控制血压，但不要求血压降至正常水平才手术。

5. 呼吸功能障碍者

(1)术前禁烟 2 周。

(2)有阻塞性肺功能不全者，遵医嘱行雾化吸入，改善通气增加肺活量。

(3)哮喘患者可口服地塞米松等药物，减轻支气管黏膜水肿。

(4)痰液黏稠者，可采用雾化吸入或服用药物使痰液稀薄，易于咳出。

(5)急性呼吸系统感染者，择期手术应治愈后 1～2 周再手术；若急症手术，需用抗生素并避免吸入麻醉。

(6)重症肺部感染者，必须采取积极措施，改善肺功能、待感染控制后再实施手术。

6. 肝疾病者

麻醉和手术创伤都将加重肝脏负荷，术前应做各项肝功能检查，了解患者肝功能情况。肝功能损害严重或失代偿者，如有营养不良、腹腔积液、黄疸等，一般不宜手术。术前给予高糖、高蛋白饮食改善营养状况，必要时输注入血清白蛋白、少量多次输新鲜血液、维生素以纠正贫血、低蛋白血症，改善全身情况。

7. 肾疾病者

手术创伤、麻醉、某些药物等都会加重肾脏负担，术前应做各项肾功能检查，了解患者肾功能情况。依据 24 h 内肌酐清除率和血尿素氮测定值可将肾功能损害分为轻、中、重度。轻、中度肾功能损害者，经内科处理多能耐受手术，重度损害者，术前应最大限度地改善肾功能并在有效的透析治疗后才能耐受手术。

8. 糖尿病患者

易发生感染，术前应积极控制血糖及相关并发症。在大手术前，应将血糖控制在正常或轻度升高状态（5.6～11.2 mmol/L）、尿糖在＋～＋＋为宜。禁食期间定期监测血糖。

9. 妊娠者

妊娠患者患有外科疾病需要手术治疗时，应将疾病对母体及胎儿的影响放在首位。如果手术可以选择时机，妊娠中期相对安全。需禁食时，应静脉补充营养，尤其是糖类和氨基酸，以保证胎儿正常发育的需要。若必须用药时，尽量选择对孕妇、胎儿安全性较高的药物。

10. 使用影响凝血功能药物者

（1）监测凝血功能。

（2）术前应用华法林抗凝的患者，国际标准化比值维持在接近正常的水平时小手术可安全试行；大手术前 4～7 d 停用华法林。

（3）长期服用阿司匹林的患者，术前 7 d 停药。

（4）择期大手术患者，术前 4 h 内不使用大剂量普通肝素；12 h 内不使用大剂量低分子量肝素。

（5）在抗凝治疗期间若需急诊手术者，一般需停止抗凝治疗。用华法林抗凝者，可用维生素 K 或凝血因子制剂拮抗；用肝素抗凝者，用鱼精蛋白拮抗。

## 五、护理评价

通过治疗与护理，患者是否：①情绪稳定，心理状态平稳，能积极配合各项检查、治疗和护理；②对疾病及治疗等方面认识提高，能说出所患疾病治疗及护理的相关知识及术前准备的配合要点；③营养状况改善，体重得以维持或增加；④睡眠充足，得到充分休息；⑤体液维持平衡，未发生水、电解质及酸碱平衡失调，各主要器官功能处于接受手术的最佳状态；⑥术前给予预防性抗感染的措施，未发生感染。

（刘晶菁）

# 第十八节　术中护理

术中护理是指从患者安置在手术台准备手术到手术结束转到恢复室为止。器械护士和巡回护士分别担任着不同的角色，实施的是全期护理概念。也就是手术室护理人员运用所学知识与技能，针对手术患者存在的健康问题和需要，提供患者在手术前、中、后期的各项专业及持续性护理活动。

## 一、护理评估

1. 患者的评估

通过术前访视掌握患者的一般资料和特殊情况，评估患者的生理、心理术前状态，观察主动配合程度。

2. 手术间环境评估

检查环境监测指标，如温度 22～25 ℃、湿度 40%～60%、物表整洁度等。

3.患者生命体征的评估

(1)体温:正常体温口腔温度为36.3~37.2 ℃,腋下温度比口腔低0.2~0.4 ℃,直肠温度比口腔高0.5 ℃左右。

(2)脉搏:正常成人每分钟60~100次。女性稍快于男性,儿童快于成人。老年人可慢至55~75次/分钟,新生儿可快至120~140次/分钟。

(3)呼吸:正常成人为16~20次/分钟,儿童为30~40次/分钟,儿童的呼吸次数随年龄的增长而减少,逐渐到成人的水平。呼吸率与脉率之比为1∶4。

正常人的呼吸幅度应是深浅适度。

(4)血压:正常成人收缩压为90~140 mmHg,舒张压为60~90 mmHg,脉压为30~40 mmHg。在40岁以后,收缩压可随年龄增长而升高。新生儿收缩压为50~60 mmHg,舒张压为30~40 mmHg。

(5)瞳孔:正常瞳孔直径在一般光线下为2~4mm,两侧等圆、等大。

4.尿量的评估

评估并记录尿路的通畅性,尿液的颜色、滴速及尿量。

5.静脉输液的评估

术前评估患者的穿刺部位皮肤、静脉血管情况,结合手术部位、手术体位的要求,选定合适的输液部位和输液器具。

6.术中器材的评估

评估手术中使用器材的完整性、功能状态、安全性能。

7.手术体位的评估

评估体位用具的完整性及实用性;评估摆放后体位的稳定性、标准性;评估手术野是否暴露清楚,手术者操作便利性。

8.无菌物品的评估

评估手术需要的物品和器械有效期,消毒灭菌情况。

9.术中压疮评估

采用3 s手术患者术前评估量表,从患者的麻醉方式、手术体位、手术时间、受压部位皮肤状态、体重及手术区作用力等内容进行评估。

10.潜在问题的评估

(1)实验室检查阳性结果。

(2)手术患者错误。

(3)手术中出血。

(4)术后感染等。

## 二、主要护理诊断/问题

1.有手术错误的危险

包括手术患者错误、手术方式错误和手术部位错误,与手术医师、麻醉医师和手术室护士核查有关。

2.焦虑和恐惧

与手术患者对手术、麻醉及手术治疗缺乏信心有关。

3.静脉穿刺困难的危险

与手术患者的皮肤、血管状况和长期输液有关。

4.实验室检查异常结果的危险

与患者的疾病并发症、既往史等有关。

5.体液不足的危险

与手术前禁饮、禁食和疾病有关。

6.有误吸的危险

与麻醉患者术前禁饮、禁食有关。

7.有坠床的危险

与手术床过窄、患者无意识活动、护士保护措施不够等有关。

8.体温改变的危险

与手术时间、手术创伤、出血、环境温度、术中使用低温液体等方面有关。

9.组织灌注量改变

与手术中出血、体液补充不足有关。

10.术中输血并发症的危险

与大量输血、输错血、输入过期血等有关。

11.有肿瘤种植的危险

与手术操作中肿瘤组织散落、未灭活有关。如黏有肿瘤细胞的手术器械、手套等可以造成“医源性”自身接种的种植转移。

12.有肌肉、神经、血管损伤的危险

与体位摆放不当，局部受压时间过长，肢体过度外展、外旋等有关。

13.术中异物残留的危险

与手术前物品清点、手术中物品添加计数、关腔时腔内探查、手术医生操作等有关。

14.有皮肤完整性受损的危险

与疾病、营养、年龄、手术、麻醉、体重、体位、时间等有关。

15.有感染的危险

与手术中无菌物品、无菌操作、空气洁净度、手术类别、手术时间等有关。

16.术中标本遗失的危险

与术中标本管理，送检流程和病理科交接环节有关。

## 三、护理措施

1.防止手术患者、手术方式及手术部位错误发生

(1)手术患者均应佩戴标示有患者身份识别信息的标识以便核查。

(2)手术安全核查由手术医师或麻醉医师主持，由具有执业资质的手术医师、麻醉医师和手术室护士三方(以下简称“三方”)共同执行并逐项填写《手术安全核查表》。

(3)麻醉实施前：三方按《手术安全核查表》依次核对患者的身份(姓名、性别、年龄、病案号)、手术方式、知情同意情况、手术部位与标识、麻醉安全检查、皮肤是否完整、术野皮肤准备、静脉通道建立情况、过敏史、抗菌药物皮试结果、术前备血情况、假体、体内植入物、影像学资料等内容。

(4)手术开始前:三方共同核查患者的身份(姓名、性别、年龄)、手术方式、手术部位与标识,并确认风险预警等内容。手术物品准备情况的核查由手术室护士执行并向手术医师和麻醉医师报告。

(5)患者离开手术室前:三方共同核查患者的身份(姓名、性别、年龄)、实际手术方式,术中用药、输血的核查,清点手术用物,确认手术标本,检查皮肤完整性,动静脉通路引流管,确认患者去向等内容。

(6)三方确认后分别在《手术安全核查表》上签名。

(7)手术安全核查必须按照上述步骤依次进行,每一步核查无误后方可进行。

(8)特殊患者,如智障患者、婴幼儿、老人、聋哑人、昏迷患者等,可与家属或随从进行核对。

(9)无名急危重症患者,可依据就诊时编号,进行编号和病历号核对。

2.减轻患者焦虑和恐惧

(1)根据患者的具体情况,给予针对性的心理疏导。

(2)巡回护士多与患者交流,鼓励患者说出其心理感受,分散其注意力,释放其焦虑情绪。

(3)引导患者熟悉手术间环境,介绍手术娴熟技术,减轻其恐惧心理。

3.选择合适静脉穿刺

(1)选择穿刺部位:首选上肢部位穿刺,避免选择下肢穿刺,特殊手术需要除外。

(2)选择穿刺血管:首选近心端血管,血管弹性好,无弯曲,宜固定。

(3)静脉穿刺困难患者,如老人、婴幼儿、长期输液的患者等,浅表静脉摸不到或硬化栓塞情况下,可选择深静脉穿刺。

(4)观察穿刺部位:因静脉穿刺困难,常出现同部位多次穿刺,或同一条静脉多段穿刺的现象,因此术中必须严密观察穿刺部位及该肢体静脉穿刺部位有无液体渗漏等现象发生。

(5)对特殊药物如刺激性强、浓度高的药物,要做好输液外渗的预防和处理。

4.针对辅助检查异常结果,提出预见性护理措施

(1)巡回护士查看手术患者各项辅助检查结果,知晓专科手术常见辅助检查方法、正常参考值。

(2)针对辅助检查异常结果,提出预见性护理措施。如手术伴有糖尿病患者,手术过程中严密监测血糖值,及时调节输液种类,必要时输注少量糖类液体。同时严格无菌操作,预防手术后肺部感染。

5.平衡手术患者有效循环

(1)手术患者常因术前禁饮、禁食导致体液丢失,麻醉前可根据患者的具体情况,适当补充液体300～500 mL。

(2)选择合适的晶体溶液,心、肝和肾功能不良患者可选择复方电解质晶体溶液。

(3)对小儿和老年患者,适当控制输液速度,以免发生肺水肿。

(4)保持输液通畅,准确记录输入量,发现异常及时处理。

6.防止麻醉时误吸

(1)麻醉前仔细询问患者禁饮、禁食情况。

(2)准备中心吸引器,压力保持在0.4 kPa,麻醉时处于备用状态。

7.防止患者坠床

(1)麻醉实施前期,妥善固定患者。

(2)麻醉诱导期,巡回护士守护患者一侧,防止坠床。

8.维持术中体温稳定

(1)调节手术间环境温度,根据患者的手术需要、年龄需要、体质需要进行调节。

(2)术中使用升温毯覆盖患者非手术部位,调节温度至37 ℃,维持手术过程中患者体温稳定。

(3)需要降温的患者,术中使用控温毯,可根据手术不同时段需要温度,调节不同温度实施降温或升温。

(4)需要大量输液,输库存血或大量腔内冲洗患者,使用液体控温仪或液体升温箱进行调节,温度调节在37 ℃。

9.保障组织灌注量

(1)静脉选择穿刺部位时选近心端大血管,以便及时补液补血,及时保持组织灌注。

(2)急危重手术患者必须建立2条以上的静脉通道,必要时穿刺动脉和中心静脉。每条通道上均做标记,以免发生静脉与动脉管道混淆。

(3)术中出现大量出血或大面积渗血时,开放各个通道,晶体、胶体和血制品胶体配合使用,维持循环稳定。

(4)大量输液、输血时,观察手术中出血量、患者末梢循环和尿量,通知麻醉医生准确记录出入量。

10.术中输血并发症处理

(1)取回的血液应尽快输用,不得自行贮血。输血前将血液轻轻摇匀,避免剧烈震荡。血液内不得加入其他药物,如需稀释,只能用静脉注射生理盐水。

(2)输血前后用静脉注射生理盐水冲洗输血管道。连续输用不同供血者的血液时,前一袋血液输完后,用0.9%氯化钠注射液冲洗输血器,再接下一袋血继续输注。

(3)输血过程中严密观察受血者有无输血不良反应,如出现异常情况,应及时处理。

1)减慢或停止输血,用0.9%氯化钠注射液维护静脉通路。

2)立即通知值班的住院医师和血库值班人员,及时检查、治疗和抢救,并查找原因,做好记录。

(4)疑为溶血性或细菌污染性输血反应,应立即停止输血,用0.9%氯化钠注射液维护静脉通道,及时汇报上级医师,在积极配合治疗抢救的同时,还要注意以下几点。

1)核对用血申请单、血袋标签、交叉配血实验结果记录。

2)核对受血者及供血者ABO血型系统,Rh血型系统,不规则抗体筛选及交叉配血试验。

3)遵医嘱抽取患者血液加肝素抗凝血药,测定血浆游离血红蛋白含量。

4)遵医嘱抽取患者血液,测定血清胆红素含量、血浆游离血红蛋白含量、血浆结合珠蛋白、直接抗人体蛋白试验及相关抗体效价。

5)如怀疑细菌污染性输血反应,抽取血袋中血液做细菌菌种检测。

6)遵医嘱尽早检测血常规、尿常规及尿血红蛋白。

7)必要时,溶血反应发生后5~7 h遵医嘱测血清胆红素含量。

(5)取血和输血前后,严格执行“三查八对”2人核对制度。

11.医源性肿瘤种植的预防

(1)黏有肿瘤细胞的手术器械、手套等可以造成“医源性”自身接种的种植转移,肿瘤手术切除后，及时更换使用过的器械，参与手术者及时更换手套。

(2)手术部位及腔隙使用蒸馏水进行肿瘤组织灭活。

(3)手术切口使用保护膜，夹取标本时，避免接触患者其他组织和器官。

12. 避免患者肌肉、神经血管损伤

(1)尽量维持正常人体的生理弯曲，防止肢体过度牵拉、扭曲、受压。

(2)在尽量减少对患者生理功能影响的前提下充分暴露手术野，便于手术者操作。

(3)保持患者正常的呼吸和循环功能。

(4)确保体位稳定性好，防止体位术中移动。

(5)避免发生各种手术体位并发症。

（刘晶菁）

# 第十九节 术后护理

患者手术完毕回到病房至康复出院阶段的护理称为术后护理。手术损伤可导致患者防御能力下降，而术后切口疼痛、禁食及应激反应等均可加重患者的生理和心理负担，不仅影响创伤愈合和康复过程，还可能导致并发症的发生。术后护理的重点是减少痛苦与不适，预防并发症的发生，尽快恢复生理功能，促进患者康复。

## 一、护理评估

### (一)术中情况

了解手术方式、麻醉类型及手术过程是否顺利，术中出血、输血、补液量及引流管等情况，判断手术创伤的大小及对机体的影响。

### (二)身体状况

身体状况主要是从以下几个方面进行评估。

(1)生命体征：评估患者回到病房时的神志、体温、脉搏、血压、呼吸。

(2)切口情况：了解切口部位及敷料包扎情况，有无渗血、渗液。

(3)引流管情况：了解引流管的种类、数量、位置及作用，引流是否通畅，引流液的量、性质及颜色。

(4)肢体功能：了解术后肢体感、知觉的恢复情况及四肢活动度。

(5)体液平衡：评估患者术后的尿量、引流液的丢失量、失血量及术后补液量和种类。

(6)营养状况：评估患者术后每日摄入营养素的种类、量和途径，了解术后体重的变化。

(7)术后不适及并发症：了解有无切口疼痛、恶心、呕吐、腹胀、呃逆、尿潴留等不适，评估不适的种类和程度；评估有无术后出血、感染、切口裂开、深静脉血栓形成等并发症。

(8)辅助检查：了解血、尿常规、生化、血气分析等检查结果，尤其注意尿比重、血清电解质、血清蛋白及血清转铁蛋白的变化。

## 二、主要护理诊断/问题

(1)急性疼痛与手术创伤及特殊体位等因素有关。

(2)有体液不足的危险与手术导致失血、失液、禁食禁饮和液体量补充不足有关。

(3)低效性呼吸型态与卧床、活动量少、切口疼痛、呼吸运动受限和使用镇静剂等有关。

(4)营养失调:低于机体需要量与术后禁食、创伤后机体代谢率增高有关。

(5)体像紊乱与手术创伤、留置各类导管及卧床有关。

(6)活动无耐力与手术创伤、机体负氮平衡有关。

(7)潜在并发症:术后出血、切口感染、切口裂开、肺部感染及肺不张、尿路感染或深静脉血栓形成等。

## 三、护理目标

(1)患者主诉疼痛减轻或缓解。

(2)患者体液平衡得以维持,循环功能稳定。

(3)患者术后生命体征平稳,呼吸功能改善,血氧饱和度维持在正常范围。

(4)患者术后营养状况得以维持或改善。

(5)患者情绪稳定,仪表形象合体,能主动配合治疗和护理。

(6)患者活动耐力增加,逐步增加活动量。

(7)患者术后并发症得以预防或被及时发现和处理,术后恢复顺利。

## 四、护理措施

### (一)一般护理

1.安置患者

(1)与麻醉师和手术室护士进行床旁交接。

(2)搬运患者时动作轻稳,注意保护头部、手术部位及各引流管和输液管道,并检查是否通畅。

(3)正确连接各引流装置并妥善固定。

(4)注意保暖,但避免热水袋直接贴身放置,以免烫伤。

(5)遵医嘱吸氧。

2.合适的体位

(1)全麻未清醒者,取平卧位,头偏向一侧,避免口腔分泌物或呕吐物流出引起误吸导致窒息,麻醉清醒后根据需要及时调整体位。

(2)蛛网膜下隙麻醉者,取平卧或头低卧位 6~8 h,防止脑脊液外渗而导致头痛。

(3)硬脊膜外腔阻滞者,平卧 6 h 后根据手术部位安置体位。

(4)颅脑手术者,如无休克或昏迷,可取 15°~30°头高脚低斜坡卧位。

(5)颈、胸部手术者,取高半坐卧位,以利呼吸和引流。

(6)腹部手术者,取低半坐卧位或斜坡卧位,可减少腹壁张力,利于引流,并能使腹腔渗血渗液流入盆腔,以免形成膈下脓肿。

(7)脊柱或臀部手术者,可取俯卧位或仰卧位。

(8)腹腔内有污染者,在病情允许的情况下,可尽早改为半卧位或头高脚低位。

(9)休克患者,取中凹位或平卧位。

(10)肥胖患者,可取侧卧位,利于呼吸和引流。

3.病情观察

(1)生命体征:中、小手术患者,手术当日应每小时测量一次脉搏、呼吸、血压,监测 6～8 h 直至生命体征平稳。对大手术、全麻及危重患者,必须密切观察,每 15～30 min 测量一次脉搏、呼吸、血压及瞳孔并观察神志,直至病情稳定后可改为每小时测量一次或遵医嘱定时测量,并做好记录。有条件者可使用心电监护仪连续监测。

(2)中心静脉压:如果术中有大量血液及体液丢失,应在术后早期监测中心静脉压。

(3)体液平衡:对于大、中型手术,术后应详细记录 24 h 出入量;对于病情复杂且危重的患者,留置尿管,观察并记录每小时尿量。

4.静脉补液

由于手术野的不显性液体丢失、手术创伤及术后禁食等原因,患者术后多需要接受静脉输液至恢复饮食。术后输液的量、成分和输注速度,取决于手术的大小、器官功能状态和疾病严重程度,必要时遵医嘱输血浆、红细胞等,以维持有效循环血量。

5.饮食护理

(1)非腹部手术:视手术大小、麻醉方式及患者的全身反应而定。体表或肢体手术且全身反应较轻者,术后即可进食;手术范围较大且全身反应严重者,待反应消失后方可进食。局麻者,术后若无不适即可进食;椎管内麻醉者,无恶心、呕吐,术后 3～6 h 可进食;全麻者,待麻醉清醒后,无恶心、呕吐后可进食。一般先给予流质饮食,以后逐渐过渡到半流食或普食。

(2)腹部手术:消化道手术后,一般需禁食 24～48 h,待肠蠕动恢复、肛门排气后开始进少量流食,逐渐增加至全量流食,至第 5～6 d 进半流食,第 7～9 d 可过渡到软食,第 10～12 d 开始进普食。术后留置有空肠营养管者,可在术后第 2 日自营养管滴入营养液。

6.休息与活动

(1)休息:保持室内安静,避免打扰患者,保证其安静休息及充足的睡眠。

(2)活动:术后早期活动有利于增加肺活量、减少肺部并发症、改善血液循环、促进切口愈合、预防深静脉血栓形成、促进肠蠕动恢复和减少尿潴留的发生。大部分患者可在术后 24～48 h试行下床活动。病情平稳后鼓励患者早期进行床上活动,协助患者进行深呼吸、自行翻身、肢体的主动与被动活动等;活动时妥善固定引流管,防止跌倒。

7.引流管的护理

区分各引流管放置的位置和作用,做好标记,妥善固定。术后经常检查管道有无扭曲、压迫或堵塞,保持引流管通畅。观察并记录引流液的量、色和性状,如有异常及时通知医生。使用引流瓶(或引流袋)时,应注意无菌操作,每日更换 1 次连接管及引流瓶(或引流袋)。熟悉以下各种引流管的拔管指征:①皮下浅表部位的乳胶片,一般术后 1～2 d 拔除。②烟卷引流管一般术后 3 d 拔除。③作为预防性引流渗血的腹腔引流管,若引流液甚少,可于术后 1～2 d 拔除;若作为预防性引流渗液用,需保留至所预防的并发症可能发生的时间后再拔除,一般术后 5～7 d。④连接胸腔引流管与水封引流瓶,24 h 内引流量为 50～60 mL,经物理诊断证实肺膨胀良好者,可于 36～48 h 拔除。⑤胃肠减压管在肠蠕动恢复、肛门排气后拔除。

8.手术切口护理观察

切口有无渗血、渗液,切口及周围皮肤有无发红及切口愈合情况,及时发现切口感染、切口裂开等异常情况。保持切口敷料清洁干燥,并注意观察切口包扎是否限制胸、腹部呼吸运动,对于昏迷患者及不合作的患儿,可适当使用约束带并防止敷料脱落。

(1)外科手术切口的分类

1)清洁切口:手术未进入感染炎症区,未进入呼吸道、消化道、泌尿生殖道及口咽部位。

2)清洁-污染切口:手术进入呼吸道、消化道、泌尿生殖道及口咽部位,但不伴有明显污染。

3)污染切口:手术进入急性炎症但未化脓区域;开放性创伤手术;胃肠道、尿路、胆道内容物及体液有大量溢出污染;术中有明显污染(如开胸心脏按压)。

4)感染切口:有失活组织的陈旧创伤手术;已有临床感染或脏器穿孔的手术。

(2)切口的愈合等级

1)甲级愈合:愈合良好,无不良反应。

2)乙级愈合:愈合处有炎症反应,如红肿、硬结、血肿、积液等,但未化脓。

3)丙级愈合:切口已化脓,需要做切开引流等处理。

(3)缝线拆除时间:因切口部位、局部血液供应情况、患者年龄及全身营养状况不同,故缝线拆除时间也各异。一般头、面、颈部于术后4～5 d拆除;下腹部和会阴部于术后6～7 d拆除;胸部、上腹部、背部和臀部于术后7～9 d拆除;四肢于术后10～12 d拆除;减张缝线于术后14 d拆除。青少年拆线时间可适当缩短,年老、营养不良或糖尿病患者需要适当延迟拆线时间。

## (二)术后不适的观察与护理

1.切口疼痛

(1)原因:一般麻醉作用消失后,患者开始感觉切口疼痛,在术后24 h内最剧烈,过2～3 d逐渐减轻。剧烈的疼痛可影响各器官的正常生理功能和休息,故应关心患者,并给予相应的处理。

(2)护理措施:①评估和了解疼痛的程度;②观察患者疼痛的时间、部位、性质和规律;③遵医嘱给予镇静、止痛剂;④鼓励患者表达疼痛的感受,简单解释切口疼痛的规律;⑤大手术后1～2 d,可持续使用自控镇痛泵。患者自控镇痛是指患者感觉疼痛时,通过按压计算机控制的微量泵按钮,向体内注射医生事先设定的药物剂量进行镇痛;给药途径以静脉、硬膜外最常见;⑥尽可能满足患者对舒适的需要,协助变换体位,减少压迫;⑦指导患者运用正确的非药物止痛方法,如分散注意力等,减轻机体对疼痛的敏感性。

2.发热

由于手术创伤的反应,患者术后的体温可略升高,变化幅度为0.1～1 ℃,一般不超过38 ℃,称之为外科手术热或吸收热,术后1～2 d逐渐恢复正常,是术后患者最常见的症状。

(1)原因:术后24 h内体温过高(>39 ℃),常为代谢性或内分泌异常、低血压、肺不张和输血反应等。术后3～6 d的发热或体温降至正常后再次发热,应警惕继发感染的可能。如果发热持续不退,要查找原因,是否存在严重的并发症等。

(2)护理措施:①监测体位及伴随症状;②及时检查切口部位有无红、肿、热、痛或波动感;③遵医嘱应用退热药或物理降温;④结合病史进行胸部X线片、超声、CT、切口分泌物涂片和培养、血培养、尿液检查等,及时给予针对性治疗。

3.恶心、呕吐

(1)原因:①最常见的原因是麻醉反应,待麻醉作用消失后症状可消失;②腹部手术患者可引起胃肠道的刺激或幽门痉挛;③某些药物也可导致呕吐,如单独静脉使用脂肪乳、复方氨基酸等;④严重的腹胀;⑤水、电解质及酸碱平衡失调等。

(2)护理措施:①呕吐时头偏向一侧,及时清除呕吐物;②遵医嘱给予止吐药、镇静药、解痉药或行针灸治疗;③持续呕吐者,应查明原因并及时处理。

4.腹胀

(1)原因:术后早期腹胀是由于胃肠蠕动受抑制所致,待胃肠蠕动恢复后可自行缓解。若术后数日仍未排气且腹胀明显,考虑可能是腹膜炎或其他原因导致的肠麻痹;若腹胀伴有阵发性绞痛、肠鸣音亢进,可能是早期肠粘连或其他原因所致的机械性肠梗阻,应进一步检查。

(2)护理措施:①给予胃肠减压、肛管排气或高渗溶液低压灌肠等;②协助患者多翻身、离床活动;③可遵医嘱应用促进肠蠕动药物;④若因腹腔内感染或机械性肠梗阻导致的腹胀,非手术治疗不能缓解者,做好再次手术的准备。

5.呃逆

(1)原因:可能是神经中枢或膈肌直接受到刺激所致,多为暂时性。

(2)护理措施:①术后早期发生时,压迫眶上缘,及时抽吸胃内积气、积液;②遵医嘱给予镇静剂或解痉药;③上腹部手术后出现顽固性呃逆者,要警惕吻合口瘘或十二指肠残端瘘、膈下积液或感染的可能,及时进行超声检查以明确病因,一旦确诊,应及时处理;④原因尚未明确者,协助医生进行颈部膈神经封闭治疗。

6.尿潴留

(1)原因:①合并有前列腺增生的老年患者;②蛛网膜下隙麻醉后或全麻后,排尿反射受到抑制;③切口疼痛引起后尿道括约肌和膀胱反射性痉挛,尤其是盆腔及会阴部术后的患者;④患者不习惯床上排尿;⑤手术对膀胱神经的刺激;⑥大量应用镇静剂或低血钾等。对于术后6～8 h尚未排尿或尿量较少者,应在耻骨联合区叩诊检查,明确尿潴留。

(2)护理措施:①稳定患者情绪采用诱导排尿法,如变换体位、下腹部按摩、热敷或听流水声;②遵医嘱采用药物或针灸等;③上述措施无效时,在无菌操作下进行留置导尿,一次放尿不超过1 000 mL,尿潴留时间过长或导尿时尿量超过500 mL者,留置尿管1～2 d。

### (三)术后并发症的观察与护理

1.术后出血

(1)原因:常见于术中止血不完善、创面渗血未完全控制、结扎线脱落、原先痉挛的小动脉断端舒张、凝血功能障碍等。

(2)护理措施。包括:①密切观察生命体征的变化,若手术切口敷料渗血,考虑术后切口出血,应打开敷料检查切口出血状况和原因;②观察引流液的量、性质及颜色变化;③未放置引流管者,通过密切观察,评估有无低血容量性休克的早期表现,如烦躁、心率加快、尿量少、中心静脉压低于0.5kPa(5 $cmH_2O$)等,特别是补液或输血后症状仍未改善,提示可能发生术后出血;④腹部手术后的腹腔出血,早期表现不明显,应密切观察病情,必要时行腹腔穿刺,明确诊断;⑤少量出血时,一般是在更换敷料、加压包扎或全身使用止血药物后可止血;大量出血时,应加快输液速度,遵医嘱输血或血浆,做好再次手术的准备。

2.切口裂开

多见于腹部及肢体邻近关节处,一般发生在术后1周左右或拆线后24 h内。切口裂开可分为全层裂开和深层裂开而皮肤缝线完整的部分裂开。患者突然在一次用力或有切口的关节屈伸幅度较大时,自觉切口剧烈疼痛,随即自切口流出淡红色液体,渗湿敷料。

(1)原因:营养不良使组织愈合能力差、缝合不当、切口感染或腹内压突然增高,如打喷嚏、剧烈咳嗽、呕吐或严重腹胀等。

(2)护理措施:①年老体弱、营养状态差、估计切口愈合不良者,应术前加强营养;②对于估计腹部手术发生概率较高者,切口应逐层缝合,并加用全层腹壁减张缝线,术后腹带加压包扎以减轻局部张力,延迟拆线时间;③及时消除慢性腹内压增高的因素;④手术切口位于肢体关节部位者,拆线后应避免大幅度运动;⑤一旦发生出血,应稳定患者情绪,避免惊慌,立即平卧,告知患者勿进食进水和咳嗽,用无菌生理盐水纱布覆盖切口,与医生联系,立即送往手术室进行缝合;有肠管脱出者,切勿将其直接回纳腹腔,以免造成腹腔内感染。

3.切口感染

(1)原因:切口有无效腔、异物、血肿或局部组织供血不良,合并有营养不良、贫血、糖尿病或肥胖等。

(2)护理措施:①术中严格执行无菌操作原则,严密止血,防止留有无效腔、异物或血肿等;②保持切口清洁、敷料干燥;③术后加强营养,增强抗感染能力;④遵医嘱合理应用抗生素;⑤若术后 3～4 d,切口疼痛加重,局部出现红、肿、热、痛或波动感,并伴有体温升高、白细胞计数增高等,可怀疑切口感染。感染早期可局部理疗、合理使用有效抗生素;切口化脓者,拆除部分缝线、敞开切口、使用凡士林纱条引流脓液,定期更换敷料,争取二期愈合,必要时进行二期缝合。

4.压疮术后常见的皮肤并发症

(1)原因:手术后患者由于需要长期卧床,局部皮肤受压时间过长,同时受到各种引流液、汗液、尿液等的刺激以及长期营养不良、水肿等造成。

(2)护理措施:①定时翻身,每 2 h 翻身一次;②保持床单及皮肤清洁干燥;③鼓励患者坚持每日主动与被动运动,早期离床活动;④加强营养;⑤去除致病因素;⑥如出现压疮,按外科换药处理。

5.肺部感染

常发生于年老、有长期吸烟史、术前有急、慢性呼吸道感染者的胸、腹部大手术后。

(1)原因:术后呼吸运动受限,呼吸道分泌物积聚及排出不畅等。

(2)护理措施:①术前训练床上排尿;②术后指导患者自主排尿;③出现尿潴留时,当残余尿量超过 500 mL,应严格执行无菌操作原则行留置导尿;④鼓励患者多饮水,使尿量达到 1 500 mL/d 以上;⑤将尿液及时送检,并根据检验结果选择有效抗生素控制感染。

6.深静脉血栓形成

多见于下肢。开始时患者自感腓肠肌疼痛或紧束,继而出现下肢凹陷性水肿,沿静脉走行有触痛,可扪及条索状变硬的静脉,一旦血栓脱落,可引起肺动脉栓塞,导致死亡。

(1)原因:①术后卧床太久、活动较少引起下肢血流缓慢;②组织破坏、体液丢失等致血细胞凝集性增加;③手术、外伤、反复穿刺置管或输入高渗性液体、刺激性药物等导致血管壁和血管内膜损伤。

(2)护理措施:①严禁经患肢静脉输液,严禁局部按摩,防止栓子脱落;②抬高患肢、制动,局部 50%硫酸镁湿热敷,配合理疗;③遵医嘱应用抗生素、抗凝剂(肝素、华法林)、溶栓药(首选尿激酶)等进行治疗。

## (四)健康教育

(1)休息与活动注意休息,保证睡眠,活动量从小到大,一般出院后 2～4 周仅从事一般性工作和活动。

(2)饮食与营养恢复期患者合理摄入均衡饮食，避免辛辣刺激、生冷、油腻食物。

(3)康复锻炼告知患者康复锻炼的知识，指导患者锻炼的具体方法。

(4)用药指导术后继续药物治疗者，应遵医嘱按时、按量服药。

(5)疾病知识指导切口局部拆线后可用无菌纱布覆盖 1～2 d，以保护皮肤。若有开放性伤口出院者，告知患者及其家属门诊换药时间及次数。

(6)复诊一般手术患者于术后 1～3 个月门诊随访一次，以评估康复过程及切口愈合情况。

## 五、护理评价

通过治疗与护理，患者是否：①疼痛减轻或缓解；②体液得以维持，循环功能稳定；③生命体征平稳，病情稳定，呼吸功能改善；④营养状况得以维持或改善；⑤情绪稳定，仪表形象合体，能主动配合治疗和护理；⑥活动耐力增加，逐步增加活动量；⑦并发症得以预防或被及时发现和处理，术后恢复顺利。

（刘晶菁）

# 第二十节　手术室护士岗位职责

## 一、器械护士岗位职责

(1)手术前一日了解手术情况，做到心中有数，重大手术参加术前讨论会。

(2)物品准备要齐全，检查手术所需敷料、器械无菌指示带是否合格、是否在有效期内；铺无菌台；提前 30 min 洗手。

(3)与巡回护士共同核对器械无菌指示卡是否合格，并保留无菌指示卡至该手术结束。执行手术室清点制度，与巡回护士共同清点台上物品。

(4)关注手术进程，掌握手术步骤及主刀医师习惯，提前准备并正确传递手术器械，及时擦拭器械上的血迹，使用时及使用后均需检查器械完整性。对正在使用的器械、纱布、薄垫、缝针等做到心中有数，用后及时收回。手术中遇到紧急情况，能沉着配合抢救。

(5)在手术过程中要严格执行无菌操作原则，保持无菌台手术野井然有序、清洁无菌。疑有污染，应立即更换。

(6)做好标准预防，正确传递锐器，防止发生锐器伤。如为特殊感染手术，按特殊感染相关规定处理。

(7)特殊情况下若术中必须调换器械护士，严格执行交接班制度，现场交接。

(8)关腔前认真清点器械、敷料及其他用品，关腔后及缝皮后再次清点并登记。

(9)术后将器械分类整理，按照追溯程序进行存放，精细及贵重器械应单独放置，以免碰撞。

(10)妥善保管手术切下的标本，及时交给医师，防止遗失。

## 二、巡回护士岗位职责

(1)术前一天了解患者基本信息，按照手术探视制度访视患者。

(2)每日晨清洁手术房间卫生。

(3)负责手术前物品的检查、灯光、室温的调节、吸引器、单极电刀及特殊器材仪器的准备。

(4)核对手术患者的身份,运用两种及以上核对方法。检查患者手术部位,手术区皮肤准备情况,清点病室带来的物品,在转运交接单上签名记录,并向患者做必要的解释工作。

(5)建立合适的静脉通路,妥善固定。

(6)在麻醉开始前、手术切皮前以及患者离开手术间前,与麻醉医师、手术医师共同进行"手术安全核查"和"手术风险评估",协助实施麻醉,摆好体位,注意患者舒适。

(7)协助器械护士铺置无菌台,执行手术物品清点制度,在术前、关闭体腔或深部组织前、关闭体腔后及缝皮后清点、核对手术中所需要的物品,并签字记录。

(8)帮助手术者穿好手术衣,安排各类人员就位,要坚守岗位,随时供给手术中所需的一切物品。

(9)正确连接,调试手术设备,随时调节灯光,在使用电灼器时,应将接触患者的电极板妥善放好,防止灼伤。

(10)严格执行查对制度,给药输血等操作时须与手术医师或麻醉医师双人核对,抢救时协助麻醉医师给药,执行口头医嘱时必须复述确认,并保留空安瓿至手术结束。

(11)做好护理观察,包括出血、用药、输液、输血、尿量、手术体位等。若发生异常,积极配合抢救。

(12)严格执行并监督手术间所有人员的无菌操作技术,控制参观人数,保持手术间门关闭,环境整洁。

(13)严格执行交接班制度,现场交接内容包括手术物品、体位、皮肤及管路等,并做好交接记录。

(14)手术完毕后认真填写手术护理记录单,协助医师包扎伤口检查患者皮肤,整理管路,做好标识,必要时护送患者回病室,并向病室值班人员交接有关事项。

(15)术毕清洁,整理。补充手术间内物品,物归原位,对于特殊感染要特殊处理。

(16)术后由手术医师送检标本,填写病理申请单及手术室病理标本登记本,巡回护士查对后放规定位置并上锁。

(刘晶菁)

# 第二十一节　手术物品的传递

手术器械及其他手术物品的传递是保障手术顺利进行、缩短手术时间、提高手术成功率的重要因素,器械护士应学会穿针引线、器械传递、敷料传递等基本操作技术。

## 一、手术器械的传递

### (一)器械传递的原则

(1)速度快、手法准、器械对,术者接过器械后不需调整即可使用。

(2)力度适当,达到提醒手术者的注意力为度。

(3)根据手术部位及时调整手术器械。

(4)已使用的器械及时收回,避免手术切口周围堆积,防止掉地。

(5)传递器械时,有弧度的弯侧向上,有手柄的朝向术者,单面器械垂直传递,锐利器械刃口向下水平传递。

## (二)锐利器械的传递方法

1.手术刀的安、取和传递

(1)安、取刀片法:安装时用持针器夹持刀片前端背侧,将刀片与刀槽对合,向下嵌入;取刀片时,再用持针器夹住刀片尾端背侧,向上稍稍提起刀片,向上顺势推下。

(2)传递手术刀法:注意勿伤及手术者或自己,传递手术刀有两种方法:同侧传递法;对侧传递法。手持刀片与刀柄交接处背侧,刀刃向下,将刀柄后段递交手术者的右手中。

2.手术剪的传递

器械护士右手握住剪刀的前中部,利用手腕部的运动,适当力度将手术剪的柄环部拍打在术者掌心上;弯剪应将弯侧向上传递。

3.持针钳的传递和穿针引线法

(1)持针钳夹针穿线方法:①右手拿持针钳,用持针钳开口端的前1/3夹住缝针的中后1/3交界处;②将持针钳交于左手,右手拇指与示指捏住缝线前端,中指扶住持针器,将缝线穿入针孔;③右手拇指顶住针孔,示指顺势将线头拉出针孔,并反折合并缝线卡入持针器的头部,反折线长度为总长度的1/3;④若为线轴,右手拇指与示指捏住缝线尾,中指向下用力弹断线尾;⑤针尖向上置于无菌台上备用。原则:穿针带线过程中要求做到3个1/3:①用持针钳开口前端1/3处夹持缝合针;②缝针被夹部位在针尾的中后端1/3;③缝线的反折线占总线长的1/3。

(2)传递持针器的方法:器械护士右手捏住持针器的中部,针尖向外侧,利用手腕部的运动,适力将持针钳的柄环部拍打在术者掌心上。传递时注意用无名指、小指将缝线夹住或将缝线绕到手背,避免手术者将持针钳和缝线同时握住,影响操作。

## (三)钝性器械的传递方法

1.血管钳传递法

(1)对侧传递法,器械护士右手握住血管钳凸侧上1/3处,四指握凹侧中部,弯侧向掌心,利用腕部的适力运动,将柄环部拍打在术者掌心上。

(2)同侧传递法右手拇指、环指握凹侧,示指、中指握凸侧上1/3处,通过腕下传递。左手则相反。

(3)交叉传递法同时递两把器械时,递对侧器械的手在上,同侧的手在下,切不可从手术者的肩或背后传递。

2.镊子传递法

器械护士右手握住镊子开口端并闭合开口,水平式或直立式传递,让术者持住镊子的中,上部。术中紧急时,也可用拇指、示指、中指握住镊子尾部,闭合镊子前端,让手术者持住镊子的中部。

3.拉钩传递法

器械护士右手握住中部,浸湿拉钩前端,将柄端水平传递给术者。

4.骨凿、骨锤传递法

器械护士左手递骨凿,右手递骨锤,手握凿端及锤,水平递给术者。

5. 缝线传递法

(1)徒手传递法:先用盐水浸湿,抹干,器械护士左手拇指与示指捏住缝线的前 1/3 处并拉出缝线,右手持线中后 1/3 处,水平传递给术者,术者在线中后 1/3 交界处接线,线轴要拉出线头后送至术者掌中。手术者接线时,双手稍用力绷紧缝线,以增加术者的手感。

(2)血管钳带线传递法:器械护士左手拇指与示指捏住线的前端,右手打开弯止血钳,夹住线头约 2 mm,传递方法同持针器。血管钳尖端夹持缝合线要紧,以结扎时不滑脱、不移动为准。该方法常用于深部组织结扎。

## 二、敷料及其他物品传递法

### (一)敷料传递的原则

(1)速度快、方法准、物品对、不带碎屑和杂物。

(2)及时清洗更换敷料,避免堆积。

(3)纱布类敷料应打开、浸湿、成角传递。

### (二)敷料传递法

1. 纱布传递法

打开纱布,浸湿后拧干,展开后成角传递。由于纱布被血浸湿后体积小,不易被发现,不主张在切口深、视野窄、体腔或深部手术时用。必须使用时,器械护士应特别注意使用纱布数量,做到心中有数,避免遗留在组织中。

2. 纱垫传递法

浸湿拧干后,成角传递。纱布垫要求缝有长为 20 cm 的带子,使用时将其留在切口外,防止遗留体腔。

### (三)其他物品传递法

1. 引流管传递法

用中弯血管钳夹住引流管的头端传递给手术者,反折后用蚊式血管钳固定。常用于组织保护性牵引,多用 8F 导尿管做引流管。

2. 橡皮筋传递法

右手拇指、示指及环指将皮圈撑开,套在术者右手上。常用于多把血管钳的集束固定。

3. KD 粒(“花生米”)传递法

常用于深部组织的钝性分离。用 18～22 cm 的弯血管钳夹持传递给手术者。

4. 棉片传递法

将棉片浸湿,器械护士右手捏住尾线,平放于左手背,水平传递,术者用镊子夹持棉片的尾部。传递前,器械护士应稍微用力牵拉,检查棉片质量。

## 三、手术物品传递的基本规律

几乎所有手术都是由切开、止血、结扎、分离、缝合等基本的操作技术组成,故所需器械物品也有一定的规律性,器械护士掌握了这些规律,就基本上掌握了术中配合的主动权,积极、有效地配合术者顺利完成手术。

1. 切开皮肤层

送碘伏纱球、有齿镊、干纱布、刀、直血管钳、1 号线轴、线剪、护皮巾或保护膜。

2.其他组织切开

送无齿镊、刀、纱布、弯血管钳、组织剪、1 号或 4 号线轴、线剪。

3.组织分离

递 2～3 把弯血管钳、组织剪或刀、线(结扎或缝扎)、线剪。

4.缝合

递镊(无齿或有齿)、缝针(圆针或三角针)、线剪。

5.切开腹膜

递 2 把弯血管钳、刀、组织剪、拉钩、吸引器头、热盐水纱垫、洗手水。

6.深部组织止血

递长弯血管钳、4 号或 7 号线结扎(或中圆针、4 号线缝扎)、线剪。

7.污染手术的隔离

在切开消化道、泌尿道、子宫颈部等空腔前,递纱垫保护周围组织,注意吸除外流的内容物,并提醒术者更换手套。

8.残端处理

如胃、肠切除后的残端消毒,一般用 0.5%碘伏棉球;阑尾切除后再用石炭酸、75%酒精、盐水棉签。

## 四、传递手术物品的注意事项

(1)器械护士应与主刀医生站于同侧。

(2)传递应做到稳、准、轻、快,用力适度。任何器械的传递都应将柄递给术者,并要轻击手掌,使交接明确,接后即可使用。

(3)传递器械的方式应准确,以术者接过后无需调整方向即可使用为宜。

(4)传递锐利器械时,防止自伤及他伤,刃口向下。

(5)向对侧或跨越式传递物品时,禁止从医生肩后或背后传递。

(6)传递纱布、纱垫、棉片进行填塞止血时,一定做到心中有数,应提醒医生将纱垫带子或尾线留于切口外,并按数取出。

(7)随时清除手术野周围不用的器械,避免堆积,防止滑落。

(刘晶菁)

# 第二十二节　手术人员的无菌准备

## 一、一般准备

(1)更衣室脱去本人外衣、衬衣,换穿手术室备好的洗手衣、裤、拖鞋;如未脱去衬衣,衣领、衣袖须卷入洗手衣内,勿外露。

(2)指甲要剪短、锉平。

(3)戴好无菌手术帽和口罩。帽子要盖住前面和侧面的头发。口罩要盖住口和鼻孔,两侧至耳前,下至颏下。

(4)手臂以下皮肤有化脓性感染者不能参加手术。

## 二、外科洗手法

最常用和经典的刷手法就是肥皂刷手法,随着新的、更有效的消毒剂问世,有更多的外科洗手法出现。肥皂刷手法作为最基本的洗手法,可视其为其他洗手法的基础。

1.肥皂刷手法

刷手前先用肥皂洗去手至上臂下半部的油脂和污垢。用无菌刷蘸肥皂冻(或肥皂块)刷洗由指尖到上臂的中下1/3交界处。洗刷时可分三段,依次交替进行,以免遗漏。先刷两手,其次前臂,最后肘上,且应有一定的次序,以免偏废,刷时适当用力,甲缘下、指间、肘后及皱褶处稍多加刷洗,握刷之手勿触前臂和肘上皮肤。每次刷洗完毕,用水冲净肥皂泡沫,冲洗时两手高于肘部平面,使污水从肘部流下,避免倒流至手。刷完一遍,另换一无菌刷刷第二、第三遍(也可不换刷)。每遍3 min,共约10 min。全都刷洗完毕,用1～2块无菌小毛巾自手指向上拭干。注意持毛巾的手不要触至已擦过的一面,拭至肘上后勿再返回肘下。刷手完毕,将双手、前臂包括肘部浸泡于70%～75%酒精或0.1%新洁尔灭溶液内5 min,或泡于1∶5000氯己定溶液内3 min,同时用小毛巾擦洗皮肤,浸泡的最高平面应低于刷手的最高平面约3 cm,伸入和离开桶时,不要碰到桶口边缘。经洗手泡手后仍然难以消除皮肤上的全部细菌,即使暂存和浅部的常驻菌几乎全部消灭,这种状态也只是暂时的,随着机体新陈代谢的不断进行,深部的常驻菌可以通过汗液和皮脂的排泄移至皮肤表面,变成有菌状态,因此在手术前还需要穿无菌手术衣和戴无菌手套(小手术在刷手泡手后仅戴手套即可)。

2.碘伏(络合碘、聚烯吡酮碘、PVP-Ⅰ)刷手法

碘伏是聚烯吡酮与碘的复合物,为一种碘和表面活性剂的复合体,聚烯吡酮表面活性剂作为碘的载体和助溶剂,使碘易溶于水,逐渐释放出游离碘,能较长时间保持有效杀菌作用。用肥皂水洗净双手及双臂后,取浸泡络合碘的毛刷或海绵块刷洗双手及前臂至肘关节以上3 min,流水洗净。取无菌巾擦干双手及前臂,再取浸泡好的络合碘纱布块涂擦双手及前臂,自然干燥后即可穿手术衣、戴手套。

3.灭菌王刷手法

灭菌王是不含碘的高效复合型消毒液。先用肥皂、清水冲洗手、前臂至肘上10 cm一遍。取无菌毛刷蘸灭菌王溶液刷手、前臂至肘上3 min,用无菌巾擦干。再取吸足灭菌王溶液的纱布球涂擦手臂一遍,晾干后即可穿手术衣、戴手套。

4.紧急手术简易洗手法

当情况紧急,手术人员来不及做常规洗手消毒时,可先用普通肥皂洗去手和前臂的污垢,继用2.5%～3%碘酊涂擦双手及前臂,再用70%酒精拭净脱碘。戴无菌手套、穿手术衣后,再戴第二副无菌手套。

## 三、穿无菌手术衣和戴无菌手套

### (一)穿手术衣方法

取得手术衣后,在空间较大远离其他人员和设备的地方面朝手术台,提住衣领打开,将其内面朝向自己,稍向上掷,顺势迅速将两手伸入袖筒内(也可分别先后伸入袖筒),然后前伸。不可高举过头或伸向两侧,以免碰到未消毒的物品。由巡回护士自背后拉紧,再双手交叉提起

腰带(腰带不交叉),由护士接过系好。接带时要低,切勿碰术者的手。也可略向前侧弯腰,使腰带悬垂而后由巡回护士在身后牵拉结扎。目前临床使用手术衣腰带靠后,一般不需双手交叉提起腰带,由护士直接接过系好即可。

### (二)戴手套方法

1.戴干手套法

如两手皮肤潮湿,应先吸干,可用手套内面的无菌滑石粉涂抹双手后再戴(应在器械台外涂抹),以便滑顺套入。用右手拿住左手的手套反折部分,左手四指伸入相应指套内,将手套向上拉至虎口处,拇指顺势伸入,待五指皆伸入相应的指套内以后再向上牵拉。戴好左手手套以后,再用左手四指插入右手手套反折部分的下面,同法戴于右手(也可先戴右手,后戴左手)。将手套反折部上拉罩在手术衣袖口外,以免皮肤外露。最后用无菌盐水冲去手套外面的滑石粉,防止落入伤口,刺激组织。

2.戴湿手套法

与戴干手套相似。戴手套前应先将手套盛满消毒液,便于戴入。戴好后举起双手,使液体沿前臂由肘部流下,稍干后再穿手术衣,将手套反折部上翻罩在手术衣袖口外面。

## 四、连续手术及紧急手术更衣洗手法

### (一)连续手术更衣洗手法

(1)在施行无菌手术后,要接连进行下一个手术时,可按以下程序更衣洗手。洗净手套上的血渍,先脱手术衣,后脱手套,其原则是手的皮肤不要触及手套外面。由他人解开衣带,将衣袖翻转向手的方向扯脱,此时手套的腕部顺带翻转于手上,用戴手套的手脱去另一只手手套,再用脱去手套的手拿住另一只手套内面脱下。脱去手套后,如手未沾血污,重刷手臂一遍,3 min即可,浸泡消毒后,再穿手术衣,戴手套;若手已沾血污,则应按常规重新刷手、泡手。

(2)在施行污染手术后,接连下一个手术时,按常规重新刷手、泡手。

### (二)特别紧急手术更衣洗手法

在情况十分紧急来不及做常规准备时,先换洗手衣、裤、鞋,戴手术帽及口罩。用肥皂一般洗手,继用2.5%~3%碘酊涂擦双手及前臂,再用70%酒精拭净脱碘。擦干后戴上干手套,再穿手术衣,袖口留在手套腕部外面,由器械护士用纱布将袖口扎紧,然后在第一双手套外面再戴一双无菌手套,并使手套翻转部将手术衣袖口盖住,即可参加手术。

(刘晶菁)

# 第二十三节 手术区的准备

## 一、备皮

备皮是指在手术的相应部位剃除毛发并进行体表清洁的手术准备,是对拟行外科手术的患者在术前进行手术区域清洁的工作。备皮的目的是在不损伤皮肤完整性的前提下减少皮肤细菌数量,降低手术后切口感染率。最好于手术前一日在病房进行。战时或急诊手术,在术前进行备皮。注意勿刮破皮肤，以防细菌进入。剃毛后，清洗皮肤，清除油脂和污垢。

## 二、手术区的皮肤消毒

手术区的皮肤消毒多由第一助手在刷手、泡手后，穿手术衣和戴手套之前进行。

### (一)消毒范围

手术野的消毒范围一般由切口至其周围15～20 cm为宜，以便需要时能延长切口或另做切口。

### (二)消毒方法

对于无菌切口的消毒应由中心向四周，对于感染病灶或肛门、会阴部手术则应相反。一般先用3%碘酒涂擦皮肤，待干后，再用75%酒精脱碘。一般碘酒和酒精各用2～3次。小儿皮肤、肛门及会阴等部皮肤不能耐受碘酒的刺激，宜用刺激性较小的消毒液(0.1%硫柳汞酊，75%酒精或0.5%氯己定酒精溶液)。外伤行清创术时，先用肥皂液(加3%过氧化氢溶液)洗净伤口及其周围皮肤，再用外用无菌生理盐水冲净，最后消毒。还可用PVP碘(0.75%吡咯烷酮碘)或用碘尔康(有多种商品名，均为碘伏制剂)涂擦手术野两次，不需酒精脱碘。

### (三)注意事项

(1)持消毒钳的手要经常保持高于所夹消毒纱球的平面，防止已污染的消毒液顺器械倒流，污染手部。消毒时要防止将手碰脏，左手不要下垂。

(2)涂擦消毒液要有顺序，相继两次要有重叠，防止遗漏。涂过较不洁处的纱球勿再返回清洁处。例如，由切口中心向四周消毒时，涂过四周后，碘酒纱球不得再返回涂擦中心处。人腹部脐环处又深又脏，消毒前应清除污垢，用汽油、松节油或乙醚擦净。消毒时先滴入少许碘酒浸泡，可增加局部浓度和杀菌时间，后用纱球拭净，继用酒精滴入脐孔，再用纱球擦净。

(3)用酒精脱碘2～3次，要擦干净。第一次酒精擦拭范围应在碘渍范围之内，最后一次酒精脱碘应超过碘渍区。

## 三、手术区铺无菌单程序

手术区皮肤消毒后，须铺盖无菌单，以掩盖手术野四周不必要暴露的皮肤及有菌区。进行小手术，置放一块有洞的无菌单即可。较大的手术，须先铺四块小无菌单，然后铺中单，最后盖大单。

1.铺小单铺盖

四块小单常由第一助手在手术区皮肤消毒后，穿手术衣戴手套之前进行，其顺序是先盖脏侧，后盖净侧或靠近自己的一侧。以腹部手术为例，先盖好手术区下方(会阴部)，再对侧或上方，最后靠近自己的一侧。小单先折叠1/4，双层部分靠近切口，折叠的部分朝下，小单交叉的四个角用巾钳固定。手术单铺盖后，避免移动，如有必要，只许由中心向外移。第一助手铺单完毕，双手需再用消毒液浸泡3 min，随后穿手术衣戴手套参加手术。

2.铺中单

较大的手术需铺中单，由穿好手术衣戴好手套的两位手术人员(手术医生和器械护士)协同进行，先铺下方，后铺上方(动物手术时可不铺中单)。

3.铺剖腹单(大孔单)

较大的手术需铺剖腹单，由两人在穿好手术衣戴好手套后共同铺单。先将剖腹单的口对准手术切口部位，然后将折叠的部分向两侧展开，至手术台平面处让剖腹单两侧自然垂下，两人用手夹持剖腹单的同端（上端和下端），向内翻转保护手套，防止碰脏，依次向两端同时展开。下端盖住患者足部，上端盖过麻醉头架。两侧垂过手术台平面约 30 cm 以下。铺大单时注意保护手套，勿使污染。手不得低于手术台及腰平面以下，更不可先将剖腹单打开后去对切口。不同部位的手术，如四肢、头、颈部手术，铺单的原则基本相同，但具体方法各异。

（刘晶菁）

## 第二十四节　物品的准备

手术用物品包括布类物品、敷料类、手术用缝合针及缝合线、特殊物品以及手术器械等。择期手术应提前一天准备好手术物品。

### 一、布类物品

通常选择质地柔软、细密、厚实的棉布，绿色或蓝色。大单、腹单、丁字腹单、颈单要用厚的斜纹布等。手术室的布类物品也有一次性制品，由无纺布制成。

1. 洗手衣

洗手衣上衣为短袖，衣身须扎入裤带中，裤管有束带，以防止皮肤表面的微生物抖落或脱落。洗手衣一般分大、中、小牌号。

2. 手术衣

要求能遮至膝下，胸襟和腹部应为双层布，以防止手术时血水浸透。袖口为松紧口，便于手套腕部套住袖口。折叠时衣面向里，领子在外侧，以防止取用时污染无菌面。

3. 手术帽、口罩手术帽

手术帽、口罩手术帽必须能遮盖手术人员所有的头发。口罩用于遮盖手术人员口鼻，有单层、双层及三层以上等多种规格。

4. 手术单

用于铺盖无菌区或手术区域，包括大单、中单、孔巾、腹单等，规格尺寸各不相同，消毒后按要求折叠，以免取用时污染。临床也可根据手术需要，将各种布单做成手术包，以提高工作效率。

### 二、敷料类

用于术中止血、拭血及包扎等，包括纱布类和棉花类，使用质地柔软、吸水性强的脱脂纱布或脱脂棉花制成，也有一次性无纺布制品（多用于感染患者），均有不同的规格和制作方法。

1. 纱布类

纱布类包括不同规格的纱布垫、纱布块、纱布球及纱布条等，还有干纱布和湿纱布之分。干纱布垫用于遮盖伤口两侧的皮肤，湿纱布有盐水纱布、碘仿纱布等，盐水纱布垫用于保护显露的内脏，防止损伤和干燥，碘仿纱布多用于感染创口的引流和止血等。

2. 棉花类

棉花类包括棉垫、带线棉片、棉球及棉签等。棉垫用于胸、腹部及其他大手术后的外层敷料,起保护伤口的作用;带线棉片用于颅脑或脊椎手术时;棉球用于消毒皮肤、洗涤伤口、涂拭药物;棉签用作采集标本或涂擦药物。

## 三、手术用缝合针及缝合线

1.缝合针

缝合针包括圆形缝针、三角形缝针、无创伤缝合针等。圆形缝针适用于神经、腹膜、胃肠及内脏等部位;三角形缝针适用于韧带、皮肤等部位;三角形角针适用于坚韧难穿透的组织,如筋膜和皮肤;无损伤缝针是将单股缝合线完整地嵌入针内,针柄平滑,缝合时不会扩大组织的创伤,适用于缝合血管、神经、角膜等管状或环形构造。以上各种类型的缝合针有弯形和直形两种。

2.缝合线

用于缝合组织和器官以促进伤口愈合,或结扎血管以止血,常用缝合线有1～10号线,号码表示线的粗细,号码越大线越粗。细线用0表示,号码中0越多线越细。根据材料来源不同,缝合线可分为不吸收性和可吸收性两类。

## 四、器械类

1.切割及解剖器械

有手术刀、手术剪和骨剪等,用于手术切割和分离组织。

2.夹持及钳制器械

有不同形状和大小的止血钳,用于术中止血和分离组织。各种形状和大小的钳、镊,用于夹持不同的组织,便于分离、切割及操作。持针器用于夹持缝合针。

3.牵引器及拉钩

有胸、腹牵开器和各种拉钩等,用于扩张组织和器官,暴露深部手术野,以利于手术操作。

4.特殊器械

有腹腔镜、膀胱镜、关节镜、吻合器、高频电刀、电钻、手术显微镜及心肺复苏仪器等。

## 五、特殊物品

1.引流物

橡皮片引流条:多用于浅部切口和少量渗出液的引流。纱布引流物:用于浅表部位、感染创口的引流。油纱用于植皮、烧伤等手术。

2.导管

有各种粗细的橡胶、硅胶或塑料类制品,是目前品种最多、应用广泛的引流物;包括普通引流管、双腔(或三腔)引流套管、T形引流管、蕈状引流管、胃管等,用途各异。普通的单腔引流管可用于胸、腹部术后创腔引流;双腔(或三腔)引流套管多用于腹腔脓肿、胃肠、胆或胰瘘等的引流;T形引流管用于胆管减压、胆总管引流;蕈状引流管用于膀胱及胆囊的手术引流;胃管用于鼻饲、洗胃或胃引流。可按橡胶类物品灭菌或压力蒸汽灭菌处理。

3.止血用品

骨蜡用于骨质面的止血。止血海绵、生物蛋白胶、透明质酸钠等用于创面止血。

(刘晶菁)

# 第二十五节　常用设备

## 一、高频电刀

高频电刀是一种取代机械手术刀进行组织切割的电外科器械。它通过有效电极尖端产生的高频高压电流与机体接触时对组织进行加热，实现对肌体组织的分离和凝固，从而起到切割和止血的目的。

临床使用的高频电刀有两种主要的工作模式：单极和双极。

### （一）结构和配件

由主机、电刀笔、双极电凝镊、脚踏控制开关和回路电极（负极板）组成。

### （二）工作原理

高频电刀有两种主要的工作模式：单极和双极。

（1）单极模式。在单极模式中，使用负极板构成一个完整的电流回路，电流通过有效导线和电极到患者，再负极板线连接患者返回高频电刀的发生器。利用高频电凝释放的热能和放电使接触的组织快速脱水、分解、蒸发、血液凝固，以达到切割止血的目的。

（2）双极模式。在双极模式中，电流在双极镊的两个尖端之间通过。由于两极的电极之间已经形成回路，所以不需要使用负极板，但其作用范围只局限于镊子两端之间。无切割功能，但其凝血功能效果明显且对周围组织影响极小。

### （三）应用范围

泛用于外科手术中。单极模式禁止使用在安装起搏器的患者中，以免影响起搏器功能，但对于安装心脏起搏器和体内有金属移植物的患者可使用双极模式。

### （四）操作 SOP（分单极模式和双极模式）

1. 单极模式

（1）连接电源线，接通电源，打开机器背面总电源开关。

（2）根据手术医师习惯及手术需要，调节输出模式和功率。

（3）连接负极板线路，将负极板粘贴于患者肌肉丰富的部位。

（4）连接电刀笔线路，若使用脚踏则将脚踏线路连接好，放置于手术医师方便之处。

（5）术中根据手术需要及时调整模式及输出功率，并督促安全使用电刀。

（6）使用完毕，先关主机电源，再拔电源插头。

（7）拆除电刀线、极板线，揭除患者皮肤上的电极板，并保持线路清洁。在高频电刀使用本上登记，如遇异常，情节严重的需及时处理并上报。

2. 双极模式

（1）连接电源线，接通电源，打开机器背面总电源开关。

（2）根据手术医师习惯及手术需要，调节输出模式和功率。

（3）脚踏线路连接好，放置于手术医师方便之处。

（4）连接双极电凝线，手术台上连接双极镊，用湿盐水纱布检查双极功率。

（5）使用完毕，先关主机电源，再拔电源插头。

（6）拆除双极电凝线，在使用本上登记，如遇异常，情节严重的需及时处理并上报。

### （五）注意事项

1.负极板的安全使用

（1）负极板应一次性使用，减少电灼伤的机会。

（2）安放极板部位的皮肤应先用酒精去脂；粘贴位置应距离手术切口较近，以减少电流回路；粘贴部位的皮肤应选干燥、光滑、无瘢痕、肌肉丰富且无骨骼突出部位，避免毛拨、脂肪多及瘢痕、骨突处，如小腿、大腿内外侧、臀部、腰部、背部、腹部、上肢。婴幼儿负极板的部位选择大腿、背部、腹部及平坦肌肉区。避免受压且远离心电监护的电极。

（3）极板必须正确连接和安放，与患者皮肤接触面要足够大。婴幼儿电极板应选择婴幼儿专用极板。

2.电刀线的安全使用

（1）电刀笔应一次性使用，避免短路失灵、接触不良。

（2）避免与擦拭过乙醇等消毒液的皮肤接触，防止燃烧或爆炸。应等待皮肤干燥后使用。

（3）正确固定电刀线，避免缠绕。

3.单极模式的注意事项

（1）防止患者直接与金属床接触，可形成除电极以外的低电阻道路，易发生旁路性电灼伤。

（2）严格掌握禁忌证：安装起搏器的患者禁用，体内有金属移植物的患者慎用。

4.双极模式的注意事项

（1）及时清除电凝镊上的焦痂，用湿纱布擦除，不可用锐器刮除，防止破坏镊尖的涂层影响凝血效果。

（2）使用时应不断用生理盐水冲洗，保持组织湿润无张力，减少组织焦痂与电凝镊子的黏附。

（3）在脑干、下丘脑等结构附近电凝时，电凝输出要尽量小。

## 二、手术无影灯

无影灯是手术必不可少的一种照明工具。它是将灯的角度或者抛光反射面的角度调节成一种环形光照，从而达到照射部位结构凸凹形成的暗影或死角，成为亮度均匀的画片。

### （一）操作SOP

（1）连接电源，打开电源开关。

（2）根据手术医师及术中需要调节照明度及位置。

（3）手术结束，关闭电源开关，擦拭干净无影灯。

### （二）注意事项

（1）专人定期检查无影灯各关节活动度，包括吊顶、连接杆、活动臂等，防止发生坠落事故。发现异常及时汇报维修。

（2）非专业人员不得随意拆卸无影灯或控制线路。

（3）术前30 min及术后擦拭无影灯正反两面，确保无尘、无污物及血迹，避免使用腐蚀性消毒剂。

（4）调节无影灯应注意由弱到强，禁止一下开到最大开关，以免损坏灯泡。手术结束时应将灯光调到最弱，再关闭电源开关或控制面板。

## 三、手术床

手术床又称为手术台，是手术室的基础设施。

现代手术床根据其功能和结构的不同，可分为电动调节式、液压调节式、机械调节式三种，而且逐步向多功能、智能化趋势发展。

### (一)手术床的适用范围

(1)俯卧位主要适用于脊椎类手术。

(2)仰卧位适用于普外科、心胸外科等常规手术。

(3)侧卧位适用于肾脏等手术。

(4)截石位适用于妇产科、肛肠外科等手术。

### (二)手术床的安全使用

(1)使用前正确掌握手术床的调节方法及不同配件的用途及安装方法。

(2)操作手术台或者转移患者时应锁定和固定手术床，防止患者跌倒。

(3)不宜将较重的物品放于手术床上，也勿让患者坐在手术床的头板或腿板上，手术床的重量不宜超过 150 kg。

(4)电动调节式手术床要按时充电，防止术中电力不足。

(5)定期检查手术床的功能，做好保养工作，确保随时手术需要。

(6)使用完毕，将手术床降至最低限度。可用清水擦净污物及血迹，避免使用腐蚀性消毒剂。

(7)调控手术床，应提前提醒手术医师停止操作，以免影响操作及器械损伤脏器。

## 四、超声刀

超声刀是通过机械振荡达到切开凝血的目的，其优越性主要在于切割精确，可控制凝血，无烟，少焦痂，无特异性组织损伤等。特别适用于重要脏器附近的组织分离或装有心脏起搏器的患者手术。

### (一)结构和配件

主要有主机、手柄、扳手、连接线、刀头系列及脚踏开关。

### (二)工作原理

超声刀不同于高频电刀，它是将电能转化为机械能，刀头做机械振动，导致与组织蛋白接触，蛋白氢键断裂和蛋白结构重组后，蛋白凝固闭合小管腔，蛋白受振动产生二级热量，可深度凝固闭合较大的管腔，从而达到自动分离组织层面的目的，避免损伤脏器。

### (三)操作 SOP

(1)接通主机电源。

(2)连接超声刀头和手柄，左手竖直握住手柄，右手旋转刀头柄至不能继续时，改用扭力扳手(听到咔咔两声)。

(3)将手柄连接主机，打开主机电源。

(4)测试超声刀，自检。

(5)测试通过，可正常使用，如未通过，应检查各部件是否连接紧密。若使用脚踏则将脚踏线路连接好，放置于手术医师方便之处。

### (四)注意事项

(1)超声刀头贵重、精密,应轻拿轻放,勿使用暴力,在装卸时要动作轻柔,以防止刀头损坏。

(2)操作手柄不要遗落或碰撞,以免改变其振动频率。防止手柄连线被尖锐器械刺破。

(3)刀头有血迹应及时擦拭,变干后影响刀头的使用效率及超声发射频率。

(4)使用后的输出线应顺其弯度盘绕,不宜过度扭曲、打折,延长使用寿命。

(5)使用后的手柄等可采用环氧烷或低温等离子灭菌。

## 五、自动气压止血仪

自动气压止血仪是快速充气于止血带,从而压迫肢体,阻止血液循环,达到止血的目的。用于肢体手术,能最大限度地阻止创面出血,提高手术视野的清晰度。

### (一)结构和配件

自动气压止血仪是由主机、气囊止血带、电源线、止血带连接头、支持架组成。

### (二)自动气压止血仪的操作步骤

(1)连接电源,开机自检。

(2)根据患者选择适合的止血带,绑于患者手术肢体的适当部位,一般距离手术部位10～15 cm,其应松紧适中。

(3)根据手术的情况设定工作压力及工作时间。

(4)将止血带的充气导管套于仪器的止血带接头处。

(5)按充气开关,直至压力数字达到设定值。

(6)使用完毕,按放气键放掉余气。

(7)关闭电源,拔掉电源线。

### (三)禁忌证

一般情况下,使用止血带部位皮肤有严重溃乱,四肢患血管疾病及其他原因引起的血供不佳的疾病(包括血栓性闭塞性脉管炎),以及患有镰状细胞病(红细胞形态改变)的患者不能使用止血带。有严重感染或恶性肿瘤的患者在使用止血带时,禁止驱血,将该肢体抬高45°。

### (四)并发症

(1)止血带麻醉由于充气压力过大、时间过长,发生止血带麻痹性损伤,表现有明确界限的运动障碍,属严重并发症,可致长期功能丧失。

(2)止血带坏死表现为皮肤水疱、破溃、局部皮肤的坏死。

(3)止血带休克发生在松止血带时,患者表现为出汗、恶心、血压下降、周围血管阻力降低,血钾升高和代谢性酸中毒。

(4)止血带疼痛止血带充气压力过大,时间过长,尤其是在麻醉作用不够完全时极易出现止血带疼痛,由肢体缺血引起,多数患者难以忍受,表现为出冷汗、烦躁不安,即使用镇静药和镇痛药也难以控制。

(5)其他如压力性水疱。

### (五)使用注意事项

(1)使用前要注意检查气囊止血带是否漏气,防止影响手术。

(2)严格掌握禁忌证及使用压力和时间,严防止血带并发症。

(3)不需要仪器时,应先按放气开关,待排完气才能关闭主机电源,以免充气泵的损坏。

(4)上肢压力不超过 40 kPa,下肢不超过 80 kPa;上肢时间不超过 60 min,下肢不超过 90 min,如需继续使用,需间隔 10～15 min。婴幼儿应严格掌握压力大小,上肢在 4.5 kPa 以内,下肢在 6.1 kPa 以内。

(5)充分把握好止血带的部位及松紧度,必要时加以内衬保护皮肤。

(6)严格限制止血带充气压力及时间,及时提醒手术医师。

## 六、动力设备系统

动力系统广泛应用于骨科、耳鼻喉科、颌面外科、整形外科、创伤外科、神经外科等,以及术中需要切割/切开、削磨、钻孔、锯开骨质和其他组织的外科手术。

### (一)操作步骤

1.气钻

(1)术前检查氮气压力总阀,压边不能低于 0.5 MPa,打开总阀开关。

(2)将仪器妥善放置,接通脚踏开关放置于手术者脚下。

(3)手术台上选择合适的钻头安装入手柄,将手柄连接线固定好置于手术台下。

(4)分别连接手柄连接线和输气连接管。

(5)打开分压开关,一般不要超过 0.3 MPa,踩脚踏开关,检查动力钻运转是否正常。

(6)使用完毕,关掉总阀开关,启动脚控开关,排掉余气,然后再关分压开关。

(7)拆除手柄连线和输气连接管,擦净血迹,并按顺序摆放。

(8)将氮气筒及脚踏开关放在固定的地方。

(9)在氮气使用登记本上注明时间及使用情况,并签名。

2.电钻

(1)主机连接电源。

(2)连接脚踏,并将脚踏开关置于手术者右脚下。

(3)手术台上选择合适的钻头安装入手柄,将手柄连接线固定好置于手术台下。

(4)主机连接手柄连接线。

(5)踩脚踏开关,检查动力钻运转是否正常。

(6)使用完毕,应关掉电源,拆除手柄连接线、电源线。

(7)将主机及脚踏开关放在固定的地方。

### (二)使用注意事项

(1)在使用前应了解机器的结构及功能,熟练掌握各连接部分的装卸。

(2)正确连接各部件,确保钻头、锯片安装稳固,若暂不使用时,将手控开关置于关闭位置或将其安置于安全地方。

(3)气动钻输气管勿扭转屈曲,避免与锐器物品接触,以免损坏输气管。蓄电池在用完电后要及时充电。

(4)在动力设备系统使用时应不断用盐水冲洗进行局部降温,以方便仪器的正常工作。

(5)传递手柄过程中应确保患者与其他医务人员的安全状态,避免误伤。

(6)定期专人维修保养。

(刘晶菁)

# 第二十六节　常见手术体位安置原则

## 一、概述

任何一台成功的手术都离不开显露清晰的术野，清晰术野的显露不仅取决于麻醉效果，还取决于正确合适的手术体位。在安置手术体位时要多方面考虑，既要达到满足手术的需要，又要达到满足麻醉的需要，还要达到满足患者舒适安全的需要以及方便术中观察、护理的需要。如何正确安置手术体位也是手术室护士诸多专业技能之中最基础的技能之一。正确的手术体位不但可以获得良好的术野，尤其是深部手术，还可以有效地防止气道压迫、肺不张、神经以及肢体受压等意外伤害的发生，也可以有效地缩短手术时间。反之则可能造成术野暴露不充分，从而造成手术操作困难、压迫气道、骨筋膜室综合征、甲状腺手术体位综合征、神经及肢体坏死等严重的不良后果，从而为患者带来巨大的伤害。

### (一)手术体位的定义

安置手术体位是根据手术部位及手术方式决定的，包括患者体位的安置、体位垫(架)的正确使用以及手术床的使用。

### (二)手术体位安置的适用范围

适用于手术室、心导管室、内镜室、介入室及其他实施有创治疗的部门。

### (三)安置手术体位的目的

(1)确保患者术中舒适及安全。

(2)尊重患者，保护患者隐私。

(3)充分暴露手术野，便于外科医师手术操作。

(4)便于麻醉医师观察患者以及术中加药。

(5)便于巡回护士术中观察患者。

(6)保证输液在位通畅。

### (四)手术体位安置的原则

在减少对患者生理功能影响的前提下，充分暴露手术野，保护患者隐私。

(1)保持人体正常的生理弯曲及生理轴线，维持各肢体、关节的生理功能体位，防止过度牵拉、扭曲及神经血管损伤。

(2)保持患者呼吸通畅、循环稳定。

(3)注意分散压力，防止局部长时间受压，保护患者皮肤完整性。

(4)正确约束患者，松紧度适宜(以能容纳1指为宜)，维持体位稳定，防止术中移位、坠床。

### (五)手术体位安置的标准

(1)确保患者的舒适度手术床铺单要平整、干燥、柔软，在满足手术需求的前提下确保患者的舒适。

(2)保证患者身体各功能安置手术体位时应充分保证患者的身体机能，不影响患者的呼吸、循环，不压迫外周神经，皮肤压力最小化，无骨骼肌肉的过度牵拉等，以保证患者的生命安全。

(3)保证体位安全安置手术体位时要保持各肢体处于功能位，四肢不可过分牵引外展，上肢外展不可超过 90°，同时还要注意眼睛及肢不可过分牵引外展，上肢外展不可超过 90°，同时还要注意眼睛及耳朵的保护，安置体位时要防压、防药物与消毒液等流入、防眼裂持续不闭合导致角膜溃疡耳道损伤等，骨隆突处、大血管、各神经无挤压，身体各部位不接触金属，确保术中电外科安全。

(4)妥善固定：在确保患者手术体位舒适、安全的前提下，用相应的约束带及固定挡板将患者妥善固定，松紧以 1 指为宜，防止在手术过程中因体位不稳而造成移位，从而影响手术的顺利进行、压力性损伤、坠床等意外事件的发生。

(5)充分暴露术野：在安置手术体位时，应考虑手术部位及患者的体型，以便充分显露手术野，使术者视野清晰、方便操作，同时要注意避免过多或不必要的暴露。

(6)熟练操作：巡回护士应熟练掌握各体位安置的原则及方法，正确指导手术体位的安置。

(7)认真查对手术部位：在安置手术体位时应做到"三查"，即安置体位前与手术医师查对手术部位，手术开始时与手术医师再次查对手术部位是否正确，术后仔细查看、认真交接班并妥善记录。

(8)物品管理：在安置手术体位前应根据手术部位，手术方式，患者的性别、体型等，备齐所需体位设备及用品，在使用时不可裸露直接与患者皮肤接触，在术后及时清洗、消毒、妥善放置，避免引起交叉感染。

## 二、相关名词术语

### (一)标准手术体位

由手术医师、麻醉医师、手术室护士共同确认和执行，根据生理学和解剖学知识，选择正确的体位设备和用品，充分显露手术野，确保患者安全与舒适。标准手术体位包括仰卧位、侧卧位、俯卧位，其他手术体位都在标准体位基础上演变而来。

### (二)体位设备与用品

用于患者体位和(或)最大限度暴露手术野的用物，包括体位设备和体位用品。

1. 手术床

手术床是一种在手术室或操作室内使用的、带有相关附属配件、可以根据手术需要调节患者体位，以适应各种手术操作的床。

2. 手术床配件

其中包括各种固定设备、支撑设备及安全带等，如托手板、腿架、各式固定挡板、肩托、头托以及上下肢约束带等。

3. 体位垫

体位垫是用于保护压力点的一系列不同尺寸、外形的衬垫，如头枕、膝枕、肩垫、胸垫、足跟垫等。

### (三)骨筋膜室综合征

因动脉受压，继而血供进行性减少而导致的一种病理状态。临床表现为肿胀、运动受限、血管损伤和严重疼痛、感觉丧失。

### (四)仰卧位低血压综合征

仰卧位低血压综合征是由于妊娠晚期孕妇在仰卧时，增大的子宫压迫下腔静脉及腹主动脉，下腔静脉受压后导致全身静脉血回流不畅，回心血量减少，心排血量也就随之减少，而出现头晕、恶心、呕吐、胸闷、面色苍白、出冷汗、心跳加快及不同程度血压下降，当改变卧姿（左侧卧位）时，患者腹腔大血管受压减轻，回心血量增加，上述症状即减轻或消失的一组综合症状。

### （五）甲状腺手术体位综合征

在颈部极度后仰的情况下，使椎间孔周围韧带变形、内凸而压迫颈神经根及椎动脉而引起的一系列临床症状，表现为术中不适、烦躁不安，甚至呼吸困难，术后头痛、头晕、恶心、呕吐等症状。

## 三、手术体位安置的常见问题及并发症

(1)对呼吸功能的影响。呼吸障碍或窒息，在安置体位时由于机械性因素或生理性因素，使胸廓或膈肌运动受限、肺循环受限，引起肺通气不足而影响呼吸运动。

(2)对循环系统的影响。麻醉后患者循环系统代偿能力下降、血管扩张，在安置体位时骤然改变体位或肢体长时间处于被动状态使循环不稳，从而引起急性心力衰竭、肺水肿、肢体肿胀以及下肢静脉血栓形成等循环系统功能障碍。

(3)对周围神经的损伤。由于患者实施麻醉后运动感觉消失、肌肉松弛、保护性反射消失等，在安置体位时对神经过度牵拉或压迫，超过其所能承受的生理极限，造成神经的损伤，尤其是表浅的周围神经，如臂丛神经、尺神经、腓总神经等。

(4)压力性损伤。体位摆放不当是术中压力性损伤的重要因素之一，在麻醉状态下，患者感知力下降或消失，身体某部位长时间处于受压状态，血液循环受影响，从而造成组织损伤，尤其是骨隆突处，如枕部、额部、肘部、肩胛部、骶尾部、足跟部等。

(5)灾难性的意外伤害。在安置体位时，体位设备及用品长时间压迫眼眶、女性乳房、男性会阴部等，从而造成术后失明、乳房及会阴部坏死等不可逆的灾难性损伤。

## 四、手术体位安置的注意事项

(1)严格执行手术查对制度，确认手术部位，尤其是对称器官。

(2)确保所有管路在位通畅，防止安置体位时管路脱出。

(3)安置体位时要听从巡回护士指挥，同步执行，尤其俯卧位轴线翻身时。

(4)严格执行体位安置标准，安置后按标准检查体位。

(5)根据手术部位、手术方式、麻醉要求、患者体型等选择合适的体位设备及用品，防止用物不当或不足而造成体位并发症。

(6)在满足手术部位消毒铺单的前提下，尽量减少患者身体部位的裸露，尤其是隐私部位。

(7)手术过程中保持手术床单、体位垫的整洁干燥，如有潮湿立即更换或加铺，确保电外科安全。

(8)术后与外科医师、麻醉医师共同检查患者皮肤完整性，查看有无破损、烧伤、压力性损伤等。

(9)体位设备及用品专人管理，专柜放置，定期监测，避免交叉感染，定期更换。

## 五、常见手术体位

1.仰卧位

主要包括标准仰卧位、头（颈）后仰仰卧位、头高脚低仰卧位、头低脚高仰卧位、人字分腿仰卧位。

2. 侧卧位

主要包括标准侧卧位、腰部手术侧卧位、45°侧卧位。

3. 俯卧位

主要包括标准俯卧位、膝胸卧位。

## 六、常用体位设备及用品

包括头枕、面包枕、沙袋、长沙条、头圈、膝圈(脚圈)、气圈、海绵垫、U 形垫、挡板等。

(刘晶菁)

# 第二十七节　常见手术体位安置方法

正确的手术体位安置可以有效地暴露手术野，利于医师操作，节省手术时间，缩短患者的麻醉时间，如何快速正确地按标准安置手术体位是每一位手术室专科护士必须掌握的技能之一。以下以笔者所在单位为例，介绍常见手术体位的安置方法。

## 一、仰卧位

### (一)标准仰卧位安置方法

1. 用物

头枕×1、气圈×1、膝枕×1、脚圈×2、搁手板×1、约束带×2、麻醉头架×1。

2. 方法

(1)患者平卧于手术床上。

(2)头枕垫于枕颈部。

(3)气圈垫于骶尾部。

(4)膝枕垫于腋窝处。

(5)脚圈垫于足跟处。

(6)一侧上肢放于搁手板上并用约束带妥善固定。

(7)另一侧上肢自然放于身体一侧用中单包裹并固定。

(8)膝上 5 cm 处约束带固定。

(9)放置麻醉头架。

3. 注意事项

(1)放置头枕时注意头颈部不能悬空以及过度后仰，避免颈部过伸引起甲状腺手术体位综合征，使头和颈椎处于水平中立位置，防止颈椎过度扭曲，牵拉损伤臂丛神经。

(2)上肢外展不超过 90°防止损伤臂丛神经，掌心向上，远端关节略高于近端关节有利于上肢肌肉韧带放松及静脉回流，固定时松紧 1 指为宜，预防骨筋膜室综合征。

(3)固定的上肢掌面贴于身体一侧。

(4)气圈放置时注意将充气阀门对向手术间房门，防止压力性损伤，同时方便交接班时检查。

(5)膝部固定时松紧1指为宜,避免腓总神经损伤。

(6)妊娠晚期孕妇在安置仰卧位时需适当左侧卧,以预防发生仰卧位低血压综合征。

(7)根据手术时间、术式、患者体型等在骨隆突处垫棉垫,以预防压力性损伤的发生。

(8)避免患者皮肤直接与金属物品接触,以保证术中电外科安全。

(9)避免患者皮肤直接与体位垫及手术床垫接触。

(10)安置体位时应保持患者头、颈、躯干处于同一水平功能位,防止身体扭曲。

### (二)甲状腺手术体位安置方法

1.用物

小沙袋×2、长肩垫×1、约束带×1。

2.方法

(1)患者平卧于手术床上。

(2)长肩垫垫于肩部,上缘与肩平齐。

(3)小沙袋放于颈部两侧固定头部。

(4)双上肢自然平放于身体两侧并用中单固定。

(5)膝上5 cm处约束带固定。

3.注意事项

(1)安置体位时以暴露术野为宜,避免颈部过伸引起甲状腺手术体位综合征。

(2)双上肢掌侧面贴于身体两侧。

(3)注意保护患者眼睛,防止消毒液溅入损伤角膜。

(4)如头端放置托盘,在升高手术床时注意观察面部有无触碰,防止压力性损伤,确保电外科安全。

### (三)颈前路手术体位安置方法

1.用物

小沙袋×2、面包枕×1、长肩垫×1、约束带×1、宽胶布×2、麻醉头架×1。

2.方法

(1)患者平卧于手术床上。

(2)长肩垫垫于肩部,上缘与肩平齐。

(3)面包枕垫于颈下。

(4)小沙袋放于头部两侧固定头部。

(5)宽胶布拉肩膀并固定。

(6)双上肢自然平放于身体两侧并用中单固定。

(7)膝上5 cm处约束带固定。

(8)放置麻醉头架。

3.注意事项

(1)上颈椎前路手术体位关节在于抬高下颌(不等于颈椎过伸),必要时可行头低脚高位。

(2)下颈椎前路手术体位时要注意垫高上胸椎,有利于显露术野。

(3)行颈椎间盘置换或严重颈椎病者须自然后仰,不用肩垫。

(4)宽胶布固定时注意避开各导线防止压力性损伤,不要粘贴在手术床垫上以防损坏,术后移除宽胶布时注意保护患者皮肤,避免医用粘胶相关性皮肤损伤。

(5)注意保护患者眼睛，防止消毒液溅入损伤角膜。

(6)麻醉头架置于患者左侧，以便主刀术中操作。

### (四)颈动脉内膜剥脱手术体位安置方法

1.用物

小沙袋×2、头圈×1、长肩垫×1、约束带×1。

2.方法

(1)患者平卧于手术床上。

(2)长肩垫垫于肩部，上缘与肩平齐。

(3)头圈垫于枕部，将头转向健侧。

(4)小沙袋放于头部两侧固定头部。

(5)上半身抬高 15°。

(6)双上肢自然平放于身体两侧并用中单固定。

(7)膝上 5 cm 处约束带固定。

3.注意事项

(1)头偏向健侧时要评估患者颈椎情况，防止加重颈椎病。

(2)抬高上半身时防止患者滑落。

(3)注意保护患者眼睛，防止消毒液溅入损伤角膜。

(4)将术侧耳廓用医用胶布贴于面部遮盖外耳道，防止消毒液流入损伤外耳道，术后移除胶布时注意保护患者皮肤，避免医用粘胶相关性皮肤损伤。

### (五)食管癌根治手术体位安置方法(麻花体位)

1.用物

头枕×1、头圈×1、方海绵垫×1、大沙袋×1、长沙条×1、小挡板×2、气圈×1、膝枕×1、脚圈×2、可调节搁手板×1、约束带×2。

2.方法

(1)患者平卧于手术床上。

(2)长沙条放于身体左侧固定患者，上缘与肩平齐。

(3)2 个小挡板固定长沙条。

(4)将患者右半身抬高，大沙袋塞于患者右侧背部，下缘与剑突平行，方海绵垫放于沙袋上，使患者右侧胸部抬高 45°。

(5)头枕及头圈垫于枕颈部。

(6)调节搁手板至适宜高度，将右手放于搁手板上并用约束带妥善固定。

(7)气圈垫于骶尾部。

(8)膝枕垫于腋窝处。

(9)脚圈垫于足跟处。

(10)膝上 5 cm 处约束带固定。

3.注意事项

(1)左侧长沙条及挡板要紧贴患者，牢固固定，防止右胸抬高时患者坠床。

(2)右胸抬高后要保持头颈部处于水平功能位，防止颈部过伸引起甲状腺手术体位综合征。

(3)右上肢抬高要保持功能位,外展不超过 90°、不可背伸防止损伤臂丛神经,远端关节略高于近端关节有利于上肢肌肉韧带放松及静脉回流,掌心向上,固定时松紧 1 指为宜,预防骨筋膜室综合征,如上臂下方有悬空可适当垫棉垫。

### (六)肝移植手术体位安置方法

1.用物

用头枕×1、头圈×1、大海绵垫×1、腰垫×1、气圈×1、膝枕×1、脚圈×2、搁手板×2、约束带×3、棉垫若干、麻醉头架×1。

2.方法

(1)患者平卧于手术床上。

(2)双上肢外展放于搁手板上,适当抬高并用约束带妥善固定。

(3)将患者上半身抬高,海绵垫垫于背部,下缘与剑突平齐。

(4)头枕与头圈垫于头颈部。

(5)腰垫垫于腰下。

(6)气圈垫于骶尾部。

(7)膝枕垫于腘窝处。

(8)脚圈垫于足跟部。

(9)调整两个搁手板位置,保持双上肢处于功能位。

(10)用棉垫包裹患者小腿及双足为患者保暖。

(11)膝上 5 cm 处约束带固定。

(12)放置麻醉头架。

3.注意事项

(1)双上肢抬高要保持功能位,外展不超过 90°、不可背伸防止损伤臂丛神经,远端关节略高于近端关节有利于上肢肌肉韧带放松及静脉回流,掌心向上,固定时松紧 1 指为宜,预防骨筋膜室综合征,如上臂下方有悬空可适当垫棉垫。

(2)上半身抬高后要保持头颈部处于水平功能位,防止颈部过伸引起甲状腺手术体位综合征。

(3)包裹棉垫时胶布不能直接粘贴在患者皮肤上,防止医用粘胶相关皮肤损伤,同时要露出脚趾方便随时观察末梢血液循环。

(4)放置麻醉头架时要略微向头端倾斜,方便主刀术中操作以及麻醉医师术中观察。

### (七)乳腺癌根治手术体位安置方法

1.用物

头枕×1、方海绵垫×1、搁手板×1、约束带×1、麻醉头架×1。

2.方法

(1)患者平卧于手术床上。

(2)患侧略微抬高,方海绵垫垫于患侧肩胛部。

(3)调节搁手板位置,保持患侧上肢处于功能位。

(4)健侧上肢自然平放于体侧并用中单固定。

(5)膝上 5 cm 处约束带固定。

(6)放置麻醉头架。

3. 注意事项

(1)放置海绵垫时要将患侧腋后线充分暴露。

(2)头颈部处于同一水平功能位，防止颈椎过度后或扭曲。

(3)调节搁手板位置，患侧上肢抬高要保持功能位，外展不超过90°、不可背伸防止损伤臂丛神经，远端关节略高于近端关节有利于上肢肌肉韧带放松及静脉回流，掌心向上妥善放置，不用固定。

(4)放置麻醉头架时要略微向头侧倾斜，方便主切术中操作以及麻醉医师术中观察。

### (八)肝癌切除手术体位安置方法

1. 用物

头枕×1、方海绵垫×1(右肝)、气圈×1、膝枕×1、脚圈×2、搁手板×1、悬吊带×1(右肝)、约束带×2、麻醉头架×1。

2. 方法

(1)患者平卧于手术床上。

(2)头枕垫于枕颈部。

(3)左上肢外展放于搁手板上并用约束带妥善固定。

(4)(右肝)右侧略微抬高，方海绵垫垫于右侧背部，下缘与剑突平齐。

(5)右上肢

1)左肝：自然平放于体侧并用中单固定。

2)右肝：套悬吊带固定在头架上。

(6)气圈垫于骶尾部。

(7)膝枕垫于腋窝处。

(8)脚圈垫于足跟处。

(9)膝上5 cm处约束带固定。

(10)放置麻醉头架。

3. 注意事项

(1)右半肝手术时垫海绵垫并悬吊右手。

(2)右手悬吊时抬高不超过90°防止损伤腋神经，不能与金属接触以保证电外科安全，露出手指方便随时观察末梢血液循环。

(3)头颈部处于同一水平功能位，防止颈椎过度后仰或扭曲。

(4)麻醉头架放置在右侧方便悬吊右手。

### (九)脾切除手术体位安置方法

1. 用物

头枕×1、方海绵垫×1、气圈×1、膝枕×1、脚圈×2、搁手板×1、约束带×2、麻醉头架×1。

2. 方法

(1)患者平卧于手术床上。

(2)头枕垫于枕颈部。

(3)方海绵垫垫于左侧背部，下缘与剑突平齐。

(4)左上肢外展放于搁手板上并用约束带妥善固定。

(5)右上肢自然平放于体侧并用中单固定。

(6)气圈垫于骶尾部。

(7)膝枕垫于腘窝处。

(8)脚圈垫于足跟处。

(9)膝上 5 cm 处约束带固定。

(10)放置麻醉头架。

3.注意事项

(1)头颈部处于同一水平功能位,防止颈椎过度后仰或扭曲。

(2)放置海绵垫后注意调节搁手板位置,外展上肢不超过 90°、不可背伸防止损伤臂丛神经,远端关节略高于近端关节有利于上肢肌肉韧带放松及静脉回流,掌心向上,固定时松紧 1 指为宜,预防骨筋膜室综合征,如上臂下方有悬空可适当垫棉垫。

## (十)普外微创手术体位安置方法

1.用物

头枕×1、肩托×2(头低脚高位)、脚托×2(头高脚低位)、大挡板×2、搁手板×1、约束带×3、棉纸若干、麻醉头架×1。

2.方法

(1)患者平卧于手术床上,骶尾部超出手术床背板与腿板折叠处约 5 cm。

(2)头枕垫于枕颈部。

(3)左上肢外展放于搁手板上并用约束带妥善固定。

(4)右上肢自然平放于体侧并用中单固定。

(5)肩托固定两肩部(头低脚高位)。

(6)大挡板固定身体两侧。

(7)脚托固定双足(头高脚低位)。

(8)调节腿板使双下肢分开。

(9)2 根约束带分别在双膝上 5 cm 处固定。

(10)放置麻醉头架。

3.注意事项

(1)根据患者身高在麻醉前后使患者骶尾部略超出手术床背板与腿板折叠处。

(2)根据手术方式、手术时间、患者体型,在骶尾部垫海绵垫,防止发生皮肤压力性损伤。

(3)术前评估患者视力、眼压、心肺功能、双髋关节活动度和手术史。

(4)手术床头高脚低不宜超过 30°,防止形成下肢深静脉血栓。

(5)手术床头低脚高不宜超过 30°,防止眼部水肿、眼压过高、影响呼吸循环功能等。

(6)肩托固定时距离颈侧 1 指为宜,防止损伤臂丛神经,在肩托与患者皮肤之间垫棉垫,防止发生皮肤压力性损伤。

(7)脚托固定双足时距离足底 1 指为宜,在脚托与患者皮肤之间垫棉垫,防止发生皮肤压力性损伤。

(8)防止腿板折叠处夹伤患者。

(9)双豚膝关节处于功能位。

(10)双下肢约束带固定时松紧 1 指为宜,防止损伤腓总神经。

(11)双腿分开不超过 90°,以站 1 人为宜,防止过度牵拉会阴部组织。

### (十一)牵引床手术体位安置方法

1.用物

牵引手术床、牵引架×1、头枕×1、搁手板×1、悬吊带×1、约束带×1、棉垫若干、麻醉头架×1。

2.方法

(1)患者平卧于牵引手术床上。

(2)准备牵引架,将会阴支持柱、牵引轴及安装杆放置在患侧。

(3)抬高双腿,撤除牵引手术床腿板,使臀部与手术床背板下缘平齐。

(4)安装牵引架固定器。

(5)连接手术床与牵引架。

(6)根据患者下肢长度调节牵引杆长度并固定。

(7)会阴支持柱放置在患侧并抵挡会阴部。

(8)将健侧足部放置在外展架的牵引鞋中并8字固定。

(9)将患侧足部放置在牵引架的引鞋中并8字固定。

(10)调节手术床高度,放置牵引架支撑杆并妥善固定。

(11)头枕垫于枕颈部。

(12)健侧上肢外展放于搁手板上并用约束带妥善固定。

(13)放置麻醉头架。

(14)患侧上肢套悬吊带固定在麻醉头架上。

3.注意事项

(1)术前检查牵引床各配件是否齐全,功能是否正常。

(2)固定后严格检查牵引床各关节固定是否牢固。

(3)患侧上肢抬高不超过90°,防止过度牵拉损伤腋神经,固定在头架上时避免接触金属,保证电外科安全,悬吊带包裹时注意露出手指以便术中观察末梢血液循环。

(4)患侧肩下垫海绵垫防止肩部悬空、肌肉牵扯而造成肩部不适和损伤。

(5)在摆放牵引体位前,会阴支持柱用棉垫包裹,以减轻牵拉后对会阴部的挤压,特别注意对男性患者会阴部的保护,患者如导尿,注意不要挤压导尿管。

(6)足部放在牵引鞋中要用棉垫包裹并保护,注意露出脚趾方便及时观察末梢血液循环;8字固定时松紧1指为宜,防止固定过紧影响血液循环。

(7)放置牵引架支撑架时注意方向,以免影响C臂机进出。

(8)术中使用C臂机透视时,确保是在无菌的环境下进行透视操作。

(9)推C臂机时注意避免碰撞牵引架防止损坏。

(10)术中操作牵引床,应采用微调模式。

## 二、侧卧位

### (一)胸部手术体位安置方法

1.用物

头枕×1、大海绵垫×1、气圈×1、脚圈×2、搁手板×1、可调节搁手板×1、骨盆固定架×1、约束带×3、棉被×1、麻醉头架×1。

2.方法

(1)患者健侧卧位侧卧于手术床上。

(2)头枕垫于头下。

(3)大海绵垫垫于腋下距肩峰10 cm处。

(4)气圈垫于髋部。

(5)健侧上肢放于搁手板上并用约束带妥善固定。

(6)患侧上肢放于可调节搁手板上并用约束带妥善固定。

(7)骨盆固定架固定患者耻骨联合处和骶尾部。

(8)双下肢自然屈曲,前后分开,两腿之间垫棉被。

(9)脚圈垫于两足跟处。

(10)约束带固定小腿部。

(11)放置麻醉头架。

3.注意事项

(1)头枕高度平健侧肩部,保持颈椎处于水平位,健侧耳廓及眼睛避免受压。

(2)患侧上肢自然屈曲呈抱球状,远端关节略低于近端关节,约束带松紧1指为宜,避免损伤尺桡神经。

(3)健侧上肢掌面向上,远端关节略高于近端关节,约束带松紧1指为宜,避免损伤尺桡神经。

(4)肩关节外展或抬高不超过90°,两肩连线与手术床呈90°。

(5)骨盆固定架从患者腿部方向向上固定,以免影响术者操作,腹侧固定架安装时注意保护会阴部,防止受压,尤其男性患者的外生殖器,避免压迫腹股沟,防止下肢缺血或深静脉血栓形成,如患者导尿,避免挤压导尿管,背部固定架固定在骶尾部。

(6)注意保护患者的心肺功能。

(7)保护患者骨隆突处,必要时用海绵垫或棉垫保护,防止压力性损伤的发生。

(8)下肢约束带固定时注意避开膝外侧,在膝上或下5 cm处固定,松紧1指为宜,防止损伤腓总神经。

(9)安置体位后保持患者头、颈、躯干处同一水平位,身体无扭曲。

(10)术中调节手术床时先告知医师再调节,调节后需密切观察,防止体位移位,导致重要器官受压。

(11)放置麻醉头架时要略微向头侧倾斜,方便外科医师术中操作以及麻醉医师术中观察。

## (二)髋部手术体位安置方法

1.用物

头枕×1、大海绵垫×1、气圈×1、脚圈×1、搁手板×1、可调节搁手板×1、骨盆固定架×1、约束带×3、麻醉头架×1。

2.方法

(1)患者健侧卧位侧卧于手术床上。

(2)头枕垫于头下。

(3)大海绵垫垫于腋下距肩峰10 cm处。

(4)气圈垫于髋部。

(5)健侧上肢放于搁手板上并用约束带妥善固定。

(6)患侧上肢放于可调节搁手板上并用约束带妥善固定。

(7)骨盆固定架固定患者耻骨联合处和骶尾部。

(8)约束带固定健侧下肢。

(9)脚圈垫于健侧足跟处。

(10)放置麻醉头架。

3.注意事项

(1)头枕高度平健侧肩部,保持颈椎处于水平位,避免健侧耳廓及眼睛受压。

(2)患侧上肢自然屈曲呈抱球状,远端关节略低于近端关节,约束带松紧1指为宜,避免损伤尺桡神经。

(3)健侧上肢掌面向上,远端关节略高于近端关节,约束带松紧1指为宜,避免损伤尺桡神经。

(4)肩关节外展或抬高不超过90°,两肩连线与手术床呈90°。

(5)骨盆固定架从患者胸背部向下固定,以免影响术者操作,腹侧固定架安装时注意保护会阴部,防止受压,尤其男性患者的外生殖器,避免压迫腹股沟,防止下肢缺血或深静脉血栓形成,如患者导尿,避免挤压导尿管,背部固定架固定在肩背部或骶尾部。

(6)注意保护患者的心肺功能。

(7)保护患者骨隆突处,必要时用海绵垫或棉垫保护,防止压力性损伤的发生。

(8)下肢约束带固定时注意避开膝内侧,在膝上或下5 cm处固定,松紧1指为宜,防止损伤腓总神经。

(9)安置体位后评估患者胸部及健侧髋部的稳定性,避免术中移位,影响双下肢的长度对比。

(10)安置体位后保持患者头、颈、躯干处同一水平位,身体无扭曲。

(11)术中调节手术床时先告知医师再调节,调节后需密切观察,防止体位移位,导致重要器官受压。

### (三)肾部手术体位安置方法

1.用物

头枕×1、大海绵垫×1、脚圈×2、搁手板×1、可调节搁手架×1、约束带×3、宽胶布×2、棉被×1、麻醉头架×1。

2.方法

(1)患者健侧卧位侧卧于手术床上,肾区对准手术床腰桥部。

(2)头枕垫于头下。

(3)健侧上肢放于搁手板上并用约束带妥善固定。

(4)患侧上肢放于可调节搁手板上并用约束带妥善固定。

(5)大海绵垫垫于腋下距肩峰10 cm处。

(6)2条宽胶布将患者固定在手术床上。

(7)健侧下肢自然屈曲,患侧下肢伸直,两腿之间垫棉被。

(8)脚圈垫于两足跟处。

(9)膝上或下5 cm处固定约束带。

(10)放置麻醉头架。

(11)将手术床摇成“折刀”位,使肾区充分暴露。

3. 注意事项

(1)头枕高度平健侧肩部,保持颈椎处于水平位,避免健侧耳廓及眼睛受压。

(2)患侧上肢自然屈曲呈抱球状,远端关节略低于近端关节,约束带松紧1指为宜,避免损伤尺桡神经。

(3)健侧上肢掌面向上,外展不超过90°,远端关节略高于近端关节,约束带松紧1指为宜,避免损伤臂丛神经和尺桡神经。

(4)肩关节外展或抬高不超过90°,两肩连线与手术床呈90°。

(5)宽胶布固定患者时注意避开或用棉垫遮挡乳头及会阴部,不可直接将宽胶布粘贴在这两处,不要粘贴在手术床垫上以防损坏,术后移除宽胶布时注意保护患者皮肤,避免医用粘胶相关性皮肤损伤。

(6)注意保护患者的心肺功能。

(7)保护患者骨隆突处,必要时用海绵垫或棉垫保护,防止压力性损伤的发生。

(8)下肢约束带固定时注意避开膝外侧,在膝上或下5 cm处固定,松紧1指为宜,防止损伤腓总神经。

(9)摇腰桥体位时,先整体头高脚底再摇低背板,使患者凹陷的肾区逐渐展平。

(10)安置体位后保持患者头、颈、躯干处同一水平位,身体无扭曲。

(11)术中调节手术床时先告知医师再调节,调节后需密切观察,防止体位移位,导致重要器官受压。

### (四)脊柱微创侧卧位手术体位安置方法

1. 用物

头枕×1、大海绵垫×1、气圈×1、脚圈×2、搁手板×1、可调节搁手板×1、约束带×3、宽胶布×2、棉被×1、麻醉头架×1。

2. 方法

(1)患者取右侧卧位。

(2)头枕垫于枕颈部。

(3)右侧上肢放于搁手板上并用约束带妥善固定。

(4)左侧上肢屈曲呈抱球状放于可调节搁手板上并用约束带妥善固定。

(5)大海绵垫垫于腋下距肩峰10 cm处。

(6)2条宽胶布将患者固定在手术床上。

(7)气圈垫于髋部。

(8)双下肢自然屈曲,前后分开放置,两腿之间垫棉被。

(9)脚圈垫于两足跟处。

(10)膝上或下5 cm处固定约束带。

(11)放置麻醉头架。

3. 注意事项

(1)头枕高度平右侧肩部,保持颈椎处于水平位,避免右侧耳廓及眼睛受压。

(2)左侧上肢自然屈曲呈抱球状,远端关节略低于近端关节,约束带松紧1指为宜,避免损伤尺桡神经。

(3)右侧上肢掌面向上，外展不超过 90°，远端关节略高于近端关节，约束带松紧 1 指为宜，避免损伤臂丛神经和尺桡神经。

(4)肩关节外展或抬高不超过 90°，两肩连线与手术床呈 90°。

(5)宽胶布固定患者时注意避开或用棉垫遮挡乳头及会阴部，不可直接将宽胶布粘贴此处，不要粘贴在手术床垫上以防损坏，术后移除宽胶布时注意保护患者皮肤，避免医用粘胶相关性皮肤损伤。

(6)注意保护患者的心肺功能。

(7)保护患者骨隆突处，必要时用海绵垫或棉垫保护，防止压力性损伤的发生。

(8)下肢约束带固定时注意避开膝外侧，在膝上或下 5 cm 处固定，松紧 1 指为宜，防止损伤腓总神经。

(9)安装体位架时不要影响术中透视。

(10)安置体位后保持患者头、颈、躯干处同一水平位，身体无扭曲。

(11)术中调节手术床时先告知医师再调节，调节后需密切观察，防止体位移位，导致重要器官受压。

## 三、俯卧位

### (一)颅脑手术体位安置方法(脑外头架)

1. 用物

脑外头架×1、小海绵垫×3、大海绵垫×1、气圈×1、膝圈×2、约束带×1。

2. 方法

(1)患者平卧于手术转运床上，肩部与手术床背板上缘平齐。

(2)撤除手术床头板，安装脑外头架，放置相应体位垫对准患者身体各部位。

(3)采用轴线翻身法，医护共同将患者翻转置手术床。

(4)麻醉医师保护头部，医护共同调节体位垫位置。

(5)双上肢自然伸直并用中单固定在身体两侧。

(6)检查头面部，根据患者的头型及手术入路调整脑外头架并消毒后用脑外头钉三点式固定患者头部。

(7)膝上 5 cm 处约束带固定。

(8)检查各管路是否在位通畅并妥善固定。

3. 注意事项

(1)术前检查脑外头架各部件是否齐全，各螺丝是否处于功能位。

(2)翻身前检查转运床与手术床是否均已固定，防止翻身时发生坠床。

(3)确保双眼眼睑闭合，避免损伤角膜。

(4)轴线翻身时至少有 4 名医护人员配合完成，听从巡回护士统一指令，妥善保护患者各管路防止脱管。

(5)翻身后，麻醉医师保护患者头颈部，外科医师与巡回护士迅速调整体位垫，使胸腹部悬空不影响呼吸，会阴部位于气圈内不受压，膝盖位于膝圈内避免悬空，踝关节自然弯曲，足尖自然下垂不触碰手术床，从头至脚逐一检查各受压部位及各重要器官，并注意分散压力。

(6)头部安置妥当后应处于中立位,防止颈部过伸或过屈,下颌不可触及胸骨防止压伤,防止舌外伸引起舌损伤。

(7)双上肢掌侧面贴于身体两侧,防止垂腕。

(8)骨隆突处注意用棉垫保护,电极片的位置应避开俯卧时的受压部位,防止发生压力性损伤。

(9)各关节呈功能位,避免损伤神经及血管。

(10)固定下肢约束带时避开腘窝,松紧1指为宜,防止损伤腓总神经。

## (二)颈椎后路手术体位安置方法(石膏床)

1.用物

石膏床×1、小沙袋×2、气圈×1、膝圈×2、大海绵垫×1、棉垫若干、宽胶布×2、压疮贴×2、护脸贴膜×1、约束带×1。

2.方法

(1)患者平卧于手术转运床上,肩部与手术床背板上缘平齐。

(2)撤除手术床头板,放置相应体位垫对准患者身体各部位。

(3)患者准备:①贴压疮贴:额部、下颌、两侧颧骨、两侧髂嵴;②贴护脸胶布;③将石膏床放置在患者身上。

(4)采用轴线翻身法,医护共同将患者及石膏床翻转置手术床。

(5)麻醉医师保护头部,医护共同调节体位垫及石膏床位置。

(6)棉垫垫于患者身体两侧。

(7)沙袋放于石膏床两侧固定石膏床。

(8)双上肢自然伸直并用中单固定在身体两侧。

(9)宽胶布拉肩膀并固定。

(10)膝上5 cm处约束带固定。

(11)检查各管路是否在位通畅并妥善固定。

3.注意事项

(1)根据患者体型及头型选择合适的石膏床并用棉垫包裹头部,防止压力性损伤,棉垫厚度以与患者面部接触无空隙为宜,防止石膏床头部过大患者头颈部掉落,防止头部过小造成压力性损伤或失明,防止躯干部过长压迫会阴部,尤其是男性患者。

(2)翻身前检查转运床与手术床是否均已固定,防止翻身时发生坠床。

(3)确保双眼眼睑闭合,避免损伤角膜。

(4)轴线翻身时至少有4名医护人员配合完成,听从巡回护士统一指令,妥善保护患者各管路防止脱管。

(5)翻身后,麻醉医师保护患者头颈部,外科医师与巡回护士迅速调整体位垫及石膏床,使胸腹部悬空不影响呼吸,会阴部位于气圈内不受压,膝盖位于膝圈内避免悬空,踝关节自然弯曲,足尖自然下垂不触碰手术床,从头至脚逐一检查各受压部位及各重要器官,并注意分散压力。

(6)头部安置妥当后检查两侧眼眶、两侧颧骨、下颌是否受压并进行相应的调整,防止术后压力性损伤或失明等灾难性损伤的发生。

(7)放置沙袋时保持身体呈水平位无倾斜。

(8)垫棉垫时保持棉垫平整无褶皱。

(9)宽胶布拉肩膀时注意向后推肩膀以便更好地消除皮肤褶皱，注意避开各导线防止压力性损伤，不要粘贴在手术床垫上以防损坏，术后移除宽胶布时注意保护患者皮肤，避免医用粘胶相关性皮肤损伤。

(10)双上肢掌侧面贴于身体两侧，防止垂腕。

(11)骨隆突处注意用棉垫保护，电极片的位置应避开俯卧时的受压部位，防止压力性损伤的发生。

(12)各关节呈功能位，避免损伤神经及血管。

(13)固定下肢约束带时避开腘窝，松紧1指为宜，避免损伤腓总神经。

### (三)脊柱后路手术体位安置方法(U形垫)

1.用物

头圈×1、U形垫×2、膝圈×2、大海绵垫×1、可调节托盘高度的输液架×2。

2.方法

(1)患者平卧于手术转运床上。

(2)放置相应体位垫对准患者身体各部位。

(3)采用轴线翻身法，医护共同将患者翻转置于手术床。

(4)麻醉医师保护头部，医护共同调节体位垫位置。

(5)根据患者肩关节活动度调节输液架托盘高度，将患者双上肢放于输液架托盘上。

(6)膝上5 cm处固定约束带。

3.注意事项

(1)翻身前检查转运床与手术床是否均已固定，防止翻身时发生坠床。

(2)确保双眼眼睑闭合，避免损伤角膜。

(3)放置体位垫时，注意避免影响术中透视。

(4)轴线翻身时至少有4名医护人员配合完成，听从巡回护士统一指令，妥善保护患者各管路防止脱管。

(5)翻身后，麻醉医师保护患者头颈部，外科医师与巡回护士迅速调整体位垫，U形垫上缘与肩平齐，距腋窝1拳，防止损伤臂丛神经及腋神经，使胸腹部悬空不影响呼吸；女性乳房及男性会阴部不受压，膝盖位于膝圈内避免悬空，踝关节自然弯曲，足尖自然下垂不触碰手术床，从头至脚逐一检查各受压部位及各重要器官，并注意分散压力。

(6)头部安置妥当后检查下侧眼眶、颧骨、下颌是否受压并进行相应的调整，防止术后压力性损伤或失明等灾难性损伤的发生。

(7)双上肢沿生理旋转方向，自然向前放于输液架托盘上，使肩关节保持功能位，防止指端下垂，肘关节处垫棉垫，避免损伤神经及血管。

(8)骨隆突处注意用棉垫保护，电极片的位置应避开俯卧时的受压部位，防止压力性损伤的发生。

(9)固定下肢约束带时避开胴窝，松紧1指为宜，避免损伤腓总神经。

(刘晶菁)

# 第二十八节 普外科手术常用专科器械

普外科常规手术有胃肠、胆囊、肝脾等所有腹腔手术，主要分为常规手术器械如普通血管钳、吸引器、拉钩等，以及专科手术器械如心耳钳、密式钳、肾蒂钳等，还有腔镜手术器械如镜头、光缆、气腹管、肠钳、分离钳等。以下将逐一介绍。

## 一、普外科常规器械

### （一）钳子

（1）组织钳又称艾利斯钳或者鼠齿钳，用于夹持皮瓣或固定皮下组织。

（2）肠钳用于肠道手术吻合夹持肠道组织，钳头有弯、直两种，有时根据需要可以套以乳胶管后使用，减少对肠壁的伤害。

（3）直角分离钳也称密式钳、分离钩、直角钳，主要用于游离动脉，牵拉血管等。

（4）肾蒂钳用于钳夹肾蒂血管。

（5）心耳钳主要用于心血管手术中腔静脉插管或者阻断血流。

（6）阑尾钳用于夹持固定阑尾，输尿管组织等。

（7）取石钳用于开放胆囊手术中夹取结石。

（8）可克钳类似血管钳，但是前端带齿，主要用于夹持较厚组织及易滑脱组织，也可用于切除组织的夹持、牵引。前端钩齿可防止滑脱，对组织的损伤较大，不能用作一般的止血钳。

（9）荷包钳用于手术中做荷包。

### （二）探条

探条又称探子、探针，用于检查、触诊，探查组织异物、器官管腔深浅、瘘或窦道深浅、走向。

### （三）特殊拉钩

（1）全方位拉钩用于手术中提拉组织，暴露切口。

（2）单臂拉钩又称腹部框架式牵开器或肝脏拉钩，用途同全方位拉钩。

## 二、普外科腔镜器械

### （一）常用腔镜器械

常规普外科腹腔镜器械大致分内窥镜镜头、导光器、气腹管、穿刺器、腹腔镜抓钳、腹腔镜分离钳、抓钳、肠钳、弹簧钳、巴克钳、钛夹钳、施夹钳等。

（1）施夹钳配合一次性使用手术结扎夹，用于术中结扎止血。

（2）抓钳用于术中夹持抓取组织。

（3）分离钳用于术中分离组织，解剖游离组织。

（4）直角分离钳。

（5）钛夹用于止血和标记组织。

（6）皮下分离棒用于内镜甲状腺扩开皮肤组织。

（7）肠钳用于提拉肠腔组织。

（8）腹壁穿刺针用于腹壁缝合、补片固定、组织悬吊。

（9）腔镜持针器用于腔镜术中缝合。

(10)带齿活检钳将组织轻松咬取,避免组织撕裂。

(11)电凝棒、钩配合电凝线,进行组织止血,剥离组织。

(12)弹簧钳:一般用于抓持胆囊。

(13)内甲拉钩:内镜甲状腺手术中起牵拉作用。

(14)扇形拉钩腔镜手术中遮挡肝脏,起到保护作用。

(15)内镜镜头通过导光束将外界光源导入人体器官。

(16)穿刺器为微创手术提供器械通道,防止气体泄漏,保证了气压的稳定。

(17)气腹针内有弹簧保护装置,可避免刺伤腹腔内脏器。

(18)切开刀用于腔镜术中深部组织切开。

(19)气腹管连接于穿刺器外鞘管作为传输二氧化碳的管路。

(20)导光束将外界强光导入体内。

### (二)常用腔镜耗材

1.吻合器

(1)闭合器:也称吻合器,是普外科用来替代手工缝合的设备,主要是利用钛钉对组织进行离断或吻合,工作原理类似订书机。

(2)端端吻合器:由器身、握把、旋转尾翼、钉匣、钉砧和穿刺器构成。用于开放手术或腔镜手术中全消化道端端、端侧或侧侧吻合重建术。

2.超声刀

超声刀是外科腔镜中最常用的能量切割器械,通过高频声波振荡产生机械能使组织变性达到止血目的。

3.立格秀

立格秀是对传统双极、电刀的改进,通过主机自动反馈系统调节控制电压,闭合快,无烟雾,无碳化,适合腹腔和开放手术。

(刘晶菁)

# 第二十九节　手术中患者的监测

## 一、心电监护

心电监测是临床上应用最为广泛的病情监测参数,是指用心电监护仪对被监护者进行持续不间断的心电功能监测,通过心电监护仪反映心肌电活动的变化。早期,为了连续监测患者的心电,出现了由心电示波、心率计和心电记录器构成的最基本的心电监护仪。随着医学的发展,急危重症患者的监护水平不断提高,加之电子及计算机技术等在医疗仪器设备中的应用,又产生了多导心电、呼吸、温度、血压以及血氧饱和度等多参数的监护仪。目前,心电监测普遍采用了床旁监护仪发送的心电波形和数字形式获取相关信息。床旁监护系统是通过导联线与机体相关部位的电极片连接获取心电信号,再经电模块将其进行放大及有关处理。除心电信号外,床旁监护系统可配备其他模块,获取多种监测信息。

1.心电导联的连接

心电电极多采用一次性液柱型电极(银-氯化银电极嵌入含浸渍导电糊泡沫塑料的杯型合成树脂),于丙苯酮或乙醚混合液清洁皮肤后,贴于相应位置。目前,基本上采用 5 个电极,具体放置如下。①右上为红色(RA):胸骨右缘锁骨中线第 1 肋间;②右下为黑色(RL):右锁骨中线剑突水平处;③中间为褐色(C):胸骨左缘第 4 肋间;④左上为黄色(LA):胸骨左缘锁骨中线第 1 肋间;⑤左下为白色(LL):左锁骨中线剑突水平处。通过电极放置的位置可模拟心电图导联检查效果,以便对监测结果进行合理分析。比如:两侧锁骨下与两侧锁骨中线第 7 肋间可模拟标准导联;两侧锁骨下和胸骨中侧第 4 肋间可模拟 $V_1$ 导联;两侧锁骨下和左锁骨中线第 5 肋间可模拟 $V_5$ 导联。此外,临床上可根据不同情况只放置 3 个电极也可达到监测目的,如只放置 RA、RL、LA 电极。

2.心电监护指标及目的

心电监测的主要指标包括:心率和心律、QRS 波形、有无 P 波与 P 波形态、振幅及间期、P-R 间期、Q-T 间期、R-R 间期、T 波形态以及有无异常波形出现等。通过对上述指标的监测,要达到及时发现致命性与潜在致命性心律失常、可能影响血流动力学的过缓或心动过速以及心肌缺血的 ST 段和 T 波的改变的目的。致命性快速心律失常包括心室颤动、心室扑动、持续性室性心动过速,以及心房颤动且心室率超过 220 次/分钟者等,其常见病因包括呼吸疾病并发急性心肌梗死、冠心病心肌缺血急性发作及其他严重心脏病。致命性心律失常包括长时间心脏停顿或心室停顿及高血钾所致的严重缓慢心律失常等,其常见呼吸系统疾病的病因有呼吸衰竭、气道梗阻、肺动脉栓塞,以及其他心脏病患者如急性心肌梗死、心肌炎及心包压塞等。心肌缺血的监测常需要将心电电极模拟 $V_5$ 导联位置,而无关电极分别放置于胸骨柄和右腋前线第 5 肋间。心肌缺血监测的目的为发现无症状性心肌缺血与确诊有症状的心肌缺血发作;监测持续心肌缺血状态发展动向;心肌缺血治疗效果监测等。

3.监测的原理

心电监护的基本过程是在导联线电极上获取的心电信息经心电模块将其放大及有关处理。心电模块主要包括导联选择、生物放大器、心率计、信号处理等部分组成。心电信号通过导联线上的电极获取。导联选择不同电极间的电位进行测量。而人体体表的心电信号幅度只有 1 mV 左右,必须将其放大 1 000 倍以上才能通过监视器显示和记录器记录出来,因此,心电放大器是一个高增益、高输入阻抗的放大器。

4.护理

(1)操作程序:使用心电监护仪必须掌握正确的操作流程,以确保监护仪的正常运转和使用寿命。目前临床上使用的综合心电监护仪的操作程序基本相似。具体要求如下:①准备物品:主要有心电监护仪机器及其配件,如导联线、血氧监测线与探头、电极贴、生理盐水棉球、配套血压测量袖带等。②患者准备:将患者取舒适体位,如平卧或半卧位,解释监护的需要与目的。擦拭清洁导联粘贴部位。③接通心电监护仪:连接电源,打开主机,等待机器自检结束后,调试仪器至功能监测状态并根据需要调试报警范围。④连接电极:贴电极片,连接心电导联线,如电极与导线连接为按扣式,应先将电极与导线连接后贴于相应部位。⑤连接袖带:将袖带绑至肘窝上 3～6 cm 处,松紧以插入两手指为宜。连接测量血压的导线。⑥监测指标并记录。

(2)注意事项:①心电监测的效果受多种因素的影响,其中最重要的是电极粘贴是否稳妥。

为保证监测质量，对胸部皮肤须进行剃毛处理或用细砂纸轻轻摩擦皮肤，再放置电极。一般60～72 h更换电极片。②监测时要注意患者体位改变或活动会对监测结果的影响，心电示波可出现不规则曲线，呈现出伪心率或心律。因此，对监测结果要进行综合分析，必要时，听诊心音进行对比，以确定监测结果的真伪。③使用胸前心电监护导联时，若存在规则的心房活动，则应选择P波显示较好的导联。QRS振幅应＞0.5 mV，以便能触发心率计数。如除颤时放置电极板，必须暴露出患者的心前区。心电监护只是为了监测心率、心律变化，若需分析ST段异常或更详细地观察心电图变化，应做常规12导联心电图。

## 二、动脉血压监护

1.基本概念

(1)血压：血管内血液对血管壁的侧压力为血压。测压时是以大气压为准，用血压高于大气压的数值表示血压的高度，通常用kPa(mmHg)为单位来表示。产生血压的重要因素是心血管系统内有血液充盈和心脏的射血力量。

(2)动脉压：动脉压是器官组织灌注的一个极好的生理和临床指标，适度有效的器官组织灌注对生存必不可少。动脉压取决于心排量和血管阻力。其相互间的关系可用公式表达：平均动脉压－中心静脉压＝心排量×外周血管阻力。动脉压在一个心动周期中可能随着心室的收缩与舒张而发生规律性的波动。心室收缩时，动脉压升高，当达到最高值时称为收缩压；心室舒张时，动脉压下降，当降至最低时，为舒张压；收缩压与舒张压的差值称为脉压差；一个心动周期中每一瞬间动脉血压的平均值，被称为平均动脉压。但须注意平均动脉压不是收缩压与舒张压之和的一半，而是更接近于舒张压。

(3)正常值：正常人血压会受多方面因素的影响。血压的数值可随年龄、性别及其他生理情况而变化。年龄增高，动脉血压逐年增高，收缩压的升高比舒张压的升高明显。男性比女性高，女性在更年期以后有明显的升高。体力劳动或情绪激动时血压可暂时升高。

(4)动脉压波形：正常血压波形可分为二相，即收缩相和舒张相。收缩相是指主动脉瓣开放和快速射血到主动脉时所形成的波形，此动脉波形为急剧上升至顶峰，随后血流经主动脉到周围动脉，压力下降，主动脉瓣关闭，在动脉波下降支斜坡上出现切迹，称为重搏切迹。舒张相是从主动脉瓣关闭直至下一次收缩开始。动脉压波形逐渐下降至基线。舒张相最低点是舒张压。

2.监测方法与原理

目前临床常用的监测血压方法有两大类。一类是无创测量法，即指袖带式自动间接动脉血压监测。其原理来自传统的人工听诊气袖法，所不同的是在判别收缩压和舒张压时是通过检测气带内气压的搏动实现的。另一类是有创测量法，即指在动脉内置管进行动脉血压连续监测的直接动脉血压监测法，其原理是使用一般的弹簧压表，但仅能测出平均动脉压，而使用电子压力换能器监测仪，则可测出动脉收缩压、舒张压，还可测得压力波形且记录一次心动周期的压力波形的变化。两类监测血压法各有其优点和不足。直接动脉压监测的主要优点是如下。

(1)可连续监测收缩压、舒张压和平均动脉压，并将其数值及波形实时显示在监护仪荧光屏上，及时准确地反映患者血压动态变化。

(2)有助于根据动脉血压的变化判断体内血容量、心肌收缩力、外周阻力以及有无心包填塞等病情变化。

(3)可以弥补由于袖带监测血压而导致血压测不出或测量不准确的弊端,直接反映动脉血压的实际水平。

(4)可通过动脉置管采集各种动脉血标本,以免除因反复动脉穿刺给患者带来的痛苦。无创血压监测法操作较有创监测法安全、简单、易于操作,可直接避免有创监测时置管所出现的血栓形成或感染等危险。一般来说,在危重症患者的急救过程中多采用有创监测法,但随病情缓解应尽早改为无创监测法,以减少各种并发症的发生。

3.影响因素

影响动脉血压的因素很多,如每搏输出量、心率、外周阻力、动脉管壁的弹性及循环血量等。这些因素相互关联、相互影响,如心率影响心室充盈和每搏输出量的某些变化,心排出量的改变必伴有血流速度和外周阻力的变化。另外,神经体液因素调节下的心排出量的变化往往会引起外周阻力的变化。临床实际中,遇到具体情况,必须结合患者的血流动力学指标的改变,综合各种因素全面分析和判断。

4.临床意义

动脉血压是衡量机体生理功能的一项重要指标,无论是动脉血压过低还是过高都可对机体各脏器功能的相对稳定产生十分不利的影响。通过对动脉血压的监测可推算其他心血管参数,如每搏输出量、心肌收缩力、全身循环阻力等。观察血压波形还可对患者的循环状况进行粗略估计。波形高尖见于高血压、动脉硬化及应用升压药和增强心肌收缩力的药物。波形低钝见于低心排综合征、低血压休克和心律失常以及药物影响等情况。

5.护理

无创血压监测法的护理较为简单,按常规血压测量法护理要求进行。下面重点对有创血压监测方法的护理加以论述。

(1)保持测压管通畅,防止血栓形成:①定时监测血压通畅情况,随时注意通路、连接管等各个环节是否折曲、受压,定时冲洗管路。②保持三通管正确的方向,测量时开通三通管,并以肝素盐水持续冲洗测压管。③抽取动脉血后或闭管前必须立即用肝素盐水进行快速正压封管,以防凝血阻管。④管路中如有阻塞,应及时抽出血凝块,切勿将血块推入,以防发生动脉血栓形成。⑤在病情平稳后应及时考虑拔出置管,改为无创血压监测,以防并发症出现。⑥保持各接头连接紧密,防止渗漏。

(2)防止感染:①严格无菌操作,每天消毒穿刺部位,并至少每 24 h 更换一次透明贴膜。②每次经测压管抽取动脉血标本时,均应以碘酒、乙醇消毒接头处。③各接头及整个管路应保持严格封闭及无菌状态。

(3)防止空气栓塞:在操作过程中,严格控制空气进入管路,防止空气栓塞。

(4)预防并发症:常见并发症可有远端肢体缺血、出血、感染和测压管脱出,具体护理如下。

1)远端肢体缺血:引起远端肢体缺血的主要原因是血栓形成、血管痉挛及局部长时间包扎过紧等。预防办法有:①置管前要判断肢端动脉是否有缺血症状。②穿刺血管时,动作要轻柔稳准,穿刺针选择要粗细得当,避免反复穿刺损伤血管。③固定肢体勿过紧,防止影响血液循环。

2)局部出血血肿:穿刺后要密切观察局部出血情况,对应用抗凝药或有出血倾向者要增加压迫止血的时间,至少 5 min 以上。穿刺局部应用宽胶布加压覆盖,必要时加沙袋压迫止血。

如有血液渗出要及时清除，以免影响对再次出血情况的观察。

3)感染：动脉置管可发生局部或全身感染。一旦发生全身感染多由血源性感染所致，后果严重。因此，置管期间严密观察体温变化，如出现高热、寒战，应及时查找原因；如发现穿刺部位出现红、肿或有分泌物形成，应加强换药，并取分泌物进行细菌培养，以协助诊断，合理选择抗生素。置管期间一旦发生感染应立即拔管，并将测压管末端无菌封闭送做细菌培养。

4)测压管脱出：置管期间，穿刺针及管路要固定稳妥，防止翻身等操作时将管拉出。对躁动患者要采取好保护措施，必要时将患者的手包紧，防止患者不慎将管拔出，一旦发生管路脱出，切忌将管送回，以防感染。

## 三、血氧饱和度监护

血氧饱和度($SaO_2$)是指血氧含量与血红蛋白完全氧合的氧容量之比。即 $SaO_2$=动脉血实际结合氧/动脉血氧结合饱和时含氧量×100%。临床上常用的 $SaO_2$ 监测仪，是通过无创的红外线探头监测患者指(趾)端小动脉搏动时的氧合血红蛋白的百分数而获得经皮 $SaO_2$。$SaO_2$ 正常范围为 94%～100%。

1.测定方法

经皮血氧饱和度的探头有两种。一种是指夹式，探头由夹子式构成，一面发射红光，一面接收。适用于成人及儿童。另一种是黏贴式，由两个薄片构成，可分别黏在患者指或趾两侧，适用于新生儿和早产儿，因儿童的指或趾较小且细嫩，用指夹式探头夹不住，即便夹住也容易压伤指或趾。

2.测定原理

(1)分光光度测定法：将红外线探头放置于患者指(趾)端等适当的位置，根据血红蛋白和氧合血红蛋白对光吸收特性不同的特点，利用发光二极管发射出红外光和红外线穿过身体适当部位的性质，用可以穿透血液的红光(波长 660 $\mu m$)和红外线(940 $\mu m$)分别照射组织(指或趾)，并以光敏二极管接受照射后的光信号，为了排除动脉血以外其他组织的影响，只取搏动的信号，经计算机采样分析处理氧合血红蛋白占总血红蛋白的百分数，最终显示在监视器上。但如果无脉搏，则不能进行测量。

(2)容积测定法：正常生理情况下，毛细血管和静脉均无搏动，仅有小动脉有搏动。入射光线通过手指时，在心脏收缩期，手指血容量增多，光吸收量最大；反之，在心脏舒张期，光吸收量最小。因此，光吸收量的变化反映了组织血容量的变化。此种方法只测定搏动性血容量，而不受毛细血管和静脉影响，也与肤色和皮肤张力无关。

3.临床意义

(1)提供低氧血症的监测指标，指导氧疗：监测指尖 $SpO_2$ 方法简单、便捷、安全，通过监测所得的 $SpO_2$ 指标，可以及时发现危重症患者的低氧血症及其程度，指导选择和调节合理氧疗方式，改善低氧血症，避免或减少氧中毒的发生。

(2)提供应用机械通气治疗的依据，指导通气参数的调整：监测能帮助确定危重症患者实施机械通气治疗的时机，并在机械通气过程中，与其他指标相结合，对机械通气选择的通气模式、给氧浓度等参数进行调整，还可为撤机和拔除气管插管提供参考依据。

(3)提供心率监测：有些监护仪在测量血氧饱和度的同时还可以通过其血氧饱和度模块获取心率参数，其原理是通过末梢血管的脉动波计算出心率。此优点保证了心电图受干扰时心率测量的准确性，临床上应用较为方便。

4.影响因素

血氧饱和度的监测结果会受很多因素影响，如患者脉搏的强弱、血红蛋白的质和量、皮肤和指甲状态、患者血流动力学变化等。患者烦躁不安会导致测量结果不准，在使用时应固定好探头，尽量使患者安静，以免报警及不显示结果。因探头为红线及红外线，所以照蓝光的新生儿应将探头覆盖，避免直接照射，损伤探头。严重低血压、休克、体温过低或使用血管活性药物，以及血红蛋白水平较高时均可影响测量结果，应结合患者病情综合判断指标的准确性，防止影响病情的治疗和诊断。在极高的环境光照情况下也会影响测量结果，使用时，应尽量避免。有研究表明，对于那些存在外周血管痉挛或因外界寒冷刺激诱导的外周低灌流时，采取额贴监测血氧饱和度比指尖的监测更有优势。

5.护理

(1)血氧饱和度的监测应排除各种干扰因素，尤其应注意人为因素的干扰，如探头放置位置、吸痰后的影响、肢端的温度等。

(2)要对监测探头进行维护和保养和防止导线断折。

(3)监测时，探头红外线射出面应直对手指(趾)甲床侧，指尖放置深度合适，以防检测结果不准确。

(4)发现监测结果持续下降低于94%时，应及时查找分析原因，排除非病情变化因素后，仍不缓解，应立即采取措施。不宜在测血压侧指尖监测血氧饱和度，以免影响监测结果。

(5)通过血氧饱和度监测结果可以粗略评估动脉血氧分压水平，以便及时判断病情变化，即当 $SaO_2>90\%$ 时，相当于 $PaO_2>7.98$ kPa(60 mmHg)；当 $SaO_2$ 为 80%～90%时，相当于 $PaO_2$ 5.32～7.98 kPa(40～60 mmHg)；当 $SaO_2<80\%$ 时，相当于 $PaO_2<5.32$ kPa(40 mmHg)。

(孟凡爱)

# 第三十节　心胸外科手术护理配合

心胸外科专业开创于20世纪初期，起步较晚但几十年来却是发展最快的外科学分支之一。胸心外科通常可分为普通胸外科和心脏外科，普通胸外科治疗包括肺、食道、纵隔等疾病；心脏外科则是治疗心脏的先天性或后天性疾病。常见的先天性心脏病手术包括房室间隔缺损修补、肺动脉狭窄拓宽、法洛四联症矫治术和动脉导管未闭结扎术等；后天性心脏病手术包括瓣膜置换术、瓣膜成形术、冠状动脉搭桥术、带瓣管道置换术等。下面以几个经典的心胸外科手术为例，介绍手术的护理配合。

## 一、瓣膜病置换手术的护理配合

心脏瓣膜病是指心脏瓣膜结构(瓣叶、瓣环、腱索、乳头肌)的功能或结构异常导致瓣口狭窄及(或)关闭不全。常见的致病因素包括炎症、黏液样变性、退行性改变、先天性畸形、缺血性坏死、创伤、梅毒、钙化、发育异常等。心脏瓣膜置换术是指在低体温麻醉下，通过外科手术切除病变瓣膜,使用人工心脏瓣膜替换的一种治疗方法。以下以二尖瓣置换术为例作手术配合介绍。

## (一)主要手术步骤及护理配合

1. 手术前准备

手术患者入室前,巡回护士应先将凝胶体位垫和变温水毯放置于手术床上,其有防止压疮和体外循环恢复后升温的作用。手术患者取仰卧位,双手平放于身体两侧并使用中单将其保护固定。手术患者行全身麻醉,巡回护士配合麻醉师进行动、静脉穿刺;留置导尿管,并连接精密集尿袋。留置肛温探头进行术中核心体温的监测;巡回护士合理粘贴电极板,通常将电极板与患者轴线垂直地粘贴于臀部侧方肌肉丰富处,不宜粘贴于大腿处,以防术中进行股动脉、股静脉的紧急插管。切口周围皮肤消毒范围为:上至肩,下至髂嵴连线,两侧至腋中线。按照胸部正中切口手术铺巾法建立无菌区域。

2. 主要手术步骤

(1)经胸骨正中切口开胸:传递 22 号大圆刀切开皮肤,电刀切开皮下组织及肌层,切开骨膜;传递电锯锯开胸骨,并传递骨蜡进行骨创面止血。

(2)撑开胸骨:利用胸腔撑开器撑开胸骨显露胸腺、前纵隔及心包;传递无损伤镊夹持心包,配合解剖剪剪开,传递圆针 7 号慕丝线进行心包悬吊,显露心脏。

(3)建立体外循环:传递 25 厘米解剖剪、无损伤镊、血管游离钳等游离上下腔静脉及升主动脉,配合插管荷包的制作以及上下腔静脉和升主动脉插管,放置心脏冷停搏液灌注管,传递阻断钳阻断上、下腔静脉和主动脉,灌注停跳液(原理为含高浓度钾,导致心脏停搏),外膜敷冰泥保护心肌,直至心脏停止。

(4)显露二尖瓣:传递 11 号尖刀经房间沟切开左心房壁,心房拉钩牵开心房,显露二尖瓣。

(5)剪除二尖瓣及腱索:传递 25 厘米解剖剪沿瓣环剪除二尖瓣及腱索,无损伤镊配合操作,同时准备湿纱布,及时擦拭解剖剪及无损伤镊上残留腱索和组织。

(6)换人工瓣膜:传递测瓣器测定瓣环大小,选择大小合适的人工瓣膜,传递瓣膜缝合线缝合人工瓣膜。

(7)关闭切口,恢复正常循环:传递不可吸收缝线关闭二尖瓣切口和左房切口。传递夹管钳,配合撤离体外循环,并传递不可吸收缝线或各种止血用品配合有效止血;开启变温水毯至 38～40 ℃,调高手术间内温度,加温输注的液体或血液进行复温,待心脏跳动恢复、有力,全身灌注情况改善,放置胸腔闭式引流管,传递无损伤缝线缝合并关闭心包,传递胸骨钢丝关胸及慕丝线缝合切口。

3. 术后处置

为手术患者包扎伤口,及时加盖棉被进行保温。检查手术患者骶尾部、足跟等易发生压疮的皮肤,及时发现皮肤发红、破损等异常情况。固定胸腔引流管、导尿管,保持引流通畅,并观察引流液的色、量、质,加强管道护理,防止滑脱。协助麻醉师、手术医生小心谨慎地将手术患者转移至监护床上,转运途中严密监测血压、心率、心律、氧饱和度等生命体征。保障患者安全,与心外科监护室护士做好交接班。

## (二)围手术期特殊情况及处理

1. 调节手术患者体温

正常机体需高血流量灌注重要脏器,包括肾、心、脑、肝等,而机体代谢与体温直接有关,体温每下降 7 ℃组织代谢率可下降 50%，如体温降至 30 ℃，则需氧量减少 50%，体温降至23 ℃时需氧量则是正常的 25%。因此，在建立体外循环过程中需要降温，以减低需氧量，预防重要脏器缺血缺氧，提高灌注的安全性。降温程度根据病情、手术目的和手术方法等各种情况而定，可分为不同的类型。

(1)常温体外循环：适用于简单心脏畸形能在短时间内完成手术者。

(2)浅低温体外循环：适用于病情中等者，心内畸形不太复杂者。

(3)深低温微流量体外循环，适用于：①心功能差，心内畸形复杂者。②侧支循环丰富，心内手术时有大量回血者。③合并动脉导管未闭者。④升主动脉瘤或假性动脉瘤手术深低温停循环者。

(4)婴幼儿深低温体外循环：适用于各种心脏复杂畸形。

(5)成人深低温体外循环：主要适用于升主动脉及弓部动脉瘤手术。

体外循环通过与低温结合应用，可使体外循环灌注流量减少，血液稀释度增加，氧合器血气比率降低。手术室的降温/保温设备有空调、制冰机、恒温箱、水床、变温毯及热空气动力装置等，通过这些设备，手术室护士可以达到调节和控制手术患者体温的目的。

2.心脏复苏困难

进行体外循环后，手术患者发生心脏复苏困难原因很多，常见于心脏扩大、心肌肥厚、心功能不全及电解质平衡紊乱等。案例中手术患者为二尖瓣狭窄患者，由于长时间的容量及压力负荷加重且心功能基础较差，长时间的升主动脉阻断更加重了心肌的缺血缺氧损害，因此可能发生心脏复苏困难。

对于这位手术患者，首先应给予积极处理措施，如实施电击除颤等。如果效果不佳，则立即再次阻断主动脉，在主动脉根部灌注单纯温氧合血 5～10 min，由于血液不但能为受损的心脏提供充足的氧，还能避免或减轻心肌的再灌注损伤。而后再次开放主动脉，一般即可自动复跳或经电击除颤后复跳。若多次除颤后仍不复跳，则需再次阻断主动脉，灌注停搏液使心电机械活动完全停止，让心脏得以充分的休息，降低氧耗，为再次复跳做好准备。

3.心脏复跳后因高血钾心搏骤停

心脏复跳后发生高钾血症的可能原因包括：肾排钾减少、血液破坏、酸中毒、摄入过多等，如心脏停搏液(含钾)灌注次数和容量过多，大量的血液预充等。高钾血症可使静息电位接近阈电位水平，细胞膜处于去极化阻滞状态，钠通道失活，动作电位的形成和传导发生障碍，心肌兴奋性降低或消失，兴奋一收缩耦联减弱，心肌收缩降低，从而发生心搏骤停。

(1)胸内心脏按压：第一时间内迅速给予。胸内心脏按压方法可分为单手或双手心脏按压术，一般用单手按压时，拇指和大鱼际紧贴右心室的表面，其余 4 指紧贴左心室后面，均匀用力，有节奏地进行按压和放松，频率为 80～100 次/分钟。双手胸内心脏按压，用于心脏扩大、心室肥厚者，术者左手放在右室面，右手放在左室面，双手掌向心脏做对合按压，其余同单手法。切勿用手指尖按压心脏，以防止心肌和冠状血管损伤。

(2)胸内电除颤：巡回护士立即准备除颤仪及无菌除颤极板配合手术医生进行胸内除颤。首先打开除颤器电源，选择非同步除颤方式，继而选择电能进行充电；手术医生将胸内除颤电极板分别置于心脏的两侧或前后并夹紧，电击能量成人为 10～40 J，小儿为 5～20 J。

(3)复苏成功后，应配合麻醉师使用药物纠正低血压及电解质紊乱等，同时给予冰袋施行头部物理降温，并用冰袋置于颈部、腋窝、腹股沟等大血管流经处进行体表降温，预防脑水肿等。心跳恢复后，有可能再度停搏或发生心室纤维性颤动，巡回护士应严密观察患者生命体征。

## 二、小切口微创心脏手术的护理配合

传统心脏外科手术，多采用胸骨正中切口，部分采用左胸后外侧切口，但往往痛苦大、手术切口长。随着近年来心血管手术安全性的不断提高，小切口心脏手术渐趋盛行。小切口心脏手术的特点是切口美观、隐蔽、创伤小、出血少、恢复快、愈合好、畸形少、费用少等。但由于切口小，术中术野显露较差，术前应明确诊断，严格掌握手术指征，同时对外科医生的手术操作技能也提出较高要求。本节以右腋下小切口微创房间隔缺损修补术为例介绍手术护理配合。

### (一)主要手术步骤及护理配合

1.手术前准备

患者静脉复合麻醉伴行气管插管，体位在仰卧位的基础上右胸垫高，呈左侧60°半侧卧位，下半身尽量平卧，显露股动脉。右上肢屈肘悬吊于手术台支架上。摆放体位后，协助医师正确粘贴体外除颤板。切口周围皮肤消毒范围为：前后过中线，上至锁骨及上臂1/3处，下过肋缘。按照胸部侧卧位切口手术铺巾法建立无菌区域。

2.主要手术步骤

(1)右前胸切口：即取右侧腋中线第二肋交点与腋前线第五肋间交点连线行约5 cm切口，于腋前线第四肋进胸。传递22号大圆刀切开皮肤，电刀切开皮下组织及肌层，传递侧胸撑开器暴露切口。

(2)建立体外循环：传递无损伤镊、25 cm解剖剪剪开心包并传递圆针慕丝线固定心包。传递血管游离钳游离上、下腔静脉和主动脉并在主动脉根部作荷包缝合，插特定制作的长形带导芯的主动脉供血管。于右心耳部作荷包，并切开心耳插上腔静脉引流管；于右房壁作荷包缝线，切开后插下腔静脉引流管。体外循环开始后，阻断升主动脉并于主动脉根部注入冷停搏液。

(3)暴露房间隔缺损：传递无损伤镊及无损伤剪，切开右心房，暴露房间隔缺损。

(4)修补房间隔缺损：如缺损较小，传递不可吸收缝线予以直接缝合；如缺损较大或位置比较特殊也可使用自体心包片或涤纶补片修补缺损。在缝合心房切口的同时排除右房内气体，主动脉开放后心脏复跳。

(5)关闭切口：放置胸腔闭式引流管，传递三角针慕丝线固定，传递无损伤缝线缝合并关闭心包，传递慕丝线缝合切口。

3.术后处置

为手术患儿包扎伤口，及时加盖棉被进行保温。检查手术患儿受压侧眼睛、耳朵、各处骨突部位以及悬吊的上肢，及时发现皮肤发红、破损等异常情况。固定胸腔引流管、导尿管，保持引流通畅，并观察引流液的色、量、质，加强管道护理，防止滑脱。协助麻醉师、手术医生小心谨慎地将手术患者转移至监护床上，转运途中严密监测血压、心率、心律、氧饱和度等生命体征。保障患者安全，与心外科监护室护士做好交接班。

### (二)围手术期特殊情况及护理

1.低龄手术患者如何进行术前准备

多数先天性心脏病患者需在儿时接受手术，因此必须加强以下几个方面的护理工作。

(1)做好心理护理,完善术前访视:对手术患儿关心爱护、态度和蔼,对家长解释病情和检查治疗过程,建立良好的护患关系,消除家长和手术患儿的紧张,取得理解和配合。全面了解手术患儿的基本情况,包括基础生命体征、皮肤准备情况、备血、配血和手术方案等。做好护理计划,儿童术前禁食 10 h,婴幼儿禁食 2 h。

(2)手术间及物品准备:手术间温度要保持恒定,对于 10 kg 以下以及术中需要深低温降温的手术患儿,术前应在手术床上铺好变温毯,以便降温或复温时使用。10 kg 以下的手术患儿应用输液泵严格控制液体入量。准备好摆放体位时所需的适合患儿身高体重的体位摆放辅助用品。准备好适合小儿皮肤的消毒液,一般用碘附进行消毒。

(3)器械准备:根据手术患儿的身高和体重,准备合适的小儿心脏外科器械,如小儿使用阻断钳等,同时由于从侧胸入路手术,术前需要准备侧胸撑开器及加长的心脏外科器械,如 25 cm解剖剪、长柄 15 号小圆刀等,方便术中使用。

2.术中需要更换手术方式

术中病情突变、需要更换手术方式是非常紧急的情况,必须争分夺秒,以挽救手术患者的生命。手术室护士应做好以下几个方面的工作。

(1)术前准备周全:首先手术室护士应在术前将各种风险可能考虑周全,并事先准备好各种可能使用的器械物品,如股动脉插管管道、各种规格的涤纶补片等。手术医生也应考虑到手术方式改变或股动脉插管的可能,在消毒铺单时应扩大范围。

(2)及时供应器械:如需改变手术方式,紧急调用其他器械,手术室巡回护士应立即将情况向值班护士长汇报,同时积极联系其他手术房间或者专科护士寻找合适的器械或替代物品,并及时提供到手术台上供医生使用,尽量减少耗费时间,保证患儿安全。

3.手术时间意外延长

手术时间意外延长可能导致非预期事件的发生,手术室护士必须及时调整和处理,以最大限度保护手术患儿及其家属。

(1)做好护理配合:手术室护士在整个手术过程应沉着冷静、全神贯注,预见性准备好下一步骤所需物品,配合手术医生尽量减少操作时间,降低手术对其他脏器损伤,减少手术并发症。

(2)预防性使用抗生素:常用的头孢菌素血清半衰期为 1～2 h,为了保证药物有效浓度能覆盖手术全过程,当手术延长到 3～4 h 或失血量＞1 500 mL 时,应追加一个剂量,预防术后感染。

(3)无菌区域的保证:手术时间意外延长如超过 4 h,应在无菌区域内加盖无菌巾,手术人员更换隔离衣及手套等。

(4)加强体位管理:术中每隔 30 min 检查手术患儿体位情况,对于容易受压部位应定时进行减压,保证整个手术过程手术患儿皮肤的完整性,肢体功能不受损。

(5)联系并告知相关部门:联系病房告知患儿家属手术情况,安抚紧张情绪。告知护理排班人员,以便其做好工作安排。

(孟凡爱)

# 第三十一节 神经外科手术巡回护士护理配合

神经外科专业性强，患者病情危重，变化快，病死率高，新上岗护士及轮转护士工作经验不足，处理突发事件能力不够，因此需要巡回护士加强自身各方面的素质修养，熟练掌握专科急病的护理常规，熟练掌握急救意识，提高自己的抢救水平，提高应对危急症和突发事件的判断处理能力，对使用的各种仪器设备、器械做到心中有数。密切关注手术进展，果断采取有效的抢救措施，确保手术安全。

## 一、术前访视

术前与手术医生讨论患者病例，了解手术入路方式(特殊器械及外来器械的选用，提前一天与消毒供应科联系发放)。向患者讲解麻醉及手术相关知识，减少患者的焦虑情绪，树立手术治疗信心，针对患者心理问题进行疏导，解答患者疑问。

如患者意识不清，手术医生与其家属及病房责任护士交代术前注意事项，手术部位注意备皮，减少伤口的感染率。

## 二、术中护理配合要点

### (一)迎接患者

1.安全核查

严格执行手术查对制度，正确核对患者基本信息和手术信息。认真核查手术部位及手术标识转运交接。

2.患者转运

(1)急诊手术患者转运：脑外科急诊患者多呈突发性、紧急性，巡回护士应与医生共同核对患者，评估患者携带护送用物，去除金属物品，贵重物品与医生共同交于患者家属(无家属、无名氏交于医生)并签字留存病历。评估患者基本情况，包括血压、脉搏、呼吸、体温，如意识不清行气管插管的患者或气管切开术的患者，应检查氧气装置是否连接完好。

(2)择期手术患者转运：脑外科手术患者大多伴有不同程度的意识障碍、意识不清，未成年儿童患者搬运时严格执行四人搬运法正确搬运，妥善固定患者，巡回护士不可擅自离开房间。

3.用物交接

手术患者术前检查脑外头架是否合适，保证每个关节处于锁定状态，若患者携带必要的X片、CT片等影像学资料需要清点其数量避免遗失，资料是否规范。

4.脑外科特殊物品准备

手术体位垫、专用仪器如脑外显微镜、动力磨钻等应提前准备好。协助器械护士提前将脑外显微镜臂用无菌保护套套好，处于备用状态。

5.外来手术器械准备

检查外来器械信息与患者信息关联的正确性，实现可追溯。使用前根据器械清单确认外来手术器械名称、数量、性能以及查看完整性，严格遵循清点制度。

6.高值耗材准备

巡回护士在手术开始前，按照二级库耗材预约单上的信息逐项领用，实时收费。

### (二)安全用药

严格按照医嘱执行术中用药。一般脑外科手术为Ⅰ类切口,术前严格执行《抗菌药物使用原则》,把握好给药时机,术前 0.5～2 h 或麻醉开始时首次给药;手术时间超过 3 h 或失血量大于 1 500 mL,术中可给予第二剂。甘露醇是渗透性脱水药,可降低颅内压减轻头痛,需按时快速输入(15～30 min),不可随意调节滴速。

### (三)麻醉护理

1.检查核对

核对患者的姓名、住院号、血型及实施的手术名称等基本信息,评估皮肤情况,检查患者检验结果、是否去除假牙和金属物品等情况。

2.正确评估患者健康情况

现根据美国麻醉医生协会(american society of anesthesiologists,ASA)颁布的全身健康体格检查状况分级法进行评估。

1 级:体格健康,发育良好,各器官功能正常。

2 级:除外科疾病外,有轻度并存病,功能代偿健全。

3 级:并存病较严重,体力活动受限但尚能应付日常活动。

4 级:并存病严重,丧失日常活动能力,经常面临生命威胁。

5 级:无论手术与否,生命难以维持 24 h 的濒死患者。

6 级:确诊为脑死亡,其器官拟用于器官移植手术。

3.宣教

麻醉建议禁食、禁饮时间。

4.心理护理

采用客观或主观的方式跟患者沟通,收集患者的心理信息。对已患有精神类疾病、先天语言功能丧失或后天严重疾病导致患者语言功能丧失者,应通过患者亲属、患者信息卡或病例资料来获取最具有影响患者的典型的心理状态。

5.评估耐受性

麻醉前应全面了解患者情况,充分评估患者的麻醉及手术耐受性,便于术中、术后采取有效措施,做到预防。

麻醉前执行第一次安全核查。全身麻醉后,要用凡士林纱布遮盖好眼睛,用棉球塞好耳朵,防止术中体液和血液进入耳朵。

### (四)体位摆放

正确的手术体位安置可以有效地暴露手术野,利于医师操作,节省手术时间,缩短患者的麻醉时间,如何快速正确地按标准安置手术体位是每一位手术室专科护士必须掌握的技能之一。

常规摆放平卧位或俯卧位,如果手术是摆坐位,其摆放注意事项如下。①暴露动脉穿刺的接口,方便麻醉医生术中抽取血液做血气分析。②绑胸带固定胸廓,背后锁扣固定,防止患者身体前倾。③膝关节弯曲处放长形软枕,足跟下放置脚圈,床尾安装足部挡板,覆盖一次性隔离垫防止直接接触皮肤造成压力性损伤。④坐位手术时,由于头部高于心脏,术野水平静脉压力降低甚至低于大气压力,容易将空气吸入血液循环引起空气栓塞,术前双下肢至大腿根部缠弹力绷带,防止空气栓塞。

### (五)手术中巡回护士注意事项

1.脑外头架使用注意事项

(1)颅脑及后颅窝手术需安置头架者,应在头架和前额接触部位,放置一次性隔离垫,尽量避免压迫眼眶。

(2)颈部手术颈部不可过度扭曲,保证气管导管通畅,摆放体位时,动作平稳,保证头部与身体同时转动,避免动作过猛导致脑干摆动或移位,无法充分暴露手术部位。

(3)使用脑外头架体位摆放结束后,巡回护士必须检查头架各关节连接处是否锁定,禁止有任何松动,术中随时观察头架情况。

(4)固定头钉时应严格执行无菌技术,头钉避免钉在骨质较薄、肌肉丰富、额窦等部位,以免引起头架脱落、血肿,应选在颅骨较厚或骨结节处。

(5)对于老年人、小儿骨质疏松的患者,颅钉固定时,用力要适当,以免用力过度造成固定不牢固,使用前必须掌握好颅钉的深度。

2.坐位术中观察

(1)手术时间过长,加强保暖措施。

(2)在下肢覆盖保温毯,其他暴露肢体部位覆盖中单。

(3)坐位时颅内压偏低,经常无法常规升压,因此要压迫颈静脉减少回流,增加颅内静脉压,通过颅内压升高来检测有无出血。(“压颈实验”在术中止血完毕后,压迫双侧颈静脉 15 s,以检查止血是否彻底,必要时重复一遍)。

(4)观察肢体末端血液循环状况,防止缺血性坏死。

3.术中使用的甘露醇时护理观察

(1)气温较低时常析出结晶,可用热水(80 ℃)温热、振摇溶解后使用。

(2)遵医嘱执行使用时机、调节输液速度,使用时严格观察患者生命体征。注意:心功能不全、因脱水而尿少的患者慎用,活动性出血的患者除非在手术过程中或危及生命时,一般不宜用。

(3)及时巡视患者的血管情况,漏出血管外可发生局部组织肿胀,热敷后可消退。如漏出较多时,会引起组织坏死。

(4)脱水后及时查看尿量,倾倒后准确记录。

4.术中增补精密器械注意事项

与器械清点单数目仔细核对,双人清点记录,检查其完整性,如损坏及时与消毒供应室联系,告知医生更换替补器械。

## 三、术后护理观察要点

### (一)头架拆除伤口护理

患者头钉处若有出血点,用无菌棉球覆盖,绷带加压止血。

### (二)标本处理

手术结束后,器械护士将标本交于医生和巡回护士,三人共同交接标本数量、标本名称,由巡回护士与医生共同送检登记,严格按医院《手术室标本管理制度》执行。

### (三)麻醉苏醒期观察

协助麻醉医生拔管,医护人员应站于患者身体两侧,防止患者躁动坠床。气道压力不可超过 2.5 kPa(25 $cmH_2O$),气道压力过高则检查管路是否打折,也可听诊双肺根据呼吸音判断。痰多者吸痰,哮喘者视病情予以地塞米松、氢化可的松、氨茶碱、甲泼尼龙等。

### (四)术后各管路的护理

1. 脑室外引流管

正常脑脊液无色透明且无沉淀,脑脊液中有大量血液或血性脑脊液的颜色逐渐变深,常提示有脑室内出血,需紧急手术止血。

2. 腰大池引流管

适用于颅内感染、脑脊液漏,引流量正常在 150～200 mL,＜150 mL 提示引流管堵塞或引流瓶位置过高;＞200 mL 提示引流瓶位置过低,过度引流会导致头痛、呕吐。

3. 颅骨缺损的患者要注意保护缺损部位

禁止剧烈运动,减少缺损脑部摆动;若张力过大,绷带加压包扎限制活动。

### (五)患者送入病房

巡回护士与病房护士交接手术过程中出入量、术中输血情况及术中特殊情况。

(赵凯丽)

# 第三十二节　钻孔引流手术护理配合

## 一、常见用物准备

### (一)体位用物

头圈×1。

### (二)一次性用物

1. 常规物品

高频电刀笔 1 个、双极电凝镊 1 个、吸引管 1 个、35 cm×34 cm 抗菌手术薄膜 1 张、冲洗器 1 个、医用真丝编织线 4 号 1 板、9×28 角针 2 枚、无菌手术刀片 11 号 1 张,脑棉 1 包、骨蜡 1 包、吸收性明胶海绵 2 包、一次性引流袋、一次性使用灭菌橡胶外科手套若干。

2. 特殊用物

脑室外引流管、磨钻。

### (三)无菌敷料

无菌敷料包括剖腹包(长方孔巾 1 块、中单 1 块、治疗巾 9 块、盐水盆 1 个、换药碗 2 个、小药杯 1 个、显影纱布 10 块、显影纱垫 5 块)、无菌手术衣若干、无菌持物干缸 1 个、无菌擦手小毛巾 2 包。

### (四)手术器械

手术器械指钻孔引流器械。

### (五)仪器设备

单极电刀、双极电凝、吸引装置、神经外科显微仪器等使用前检查功能状态,根据手术需求调节模式及参数,充气式加温仪、磨钻应提前设置好参数,妥善安置避免术中滑落。

## 二、麻醉方式

麻醉方式包括全身麻醉或局部麻醉。

## 三、手术体位

### (一)侧脑室钻孔引流

侧脑室钻孔引流多经右侧脑室，仰卧位或仰卧头偏向健侧。

### (二)慢性硬膜下血肿钻孔引流

额颞顶部血肿取仰卧位，头正中或偏向健侧；枕部血肿取侧卧位。

## 四、器械护士护理配合

### (一)常见手术方式

常见的手术方式包括侧脑室钻孔引流术、慢性硬膜下血肿钻孔引流术等。

### (二)手术配合步骤

1.清点

器械护士提前15～30 min执行外科洗手，保证有充足的时间进行物品的检查和清点，并与巡回护士共同清点物品，包括手术敷料、手术器械、手术特殊物品、杂项物品等。

2.选择切口

根据头颅CT断层片标记皮肤切口，长约为3 cm。

3.消毒

(1)消毒液：参照使用说明选择和使用。常选用0.5%～1%碘伏直接涂擦手术区，消毒至少2遍。

(2)消毒范围：头部及前额。

4.铺单

(1)放置头部托盘，器械护士将布类治疗巾按“我(纵行1/4折边对自己)、你(纵行1/4折边对医生)、2/3(横行1/3折边对医生)、全开(纵行全部展开)、1/2(横行对折)”顺序，依次传递给外科医生铺于切口四周，要求铺单后能看到切口标识，之后另递一块治疗巾蘸切口周围未干的消毒液。

(2)器械护士用无菌剪刀将抗菌贴膜1/2纵行剪开，展开抗菌贴膜并粘贴于手术切口，要求贴膜无气泡、无褶皱、与铺单粘贴紧密无缝隙。

(3)切口下缘铺一块中单。

(4)铺长方孔巾，下垂边缘至手术台缘≥30 cm。

(5)用剩余1/2抗菌贴膜覆盖孔巾，要求铺单平整，贴膜无空隙。

(6)托盘加铺两层治疗巾。

5.局部浸润

30 mL 0.9%生理盐水+0.1 mL肾上腺素做切口局部浸润，在帽状腱膜层形成一皮丘，防止切口出血过多。

6.切皮、暴露

递20号刀片全层切开皮肤、皮下各层组织至颅骨外板，骨膜剥离器剥离表面骨膜，双极电凝镊止血后用乳突撑开器撑开暴露颅骨。

7. 钻孔

递手动颅骨钻在颅骨标记点钻孔，刮匙刮除骨屑及锋利边缘，递骨蜡于骨缘止血。

8. 放置引流管

递双极电凝镊烫除孔内硬脑膜表面血管，递 11 号刀片“十”字切开硬脑膜，将型号适中的脑室引流管置入脑室内，变换位置，直至流出清亮脑脊液（慢性硬脑膜下血肿钻孔引流时，应将引流管插入血肿腔内，生理盐水反复冲洗直至流出较清液体），脑内留管长约为 5.5 cm。

9. 冲洗、缝合

递装有生理盐水的冲洗器冲洗切口，递双极电凝镊于切口内彻底止血，清点器械无误后，递消毒纱布消毒皮肤。依次递 11 号刀片、中弯钳、9×28 角针 4 号丝线，放置并固定引流管，引流管接一次性使用引流袋。递 9×28 角针 4 号丝线全层缝合皮肤，再次清点物品。递消毒纱布消毒皮肤，无菌敷料覆盖包扎。

（赵凯丽）

# 第三十三节　颅内血肿清除术护理配合

## 一、硬膜外血肿清除术

硬膜外血肿是位于颅骨内板与硬脑膜之间的血肿，好发于幕上半球凸面，约占外伤性颅内血肿 30%，其中大部分属于急性血肿，次为亚急性，慢性较少。硬膜外血肿的形成与颅骨损伤有密切关系，骨折或颅骨的短暂变形，撕破位于骨沟的硬脑膜动脉或静脉窦引起出血或骨折的板障出血，90%的硬脑膜外血肿与颅骨线形骨折有关。CT 扫描表现在颅骨内板的下方可以看到局限性梭形或半月板高密度区。

### （一）适应证

（1）计算机 X 线体层摄影术（CT）、磁共振成像（MRI）或脑血管造影（DSA），可见紧邻颅骨内板有梭形占位病变，占位效应明显者。

（2）伤后有中间意识清醒期，骨折线跨越脑膜中动脉血管沟，或硬脑膜窦压迹者。

（3）经钻孔探查证实为硬脑膜外血肿者。

（4）伴有明显脑受压症状或已出现典型的颞叶沟回疝者。

### （二）麻醉方式

（1）静脉复合麻醉，气管内插管。

（2）患者病情危重时可选用局部浸润麻醉。

### （三）物品准备

（1）手术器械：开颅包 1 个，无菌持物钳 1 套。

（2）敷料：敷料包 1 个，手术衣包 1 个。

（3）一次性用品：刀片 11 号、22 号，各 1；丝线 1 号、4 号、7 号，适量；14 号、16 号硅胶管，各 1 个；一次性手控电刀笔，1 个；一次性负极片，1 片；纱布，1 包；小纱布，1 包；C-P 型切口膜，

1 个；冲洗球，1 个；吸引管，1 套；开颅套针，1 套；脑棉，适量；骨蜡，1 包；明胶海绵，若干；双极电凝器，1 个；必要时备：止血纱布，适量。

### (四)仪器

双极电凝器、颅骨动力系统、中心吸引。

### (五)手术体位

根据血肿位置选择侧卧位或仰卧位。

### (六)手术步骤及配合

1. 皮肤消毒

常规递碘伏小纱布给术者行皮肤消毒，铺无菌巾，递 C-P 型切口膜，双极、单极电刀笔、吸引器，巾钳 2 把固定于托盘上。

2. 头皮切开和止血

(1)递干纱布两块，在切口两侧铺以干纱布块，递 22 号刀片沿切口线分段切开皮肤及帽状腱膜层，整个皮瓣可分 3～4 段完成。每切开一段，即用头皮夹夹住内、外缘以达到止血的目的。大的出血点可以电凝止血。

(2)递中弯钳及双极电凝器，钝性或锐性分离皮肤-腱膜瓣与其下的疏松组织层。

(3)止血满意后，将皮肤-腱膜瓣翻向颅底侧，并在其下垫以纱布团，使皮肤-腱膜内的血管不致因屈曲过度而闭塞，然后以盐水纱布覆盖其上。递给 8×20 三角针双 4 号丝线或头皮拉钩将皮瓣翻起固定，充分显露术野。

3. 骨瓣成型

(1)切开头皮和肌肉后，按骨瓣形状弧形切开骨膜，递骨膜剥离器分开骨膜及颞肌。

(2)术者设计骨孔，通常一个骨瓣共钻孔 5～6 个，孔间距离 6～7 cm。递电钻或手摇钻。

(3)将电钻与颅骨表面垂直钻透颅骨。钻孔完成后，递小刮匙或神经剥离器刮尽孔内边缘残留的内板碎片，递线锯导板插入相邻的两个骨孔之间，递线锯及线锯柄将骨瓣各边一一锯开。

(4)若用电动钻时，可换上铣刀进行切割。

(5)最后，递骨膜剥离器沿颅骨锯开线插入至骨瓣下方，翻起骨瓣将骨窗下缘附着的肌肉稍向下推开以咬骨钳将骨折线两侧骨瓣修齐，并用骨蜡涂塞止血。

(6)取下的骨瓣可放入过氧化氢中浸泡，应保管好。

4. 清除血肿

(1)递一窄脑压板或神经剥离子由颅顶部向颅底侧逐渐清除血块，出血点递双极电凝器止血或递明胶海绵压迫止血。

(2)将骨窗周围硬脑膜用 5×12 圆针 1 号丝线悬吊于附近的骨膜或帽状腱膜上，防止硬脑膜剥离形成新的血肿。

(3)如因硬脑膜从颅骨内面分离而有渗血时，可在颅骨与硬脑膜之间垫一明胶海绵，5×12 圆针、1 号丝线再次悬吊，用生理盐水反复冲洗伤口也可用过氧化氢小纱布压迫片刻做止血用。

5. 探查

彻底止血后，递 11 号刀片在硬脑膜表面切开 0.5 cm 做探查，检查颅内无异常，用生理盐水反复冲洗后，递 5×12 圆针 1 号丝线缝合硬脑膜。

6.放置引流

(1)递 11 号刀片于切口旁 2 cm 处做一小切口,用 8×20 三角针 4 号丝线在切口处缝两针。一针固定引流管,另一针为预留线拔除引流管后缝合皮肤用。

(2)将剪有侧孔的硅胶引流管从切口处穿过头皮和骨孔进入硬脑膜外间隙。

7.关颅

(1)清点用物,准备关颅。

(2)若脑压过高,可将骨瓣丢弃直接缝合皮肤,若脑压不高,将骨瓣复位,递 8×20 角针 4 号丝线缝合帽状腱膜、皮肤。

(3)递过氧化氢擦洗,2%碘伏消毒皮肤,纱布覆盖切口,绷带包扎伤口。

## 二、硬膜下血肿清除术

硬膜下血肿是指颅内出血血液积聚在硬脑膜下腔,在颅内血肿中发生率最高。急性硬膜下血肿在脑表面呈新月形或半月形高密度区。而慢性硬膜下血肿在颅骨内板下可见一新月形、半月形混杂密度或等密度阴影,中线移位、脑室受压。

### (一)适应证

(1)出现临床症状或功能障碍的硬脑膜下血肿。

(2)伤后原发昏迷时间较长,意识障碍进行性加深者。

(3)有明显脑受压症状,特别是在暴力作用的对冲部位,或有颞叶沟回疝者。

### (二)麻醉方式

(1)静脉复合麻醉,气管内插管。

(2)患者病情危重时可选用局部浸润麻醉。

### (三)物品准备

(1)手术器械:开颅包 1 个,无菌持物钳 1 套。

(2)敷料:敷料包 1 个,手术衣包 1 个。

(3)一次性用品:刀片 11 号、22 号,各 1;丝线 1 号、4 号、7 号,适量;14 号、16 号硅胶管,各 1 个;一次性手控电刀笔,1 个;一次性负极片,1 片;纱布,1 包;小纱布,1 包;C-P 型切口膜,1 个;冲洗球,1 个;吸引管,1 套;开颅套针,1 套;脑棉,适量;骨蜡,1 包;明胶海绵,若干;双极电凝器,1 个;必要时备:止血纱布,适量。

### (四)仪器

双极电凝器、颅骨动力系统、中心吸引。

### (五)手术体位

根据血肿位置选择侧卧位或仰卧位。

### (六)手术步骤及配合

1.皮肤消毒

常规递碘伏小纱布给术者行皮肤消毒,铺无菌巾,递 C-P 型切口膜,双极、单极电刀笔、吸引器,巾钳 2 把固定于托盘上。

2.头皮切开和止血

(1)递干纱布两块,在切口两侧铺以干纱布块,递 22 号刀片沿切口线分段切开皮肤及帽状腱膜层,整个皮瓣可分 3～4 段完成。每切开一段,即用头皮夹夹住内、外缘以达到止血的目的。大的出血点可以电凝止血。

(2)递中弯钳及双极电凝器，钝性或锐性分离皮肤-腱膜瓣与其下的疏松组织层。

(3)止血满意后，将皮肤-腱膜瓣翻向颅底侧，并在其下垫以纱布团，使皮肤-腱膜内的血管不致因屈曲过度而闭塞，然后以盐水纱布覆盖其上。递给 8×20 三角针双 4 号丝线或头皮拉钩将皮瓣翻起固定，充分显露术野。

3. 骨瓣成型

(1)切开头皮和肌肉后，按骨瓣形状弧形切开骨膜，递骨膜剥离器分开骨膜及颞肌。

(2)术者设计骨孔，通常一个骨瓣共钻孔 5～6 个，孔间距离 6～7 cm。递电钻或手摇钻。

(3)将电钻与颅骨表面垂直钻透颅骨。钻孔完成后，递小刮匙或神经剥离器刮尽孔内边缘残留的内板碎片，递线锯导板插入相邻的两个骨孔之间，递线锯及线锯柄将骨瓣各边一一锯开。

(4)若用电动钻时，可换上铣刀进行切割。

(5)最后，递骨膜剥离器沿颅骨锯开线插入至骨瓣下方，翻起骨瓣将骨窗下缘附着的肌肉稍向下推开，以咬骨钳将骨折线两侧骨瓣修齐，并用骨蜡涂塞止血。

(6)取下的骨瓣可放入过氧化氢中浸泡，应保管好。

4. 硬膜开放，清除血肿

(1)将递 5×12 圆针 1 号丝线悬吊骨窗周围硬脑膜于附近的骨膜或帽状腱膜上。

(2)递 11 号刀片切开硬脑膜，递脑膜剪呈放射状剪开硬脑膜，递生理盐水冲洗血肿并吸尽，出血点电凝止血。递脑棉片压住大的出血点，一边用吸引器吸、一边用电凝止血。

(3)用生理盐水反复冲洗伤口，也可用过氧化氢小纱布压迫片刻做止血用。最后小的渗血可用止血纱布剪成 0.5 cm×0.5 cm 片状覆盖观察。

(4)如有脑挫裂伤者，除清除血肿外，还应将碎裂脑组织一并吸除，脑压过高时，硬脑膜可不缝合或与骨膜进行减张缝合。必要时可去骨瓣减压。

5. 放置引流

(1)递 11 号刀片于切口旁 2 cm 处做一小切口，递硅胶引流管放置硬膜外引流。

(2)用 8×20 三角针 4 号丝线在切口处缝两针。一针固定引流管，另一针为预留线拔除引流管后缝合皮肤用。

6. 关颅

(1)点用物准备关颅，用 5×12 圆针 1 号丝线悬吊硬脑膜。

(2)若脑压过高，可将骨瓣丢弃直接缝合皮肤，若脑压不高，将骨瓣复位，递 8×20 角针 4 号丝线缝合帽状腱膜、皮肤。

(3)递过氧化氢擦洗，2%碘伏消毒皮肤，纱布覆盖切口，绷带包扎伤口。

## 三、脑内血肿清除术

颅内血肿是脑损伤中最常见最严重的继发性病变。当脑损伤后颅内出血聚集在颅腔的一定部位而且达到相当的体积后，造成颅内压增高，脑组织受压而引起相应的临床症状。CT 检查，在脑挫裂伤灶附近或脑深部白质内见到圆形或不规则高密度血肿影。临床表现以进行性意识障碍加重为主，与急性硬脑膜下血肿甚相似。

其意识障碍过程受原发性脑损伤程度和血肿形成的速度影响，由凹陷骨折所致者，可能有中间清醒期。

## (一)适应证

(1)经 CT、MRI 或脑血管造影检查明确诊断,占位效应明显,血肿量幕上＞30 mL,幕下＞10 mL。

(2)有颅内压增高的临床症状者。

(3)重要功能区深部血肿,难以穿刺吸引者。

## (二)麻醉方式

(1)静脉复合麻醉,气管内插管。

(2)患者病情危重时可选用局部浸润麻醉。

## (三)物品准备

(1)手术器械:开颅包 1 个,无菌持物钳 1 套。

(2)敷料:敷料包 1 个,手术衣包 1 个。

(3)一次性用品:刀片 11 号、22 号,各 1;丝线 1 号、4 号、7 号,适量;脑室引流管,14 号、16 号硅胶引流管,各 1 套;一次性手控电刀笔,1 个;一次性负极片,1 片;纱布,1 包;小纱布,1 包;C-P 型切口膜,1 个;冲洗球,1 个;吸引管,1 套;开颅套针,1 套;脑棉,适量;骨蜡,1 包;明胶海绵,若干;双极电凝器,1 个;必要时备:止血纱布,适量;可吸收生物胶,1 个。

## (四)仪器

双极电凝器、颅骨动力系统、中心吸引。

## (五)手术体位

根据血肿位置选择侧卧位或仰卧位。

## (六)手术步骤及配合

1. 皮肤消毒

常规递碘伏小纱布给术者行皮肤消毒,铺无菌巾,递 C-P 型切口膜,双极、单极电刀笔、吸引器,巾钳 2 把固定于托盘上。

2. 头皮切开和止血

(1)递 22 号刀片在耳上方做“n”形切口,切开皮肤,止血后递头皮夹钳上头皮夹。

(2)切开皮下组织、帽状腱膜。

(3)递骨膜剥离器分离颞肌,剥离骨膜,将皮瓣翻向耳侧,电凝止血。用双 4 号丝线或头皮拉钩固定皮瓣,充分显露术野,过氧化氢冲洗。

3. 打开骨瓣、硬膜

(1)递电钻在颅骨上钻 4 个孔,孔间递线锯导板,用线锯将颅骨锯开,骨瓣放入过氧化氢中浸泡。

(2)骨窗周围递骨蜡封闭止血。递 5×12 圆针 1 号丝线将骨窗周围硬脑膜悬吊于附近的骨膜或帽状腱膜上。

(3)递 11 号刀片在脑膜沟处切开硬脑膜,递窄神经剥离子轻轻分离后,脑膜剪、蚊式钳“n”形剪开硬脑膜。

4. 清除血肿

(1)递脑穿针湿润后探查血肿部位及深度,电凝器止血后用窄脑压板轻轻拉开脑组织,递分体式吸引器吸出脑内血肿，电凝器仔细止血，递冲洗球生理盐水反复冲洗，也可用小脑棉片放入腔内止血。

(2)将止血纱布剪成小块递于术者铺在出血腔内，再在表面喷可吸收生物胶。

5.缝合硬膜

(1)清点用物后，用5×12圆针1号丝线严密缝合硬脑膜。

(2)若硬脑膜从颅骨内面分离而有渗血时，可在颅骨与硬脑膜之间垫一明胶海绵，5×12圆针1号丝线悬吊止血。再次清点用物。

6.放置引流

(1)递11号刀片于切口旁2 cm处做一小切口，用8×20三角针4号丝线在切口处缝两针。一针固定引流管，另一针为预留线拔除引流管后缝合皮肤用。

(2)递剪有侧孔的硅胶引流管从切口处穿过头皮和骨孔进入硬脑膜外间隙。

7.关颅

(1)点用物准备关颅。

(2)若脑压过高，可去骨瓣减压后直接缝合皮肤，若脑压不高，将骨瓣复位，8×20角针4号丝线缝合帽状腱膜，8×20三角针4号丝线缝合皮肤。③过氧化氢擦洗，2%碘伏消毒皮肤，纱布覆盖切口，绷带包扎伤口。

### (七)手术护理要点

(1)准备好吸引器，保持吸引器通畅。

(2)患者由推车搬到手术台上时，应由两人水平抬起，抱好头部，防止头扭曲，注意呼吸道通畅。

(3)随时注意患者呼吸、脉搏及血压变化。

(4)可按需要注入脱水剂，防止脑水肿加重，使用脱水剂时确保输液通道在血管内。

(5)保护角膜，双眼涂眼膏，并贴上眼贴膜。

(6)用棉球填塞耳孔，防止术中血液、冲洗液进入耳道。

(7)需特别注意身体受压部位的皮肤保护，衬垫必须保持绝对平整、干燥，防止压伤。

(赵凯丽)

## 第三十四节 翼点入路脑动脉瘤夹闭术护理配合

颅内动脉瘤是指脑动脉内腔的局限性异常扩大造成动脉壁的一种瘤状突出，颅内动脉瘤多因脑动脉管壁局部的先天性缺陷和腔内压力增高的基础上引起囊性膨出，是造成蛛网膜下腔出血的首位病因。好发于组成脑底动脉环的大动脉分支或分叉部。

### 一、适应证

(1)首选颈内动脉动脉瘤、大脑中动脉动脉瘤(M1段及分叉处动脉瘤)、前交通动脉瘤、大脑前动脉A1段动脉瘤、大脑后动脉P1段动脉瘤。

(2)基底动脉顶端、中、上段动脉瘤。

## 二、麻醉方式

(1)静脉复合麻醉,气管内插管。

(2)全麻后侧卧位行腰椎穿刺,将硬脑膜外管置入脊髓蛛网膜下隙备用(该步骤可酌情选择,必要时可开放此管以在术中降低颅内压,减轻对脑组织的牵拉)。

## 三、物品准备

(1)手术器械:开颅包1个、无菌持物钳1套、神外显微器械、动脉瘤夹、持夹钳。

(2)敷料:敷料包1个,手术衣包1个。

(3)一次性用品:刀片11号、22号,各1;丝线1号、4号、7号,适量;硅胶引流管,1根;一次性手控电刀笔,1个;一次性负极片,1片;纱布,1包;小纱布,1包;C-P型切口膜,1个;冲洗球,1个;吸引管,2套;开颅套针,1套;脑棉,适量;骨蜡,1包;明胶海绵,若干;双极电凝器,1个;必要时备:止血纱布,适量;动脉瘤夹,各型号。

## 四、仪器

神经外科显微镜、双极电凝器、颅骨动力系统、中心吸引。

## 五、手术体位

(1)侧卧位,肩下垫果冻垫,注意保护髂部及足踝部。

(2)头架固定头部,使头向对侧旋转10°～60°,颈部微后仰10°。保持手术侧颧弓位于最高点,保持颈静脉回流畅通。

## 六、手术步骤及配合

1.皮肤消毒及切口

常规递碘伏小纱布给术者行皮肤消毒,铺无菌巾,递C-P型切口膜,双极、单极电刀笔吸引器,巾钳2把固定于托盘上。头皮切口起至手术侧外耳道前1 cm、颧弓上1 cm,于发际内向上延伸,止于中线上方发际前缘。

2.选择手术入路切开

(1)根据动脉瘤的位置选择合适的手术入路。(以下以翼点入路为例)额颞部做弧形切口,递22号刀片切开皮肤,递头皮夹钳,上头皮夹给术者进行切口周围出血点止血。

(2)递22号刀片切开皮下组织、帽状腱膜,递双极电凝器止血。

(3)翻开头皮、帽状腱膜,切开颞肌浅筋膜和骨膜,连同皮瓣一起翻开至颞骨颧突,沿其后缘切断颞肌,递骨膜剥离器将颞肌向下推,递8×20三角针4号双丝线或头皮拉钩固定,皮瓣下垫一纱布,充分显露术野。

3.骨瓣成型

(1)递电钻在颅骨上钻4个孔,钻孔时要注意冲水降温。孔间用颅骨铣切开。

(2)递神经剥离器剥离,骨瓣游离取下放入过氧化氢中浸泡,骨窗周围递骨蜡封闭止血。

(3)递咬骨钳咬除蝶骨嵴,递脑棉片保护切口周围。

4.切开硬脑膜

(1)递5×12圆针1号将骨窗周围硬脑膜悬吊于附近的骨膜或帽状腱膜上。递11号刀片切开硬脑膜,窄神经剥离子轻轻分离后,递精细长有齿镊提起硬脑膜,脑膜剪呈半圆形剪开硬脑膜。

(2)递 5×12 圆针 1 号丝线将其悬吊于颞筋膜和骨膜上。

(3)递 11 号刀片切开硬脑膜,有时脑肿胀,可行脑针穿刺缓缓放出脑脊液降低脑压。必要时可先放置一脑室引流管行脑室外引流,术毕拔除。

5.暴露动脉瘤

(1)更换吸引器头,套无菌显微镜套,放置手术用显微镜。充分显露外侧裂。

(2)递软轴牵开器与脑压板,进一步依次显露颈内动脉、颈内动脉分叉部、大脑前动脉等分支结构。准备大小不等的明胶海绵、脑棉。

(3)找到动脉瘤瘤颈所在部位,充分暴露载瘤动脉,递显微神经剥离子、显微神经拉钩、显微剪刀再将近端和远端载瘤动脉游离清楚,以备必要时做临时阻断。双极止血,分离瘤颈直到足以伸进动脉瘤夹的宽度和深度。

6.夹闭动脉瘤

(1)根据瘤体大小,选择合适的动脉瘤夹,递持夹钳夹好张开动脉瘤夹,伸到瘤颈的两侧缓缓夹闭。

(2)如果术中出现动脉瘤破裂出血,不要慌乱。应立即用事先准备的两把吸引器显露破口,再行动脉瘤口夹闭,若一次未到位可再调整。

(3)可取小块肌肉剪碎后包于动脉瘤夹周围,促进动脉瘤颈部粘连,防止再出血。

(4)取尼莫同棉片敷于周围血管防止血管痉挛引起供血不足。

7.关硬膜、放置引流管

用生理盐水反复冲洗,清点物品,用 5×12 圆针 1 号丝线严密缝合硬脑膜。放置引流管同前。

8.关颅

(1)将骨瓣复位,8×20 角针 7 号丝线缝合骨瓣数针以固定骨瓣。再次清点物品。9×25 三角针 4 号丝线缝合帽状腱膜及皮肤。

(2)2%碘伏消毒皮肤,大纱布覆盖切口,绷带包扎伤口。

## 七、手术护理要点

(1)准备好两套吸引器装置及长短、管径粗细不同的吸引器管和头,以备在手术中及时更换。

(2)供应大小适合的脑棉片、吸收性明胶海绵,剪下术中不用的脑棉片与巡回护士确认后及时丢弃。

(3)注意固定好双极电凝器的连接线,并随时清除黏附于镊子头的焦煳组织,用湿纱布擦拭干净,不可用刀刮,以免损伤镊尖镀铬面。

(4)动脉瘤夹闭时,两种夹持器(分别为夹持动脉瘤夹和临时阻断夹)需分清楚,相应的两种动脉瘤夹需分开放置,以免混淆延误手术时间,甚至造成不良后果。

(5)整个手术过程中要随时准备好临时阻断夹备用,以防动脉瘤意外破裂出血;使用临时阻断夹夹闭后,应立即记录阻断时间并提醒主刀医生,以免长时间过度夹闭导致缺血性坏死等造成不可逆后果。

(赵凯丽)

# 第三十五节　小脑幕下肿瘤切除术护理配合

小脑幕(tentorium of cerebellum)是由硬脑膜形成的，呈帐篷状架于颅后窝上方，硬脑膜及硬脑膜窦分隔端脑与小脑的结缔组织。其后外侧部附着于枕骨横窦沟和颞骨岩部上缘，前内侧缘游离形成幕切迹。切迹与鞍背之间形成一环形孔，称小脑幕裂孔，内有中脑通过。小脑幕将颅腔不完全的分割成上、下两部。

## 一、适应证

幕下肿瘤、血肿、血管疾病及某些后颅窝神经疾病。

## 二、麻醉方式

静脉复合麻醉，气管内插管。

## 三、物品准备

(1)手术器械：开颅包1个，无菌持物钳1套，神外显微器械1盒。

(2)敷料：敷料包1个，手术衣包1个。

(3)一次性用品：刀片11号、22号，各1个；丝线1号、4号、7号，适量；14号、16号硅胶引流管，各1套；一次性手控电刀笔，1个；一次性负极片，1片；纱布，1包；小纱布，1包；C-P型切口膜，1个；冲洗球，1个；吸引管，1套；开颅套针，1套；脑棉，适量；骨蜡，1包；明胶海绵，若干；双极电凝器，1个；必要时备：止血纱布，适量。

## 四、仪器

双极电凝器、颅骨动力系统、中心吸引、神经外科显微镜。

## 五、手术体位

坐位、俯卧位或侧卧位。

## 六、手术步骤及配合

1.皮肤消毒

常规递碘伏小纱布给术者行皮肤消毒，铺无菌巾，递C-P型切口膜，双极、单极电刀笔、吸引器，巾钳2把固定于托盘上。

2.头皮切开和止血

(1)递22号刀片切口切开皮肤，递头皮夹，上头皮夹进行切口周围出血点止血。

(2)切开皮下组织，双极电凝止血。

3.分离肌群显露

(1)递骨膜剥离器剥离两侧颈后肌群，附着紧密时可递手术刀切割枕鳞、枕骨大孔。

(2)递后颅窝撑开器撑开创口，显露枕鳞、枕骨大孔，准备好骨钻穿骨孔。

4.打开骨窗

(1)由于钻头不能与枕鳞垂直，常容易滑脱造成意外危险，需递大纱布镶在枕骨大孔处，同时递骨膜剥离器在钻头下方进行保护。

(2)钻穿骨质后,递咬骨钳由骨孔处咬成所需大小的骨窗。

5.骨窗止血,悬吊硬膜

骨窗出血用骨蜡、明胶海绵填塞,5×12 圆针 1 号丝线悬吊硬膜。

6.打开硬膜

切开硬脑膜,递 11 号刀片在硬脑膜上做一小切口,再递长有齿镊、脑膜剪剪开硬脑膜,5×12 圆针 1 号丝线悬吊。

7.上显微镜

移开手术灯,上显微镜后,清理手术台,并递显微器械(显微剪刀、肿瘤钳、显微剥离子)。

8.切除肿瘤

(1)分离肿瘤时:递脑压板、双极电凝器、吸引器、显微剪刀、大小脑棉片和明胶海绵,注意观察手术野,及时传递术者所需。

(2)切除肿瘤时,提前准备好标本碗,碗内放少量盐水,给予大小合适的肿瘤钳或肿瘤镊,保留好手术标本。

9.瘤腔止血

递双极电凝、明胶海绵、棉片、止血纱布、安可胶、过氧化氢等行瘤腔止血。

10.撤离显微镜,关颅

(1)撤离显微镜后,及时收好显微器械,单独放置,尖端朝上,不要和普通器械混放,以免清洗器械时损伤显微器械。硬膜外放置一根引流管。

(2)关硬膜前清点脑棉片、小纱布、缝针等。逐层缝合肌肉时,再次清点上述内容。

(3)术毕,整理器械,显微器械单独清洗、保养处理。

（赵凯丽）

# 第三十六节　脑膜瘤切除术护理配合

脑膜瘤的发生与蛛网膜有关,多与蛛网膜颗粒集中分布的区域相一致。脑膜瘤生长缓慢、边界清楚(非侵袭性),少数可呈恶性和(或)快速生长,偶尔肿瘤呈大片匍匐状生长。常见发病部位:大脑凸面、矢状窦旁、大脑镰、鞍结节、蝶骨嵴、嗅沟、侧脑室、小脑幕、小脑脑桥角、斜坡和枕骨大孔。

## 一、适应证

脑膜瘤患者。

## 二、麻醉方式

静脉复合麻醉,气管内插管。

## 三、物品准备

(1)手术器械:开颅包 1 个、无菌持物钳 1 套、神外显微特材、神经外科显微镜。

(2)敷料:敷料包 1 个,手术衣包 1 个。

(3)一次性用品:刀片 11 号、22 号,各 1;丝线 1 号、4 号、7 号,适量;硅胶引流管,1 根;一次性手控电刀笔,1 个;一次性负极片,1 片;纱布,1 包;小纱布,1 包;C-P 型切口膜,1 个;冲洗球,1 个;吸引管,1 套;开颅套针,1 套;脑棉,适量;骨蜡,1 包;明胶海绵,若干;双极电凝器,1 个;必要时备:止血纱布,适量。

## 四、仪器

双极电凝器、颅骨动力系统、中心吸引。

## 五、手术体位

根据血肿位置选择侧卧位或仰卧位。

## 六、手术步骤及配合

1.皮肤消毒

常规递碘伏小纱布给术者行皮肤消毒,铺无菌巾,递 C-P 型切口膜,双极、单极电刀笔、吸引器,巾钳 2 把固定于托盘上。

2.头皮切开和止血

(1)根据肿瘤位置选择切口位置,递 22 号刀片采用“U”形切口切开皮肤,上头皮夹进行切口周围出血点止血。

(2)电刀切开皮下组织、帽状腱膜,用骨膜剥离器剥离骨膜。翻起皮瓣,电凝止血,将一盐水小纱布或过氧化氢小纱布覆盖于皮瓣表面保护皮瓣。递皮肤拉钩固定皮瓣,充分显露术野。

3.骨瓣成型

(1)递电钻在颅骨上钻 4 个孔,钻孔时递冲洗球注意打水降温。递线锯导板插入孔间,用线锯将颅骨锯开。术者取下骨瓣放入过氧化氢中浸泡,若为带蒂骨瓣则递盐水纱布将其包好固定于切口上方。

(2)递咬骨钳咬平颅骨边缘再以骨蜡止血。切口周围敷以湿盐水棉片保护。

4.处理硬膜

(1)递 5×12 圆针 1 号丝线将骨窗周围硬脑膜悬吊于附近的骨膜或帽状腱膜上,防止剥离形成硬膜外血肿。

(2)递 11 号刀片切开硬脑膜,窄神经剥离子轻轻分离后,递脑膜剪呈放射状剪开硬脑膜,更换分离式吸引器头。

5.切除肿瘤

(1)递双极电凝器在脑表面烧灼止血后用窄脑压板轻轻拉开脑组织,用小号吸引器边吸引边分离肿瘤与正常脑组织。电凝器止血,递脑棉片保护正常脑组织,冲洗球冲水降温。

(2)递肿瘤钳将肿瘤轻轻提起,保持一点张力,递脑棉止血。从肿瘤四周逐渐将肿瘤与正常脑组织完全分开。取出的肿瘤放入盛有盐水的肿瘤碗中。

(3)肿瘤基底部递双极电凝仔细止血,也可用明胶海绵止血。

(4)生理盐水反复冲洗后,递止血纱布剪成小块铺于肿瘤腔内,然后在表面喷可吸收生物胶。

6.关硬膜

清点用物后,用 5×12 圆针 1 号丝线严密缝合硬脑膜。再次清点物品。

7.放置引流

(1)递 11 号刀片于切口旁 2 cm 处做一小切口,递 8×20 三角针 7 号丝线在切口处缝两针。一针固定引流管,另一针为预留线拔除引流管后缝合皮肤用。

(2)递剪有侧孔的硅胶引流管从切口处穿过头皮和骨孔进入硬脑膜外间隙。

8.关颅

(1)点用物准备关颅。

(2)将骨瓣复位,8×20 圆针 4 号丝线缝合帽状腱膜,9×25 三角针 4 号丝线缝合皮肤。

(3)碘伏消毒皮肤,大纱布覆盖切口,绷带包扎伤口。

## 七、手术护理要点

(1)由于脑膜瘤患者颅骨往往增厚或有一定程度的破坏,颅骨钻孔或去除骨瓣时,往往出血较多,故器械护士应提前将骨蜡揉成合适大小的柔软球状,以便及时提供。

(2)手术过程中,器械护士应做到传递各种物品稳、准、轻、快,及时备好头皮夹、骨蜡、明胶海绵,随时观察电刀和双极电凝,确保使用有效。

(赵凯丽)

# 第三十七节　三叉神经微血管减压术护理配合

三叉神经为混合神经,是第 5 对脑神经,也是面部最粗大的神经,含有一般躯体感觉和特殊内脏运动两种纤维。支配脸部、口腔、鼻腔的感觉和咀嚼肌的运动,并将头部的感觉信息传送至大脑。三叉神经由眼支(第一支)、上颌支(第二支)和下颌支(第三支)汇合而成,分别支配眼裂以上、眼裂和口裂之间、口裂以下的感觉和咀嚼肌收缩。

## 一、适应证

(1)计算机 X 线体层摄影术(CT)、磁共振成像(MRI)或脑血管造影(DSA),可见紧邻颅骨内板有梭形占位病变,占位效应明显者。

(2)伤后有中间意识清醒期,骨折线跨越脑膜中动脉血管沟,或硬脑膜窦压迹者。

(3)经钻孔探查证实为硬脑膜外血肿者。

(4)伴有明显脑受压症状或已出现典型的颞叶沟回疝者。

## 二、麻醉方式

静脉复合麻醉,气管内插管。

## 三、物品准备

(1)手术器械:开颅包 1 个,无菌持物钳 1 套,显微器械 1 盒。

(2)敷料:敷料包 1 个,手术衣包 1 个。

(3)一次性用品:刀片 11 号、22 号,各 1;丝线 1 号、4 号、7 号,适量;一次性手控电刀笔,1 个;一次性负极片,1 片;纱布,1 包;小纱布,1 包;C-P 型切口膜,1 个;冲洗球,1 个;吸引管,

1套;开颅套针,1套;脑棉,适量;骨蜡,1包;明胶海绵,若干;双极电凝器,1个。

## 四、仪器

双极电凝器、颅骨动力系统、中心吸引。

## 五、手术体位

坐位或侧卧位。

## 六、手术步骤及配合

1.皮肤消毒

常规递碘伏小纱布给术者行皮肤消毒,铺无菌巾,递C-P型切口膜,双极、单极电刀笔、吸引器,巾钳2把固定于托盘上。

2.切皮和止血

沿标记线做切口,切开皮肤、皮下组织、肌肉及骨膜,头皮夹、电凝器、骨蜡彻底止血后用骨膜剥离子沿骨壁依次剥离。

3.打开骨窗

递乳突撑开器显露手术部位,用电钻紧靠乙状窦后缘钻开一直径约为2 cm大的骨窗。

4.分离至三叉神经

显露手术部位后,移开手术灯,上显微镜。器械护士此时准备好显微手术器械和teflon垫片。手术医师在显微镜下将小脑向后上方轻轻牵开,递显微无损伤神经剥离球,由此放入达三叉神经根部,自神经出脑桥处向远端探查血管压迫及其他病灶情况。

5.放置teflon垫片

递枪状镊,在神经与血管之间夹放上事先准备好的teflon补片,将受血管压迫的神经包绕起来与血管隔开。

6.确定手术效果,关颅

确定手术效果后,可仔细止血,逐层缝合,关颅。

(赵凯丽)

# 第三十八节　开放性颅脑外伤清创术护理配合

开放性颅脑损伤是指钝器、锐器或火器造成头皮、颅骨、硬脑膜破损,致使脑组织直接或间接与外界相通的颅脑损伤。硬脑膜是保护脑组织的一层坚韧的纤维屏障,硬脑膜是否破裂是区分颅脑损伤为闭合性或开放性的分界线。

## 一、适应证

(1)早期清创术颅脑开放伤48 h内,若伤口无明显污染,可延长至伤后72 h。

(2)次期清创术颅脑开放伤4~6 d,创面已有感染征象或有脑脊液外溢。

(3)晚期清创术颅脑开放伤1周以上,创面感染严重,常伴颅内感染,局部脑膨出或已有脑疝形成。

## 二、麻醉方式

(1)静脉复合麻醉，气管内插管。

(2)患者病情危重时可选用局部浸润麻醉。

## 三、物品准备

(1)手术器械：开颅包 1 个，无菌持物钳 1 套。

(2)敷料：敷料包 1 个，手术衣包 1 个。

(3)一次性用品：刀片 11 号、22 号，各 1；丝线 1 号、4 号、7 号，适量；硅胶引流管，1 根；一次性手控电刀笔，1 个；一次性负极片，1 片；纱布，1 包；小纱布，1 包；C-P 型切口膜，1 个；冲洗球，1 个；吸引管，1 套；开颅套针，1 套；脑棉，适量；骨蜡，1 包；明胶海绵，若干；双极电凝器，1 个；必要时备：止血纱布，适量。

## 四、仪器

双极电凝器、颅骨动力系统、中心吸引。

## 五、手术体位

平卧位。

## 六、手术步骤及配合(以额部开放性颅脑外伤为例)

1. 清创

递无菌纱布覆盖伤口处，备过氧化氢及生理盐水反复冲洗伤口周围，再用过氧化氢及生理盐水清洗伤口，如有碎骨片不能使其活动，若脑组织外溢也不要去除，以免引起不可控制的出血。

2. 消毒

常规消毒皮肤，铺无菌单。递 C-P 型切口膜，双极、单极电刀笔、吸引器，巾钳 2 把固定于托盘上。伤口处用碘伏消毒。

3. 扩创、切开

沿原伤口适当扩大切口，或根据颅内血肿及骨折情况递 22 号刀片做“U”形或弧形切口，依次切开皮肤、皮下组织、帽状腱膜，头皮夹止血，切开颞肌，骨膜下剥离，将皮瓣翻向面侧或向两侧牵开。

4. 骨瓣成型

根据情况吸除突出于骨折线以外的脑组织。

(1)切开头皮和肌肉后，按骨瓣形状弧形切开骨膜，递骨膜剥离器分开骨膜及颞肌。

(2)设计骨孔，通常一个骨瓣共钻孔 5～6 个，孔间距离为 6～7 cm。

(3)递电钻与颅骨表面垂直钻透颅骨。钻孔完成后，递神经剥离器刮尽孔内边缘残留的内板碎片，递线锯导板插入相邻的两个骨孔之间，用线锯将骨瓣各边一一锯开。

(4)若用电动钻时，可换上铣刀进行切割。

(5)最后沿颅骨锯开线插入骨膜剥离器至骨瓣下方，翻起骨瓣将骨窗下缘附着的肌肉稍向下推开用咬骨钳将骨折线两侧骨瓣修齐，并用骨蜡封闭止血。

(6)取下的骨瓣可放入过氧化氢中浸泡。

5.切开硬脑膜

递11号刀片、脑膜剪刀以中线为基底,"U"形切开硬脑膜,并用5×12圆针1号丝线做悬吊固定。

6.探查、止血

进一步吸除破碎脑组织,根据CT显示血肿及挫裂伤部位将血肿及挫裂伤组织清除,递双极电凝彻底止血。

7.复位、缝合

将硬脑膜切开处,递6×14圆针1号丝线缝合,骨折所致硬脑膜缺损可用骨膜修补。将碎骨片及骨瓣分别钻细孔,原状固定后复位,用8×20角针、4号丝线缝合固定骨瓣。

8.关颅

清点用物准备关颅。递9×20三角针4号丝线缝合皮肤,覆盖纱布,包扎伤口。

## 七、手术护理要点

(1)由于手术需要,可能改变患者头部的偏转方向,故要提醒主刀医生进行全头皮肤消毒。

(2)注意引流管的固定,特别是在搬动患者时,必须安置妥当,以防拔出。

(赵凯丽)

# 第三十九节　颅骨成形术护理配合

单纯修补手术如单纯颅骨凹陷骨折做塌陷骨片摘除后可Ⅰ期修补。开放性颅脑外伤应在初期清创术后,伤口愈合3~6个月始考虑颅骨成形术。感染伤口修补术至少推迟到伤口愈合半年以上。去骨瓣减压术术后患者在颅高压解除后行修补术。修补材料的选择包括自体骨、异体骨、金属材料与非金属材料,根据具体情况选择。

## 一、适应证

(1)美容。

(2)保护脑组织,保持脑稳态。

(3)颅骨缺损综合征(头痛、易激惹、癫痫、头晕、局部疼痛、搏动感、心理障碍等)。

(4)患者有心理障碍,影响正常工作。

(5)颅骨缺损直径>3 cm。

## 二、麻醉方式

气管内插管全身麻醉。

## 三、物品准备

(1)手术器械:开颅包1个,无菌持物钳1套,修补材料1包。

(2)敷料:敷料包1个,手术衣包1个。

(3)一次性用品:刀片 11 号、22 号,各 1 个;丝线 1 号、4 号、7 号,适量;14 号引流管,1 根;一次性手控电刀笔,1 个;一次性负极片,1 片;纱布,1 包;小纱布,1 包;C-P 型切口膜,1 个;冲洗球,1 个;吸引管,1 套;开颅套针,1 套;骨蜡,1 包;明胶海绵,若干;双极电凝器,1 个;必要时备:止血纱布,适量。

## 四、仪器

双极电凝器、中心吸引。

## 五、手术体位

仰卧位。

## 六、手术步骤及配合

1.皮肤消毒

常规递碘伏小纱布给术者行皮肤消毒,铺无菌巾,递 C-P 型切口膜,双极、单极电刀笔、吸引器,巾钳 2 把固定于托盘上。

2.头皮切开和止血

(1)在切口两侧铺以干纱布块,沿切口线分段切开皮肤及帽状腱膜层,整个皮瓣可分 3～4 段完成。每切开一段,即递头皮夹夹住内、外缘以达到止血的目的。大的出血点可以电凝止血。

(2)钝性或锐性分离皮肤-腱膜瓣与其下的疏松组织层。

(3)止血满意后,将皮肤-腱膜瓣翻向颅底侧,并在其下垫以纱布团,使皮肤-腱膜内的血管不致因屈曲过度而闭塞,然后以盐水纱布覆盖其上。用双 4 号丝线或头皮拉钩将皮瓣翻起固定,充分显露术野。

3.剥离骨膜,检查骨瓣缺失情况

递骨膜剥离器。

4.显露并处理好骨缺损缘

递脑压板将硬骨膜剥离至骨缺损缘,递咬骨钳咬除不整齐的骨缺损缘,使其整齐且呈斜坡状。

5.植入并固定植片

递已灭菌的植片置于缺损处,递钛板剪将钛板修整,递钛钉固定。如颅骨缺损较大,递 5×12 圆针 1 号丝线将缺损中央的硬脑膜吊在植片上。

6.关颅

(1)清点用物、准备关颅。

(2)递 8×20 角针 4 号丝线缝合皮肤。

(3)碘伏消毒皮肤,纱布覆盖切口,绷带包扎伤口。

## 七、手术护理要点

(1)使用钛钉时提醒主刀医生更换细吸引头避免钛钉被负压吸引吸走。

(2)植片属植入物,必须植入符合规定的产品,术中注意无菌操作。

(赵凯丽)

# 第四十节　脑室-腹腔分流术护理配合

脑积水是指由于脑脊液的产生和吸收不平衡以及脑脊液循环障碍所致脑室异常扩大，是脑室和脑池（蛛网膜下腔）内脑脊液总量增多，颅内压力增高，继而引起脑室扩张及脑池、脑沟、脑裂等处的蛛网膜下腔增宽。CT显示脑室周围低密度区，MRI的$T_2$加权像显示脑室周围高信号区；额角圆钝。

脑室-腹腔分流术是把一组带单向阀门的分流装置置入体内，将脑脊液从脑室分流到腹腔中吸收，简称V-P分流术，是现在最常用的分流手术。

分流管的选择。根据用途不同，分流管的品种很多，主要有：①抗虹吸装置：防止患者直立时发生虹吸。②肿瘤过滤器：用于防止肿瘤经脑脊液转移至腹腔或血管种植。③可在体外调控瓣的压力，调节脑脊液排出速度分流管。根据患者颅内压的具体情况选择高、中、低压管。

## 一、适应证

(1)交通性脑积水。

(2)先天性脑积水。

(3)正常压力脑积水(NPH)。

(4)颅后窝占位引起脑积水，肿瘤切除后脑积水未解除。

(5)重置分流管。

## 二、麻醉方式

静脉复合麻醉，气管内插管。

## 三、物品准备

(1)手术器械：开颅包1个，无菌持物钳1套，脑室引流管1套，小拉钩1对。

(2)敷料：敷料包1个，手术衣包1个。

(3)一次性用品：刀片11号、22号，各1个；丝线1号、4号、7号，适量；一次性手控电刀笔，1个；一次性负极片，1片；纱布，1包；小纱布，1包；C-P型切口膜，1个；冲洗球，1个；吸引管，1套；开颅套针，1套；脑棉，适量；骨蜡，1包；明胶海绵，若干；双极电凝器，1个；必要时备：止血纱布，适量。

## 四、仪器

双极电凝器、颅骨动力系统、中心吸引。

## 五、手术体位

患者仰卧，右肩下垫垫枕，头转向左侧(通常选择右侧脑室穿刺)90°。

## 六、手术步骤及配合

1. 皮肤消毒

递消毒钳，碘伏纱布消毒头部皮肤，依次递无菌巾，中单，神经外科专用手术粘贴膜，铺大单，递巾钳2把。做袋子固定吸引器、双极电凝、电刀。

2.头皮切开和止血

递22号刀片于右耳轮上4～5 cm处作一弧形切口或小马蹄形切口，头皮、皮下、帽状腱膜，双极电凝止血，递组织剪适当分离头皮四周与骨膜，递11号刀切开骨膜，骨膜剥离子剥离骨膜。

3.颅骨钻孔

切口中央行颅骨钻孔，递骨钻在皮瓣中央偏下方颅骨钻孔，孔径大小需同贮液器底座相当，递咬骨钳修整骨孔边缘，骨蜡止血。如孔径太大，贮液器陷入颅内，导致术后分流阻塞或贮液器穿刺困难。

4.脑室内中置管

钻孔后递11号刀切开硬脑膜，选脑皮质无血管区左穿刺点，递带金属导芯的脑室导管穿刺侧脑室体部，成功后拔出导芯，如脑脊液快速流出，则证实金属导管确在脑室内。插脑室导管，导管4～6 cm一段游离于脑室前角内，剪去多余长度后另一端接在贮液器接头上，把贮液器座放入颅骨钻孔内，并与骨膜缝合固定，再将阀门近端接在贮液器出口的导管接头上。注意阀门上下方向不能颠倒，此时可暂时阻断导管，不致使脑脊流失过多，但不能损坏导管阀门。

5.分离皮下隧道

腹部导管从头部切口，经顶颞部、耳后颈部、胸部，最后到达上腹部。皮肤隧道较长，可分2～3次打通。第1个切口在乳突下方，第2个切口在锁骨下方，第3个切口在右上腹剑突下方。

递钝头金属探子分段通过皮下深层分离，制成一皮下隧道。

6.安装腹腔导管

导管近端与阀门出口相接，远端通过皮下隧道进入右上腹部切口。导管在颈部最好有一弧形弯曲，以便颈部活动时伸展。腹部导管末端放置的常见位置有2个。

(1)腹腔管置于肝脏膈面：在腹部剑突下，作旁正中切口或正中切口，肠5 cm左右。将腹腔导管末端放置于肝脏膈面之上。导管在腹腔内长度约10 cm，最好选用末端侧壁上有4个裂隙开口的导管，以防止逆流和管腔闭塞，并将导管缝在肝圆韧带上，防止脱落。导管一旦脱落，离开肝脏膈面，游离于腹腔内，极易被大网膜包裹而阻塞。

(2)腹腔导管置于游离腹腔内：腹部切口可在上腹部或下腹部中线或旁中线，长约为3 cm。进入腹腔后，证实无腹膜粘连等疾病后，才可将导管末端送至腹腔内，导管末端最好有多个小圆孔开口，尽量远离腹壁切口，不可以在腹壁切口附近盘曲，一般放入右(或左)侧髂窝内。游离于腹腔内的导管长度应达20～30 cm，导管可在腹膜切口上缝合固定，用8×20圆针4号丝线将导管缝扎固定在肝圆韧带。

7.关颅

导管固定后，清点用物，逐层关闭腹腔切口及缝合头部切口、颈部切口。敷料盖切口。

## 七、手术护理要点

(1)分流导管装置是一异物，要长期植入体内，对无菌操作要求比较高，必须安装检查合格的导管产品且注意无菌操作。

(2)使用前用生理盐水冲洗检查，保持脑室腹腔导管的通畅。

(赵凯丽)

# 第四十一节　脑室镜下第三脑室造瘘术护理配合

脑室系统是由神经管腔演化而来的脑和脊髓的内腔，包括侧脑室、室间孔、三脑室、中脑水管、四脑室和脊髓中央管。

三脑室前界为终板，后通中脑水管，顶部脉络丛通侧脑室，底部是乳头体、灰结节、漏斗、视交叉神经，内有脑脊液和第三脑室脉络丛，向下借中脑水管与第四脑室相通，前上方借室间孔通侧脑室。

## 一、适应证

导水管狭窄或其他非交通性脑积水。第三脑室要有一定的宽度，一般大于 7 mm。

## 二、禁忌证

交通性脑积水；有放疗史。

## 三、麻醉方式

全身麻醉。

## 四、物品准备

(1)手术器械：开颅包 1 个，无菌持物钳 1 套。

(2)敷料：敷料包 1 个，手术衣包 1 个。

(3)一次性用品：刀片 11 号、22 号，各 1 个；丝线 1 号、4 号、7 号，适量；16G 留置针，1 枚；一次性手控电刀笔，1 个；一次性负极片，1 片；纱布，1 包；小纱布，1 包；A-P 型切口膜，1 个；冲洗球，1 个；吸引管，1 套；套针，1 套；脑棉，适量；骨蜡，1 包；明胶海绵，若干；双极电凝器，1 个；必要时备：止血纱布，适量。

## 五、仪器

脑室镜、双极电凝器、中心吸引器。

## 六、体位

平卧位。

## 七、手术步骤及配合

1. 皮肤消毒

递消毒钳，0.5%碘伏消毒皮肤。

2. 铺巾、头皮下注射及贴脑科手术贴膜

递手术巾、长针头及注射器、脑科手术贴膜。

3. 切开皮肤、皮下、腱膜、骨膜、剥离骨膜并止血

递 22 号刀片切开皮肤、递双极电凝止血、骨膜剥离子剥离骨膜、递乳突拉钩撑开切口。

4. 颅骨钻孔、止血

递颅骨钻或电钻钻孔，骨蜡止血。

5. 切开硬脑膜

递 11 号刀片切开，脑膜剪扩大。

6. 留取脑积液

递脑脊液穿刺针并留取脑积液。

7. 连接脑室镜

连接脑室镜，分别连接输液器、脑室镜、冲洗通道和冲洗液(37 ℃平衡液)冲洗通道以保持术野清晰。

8. 放入脑室镜

递脑室镜专用电凝器于第三脑室造瘘，在第三脑室底中线上双侧乳头体前方无血管的最薄的三角区，造瘘口大于 4 mm。递活检钳夹留取标本。

9. 检查无出血后，取出脑内镜

递双极电凝镊，明胶海绵止血。

10. 缝合硬脑膜

清点用物、递 5×14 圆针 1 号丝线缝合。

11. 缝合帽状腱膜，皮肤

递 10×24 圆针 4 号丝线间断缝合帽状腱膜，递 10×24 三角针 4 号丝线间断缝合皮肤。

12. 覆盖切口

消毒皮肤，小纱布覆盖并贴敷贴。

(赵凯丽)

# 第四十二节 经鼻垂体瘤切除术护理配合

## 一、常见用物准备

### (一)体位用物

体位用物有头圈×1。

### (二)一次性用物

1. 常规物品

高频电刀笔 1 个、双极电凝镊 1 个、吸引管 1 个、34 cm×35 cm 抗菌手术薄膜 1 张、一次性冲洗器 1 个、无菌手术刀片(11 号、15 号各 1 张)，3-0 可吸收缝线 1 个、脑棉 2 包、骨蜡 1 包、吸收性明胶海绵(若干)、医用缆线无菌隔离护套、一次性使用无菌注射器(1 mL、5 mL 各 1 个)、一次性使用导尿包 1 个、一次性使用灭菌橡胶外科手套若干。

2. 特殊用物

如医用聚乙烯醇海绵等。

### (三)无菌敷料

无菌敷料包括剖腹包(长方孔巾 1 块、中单 1 块、治疗巾 9 块、盐水盆 1 个、换药碗 2 个、小药杯 1 个、显影纱布 10 块、显影纱垫 5 块)、无菌手术衣 10 件、无菌持物干缸 1 个、无菌擦手小毛巾 2 包。

### (四)手术器械

手术器械包括垂体瘤器械、脑外精细器械、手术医生专用补充器械、外来手术器械、神经外科气动磨钻、双环钳、内镜补充器械。

### (五)仪器设备

单极电刀、双极电凝、吸引装置、神经外科腔镜成像系统(光源、摄像机、监视器、脑室镜)等使用前检查功能状态。

根据手术需求调节模式及参数;充气式加温仪、磨钻应提前设置好参数,妥善安置避免术中滑落。

## 二、麻醉方式

麻醉方式选择全身麻醉。

## 三、手术体位

手术体位选择仰卧位。

## 四、器械护士护理配合

### (一)常见手术方式

常见的手术方式有经鼻内镜辅助的经蝶入路、内镜颅底入路等。

### (二)手术配合步骤

1. 清点

器械护士提前 15～30 min 执行外科洗手,保证有充足的时间进行物品的检查和清点,并与巡回护士共同清点物品,包括手术敷料、手术器械、手术特殊物品、杂项物品等。

2. 选择切口

选择经鼻-鼻中隔-蝶窦入路。

3. 鼻腔预处理

将 6～8 块带线脑棉片浸泡于 5 mL 呋麻滴鼻液中,递短开鼻器、枪状镊填塞鼻腔。

4. 消毒

(1)消毒液:选用 0.5%～1%碘伏直接涂擦手术区,消毒至少 2 遍。

(2)消毒范围:头部和前额,消毒范围距切口至少 15 cm。

5. 铺单

(1)器械护士将布类治疗巾按“我(纵行 1/4 折边对着自己)、你(纵行 1/4 折边对着外科医生)你、我”顺序,依次传递给外科医生铺于切口四周,递一块治疗巾蘸切口周围未干的消毒液。

(2)器械护士用无菌剪刀将抗菌贴膜 1/2 纵行剪开,展开抗菌贴膜并粘贴于手术切口,要求贴膜无气泡、无褶皱、与铺单粘贴紧密无缝隙。

(3)切口下缘铺一块中单。

(4)铺长方孔巾,下垂边缘至手术台缘≥30 cm。

(5)用剩余 1/2 抗菌贴膜覆盖孔巾,要求铺单平整,贴膜无空隙。

(6)托盘加铺两层治疗巾。

6. 取脑棉片

递镊子将术前填塞的脑棉片取出，与巡回护士共同清点。

7. 切皮、暴露

连接内镜，递 11 号尖刀切开鼻中隔黏膜，递双极电凝镊止血，自鼻中隔软骨向鼻底延伸作一侧黏膜切开，递锐性剥离子分离黏膜瓣直至暴露骨性鼻中隔，建立第一通道。

8. 创建通道

递锐性剥离子沿鼻底分离骨膜，建立第二通道，在上颌鼻脊处离断鼻中隔软骨，离断骨性鼻中隔与软骨连接点，分离双侧骨膜瓣直至蝶窦前壁喙突，递双环钳咬开骨性鼻中隔，髓核钳取出骨头，生理盐水纱布包裹保存。

9. 打开蝶窦前壁

递长柄气动磨钻在蝶窦前壁开窗，递蝶窦咬骨钳咬开蝶窦前壁，暴露鞍底，冲洗器及时冲洗，用双极电凝进行止血，明胶海绵填塞止血。

10. 打开鞍底

根据肿瘤大小在鞍底用长柄气动磨钻进行开窗，鞍底咬骨钳扩大骨窗，低功率双极电凝灼烧鞍底硬膜，递长柄尖刀“十”字切开鞍底硬膜。

11. 肿瘤暴露并刮除

递显微吸引管和不同角度的刮匙，一般按照向后、向两旁、向前的顺序刮除瘤体，递小枪状息肉钳取出大块肿瘤组织，取下的肿瘤保存在生理盐水容器内。

12. 止血

递双极电凝镊止血，检查有无脑脊液漏，小块明胶海绵及小脑棉片压迫止血。

13. 颅底重建

一般不做鞍底和蝶窦前壁骨性重建。如术中出现脑脊液漏，通常采取自体脂肪填塞、生物蛋白胶进行修补。

14. 冲洗处置

生理盐水冲洗切口，清点器械敷料无误后，将鼻中隔软骨和垂直板复位，黏膜切口一般不做缝合(必要时用 3-0 可吸收缝线缝合)，生理盐水冲洗。

（赵凯丽）

## 第四十三节　脊髓肿瘤切除术护理配合

### 一、常见用物准备

#### (一)体位用物

体位用物包括头枕×1、长形软垫×1、气圈×1、膝圈×2、海绵垫×1。

#### (二)一次性用物

1. 常规物品

高频电刀笔 1 个，双极电凝镊 1 个，吸引管 1 个，34 cm×35 cm 抗菌手术薄膜 1 张，冲洗器1个，医用真丝编织线1号、4号、7号、10号各1板，脑外脊柱缝合针(5×12圆针3枚、12×20圆针2枚、9×28角针5枚、11×34角针2枚)，无菌手术刀片20号1张，11号2张，脑棉2包，一次性使用大脑棉片1包，骨蜡1包，吸收性明胶海绵(若干)，一次性使用负压引流球1个，一次性使用导尿包1个，一次性使用灭菌橡胶外科手套若干。

2.特殊用物

如一次性生物膜、植入物等高值耗材。

### (三)无菌敷料

无菌敷料包括剖腹包(长方孔巾1块、中单1块、治疗巾9块、盐水盆1个、换药碗2个、小药杯1个、显影纱布10块、显影纱垫5块)，无菌手术衣10件，无菌治疗巾1包，无菌盐水盆1个、无菌持物干缸1个，无菌擦手小毛巾2包。

### (四)手术器械

手术器械包括脑外脊柱器械、脑外精细器械、手术医生专用补充器械、外来手术器械、脑外头钉、磨钻。

### (五)仪器设备

仪器设备包括神经外科显微镜(光源、摄像机、显示器、脑室镜)。

## 二、麻醉方式

麻醉方式选择全身麻醉。

## 三、手术体位

手术体位选择俯卧位。

## 四、器械护士护理配合

### (一)常见手术方式

常见手术方式有脊髓髓内肿瘤病变切除、脊髓髓外肿瘤病变切除、脊髓硬膜外肿瘤病变切除等。

### (二)手术配合步骤

1.清点

器械护士提前15～30 min执行外科洗手，保证有充足的时间进行物品的检查和清点，并与巡回护士共同清点物品，包括手术敷料、手术器械、手术特殊物品、杂项物品等。

2.选择切口

一般采用后正中切口，根据CT标出肿瘤范围，标记手术切口线。

3.消毒

(1)消毒液：参照使用说明选择和使用。常选用0.5%～1%碘伏直接涂擦手术区，消毒至少2遍。

(2)消毒范围

1)颈椎段病变：上至颅顶，下至两侧腋窝连线。

2)胸椎段病变：上至肩，下至髂嵴连线，两侧至腋中线。

3)腰骶椎段病变：上至腋窝连线，下过臀部，两侧至腋中线。

4.铺单

(1)颈椎及胸椎上段

1)放置头部托盘，器械护士将布类治疗巾按“我(纵行 1/4 折边对自己)、你(纵行 1/4 折边对医生)、2/3(横行 1/3 折边对医生)、全开(纵行全部展开)、1/2(横行对折)”顺序，依次传递给外科医生铺于切口四周，要求铺单后能看到切口标识，之后另递一块治疗巾蘸切口周围未干的消毒液。

2)器械护士用无菌剪刀将抗菌贴膜 1/2 纵行剪开，展开抗菌贴膜并粘贴于手术切口，要求贴膜无气泡、无褶皱、与铺单粘贴紧密无缝隙。

3)切口下缘铺一块中单，铺长方孔巾，下垂边缘至手术台缘≥30 cm。

4)用剩余 1/2 抗菌贴膜覆盖孔巾，要求铺单平整，贴膜无空隙，托盘加铺两层治疗巾。

(2)胸椎下段及腰椎

1)器械护士将布类治疗巾按“我(纵行 1/4 折边对着自己)、你(纵行 1/4 折边对着外科医生)你、我”顺序，依次传递给外科医生铺于切口四周，要求铺单后能看到切口标识，之后另递一块治疗巾蘸切口周围未干的消毒液。

2)器械护士用无菌剪刀将抗菌贴膜 1/2 纵行剪开，展开抗菌贴膜并粘贴于手术切口，要求贴膜无气泡、无褶皱、与铺单粘贴紧密无缝隙。

3)切口下缘铺一块中单，铺长方孔巾，下垂边缘至手术台缘≥30 cm。

4)用剩余 1/2 抗菌贴膜覆盖孔巾，要求铺单平整，贴膜无空隙，托盘加铺两层治疗巾。

5.切皮、暴露

递两块纱布垫按压切口两侧，20 号刀片切开皮肤、皮下组织，高频电刀切开组织至棘上韧带，递骨膜剥离器剥离椎旁肌，递双极电凝镊止血。

6.椎板定位及切除

递梳式拉钩或单齿撑开器拉开椎旁肌，显露肿瘤对应椎板，术中 C 臂机透视再次确定病变区对应椎板。根据肿瘤大小去除椎板窗的大小，递 11 号刀片切断棘间韧带，用磨钻在病变椎体尾侧开一个 3 mm 窗口，铣刀从窗口自病变尾端开始分离两侧椎板，布巾钳夹持棘突，锐性剥离子协助分离组织，缓慢掀起椎板，取下的椎板洗净后用生理盐水纱布进行包裹保存(如椎板被肿瘤侵蚀，则不予以回植)，用 3 mm 枪钳和咬骨钳咬平骨窗边缘，骨面涂骨蜡止血。

7.建立新“无菌区”

递冲洗器冲洗术野周围骨屑，递 4 块大脑棉片覆盖骨窗四周，形成新无菌区，托盘加盖治疗巾，医生及器械护士更换无菌手套。剪无菌手套边做橡皮圈协助医生一同套好显微镜套。

8.肿瘤切除

因髓内、髓外、脊髓硬膜外肿瘤切除在这一步骤中的不同，术中护理配合也有区别。髓外硬膜下肿瘤切除术护理配合步骤与髓内肿瘤切除相似，肿瘤与脊髓一般无粘连，硬脊膜切开后即可发现肿瘤。

(1)髓内肿瘤切除术

1)显露硬脊膜：递显微剥离子分离硬脊膜外脂肪，静脉丛出血可用双极电凝止血或明胶海绵、止血棉、脑棉片压迫止血。

2)切开、悬吊硬脊膜：更换显微吸引头，递显微镊提夹，11 号刀片后正中切口挑开硬脊膜，递尖脑棉片塞于切口内保护脊髓，递 11 号刀片或显微剪扩大硬脊膜切口，递 5×12 圆针 1 号丝线将硬脊膜缝吊在椎旁肌肉上。

3)显露肿瘤:根据肿瘤大小,于后正中沟继续切开软脊膜,沿后正中沟向两侧分离直至充分暴露肿瘤。如遇脊髓后正中静脉,可以用低功率双极电凝,显微剪切断。

4)分离肿瘤:用6-0无损伤缝线悬吊软脊膜于硬膜上,牵开两侧后索充分暴露肿瘤。递显微剥离子分离背侧肿瘤,取瘤镊提夹,递双极电凝镊夹烫来自脊髓实质的细小供应动脉,显微剪剪断。如肿瘤偏大,可做肿瘤瘤内分块切除,待瘤内掏空塌陷,再做肿瘤分离。分离腹侧肿瘤,先游离肿瘤一端,自下向上或自上向下,分离肿瘤腹侧界面,明胶海绵、止血棉填塞间隙防止出血或脑棉片压迫,直至肿瘤全部切除,取下的肿瘤保存在生理盐水容器内。如遇腹侧供血动脉,双极电凝镊夹烫,显微剪剪断,注意避免损失脊髓前动脉。

5)止血:生理盐水缓慢冲洗,低功率双极电凝彻底止血,去除多余明胶海绵、止血棉。

6)清点脑棉片、关闭硬脊膜:递线剪剪断悬吊线,递6-0无损伤缝线关闭软脊膜,5×12圆针1号丝线间断缝合硬脊膜,如张力较大或硬脊膜缺损,可用筋膜或一次性生物膜修补缝合,最后检查有无脑脊液渗漏。

(2)脊髓硬膜外肿瘤切除术

1)显露硬脊膜:递显微剥离子分离硬脊膜外脂肪,静脉丛出血可用双极电凝止血或明胶海绵、止血棉压迫止血。硬膜外肿瘤通常在椎板切除时就可以看见,有时甚至侵犯椎板。

2)肿瘤分离与切除:更换显微吸引头,递显微剥离子锐性分离肿瘤与硬脊膜交界处,明胶海绵或脑棉片填塞间隙,双极电凝夹烫供应小动脉,显微剪剪断,肿瘤与脊髓硬膜一般无粘连,做肿瘤分离,递取瘤镊分块切除或完整取下肿瘤组织,取下的肿瘤保存在生理盐水容器内。如肿瘤侵犯硬膜,应将相应硬膜一同切除,最后做硬脊膜修补。

3)止血:生理盐水缓慢冲洗,低功率双极电凝彻底止血,去除多余明胶海绵、止血棉。

(3)髓外硬膜下肿瘤切除术

1)显露硬脊膜:递显微剥离子分离硬脊膜外脂肪,静脉丛出血可用双极电凝止血或明胶海绵、止血棉、脑棉片压迫止血。

2)切开、悬吊硬脊膜:更换显微吸引头,递显微镊提夹,11号刀片后正中切口挑开硬脊膜,递尖脑棉片塞于切口内保护脊髓,递11号刀片或显微剪扩大硬脊膜切口,递5×12圆针1号丝线将硬脊膜缝吊在椎旁肌肉上。

3)显露肿瘤:递11号刀片切开蛛网膜,6-0无损伤缝线悬吊于硬脊膜上,充分暴露肿瘤。①若肿瘤为神经鞘瘤辨认载瘤神经和过路神经,递显微剥离子分离并保存过路神经,载瘤神经无法分离时,递双极电凝镊从肿瘤两极夹烫,显微剪剪断,随后取出肿瘤。②若肿瘤为脊膜瘤,递双极电凝镊夹烫硬膜脏层基底部,显微剪剪断,分块取出肿瘤,肿瘤取出后,脏层硬膜若被侵犯,再次夹烫肿瘤基底层。

4)止血:生理盐水缓慢冲洗,低功率双极电凝彻底止血,去除多余明胶海绵、止血棉。

9.回植椎板

取出填塞的脑棉片进行清点无误后,递钛板、钛钉连接骨瓣,螺丝钉固定,注意使用前后均需清点内植入数目及检查完整性。

10.冲洗止血

过氧化氢、生理盐水冲洗切口(硬脊膜缺损时不能用过氧化氢进行冲洗),双极电凝镊切口内彻底止血。

11. 放置引流管

再次清点手术器械敷料无误后，递消毒纱布消毒选取的引流部位皮肤，依次递 11 号刀片破口、中弯钳拉出引流管一端、9×28 角针 4 号丝线缝合固定并留线待结扎，引流管接引流球。

12. 缝合包扎

递 11×34 角针 10 号丝线间断缝合深筋膜，12×20 圆针 4 号丝线间断缝合浅筋膜及皮下组织，再次清点器械敷料无误后，递 9×28 角针 4 号丝线缝合皮肤，递消毒纱布消毒皮肤，无菌敷料覆盖包扎。

（赵凯丽）

# 第四十四节　颅内镜手术护理配合

## 一、常见用物准备

### （一）体位垫

体位垫指头圈×1。

### （二）一次性用物

1. 常规物品

高频电刀笔 1 个、双极电凝镊 1 个、吸引管 1 个、34 cm×35 cm 抗菌手术薄膜 1 张、冲洗器 1 个、医用缆线无菌隔离护套、医用真丝编织线（1 号、4 号各 2 板）、开颅缝合针（5×12 圆针 3 枚、12×20 圆针 2 枚、9×28 角针 5 枚）、无菌手术刀片（20 号、11 号各 1 张）、脑棉 3 包、一次性使用大脑棉片 1 包、骨蜡 1 包、吸收性明胶海绵（若干）、一次性使用止血夹、1 mL 空针 1 支、一次性使用橡胶引流管、一次性使用引流袋、一次性使用导尿包 1 个、一次性使用冲洗管路、0.9%生理氯化钠溶液 3 000 mL、一次性使用灭菌橡胶外科手套若干。

2. 特殊用物

如脑室穿刺针、Fogarty 球囊导管、一次性生物膜、植入物等高值耗材。

### （三）无菌敷料

无菌敷料包括剖腹包（长方孔巾 1 块、中单 1 块、治疗巾 9 块、盐水盆 1 个、换药碗 2 个、小药杯 1 个、显影纱布 10 块、显影纱垫 5 块）、无菌治疗巾 1 包、无菌手术衣 10 件、无菌持物干缸 1 个、无菌擦手小毛巾 2 包。

### （四）手术器械

手术器械包括开颅器械、脑室镜器械、手术医生专用补充器械、外来手术器械、神经外科气动磨钻、内镜固定支臂。

### （五）仪器设备

单极电刀、双极电凝、吸引装置、神经外科内镜成像系统（光源、摄像机、显示器、脑室镜）等使用前检查功能状态，根据手术需求调节模式及参数；充气式加温仪、磨钻应提前设置好参数，妥善安置避免术中滑落。

## 二、麻醉方式

麻醉方式选择全身麻醉。

## 三、手术体位

手术体位选择仰卧位(头部垫头圈,双眼用眼贴膜覆盖,上身抬高30°,下肢稍抬高)。

## 四、器械护士护理配合

### (一)常见手术方式

单纯内镜神经外科手术、内镜辅助显微外科手术、内镜监视显微神经外科手术、内镜观察手术。目前最为常见的包括内镜下第三脑室造瘘术、内镜辅助锁孔(keyhole)手术、内镜下脑室肿瘤切除术等。本节介绍内镜下第三脑室造瘘术的手术配合。

### (二)手术配合步骤

1. 清点

器械护士提前15～30 min执行外科洗手,保证有充足的时间进行物品的检查和清点,并与巡回护士共同清点物品,包括手术敷料、手术器械、手术特殊物品、杂项物品等。

2. 选择切口

通过MRI矢状位和冠状位片,室间孔和靶点(造瘘口)的连线向皮肤表面延伸,交点即钻孔位置。通常取右侧冠状缝前1 cm(儿童位于冠状缝上),中线旁开2.5 cm。如需同时行松果体肿瘤活检,则应根据具体病例仔细选择合理手术切口。

3. 消毒

(1)消毒液:选用0.5%～1%碘伏直接涂擦手术区,消毒至少2遍。

(2)消毒范围:头部及前额。

4. 铺单

(1)放置头部托盘,器械护士将布类治疗巾按“我(纵行1/4折边对自己)、你(纵行1/4折边对医生)、2/3(横行1/3折边对医生)、全开(纵行全部展开)、1/2(横行对折)”顺序,依次传递给外科医生铺于切口四周,要求铺单后能看到切口标识,之后另递一块治疗巾蘸切口周围未干的消毒液。

(2)器械护士用无菌剪刀将抗菌贴膜1/2纵行剪开,展开抗菌贴膜并粘贴于手术切口,要求贴膜无气泡、无褶皱、与铺单粘贴紧密无缝隙。

(3)切口下缘铺一块中单。

(4)铺长方孔巾,下垂边缘至手术台缘≥30 cm。

(5)用剩余1/2抗菌贴膜覆盖孔巾,要求铺单平整,贴膜无空隙。

(6)托盘加铺两层治疗巾。

5. 切皮、暴露

递两块纱布按压切口两侧、20号刀片全层切开皮肤、皮下各层组织至颅骨外板,递骨膜剥离器剥离表面骨膜,递头皮夹夹住皮瓣创缘的腱膜层和出血点,双极电凝镊止血,用乳突撑开器撑开暴露颅骨。

6. 颅骨钻孔

递气动磨钻在颅骨标记点钻孔,递枪状咬骨钳扩大骨孔,直径约为1.5 cm,冲洗器及时冲洗，刮匙刮除骨屑及锋利边缘，用骨蜡进行骨缝止血，递细条明胶海绵填塞内板与硬膜间隙压迫止血。

7. 连接器械

协助医生一同组装脑室镜，一般选用 0°硬质镜头，连接镜头、冷光源，调节白平衡后插入工作鞘，递内镜固定支臂将镜头固定在床边备用。递一次性使用冲洗管路连接 37 ℃温生理盐水，做脑室腔冲洗备用。

8. 穿刺侧脑室

取右侧脑室前角入路，递双极电凝镊夹烫除孔内硬脑膜表面血管，11 号刀片"十"字切开硬脑膜，将型号适中的脑室引流管置入脑室腔内，穿刺方向与矢状面平行，对准两外耳道连线，深度不超过 5 cm。

9. 确认靶点

穿刺成功后，将镜头工作鞘沿侧脑室通道进入侧脑室，协助医生连接冲洗管，打开冲洗阀门，沿脉络丛、丘纹静脉和隔静脉的汇聚点找到室间孔（Monro 孔），并进入第三脑室，选择在鞍背和乳头体之间，半透明、略显蓝色的无血管薄膜做造瘘口。

10. 造瘘

递低功率单极电凝在薄膜上烧灼开口，递湿润的 3F 或 4F 球囊导管放置在造瘘口中，一次性使用无菌注射器 1 mL 抽生理盐水，递给医生向球囊内缓慢注入生理盐水，扩张球囊后缓慢拉出，反复多次，直至瘘口直径达到 5 mm 以上。造瘘成功后，须将内镜通过瘘口观察基底池和桥前池，确保三脑室与脑池相通。

11. 冲洗、止血

在内镜下观察有无出血，如有小血管出血，可冲洗止血，止血后退出内镜，递明胶海绵或止血纱填塞空隙止血，递 5×12 圆针以及 1 号丝线缝合硬脑膜切口。

12. 修复骨窗

取出填塞的脑棉片进行清点无误后，递钛板、钛钉连接骨瓣，螺丝钉固定，注意使用前后均需清点内植入数目及检查完整性。

13. 缝合

清点器械无误后关闭伤口，撤除头皮夹，递双极电凝切口止血，12×20 圆针以及 4 号丝线缝合筋膜及皮下组织，再次清点器械敷料无误后，9×28 角针以及 4 号丝线缝合皮肤，消毒皮肤，无菌敷料覆盖包扎。

（赵凯丽）

## 第四十五节　甲状腺手术护理配合

### 一、常见用物准备

#### （一）体位

用品细长肩垫×1、沙袋×2。

### (二)一次性用物

1. 常规物品

高频电刀笔1个、电刀清洁片1个、吸引管1个、无菌手术刀片10号和11号刀片各1张、医用真丝编织线(1号、4号、7号各1板)、4-0皮内缝线、一次性负压吸引球、甲状腺外科缝合针(含5×12圆针各2枚、7×17角针各2枚、7×17圆针各2枚、9×28角针各2枚)、一次性使用灭菌橡胶外科手套若干、医用缆线无菌隔离护套1个、无菌保温杯1个。

2. 特殊物品

医用纤维组织胶水、穿刺器(腔镜手术备)。

### (三)手术器械

甲状腺器械、超声刀头、超声刀手柄线、腔镜器械(腔镜手术备)。

### (四)仪器设备

单极电刀、吸引装置、超声刀等使用前检查功能状态,根据手术需求调节模式及参数。腔镜手术中还应检查摄影系统、$CO_2$气源等设备。

## 二、麻醉方式

全身麻醉。

## 三、手术体位

1. 开放手术

采用颈仰卧位,肩部垫高,头向后仰,头的两侧用沙袋固定,床头可向,上倾斜15°~20°。

2. 腔镜手术

采用颈仰卧位,肩部垫高,头向后仰,头的两侧用沙袋固定,床头可向上倾斜10°~15°,双下肢分开呈"剪刀"样,显示器摄像系统放置于患者头左侧方。

## 四、手术配合步骤

### (一)清点器械

护士提前15~30 min执行外科洗手,保证有充足的时间进行物品的检查和清单,并与巡回护士共同清点物品,包括手术敷料、手术器械、手术特殊物品、杂项物品等。

### (二)选择切口

1. 开放手术

颈前方,在胸骨上窝两横指的部位,沿颈部皮纹方向的横弧形切口。

2. 腔镜手术

以胸骨表面近中线作为观察孔,双侧乳晕上方前胸壁各打一个5 mm的操作孔(一般有乳晕入路、胸乳入路、腋乳入路等方式,本文主要介绍经胸乳入路)。

### (三)消毒

1. 消毒液

参照使用说明选择和使用,常选用0.5%~1%碘伏直接涂擦手术区,消毒2遍。

2. 消毒范围

(1)开放手术:上至下唇,下至乳头,两侧至斜方肌前缘。

(2)腔镜手术:上至下唇,下至脐水平,两侧过腋中线。

### (四)铺单

1.开放手术

(1)器械护士将2块布类治疗巾做成两个球塞在颈部两侧,其余治疗巾按"我(纵行1/4折边对着自己)、你(纵行1/4折边对着外科医师)、你、我"顺序,依次传递给外科医师铺于切口四周,要求铺单后能看到切口标识,之后另递一块治疗巾蘸切口周围未干的消毒液。

(2)器械护士用无菌剪刀在抗菌贴膜1/2处纵行剪开,将抗菌贴膜展开后传递。

(3)切口下缘铺一块中单。

(4)铺长方孔巾,下垂边缘至手术台缘≥30 cm。

2.腔镜手术

(1)器械护士将2块布类治疗巾做成两个球塞在颈部两侧,后按"我(纵行1/4折边对着自己)、你(纵行1/4折边对着外科医师)、你、我"顺序,依次传递给外科医师铺于切口四周,要求铺单后能看到切口标识。

(2)器械护士递4把布巾钳固定。

(3)将2块布类中单(横行1/2对折)分别传递给手术医师沿对角线铺于两侧腿上,最后器械护士将两块布类对折中单重复铺于两侧腿上。

(4)切口下缘铺一块中单。

(5)铺长方孔巾,下垂边缘至手术台缘≥30 cm。

### (五)切皮或建立气腹

1.开放手术

递10号刀片、有齿镊沿切口标记线切开皮肤,两块纱布拭血,递高频电刀笔切开皮下组织,电凝止血。

2.腔镜手术

腔镜手术递整理好的医用缆线,用无菌隔离镜套套好镜头给手术医师,递套好的镜头和光纤线连接头(和巡回护士连接光纤线、连接冷光源线,协助医生连接),连接二氧化碳管道、电凝线、电刀线、超声刀线、吸引器管(连接好吸引器)递组织钳固定;递一次性使用无菌注射器20 mL于穿刺点部位注入无菌生理盐水形成皮丘,递11号刀片切开两乳头连线中点1~2 cm长横小口,深达筋膜层,递中弯钳钝性分离,扩张切口;递分离棒从小切口进入皮下层,多次穿刺胸前壁建立手术空间;递10 mm或12 mm穿刺器,将经过白平衡调试及热盐水预热过的镜头置入穿刺器探查建立观察孔;递7×17角针7号丝线固定穿刺器以防止漏气;连接气腹机$CO_2$压力为6 mmHg。

### (六)护理配合

1.甲状腺癌根治术

(1)显露甲状腺:用组织钳提起皮缘,9×28角针4号丝线缝皮瓣悬吊,递小弯血管钳固定4号丝线,显露手术视野,超声刀或高频电刀笔分离颈阔肌,弯蚊式钳止血,1号丝线结扎或者电凝止血。

(2)显露甲状腺叶:用超声刀切断颈前静脉,纵行切开颈白线,用手钝性分离或纱布粒做钝性分离颈前肌与甲状腺的包膜间隙后,递甲状腺拉钩将一侧肌肉牵开,遇出血点1号丝线结扎,高频电刀笔继续切口颈白线直达甲状腺包膜,脑膜剪沿正中线剪开,上至甲状腺软骨,下至胸骨颈静脉切迹，两侧达胸锁乳突肌，递甲状腺拉钩将甲状腺前肌群牵向外侧，显露甲状腺侧叶。

(3)游离甲状腺组织：递甲状腺拉钩牵开甲状腺侧叶旁的组织，递胆管钳、脑膜剪逐步分离甲状腺组织，分离甲状腺上、下静脉及甲状腺中静脉递纱布粒钝性分离或者小蚊式钳游离甲状腺侧叶，遇出血1号丝线结扎。

(4)切除甲状腺峡部及甲状腺：递胆管钳分离甲状腺峡部，递4号丝线结扎，递小蚊式血管钳夹住甲状腺周围，用脑膜剪逐步间断甲状腺体，撤出小蚊式血管钳后递1号丝线结扎，弯盘接移除的甲状腺标本。

(5)同法切除对侧甲状腺：递脑膜剪切开颈动脉鞘，纱布粒做钝性分离肿大的淋巴结、确定颈内静脉、静总动脉和迷走神经，保护甲状旁腺，避免喉返神经损伤，用无菌纱带轻轻牵拉颈总动脉、清理其周围淋巴结，器械护士收集好标本。

2.甲状腺部分切除术

(1)显露甲状腺体：用组织钳提起皮缘，9×28角针4号丝线缝皮瓣悬吊，递小弯钳固定4号丝线，显露手术视野，递6×17圆针1号丝线缝扎颈前静脉，递高频电刀笔纵行切开颈白线，用手钝性分离或纱布粒做钝性分离颈前肌与甲状腺的包膜间隙后，递甲状腺拉钩将一侧肌肉牵开。

(2)显露甲状腺侧叶：递纱布粒剥离在囊壁与正常甲状腺之间做钝性分离，递小弯钳夹住基地甲状腺组织，递脑膜剪剪断1号丝线结扎或1号丝线缝扎(如是腺瘤可用组织钳提起腺瘤协助切除)。

(3)游离甲状腺组织：递甲状腺拉钩牵开甲状腺侧叶旁的组织，递胆管钳、脑膜剪逐步分离甲状腺组织，分离甲状腺上、下静脉及甲状腺中静脉递纱布粒钝性分离或者小蚊式钳游离甲状腺侧叶，遇出血1号丝线结扎。

(4)切断甲状腺峡部及部分甲状腺：递蚊式钳贴气管壁前分离甲状腺峡部，递超声刀离断峡部腺体，用超声刀切除甲状腺体，保留甲状腺包膜，递电刀止血，5×12圆针1号丝线缝合腺体残端止血。

3.腔镜下甲状腺切除术

(1)建立操作孔：递11号刀片于左右乳晕上边缘分别做弧形切口，递穿刺器于乳房上方前胸壁建立主操作孔及辅助操作孔。

(2)游离：递中弯钳、超声刀，直视下超声刀分离颈阔肌，递分离棒穿刺分离后剩余组织，向上分离甲状腺软骨，两侧到胸锁乳突肌外侧，完成皮下操作空间。

(3)暴露甲状腺及甲状腺结节：递超声刀切断舌骨下肌群、颈白线、暴露甲状腺。若腺体较大，可在颈外用7×17角针7号丝线缝吊，用超声刀切断甲状腺中静脉，将甲状腺直接切开，切除甲状腺部分腺体，保留腺体组织。

(4)取标本：递标本袋在腔镜下袋装标本，通过观察孔取出。再次置入镜头探查喉返神经。

## (七)缝合关闭伤口

1.开放手术

用生理盐水冲洗，清点器械、纱布、纱布垫、缝针。巡回护士协助去除肩垫，递消毒纱布消毒切口周围皮肤，递11号刀片、7×17角针4号丝线固定引流管递有齿镊，5×12圆针1号丝线间断缝合颈白线、颈阔约肌，再次清点物品数目。递有齿镊，5×12角针1号丝线缝合皮下组织或4-0皮内缝合皮肤，递组织胶水涂抹伤口表面，递无菌伤口敷料包扎。

2. 腔镜手术

用生理盐水冲洗，撤出腔镜用物，清点器械、纱布、纱布垫、缝针。递消毒纱布消毒切口周围皮肤，递 11 号刀片、7×17 角针、4 号丝线固定引流管，递有齿镊、5×12 圆针 1 号丝线逐层缝合，再次清点物品数目，递组织胶水涂抹伤口表面，递无菌伤口敷料包扎。

（刘晶菁）

# 第四十六节　乳腺手术护理配合

## 一、常见用物准备

### （一）体位用品

方形海绵垫×1。

### （二）一次性用物

（1）常规物品：高频电刀笔 1 个、电刀清洁片 1 个、吸引管 1 个、4-0 可吸收皮内缝合线、一次性使用灭菌橡胶外科手套若干。

（2）特殊用物：特殊 Y 形引流管、皮肤胶水、大纱布。

### （三）无菌敷料

1. 乳腺癌根治性切除术和乳腺癌改良根治手术

大腿敷料包（大单 1 块、中单 2 块、治疗巾 6 块、盐水、盆 1 个、换药碗 1 个、小药杯 1 个、显影纱布 20 块、显影薄垫 10 块）、无菌手术衣服若干、无菌持物缸 1 个、无菌擦手小毛巾若干包。

2. 单纯乳腺肿物切除术

无菌治疗巾 1 包、无菌中单 1 包、无菌手术衣服若干、无菌持物缸 1 个、无菌擦手小毛巾若干包。

### （四）手术器械

甲状腺器械、短柄超声刀头、超声刀手柄。

### （五）仪器设备

单极电刀、吸引装置、超声刀使用前检查功能状态，根据手术需求调节模式及参数。

## 二、麻醉方式

1. 乳腺癌根治性切除术及乳腺癌改良根治手术

全身麻醉。

2. 单纯乳腺肿物切除术

局部麻醉。

## 三、手术体位

1. 乳腺癌根治性切除术和乳腺癌改良根治手术

平卧位，患侧上肢外展 90°，肩胛下和腋窝下垫以软垫使腋窝后略抬高，头部稍微偏向健侧，手术床稍偏向健侧，充分暴露手术区域。

2.单纯乳腺肿物切除术

平卧位，患侧上肢置于头上。

## 四、手术配合步骤

### (一)清点器械

护士提前 15～30 min 执行外科洗手，保证有充足的时间进行物品的检查和清点，并与巡回护士共同清点物品，包括手术敷料、手术器械、手术特殊物品、杂项物品等。

### (二)选择切口

1.乳腺癌根治性切除和术乳腺癌改良根治手术

在距离肿瘤 2～3 cm 处纵向或梭形切口。

2.单纯乳腺肿物切除术

以乳晕为中心放射线皮肤切口，也可以与乳晕平行的弧形切口，以乳头为中心的半圆切口。

### (三)消毒

参照使用说明选择和使用。常选用 0.5%～1% 碘伏直接涂擦手术区，消毒至少 2 遍。

### (四)铺单

1.乳腺癌根治性切除术和乳腺癌改良根治手术

(1)手术医师戴一次性使用灭菌橡胶外科手套协助抬高患侧手臂，器械护士递 2 块布类中单(横行 1/2 对折)依次传递给手术医师铺于患侧手臂下，递 2 块完全打开的治疗巾包患侧手，递无菌绷带固定。器械护士将布类治疗巾按“我(纵行 1/4 折边对着自己)、你(纵行 1/4 折边对着外科医生)、你、我”顺序，依次传递给外科医师铺于切口四周。

(2)器械护士递 4 把巾钳固定治疗巾。

(3)手术医师与器械护士共同配合于切口上、下缘各交替斜拉 2 块中单，切口上缘再平铺 1 块中单，切口下缘铺大单、中单，下垂边缘至手术台缘≥:30 cm。

2.单纯乳腺肿物切除术

(1)手术医师将布类治疗巾按“我(纵行 1/4 折边对着自己)、你(纵行 1/4 折边对着外科医生)、你、我”顺序，铺于切口四周。

(2)手术医师与巡回护士共同配合于切口上、下缘各交替斜拉 2 块中单，切口上缘再平铺 1 块中单，切口下缘铺大单、中单，下垂边缘至手术台缘≥30 cm。

### (五)护理配合

1.乳腺癌根治性切除术

(1)切口皮肤，游离皮瓣：递 10 号刀片、有齿镊切开皮肤，两块纱布垫擦拭血，递电刀切开皮下组织，递超声刀切口游离，电刀电凝止血或 1 号丝线结扎止血，皮瓣游离范围上至锁骨，下至肋弓下缘，内到胸骨中线，外达背阔约肌前缘。

(2)切断胸大、胸小肌：递甲状腺拉钩牵开外侧皮瓣，递长无齿镊、脑膜剪或电刀沿锁骨下切开胸大肌浅面脂肪组织，显露胸大肌，递电刀在靠近肱骨大结节嵴处切断其筋腱，递纱布粒剥离组织，递胆管钳游离肩峰动脉、静脉，递 2 把中弯钳钳夹，超声刀切断或脑膜剪断，递 1 号丝线结扎。递组织钳提起胸大肌断键向下牵拉，显露胸小肌。

(3)解剖腋窝和清除腋窝静脉周围脂肪及淋巴组织：递甲状腺拉钩牵开外侧皮瓣，递长无齿镊，脑膜剪剪开腋窝部筋膜，将胸大肌、胸小肌用组织钳一起向下牵引，递纱布粒剥离组织，递胆管钳游离腋窝及锁骨上、下脂肪和清扫淋巴结，递小弯血管钳钳住腋动脉、静脉，并用脑膜剪或超声刀切断，递1号丝线结扎，递胆管钳游离胸外侧血管及肩胛下血管，递中弯钳夹住血管，递脑膜剪剪断，递1号丝线结扎。

(4)切除标本：递组织钳提起胸大肌、胸小肌、乳房与腋窝处分离的组织，依次从上、内、外、下用电刀将胸大肌、胸小肌纤维自胸骨缘和肋骨上面切断，使乳房连同胸大肌、胸小肌、腋窝处游离的组织整块切除，递电刀边切除边止血，出血点递中弯钳夹住，电凝止血缝扎、递1号丝线结扎或5×12圆针穿1号丝线缝扎。

(5)关闭伤口：递甲状腺拉钩牵开外侧皮瓣，仔细检查创面，彻底止血，依次递无菌注射用水、生理盐水冲洗切口创面，递干纱布垫擦干创面，清点器械、纱布、纱布垫、缝针等，递消毒纱布，递11号刀片、7×17角针、4号丝线固定引流管，再次清点物品数量，递9×28角针直接缝合皮肤，递无菌伤口敷料包扎。

2. 乳腺癌改良根治术

(1)切皮：递10号刀片和有齿镊在距离肿瘤2 cm以上做一梭形切口，两块纱布垫擦拭血，递高频电刀笔切开皮下组织，甲状腺拉钩牵开切口皮肤。

(2)游离皮瓣：递组织钳提起皮缘，递电刀游离皮瓣，递湿纱布垫填塞。

(3)切除乳腺：递电刀或超声刀自下内侧开始向上外将乳腺肿瘤连同深部的胸大肌筋膜分离切除，一直游离到胸大肌边缘，递胆管钳游离乳腺肿瘤组织，电刀切口并止血，出血点递1号丝线结扎，切下的乳腺肿瘤组织放于弯盘内。

(4)清扫胸大肌、胸小肌淋巴结：递电刀或超声刀和胆管钳游离神经血管，递2把中弯钳夹住，脑膜剪剪断，递1号丝线结扎。

(5)清扫腋窝淋巴结：递宽无齿长镊提起胸小肌，全程暴露锁骨下血管、腋血管递甲状腺拉钩牵开皮肤，递胆管钳和脑膜剪游离清扫淋巴结，由内向外，依次廓清中央组、外侧组、前组、后组，有出血点递1号丝线结扎或电凝止血。

(6)清点物品，缝合皮肤：递甲状腺拉钩牵开皮肤，仔细检查创面，彻底止血，依次递无菌注射用水、生理盐水冲洗切口创面，递干纱布垫擦干创面，清点器械、纱布、纱布垫、缝针等，递消毒纱布，递11号刀片、7×17角针4号丝线固定引流管，再次清点物品数量，4-0皮内缝合皮肤，外涂组织胶水粘合，递无菌伤口敷料包扎。

3. 单纯乳腺肿物切除术

(1)注射局麻药物，以乳晕为中心做放射切口：递10 mL注射器将配好的1%利多卡因皮下注射，递2块纱布擦，递10号刀片切皮及有齿镊提拉皮肤，电刀边切边凝血，或者小弯止血夹住出血点，电凝止血或1号丝线结扎。

(2)切除肿块，如有包膜一起切除：递7×17中小圆针4号丝线缝肿块组织，丝线一端进行提拉，递中弯钳游离周围组织，如遇出血电凝止血或1号丝线结扎，移除乳腺肿块。

(3)缝合：清点器械、纱布、纱布垫、缝针，递消毒纱布消毒皮肤，递5×12小圆针缝合乳腺创面，递4-0可吸收皮内缝合线及两把有齿镊缝合皮肤，再次清点物品数目，递无菌伤口敷料包扎。

（刘晶菁）

# 第四十七节　胃部手术护理配合

## 一、常见用物准备

### (一)一次性用物品

(1)常规物品:高频电刀笔1个、电刀清洁片、吸引管1个、34 cm×35 cm抗菌手术薄膜1张、医用真丝编织线(1号、4号、7号各2板)、腹腔缝合针含(含5×12圆针3枚、7×17中小圆针2枚、9×28角针2枚、12×20圆针2枚、12×28圆针2枚)、1号可吸收缝线、2-0可吸收缝线、3-0可吸收缝线、无菌手术刀片20号和11各2张、液状石蜡、棉球、一次性负压引流球1个、备无菌导尿包1个、一次性使用灭菌橡胶外科手套若干。一次性使用注射器50 mL(腔镜手术备)、无菌保温杯(腔镜手术备)、医用缆线无菌隔离镜套(腔镜手术备)。

(2)特殊用物:一次性切割型闭合器及其仓钉、一次性管状吻合器、短柄超声刀头/长柄超声刀头、超声刀线等高值耗材、一次性使用腹腔穿刺器(腔镜手术备)。

### (二)无菌敷料

腹腔包(剖腹单1块、中单1块、治疗巾9块、盐水盆1个、换药碗2个、小药杯1个、显影纱布10块、显影纱垫14块)、无菌中单包1包、无菌手术衣10件、无菌持物干缸1个、无菌擦手小毛巾2包。

## 二、麻醉方式

全身麻醉。

## 三、手术体位

仰卧位。

## 四、手术配合步骤

### (一)清点

器械护士提前15～30 min执行外科洗手,保证有充足的时间进行物品的检查和清点,并与巡回护士共同清点物品,包括手术敷料、手术器械、手术特殊物品、杂项物品等。

### (二)选择切口

(1)开放手术:上腹部正中切口。

(2)腔镜手术:以脐下缘为观察孔,在左、右腋前线左肋缘下和左、右锁骨中线平脐处建立操作孔。

### (三)消毒

(1)消毒液:参照使用说明选择和使用。常选用0.5%～1%碘伏直接涂擦手术区,消毒至少2遍。

(2)消毒范围:上至双侧乳头,下至耻骨联合水平,两侧至腋中线。

### (四)铺单

1.开放手术

(1)器械护士将布类中单对折铺于身体两侧,再将治疗巾按“我(纵行1/4折边对着自己)、你(纵行1/4折边对着外科医生)、你、我"顺序,依次传递给外科医师铺于切口四周,要求铺单后能看到切口标识,之后另递一块治疗巾蘸切口周围未干的消毒液。

(2)器械护士将抗菌贴膜展开后传递,并协助贴膜。

(3)切口上、下缘各铺一块中单(上缘也可铺一件无菌手术衣服)。

(4)铺长方孔巾,下垂边缘至手术台缘≥30 cm。

2.腔镜手术

(1)器械护士将布类中单对折铺于身体两侧,再将治疗巾按"我(纵行1/4折边对着自己)、你(纵行1/4折边对着外科医生)、你、我"顺序,依次传递给外科医师铺于切口四周,要求铺单后能看到切口标识,之后另递一块治疗巾蘸切口周围未干的消毒液。

(2)器械护士递4把巾钳固定。

(3)将2块布类中单(横行1/2对折)分别传递给外科医师沿对角线铺于两侧腿上,最后器械护士将两块布类对折中单重复铺于两侧腿上。

(4)切口上、下缘各铺一块中单(上缘也可铺一件无菌手术衣服)。

(5)铺长方孔巾,下垂边缘至手术台缘≥30 cm。

### (五)切开开腹或建立气腹,探查腹腔

1.开放手术

(1)递20号刀片于自剑突向下至脐上,沿正中线切开皮肤,更换刀片,递两块干纱垫拭血,递有齿镊、电刀劈开皮下组织,递甲状腺拉钩牵开显露腹白线,遇出血点时递血管钳或蚊式钳钳夹,1号丝线结扎或电凝止血。递血管钳、电刀钳夹并切开腹白线,换湿盐水纱垫钝性推开脂肪显露腹膜。递血管钳分别于两侧钳夹腹膜,递20号刀片将腹膜开一小口,将手指插入切口探查托起腹膜,递脑膜剪、电刀在两指之间延长切口。递两块湿盐水纱布垫保护切口,腹腔拉钩牵开暴露手术术野,递生理盐水协助洗手。

(2)递两块湿盐水纱布垫保护切口,腹腔拉钩牵开暴露术野,递生理盐水协助洗手探查,更换深部手术器械。

2.腔镜手术

(1)递整理好的医用缆线,用无菌隔离镜套套好镜头给术者,递套好的镜头和光纤线连接头(和巡回护士连接光纤线、连接冷光源线,协助医师连接),连接二氧化碳管道、电凝线、超声刀线、吸引器管(连接好吸引器)递组织钳固定。递消毒纱布消毒脐孔,递11号刀片于脐部上或下缘作一1 cm弧形或纵向切口,递2把巾钳提起腹壁,将气腹针垂直或向盆腔斜行刺入腹腔,连接气腹管。达到预设气腹压力后拔出气管针,置入10 mm或12 mm穿刺器,刺入腹腔后连接气腹管至腹内压力为12～15 mmHg。将经过白平衡调试及热盐水预热过的镜头置入穿刺器探查腹腔。确定病变部位、有无淋巴结及腹腔转移等情况。确定可行腹腔镜手术后在内镜监视下建立操作孔。

(2)于腋前线左、右肋缘下各建立5 mm穿刺器,左、右锁骨中线平脐处分别建立一个5 mm和一个10 mm或12 mm穿刺器。

(3)操作孔分别放置镜头、长柄超声刀头、胃钳、肠钳、分离钳。

### (六)护理配合

1.胃大部分切除术(毕Ⅰ式)

(1)游离胃大弯,切断胃网膜左动、静脉及胃网膜右动、静脉:递中弯钳钳游离、钳夹,组织

剪剪开,4 号丝线结扎、5×12 圆针 4 号丝线缝扎。胃左动脉用中弯钳带 7 号丝线或双 4 号丝线结扎。

(2)游离胃小弯,切断胃右动、静脉及胃左动脉下行支:递中弯钳游离、钳夹,组织剪剪开,4 号丝线结扎、5×12 圆针 4 号丝线缝扎。

(3)断胃:递 5×12 圆针 1 号丝线缝 2 针支持线,递可克钳、肠钳夹持胃部,递 11 号刀片切开前壁浆肌层,5×12 圆针 1 号丝线缝扎黏膜下血管。同法处理胃后壁。

(4)缝合部分胃残端:递宽无齿长镊、5×12 圆针 1 号丝线间断、全层缝合。

(5)于胃小弯侧游离、断离十二指肠:递蚊式钳、长组织剪游离,出血点递 1 号丝线结扎或缝扎。递可克钳 2 把,分别夹住十二指肠壶腹和幽门部,长镊夹持盐水纱布包裹十二指肠四周,递 11 号刀片切断,取下的标本及刀一并置入弯盘内。递吸引器头吸尽胃内容物,卵圆钳夹持醋酸氯己定棉球消毒残端、更换吸引器头及污染器械。

(6)残胃和十二指肠吻合:先将胃与十二指肠拟定吻合口两侧缝牵引线,然后间断缝合后壁浆肌层,全层缝合胃与十二指肠后壁、前壁,最后加固缝合其前壁浆肌层。递长镊、5×12 圆针 1 号丝线缝合作牵引,蚊式钳钳夹线尾;再递 5×12 圆针 1 号丝线缝合浆肌层,4 号丝线缝合全层。

2. 胃大部分切除术(毕Ⅱ式)

(1)游离胃大弯,切断胃网膜左动、静脉及胃网膜右动、静脉:递中弯钳钳游离、钳夹,组织剪剪开,4 号丝线结扎。胃左动脉用中弯钳带 7 号丝线或双 4 号丝线结扎。

(2)游离胃小弯,切断胃右动、静脉及胃左动脉下行支:同上。

(3)断胃:递 5×12 圆针 1 号丝线,分层缝合部分胃残端。

(4)游离十二指肠:递中弯钳钳夹,长脑膜剪游离,1 号或 4 号丝线结扎出血点。

(5)切断十二指肠:递可克钳 2 把钳夹断肠管处,递长镊夹持湿纱垫保护切口周围与幽门下约 2 cm 处递 11 号刀片切断,幽门断端用纱布包裹,取下标本及刀 11 号并放入弯盘内。递中弯钳钳夹醋酸氯己定棉球消毒残端。

(6)缝合十二指肠残端:递宽无齿长镊、5×12 圆针 4 号丝线绕过可克钳行连间断缝合,除去可克钳,递 5×12 圆针 1 号丝线间断缝合浆肌层。或切十二指肠时使用切割闭合器。

(7)胃空肠吻合:递宽无齿长镊距 Treitz 韧带 8～12 cm 处取空肠与胃吻合,递长镊 5×12 圆针 1 号丝线缝合于大弯侧拟定吻合口两侧缝牵引线,递蚊式钳夹线尾做牵引。递长镊、5×12 圆针 1 号丝线间断缝合空肠与胃吻合口、后壁浆肌层,全层缝合胃肠后壁、前壁最后间断缝合胃肠前壁浆肌层。

3. 胃癌根治术

(1)阻断胃周动、静脉血液循环:将胃向下牵引,在小网膜接近胃左右动、静脉根部缝扎,继之对胃网膜左右动、静脉亦予以结扎,同时把贲门口和幽门口以粗线阻断。递中弯钳带 4 号丝线结扎血管、5×12 圆针 1 号丝线缝扎。

(2)切除网膜:将胃上提,横结肠向下牵引,使胃横结肠间系膜紧张,术者左手牵引大网膜显露无血管区,用高频电刀笔自横结肠缘上切开。从结肠中间部开始向左侧切至脾下极处,继而向右侧切开,直达横结肠肝曲。

(3)切除横结肠系膜前叶淋巴结:递中弯钳带 4 号丝线结扎血管或 5×12 圆针 1 号丝线缝扎。

(4)切断胃网膜右动、静脉，清除淋巴结：递11号刀片，在结肠系膜前后叶之间进行锐性和钝性解剖剥离，在此易找到疏松结缔组织间隙，清除结肠系膜前叶及其脂肪淋巴组织。

(5)清除淋巴结：递中弯钳带4号丝线结扎血管、5×12圆针1号丝线缝扎，清除胰后及肝十二指肠韧带内淋巴结。

(6)切断十二指肠：幽门侧清除完毕后，通常在距幽门以远端3 cm处切断十二指肠。如幽门部疑被癌浸润，可在4～5 cm以远处切断。如拟行毕Ⅱ式吻合，可常规缝合关闭十二指肠残端，递中弯钳带4号丝线结扎血管、5×12圆针1号丝线缝扎。

(7)清除肝总动脉干、腹腔动脉周围及胃网膜左动脉淋巴结：递直角钳分离、中弯钳钳夹、组织剪剪断，4号丝线结扎、5×12圆针4号丝线缝扎。

(8)切除胃：切断肝左叶三角韧带，把肝左外叶翻向右下方，显露贲门区。切开食管裂口周围腹膜，分离食管下端，切断迷走神经前后干，可使食管拉向腹腔6～8 cm，足够在腹腔内与空肠吻合之用。胃切除的上下断端，上端至少应距病灶6 cm，下端至少距幽门下3 cm。切断食管下端可以在无创直角钳控制下切除整块标本。也可以把胃上提以牵引食管便于与空肠吻合，然后切胃。

4.全胃切除术

(1)分离大网膜：递中弯钳分离、钳夹，组织剪剪断，4号丝线结扎。

(2)游离十二指肠降部：递直角钳分离，中弯钳钳夹、组织剪剪断，4号丝线结扎、5×12圆针4号丝线缝扎。

(3)游离：递超声刀清除胰头后、胆总管，肝动脉周围淋巴组织，处理胃右动、静脉及胃左动、静脉，递中弯钳、直角钳分离钳夹，长组织剪剪断，4号丝线结扎或缝合。切断结扎脾胃韧带及胃短血管，切断结扎冠状静脉并于肝脏附着处断离小网膜，分离食管下端，切断迷走神经。

(4)切胃：断面"8"字缝合止血，递5×12圆针1号丝线于胰腺体部缝支持线，切断胰腺，递9×28圆针1号丝线缝扎。递大直角钳、可克钳钳夹分别夹住食管贲门部和幽门部，递20号刀片切断，将胃及其附着组织放于弯盘内。递醋酸氯已定棉球消毒残端。

(5)双腔代胃术

1)游离两段带系膜的空肠：递11号刀片切开，中弯钳止血，1号丝线结扎，递5×12圆针1号丝线间断缝合。

2)游离空肠上段近端与食管端吻合：递5×12圆针1号丝线间断缝合。

3)游离空肠下段远端，与十二指肠端吻合：递5×12圆针1号丝线间断缝合。

4)将两段游离空肠侧侧吻合：递5×12圆针1号丝线间断缝合。

5.腹腔镜下胃大部切除术

(1)游离胃结肠韧带：递胃钳、肠钳、分离钳、长柄超声刀头沿横结肠上缘打开胃结肠韧带，将横结肠系膜前叶分离，右至结肠肝曲，左至结肠脾曲，分离胃与横结肠间的大网膜粘连，向上至胰腺下缘，分离胰腺包膜至胰腺上缘显露胃结肠静脉干，清除其周围淋巴脂肪组织。

(2)清扫幽门下淋巴结、断离胃网膜右静脉：递胃钳、肠钳、分离钳、长柄超声刀头向幽门下清扫，在胰十二指肠下前静脉汇入处上方结扎离断胃网膜右静脉，幽门向上翻起，沿原分离平面向胰腺上缘分离，打开胃胰韧带找到胃十二指肠动脉并在其发出的胃网膜右动脉根部结扎并离断，完成幽门下淋巴结清扫。沿胃十二指肠动脉分离显露肝总动脉、肝固有动脉、胃右动脉和胃十二指肠动脉汇合处，根部离断并清扫胃右动静脉周围幽门上淋巴结清扫。

(3)断离胃胰韧带、胃左动静脉:将胃体向左上牵引,沿胰腺上缘切断胃胰韧带,依次清除肝总动脉表面、胃左动静脉周围、腹腔干周围以及脾动脉根部周围淋巴结,根部离断胃左动静脉、保留胃后血管。

(4)Gerota 筋膜表面清除小网膜腔底部脂肪淋巴组织直至膈肌脚水平,注意保护膈血管和左肾上腺血管。

(5)断离胃网膜左动静脉、大网膜至胃短血管:大弯侧沿胰尾找到胃网膜左动静脉根部并离断,再沿脾脏表面离断大网膜至胃短血管。

(6)切开肝十二指肠韧带被膜:转向胃前方,紧贴肝缘离断肝胃韧带暴露小网膜腔,在胆总管左侧纵行切开肝十二指肠韧带被膜,再清除肝固有动脉周围淋巴结以及门静脉前方和左侧淋巴结,清除贲门右侧淋巴脂肪组织切断迷走神经前后支。

(7)离断小网膜、大网膜组织至预定切除线以下:将小弯侧贲门下 3 cm 大弯侧肿瘤近端。

(8)取腹部切口,取标本:于左侧腹直肌穿刺器处递 20 号刀片、中弯钳切开 3~5 cm 的横切口,用湿盐水纱布垫保护切口,可防止污染切口和造成腹壁种植性转移。递卵圆钳将胃窦、胃体大部和上段空肠拖出腹腔。

(9)吻合

1)毕Ⅰ式:在幽门下离断,十二指肠残端放入钉砧头,吻合器经胃腔完成胃体上部与十二指肠端侧吻合(illroth Ⅰ式),再用直线切割闭合器切除闭合胃体大部。

2)毕Ⅱ式:在空肠距 Treitz 韧带 11~12 cm 处放置圆形吻合器钉砧头。在胃窦前壁沿胃长轴方向作 3 cm 切口,插入圆形吻合器,将胃体后壁上部与空肠上段作侧侧吻合。用直线切割闭合器在距吻合口 2 cm 处离断胃体。

6.腹腔镜下胃癌根治术

(1)沿横结肠上缘打开胃结肠韧带:递胃钳、肠钳、分离钳、长柄超声刀头沿横结肠上缘无血管区将横结肠系膜前叶分离,右至结肠肝曲,左至结肠脾曲,递可吸收夹钳夹切断胃网膜左动静脉。向上钳夹切断胃短动静脉,清扫淋巴结。

(2)分离胰腺包膜至胰腺上缘:递胃钳、肠钳、分离钳、长柄超声刀头显露胃结肠静脉干,清除其周围淋巴脂肪组织,继续向幽门下清扫。

(3)在胰十二指肠下前静脉汇入处上方结扎离断胃网膜右静脉:递胃钳、肠钳贲门向上翻起,递长柄超声刀头沿原分离平面向胰腺上缘分离,打开胃胰韧带找到胃十二指肠动脉并递钛夹钳在其发出的胃网膜右动脉根部结扎并离断,完成幽门下淋巴结清扫。

(4)清扫胃右动静脉周围贲门上淋巴结清扫:递胃钳、长柄超声刀头沿胃十二指肠动脉分离显露肝总动脉、肝固有动脉、胃右动脉和胃十二指肠动脉汇合处。递钛夹钳、长柄超声刀头根部离断并清扫胃右动静脉周围贲门上淋巴结清扫。

(5)切断胃胰韧带:递胃钳、长柄超声刀头将胃体向左上牵引,沿胰腺上缘切断胃胰韧带,依次清除肝总动脉表面、胃左动静脉周围、腹腔干周围以及脾动脉根部周围和脾门淋巴结,递钛夹钳、长柄超声刀头根部离断胃左动静脉。

(6)Gerota 筋膜表面清除小网膜腔底部脂肪淋巴组织直至膈肌脚水平,注意保护膈血管和左肾,上腺血管。

(7)断离胃网膜左动静脉:递胃钳、肠钳于大弯侧沿胰尾找到胃网膜左动静脉根部并离断,再沿脾脏表面离断大网膜、胃短血管直至贲门左侧膈肌脚,彻底清除淋巴结。

(8)切开肝十二指肠韧带被膜：转向胃前方，递胃钳、肠钳紧贴肝缘高断肝胃韧带暴露小网膜腔，在胆总管左侧纵行切开肝十二指肠韧带被膜。

(9)清除肝固有动脉周围淋巴结：递长柄超声刀头清除肝固有动脉周围淋巴结以及门静脉前方淋巴结。继续向上清扫贲门淋巴结，切断迷走神经前后支。

(10)离断十二指肠：递胃钳、肠钳、分离钳、长柄超声刀头游离十二指肠球部至幽门下2 cm，递直线切割闭合器离断十二指肠。

(11)取腹部切口，取标本：于左侧腹直肌穿刺器处递20号刀片、中弯钳切开3～5 cm的横切口，用湿盐水纱布垫保护切口，可防止污染切口和造成腹壁种植性转移。递卵圆钳将胃及大小网膜拖出腹腔、递肠钳、可克钳钳夹食管，于贲门上切断食管，递弯盘接标本。

(12)吻合：食管残端放置圆形吻合器钉砧头，将空肠距Treitz韧带15 cm处离断，用圆形吻合器将远端空肠与食管残端作端侧吻合。经空肠残端开口将胃管经吻合口拉入空肠，递5×12圆针1号丝线缝合空肠残端。于食管空肠吻合口下方40 cm处作近端空肠远侧空肠端侧吻合。

### (七)关闭腹腔

1.开放手术

递温无菌蒸馏水冲洗腹腔，检查有无出血移除切口保护圈和全方位拉钩。清点物品、纱布、纱垫、缝针等，消毒液纱布消毒皮肤，放置引流管递11号刀片、中弯钳、9×28角针4号线固定引流管。递12×28圆针7号丝线或1号可吸收缝线连续缝合腹膜。递生理盐水冲洗切口，更换纱布垫，递12×20圆针7号丝线或2-0可吸收缝线间断缝合前鞘。再次清点物品数目，递S拉钩暴露腹部、冲洗切口，递12×28圆针4号丝线间断缝合皮下组织或。去除抗菌手术贴膜，递消毒纱布擦拭皮肤，递有齿镊、9×28角针1号丝线间断缝合皮肤，递消毒纱布再次消毒皮肤，递无菌伤口敷料包扎。

2.腔镜手术

递温无菌蒸馏水冲洗腹腔，检查有无出血撤出腔镜用物。消毒液纱布消毒皮肤，放置引流管递11号刀片、中弯钳、9×28角针4号线固定引流管。

清点器械、纱布、纱布垫、缝针等正确后拔出各穿刺套管。递中弯钳、12×20圆针7号丝线缝合腹膜，递中弯钳、12×20圆针7号丝线缝合皮下组织。再次清点物品数目，递消毒纱布消毒皮肤，递短有齿皮镊7×17角针1号丝线缝合皮肤，再次消毒纱布消毒皮肤，递无菌伤口敷料包扎。

（刘晶菁）

## 第四十八节　肠道手术护理配合

### 一、常见用物准备

#### (一)体位用品

方形海绵垫×1、截石位腿架×2。

### (二)一次性用物

1.常规物品

高频电刀笔1个、电切清洁片1个、吸引管1个、34 cm×35 cm抗菌手术薄膜1张、医用真丝编织线(1号、4号、7号各2板)、腹腔缝合针含(含5×12圆针3枚、7×17中小圆针2枚、9×28角针2枚、12×20圆针2枚、12×28圆针2枚)、1号可吸收缝线、2-0可吸收缝线、3-0可吸收缝线、无菌手术刀片20号和11号各2张、石蜡油、棉球、一次性负压引流球1个、备无菌导尿包1个、一次性使用灭菌橡胶外科手套若干、一次性使用注射器50 mL(腔镜手术备)、无菌保温杯(腔镜手术备)、医用缆线无菌隔离镜套(腔镜手术备)。

2.特殊用物

一次性切割型闭合器及其仓钉、一次性管状吻合器、短柄超声刀头/长柄超声刀头、超声刀线等高值耗材,一次性使用腹腔穿刺器(腔镜手术备)。

### (三)无菌敷料

腹腔包(剖腹单1块、中单1块、治疗巾9块、盐水盆1个、换药碗2个、小药杯1个、显影纱布10块、显影纱垫14块)、无菌中单包1包、无菌手术衣10件、无菌持物干缸1个、无菌擦手小毛巾2包。

### (四)仪器设备

单极电刀、吸引装置、超声刀等使用前检查功能状态,根据手术需求调节模式及参数。腔镜手术中还应检查摄影系统、$CO_2$气源等设备。

## 二、麻醉方式

全身麻醉。

## 三、手术体位

仰卧位。

## 四、手术配合步骤

### (一)清点

器械护士提前15～30 min执行外科洗手,保证有充足的时间进行物品的检查和清点,并与巡回护士共同清点物品,包括手术敷料、手术器械、手术特殊物品、杂项物品等。

### (二)消毒

参照使用说明选择和使用。常选用0.5%～1%碘伏直接涂擦手术区,消毒至少2遍。

### (三)铺单

1.肠道手术铺单

(1)器械护士先将1块布类中单(横行1/2对折)和1块布类治疗巾按“我”(纵行1/4折边对着自己)传递给外科医师垫于患者的臀部下,1块布类治疗巾(纵行四折)铺于耻骨联合,将2块布类治疗巾按“我”分别铺于大腿上1/3,其次按“你(纵行1/4折边对着外科医生)、你、我”顺序依次传递给外科医师铺于切口四周,将2块布类中单(横行1/2对折)分别传递给外科医师沿对角线铺于两侧腿上,最后器械护士将2块布类对折中单重复铺于两侧腿上,要求铺单后能看到切口标识,之后另递1块治疗巾蘸切口周围未干的消毒液。

(2)器械护士用抗菌贴膜展开后传递,并协助贴膜(在腔镜手术中递布巾钳 4 把固定)。

(3)切口上、下缘各铺一块中单(上缘也可铺一件无菌手术衣服)。

(4)铺长方孔巾,下垂边缘至手术台缘≥30 cm。

2. 阑尾切除术铺单

(1)器械护士将布类治疗巾按"我(纵行 1/4 折边对着自己)、你(纵行 1/4 折边对着外科医生)、你、我"顺序,依次传递给外科医师铺于切口四周,要求铺单后能看到切口标识,之后另递一块治疗巾蘸切口周围未干的消毒液。

(2)器械护士用抗菌贴膜展开后传递,并协助贴膜在腔镜手术中递布巾钳 4 把固定,将 2 块布类中单(横行 1/2 对折)分别传递给外科医师沿对角线铺于两侧腿上,最后器械护士将 2 块布类对折中单重复铺于两侧腿上。

(3)切口上、下缘各铺一块中单(上缘也可铺一件无菌手术衣服)。

(4)铺长方孔巾,下垂边缘至手术台缘≥30 cm。

### (五)切皮及建立气腹,探查腹腔

1. 开放手术

递 20 号刀片于腹部正中线旁 2 cm 处切一纵向切口(上腹部切口自剑突下至脐旁或脐下,下腹部切口自脐上 3～4 cm 至耻骨联合处),切开皮肤更换刀片,递 2 块干纱垫拭血,递有齿镊、电刀劈开皮下组织,递甲状腺拉钩牵开显露腹直肌前鞘,遇出血点时递血管钳或蚊式钳钳夹,1 号、4 号丝线结扎或电凝止血。递血管钳、电刀钳夹并切开腹直肌前鞘,换湿盐水纱垫钝性推开脂肪显露腹直肌。递甲状腺拉钩牵开,手指钝性分离,遇出血点时递血管钳或蚊式钳钳夹,1 号丝线结扎或电凝止血。递血管钳分别于切口两侧钳夹,递 20 号刀片将开一小口,将手指插入切口探查托起腹膜,递脑膜剪、电刀在两指之间延长切口;递 2 块湿盐水纱布垫保护切口,腹腔拉钩牵开暴露术野,递生理盐水协助洗手。

2. 腔镜手术

递整理好的用医用缆线无菌隔离镜套套好镜头给术者,递套好的镜头和光纤线连接头(和巡回护士连接光纤线、连接冷光源线,协助医师连接),连接二氧化碳管道、电凝线、超声刀线、吸引器管(连接好吸引器)递组织钳固定。递消毒纱布消毒脐孔,递 11 号刀片于脐部上或下缘作一 1 cm 弧形或纵向切口,递 2 把巾钳提起腹壁,将气腹针垂直或向盆腔斜行刺入腹腔,连接气腹管。达到预设气腹压力后拔出气管针,置入 10 mm 或 12 mm 穿刺器,刺入腹腔后连接气腹管至腹内压力为 12～15 mmHg。将经过白平衡调试及热盐水预热过的镜头置入穿刺器探查腹腔。确定病变部位、有无淋巴结及腹腔转移等情况。确定可行腹腔镜手术后在内镜监视下建立操作孔。

### (六)护理配合

1. 右半结肠切除术

(1)显露右半结肠:递大 S 拉钩牵开暴露术野,递长镊子、湿盐水纱布垫将小肠及大网膜推向左上腹部,显露右侧结肠。切断结肠中动静脉、左结肠、回结肠血管及所有右半结肠回流中枢的血管。递中弯钳钳夹,电刀游离,脑膜剪剪断,4 号丝线结扎。

(2)游离大网膜、右半结肠:用中弯钳、电刀游离,1 号、4 号丝线结扎或 45×12 缝针缝扎止血。

(3)切断肠管,取出标本:递 2 把可克钳分别钳夹在切除端肠管上下,2 把肠钳分别钳夹在保留端肠管上下，递 11 号刀片在可克钳和肠钳之间切断肠管，递弯盘接标本，更换刀片。递氯已定棉球消毒残端。

(4)吻合回肠-横结肠：递 5×12 圆针 1 号丝线或 3-0 可吸收线依次全层连续缝合吻合口，或吻合器行端侧或端端吻合术。

(5)关闭肠系膜间隙：递 5×12 圆针 1 号丝线间断缝合回肠系膜及结肠系膜间隙。

2. 左半结肠切除术

(1)显露左半结肠：递大 S 拉钩牵开暴露术野，显露左侧结肠，切断结肠中动静脉、左结肠、回结肠血管及所有左半结肠回流中枢的血管。递中弯钳钳夹，高频电刀笔游离，脑膜剪剪断，4 号丝线结扎。

(2)游离大网膜、左半结肠：用中弯钳、电刀游离，1 号、4 号丝线结扎或 45×12 缝针缝扎止血。

(3)切断肠管，取出标本：递 2 把可克钳分别钳夹在切除端肠管上下，2 把肠钳分别钳夹在保留端肠管上下，递 11 号刀片在可克钳和肠钳之间切断肠管，递弯盘接标本，更换刀片。递氯已定棉球消毒残端。

(4)吻合横结肠-乙状结肠或直肠：递 5×12 圆针 1 号丝线或 3-0 可吸收线依次全层连续缝合吻合口，或吻合器行端侧或端端吻合术。

(5)封闭盆腔腹膜：递 5×12 圆针 1 号丝线间断缝合，封闭盆腔腹膜。

3. 经腹会阴部直肠癌根治术

(1)腹部手术部分

1)游离乙状结肠外侧腹膜及其系膜：递腹腔拉钩牵开腹腔，递长镊子、湿盐水纱布垫将小肠及大网膜推向左上腹部，暴露双侧输尿管，用湿盐水纱布垫向右向前牵拉乙状结肠，递长镊、长弯钳、高频电刀笔钳夹系膜分离，1 号、4 号丝线结扎。

2)游离直肠：递长弯钳、电刀依次分离直肠后壁及直肠旁的疏松结缔组织，递电刀、长脑膜剪分离直肠前壁，递长弯钳、电刀切断直肠两侧-侧韧带，4 号、7 号丝线结扎直肠中动、静脉。将直肠分离至肛提肌平面。

3)切断乙状结肠：递可克钳、肠钳钳夹欲切断的近端乙状结肠，递 11 号刀片切断肠管，递湿纱布垫包裹保护残端，结扎远端自会阴切口切除。

4)人工肛门造口：①递 20 号刀片于左下腹偏外方做一椭圆形切口，切去小块皮肤及腹外斜肌腱膜中弯钳钳夹止血，4 号丝线结扎或电凝止血。②将近端乙状结肠自此切口拉出，用 5×12圆针 1 号丝线或 3-0 可吸收线将腹壁边缘皮肤与断端边缘全层间断缝合一圈，固定于腹壁上。

5)冲洗及缝合：温蒸馏水冲洗(此时会阴部切口已将标本移除，止血完毕)，盆腔内留置引流管用自腹部下端出，递长镊，长持针钳 7×17 圆针 4 号丝线缝合缝闭盆腹膜。

(2)会阴手术部分(另备会阴部手术物品一份)

1)再次消毒肛周皮肤，缝闭肛门：消毒，9×28 角针 7 号丝线缝闭肛门。

2)切口，切断两侧肛提肌：距肛门 2～3 cm 处做一椭圆形切口，递 20 号刀片切开皮肤、皮下脂肪，干纱布拭血，中弯钳 1 号、4 号丝线结扎，或电凝止血，用皮肤钳钳夹肛肌牵引，分离肛尾韧带，取出乙状结肠和直肠。

3)游离直肠，取出标本：递长弯钳、电刀游离直肠周围组织，递纱布拭血，1 号、4 号丝线结扎,电凝止血。拉出乙状结肠远端,切下之标本置于弯盘内。

4)冲洗切口:大量温生理盐水冲洗(腹部与会阴部可先后或分两组进行)。

5)清点,逐层缝合会阴切口。

4.阑尾切除术

(1)寻找阑尾,夹持并提出阑尾:递大S拉钩牵开暴露,显露出小肠、递长镊子、湿盐水纱布垫推开保护小肠,寻找并显露盲肠及阑尾。递卵圆钳钳夹住阑尾系膜后将阑尾提出,腹腔。

(2)处理系膜,切除阑尾:提起阑尾系膜,递中弯钳于根部钳夹后,脑膜剪剪断,4号丝线结扎,或用6×17圆针4号丝线缝扎。于距离阑尾根部0.5～1 cm处的盲肠壁上浆肌层行荷包缝合,将阑尾残端内翻入盲肠,收紧荷包并用6×14圆针4号丝线缝合。

(3)清理腹腔;仔细检查阑尾系膜及根部有无出血。

5.腹腔镜右半结肠切除术

(1)穿刺器位置:递11号刀片于脐左偏下5 cm处建立主操作孔,在右下腹、左右上腹锁骨中线建立辅助操作孔。

(2)游离右半结肠;递抓钳,2个无损伤肠钳和超声刀,提起回盲部递超声刀打开肠系膜,分离出回结肠血管,递可吸收夹钳夹并剪断。清除血管根部淋巴结,钝性分离并显露十二指肠降部,递超声刀可吸收夹继续游离结肠及中结肠血管并钳夹,同时清除淋巴结。沿结肠外侧自髂窝至结肠肝区,切开腹膜。

(3)取腹部切口:于右侧麦氏点递20号刀片、中弯钳切开3～5 cm的横切口,用湿盐水纱布垫保护切口,可防止污染切口和造成腹壁种植性转移。

(4)肠管吻合:递卵圆钳将准备切除的肠管标本通过此切口提出腹腔外,递11号刀片于肠管切一小口后将切割缝合器两部分分别插入,使两侧肠管于合适处对合后切割吻合。取出切割缝合器,用氯己定棉球消毒肠管开口处及切割缝合器后更换钉仓,横向切断封闭肠取下标本。

6.腹腔镜左半结肠癌根治术

(1)穿刺器位置:递11号刀片于脐左侧腹直肌外缘建立主操作孔,在左、右肋缘下于锁骨中线和右下腹建立辅助操作孔。

(2)游离结肠:递抓钳、两把无损伤肠钳、超声刀从腹主动脉前打开降结肠右侧腹膜,分离切断左结肠及其系膜,游离出结肠脾曲。递可吸收夹钳夹中结肠动、静脉左支,清除血管根部淋巴结,充分游离出左结肠。

(3)取腹部切口:左侧腹直肌穿刺器处递20号刀片、中弯钳切开3～5 cm的横切口,用湿盐水纱布垫保护切口,可防止污染切口和造成腹壁种植性转移。

(4)肠管吻合:递卵圆钳将准备切除的肠管标本通过此切口提出腹腔外,递11号刀片于肠管切一小口后将切割缝合器两部分分别插入,使两侧肠管于合适处对合后切割吻合。取出切割缝合器,用氯己定棉球消毒肠管开口处及切割缝合器后更换钉仓,横向切断封闭肠取下标本,做横结肠乙状结肠端端吻合或侧侧吻合。

7.腹腔镜横结肠癌切除术

(1)穿刺器位置:递11号刀片于左、右中腹及剑突与脐间建立操作孔。

(2)游离横结肠:递抓钳、两把无损伤肠钳、超声刀从胃大弯网膜血管弓下方分别分离切开左、右侧胃结肠韧带,递可吸收夹钳夹,递腹腔镜剪刀剪断,游离出肝曲、脾曲。递无损伤肠钳提起横结肠，分离横结肠系膜及根部，递可吸收夹钳夹，递腹腔镜剪刀剪断。

（3）取腹部切口：于右侧穿刺器孔处递20号刀片、中弯钳切开3～5 cm的横切口，用湿盐水纱布垫保护切口，可防止污染切口和造成腹壁种植性转移。

（4）肠管吻合：递卵圆钳将准备切除的肠管标本通过此切口提出腹腔外，递11号刀片于肠管切一小口后将切割缝合器两部分分别插入，使两侧肠管于合适处对合后切割吻合。取出切割缝合器，用氯己定棉球消毒肠管开口处及切割缝合器后更换钉仓，横向切断封闭肠取下标本，做肠端端吻合或侧侧吻合。

8.腹腔镜乙状结肠癌切除术

（1）穿刺器位置：递11号刀片于右下腹建立主操作孔，在左、右肋脐旁腹直肌外缘及左下腹建立辅助操作孔。

（2）游离乙状结肠：递抓钳，2个无损伤肠钳和超声刀，提起回盲部递超声刀打开肠系膜，分离出回结肠血管，递可吸收夹钳夹并用腹腔镜剪刀剪断，清除血管根部淋巴结，切断乙状结肠血管，递可吸收夹钳夹并用腹腔镜剪刀剪断，递超声刀将乙状结肠内外侧充分游离，将肠管游离至癌肿下方5 cm，保留直肠上动脉及其伴行静脉和左结肠动脉。递腹腔镜切割缝合器切断直肠。

（3）取腹部切口：于左下腹穿刺器孔处递20号刀片、中弯钳切开3～5 cm的切口，用湿盐水纱布垫保护切口，可防止污染切口和造成腹壁种植性转移。

（4）肠管吻合：递卵圆钳将带癌肿的乙状结肠近端提出腹腔外，递可克钳、肠钳切除肠管或用直线切割器切断肠管，递弯盘接标本。将圆形吻合器砧座放置于乙状结肠残端，放入腹腔，重新建立气腹。经肛门插入圆形吻合器手柄。与腹腔内砧头，确认无旋转、未夹入其他组织、无张力后击发吻合器。

9.腹腔镜经腹会阴直肠癌根治术

（1）穿刺器位置：递11号刀片于右下腹建立主操作孔，在左、右肋脐旁腹直肌外缘及左下腹建立辅助操作孔。

（2）游离乙状结肠、直肠：递抓钳、2个无损伤肠钳和超声刀，提起回盲部递超声刀分离肠系膜，切断乙状结肠血管，递可吸收夹钳夹并用腹腔镜剪刀剪断，递超声刀将乙状结肠内外侧、直肠两侧腹壁充分游离，夹闭、切断直肠侧递韧带，递腹腔镜切割缝合器切断直肠。

（3）取腹部切口，取标本：在拟做人工肛门部位，递20号刀片于左下腹切一纵向切口，切除左下腹皮肤、腹外斜肌腱膜，用湿盐水纱布垫保护切口，防止污染切口和造成腹壁种植性转移。递卵圆钳将带癌肿的直肠、乙状结肠近端拉出腹腔外，递可克钳、肠钳切除肠管或用直线切割器切断肠管，递弯盘接标本。将圆形吻合器砧座放置于乙状结肠残端，放入腹腔，重新建立气腹。将圆形吻合器砧座放入近端结肠，重新建立气腹，使用吻合器在腹腔镜直视下做乙状结肠与直肠断端吻合。

（4）人工肛门造口：拉出乙状结肠，做人工肛门造口（同经腹会阴部直肠癌根治术）。

（5）会阴部手术：会阴部手术同经腹会阴部直肠癌根治术。

10.腹腔镜阑尾根治术

（1）穿刺器位置：递11号刀片于麦氏点及左侧对称处建立操作孔。

（2）游离阑尾：递无损伤肠钳、无损伤胃钳提起阑尾，显露回盲部，递电凝剥离钩、可吸收夹切断钳夹阑尾系膜及阑尾动脉。

(3)切断阑尾：递圈套器，距阑尾根部 0.3～0.5 cm 处结扎阑尾，递可吸收夹于结扎线上方置一枚 H cm-o-Lok 夹夹闭阑尾，递腹腔镜剪刀剪断阑尾，递抓钳将阑尾取出。

(4)取标本：递标本袋放入腹腔内，递分离钳将阑尾钳夹放入标本袋内，随套管拔出取出。

### (七)清点关腹

1. 开放手术

递温无菌蒸馏水冲洗腹腔，检查有无出血移除切口保护圈和全方位拉钩。清点物品、纱布、纱垫、缝针等，消毒液纱布消毒皮肤，放置引流管递 11 号刀片、中弯钳、9×28 角针 4 号丝线固定引流管。递 12×28 圆针 7 号丝线或 1 号可吸收缝线连续缝合腹膜。递生理盐水冲洗切口，更换纱布垫，递 12×20 圆针 7 号丝线或 2-0 可吸收缝线间断缝合前鞘。再次清点物品数目，递 S 拉钩暴露腹腔，冲洗切口，递 12×28 圆针 4 号丝线间断缝合皮下组织或。去除抗菌手术贴膜，递消毒纱布擦拭皮肤，递有齿镊、9×28 角针 1 号丝线间断缝合皮肤，递消毒纱布再次消毒皮肤，递无菌伤口敷料包扎。

2. 腔镜手术

递温无菌蒸馏水冲洗腹腔，检查有无出血，撤出腔镜用物。消毒液纱布消毒皮肤，放置引流管递 11 号刀片、中弯钳、9×28 角针 4 号线固定引流管。清点器械、纱布、纱布垫、缝针等正确后拔出各穿刺套管。递中弯钳、12×20 圆针 7 号丝线缝合腹膜，递中弯钳、12×20 圆针 7 号丝线缝合皮下组织。再次清点物品数目，递消毒纱布消毒皮肤，递短有齿皮镊 7×17 角针 1 号丝线缝合皮肤，再次消毒纱布消毒皮肤，递无菌伤口敷料包扎。

（刘晶菁）

## 第四十九节　肝移植手术护理配合

移植术是指将一个体的细胞、组织或器官用手术或其他方法，移植到自体或另一个体的某一部位。人体移植学科的发展是 20 世纪医学最杰出的成就之一。从最早开展的输全血，到肾、肝、心、胰腺和胰岛、肺、甲状旁腺等器官组织的移植，一直发展到心肺、心肝、胰肾联合移植和腹内多器官联合移植，移植手术的操作技术和移植效果都取得了巨大成就。

伴随外科技术、器官保存水平、免疫抑制剂运用等各医疗领域技术发展，作为移植手术中难度较高的肝移植也取得了飞速发展，成为治疗末期肝病的首选方法。目前，全世界肝移植中心已超过 30 个，每年平均以 8 000 例次为基数持续上升。标准的肝移植术式为原位肝移植，近年来创新多种术式，包括减体积性肝移植、活体部分肝移植、劈离式肝移植、背驼式原位肝移植等，其中活体肝移植是指从健康捐肝人体上切取部分肝脏作为供肝移植给患者的手术方式，其已成为众多先天性胆道闭锁患儿治疗的唯一选择。

### 一、主要手术步骤及护理配合

1. 手术前准备

(1)物品准备：准备肝移植器械、肝移植双支点自动拉钩、肝移植显微器械及常用敷料包。准备高频电刀、负压吸引装置、氩气刀、变温毯、保温箱、DSA-C 臂机、各种止血物品。

(2)患者准备:患者放置仰卧位,行全身麻醉。手术医生进行切口周围皮肤消毒,范围为上至颈,下至大腿中上 1/3,包括会阴部,两侧至腋中线。

(3)核对:手术划皮前巡回护士、手术医生和麻醉师三方进行 Time Out 核对患者身份、手术方式、术前备血情况等。

2.供体手术主要手术步骤

活体肝移植包括供体手术和受体手术两部分,供体手术通常为左半肝切除,具体操作如下。

(1)上腹部 L 形切口进腹:传递 22 号大圆刀划开皮肤;传递两把有齿镊、高频电刀配合常规进腹。

(2)安装肝移植悬吊拉钩:传递大纱布保护切口,按顺序安装悬吊拉钩。

(3)切除胆囊,进行胆道造影:传递小分离钳、无损伤镊、解剖剪游离胆囊和胆囊管,丝线结扎。传递硅胶管和抽有造影剂的 20 mL 针筒配合术中造影。

(4)解剖第一肝门:传递小分离钳、解剖剪进行游离;传递橡皮悬吊带牵引左肝动脉、门静脉左支。

(5)阻断左肝动脉、门静脉左支:传递无损伤镊、血管阻断夹进行阻断。

(6)切除肝脏实质:传递氩气刀或 CUSA 刀配合,遇到所有肝内管道结构,传递小分离钳、无损伤镊、解剖剪进行游离、钳夹、剪断,传递丝线进行结扎、缝扎或钛夹夹闭。

(7)处理左肝管:传递小分离钳进行游离;传递橡皮悬吊带牵引左肝管,穿刺造影确认左肝管位置后,传递解剖剪剪断并缝扎。

(8)游离左肝静脉:传递小分离钳、解剖剪,游离左肝静脉;传递橡皮悬吊带牵引。

(9)供肝血管离断、切除供肝:传递小分离钳、解剖剪剪断左肝动脉;传递 2 把门静脉阻断钳、解剖剪断门静脉左支;传递肝静脉阻断钳、解剖剪剪断左肝静脉。

(10)止血、关腹:传递无损伤缝针关闭血管及胆道残端;传递引流管;传递圆针慕丝线缝合肌肉和皮下组织,三角针慕丝线缝皮。

3.受体手术主要手术步骤

(1)上腹部 Mercede 切口(Mercede 切口又称“人字形”切口,先在肋缘下 2 横指做弧形切口,再做一纵形切口向上至剑突下)进腹:传递 22 号大圆刀划开皮肤;传递两把有齿镊、电刀配合常规进腹。

(2)肝周韧带及第一肝门、第二肝门的游离解剖:传递小分离钳、解剖剪、电刀进行游离解剖;遇血管分支准备结扎、缝扎或钛夹传递;传递橡皮悬吊带对肝动脉、门静脉、肝静脉进行牵引。

(3)切除病肝、准备供肝植入:传递阻断钳和血管阻断夹进行血管阻断。

(4)依次行供受体肝静脉、门静脉、肝动脉及胆道的吻合:传递无损伤镊、笔式持针器和无损伤缝针进行配合;在吻合肝动脉时,巡回护士须及时准备术中用显微镜;洗手护士传递显微镊、显微剪刀配合动脉吻合。

(5)止血,放置引流管,关腹:准备各类止血用物,传递引流管进行放置;传递碘附与生理盐水 1:10 配制的冲洗溶液及大量灭菌注射用水进行腹腔及伤口冲洗;传递圆针慕丝线关腹。

4.术后处置

巡回护士协助麻醉师妥善固定气管导管;连接腹腔引流管与集尿袋,并妥善固定,观察引流液色、质、量。仔细检查手术患者皮肤状况，尤其是骶尾部、足跟、肩胛骨、手臂肘部和枕部。监测手术患者体温，控制室温，做好保暖措施，预防术后低体温发生。巡回护士与麻醉师、手术医生一同送患者入 ICU。若手术患者为肝炎病毒携带者，则术后按一般感染手术术后处理原则进行用物和环境处理。

## 二、围手术期特殊情况及处理

1. 肝移植手术过程中变温毯操作

(1)变温毯(以“BlanketrolⅡ型变温毯”为例)操作步骤如下。①手术前：检查蓄水池内水量及水位→安装耦合接头，阴阳相接→确认连接管已接好→放平水毯。②手术时：插入电源插头→打开总电源，开关处于“On”→机器自检，控制面板显示“CKSTEPT”→按下“TEMPSET”开关→按上下箭头调节所需水温→按下“ManualControl”启动变温毯。

(2)使用“BlanketrolⅡ型变温毯”的注意事项：①蓄水池内只能使用蒸馏水，禁止使用去离子水，大部分的去离子水不是 pH 等于 7 的中性水。如果去离子水是酸性，它将导致电池效应，铜质制冷机将开始腐蚀，最终导致制冷机系统泄漏。②禁止使用酒精，因为酒精会腐蚀变温毯。③蓄水池应每月更换蒸馏水，保护蓄水池不受细菌污染。④变温毯禁止在无水条件下操作，避免该情况引起对内部组件的破坏。⑤禁止蓄水池内过分充水，当变温毯里的水流回进处于关闭状态的系统当中，过分充水可能导致溢出。⑥禁止在患者和变温毯之间放置额外的加热设备，引起皮肤损伤。⑦患者和变温毯之间的区域应该保持干燥以避免患者意外受伤。⑧使用变温毯每隔 20 min，或者在医师的指导下，巡回护士应检查患者的体温和与变温毯接触区域的皮肤状况，同时检查变温毯里的水温，对小儿患者、温度敏感者、血管疾病患者必须更为频繁地进行检查。⑨关闭变温毯电源开关时，应待水毯内的水回流到蓄水器内(让管子和变温毯连接 10 min 以上)再拔出电源线。

2. 手术过程中使用氩气刀的注意事项

每次使用前，先检查钢瓶内氩气余量。操作时一定要先开氩气再开机，先关氩气再关机。术中使用时将电刀头缩回并打开氩气，将氩气喷头对准渗血部位，按下电凝开关。注意提醒手术医生氩气刀适当的工作距离，氩气刀刀头与创面最佳工作距离一般为 1～1.5 cm，禁止将氩气刀刀头直接接触创面工作。使用时注意观察氩气刀喷射时氩弧颜色：正常为蓝色，出现发红则说明工作距离太近。选择合适喷射角度使氩气喷头与受损组织呈 45°～60°最佳。每次使用完毕后，检查钢瓶内氩气余量，当余量不足时应充足备用。

(孟凡爱)

# 第五十节　门静脉高压症手术护理配合

门静脉高压是指门静脉系统压力升高。门静脉由肠系膜上静脉和脾静脉汇合而成，它将来自胃肠道、脾脏和胰腺的血液引流入肝脏。

门静脉在肝门分成左右两支，在肝内呈节段性分布，其终末微静脉的血液与来自肝动脉的血液在肝窦汇合，并经肝窦通过肝静脉汇入下腔静脉。门静脉提供肝脏总血流量的 75%及总氧量的60%。正常门静脉压为5～10 mmHg(7～14 $cmH_2O$),比下腔静脉压高 4～5 mmHg。若超过此界限,则称为门静脉高压。正常门静脉压力为 110～180 $mmH_2O$,由于各种原因使门静血流受阻、血液淤滞时,则门静脉压力升高,从而出现一系列门静脉压力增高的症状和体征,叫做门静脉高压症。

肝门静脉(hepatic portalvein)自胰颈的后方上行,通过十二指肠上部的深面进入肝十二指肠韧带,上行至第一肝门,分为左、右两支,然后分别进入左、右半肝。在肝十二指肠韧带内,肝门静脉的右前方为胆总管,左前方为肝固有动脉,后面膈网膜孔(Winslow 孔)与下腔静脉相邻。门静脉的属支主要有脾静脉、肠系膜上静脉、肠系膜下静脉、胃左静脉、胃右静脉、胆囊静脉和附脐静脉。肝脏是身体里唯一享受双重血液供应的器官,即肝动脉和门静脉。门静脉将营养物质(来自胃肠道消化吸收)运送到肝脏进行代谢和解毒。门静脉血液中还含有肝脏需要的营养因子,它是维持肝细胞正常代谢和再生的重要物质。

## 一、脾切除术加贲门周围血管断流术

### (一)手术适应证

(1)脾大、脾功能亢进,无或有轻度食管及胃底静脉曲张,但无出血史者。

(2)适于门静脉高压症并发食管、胃底曲张静脉破裂大出血的患者。

(3)门静脉高压症有食管下端或胃底静脉曲张,有出血史。

### (二)麻醉方式

气管插管全身麻醉。

### (三)手术体位

仰卧位。

### (四)术前准备

1.患者准备

改善全身营养情况,术前 3 d 服抗生素,术前晚作清洁灌肠。

2.物品准备

脾肾包、大孔巾、双层大单、腹部自动拉钩、胶原蛋白、吻合器类等。

### (五)手术方法及手术配合

1.手术切口

上腹旁正中切口或肋缘下斜切口。

2.手术野皮肤消毒

用1%活力碘消毒皮肤 3 次。范围:上至乳头,下至耻骨联合,两侧至腋中线。

3.开腹:上腹旁正中切口或肋缘下斜口

23 号刀自剑突与肋缘平行向下向外斜行切开皮肤,高频电刀止血并逐层切开皮下、腹直肌前鞘、腹外斜肌腱膜。2-0 或 0 号丝线结扎或缝扎切断腹直肌、切开腹内斜肌肌膜。电刀切开腹直肌后鞘和腹膜。用生理盐水洗手探查。

4.探查腹腔。外伤脾术者用手捏住脾蒂,长弯血管钳或胆囊钳夹住出血处

用吸引器吸尽腹腔内积血,大止血垫 3 块填压脾窝,将脾脏撑起。

5.分离脾周围韧带并切断(脾结肠韧带、脾肾韧带、脾膈韧带)

用长镊、胆囊钳、解剖剪游离,2-0 丝线结扎或 7×17 圆针 2-0 丝线结扎。

6.切断脾胃韧带，打开小网膜囊，在胰尾上缘游离，结扎脾动脉

用长镊，解剖剪剪断韧带，2-0 丝线、0 号丝线双重结扎或缝扎。

7.游离脾脏，将脾脏托出腹部切口

用长镊夹止血垫填塞脾床压迫止血。

8.分离脾蒂并切断，切除脾脏

用长弯止血钳和肾蒂钳夹住脾动静脉和脾蒂，解剖剪离断，0 号丝线结扎，近侧断端 7×17 圆针 2-0 丝线贯穿缝扎。

9.脾床止血

用长镊夹止血垫 3 块填塞脾床压迫止血。

10.显露食管下端和胃底血管

分离、切断及结扎胃网膜左、右血管，胃底部胃短血管、胃冠状静脉，腹部食管周围的曲张静脉丛，避免损伤迷走神经干。

用长弯胆囊钳分离，解剖剪剪断，纱布垫托住胃体，2-0 丝线或 0 号丝线结扎，食管周围静脉丛分离时先用 2-0 丝线带结扎再离断。

11.纵行切开胃底前壁 5～7 cm

用高频电刀止血，用长镊，6×14 圆针 3-0 号丝线于切口两侧各缝牵引线一针，蚊式血管钳夹住线尾。

12.切断胃冠状静脉入口处。近门静脉和脾静脉处夹血管钳，分离并切断

调整自动拉钩位置，盐水纱布垫包裹未向上牵拉，解剖剪钝性分离，2-0 丝线双重结扎并贯穿缝扎。

13.切断胃后静脉

分离胰腺上方组织，显露胃后静脉丛，用拉钩将胃向上翻转，钝性分离胃后结缔组织，胆囊钳夹住曲张静脉，解剖剪离断，7×17 圆针 2-0 丝线双重结扎并贯穿缝扎。

14.离断左膈下静脉

将胃向下拉，解剖剪分离胃膈韧带，2-0 丝线双重结扎左膈下静脉。

15.食管和胃浆膜化

6×14 圆针 3-0 丝线间断缝合胃大小弯及食管下段前后壁浆膜。

16.冲洗腹腔，放置引流管

用大量生理盐水冲洗腹腔，妥善放置引流管，10×34 角针 2-0 丝线缝扎固定引流管。

17.关腹，清点器械

12×28 圆针 0 号丝线或 0 号可吸收线连续缝合腹膜及腹直肌后鞘。12×28 圆针 0 号丝线间断缝合腹直肌前鞘，腹内斜肌肌膜及腹外斜肌腱膜。10×34 三角针 3-0 丝线间断缝合皮肤。

## 二、专科手术护理

1.护理评估

(1)评估患者生命体征、辅助检查阳性结果、胃肠减压。

(2)预评估手术失血量及备血情况。

(3)评估患者外周静脉、全身皮肤状况。

2.主要护理诊断/问题

(1)体液严重不足:与丢失脾脏储血、手术创伤出血有关。

(2)有低血容量休克的潜在危险:与麻醉、脾切除、手术创伤有关。

(3)有意外损伤毗邻大血管的潜在危险:与患者门静脉系统压力升高致门静脉的属支曲张有关。

3.护理措施

(1)建立良好的外周静脉通路1～2条,必要时穿刺中心静脉监测中心静脉压,并协助麻醉师建立有创血压监测。

(2)备齐特殊手术仪器、血管缝合针线、止血器材,如超声刀、血管缝合Prolene线、止血材料等。

(3)采用自体血回输。

(4)备休克急救物品。

(孟凡爱)

# 第五十一节　脾脏手术护理配合

## 一、脾切除术

### (一)手术适应证

(1)脾外伤或闭合性损伤引起的脾破裂或包膜下破裂,引起致命的大出血。

(2)游走脾(异位脾):由于脾蒂过长,造成脾坏死。

(3)脾局部感染脾脓肿常发生在脓毒血症。

(4)脾脏原发性肿瘤。

(5)肝内型门静脉高压症并发脾功能亢进者。

(6)各种原因性疾病致脾功能亢进如原发性血小板减少性紫癜等。

### (二)麻醉方式

气管插管全身麻醉。

### (三)手术体位

仰卧位。

### (四)术前准备

(1)患者准备:术前应胃肠减压,纠正休克并充足备血。

(2)物品准备:脾肾包、大孔巾、双层大单、腹部自动拉钩、备脾血回输装置。

### (五)手术方法及手术配合

1.手术切口

上腹旁正中切口或肋缘下斜切口。

2.手术野皮肤消毒

用1%活力碘消毒皮肤3次。范围:上至乳头,下至耻骨联合,两侧至腋中线。

3.开腹:上腹旁正中切口或肋缘下斜口

23号刀自剑突与肋缘平行向下向外斜行切开皮肤,高频电刀止血并逐层切开皮下、腹直肌前鞘、腹外斜肌腱膜。2-0或0号丝线结扎或缝扎切断腹直肌、切开腹内斜肌肌膜。电刀切开腹直肌后鞘和腹膜。用生理盐水洗手探查。

4.探查腹腔。外伤脾术者用手捏住脾蒂,长弯血管钳或胆囊钳夹住出血处

用吸引器吸尽腹腔内积血,大止血垫3块填压脾窝,将脾脏撑起。

5.分离脾周围韧带并切断(脾结肠韧带、脾肾韧带、脾膈韧带)

用长镊、胆囊钳、解剖剪游离,2-0丝线结扎或7×17圆针2-0丝线结扎。

6.切断脾胃韧带,打开小网膜囊,在胰尾上缘游离,结扎脾动脉

用长镊,解剖剪剪断韧带,2-0丝线、0号丝线双重结扎或缝扎。

7.游离脾脏,将脾脏托出腹部切口

用长镊夹止血垫填塞脾床压迫止血。

8.分离脾蒂并切断,切除脾脏

用长弯止血钳和肾蒂钳夹住脾动静脉和脾蒂,解剖剪离断,0号丝线结扎,近侧断端7×17圆针2-0丝线贯穿缝扎。

9.检查创面,彻底止血

用长镊,取出填塞的止血垫,出血点用2-0丝线结扎或7×17圆针2-0丝线缝扎。

10.冲洗腹腔放置引流管

用大量生理盐水冲洗腹腔,妥善放置引流管,10×34角针2-0丝线缝扎固定引流管。

11.关腹,清点器械

12×28圆针0号丝线或0号可吸收线连续缝合腹膜及腹直肌后鞘。12×28圆针0号丝线间断缝合腹直肌前鞘,腹内斜肌肌膜及腹外斜肌腱膜。10×34三角针3-0丝线间断缝合皮肤。

## 二、专科手术护理

(1)常规护理:见手术室围手术期护理。

(2)专科手术护理:见门静脉高压症手术专科手术护理。

(孟凡爱)

# 第五十二节　腹部疝无张力修补术护理配合

## 一、常见用物准备

### (一)一次性用物

1.常规物品

高频电刀笔1个、吸引管1个、一次性使用负压球1个、无菌导尿包1个、一次性使用灭菌橡胶外科手套若干。

2. 特殊用物

疝气修补片(大小符合手术要求)、医用纤维蛋白组织胶水、穿刺器(腔镜手术备)。

### (二)无菌敷料

剖腹包(长方孔巾 1 块、中单 1 块、治疗巾 8 块、盐水盆 1 个、换药碗 2 个、小药杯 1 个、显影纱布 10 块、显影纱垫 5 块)、无菌手术衣 5 件、无菌持物干缸 1 个、无菌擦手小毛巾 1 包。

### (三)手术器械

1. 开放手术

腹腔器械。

2. 腔镜手术

LC 器械腹腔镜器械。

### (四)仪器设备

单极电刀、吸引装置、超声刀使用前检查功能状态,根据手术需求调节模式及参数。腔镜手术中还应检查摄影系统、$CO_2$ 气源等设备。

## 二、麻醉方式

全身麻醉或硬膜外阻滞麻醉。

## 三、手术体位

仰卧位。

## 四、手术配合步骤

### (一)清点

器械护士提前 15~30 min 执行外科洗手,保证有充足的时间进行物品的检查和清点,并与巡回护士共同清点物品,包括手术敷料、手术器械、手术特殊物品、杂项物品等。

### (二)选择切口

1. 腹股沟斜疝

自腹股沟韧带中点上方 2 cm 处至耻骨结节做一与腹股沟韧带相平行的切口,长约 7 cm,上可超过内环,下至耻骨结节。

2. 股疝切口

自腹股沟韧带中点至耻骨结节做斜切口。

3. 腔镜手术

一般以脐孔作为观察孔,在脐平面的稍下的两侧腹直肌外缘各建立一个操作孔。如果是单侧疝,也可将健侧的操作孔移至脐下 5 cm 处。

### (三)消毒

参照使用说明选择和使用。常选用 0.5%~1%碘伏直接涂擦手术区,消毒至少 2 遍。

### (四)铺单

(1)器械护士将一块球状治疗巾置阴囊下,再递布类治疗巾按"我(纵行 1/4 折边对着自己)、你(纵行 1/4 折边对着外科医生)、你、我"顺序,依次传递给外科医师铺于切口四周,要求铺单后能看到切口标识,最后另递一块治疗巾蘸切口周围未干的消毒液。

(2)器械护士将抗菌贴膜展开后传递(若腔镜手术则递 4 把巾钳固定)。

(3)切口上、下缘各铺一块中单(上缘也可铺一件无菌手术衣服)。

(4)铺长方孔巾,下垂边缘至手术台缘≥30 cm。

## (五)切皮或建立气腹

1. 开放手术

递 20 号刀片自腹股沟韧带上方 2 cm 处作一与之相平行的切口,长约 7 cm,上可超过内环,下至耻骨结节,传递有齿镊、高频电刀笔依次切开皮肤、皮下组织,钝性分离脂肪组织,筋膜,暴露腹外斜肌肌腱膜及外环,干纱布拭血,遇出血(如腹壁浅静脉)用中弯钳钳夹止血,1 号丝线结扎或电凝止血,更换刀片。

2. 腔镜手术

递整理好的医用缆线,用无菌隔离镜套套好镜头给术者,递套好的镜头和光纤线连接头(和巡回护士连接光纤线、连接冷光源线,协助医师连接),连接二氧化碳管道、电凝线(连接好电凝勾)、吸引器管(连接好吸引器)递组织钳固定。递消毒纱布消毒脐孔,递 11 号刀片于脐部上或下缘作一 1 cm 弧形或纵向切口,递 2 把巾钳提起腹壁,将气腹针垂直或向盆腔斜行刺入腹腔,连接气腹管。达到预设气腹压力后拔出气管针,置入 10 mm 或 12 mm 穿刺器,刺入腹腔后连接气腹管至腹内压力为 12～15 mmHg。将经过白平衡调试及热盐水预热过的镜头置入穿刺器探查腹腔。

## (六)护理配合

1. 腹股沟斜疝修补术

(1)暴露疝囊:保护切口,四周铺湿盐水纱布垫。递甲状腺拉钩牵开显露腹外斜肌腱膜及外环。递 20 号刀片切开,递中弯钳夹起,组织剪分离,将皮下脂肪组织及筋膜从腹外斜肌腱膜上推开,内上达腹直肌前鞘,外下至腹股沟韧带。递 20 号刀片纵行切开提睾肌及精索内筋膜,如出血用中弯钳钳夹 1 号丝线结扎,递中弯钳提起疝囊与输精管、精索血管及周围组织钝性分离,游离精索并递一条湿纱布带牵引。

(2)切开疝囊,并切除疝囊:递中弯钳或无齿长镊 2 把提起疝囊壁,组织剪剪开疝囊,递小弯钳数把钳夹疝囊四周边缘,递湿盐水纱布包裹手指钝性分离疝囊至颈部并回纳;递 5×12 圆针 4 号丝线作高位的 8 字贯穿缝扎、荷包或连续缝合疝囊颈(如发现疝内容物已坏死应递无齿长镊、组织剪剪去多余疝囊),距结扎线 0.5 cm 处切断疝囊。

(3)修补内环和腹横筋膜:递直角拉钩或湿纱布带牵开精索,暴露内环边缘。

1)传统修补法:递 7×17 圆针 4 号丝线间断缝合内缘及外缘的腹横筋膜 1～2 针,以可容纳示指为宜。

2)平片修补法:递 5×12 圆针 4 号丝线缝合补片与内环边缘。

3)塞状补片修补法:递 5×12 圆针 4 号丝线缝合塞状补片与内环边缘数针,递平板补片包裹保护精索,递 7×17 圆针 4 号丝线缝合平板边缘与腹外斜肌下缘。

(4)缝合提睾肌及精索内筋膜:递 7×17 圆针 4 号丝线缝合。

(5)加强腹股沟管前、后壁。

1)精索原位修补法:递 7×17 圆针 7 号丝线,在精索前方缝合。

2)精索移位或后方修补法(即移位法):将腹内斜肌下缘和联合腱递 7×17 圆针 7 号丝线间断缝合缝至腹股沟韧带上。

(6)重叠缝合腹外斜肌腱，重建外环：递7×17圆针4号丝线间断缝合，外环大小以容纳示指尖端为宜。

2.股疝修补术

(1)～(2)步骤同腹股沟斜疝修补术。

(3)封闭疝环

1)低位修补法：递直角拉钩将卵圆窝上缘及腹股韧带牵起，递7×17圆针7号丝线缝合腹股沟韧带与耻骨肌筋膜。

2)高位修补法(股环封闭后还应修补腹股沟管后壁)：递7×17圆针7号丝线缝合腹股沟韧带、耻骨梳韧带与耻骨肌筋膜，再缝合腹横筋膜与腹股沟韧带。

(4)～(6)步骤同腹股沟斜疝修补术。

### (七)关闭切口

1.开放手术

去除一切牵引物，递温生理盐水冲洗切口，电刀电凝止血。清点器械、纱布、纱布垫、缝针，递2-0可吸收缝线缝合腹外斜肌腱膜、皮下组织，再次清点物品数目，递消毒纱布消毒切口，递4-0可吸收皮内线缝合皮肤后再次消毒，递2把有齿皮镊对合皮肤切缘，递无菌伤口敷料包扎。

2.腔镜手术

用生理盐水冲洗，撤出腔镜用物。清点器械、纱布、纱布垫、缝针。递中弯钳、12×20圆针7号丝线缝合腹膜，递中弯钳、12×20圆针7号丝线缝合皮下组织，再次清点物品数目递消毒纱布消毒皮肤，递短有齿皮镊7×17角针1号丝线缝合皮肤，再次消毒纱布消毒皮肤，递无菌伤口敷料包扎。

(李　辉)

# 第五十三节　开腹胰头十二指肠切除术护理配合

胰头十二指肠切除术是腹部外科最复杂的手术之一。这一术式因美国外科医师 Whipple 于1935年首次公布用于治疗壶腹周围恶性肿瘤而通称为 Whipple 手术。手术切除范围包括胰头、胰钩部、胃窦、十二指肠全部、空肠上段、胆总管下段及局部淋巴结，亦有包括胆囊在内一并切除者。消化道重建需行空肠和胰腺、空肠与胆道、空肠和胃吻合。

## 一、麻醉方式

全身麻醉。

## 二、手术体位

仰卧位，抬高剑突。

## 三、手术切口

多采用右旁正中、右侧经腹直肌切口或上腹正中切口，亦可采用上腹部横切口、弧形切口或肋弓平行的斜切口。

## 四、手术步骤及护理配合

### 1.消毒及铺巾

消毒范围:上至两侧乳头,两侧至腋中线,下至两侧髂前上棘。

2.逐层切开腹壁

(1)递消毒钳夹消毒垫蘸聚维酮碘再次消毒手术区域皮肤。

(2)递 20 号刀切开皮肤,递弯血管钳,牙镊、高频电刀笔切开皮下、筋膜、肌肉。

(3)递纱布、巾钳护皮。

(4)递 2 把弯血管钳将腹膜提起,递 10 号刀将腹膜划开,递高频电刀笔将其完全打开,暴露腹腔。

3.探查腹腔

(1)递生理盐水碗,主刀医师及手术一助将手沾湿探查腹腔。

(2)递深方头拉钩、宽 5 拉钩牵开腹壁,递平镊、弯血管钳、高频电刀或超声刀头进行粘连松解。

(3)递肝拉钩,固定于手术床两侧床轨,递腹腔牵开器牵开腹壁。

4.游离胰头部

(1)递平镊、长弯血管钳、高频电刀笔或超声刀头打开胃结肠韧带。

(2)分离胰头后方与下腔静脉间的粘连,充分游离胰头及钩突。

(3)分离胰腺上缘,切除第 8 组淋巴结。

(4)分离胰腺下缘,解剖出肠系膜上静脉及门静脉。

5.切除胆囊

递平镊、长弯血管钳、高频电刀笔,可采用胆囊底至胆囊颈逆行性切除法切除胆囊,也可采用胆囊颈至胆囊底顺行性切除法或采用以上 2 种方法联合切除胆囊。

6.切断胆总管

递相同器械继续分离胆总管,清除肝十二指肠韧带内的淋巴结,行肝十二指肠韧带骨骼化处理。

胆管横断水平应选择距肿瘤上缘 3 cm 以上,肝总管与胆囊管汇合处上方,距肝门或左、右肝管汇合处下 1.5 cm 以上。

7.切断胃

(1)递平镊、长弯血管钳、高频电刀笔或超声刀头,将 50%胃切除,连同其网膜及幽门区淋巴结。游离胃大、小弯,递开腹用直线切割闭合器于预定处切断胃后,大弯侧预留 3.5～4.5 cm备吻合用,递湿纱布覆盖保护胃近端,并牵向左侧,远断端向右侧翻转,显露整个胰腺及肝门区。

(2)递相同器械继续分离,从腹腔干的周围开始分离,确定肝动脉,清除肝动脉周围的淋巴结,于胃右动脉的根部将其切断,递 24 号圆针及 4-0 丝线缝扎。

(3)继续向远端和后侧分离胃十二指肠动脉,将胃十二指肠动脉切断,递 24 号圆针及 4-0 丝线缝扎。

(4)完全分离胆总管显露肝门静脉,清扫肝门处的淋巴结。

8. 切除空肠

(1)递长弯血管钳、平镊提起横结肠，于肠系膜根部左侧确认 Treitz 韧带，触摸清楚肠系膜上动脉，递高频电刀笔或超声刀头，沿其走行方向切开浆膜，于胰腺下缘结肠中动、静脉下方，递 4-0 丝线结扎空肠动脉第 1 支及第 2 支。

(2)递开腹用直线切割闭合器，在离 Treitz 韧带 10～15 cm 处切断空肠。

(3)继续游离切断的空肠近端并延续至十二指肠升部、水平部，将近端空肠及十二指肠由肠系膜上血管的后方拉向右上方，使要切除的组织位于腹腔右侧。

9. 切断胰体、切除胰头钩突

(1)递长弯血管钳伸入胰腺后壁作为支持固定，递超声刀头于肝门静脉左侧切断胰腺，找到主胰管插入胰管支架管，递 21 号圆针及 1-0 丝线缝扎胰头侧断面。

(2)递长弯血管钳剥离，推开肠系膜上静脉右侧壁及后壁。引流胰头及钩突部血液的静脉多汇合至肝门静脉及肠系膜上静脉的右侧及后侧，递 elip 夹仔细结扎静脉支。或在肝门静脉及肠系膜静脉端递血管镊、血管针持、4-0 无创血管缝线穿过其外鞘后缝扎，胰腺端递长血管钳钳夹后贯穿缝扎。

(3)递长弯血管钳、10 号刀片钳夹后切除胰钩突部。

(4)递弯盘将切除的标本放入其中，治疗巾包裹，放在无菌台的污染区。

10. 消化道重建

(1)胰-空肠吻合：递血管镊、长弯血管钳、针持、4-0 可吸收带针缝线进行套入式胰腺一空肠瑞一端吻合法吻合或胰管-空肠黏膜对黏膜吻合法吻合。

(2)胆总管-空肠吻合：在距胰肠吻合口 10 cm 左右选定吻合部位，递 21 号圆针及 1-0 丝线先间断缝合空肠后壁与胆总管残端后壁的浆肌层，递高频电刀笔切开空肠，递 4-0 可吸收带针缝线全层间断内翻缝合吻合口，间断缝合吻合口前壁浆肌层。

(3)胃-空肠吻合：在距胆总管吻合口 20 cm 处递血管镊、长弯血管钳、针持、4-0 可吸收带针缝线进行胃断端与空肠端-侧吻合(操作方法按毕 1 式吻合)。将结肠系膜裂孔闭合，重建完毕。

11. 冲洗腹腔，放置引流管

(1)递 0.9%生理盐水冲洗腹腔；

(2)递干净纱布、平镊、高频电刀笔仔细止血；

(3)递长血管钳、平镊、粗引流管在胰-空肠吻合口后方及胆-肠吻合口后方各放置胶管引流一根，递 20 号刀自右侧腹壁戳口引出引流管；

(4)清点手术用物。

12. 逐层关闭腹腔

(1)递平镊、弯血管钳、针持、可吸收线连续缝合腹膜，间断加固。

(2)再次清点所有物品。

(3)更换干净吸引器头，0.9%生理盐水冲洗切口。

(4)手术医师更换手套，递干净治疗巾铺盖切口周围，更换手术器械及用物。

(5)递平镊、弯血管钳、针持、可吸收线缝合肌肉层。

(6)51 号圆针及 7-0 丝线缝合筋膜。

(7)40 号圆针及 1-0 丝线缝合皮下。

(8)32 号角针及 1-0 丝线缝合皮肤或使用皮肤缝合器钉皮。

(9)32 号角针及 4-0 丝线固定引流管。

13. 覆盖切口

切口敷料覆盖手术切口。

## 五、护理要点

(1)进行体位摆放时应在背部垫体位垫以抬高剑突，通过对切口的牵拉及脊柱上抬使深部器官向上抬高，以满足显露视野的需要。

(2)胰头十二指肠切除术手术复杂、手术时间较长，为预防下肢静脉血栓形成术前应为患者穿弹力袜。

(3)在固定患者双臂时应避免对肘关节和前臂尺侧的压迫，防止尺神经长期受压造成损伤。

(4)全身麻醉后完全闭合患者双眼，保护患者角膜。

（张慧玲）

# 第五十四节　腹腔镜直肠癌根治术护理配合

直肠癌根治手术适用于经病理证实的直肠恶性肿瘤。腹腔镜辅助直肠癌根治术常见术式分为以下几种。

## 一、概述

1. 腹会阴联合直肠癌根治术(Miles 手术)

适用于病变部位距离肛门 7 cm 以内的直肠癌。切除范围包括乙状结肠下部及其系膜和直肠全部、肠系膜下动脉和周围淋巴结、肛提肌、坐骨直肠窝内脂肪、肛管肛门周围约 5 cm 皮肤及全部肛管括约肌。

乙状结肠近端在左下腹壁做永久性人工肛门。手术分腹部和会阴部两个手术组，先后或同时进行手术。

2. 经腹直肠癌切除、近端造口、远端封闭术(Hartmann 手术)

患者因年老、体弱等不能行 Miles 手术或一期切除吻合者，可经腹行直肠切除、永久性结肠造口，即经腹将肿瘤切除，远端直肠封闭，近端结肠在腹壁做人工肛门。

3. 直肠前切除术(Dixon 手术)

适用于病变部位距离肛门 7 cm 以上的直肠癌，直肠在腹

腔内与乙状结肠行端-端吻合或端-侧吻合，完全保留肛门和肛管括约肌。

4. 经腹直肠癌切除结肠肛管吻合术(Parks 手术)

腹部手术操作步骤与 Dixon 手术相同，但要将直肠前后及两侧分离直达肛提肌处，并于肛提肌上约 0.5 cm 将直肠环行切断。会阴部操作：在齿状线上 1 cm 横行切开黏膜并环行切除，将近端结肠经肛管拉至肛缘，使结肠断端与肛管黏膜对合，然后进行吻合。吻合口水平常在肛缘上约 0.5 cm。

5. 经腹直肠癌切除结肠下拉式结肠肛管吻合术(Maunsell-Weir 手术)

适用于直肠癌

下缘距肛门 7～10 cm,难以采用经腹切除而又想尽量保留肛门者。腹部操作基本与Dixon手术相同,会阴部采用保留肛管(黏膜切除或不切除),经肛门或腹部在肛提肌上切断直肠,将乙状结肠从肛门拖出,行一期或二期吻合,或不用缝线的吻合。常用的手术:Maunsell-Weir 手术,经腹低位切除后,将肛管直肠外翻,上端结肠拖出,在肛外做结肠直肠吻合后退回盆腔。本节以腹腔镜辅助直肠前切除术(Dixon 手术)为例介绍手术配合常规。

## 二、麻醉方式

全身麻醉。

## 三、手术体位

膀胱截石位。

## 四、手术切口

(1)左侧经腹直肌切口。

(2)腹腔镜操作孔切口脐上、右下腹麦氏点、平脐部两侧腹直肌外侧缘及左下腹反麦氏点。

## 五、手术步骤及护理配合

1. 消毒及铺巾

消毒范围:上至两侧乳头;两侧至腋中线;下至大腿上 1/3 及会阴。

2. 连接各管路、线路

腹腔镜主机的摄像系统、冷光源、气腹机、高频电缆及超声刀主机开机检测、连接高频电刀笔单极线、双极线、气腹管、电视镜光源线、超声刀线,将 $CO_2$ 充气状态调至低流量,压力为14 mmHg。

3. 建立气腹

(1)递两把大巾钳提起脐部双侧皮肤,递 11 号刀脐上切开 1 cm 切口,递气腹针穿刺进入腹腔。

(2)抽吸试验:递装满 5 mL 生理盐水的注射器与气腹针连接,若推入 5 mL 盐水没有阻力并且反复抽吸不能将注入的盐水抽回,说明针尖位于游离腹腔内,连接气腹管进气。

()充气试验:初始充气时腹腔内压力不应超过 10 mmHg,随着充气量的增加而腹腔内压力逐渐升高,将 $CO_2$ 流速调至高流量。

4. 放置 Trocar

(1)建立气腹后经脐上切口进 10 mm Trocar,插入镜头观察肝、胆、胃、小肠、结肠和盆腔,确定直肠肿瘤位置。

(2)递 11 号刀,在右下腹麦氏点进 13 mm Trocar,作为主操作孔。

(3)递 11 号刀,在平脐部两侧腹直肌外侧缘及左下腹反麦氏点进 3 个 5 mm Trocar,作为辅助操作孔。

5. 游离直肠和乙状结肠

(1)递超声刀头、双极钳,腔镜分离钳牵起乙状结肠,用超声刀在结直肠右侧切开腹膜并上下延长，沿间隙向左侧分离。

(2)向上清除肠系膜下血管周围淋巴脂肪组织后，递 Hem-o-lock 夹在直肠上血管(或肠系膜下血管)根部夹闭血管。

(3)递超声刀头切断血管，提起远断端血管和结肠系膜，沿 Toldt 间隙向左侧分离，沿途注意保护左侧输尿管。

(4)分离乙状结肠与盆壁粘连，切开其外侧腹膜与右侧解剖汇合。

6.切断远端直肠

在肿瘤下方 5 cm(低位直肠癌 2 cm)处裸化直肠，递腹腔镜用直线切割闭合器切断闭合直肠。

7.腹壁切口取标本

(1)在下腹部做一长为 5～5 cm 切口，递 20 号刀切开皮肤，递弯血管钳、高频电刀笔切开皮下、筋膜、肌肉。

(2)暴露腹膜后关闭气腹；

(3)递两把弯血管钳将腹膜提起，递 10 号刀将腹膜划开，递高频电刀头将其完全打开，暴露腹腔。

(4)采用切口保护套保护切口，递 s 拉钩牵开腹壁，递平镊、无齿卵圆钳从腹腔内取出结直肠。

8.切除直肠

(1)递平镊、超声刀头、弯血管钳，在肿瘤近侧 10～12 cm 处用超声刀游离肠系膜，递长直可可钳夹闭肠管，递 10 号刀切断结肠和系膜。

(2)递弯盘将标本放入其中，治疗巾包裹，放在无菌台的污染区。

9.置吻合器钉砧头

递荷包钳夹闭近端结肠，递荷包线缝荷包，移去荷包钳，置入钉砧头后结扎荷包线，并将其纳入腹腔。

10.关闭腹膜，重新建立气腹

(1)清点手术用物。

(2)递平镊、针持、弯血管钳加 32 号圆针及 3-0 可吸收缝线缝合腹膜。

(3)重新建立气腹。

11.吻合肠管

(1)递吻合器，从肛门置入吻合器，转动吻合器尾部旋转钮，在闭合处旋出枪头部中心穿刺杆。

(2)递腔镜抓钳，将近端结肠的钉砧头接上中心穿刺杆后旋紧击发吻合扳机，吻合成功后退出吻合器。

(3)递分离钳，电烧创面止血。

12.放置引流管

递腔镜冲洗器，大量生理盐水冲洗盆腹腔并吸尽后，递引流管、腔镜分离钳，在吻合口两侧各置引流管一根，经 Trocar 孔引出腹壁。

13.逐层关闭腹腔

(1)再次清点所有物品。

(2)递干净吸引器头,冲洗切口。

(3)手术医师更换手套,用干净治疗巾重铺手术切口。

(4)递平镊、针持、弯血管钳,32 号圆针及 2-0 可吸收缝线缝合肌肉。

(5)32 号圆针及 2-0 可吸收缝线缝合筋膜。

(6)32 号圆针及 3-0 可吸收缝线缝合皮下。

(7)32 号角针及 1-0 丝线缝合皮肤。

(8)32 号角针及 4-0 丝线固定引流管。

14. 覆盖切口切口敷料覆盖手术切口

## 六、护理要点

(1)预防截石位相关并发症发生

1)避免损伤角膜:使患者双眼完全闭合,必要时用贴膜固定。

2)避免尺神经损伤:在约束双臂时减少对肘关节及前臂尺侧的压迫。

3)避免腘窝及腓总神经损伤:摆放截石位时,腿架对腿的支撑面应为小腿肌肉丰富部,使腘窝处于悬空状态。

(2)本手术属清洁-污染手术,术中应严格区分污染和未污染器械,当肠道重建结束后应及时更换手术器械。

(张慧玲)

# 第五十五节　开腹肝段切除术护理配合

开腹肝段切除术是一种常见的肝切除术,也称为解剖性肝切除术。手术指征:合并肝硬化的小肝癌,用以保存更多的功能性肝组织;良性肝肿瘤;区域性肝内胆管结石或肝胆管狭窄;肝外伤及其他良性病变。

## 一、解剖基础-肝分段法

1. 五叶六段法

1960 年中华医学会提出我国肝五叶六段法,以正中裂为界将肝分为左、右两肝叶,左叶间裂将左半肝分为左外叶和左内叶,右叶间裂将右半肝分为右前叶和右后叶,再加尾状叶共五叶。左、右段间裂为界将左外叶和右后叶各分为上、下两段,尾状叶亦分成左、右两段。

2. 五叶十段法

按门静脉系统分段法,将肝分为左外、左内、右前、右后及尾状叶五叶;再将左外叶、左内叶、右前叶、右后叶各分为上、下两段,尾状叶分为左、右两段共五叶十段。

3. 考诺(Couinaud)分段法

1989 年法国医师 Couinaud 以脐静脉韧带为界,将尾状叶分为左、右段,左段为 Il 段,右段为 Ir 段。半肝、各肝叶、各肝段都有自己独立的门脉三联管和肝静脉支,都是独立行使功能的肝部分,可以施行外科手术的单位。

肝静脉引流相邻两叶、段或半肝的静脉血。第一级以肝中界面划分,分为左右半肝,以胆囊窝和下腔静脉窝为界面，中肝静脉位于其中。第二级称区界面，右区界面将右半肝分为右前区和右后区，左区界面将左半肝分为左内区和左外区。第三级称段界面。因而肝切除手术的名称亦相应为半肝切除、区切除、段切除等。

## 二、麻醉方式

全身麻醉。

## 三、手术体位

仰卧位，腰背部垫高。

## 四、手术切口

右侧肋缘下切口或“人”字形切口。

## 五、手术步骤及护理配合

1.消毒及铺巾

消毒范围：上至两侧乳头；两侧至腋中线；下至两侧髂前上棘。

2.依次切开腹壁

(1)再次消毒手术区域皮肤。

(2)递 20 号刀切开皮肤，递弯血管钳配合高频电刀笔切开皮下、筋膜、肌肉。

(3)递两把弯血管钳将腹膜提起，递 10 号刀切开腹膜，暴露腹腔。

3.探查腹腔，暴露肝

(1)递生理盐水碗，主刀医师及手术一助将手沾湿探查腹腔。

(2)递平镊、长弯血管钳高频电刀笔进行粘连松解。

(3)递肝拉钩，固定于手术床两侧床轨，充分显露肝。

4.胆囊切除

(1)递平镊、长弯血管钳、高频电刀笔切断肝圆韧带，递平镊、针持、24 号圆针及 4-0 丝线缝扎肝圆韧带断端；递高频电刀笔头切断镰状韧带。

(2)递平镊、长弯血管钳、高频电刀笔分离胆囊三角，辨认胆囊管和胆囊动脉，切断后近端递 4-0 丝线双重结扎，顺行法切除胆囊，递高频电刀笔胆囊床电凝止血。

5.左肝联合肝段切除

(1)递平镊、长弯血管钳、高频电刀笔切开左侧三角韧带、冠状韧带，将左肝向下翻起，暴露肿瘤。

(2)确定肿瘤周围切除边界，递双极电凝 CUSA 沿肿瘤边缘 1～2 cm 钝性分离肝组织，分别递 1 号丝线(或 0 号丝线)、clip 夹结扎创面小血管及胆管，较大血管或胆管可以递 4-0 丝线结扎或递 4-0 /5-0 血管线缝扎，将肿瘤及周围的部分肝组织完整切除。

(3)使用无创血管缝线缝合时递血管摄、血管针持，血管线打结时用 20 mL 注射器抽生理盐水在打结者手上注水，湿润血管线。

(4)递弯盘将切除的标本放入其中，治疗巾包裹，放在无菌台的污染区。

(5)止血，递平镊、针持、32 号圆针＋7 号丝线或肝针或 3-0 血管线缝合肝创面，递止血纱布覆盖创面；递平镊、长弯血管钳、纱布检查无活动性出血及胆漏。

(6)递0.9%生理盐水冲洗腹腔，递平镊、引流管于左肝创面下放置粗引流管1根。

(7)清点手术用物。

6.右肝联合肝段切除

(1)递直角钳、血管镊从第一肝门右侧穿越网膜孔，递阻断管、阻断钩、阻断带、长弯血管钳在第一肝门预置阻断带。

(2)钝性分离解剖第二肝门，递平镊、长弯血管钳、高频电刀笔切开左侧冠状韧带及右肝三角、冠状韧带、肝肾间隙，将右肝向左下翻起，暴露肿瘤于切口下。

(3)递高频电刀笔，用电凝确定肿瘤周围的切除边界，递双极电凝、CUSA沿肿瘤边缘1～2 cm钝性分离肝脏组织，递直角钳，血管镊游离肝内血管及胆管，分别递1号丝线(或0号丝线)、clip夹结扎创面小血管及胆管，较大血管或胆管可以递4号丝线结扎或递4-0 /5-0血管线缝扎，将完整肿瘤及周围的部分肝组织完整切除。

(4)递弯盘将切除的标本放入其中，治疗巾包裹，放在无菌台的污染区。如需阻断肝门，以普林格尔(Pringle)法阻断第一肝门入肝血流并记录开始及结束阻断的时间。

(5)递平镊、针持、32号圆针及7号丝线或肝针或3-0血管线缝合肝创面，递止血纱布覆盖创面；递平镊、长弯血管钳、纱布检查有无活动性出血及胆漏。

(6)用0.9%的生理盐水冲洗腹腔，递平镊、引流管于右肝创面下放置粗引流管1根。

(7)清点手术用物。

7.逐层关闭腹腔

(1)递平镊、弯血管钳、针持、可吸收线连续缝合腹膜，及40号圆针＋7号丝线间断固定腹膜。

(2)再次清点所有物品。

(3)换干净吸引器头，冲洗切口。

(4)手术医师更换手套，递干净治疗巾铺盖切口周围，更换手术器械及用物。

(5)递平镊、弯血管钳针持、可吸收线缝合肌肉层。

(6)51号圆针及7号丝线缝合筋膜。

(7)40号圆针及1号丝线缝合皮下。

(8)32号角针及1号丝线缝合皮肤。

(9)32号角针及4号丝线固定引流管。

8.覆盖切口

切口敷料覆盖手术切口。

## 六、护理要点

(1)CUSA使用的注意事项：CUSA兼有粉碎、冲洗、吸引3种功能。术中使用后及时用生理盐水抽吸，避免手柄及管路被肝组织堵塞。

(2)肝门阻断时，一定要准确记录阻断时间。

(3)当使用血管线进行缝合时，打结前应先用无菌生理盐水湿润血管线。

(4)护理警示正常肝一次性阻断时间可长达30～45 min，而硬化肝每次最好不超过15 min。需在开始阻断时计时，并及时提醒手术医师。

(张慧玲)

# 第五十六节　腹腔镜肾癌根治术护理配合

肾癌又称肾细胞癌，占全身恶性肿瘤的2%～3%，其发病率在不同国家和地区有较大差异。恶性肾肿瘤最常见为肾细胞癌、肾母细胞瘤，肉瘤如纤维肉瘤、脂肪肉瘤、平滑肌肉瘤和成骨细胞肉瘤较少见。肾细胞癌占肾起源的恶性肾肿瘤约为90%以上，其主要组织来源为肾近曲或远曲小管上皮细胞。40岁以上多见，男性多于女性(2∶1)，20岁以下很少发病。肾细胞癌有家族型和散发型两种类型。前者发病早、多发，双侧倾向。有2%～4%的患者可同时或先后患双侧肾癌。

肾细胞癌治疗的方式有外科手术治疗、化疗、放疗和免疫基因治疗四大治疗方法。目前，根治性肾切除术仍被公认为唯一有效的治疗原发性肾细胞癌的方法。但近年来，提出了"保留肾单位的肾癌切除术"概念，即保留患侧肾的肾部分切除术，且临床结果表明，该法可以取得满意的肿瘤治疗效果和患者的长期生存率。

随着微创技术的发展与应用，腹腔镜肾癌根治术已经可以达到像开放手术一样切除肿瘤并边缘为阴性的水准。

以腹腔镜肾部分切除术为例，介绍腹腔镜肾癌根治术的配合常规。

## 一、麻醉方式

全身麻醉。

## 二、手术体位

健侧卧位。

## 三、手术切口

腹腔镜操作孔切口：髂嵴上2 cm与腋中线的交界点、腋前线12肋下、腋后线12肋下。

## 四、手术步骤及护理配合

1. 消毒及铺巾

消毒范围：上至两侧乳头，两侧至腋中线，下至两侧髂前上棘。

2. 连接管路设备、调节镜头

(1)连接各种管路。

(2)安装超声刀。

3. 切开皮肤、放置Trocar

(1)递聚维酮碘消毒垫再次消毒皮肤。

(2)递11号刀于髂嵴上2 cm与腋中线连线中点切开皮肤，切口长约为3 cm，递纱布1块拭血。

(3)递弯钳钝性游离皮下脂肪、肌肉至腹膜后间隙。

(4)递一个11 mm Trocar于腋前线12肋下放置。

(5)递一个5 mm Trocar于腋后线12肋下放置。

(6)递32号角针及7号丝线缝合第一个Trocar孔两侧，放11 mm Trocar。

4. 建立气腹

(1)建立气腹。

(2)关闭无影灯。

5. 暴露肿瘤位置

(1)递超声刀与分离钳清理腹膜后脂肪。

(2)递腹腔镜用抓勺清理脂肪。

(3)递超声刀剪开肾周筋膜和脂肪囊,沿肾实质表面钝性和锐性分离肾实质和肾周脂肪的间隙。

(4)充分游离肾至肾蒂,必要时递 Hem-o-lock 止血。

6. 游离、暴露肾动脉

(1)递超声刀锐性分离肾门处的脂肪组织。

(2)根据肾动脉搏动辨认肾动脉,递腔镜用直角钳钝性撕开血管鞘,充分游离肾动脉。

7. 阻断肾动脉

(1)递 15 mm Trocar 更换 12 mm 操作 Trocar。

(2)递血管阻断钳 1 支,使用专用夹持钳夹持,阻断肾动脉。

(3)阻断计时开始。

8. 切除肿瘤

(1)递腔镜用剪刀距肿瘤边缘约 0.5 cm 处从正常肾实质切割瘤体。

(2)处理基底部血管,递超声刀或 Hem-o-lock 进行止血。

9. 缝合肾实质

(1)根据肿瘤大小准备 2-0 可吸收缝线,于线尾夹闭 1 个 Hem-o-lock。

(2)递腔镜用持针器和缝线进行肾实质缝合,减少张力。

(3)缝合完毕,递 Hem-o-lock 夹闭另一端。

(4)递腔镜用剪刀剪掉缝针。

10. 缝合肾创面

(1)根据创面大小准备 0 号可吸收缝线,同法于线尾夹闭 1 个 Hem-o-lock。

(2)递腔镜用持针器和上述缝线进行创面缝合。

(3)缝合完毕,检查肾,递腔镜用剪刀剪掉缝针。

11. 松开阻断

(1)递专用钳移走血管阻断钳,恢复肾血供。

(2)阻断计时结束。

(3)根据需要在肾创面覆盖止血材料。

12. 取出标本

根据肿瘤大小,选择标本取出方法:①使用标本袋将切除物取出,递剪刀将 Trocar 周围缝线剪掉,打开无影灯,暂停气腹,将标本取出;②递 20 号刀切开两个 Trocar 的连线,递电刀逐层切开,将标本取出。

13. 放置引流

(1)递一块湿纱布将 Trocar 孔周围包裹,防止漏气。

(2)递超声刀探查后,于腹膜后放置 24 号橡胶引流管一根。

(3)关闭气腹光源,递32号角针及7号丝线固定引流管。

14.逐层关闭体腔

(1)清点用物。

(2)递平镊,40号圆针或28号胖圆针及7号丝线间断关闭后腹膜。

(3)手术床调至水平位。

(4)28号胖圆针及1号丝线关闭皮下组织。

(5)4-0可吸收缝线间断或连续缝合皮肤。

15.覆盖切口

切口敷料覆盖手术切口。

## 五、护理要点

(1)侧卧位是指身体向一侧自然侧卧,下肢向前屈曲或伸直,手臂屈曲置于身旁,髋部向后移,两腿间置体位垫,身体两侧给予支撑的一种体位。其主要的受力点分布于耳郭、肩部、髂嵴、膝外侧、外踝,因此根据这些部位的特点,选用合适的体位垫进行保护。

1)头圈的选择:充分考虑避免耳郭受压,使耳郭置于圈内可充分避免造成受压。

2)还应注意眼睛的保护,避免眼周受压。根据患者情况选用不同类型的头圈。儿童头圈高度约为3.5 cm;成人头圈高度约为5.0 cm。体位摆放时,应充分考虑头部的高度,应参考颈椎与身体轴线呈一直线。如头部下垂,可采用增加高度或升高头部床体以弥补。

3)托手板的选择:手臂置于体侧需选用托手板,摆放体位后,应使患侧上臂与身体夹角为90°为宜。

4)体位的固定:侧卧位。为防止体位倾斜,应注意沙袋的选择:身体前使用粗沙袋进行固定以防止前倾;髂嵴部应使用约束带进行固定,因压力过大,应注意保护(可在约束带下放置棉垫或硅胶软垫);腿部应于膝关节上方进行固定,保护方法同髂峤部的固定。

5)两腿之间为防止电烧伤和受压,应选用体位垫对两腿进行隔开处理。

(2)术中应严格记录阻断时间。

(3)护理警示

1)洗手护士应仔细检查腹腔镜器械关节等部位,观察超声刀使用过程中刀头损耗情况。

2)巡回护士在手术体位变换时应注意观察患者情况,特别是缝合切口时由折刀卧位变为侧卧位时防止局部受压的情况出现。

(张慧玲)

# 第五十七节 妇产科手术护理配合

妇产科是临床医学四大主要学科之一,主要研究女性生殖器官疾病的病因、病理、诊断及防治,妊娠、分娩的生理和病理变化,妇科手术主要包括治疗女性生殖系统的疾病即为妇科疾病,如外阴疾病、阴道疾病、子宫疾病、输卵管疾病、卵巢疾病等;产科包括高危妊娠及难产的预防和诊治,女性生殖内分泌,计划生育及妇女保健等。下面以几个经典的手术为例,介绍手术的护理配合。

## 一、剖宫产手术的护理配合

剖宫产是指妊娠28周后切开腹壁及子宫，取出胎儿及胎盘的手术。剖宫产术式有子宫下段剖宫产(横切口)、子宫体部剖宫产(纵切口)。由于某种原因，绝对不可能从阴道分娩时，如头盆不称、宫缩乏力、胎位异常、瘢痕子宫、胎儿窘迫等，应及时施行剖宫产手术以挽救母婴生命。如果施行选择性剖宫产，子宫缩尚未开始前就已施行手术，可以免去母亲遭受阵痛之苦。剖宫产是一种手术，有相应的危险性，如出血、膀胱损伤、损伤胎儿、宫腔感染、腹壁切开感染等，故施术前必须慎重考虑。

### (一)主要手术步骤及护理配合

1. 手术前准备

(1)手术患者接入手术室后，护士应在第一时间给予心理护理支持，缓解其紧张情绪以及可能因宫缩导致的疼痛。

(2)协助手术患者转移至手术床，并固定扎脚带予以解释，防止坠床意外的发生。

(3)核对缩宫素等子宫兴奋类药物以及剖宫产特殊用物，如产包、婴儿吸痰管等是否携带齐全。

(4)手术患者取侧卧位行腰麻即蛛网膜下腔麻醉或持续硬膜外腔阻滞麻醉，手术室护士站于患者身前，防止其坠床的同时，指导其正确放置麻醉体位。麻醉完毕起效后，患者改体位为仰卧位，巡回护士置导尿管并固定。

(5)手术切口周围皮肤消毒范围为：上至剑突、下至大腿上1/3，两侧至腋中线。按照腹部正中切口手术铺巾法建立无菌区域。

2. 主要手术步骤

(1)经下腹横切口开腹：传递22号大圆刀切开皮肤及皮下组织，传递中弯血管钳、组织剪剪开筋膜，钝性分离腹直肌，遇有血管应避开或用慕丝线做结扎。

(2)暴露子宫下段：传递解剖剪剪开腹膜，同时传递长平镊，配合剪开一小口，然后术者将左手中指或示指伸入切口，在左手的引导下剪开腹膜至适当长度；传递双头腹腔拉钩牵开，暴露子宫。

(3)切开子宫：传递新的一把22号大圆刀，于子宫下段切开一小口，递中弯血管钳刺破胎膜，吸引器吸净羊水，钝性撕开或传递子宫剪剪开切口10～12 cm。

(4)娩出胎儿：移除切口周围的金属器械及电刀，防止意外损伤娩出的胎儿。手术医生一人手压宫底，一人手伸入宫腔将胎儿娩出。如胎儿过大无法娩出时，传递产钳协助娩出胎儿。

(5)胎儿脐带处理：传递中弯血管钳2把依次钳夹脐带，传递组织剪剪断，同时传递组织钳夹闭子宫壁静脉窦。

(6)胎盘娩出：传递抽配有20单位缩宫素的10 mL注射针筒，注射于子宫壁肌层；娩出胎盘，传递弯盘接取；传递纱垫清理宫腔。将置有胎盘的弯盘放于无菌桌，防止污染，以备手术医生检查胎盘的完整性。

(7)缝合子宫：子宫进行两层缝合，传递可吸收缝线，第一次全层连续缝合，第二次缝合浆膜肌层包埋缝合。

(8)缝合切口：首先缝合腹膜，间断缝合筋膜及肌肉，间断缝合皮下组织，最后用皮内缝线缝皮肤，缝皮肤时要将创缘内翻，否则会影响创口愈合，使疗程延长。

3.术后处置

术后注意保护患者的隐私，更换潮湿的床单位，同时做好保暖工作。待手术患者情况稳定后，送入病房，对未使用的子宫兴奋类药物进行交接。

### （二）围手术期中特殊情况及处理

1.防止子宫切口污染

胎儿如术前发生宫内窘迫，则会由于缺氧引起迷走神经兴奋，肠蠕动亢进，肛门括约肌松弛，导致娩出时会有胎粪排出。因此在切开子宫、吸净羊水、暴露胎儿后，洗手护士应准备一块无菌大布垫给手术医生备用，在胎儿娩出前将布垫覆盖胎儿臀部，防止胎粪排出污染。如术中怀疑有手术器械、纱布或无菌巾沾染到胎粪应立即更换，并更换手套，防止发生切口污染。

2.手术区域无菌和干燥的保持方法

巡回护士在术前物品准备时要检查负压吸引器的负压状况，保证吸引器正常工作。手术医生准备切开子宫时，巡回护士再次查看吸引器的连接是否良好，洗手护士查看负压吸引是否正常，如吸引器出现故障，应立即告知医生，暂缓切开子宫，并马上处理故障。切开子宫后，应尽量先将羊水吸净后再娩出胎儿，胎儿娩出时，洗手护士配合将残留的羊水吸净，如手术区域上无菌巾潮湿应加铺无菌巾，保证手术区域无菌和干燥。

3.剖宫产术中大出血

在剖宫产术中，产妇出现头晕，乏力，畏寒等症状时，极有可能是因为术中子宫大量出血所致。巡回护士应及时发现产妇体征，准确配合手术医生处理出血症状，具体步骤如下。

（1）观察手术患者情况：做好心理护理，注意保暖，室温应保持在26～28 ℃，巡回护士做好各类手术用物如药品、器械、血制品的协调与供给。

（2）按摩子宫、进行热敷：备热盐水纱布（水温60～70 ℃），覆盖在宫体上，手术医生均匀、有节律地按摩子宫，随时更换热盐水纱布，保持有效热敷。

（3）保持胎盘无菌：洗手护士将胎盘放于无菌手术台的弯盘内，以备医生检查胎盘的完整性。

（4）遵医嘱正确用药：巡回护士备好子宫兴奋药物如缩宫素、卡孕栓等，缩宫素为子宫壁肌层注射或静脉滴注，卡孕栓为舌下含服，巡回护士应指导手术患者正确服用卡孕栓。术中执行口头医嘱时，巡回护士应复述一遍，包括药名、浓度、剂量和用法，确认后执行，执行完后应告手术医生，以便查看疗效。

（5）及时提供所需手术物品：手术医生迅速缝合子宫切口，恢复子宫的完整性，有利于子宫收缩止血，护士必须积极主动地提供所需物品，保证吸引器的正常使用，吸引瓶满及时更换。

（6）积极配合抢救：对于难以控制并危及产妇生命的术中大出血，在积极输血，补充血容量同时施行子宫切除术或子宫次全切除术，巡回护士需及时准备各类抢救器械及物品。

（7）评估出血量：巡回护士必须准确评估出血量，及时告知医生。

（8）做好护理记录：认真清点物品，术中添加纱布、器械等须及时清点记录；术中输血应按流程核对并签名，同时记录在手术护理记录单上；术中遇口头医嘱，巡回护士应于术后第一时间要求手术医生补全医嘱。

4.评估手术患者出血量

通常，手术过程中出血量包括负压吸引瓶内的血量及纱布所含血量，吸引瓶内的血量＝吸引瓶内总量一冲洗液量一其他液体量。剖宫产胎儿娩出时，大量的羊水被吸引器吸至吸引瓶内，而术中子宫出血多在胎儿娩出后，因此巡回护士应在胎儿娩出后开始计算负压吸引瓶内液体量。术中计算出血量时，应尽量使用干纱布(纱布所含血量＝使用后纱布的重量－干纱布的重量)，重量单位为 g，1 mL 血液约以 1 g 计算。

## 二、子宫全切术的护理配合

子宫是女性生殖器中的一个重要器官，其产生月经和孕育胎儿。子宫位于骨盆腔中央，在膀胱与直肠之间，宫腔呈倒置三角形，深约为 6 cm，上方两角为“子宫角”，通向输卵管和卵巢。子宫全切术多用于子宫肌瘤、子宫恶性肿瘤及某些子宫出血和附件病变等。

### (一)主要手术步骤及护理配合

1.手术前准备

患者行全身麻醉，取膀胱截石位。切口周围皮肤消毒范围为：上至剑突、下至大腿上 1/3，两侧至腋中线。手术铺巾，建立无菌区。

2.主要手术步骤

(1)切口：传递 22 号大圆刀，取下腹正中切口，从脐下至耻骨联合上缘。

(2)暴露子宫：传递两把中弯血管钳夹持宫角，上提子宫。

(3)切断子宫韧带及子宫动静脉：传递中弯血管钳 2 把钳夹，组织剪剪断，常规传递 7 号慕丝线缝扎或结扎子宫阔韧带及圆韧带。

(4)游离子宫体：传递解剖剪，剪开子宫膀胱腹膜反折，传递中弯血管钳 2 把钳夹，主韧带组织剪剪断，7 号慕丝线缝扎。

(5)环切阴道，移除子宫：传递条形纱布围绕子宫颈切口下方，传递 22 号大圆刀片切开阴道前壁，传递组织剪将阴道穹剪开，切除子宫。

(6)消毒阴道残端并缝合：递碘附棉球消毒阴道残端，传递组织钳钳夹阴道边缘，传递可吸收缝线连续缝合阴道残端。

(7)关腹：递生理盐水冲洗盆腔，止血，关腹。

3.术后处置

手术结束巡回护士检查手术患者皮肤，待患者情况稳定后，送入病房，进行交接；处理术后器械及物品。

### (二)围手术期特殊情况及处理

1.放置截石位

护士在术前协助医生：麻醉师摆放患者体位时，不仅需注意摆放的体位要利于手术区域的充分暴露，同时，也应注意保护患者的隐私及舒适度。具体操作步骤如下。

(1)术前手术患者准备：手术患者平卧于手术床，巡回护士协助脱去长裤，穿上腿套。向手术患者说明由于手术需要需放置截石位，为了保护皮肤及神经、关节，要脱去长裤，穿上腿套。同时护士应注意保护患者的隐私，及时为其盖好被子。

(2)放置搁脚架：在近髋关节平面放置搁脚架，支架高低角度调节关节和腿托倾斜角度调节关节要确保固定。

(3)放置体位：待手术患者麻醉后将其双手交叉放于胸前，注意不要压迫或牵拉输液皮条，麻醉医生保护好患者的头、颈部，固定好气管导管，防止移动时气管插管与氧气管脱离，手术医生站手术患者臀部位置，护士站床尾，一起将手术患者抬起并下移，使骶尾部平于背板下缘；将患者两腿曲髋、膝放在搁脚架上；要求腿托应托在小腿处，大腿与小腿纵轴应成90°～100°，两腿外展，放置成60°～90°。

(4)固定：约束带固定两侧膝关节，保持约束带平整，松紧适宜。

(5)铺巾：手术切口在腹部，切口铺巾的方法同腹部手术铺巾，洗手护士依次递3块无菌巾，折边朝向手术医生，分别铺盖切口的下方、对方、上方；第四块无菌巾折边朝向自已，铺盖切口同侧，4把巾钳固定；患者会阴部不进行手术，铺巾时遮盖会阴；然后递中单垫臀下，双脚套无菌脚套，从脚遮盖到腹股沟；再铺整块大孔巾遮盖全身；巡回护士协助套托盘套，将托盘置于患者右膝上方。

2.防止术中感染

子宫残端与外界相通，视为污染区域。因此，洗手护士应配合手术医生做好管理工作，防止污染播散：①在切开阴道前壁前，先递条形纱布给手术医生，将其围绕子宫颈切口下方，以防止阴道分泌物污染创面。②备碘附(含0.02%～0.05%聚维酮碘)棉球，待子宫移除后，递给医生消毒宫颈残端。③接触宫颈残端的器械均视为污染器械，包括切开阴道前壁的22号大圆刀、剪开阴道穹组织剪、钳夹阴道边缘的组织钳及缝合残端的持针器，都必须与无菌器械分开放置、不再使用，但必须妥善放置以备清点。④宫颈残端缝合后，温生理盐水冲洗盆腔，手术医生、洗手护士更换手套，再行关腹。

(孟凡爱)

# 第五十八节　骨科手术护理配合

由于交通意外、工业和建筑业事故、运动损伤的增多以及人口老龄化，各种自然灾害等因素，导致高危、复杂的创伤越来越多。如果伤者得不到及时、有效的处理和治疗，将导致患者的终身残疾，甚至死亡，这给患者本人、家庭、社会带来沉重的负担。骨科在解剖学、生物力学和生物材料学研究的基础上，对手术方式、内固定材料不断进行新的尝试；近年来国内外信息、学术交流频繁；同时，高清晰度的X线片、CT、MRI在骨科领域被广泛应用，使得骨科手术技术不断更新、变化、提高。下面介绍两例常见骨科手术的护理配合。

## 一、髋关节置换手术的护理配合

股骨颈骨折、髋关节脱位、髋臼骨折、股骨头骺滑脱等髋关节骨折的病例中，最常见的并发症为创伤导致的血供中断，导致股骨头缺血性坏死。股骨头缺血性坏死进一步发展，会出现软骨下骨折、股骨头塌陷，最终导致严重的骨性关节炎。患者丧失生活和劳动能力。全髋关节置换术用于治疗股骨头缺血性坏死晚期继发严重的髋关节性关节炎患者，临床取得积极的效果，目前已成为治疗晚期股骨头坏死的标准方法。

### (一)主要手术步骤及护理配合

1.手术前准备

手术患者取90°侧卧位，行全身麻醉或椎管内麻醉。切口周围皮肤消毒范围为：上至剑突，下过膝关节，两侧过身体中线。按照髋关节手术铺巾法建立无菌区域。

2.手术主要步骤

(1)显露关节囊：髋关节外侧切口，传递22号大圆刀切开皮肤，电刀止血，切开臀中肌，臀外侧肌，显露关节囊外侧。

(2)打开关节囊：电刀切开，传递有齿血管钳钳夹，切除关节囊。传递S形拉钩和HOMAN拉钩牵开，充分暴露髋关节并暴露髋臼。

(3)取出股骨头：股骨颈与大转子移行部用电锯离断股骨颈，用取头器取出股骨头，取下的股骨头用生理盐水纱布包裹保存，以备植骨。

(4)髋臼置换。①削磨髋臼：将合适的髋臼磨与动力钻连接好递与术者，髋臼锉使用顺序为由小到大；削磨髋臼至髋臼壁周围露出健康骨松质为止，冲洗打磨的骨屑并吸引干净，使用蘑菇形吸引可有效防止骨屑堵塞吸引管路。②安装髋臼杯假体：选择与最后一次髋臼锉型号相同的髋臼杯，将髋臼杯安装底盘与螺纹内接杆连接，完成整体相连；将髋臼杯置于已锉好的髋臼中心，用45°调整角度，将髋臼杯旋入至髋臼杯顶部使其完全接触；关闭髋臼杯底部三个窗口，用打入器将与髋臼杯型号一致的聚乙烯臼衬轻扣入内，并检查臼衬以确保其牢固性。

(5)股骨假体柄置换。①扩髓：内收外旋患肢，用HOMAN拉钩暴露股骨近端，用开髓器贴近股骨后方骨皮质开髓；将髓腔锉与滑动锤连接，用滑动锤打入髓腔锉，直至髓腔锉与骨皮质完全接触。在整个扩髓过程中，使用髓腔锉原则为由小到大，逐渐递增地进行使用。②安装假体柄：用轴向打入器将假体试柄打入股骨干髓腔内；安装合适的试头；复位器复位；确定假体柄、假体头的型号后逐一取出假体试头、假体试柄；冲洗髓腔并擦干。③安装假体：将与试柄型号相同的假体打入髓腔(方法同安装试柄、试头)，假体进入后进行患肢复位，检查关节紧张度和活动范围。注意在置换陶瓷头的假体时必须使用有塑料垫的打入器，以免打入时损坏陶瓷头。④缝合伤口：缝合伤口前可根据实际情况在关节腔内和深筋膜浅层放引流管；然后对关节囊、肌肉层、皮下组织、皮肤等进行逐层缝合。

3.术后处置

为患者擦净伤口周围血迹并包扎伤口；检查皮肤受压情况，固定引流管，护送患者入复苏室进行交接。处理术后器械及物品。

### (二)围手术期特殊情况及处理

1.对全髋置换的手术患者进行风险评估

股骨头缺血性坏死的疾病有一个渐进的演变过程，患者大多为高龄老人，又有功能障碍或卧床史，术中可能出现各种并发症，甚至心跳呼吸骤停。所以要对患者进行风险评估，评估重点内容如下：①有无皮肤完整性受损的风险；②有无下肢静脉血栓形成的风险；③有无坠床的风险；④有无假体脱位的风险。

2.防止髋关节手术部位错误

髋关节为人体左右侧对称部位，易发生手术部位错误的事故。故在全髋关节置换手术前必须严格实施手术部位确认，具体措施如下。

(1)手术图谱：术前主刀医生根据影像诊断与患者及其家属共同确认手术部位，并在图谱的相应部位做好标识，让患者及家属再次确认后，在图谱的下方签名。

(2)标识部位：术前谈话时，在手术图谱确认后，主刀医生用记号笔在患者对应侧的手术部位画上标识。

(3)术前核对:巡回护士与主刀医生、麻醉师共同将手术图谱与患者肢体上手术部位标记进行核对,同时,让可以配合的手术患者口述手术部位。任何环节核对时如有不符,先暂停手术,必须核对无误后再行手术。

3.对外来器械进行管理

用于髋关节置换的特殊工具和器械由医疗器械生产厂家提供,不归属于医院,属于外来器械。如果对于外来器械疏于管理,必将造成手术患者术后感染等一系列严重的并发症,这对于手术患者和术者都无疑是“一场灾难”。因此,外来器械送入手术室后,必须严格按照外来器械使用流程进行管理,包括外来器械的准入、接收、清洗、包装、灭菌和取回。每一环节都应严格按照相关流程执行。

4.预防髋关节假体脱位

手术团队人员掌握正确的搬运方法是杜绝意外发生的关键。按常规搬运方法搬运全髋关节置换术后的手术患者,会因为搬运不当造成手术患者的假体脱位。

(1)团队分工:麻醉师负责头部,保证气管插管的通畅;手术医生负责下肢;巡回护士负责维持引流管路,防止滑脱;工勤人员负责平移手术患者至推床。

(2)要求:手术患者身体呈水平位移动,双腿分开同肩宽,双脚外展呈“外八字”。避免搬运时手术患者脚尖相对,造成假体脱位。

## 二、下肢骨折内固定手术的护理配合

骨折的患者往往有外伤史,详细了解患者受伤的时间、地点、受伤的力点、受伤的方式(如高空坠落、机器碾压、车祸撞击、运动损伤、跌倒等)、直接还是间接致伤、闭合性还是开放性伤口及伤口污染程度等可以协助诊断,对采取合适的治疗方法起着决定性作用。患者无论是发生在骨、骨骺板还是关节等处的骨折,都包含骨皮质、骨小梁的中断,同时伴有不同程度的骨膜、韧带、肌腱、肌肉、血管、神经、关节囊的损伤。骨折的诊断主要依据病史、损伤的临床表现、特有体征、X线片。在诊断骨折的同时要及时发现多发伤、合并伤等,避免漏诊。

### (一)主要手术步骤及护理配合

1.手术前准备

(1)体位与铺单:患者采取全身麻醉,仰卧位,消毒范围为伤侧肢体,一般上、下各超过一个关节,按下肢常规铺巾后实施手术。

(2)创面冲洗:为防止感染,必须对创面进行重新冲洗;常规采用以下消毒液体:①0.9%生理盐水:20 000～50 000 mL,冲洗的液体量视创面的洁净度而定,不可使用低渗或高渗的液体冲洗,以免引起创面组织细胞的水肿或脱水。②过氧化氢($H_2O_2$):软组织、肌肉层用$H_2O_2$冲洗,使$H_2O_2$与肌层及软组织充分接触,以杀灭厌氧菌。③灭菌皂液:去除创面上的油污。

(3)使用电动空气止血仪:正确放置气囊袖带,并操作电动空气止血仪,压迫并暂时性阻断肢体血流,达到最大限度制止创面出血并提供清晰无血流的手术视野,同时防止电动空气止血仪使用不当造成手术患者的损伤。

2.主要手术步骤

(1)暴露胫骨干:传递22号大圆刀切开皮肤,电刀切开皮下组织、深筋膜,暴露胫骨干。

(2)骨折端复位:清理骨折端血凝块,暴露外侧骨折端;点式复位钳2把提起骨折处两端,对齐进行骨折端复位。

(3)骨折内固定。①选择器械:备齐钢板固定需要的所有特殊器械。②选择钢板:选择合适钢板,折弯成合适的角度。③固定钢板:斜面骨折处上采用拉力螺钉起固定作用,依次采用钻孔、测深、螺丝钉转孔、上螺丝固定几个步骤。④固定钢板:依相同方法上螺钉固定钢板。⑤缝合伤口:冲洗伤口,放置引流,然后对肌肉层、皮下组织、皮肤等进行逐层缝合。

3.术后处置

为手术患者擦净伤口周围血迹并包扎伤口;检查皮肤受压情况,固定引流管,送回病房并进行交接。处理术后器械及物品。

### (二)围手术期特殊情况及处理

1.用空气止血仪减少伤口出血

空气止血仪具有良好的止血效能,若伤口依旧出血不止,则应按照上述规定,检查仪器的使用方法是否正确、运转是否正常等。

(1)袖带是否漏气:因为一旦漏气,空气止血仪的压力就会下降,止血仪将肢体浅表的静脉,但深层的动脉未被压迫,这样导致患者手术部位的出血要比不上止血带时更多。此时,应该更换空气止血仪的袖带,重新调节压力、计算时间。

(2)开放性创伤时袖带是否正确使用:开放性创伤的肢体在使用空气止血带前一般不用橡胶弹力驱血带,因此手术开始划皮后切口会有少量出血,这是正常的。为了减少出血,可先抬高肢体,使肢体静脉血回流后再使用空气止血带。

2.术中电钻发生故障的原因

电钻发生故障的原因较多,手术室护士可采取以下方法进行排除,必要时更换电池或电钻,以便手术顺利进行。

(1)电池故障:①电池未及时充电或充电不完全;②电池使用期限已到,未及时更换以至于无法再充电;③电池灭菌方法错误造成电池损坏。

(2)电钻故障:①钻头内的血迹未及时清理,灭菌后形成血凝块,增加电钻做功的阻力,降低钻速;②操作不当,误碰到保险锁扣,电钻停止转动;③电钻与电池的接触不好。

3.有效防止螺旋钻头意外折断

手术医生在使用电钻为固定钢板的螺钉钻孔时,可能会出现螺旋钻头断于患者体内的情况,这不仅会损伤手术患者,也浪费手术器材。为防止此类事件,洗手护士应该做到以下几点。

(1)术前完成钻头的检查:①钻头的锋利程度;②钻头本身是否有裂缝或损坏;③钻头是否发生弯曲变形。

(2)使用套筒:使用钻头钻孔时必须带套筒,防止钻头与手术患者的骨皮质成角而发生断裂。

(3)防止电钻摩擦生热:使用电钻钻孔时,洗手护士应及时注水,以降低钻头与骨摩擦产生的热量,这样既可有效防止钻头断裂,又可降低钻孔处骨的热源性损伤。

(孟凡爱)

# 第五十九节　单纯肾切除手术护理配合

肾脏位置相当于第12胸椎至第3腰椎水平，右肾较左肾稍低1～2 cm，右肾上极前方有肝右叶，结肠肝曲，内侧有下腔静脉，十二指肠降部；左肾前方与胃毗邻，前方有脾脏、结肠脾曲，脾血管和胰腺于肾的前方跨过。肾内侧缘有肾门，肾脏上内方有肾上腺覆盖。肾的被膜由外向内依次为肾筋膜、脂肪囊、纤维囊。

## 一、主要手术步骤及护理配合

1.手术前准备

术前备肾切除器械包和常用敷料包，准备高频电刀和负压吸引装置。待患者行全身麻醉后，医护人员共同放置患者90°左侧卧位。手术医生进行切口周围皮肤消毒，范围为前后过腋中线，上至腋窝，下至腹股沟。手术划皮前巡回护士、手术医生和麻醉师三方进行Time Out核对患者身份、手术方式、手术部位等手术信息以及手术部位标识是否正确。

2.主要手术步骤

(1)经第12肋下切口进后腹膜：传递22号大圆刀切开皮肤；电刀切开各层肌层组织及筋膜，传递无损伤镊配合；传递解剖剪分离粘连组织。

(2)显露肾周筋膜，暴露手术野：传递湿纱布和自动牵开器，撑开创缘。

(3)暴露肾门：传递S拉钩牵开暴露；遇小血管或索带，传递长弯开来钳夹，解剖剪剪断，缝扎或结扎。

(4)处理肾动脉、静脉：传递长直角钳游离血管，7号慕丝线套扎两道；传递长弯开来3把，分别钳夹血管，长解剖剪剪断，7号慕丝线结扎，小圆针1号慕丝线再次缝扎。

(5)分离肾脏和脂肪囊：传递长弯开来、长剪刀分离。

(6)处理输尿管上段，移除标本：传递长弯开来3把，分别钳夹输尿管，长解剖剪剪断，7号慕丝线结扎，小圆针1号慕丝线再次缝扎。

(7)放置引流管：传递负压球，角针4号慕丝线固定。

(8)关闭切口：圆针慕丝线依次关闭各层肌肉层及皮下组织；角针慕丝线缝合皮肤。

3.术后处置

(1)术后皮肤评估：放置肾脏90°左侧卧位的手术患者，术后巡回护士应及时与手术医生和麻醉师一同将患者由侧卧位安全翻转至仰卧位，重点检查受压侧的眼部和耳郭、手臂、肩部和腋窝、髂嵴、膝盖以及脚踝和足部的皮肤情况。若该患者是女性患者，还应重点检查患者的乳房有无被压迫或损伤。

(2)导管护理：巡回护士协助麻醉师妥善固定气管导管；妥善固定负压球和导尿管，避免负压球管道受压或折叠于患者身下，同时观察负压球中引流液的色、质、量和通畅情况。

(3)术后常规工作：根据医嘱运送患者入麻醉恢复室；放置肾脏标本。

## 二、手术中特殊情况及处理

1.肾脏90°左侧卧位，肾脏90°侧卧位与胸外科90°侧卧位的区别

待手术患者麻醉后，手术团队将患者身体呈一直线转成90°左侧卧位，使右侧朝上。放置凝胶头圈于手术患者头下，避免眼睛、耳朵受压。将手术患者右侧上肢放于搁手架上层，左侧

上肢放于下层。同时于紧靠腋下处放置胸枕，防止臂丛神经受损。然后分别用安全带固定两侧上肢，松紧适宜，露出手指。注意保护手术患者的乳房，避免受压。将肾区（肋缘下 3 cm 左右）对准腰桥，放置凝胶腰枕于脐下。于尾骶部和耻骨联合处分别放置大小髂托固定，并用小方枕保护。手术患者上方的右下肢伸直，下方的左下肢屈曲，并于两下肢接触处放置软垫，在膝部和踝部放置软垫垫高，固定下肢。改变手术床的位置，同时放低床头和床尾，达到“折床”效果，使肾区逐渐平坦，便于手术操作。

与胸外科 90°侧卧位相比，在放置肾脏 90°侧卧位时，下肢的摆放为“上直下屈”，而放置胸外科 90°侧卧位时下肢应为“上屈下直”。此外，放置肾脏 90°侧卧位时尤其强调肾区必须对准腰桥。最后，在放置肾脏 90°侧卧位后，巡回护士须改变手术床使其达到“折床”效果。

2.术中手术方式改为肾部分切除术

术前，巡回护士应完善术前访视，与手术医生取得沟通，提前准备可能因手术方式临时调整而需要的特殊器械、缝针、止血物品等手术用物。同时手术室护士应熟悉肾部分切除术的适应证和禁忌证，掌握专科知识，提高临床判断能力。

术中，洗手护士应密切关注手术进展，及时与主刀医生沟通，获知手术方式改变时，第一时间告知巡回护士，后者则迅速将特殊用物传递给手术台上使用。

“单纯肾切除手术”改变为“肾部分切除术”时，应提供下列特殊器械、缝针等物品：血管阻断夹或 San-tisky 钳，用于临时阻断肾动静脉血流；钛夹钳和钛夹，用于切除肿瘤时，夹闭小血管；2/0 或 3/0 可吸收缝线，用于缝合肾实质、肾包膜；止血纱布、生物胶等，用于覆盖肾脏创面进行止血。

3.关闭切口前，发现缺少纱布

巡回护士应第一时间告知手术医生及麻醉师清点数量错误，并得到肯定回复，在手术患者情况允许下，暂停手术。洗手护士和手术医生共同在手术区域进行搜寻，包括体腔切口、无菌区以及视力可及范围。巡回护士在手术区域外围进行搜寻，包括地面、纱布桶、一次性物品丢弃桶、生活垃圾桶等。

当遗失的物品找到时，巡回护士和洗手护士必须重新进行一次完整的清点，数量正确后告知手术团队，手术继续进行。

当遗失的物品未能找到时，巡回护士应汇报护士长请求支援，同时请放射科执行术中造影，并让专业放射学医师读片，确定患者体腔切口内无异物遗留，手术医生可关闭切口。

记录事件经过、所采取的所有护理措施以及最终搜寻结果，并根据相关流程制度上报事件。

（孟凡爱）

## 第六十节　五官科手术护理配合

口腔颌面外科是一门以外科治疗为主，研究口腔器官（牙、牙槽骨、唇、颊、舌、腭、咽等）、面部软组织、颌面诸骨（上颌骨、下颌骨、颧骨等）、颞下颌关节、涎腺以及颈部某些相关疾病的防治为主要内容的学科。口腔颌面外科具有双重属性。一方面，为了防治口腔颌面部疾病的需要，口腔颌面外科与口腔内科学、口腔正畸学、口腔修复学等有关学科不能截然分割；另一方面，由于它本身的外科属性，又与普通外科学、整形外科学以及内、儿科学等有着共同的特点与关联。

## 一、腭裂修复手术的护理配合

腭裂是一种常见的先天性畸形。腭裂不仅有软组织畸形，大部分腭裂患者还可伴有不同程度的骨组织缺损和畸形。腭裂修复术的目的是闭合裂隙，修复腭咽的解剖结构，达到正常的发育和发音效果。小儿腭裂手术时间是1岁半到2岁左右，同时需要体重在12 kg以上，无发热咳嗽流鼻涕等现象，无心肝肾等系统性疾病。

### (一)主要手术步骤及护理配合

1.手术前准备

手术患者取仰卧位，垫肩，头后仰并放低，行全身麻醉。按照颌面部手术铺巾法建立无菌区，用三角针慕丝线固定气管导管。

2.主要手术步骤

(1)切口：传递腭裂开口器及压舌板充分暴露手术野；做切口前用含肾上腺素的局麻药或生理盐水做局部浸润注射；传递11号刀片在两侧腭黏膜及裂隙边缘上做切口。

(2)剥离黏骨膜瓣：传递剥离器插入切口中将硬腭的黏骨膜组织全层完整翻开，传递肾上腺素纱布擦拭止血。

(3)游离血管神经束：传递长镊子及剥离器沿血管神经束深面进行剥离。

(4)分离鼻腔黏膜：传递剥离器，分离鼻腔黏膜与颚骨。

(5)缝合：传递圆针慕丝线分别缝合鼻腔黏膜，软腭部肌层及悬雍垂、软腭和硬腭黏骨膜。

(6)填塞创口：传递可吸收止血纱布或碘仿纱条填塞于松弛切口的创腔内。

3.术后处置

转运手术患者途中严密监测神志、血压、心率、氧饱和度等生命体征。使用约束带及护栏，防止手术患者躁动，保障安全；与病房做好交接班。妥善处理术后器械及物品。

### (二)围手术期特殊情况及处理

1.腭裂手术的体位及小儿的手术体位的注意事项

(1)体位要求：肩、背部垫高，头部后仰，使口腔、气管、胸骨尽可能在同一平面，以使上腭立起，充分显露术野。

(2)放置方法：手术患者取仰卧位，肩、背部垫长枕，头部后仰，两侧用沙袋加以固定防止头部转动。

(3)小儿手术体位放置的注意事项：①小儿患者颈部较短，过高的长枕易使颈部过伸，腰背部拉伤，应使用合适高度的长枕而不是只注意后仰的程度。②放置此体位时颈后悬空，容易引发颈部损伤，应给予棉垫或无菌巾垫于颈后加以支撑。③小儿皮肤较嫩、肺泡发育不成熟、呼吸运动弱，因此安置体位时应做到动作轻柔，固定要安全牢固。

2.术中防止小儿患者术中体温过低

(1)使用温毯：对于小儿患者且进行有可能出血较多的手术，术前应备好变温毯。

(2)注意保暖：患儿进入手术室后立即给予加盖棉被，术前的各种操作要注意保暖，避免小儿患者长时间暴露。

(3)使用温热的补液:提前准备好温热的补液进行输液,防止因输入低温液体造成体温下降。

(4)注意观察:监测患者的生命体征及出血量,及时调整输液速度。

3.有效地维护气道通畅

小儿呼吸道较短,固定相对困难,极易发生气管插管滑脱、扭曲等情况,应加强护理。

(1)术前用胶布将气管导管妥善固定于患者口腔一侧,在消毒、铺巾时,避免牵拉气管导管。

(2)手术开始前使用缝线将导管重新固定,防止手术操作时将导管带出。

(3)术中及时清理口腔内的血液及分泌物,防止液体进入气道内。

(4)术中避免挤压、牵拉气管导管,注意观察导管有无滑脱。

(5)手术结束时不要拆除固定导管的缝线,直至拔管时才能拆除。

4.术中吸引装置发生故障的处理

吸引装置能够及时吸出手术液的血液及分泌物,保持术野清晰,对于手术非常重要。术前应配备两套吸引装置,并保证两套吸引装置均处于良好的工作状态。术中发生吸引装置故障应及时更换备用装置,保证手术顺利进行。

及时排查故障原因,从上至下依次检查吸引管路,找出症结所在;如故障发生在吸引装置上,及时予以更换以保证处于良好的工作状态,如故障发生在中心吸引管路内,应立即启用电动吸引装置以保证手术顺利进行。

## 二、腮腺切除手术的护理配合

腮腺位于两侧面颊部耳朵的下方,是人体最大的唾液腺。在口腔颌面部肿瘤中,涎腺肿瘤发病比例较高。在不同的解剖部位中,腮腺肿瘤的发病率最高,约占80%以上。

### (一)主要手术步骤及护理配合

1.手术前准备

手术患者取仰卧位,头偏向健侧,行全身麻醉。按照颌面部手术铺巾法建立无菌区,用三角针慕丝线或无菌贴膜固定气管导管于口腔。用小块挤干的消毒棉球填塞于外耳道内。

2.主要手术步骤

(1)设计切口:用无菌记号笔沿耳屏前绕过耳垂往下至下颌角作“S”形切口设计。

(2)翻瓣:按切口设计,传递22号大圆刀切开皮肤,电刀切开皮下组织及阔筋膜;传递血管钳牵开皮瓣,电凝止血,直至显露腮腺前缘、上缘和下缘为止。

(3)分离面神经主干及分支:传递血管钳钝性分离腮腺后缘与胸锁乳突肌寻找面神经总干,继续沿面神经总干钝性分离,传递组织剪,剪开腮腺组织,以暴露颞支和颈支,再向远心端解剖其余各分支,用慕丝线结扎,电凝止血。

(4)腮腺浅叶切除:传递解剖剪逐步将腮腺浅叶剪开、剥离直至完全分离,用慕丝线结扎腮腺导管。切除腮腺浅叶及肿物。

(5)处理伤口:传递0.25%氯霉素溶液及生理盐水冲洗伤口,电凝止血,放置引流管,逐层缝合伤口。

3.术后处理

伤口加压包扎消除无效腔,固定引流管。

### (二)围手术期特殊情况及处理

1.保证患者手术部位正确

(1)术前核对:患者进入手术室前,由手术室巡回护士,病房护士与患者或患者家属进行双向沟通,包括核对患者的姓名、性别、病区、床号、住院号、手术名称、手术部位、手术用物、皮肤准备情况等,与病区护士共同核对患者腕带上的信息。

(2)麻醉前核对:由麻醉医师、主刀医师及手术室护士对照病历牌及腕带进行三方核对,确保患者姓名,麻醉方式,手术方式,手术部位正确并在三方核对单上签名。

(3)手术前核对:主刀医师动刀前,由麻醉医师、主刀医师及手术室护士再次进行三方核对,确认无误后方能进行手术。

(4)手术后核对:手术结束患者离开手术室前,由麻醉医师、主刀医师及手术室护士对留置导管、有无病理标本、患者去向等进行核对,无误后患者才能离开手术室。

2.术中细小物品的管理

口腔科手术经常使用细小的物品,手术室护士有责任加强管理,避免物品遗留体腔,重点做好以下工作。

(1)外耳道的护理:由于手术区域靠近外耳道,而耳道内无法彻底消毒,于是医生常会用一小块消毒棉球封闭外耳道,所以腮腺区手术除了常规需要清点的纱布、缝针外,还需将此消毒棉球列入清单范围,术中密切观察棉球是否仍在外耳道内,手术结束及时提醒医生将棉球取出。

(2)缝针遗失:如术中发现缝针等细小物品掉落,巡回护士应立即捡起置于固定位置(如器械车第二层),方便术后核对。

(3)物品遗失:如术中用物不慎遗失,应立即寻找,并予以摄片,经医师读片,多方确认遗失的物品不在患者伤口内才能予以关闭伤口。

## 三、白内障超声乳化吸出联合人工晶体植入手术的护理配合

眼科手术由于眼的解剖、结构的精细复杂和生理功能的特殊性,体现了极强的专科性。此外精细手术器械的使用与显微镜下眼手术的普及,推动着眼科手术进入精细化、准确化和安全化的新阶段。下面以经典白内障手术为例,介绍眼科手术的护理配合。

晶状体为无色富有弹性的透明体,形态像双面凸透镜,位于玻璃体前表面与虹膜之间的前房内。晶状体分为前、后两面,相连部分称为赤道;晶状体与睫状体相连的纤维组织称为悬韧带,维持晶状体的位置固定。

由于各种原因导致的晶状体混浊均称为白内障,分为先天性与后天性。后天性白内障是由于出生后因全身疾病或局部眼病、营养代谢异常、中毒及外伤等原因所致的晶状体混浊。白内障超声乳化吸出联合人工晶体植入手术是用一个具有超声震荡功能的乳化针,经过很小的切口伸入眼球内,乳化针头有规则地高频震荡在眼内把白内障击碎,并且乳化吸出晶状体核与皮质,保留晶状体后囊膜以便能植入人工晶状体这一过程。手术具有时间短、切口小、术后反应轻等优点,被广泛接受。

### (一)主要手术步骤及护理配合

1.手术前准备

(1)器械及敷料准备:眼科器械、白内障显微器械及常用敷料包。

(2)仪器及特殊物品准备：白内障超声乳化仪、手术显微镜、超声乳化手柄、I/A(灌注/抽吸)手柄、人工晶体。

(3)消毒准备：首先巡回护士协助手术医生，用生理盐水进行手术眼的清洁冲洗。再用含消毒液的棉球依次由内向外、由眼睑向眼眶及外缘皮肤消毒两次。

(4)术前核对：手术室护士和手术医生共同核对手术患者身份、手术方式、手术部位、麻醉方式、植入人工晶体型号、有效期、手术部位标识。

2. 主要手术步骤

(1)牵开眼睑：传递开睑器牵开上下眼睑。

(2)切开透明角膜旁切口：传递角膜穿刺刀。

(3)做巩膜隧道切口：传递巩膜穿刺刀。

(4)注入黏弹剂：传递注有黏弹剂的注射器。

(5)撕囊：传递撕囊镊、撕囊针配合。

(6)水化分离：传递冲洗针头，缓慢注入平衡灌注液分离晶状体核、皮质。

(7)超声乳化：连接超声乳化导管和手柄，传递劈核器配合。

(8)清除晶状体残留皮质：将超声乳化仪调至注吸档，更换 I/A(灌注/抽吸)手柄。

(9)植入人工晶体：传递晶体植入镊和晶体植入器配合。

(10)水化封闭角膜切口：按需提供 10/0 不可吸收缝线。

(11)覆盖切口：使用硝酸毛果芸香碱滴眼液或金霉素眼膏涂于术眼，依次覆盖眼垫和眼罩。

## (二)围手术期特殊情况及处理

1. 术中白内障超声乳化仪的使用

(1)白内障超声乳化仪操作步骤：连接电源→打开主机、电源开关→选择对应的操作模板→检查模板内超声能量、流速等是否符合要求→连接超声，乳化手柄→安装超声，乳化管道→确认连接正确→打开进水管道的开关→进行机器自检→仪器进入“PHACO”工作状态。

(2)手术过程中使用白内障超声乳化仪及术后处理注意事项。①操作前确保外接电源电压与仪器的电源电压相符，防止突然断电对机器造成不必要的损伤。②灌注瓶的高度决定了术中相对灌注压和流速的大小，因此为保证术中眼内充盈，需要确保灌注流速大于流出流速，一般将灌注液调整至高于患者头部 60～70 cm 距离，术中随时根据需求调整高度，密切关注灌注液余量，不可空滴。③操作过程中，超声乳化仪的连接线及所有管道应妥善固定，不应弯曲或打结。④手术结束仪器清洁前先关闭电源，用湿抹布擦拭机身和脚踏，超声乳化手柄和配件用蒸馏水冲洗，以免发生阻塞，禁用超声清洗设备清洗手柄。⑤术后将超声乳化手柄连接线保持自然弯曲，呈圈状保存，勿过分弯曲打折。⑥超声乳化仪手柄及乳化针头应由专人定期维护、保养并记录。

2. 局部麻醉下的手术患者处理

(1)完善术前评估。①心理评估：术前评估手术患者的精神状态是否适合进行局部麻醉。当患者由于高度紧张、忧虑或极易激动兴奋等精神状态导致不能配合麻醉和手术时，应及时和手术医生沟通，改变麻醉方式。②基本情况评估：巡回护士术前对患者的基本情况进行充分评估。内容包括年龄、一般生命体征、过敏史、是否禁食、体重、焦虑或抑郁指数、慢性疾病史(包括咳嗽、颤抖等可能妨碍术中操作的症状)药物治疗情况、是否能长时间承受手术体位及术中铺巾遮盖脸部。③疼痛评估:巡回护士于术前评估患者痛阈及控制疼痛的能力。

(2)信息支持:巡回护士术前给予患者充足的手术信息支持,包括手术全程中可预期的事件,如消毒、局部麻醉、身体位置的改变等;术中疼痛的程度和性质,并且教患者学会缓解疼痛的方法;术后可能出现的症状和体征。

(3)掌握局麻药物的药理学理论:手术室护士必须对局麻用药护理有充分的药理学理论基础给予支持,能够识别局麻药物的预期作用以及变态反应和毒性反应。手术团队应协作使局麻用药量尽可能减少,巡回护士应正确评估患者疼痛程度,手术医生应正确使用局麻药剂量,尤其是儿童患者或婴幼儿,必须严格按照体重计算局麻药物的使用剂量,在注射局麻药物时须缓慢、递增注射。

当大剂量局麻药物被患者快速吸收时,可能会引起局麻药物的毒性反应,常见的毒性反应包括患者自觉有金属味、舌唇麻木、耳鸣、头晕目眩、晕厥、意识模糊、视觉障碍、颤抖、癫痫、毒性反应初期的心动过速和血压升高、毒性反应后期的心动过缓和血压降低、室性心律失常、心搏停止、呼吸抑制。

(4)护理监测:巡回护士应对局麻手术患者进行手术全程的护理监测,包括心率和心律、呼吸频率、意识水平、局麻药用量、疼痛水平、对局麻药物的反应等。一旦发现患者监测指标有明显改变,应及时报告手术医生。

(5)急救准备:当患者进行局麻时,手术房间内应备有常用急救药物、氧气装置、吸引装置、心肺复苏仪器等急救物品,以应对局部麻醉过程中可能出现的意外事件。

3.人工晶体植入物的管理

巡回护士妥善保管随患者一同带入手术室的人工晶体。术前巡回护士与手术医生仔细核对术中可能用及的人工晶体。术中植入人工晶体前,巡回护士与手术医生再次共同核对手术患者、人工晶体类型、度数及术前植入物使用知情同意书。巡回护士必须严格核对人工晶体的灭菌有效期、外包装完整性,确认无误方能将人工晶体拆去外包装,传递给手术医生植入。人工晶体植入后,巡回护士应按照植入物登记的相关规定,将植入物标签存放于病例中,并记录植入物的相关信息。

(孟凡爱)

## 第六十一节　整形外科手术护理配合

整形外科,主要通过外科手术和组织移植等手段,医治人体缺损、缺陷或畸形,从而达到改善形态、恢复或重建功能,甚至使正常形态更加美化的外科分支。整形外科手术具有涉及范围广、手术操作精细、强调低创伤、与多个学科交叉以及手术操作步骤变化多的特点。我国的整形外科开始于新中国成立前后,多年来整形外科有了长足发展,专业进一步细化,修复手段也从以往简单的宏观方法发展出显微外科修复等较为微观的和复杂的方法,机体缺陷的修复与重建的手段更多更先进,使手术后的外形更加完美、功能的恢复更加完全。

### 一、切疤植皮术的护理配合

植皮术是在自身健康皮肤处(供区)取下一部分皮肤,用来覆盖切除了瘢痕的区域(受区)。

一般情况下，自体皮肤移植成功的概率很大。可是所有的植皮，都会在供区留下瘢痕。

## (一)主要手术步骤及护理配合

1.手术前准备

手术患者取仰卧位，行全身麻醉。切口周围皮肤消毒范围为：距离切口上下各20 cm整段肢体，手术铺巾建立无菌区域。

2.主要手术步骤

(1)切除左前臂瘢痕组织：根据手术需要先在瘢痕区域皮下注射肾上腺素水，传递22号大圆刀切开皮肤，电刀游离切除全层瘢痕组织。

(2)测量瘢痕切除区域需要的植皮皮肤大小：传递无菌钢尺测量长宽，在手术患者左侧大腿供皮区用记号笔标记取皮范围。

(3)供皮区取皮。取皮鼓准备步骤包括：①用洁净纱布擦拭鼓面，置于鼓架上，鼓面朝上锁定。用取皮双面胶纸去除鼓面杂质。②鼓面再贴双面胶纸，要求胶纸完全贴合鼓面无气泡。③用取皮胶纸粘除供皮区皮肤表面油脂和污垢。④安装取皮刀片于取皮鼓上，根据所需皮肤厚度调节刻度，用凡士林纱布润滑刀片，操作过程中注意自身保护，勿被刀片伤及。完成取皮鼓准备后，即可开始取皮，步骤如下。

取皮：术者左手握鼓柄，右手握刀柄，将鼓的前缘与供皮区涂胶区前缘悬空对齐，然后按压使鼓面与皮肤接触，持续下压并略向前推，同时将鼓稍向后滚动，右手持刀做拉锯样动作，开始取皮。手术者左手将鼓下压、后滚，右手将刀做拉锯状切皮，两个动作配合协调，才能顺利切取皮肤。切皮进程中同时注意鼓的两侧：如果一侧切下皮肤比所需的要宽，则稍抬该侧；如果一侧所切皮肤比所需宽度要窄，则稍将该侧鼓下压，以调整取皮宽度。

止血：用肾上腺素纱布覆盖供皮区创面止血。

包扎：无菌凡士林纱布覆盖创面，多层纱布棉垫加压包扎。

(4)受皮区域植皮：①将取下的皮片按原先的标记修剪以适合受皮区，三角针慕丝线将皮片边缘和创缘缝合，根据手术需要可在皮片上戳孔引流。②包扎前用0.25%的氯霉素溶液冲洗净皮片下积血。③以无菌凡士林纱布覆盖受区皮片，其上再覆盖多层网眼纱布，用绷带加压包扎。④或在缝合创缘与皮缘时，保留长线，缝合完毕后，皮片表面盖一层无菌凡士林纱布，再放适量的网眼纱布，将预留的长线分为数组，然后相对打包加压结扎。

3.术后处置

手术患者进入恢复室观察后转运回病房，进行交接。处理术后器械及物品。

## (二)围手术期特殊情况及处理

1.除取皮鼓的取皮方法

如不适合使用鼓式取皮，则可采用取皮刀片取皮法或滚轴刀取皮法。

(1)取皮刀片取皮法：取皮刀片及供皮区涂抹适量的润滑剂。助手双手掌将供皮区压紧绷平；或术者及助手各用一块木板置于供皮区两端，使供皮区皮肤绷紧，术者可徒手持取皮刀片，或用血管钳、小取皮刀架夹持保险刀片，将刀片从一端开始向另一端作前、后幅度不大的移动或拉锯式的推进。一般讲，刀片和皮肤表面呈10°～15°。标准表层皮片为半透明状，平整、边缘不卷曲，供皮区创面呈密密麻麻的小出血点。当皮片大小达到所需要时，将皮片切取下。

(2)滚轴刀取皮法：手术者以优势手握住刀柄，将取皮刀压在皮肤上，宽度根据需要而定。下刀时刀片和皮肤表面呈40°，然后角度可调小到20°左右，也可根据情况进行调整。将滚轴作拉锯式、前后幅度不大的移动，由一端向另一端滑动，直至取得所需要大小的皮片。

2. 稀释肾上腺素溶液的配制

肾上腺素溶液利用了肾上腺素收缩血管的作用，切开皮肤前在皮下进行注射，以减少切割时的出血量。一般是 10 mL 生理盐水＋3 滴肾上腺素，将肾上腺素溶液浓度稀释为大约 1 mg/mL。当手术患者有高血压时应慎用。手术部位为身体末端血管细小的部位时，如指(趾)端、阴茎，则禁用，防止因血管收缩而导致局部缺血性坏死。

## 二、腹壁下动脉穿支皮瓣自体组织移植乳房再造术的护理配合

腹壁下动脉穿支皮瓣自体组织移植乳房再造术(deep inferior epigastric perforator, DIEP)是一种乳癌术后重建乳房的手术方式，原理是将腹部的皮肤、皮下脂肪、血管等组织转移到胸部，重建缺失的乳房。DIEP 是游离皮瓣，意味着腹壁组织整块切取下来被移植到胸部，将腹部的血管连接到胸部的血管术中难度较大。手术中需要使用显微镜，这就是 DIEP 被称为显微外科手术的原因。DIEP 从 20 世纪 90 年代早期开始被应用于临床，但由于手术比较复杂，一般都是由掌握游离皮瓣移植显微外科技术的整形外科医师完成。

DIEP 并不是适合所有的乳腺癌患者，如果患者供区组织足够用于重建其单侧或双侧乳房，则是很好的选择。通常腹部接受过手术的患者并不是 DIEP 的禁忌(如子宫切除术、剖宫产、阑尾切除术、肠切除术、抽脂等)。DIEP 不适宜于以下患者：①供区脂肪不足(已有腹部皮肤或脂肪的切除手术史)；②腹壁皮肤和脂肪不够覆盖受区；③有烟瘾(腹部切口愈合慢，脂肪组织容易转变为瘢痕组织)。

### (一)手术主要步骤和护理配合

1. 手术前准备

手术患者行全身麻醉，取仰卧位，患侧手臂外展≤90°。术者测量胸部受区的大小，计算所需皮瓣体积，并在腹部确定相应供区位置和大小。将受区和供区用记号笔在体表做好标记。切口消毒范围为：上至锁骨和颈部，下至大腿上 1/3，两侧至腋中线，按照乳癌手术切口加腹部手术切口范围铺巾建立无菌区域。

2. 手术主要步骤

(1)创面暴露：胸部按照标记好的切口范围切除原有的乳癌手术瘢痕，暴露受区创面，游离出胸廓内动静脉。术中主要使用的器械有：刀柄 22 号大圆刀、血管钳(或蚊式钳)、骨膜剥离器、电刀、双极电凝、吸引器、小拉钩、结扎线。

(2)腹部皮肤、皮下脂肪切取：腹部按照术前的标记作横行梭形切口，切取皮肤、皮下脂肪，暴露并游离出腹壁下动静脉，血管切取长度必须足够供后续行血管吻合之用。术中主要使用的器械：刀柄 22 号大圆刀、血管钳(或蚊式钳)、电刀、双极电凝、吸引器、小拉钩、结扎线、橡皮引流片。

(3)腹部切口缝合：将皮瓣取下，腹部切口仔细止血后做横行的切口线性缝合，创面可视情况放置引流管以防止创面积血积液。术中主要使用的器械：血管钳(或蚊式钳)、电刀、有齿镊，圆针、角针、缝线、引流管。

(4)血管吻合：将皮瓣修剪以适应受区所需后在显微镜下做血管吻合。这是整个手术中耗时最长，手术难度最大的步骤。血管吻合的成败直接决定皮瓣存活与否。需要给术者以及助手安静平和的环境保证手术质量。术中主要使用的器械：血管吻合专用器械、显微镜、血

管缝线。

(5)皮瓣缝合:血管吻合后观察皮瓣血供确认无缺血性坏死后,将皮瓣缝合于受区,手术完成。创面根据情况放置引流管防止积血积液。术中主要使用的器械:血管钳(或蚊式钳)、电刀、皮镊,圆针、三角针、缝线、引流管。

3.术后处理

创面皮肤需用纱布棉垫加压包扎,将皮瓣中央区域露出以利于术后观察皮瓣存活状态。将患者送恢复室观察后转回病房,进行交接。处理术后器械和设备。

### (二)围手术期特殊情况及其处理

1.术中显微镜及精细的显微手术器械的管理

显微外科是利用光学放大,即在放大镜或显微镜下,使用显微器材,对细小组织进行精细手术的学科。显微外科需要手术显微镜和放大镜、显微手术器材、显微缝合针线等。显微镜和显微器械是 DIEP 手术中的重要器械,手术显微镜的要求包括:①放大镜 6～30 倍自动变化。②工作距离 200～300 mm,可根据需要调整。③至少有两套双筒目镜,视场较大,影像正立。④同轴照明的冷光源。⑤轻便、操作灵活。⑥有参观镜、照相机、摄像系统。显微手术器械具体包括手术剪、手术镊、血管夹等。显微手术器械要求小型、轻巧、纤细、无磁性。血管吻合器械属于精细器械,手术后应分开单独清洗,以保护利刃及尖端部分。

2.显微外科手术常用血管冲洗液的配制

常用的显微外科血管冲洗液由 200 mL 生理盐水+20 mL 2%利多卡因+12 500 U 肝素组成;利多卡因可防止血管因刺激而发生痉挛,肝素可防止血栓形成,保证血管吻合过程中及吻合后血液可以正常通过吻合口,保证血管吻合的成功。

(孟凡爱)

# 第十四章 介入放射科护理

## 第一节 介入病房护理常规

### 一、术前护理

(1)完善术前各项评估:压疮、跌倒/坠床、管道、疼痛、营养、生活自理能力等项目的风险评估;危重患者应增加"危重患者病情变化风险评估及安全防范措施表"。

(2)完善术前检查:常规检查有血、尿、大便三大常规,肝肾功能,出凝血时间,乙肝三系,胸片,心电图等;特殊检查有B超、CT、MRI、ECT、PET-CT等影像学检查和相关化验室检查。

(3)术前2 d训练患者在床上大小便,以免术后不习惯床上排便而造成尿潴留。

(4)术前1 d作抗生素过敏试验;血管性介入手术术前应检查和记录穿刺部位远端足背动脉搏动的情况,便于和术后对照。

(5)术前晚评估患者睡眠情况,必要时遵医嘱使用药物干预。

(6)饮食的护理:为保证患者介入手术顺利进行,术前应指导患者进高蛋白、高热量、低脂肪、易消化的食物;对进食困难者应遵医嘱给予静脉营养。术前4 h禁食,以防术中呕吐,但不要禁水,避免患者出现低血糖或低血钾。

(7)手术开始前患者因情绪紧张或环境改变易出现高血压,因此高血压患者术前遵医嘱使用药物将舒张压控制在110 mmHg以下方可进入手术室。

(8)非血管性介入手术根据瘤体位置和大小,于术前15～30 min遵医嘱使用止痛药物。

(9)女性患者应询问其月经情况,介入手术需避开月经期。

(10)心理护理:部分患者因对介入手术方法不了解,担心手术不成功、手术所致疼痛、以往手术不良经验、手术费用过高以及恶性肿瘤的死亡威胁等导致患者出现紧张、失眠、烦躁不安等。此时护士应向患者讲解介入手术的目的、意义、方法、优点、操作过程、术中配合、以往成功的病例,消除患者的思想顾虑,使患者愉快地接受手术。

### 二、术后护理

#### (一)血管性介入术后护理

1.术后监测生命体征变化

(1)根据患者的病情监测心率、血压、血氧饱和度及呼吸变化,每2～4 h记录1次。

(2)当成人舒张压≥110 mmHg时,应遵医嘱进行降压处理,防止穿刺部位出血,同时积极控制引起高血压的因素例如疼痛;当血压低于80/50 mmHg时,警惕各类休克,明确病因前按休克的处理原则进行处理。

(3)当心率>100次/分钟或<60次/分钟时,应报告医师,并查找原因,防止发热、出血及心脏疾病等并发症。

(4)当患者的血氧饱和度≤93%时应给予吸氧,如给氧后仍不能纠正且进行性下降者,应报告医师,防止肺栓塞的发生,遵医嘱对症处理。

2.观察

穿刺点有无渗血、血肿、感染、皮肤破损;术侧肢体温度、感觉、颜色、足背动脉搏动。

(1)股动脉穿刺点护理:动脉压迫止血器因操作简单、使用后可缩短穿刺侧肢体制动时间,使患者提前下床活动,近两年广泛应用于临床。动脉压迫止血器主要由固定胶带、椭圆形压板、基座、螺旋手柄和度盘组成。使用时首先消毒并擦干皮肤,确认足背动脉搏动正常,然后确认股动脉穿刺点,将动脉鞘退出 2 cm,用无菌纱布覆盖股动脉穿刺点,将基座沿腹股沟方向,将椭圆形压板压在股动脉穿刺点上,将固定胶带围绕髋关节顺势加压箍紧并粘牢。胶带固定时必须保证螺旋手柄和仿生压板的平衡,顺时针旋转螺旋手柄 6 周左右(螺旋手柄每旋转 1 周,压板的上下距离变化为 4.0 mm),对股动脉穿刺点加压,确认压板对止血点加压平衡稳定时,拔除动脉鞘,通过透明基座观察穿刺点有无出血,酌情加压。压力以能触到足背动脉搏动为宜。再继续顺时针旋转螺旋手柄 3 周左右至穿刺点不出血。患者回病房后,护士应检查足背动脉搏动,应为略减弱不消失。

如穿刺点无渗血情况,护士每两小时逆时针旋转螺旋手柄两周,术后 8 h 至完全松解,患者可缓慢翻身,坐起小便。若观察 1 h 后无出血可解除压迫器,鼓励患者早下床活动,预防深静脉血栓形成。

(2)股静脉穿刺点护理:股静脉压力较低,拔管后可直接盖上 5～8 层纱布,加压包扎,12～24 h即可去掉纱布。

(3)颈静脉穿刺点护理:颈静脉穿刺拔管后,直接盖上 4～6 层纱布患者取半卧位,6 h 后去掉纱布。

(4)锁骨下动脉、肱动脉、桡动脉穿刺点术后护理:拔管后加压包扎 24 h,患者无需卧床,但必须注意观察手指末梢循环情况,如末梢循环差则提示压迫过紧。

(5)注意穿刺点远侧肢体的血管搏动情况,与术前做对比。同时注意其皮肤颜色、温度及感觉和运动功能等,如发现肢体冷、苍白、无脉搏或脉搏弱可能有血栓形成,应通知医师及时处理。

3.发热

术后 12 日出现,一般在 38.5 ℃左右,持续 1～2 周,与介入手术后造影剂反应、化疗栓塞治疗后肿瘤组织坏死、吸收有关,可暂观察或使用物理降温;体温在 38.5～40.0 ℃,持续 2～3 周不退,或伴有高热、寒战者遵医嘱抽取血常规及血培养,退热同时遵医嘱预防使用抗生素。肝功能较差且合并凝血功能障碍的患者,出现高热时忌用酒精擦浴,以免引起患者皮下出血。

4.疼痛

表现为腹痛、胸痛、肢体痛及牵涉痛等,与化疗栓塞治疗后组织缺血、水肿、坏死和晚期肿瘤等因素有关,可遵医嘱使用止痛药。

5.胃肠道反应

恶心、呕吐、食物缺乏与大剂量化疗药物毒性反应有关,遵医嘱静脉注射止吐药如盐酸昂丹司琼注射液(欧贝),同时加用保护胃黏膜的药物(如泮托拉唑钠粉针)一日两次;腹胀伴低热时警惕患者是否感染产气荚膜梭菌,及时抽取血培养对症处理;呃逆者可给予穴位注射或肌内注射山莨菪碱、甲氧氯普胺或氯丙嗪等；进食较少者遵医嘱静脉补充氨基酸或丙氨酰谷氨酰胺等。

6. 排尿困难

尿潴留与患者不习惯床上排便有关；尿少、血尿与术中大量使用造影剂和化疗药物毒性反应有关。记录患者 24 h 尿量，观察尿色：术后注意大量补液进行水化，鼓励患者多饮水，24 h 尿量应在 2 000 mL 以上。若术后 2 h 仍未排尿，应及时与医师联系。尿潴留者遵医嘱行导尿术。

7. 术后饮食指导

清淡易消化食物，少食多餐；发热患者出现食欲缺乏，营养不良，高代谢状态。此时应注意补充营养，必要时请营养师会诊指导肠内营养或静脉营养。

8. 潜在并发症

(1)肺栓塞：由内源性或外源性栓子脱落，堵塞肺动脉引起，表现为手术后第二天晨起下床活动时突然出现面色苍白、口唇发绀、胸闷、胸痛、进行性呼吸困难、血氧饱和度下降、咳嗽、咯血、晕厥等。上述症状可单独出现或同时表现。出现上述症状时立即行急诊肺动脉 CT 成像、做心电图、查血气分析及 D-二聚体，如果患者生命体征不稳定可行急诊床边胸部 X 线检查，并预防使用血管活性药物。确诊为肺栓塞后注意患者的全身情况，保持安静，绝对卧床，避免用力防止栓子再次脱落；严密监测呼吸、心率、血压、心电图及血气的变化；同时给予吸氧，维持心肺功能、抗休克和纠正心律失常和做手术准备；遵医嘱给予低分子量肝素钠 5 000 U 皮下注射，每日两次抗凝处理；加用溶栓药物。抗凝、溶栓治疗期间注意监测患者的凝血功能。如血栓来自下肢深静脉血栓，为防止肺栓塞的发生，在溶栓过程中应给患者创造安静、舒适的环境，操作时动作轻柔，防止栓子脱落。

(2)穿刺部位血肿：术后穿刺部位出现红肿可能是感染或迟发血肿，遵医嘱给予 50% 的硫酸镁湿敷，以减轻局部疼痛和血肿。血肿较大不易处理时及时请血管外科会诊协助处理。

(3)颅内并发症：对颅内疾病介入治疗的患者，应观察意识、瞳孔、语言及肢体活动变化，防止脑疝等发生。

(4)出血：对抗凝治疗的患者应观察其皮肤、黏膜有无出血情况，并警惕内出血的发生。

(5)股神经受损：所有经股动脉入路的血管性介入手术均可能出现股神经受损，虽然出现的频率不高但仍然值得护士重视。术后应评估患者下肢肌力情况，如有异常，及时通知医生，注意与脊髓损伤鉴别。在排除脊髓损伤后如确实为股神经受损应遵医嘱给予营养神经、康复指导等对症处理。

9. 出院宣教

由于患者出院时心情激动，很多事情需要办理，只能记住 60% 护士出院宣教的内容，电话随访能进一步完善出院宣教。对出院患者进行电话随访是新形势下开展的一种开放式、延伸式的健康教育形式，护士针对患者所患疾病的特点对住院期间的健康教育内容进行补充。

### (二)非血管性介入术后护理

(1)医生协助家属用平车或轮椅将患者送回病房后根据病情卧床休息 2～24 h。

(2)监测生命体征变化，注意穿刺部位有无渗血、渗液、肿胀等情况。

(3)观察术后不良反应和并发症，有异常情况立即报告医生处理。

(4)促进正常排泄功能，及时为患者解除排泄异常情况。

(5)疼痛和发热：由于术后组织炎性反应所致，体温一般在 38.5 ℃以下，如继发感染体温可超过 39.0 ℃。介入治疗术后疼痛一般为轻度或中度疼痛，可用非甾体类解热镇痛药对症处理。

(6)维持足够营养，尤其是发热患者，要合理膳食，必要时遵医嘱给予静脉营养。

(7)提供安静舒适的环境，促进患者休息。

1)保持室内空气流通，除去室内异味。

2)调节适当的湿度和温度。

3)鼓励患者适当运动，避免劳累。

4)如果患者无法获得充足的休息和睡眠时，指导其做松弛疗法或睡前喝一杯热牛奶，促进睡眠。

(8)给予患者和家属心理支持，对术后不良反应多讲解原因，让其有心理准备，向其介绍成功的病例，增强患者战胜疾病的信心。

(9)因患者术后需卧床休息，生活上有许多不便，护士需主动关心协助患者，做好生活护理。

## 三、引流管护理

(1)术后卧床 2～24 h，监测生命体征变化，注意观察伤口有无渗液、患者有无疼痛和出血等异常情况。

(2)妥善固定引流管应留置足够的长度，折成 S 型，以缓冲压力，纱布覆盖后用 3M 胶带固定在腹壁。

(3)避免感染引流袋不得高于创面，防止液体倒流引起逆行感染；如阻塞应检查原因，根据情况按无菌操作原则，用生理盐水 50 mL 加庆大霉素 16 万 U 进行冲洗。冲洗时应缓慢注入，防止动作过猛致胆管内压力增高胆汁逆流入肝内胆管引起胆管感染；一次性引流袋每日更换一次。

(4)管道风险评估每班交接班时均应观察和记录管道情况。引流管连接应紧密、准确，闭式引流管不得漏气。

(5)准确观察和记录引流液的颜色、性质和量；如有异常报告，提请医师处理。

(6)维持水、电解质平衡，根据病情遵医嘱给予静脉营养和饮食指导。长期留置引流管的患者容易出现低钾，表现为指导患者多吃含钾高的食物，如香蕉、橘子、深绿色蔬菜等；也可遵医嘱给予口服氯化钾缓释片成人一次 0.5～1 g(1～2 片)，每日 3～4 次，饭后服用，并按病情需要调整剂量；口服补钾效果不好或出现不良反应时可以遵医嘱静脉补充钾。

(7)注意引流管周围皮肤护理长期引流者，引流管周围容易发生感染，应定时更换敷料，如感染可热敷和涂抗生素药膏。

(8)长期留管患者，觉得自己不是正常人，自卑感加重，不愿与人交流。护士应不断给予患者心理支持，指导患者穿宽松的衣服，妥善放置引流袋；还可请“老患者”介绍经验，增强其自信心，提高生活质量。出院前教会长期留管患者及其家属引流管的护理方法，定期随访观察，按时更换引流管。

(祁微微)

# 第二节　肿瘤介入治疗及护理

介入放射学(interventionlal radiology)是以现代医学影像学为基础,融医学影像学和临床治疗学为一体的新兴学科;是在X线、CT、超声、MRI等引导下,通过经皮穿刺途径或各种腔道将特制的穿刺针、导管和器械插入人体病变部位,进行影像学诊断和治疗或取得组织,进行细胞学、微生物学、生化学检查的一门技术学科。

## 一、介入放射学的分类

按目的分类:诊断性介入;治疗性介入。按介入诊疗技术分类:血管性介入(药物灌注、成形支架、栓塞技术、滤器技术等);非血管性介入(穿刺活检、异物取出、引流技术、腔道支架等)。

按学科分类:肿瘤介入;非肿瘤介入;心脏及大血管介入;神经系统介入。

## 二、常见介入治疗的途径和常用药物

### (一)介入治疗的方式

单纯动脉灌注化疗;单纯动脉栓塞治疗;动脉栓塞化疗;双介入技术。

### (二)介入治疗时选用的化疗药物

多为MMC、ADM、DDP、5-Fu、VLB、GEM等。

### (三)介入治疗的特点

微创、可重复性强、定位准确、并发症少见,疗效好;增加靶器官局部药物浓度;降低体循环及正常组织的药物分布,降低机体的毒不良反应。

### (四)介入技术常用的器材

导管:引流导管、球囊扩张导管、脾管等各种类型和不同用途和目的的导管。

导丝:如超滑导丝、超硬导丝、亲水膜导丝、塑料导丝、轨道导丝等。

鞘管:有普通鞘管、防漏鞘管、剥皮导管插入鞘和长鞘管。

穿刺针:如导管性穿刺针、活检针、脊柱针。

支架:如食管支架、气管支架、胆管支架。

### (五)常用栓塞剂

明胶海绵:为高分子物质,吸收时间为14～90 d。对人体无抗原性,摩擦系数小,可被机体吸收使血管再通。大型栓塞剂:如不锈钢螺圈和弹簧圈,属机械性栓子,主要用于3～10 mm口径的动脉,可产生永久性血管栓塞作用。栓塞的机制是机械性阻塞和涤纶织物在血管内引起的异物反应,形成血栓后堵塞血管。微粒栓塞剂、液体栓塞剂、碘油类用于动静脉畸形和肿瘤的栓塞,无水酒精适用肿瘤血管栓塞、食管、精索静脉曲张及支气管动脉栓塞。

## 三、介入技术的适应证、禁忌证和并发症

1.适应证

适用于局部广泛侵犯或已有远处转移而不适合手术、放疗的晚期恶性肿瘤患者;手术后、放疗后或化疗后复发,采用其他疗法无效的患者;手术切除前肿瘤体积较大,需化疗来提高切除率的患者;术后局部灌注化疗、预防复发和转移的患者等。

2.禁忌证

原则上只要患者能够耐受化疗反应,均可考虑进行介入治疗,但有以下情况者应视为禁忌证或引起特别注意:晚期恶病质患者、肝肾衰竭、近期接受过静脉全身化疗或放疗以及伴有全身感染和显著的低蛋白血症者(<25 g/L)或大量腹腔积液;对于严重出血倾向的患者也应视为禁忌;年龄大于70岁,肝肾功能不良,伴有严重动脉粥样硬化和动脉迂曲的患者也应慎重选择;造影剂药物过敏者。

3.并发症

动脉痉挛、血栓形成和栓塞、局部血肿、内膜下通道、血管穿刺和破裂、假性动脉瘤、神经损伤、导管和导丝断裂入动脉内、气胸(锁骨下动脉穿刺)、逆行感染、造影剂过敏反应、化疗药物的不良反应等。

## 四、介入技术的临床应用

### (一)肝癌介入治疗及护理

1.适应证

(1)不能手术切除的中晚期肝癌。

(2)肝癌破裂出血。

(3)巨块型肝癌。

(4)肝内多发癌结节者。

(5)控制肝癌的疼痛及较大的肝静脉短路。

(6)肝癌术后,行肝动脉预防性灌注。

2.禁忌证

(1)严重肝肾功能不全,体质衰弱者。

(2)癌灶体积过大,大于肝脏体积的50%。

(3)血清胆红素大于50 μmol/L,凝血酶原时间超过2倍。

(4)病理类型为胆管细胞型肝癌、低分化或未分化型肝癌、硬化型肝癌。

(5)门脉主干完全阻塞。

(6)严重的器质性疾患,如心、肺功能不全者。

(7)碘过敏者。

(8)患有精神类疾病或意识障碍,难以配合临床治疗者。

3.手术方法

采用Seldinger技术局部麻醉下穿刺股动脉,靶血管DSA造影了解肿瘤病变供血及血管解剖,将化疗药物和超液化碘油选择注入瘤体部位。

## 五、护理

### (一)术前护理

1.护理评估

(1)既往健康状况:患者以往多有肝硬化,病情的进一步发展,使患者情绪产生变化。

(2)心理-社会状况:患者不但要承受恶性肿瘤的心理压力,还要面对可能出现治疗后并发症的心理压力。

2.护理措施

(1)心理护理:由于患者及家属对介入治疗不了解,因而易产生紧张、恐惧等心理问题。所以术前对患者和家属详细说明手术的特点、目的和意义,操作过程和配合要点,术中可能会出现哪些不适,如何克服,消除患者和家属的思想顾虑,使患者稳定情绪,能主动接受介入诊断和治疗,尽可能减少由于心理因素导致的治疗负效应。多和患者沟通,对于情绪波动比较大的患者要多加注意,耐心倾听患者的诉求,根据患者的心理承受能力对患者的真实病情适度保密,采用丰富的医学专业知识给予语言心理暗示,减轻患者的心理压力,帮助患者排忧解难,逐步恢复良好情绪。

(2)饮食指导:嘱患者多吃维生素及粗纤维食物以保证体内微量元素的平衡,提高机体的营养状况,增加抵抗力;建议患者多吃高品质蛋白质的食物以提高机体营养状况,如牛肉、鱼类、鸡胸肉等。

(3)协助医师了解患者病情,查看有关实验记录,如肝肾功能、血常规、出凝血时间、心电图等。

(4)做造影剂过敏试验并做好记录。

(5)指导患者在床上排大、小便练习。术区备皮,即术侧大腿上 1/3 至腹股沟部,做穿刺部位区域的皮肤准备。

(6)术前 4 h 禁,2 h 禁水,防止术中及术后呕吐。

(7)术前 30 min 遵医嘱给予镇静剂。

## (二)术中配合

暴露手术区域并配合皮肤消毒,协助术者铺巾,戴影像增强消毒布套。预先使用肝素生理盐水冲洗导管、导丝、穿刺针等。备好局部麻醉药、造影剂和其他治疗药物。负责观察患者,完成补液、给氧或其他临时治疗工作。操作结束时,协助包扎穿刺点。

## (三)术后护理

1.护理评估

(1)化疗药物所致的毒不良反应。

(2)组织器官栓塞引起缺血所致的症状。

(3)肿瘤组织坏死、吸收引起的症状。

(4)化疗药物刺激神经引起的症状。

(5)体温不超过 38.5 ℃,患者自诉舒适感增加。

(6)恶心、呕吐症状减轻,想进食。

2.护理措施

(1)术后平卧,穿刺肢体制动 24 h,穿刺部位沙袋压迫 6～8 h,防止出血及血肿形成。

(2)密切观察穿刺部位有无出血、渗血,足背动脉搏动情况和皮肤的颜色、温度。

(3)术后次日多饮水,饮食由流食逐渐过渡到半流食和普食。饮食应保持清淡、易消化、富含营养。

(4)根据病情给予止血、保肝、止吐药物,必要时给予抗生素。

(5)密切观察患者病情变化,注意尿量和颜色、消化道反应及有无发热、腹泻。

(6)减轻或缓解疼痛:肝癌患者术后可因肝肿瘤组织坏死而出现肝区剧烈疼痛。护士要密切观察肝癌患者手术后有无腹部症状,如出现上腹部疼痛时,观察、记录患者疼痛的性质、程度、时间、发作规律、伴随症状及诱发规律，指导患者及其家属采取分散注意力方法以缓解疼痛，遵医嘱使用镇痛药，并观察用药后效果。

(7)采取有效降温措施：因注入大剂量抗癌药物，药物毒性作用或局部肿瘤组织坏死，液化吸收而引起高热。应嘱患者卧床休息，保持室内通风，室温在 18～22 ℃，湿度在 50%～70%。鼓励患者多饮水，体温超过 38.5 ℃时根据病情选择不同的降温方法，如冰袋外敷、酒精擦浴、冰水灌肠等。如有寒战或高热持续不退，要注意是否有感染甚至败血症发生。保持口腔清洁。出汗后及时更换衣服，穿衣盖被适中，避免影响机体散热。遵医嘱给予补液、抗生素、退热剂，并观察、记录降温效果。高热患者应吸氧。

## (四)化疗药物引起的不良反应的观察和护理

1. 恶心、呕吐、食欲缺乏

主要是因为大剂量化学药物作用而引起。护士应对呕吐物的性质、量、颜色进行观察并做记录，给予止吐药，呕吐严重者酌情补液。

2. 急性肾衰竭

使用 DDP 或大量应用造影剂常导致肾脏不同程度的损害，严重者可引起肾衰竭。应鼓励患者多饮水，使尿液稀释，加速药物从肾脏排泄，减轻毒性作用。除每日常规补液 2 500 mL 外，必要时可给予利尿剂。准确记录 24 h 出入水量，同时观察尿的量、颜色及性质的变化；若每日尿量少于 500 mL 或尿色改变时，应留尿送检。

3. 心律失常

在使用多柔比星等化疗药物时，由于药物可抑制心肌细胞 $Na^{+}$-$K^{+}$ 泵交换而引起心律失常或出现充血性心力衰竭，表现为胸闷、气短、发绀、脉搏减弱，应严密观察脉率、心律、呼吸和血压的变化，出现异常时立即给予吸氧，急查心电图，必要时给予心电监护。同时要做好患者的心理安慰工作，消除恐惧紧张情绪。

(张　巍)

# 第十五章　中医护理

## 第一节　神经根型颈椎病(项痹病)

颈椎病是由于颈椎间盘退行性病变,颈椎骨质增生,刺激和压迫了颈神经根、脊髓、椎动脉和颈部的交感神经等而引起的一种症状复杂的综合征候群,故又称颈椎综合征。临床常表现为颈、肩臂、肩胛上背及胸前区疼痛,手臂麻木,肌肉萎缩,甚至四肢瘫痪,有人可表现为头晕、猝倒等。颈椎病是临床常见病、多发病,以老年人群居多,发病率为10%~20%,好发部位为颈5~颈6、颈6~颈7。近年来发病呈年轻化趋势,青少年颈椎患者逐年增多。

### 一、诊断

#### (一)西医

根据患者的临床表现与X线片所见均符合颈椎病患者可以确诊;或者具有典型颈椎病的临床表现,而X线片尚未有异常变化者,应在排除其他疾病的前提下,诊断为颈椎病。

#### (二)中医

中医根据症状可将其分属“痹病”“眩晕”“痿病”等范畴,在病因学上通常是认为外伤、风寒湿邪侵袭、气血不和、经络不通所致,头晕、目眩、耳鸣则与痰浊、肝风、虚损有关。

### 二、颈椎病的分类及分级

#### (一)西医

1. 分类

(1)神经根型颈椎病:占颈椎病的50%~60%,系椎间盘向后外侧突出致钩椎关节或椎间关节增生、肥大,进而刺激或压迫神经根所致。

(2)脊髓型颈椎病:颈椎病的10%~15%,由后突的髓核、椎体后缘的骨赘、增生肥厚的黄韧带及钙化的后纵韧带压迫或刺激脊髓所致。

(3)椎动脉型颈椎病:由颈椎横突孔增生狭窄、颈椎稳定性下降、椎间关节活动移位等直接压迫或刺激椎动脉,使椎动脉狭窄或痉挛,造成椎-基底动脉供血不全所致。

(4)交感神经型颈椎病:由颈椎各种结构病变刺激或压迫颈椎旁的交感神经节后纤维所致。

(5)混合型颈椎病:临床上经常发现早期为颈型,以后发展为神经根型。神经根型与脊髓型常合并存在,同时合并两种或两种以上症状者称为混合型,又称弥漫型。

(6)其他还有食管压迫型等。

2. 分级

根据上下肢体感觉、运动和括约肌功能进行颈脊髓功能评分,目前国际上通用的有日本的JOA17评分表,可作为临床对脊髓功能的评分。

截瘫 Frankel 分级：全瘫；无运动功能，残留部分感觉；肢体有部分活动，但无实用价值；不全瘫，肢体有活动并有实用价值，有的患者可行走；基本正常或无截瘫。

### （二）中医辨证分型

1. 风寒痹阻证

颈、肩、上肢窜痛麻木，以痛为主，头有沉重感，颈部僵硬，活动不利，恶寒畏风。舌淡红，舌苔薄白，脉弦紧。

2. 气滞血瘀证

颈肩部、上肢刺痛，痛处固定，伴有肢体麻木。舌暗，舌苔薄，脉弦。

3. 痰湿阻络证

头晕目眩，头重如裹，四肢麻木不仁，纳呆。舌暗红、舌苔厚腻，脉弦滑。

4. 肝肾不足证

眩晕头痛，耳鸣耳聋，失眠多梦，肢体麻木，面红目赤。舌质红少津，舌苔薄，脉弦。

5. 气血亏虚证

头晕目眩，面色苍白，心悸气短，四肢麻木，倦怠乏力。舌淡，舌苔薄，脉细弱。

## 三、治疗原则

### （一）非手术治疗

1. 治疗目标

最大限度地缓解因神经根受压而导致的临床自主症状。

2. 治疗时机

神经根型、椎动脉型、交感神经型颈椎病患者可以采用枕颌带牵引、颈围、推拿按摩、理疗、药物治疗等方法。

3. 治疗原则

去除压迫因素，消炎止痛，恢复颈椎稳定性。

### （二）手术治疗

1. 治疗目标

（1）切除突出的椎间盘、骨赘、韧带或椎管扩大成形，使脊髓和神经得到充分减压。

（2）通过植骨、内固定进行颈椎融合，获得颈椎稳定性。

2. 治疗时机

（1）保守治疗半年无效或影响正常的生活和工作。

（2）神经根性剧烈疼痛，保守治疗无效。

（3）上肢某些肌肉，尤其手在内的肌无力、萎缩，经保守治疗 4～6 周仍有发展趋势。

3. 治疗原则

脊髓型颈椎病由于疾病自然史逐渐发展至症状严重，确诊后应立即行手术治疗。

## 四、护理

### （一）护理评估

1. 健康史（生活史）

（1）一般资料：性别、年龄、职业等。

(2)既往史：有无颈肩部急、慢性损伤史和肩部长期固定史，以往的治疗方法和效果。

(3)家族史：家族中有无类似病史。

(4)辅助检查：了解患者的 X 线、脊髓造影、CT、MRI 等检查结果，以判断病情、可能采取的治疗和护理措施。

2. 心理社会评估

(1)术前患者及家属对该病的认识，有无焦虑恐惧等不良情绪家庭及社会对患者的支持程度。

(2)术后患者及家属对手术及术后康复过程、可能出现的后遗症等的认知程度，患者能否复述疾病复发和康复方面的认识。

3. 身体状况

(1)术前局部：疼痛的部位、性质，诱发及加重疼痛的因素及缓解的措施及效果；有无四肢的感觉、活动、肌力、反射异常及躯干部的紧束感。全身：意识状态和生命体征，生活自理能力、有无大小便失控或失禁现象。

(2)术后伤口及引流情况手术切口有无出血、肿胀，引流管是否妥善固定、引流是否通畅，引流液的颜色、量、性状。

疼痛及康复情况术后疼痛缓解、双上肢神经功能及关节活动范围恢复情况，日常生活自理情况。能否按计划进行功能锻炼；有无并发症发生的征象。

## (二)一般护理

1. 病室要求

病室内保持安静整洁，空气新鲜，经常通风，温湿度适宜。

2. 生活起居护理

(1)避免长时间低头劳作，伏案工作时，每隔 1～2 h，活动颈部，如仰头或将头枕靠在椅背上或转动头部。

(2)座椅高度要适中，以端坐时双脚刚能触及地面为宜。

(3)避免长时间半躺在床头，曲颈斜枕看电视、看书。

(4)睡眠时应保持头颈部在一条直线上，避免扭曲，枕头长要超过肩，不宜过高，为握拳高度(平卧后)，枕头的颈部稍高于头部，可以起到良好放松作用。避免颈部悬空。

(5)注意颈部保暖，防风寒湿邪侵袭。及时防止如咽喉炎、扁桃体炎、淋巴腺炎等咽喉部疾病。

(6)乘车、体育锻炼时做好自我保护，避免头颈部受伤。开车、乘车注意系好安全带或扶好扶手，防止急刹车颈部受伤等，避免头部猛烈扭转。

3. 饮食护理

(1)风寒痹阻证：宜进祛风散寒温性食物，如大豆、羊肉、狗肉、胡椒、花椒等。食疗方：鳝鱼汤、当归红枣煲羊肉等。忌食凉性食物及生冷瓜果、冷饮、多温热茶饮。

(2)血瘀气滞证：宜进食行气活血、化瘀解毒的食品、如山楂、白萝卜、木耳等。食疗方：醋泡花生等。避免煎炸、肥腻、厚味。

(3)痰湿阻络证：宜进健脾除湿之品，如山药、薏苡仁，赤小豆等。食疗方：冬瓜排骨汤等。忌食辛辣、燥热、肥腻等生痰助湿之品。

(4)肝肾不足证：①肝肾阴虚者宜进食滋阴填精、滋养肝肾之品，如枸杞子等。药膳方：虫草全鸭汤。忌辛辣香燥之品。②肝肾阳虚者进食温壮肾阳、补精髓之品，如黑豆、核桃、杏仁、腰果等。食疗方：干姜煲羊肉。忌生冷瓜果及寒凉食物。

(5)气血亏虚证：宜进食益气养阴的食品，如莲子、红枣、龙眼等。食疗方：龙眼莲子汤、大枣圆肉煲鸡汤等。

4.情志护理

(1)向患者介绍本疾病的发生、发展及转归，取得患者理解和配合，多与患者沟通，了解其心理社会状况，及时消除不良情绪。

(2)介绍成功病例，帮助患者树立战胜疾病的信心。

(3)给患者必要的生活协助，鼓励家属参与。

(4)有情绪障碍者，必要时请心理咨询医师治疗。

## (三)症状护理

1.颈肩疼痛

(1)疼痛诱因、性质、部位、持续时间，与体位的关系，做好疼痛评分。

(2)慎起居、避风寒，防风寒阻络致经脉不通，引发疼痛。

(3)配合医师行颈椎牵引，及时评估牵引效果及颈肩部疼痛情况。

(4)遵医嘱行中药熏蒸、中药塌渍、中药外敷、中药离子导入、拔火罐等治疗。痛点处可行穴位揉药或涂擦治疗。

(5)根据疼痛规律，对夜间疼痛甚者，适当增加中药塌渍、中药热罨包、牵引等治疗次数。

(6)遵医嘱正确应用镇痛药，并观察用药后反应及效果。

2.眩晕

(1)评估眩晕的性质、发作或持续时间及与体位改变的关系。

(2)避免诱发眩晕加重的姿势或体位。

(3)做好防护，外出有人陪同，动作应缓慢，避免快速转头、低头，防跌倒。

(4)指导患者正确佩戴颈托。

(5)遵医嘱给予耳穴贴压(耳穴埋豆)、中药离子导入等治疗。

3.肢体麻木

(1)评估肢体麻木范围、性质、程度及与体位的关系。

(2)指导患者主动活动麻木肢体，可用梅花针或指尖叩击、拍打按摩麻木部位，减轻或缓解症状。

(3)注意肢体保暖。

(4)遵医嘱给予中药熏蒸、理疗、电针、刮痧等治疗，避免烫伤或意外损伤。

(5)遵医嘱行颈椎牵引，及时巡视观察患者有无不适，如有麻木加重，告知医师，适当调整牵引的角度、重量、时间等。

4.颈肩及上肢活动受限

(1)评估活动受限的范围和患者生活自理能力。

(2)患者生活用品放置应便于取用。

(3)指导协助患者正确的体位移动，按摩活动受限肢体，提高患者舒适度。

(4)指导并协助四肢关节功能锻炼，防肌肉萎缩。

(5)遵医嘱进行中药熏蒸、中药离子导入、艾灸等治疗，注意防烫伤。

5.不寐

(1)枕头高度适宜,避免颈部悬空。

(2)保持病房安静、整洁,通风良好。

(3)睡前服热牛奶、温水泡脚,按摩双侧太阳穴、印堂穴,听舒缓轻音乐,不宜饮浓茶或咖啡。

(4)遵医嘱行开天门、耳穴贴压(耳穴埋豆)等治疗。

(5)遵医嘱应用镇静安神药物,并观察用药后反应及效果。

(6)因夜间疼痛影响睡眠时可给予颈椎小重量持续牵引。

## 五、健康教育

### (一)向患者及其家属讲解疾病的相关知识

1.术前准备

(1)告知手术注意事项及相关准备工作,取得患者的配合,术前戒烟。

(2)前路手术术前3～5 d开始气管推移训练,用示指、中指及环指将气管自右向左推或拉,使气管超过正中线,牵拉的时间由每次5～10 min,逐渐增加至30～40 min,每天3～4次,而且不发生呛咳。

(3)指导患者进行深呼吸及有效地咳嗽练习,练习床上排大小便。

(4)手术后返回病室要保持脊柱水平位搬动患者,颈部制动,两侧用沙袋固定。

2.术后的护理

(1)患者术后由于全麻插管和牵拉关系,可出现咽部不适,吞咽和呼吸困难,症状轻的患者一般都能自愈。常规雾化吸入以解决痰液黏稠和咽部刺激。

(2)颈前路患者观察伤口渗血情况及呼吸频率、节律,发现异常,及时通知。

(3)保持引流管的通畅,不要打折和受压。观察引流液的颜色、性质、量。

(4)术后每2 h给予患者更换体位1次,预防压疮。

(5)术后尽早进行功能锻炼,术后半天即可坐起,鼓励咳痰。术后1～2 d即可下床走动。每天数次进行上肢、下肢和手的小关节活动。保持各关节良好的功能位。下床时可以带颈托。

### (二)影响颈椎病的危险因素

1.劳损

长期使头颈部处于单一姿势位置,如长时间低头工作,易发生颈椎病。

2.头颈部外伤

50%髓型颈椎病与颈部外伤有关。一些患者因颈椎骨质增生、颈椎间盘膨出、椎管内软组织病变等使颈椎管处于狭窄临界状态中,颈部外伤常诱发症状的产生。

3.不良姿势

如躺在床上看电视、看书、高枕、坐位睡觉等;卧车上睡觉,睡着时肌肉保护作用差,刹车时易出现颈部损伤。

4.慢性感染

主要是咽喉炎,其次为龋齿、牙周炎、中耳炎等。

5.风寒湿因素

外界环境的风寒湿因素可以降低机体对疼痛的耐受力,可使肌肉痉挛、小血管收缩、淋巴回流减慢、软组织血循环障碍，继之产生无菌性炎症。

6.颈椎结构的发育不良

先天性小椎管、颈椎退变等是一些颈椎病病因基础。

### （三）常用手术治疗的禁忌证

（1）患者一般条件差、不允许手术。

（2）患者高龄等因素已经无法生活自理。

（3）术前诊断不清，没有明确症状和相应节段定位关系者。

（4）病程较长已有明显脊髓损害者亦不宜手术（脊髓变性期）。

### （四）饮食禁忌

忌食凉性食物及生冷瓜果、冷饮、多温热茶饮。避免煎炸、肥腻、厚味。忌食辛辣、燥热、肥腻等生痰助湿之品。

### （五）颈椎病对人体健康的危害

（1）如果影响到通往头部的神经、血管（椎动脉），可以出现头晕、头痛、恶心、呕吐、耳鸣、视物不清等。

（2）如果影响到颈椎内部的脊髓，则会出现四肢无力、两腿发软、肌肉僵硬、行走困难，甚至下肢瘫痪、大小便失控和性功能障碍。

（3）呛水、声音嘶哑、发音不清等。

（4）神经根和脊髓的损伤，在环锯切取椎间盘，及刮取椎体后部骨赘时容易出现。

（5）椎动脉的损伤，特别是在切除骨刺时，常造成大出血及脑部血液供应的减少，有时也影响颈椎脊髓的血液循环。

（6）可出现甲状腺中动脉，及甲状腺上动脉的损伤，此两者，常与喉返神经及喉上神经相伴，而行供应甲状腺血液，同时也参与颈椎脊髓血液的供应，故其损伤后可能引起，甲状腺及脊髓功能的不正常，进而产生一系列临床表现。

（7）如果影响到通往上肢的神经，则还可出现颈项部连带上肢疼痛、放射痛或麻木，也可出现皮肤感觉迟钝、上肢肌肉力量减弱。

### （六）教会患者正确的肢体康复锻炼的方法

1.拔项法

吸气时头顶向上伸展，下颌微收，双肩下沉，使颈部后方肌肉紧张用力，坚持 3 s，然后呼气放松。

2.项臂争力

两手交叉，屈肘上举，用手掌抱颈颈部，用力向前，同时头颈尽量用力向后伸，使两利相对抗，随着一呼一吸有节奏地进行锻炼。

3.仰首观天

双手叉腰，先低头看地，闭口使下颌尽量紧贴前胸，停留片刻，然后头颈仰起，两眼看天，仍停留片刻，反复进行。

4.回头望月

头部转向一侧，头顶偏向另外一侧，双眼极力向后上方观望，如回头望月状，坚持片刻，进行对侧锻炼。

5. 保健“米字操”

身体直立，双手自然下垂，挺胸、抬头，目视前方，颈部向左侧屈，吸气，复原时呼气，再向右侧屈。颈前屈，下颌贴胸。颈后伸到最大限度。头向左斜上方摆动至最大限度，再向右斜上方摆动至最大限度，配合呼吸。向左斜下方摆动至最大范围，再向右斜下方摆动至最大范围。整个过程就像头部在写出一个“米”字的感觉。

## 六、出院指导

(1)纠正不良姿势：在日常生活、工作、休息时注意纠正不良姿势，保持颈部平直，以保护头、颈、肩部。

(2)保持良好睡眠体位：理想的睡眠体位应该是使头颈部保持自然仰伸位、胸部及腰部保持自然曲度、双髋及双膝呈屈曲，使全身肌肉、韧带及关节获得最大限度的放松与休息。俯卧位是不科学的，因其既不利于保持颈部的平衡及生理曲度，也不利于呼吸道通畅。

(3)选择合适枕头：以中间低两端高、透气性好、高度超过肩宽 10～16 cm、高度以头颈部压下后一拳头高为宜。

(4)避免外伤：行走或劳动时注意避免损伤颈肩部；一旦发生损伤，应尽早诊治。

(5)加强功能锻炼：长期伏案工作者，宜定期远视，以缓解颈部肌肉的慢性劳损。

（徐秀云）

# 第二节　腰椎间盘突出症（腰痛病）

腰椎间盘突出症(lumbar intervertebral disc herniation)是指由于椎间盘变性、纤维环破裂、髓核组织突出刺激和压迫马尾神经或神经根所引起的一种综合征，是腰腿痛最常见的原因之一。腰椎间盘突出症可发生于任何年龄，最多见于中年人，20～50 岁为多发年龄，男性多于女性。

## 一、诊断

### (一)西医

(1)腿痛比腰痛严重，典型的根性坐骨神经痛。

(2)下肢感觉异常，单一神经根在腿或足部痛觉异常(腰 5、骶 1 或腰 4 脊神经根分布区)。

(3)下腰脊神经根牵扯体征：①直腿抬高试验小于 50°；②直腿抬高加强试验为阳性；③健肢抬高试验阳性。以上 3 种体征必须有 1 种为阳性。

(4)神经学物理检查中肌萎缩、肌无力、感觉异常及反射改变，4 种有 2 种为阳性。

(5)脊髓造影、腰椎间盘 CT 平扫或腰核磁共振检查为阳性结果并与受累神经根的临床症状和体征相符合。

以上 5 个标准均为阳性，才能做出腰椎间盘突出症诊断。

### (二)中医

本病证参照 1994 年国家中医药管理局发布的《中华人民共和国中医药行业标准(中医病

证诊断疗效标准)(ZY/T001.9-1994)》进行诊断。属中医学的“腰腿痛”“腰脚痛”“痹痛”“偏痹”“肾亏”等范畴。

## 二、腰突症的分类及分级

### (一)分类分级

1.分类

(1)凸起型:其纤维环内层破裂,但外层尚完整。

(2)破裂型:纤维环已破裂,突出的髓核及纤维环仅有后纵韧带扩张部遮复。

(3)游离型:突出的椎间盘组织游离于椎管中,可以压迫马尾神经。

2.分级

腰椎间盘突出的程度有轻重之分。一般按其突出的程度分为以下4个阶段。

(1)膨出:髓核在纤维环中向后移位,整个间盘亦后突,但为平滑和对称后凸,一般不引起或仅引起轻度症状。

(2)突出:椎间盘向后方明显突出,但髓核仍在纤维环内,突出为非对称性,可压迫神经根引起明显的症状。

(3)脱出:椎间盘内的髓核突破纤维环,进入椎管,对神经造成严重压迫,但尚未完全从纤维环中脱离。

(4)游离:椎间盘内的髓核完全从纤维环中脱离,在椎管内可自由移动,常与神经之间发生粘连。椎间盘突出的程度有时与症状并不平行,也就是说,不一定突出严重的椎间盘所引起的症状也重。

### (二)中医辨证分型

1.血瘀气滞证

腰腿痛剧烈,痛有定处,腰部僵硬,俯仰活动艰难,舌质暗紫或有瘀斑,舌苔薄白或薄黄。

2.寒湿痹阻证

腰腿部冷痛重着,转侧不利,虽静卧亦不减或反而加重,遇寒痛增,得热则减,伴下肢活动受限,舌质胖淡,苔白腻。

3.湿热痹阻证

腰腿疼痛,痛处伴有热感,或见肢节红肿,活动受限,口渴不欲饮,苔黄腻。

4.肝肾亏虚证

腰腿痛缠绵日久,反复发作,乏力,劳则加重,卧则减轻;包括肝肾阴虚及肝肾阳虚证。阴虚证症见:心烦失眠,口苦咽干,舌红少津。阳虚证症见:四肢不温,形寒畏冷,舌质淡胖。

## 三、治疗原则

### (一)非手术治疗

1.治疗目标

缓解患者的临床自主症状。

2.治疗时机

对于初次发作的患者、病程较短且经休息后症状能缓解者,可以采用绝对卧床休息,骨盆牵引,物理治疗,皮质激素硬膜外注射,髓核化学溶解法等方法。

3. 治疗原则

有80%～90%的患者可以采取保守治疗。

### (二)手术治疗

1. 治疗目标

经手术切除能明显解除患者疼痛等临床自主症状。

2. 治疗时机

急性发作，具有明显症状；诊断明确，经系统的保守治疗无效，或保守治疗有效但经常反复发作且疼痛较重，影响工作和生活；病史虽不典型，但影像学检查证实椎间盘对神经或硬膜囊有严重压迫；合并腰椎管狭窄症。

3. 治疗原则

有10%～20%的患者需要手术治疗。

## 四、护理

### (一)护理评估

1. 健康史(生活史)

(1)患者的性别、年龄、职业、营养状况、生活自理能力，压疮、跌倒坠床的危险性评分。

(2)既往史：患者是否有先天性的椎间盘疾病、既往有无腰部外伤、慢性损伤史，如经常弯腰、搬运重物和慢性要拉伤，是否做过腰部手术。

(3)外伤史：评估患者有无急性腰扭伤或损伤史。询问受伤时患者的体位、外来撞击的着力点，受伤后的症状和腰痛的特点和程度，致腰痛加剧或减轻的相关因素，有无采取制动和治疗措施。

(4)家族史：家族中有无类似病史。

2. 心理社会评估

术前观察患者的情绪变化，了解其对疾病的认知程度及对手术的了解程度，有无紧张、恐惧心理；评估患者的家庭及支持系统对患者的支持帮助能力等。

3. 身体状况

(1)术前症状：患者疼痛的部位及性质，诱发及加重的因素，缓解疼痛的措施及效果等；评估本次疼痛发作后治疗的情况，如是否使用镇痛剂、肌肉松弛剂等药物。

(2)体征：评估患者下肢的感觉、运动和反射情况，患者行走的姿势、步态；有无大小便失禁现象，并进行对比。

(3)术后动态评估患者的生命体征、伤口情况以及引流液的颜色、性状、量。麻醉方式、手术名称、术中情况、引流管的数量及位置，有无导尿管。

### (二)一般护理

1. 病室要求

病室内保持安静整洁，空气新鲜，经常通风，温、湿度适宜。

2. 生活起居护理

(1)急性期患者以卧床休息为主，采取舒适体位。下床活动时戴腰托加以保护和支撑，不宜久坐。

(2)做好腰部保护，防止腰部受到外伤，尽量不弯腰提重物，减轻腰部负荷。告知患者捡拾地上的物品时宜双腿下蹲腰部挺直，动作要缓。

(3)指导患者在日常生活与工作中，注意对腰部的保健，提倡坐硬板凳，宜卧硬板薄软垫床。工作时要做到腰部姿势正确，劳逸结合，防止过度疲劳，同时还要防止寒冷等不良因素的刺激。

(4)指导患者正确咳嗽、打喷嚏的方法，注意保护腰部，避免诱发和加重疼痛。

3.饮食护理

根据患者的营养状况和辨证分型的不同，科学合理指导饮食，使患者达到最大程度的康复，在指导患者饮食期间，动态观察患者的胃纳情况和舌苔变化，随时更改饮食计划。

(1)血瘀气滞证：饮食宜进行气活血化瘀之品，如黑木耳、金针菇、桃仁等。

(2)寒湿痹阻证：饮食宜进温经散寒、祛湿通络之品，如砂仁、羊肉、蛇酒等。药膳方：肉桂瘦肉汤、鳝鱼汤、当归红枣煲羊肉。忌凉性食物及生冷瓜果、冷饮。

(3)湿热痹阻证：饮食宜清热利湿通络之品，如丝瓜、冬瓜、赤小豆、玉米须等。药膳方：丝瓜瘦肉汤。忌辛辣燥热之品，如葱、蒜、胡椒等。

(4)肝肾亏虚证：①肝肾阴虚者宜进食滋阴填精、滋养肝肾之品，如枸杞子、黑芝麻、黑白木耳等。药膳方：莲子百合煲瘦肉汤。忌辛辣香燥之品。②肝肾阳虚者宜进食温壮肾阳、补精髓之品，如黑豆、核桃、杏仁、腰果、黑芝麻等。食疗方：干姜煲羊肉。忌生冷瓜果及寒凉食物。

4.情志护理

(1)了解患者的情绪，使用言语开导法做好安慰工作，保持情绪平和、神气清净。

(2)用移情疗法，转移或改变患者的情绪和意志，舒畅气机、怡养心神，有益患者的身心健康。

(3)疼痛时出现情绪烦躁，使用安神静志法，要患者闭目静心全身放松，平静呼吸，以达到周身气血流通舒畅。

## (三)症状护理

1.腰腿疼痛

(1)评估疼痛的诱因、性质、腰部活动、下肢感觉、运动情况。

(2)体位护理：急性期严格卧床休息，卧硬板床，保持脊柱平直。恢复期，下床活动时佩戴腰托加以保护和支撑，注意起床姿势，宜先行翻身侧卧，再用手臂支撑用力后缓缓起床，忌腰部用力，避免体位的突然改变。

(3)做好腰部、腿部保暖，防止受凉。

(4)遵医嘱腰部予中药贴敷、中药热熨、拔火罐、中药熏蒸、中药离子导入等治疗，观察治疗后的效果，及时向医师反馈。

(5)给予骨盆牵引，牵引重量是患者体重1/3～1/2，也可根据患者的耐受进行牵引重量调节。

(6)遵医嘱使用耳穴贴压(耳穴埋豆)，减轻疼痛。常用穴位：神门、交感、皮质下、肝、肾等。

2.肢体麻木

(1)评估麻木部位、程度以及伴随的症状，并做好记录。

(2)协助患者按摩拍打麻木肢体，力度适中，增进患者舒适度，并询问感受。

(3)麻木肢体做好保暖，指导患者进行双下肢关节屈伸运动，促进血液循环。

(4)遵医嘱局部予中药熏洗、中药塌渍、艾灸等治疗，注意防止皮肤烫伤及损伤，观察治疗效果。

(5)遵医嘱予穴位注射，常用穴位：足三里、环跳、委中、承山等。

3.下肢活动受限

(1)评估患者双下肢肌力及步态，对肌力下降及步态不稳者，做好安全防护措施，防止跌倒及其他意外事件发生。

(2)做好健康教育，教会患者起床活动的注意事项，使用辅助工具行走。

(3)卧床期间或活动困难患者，指导患者进行四肢关节主动运动及腰背肌运动，提高肌肉强度和耐力。

(4)保持病室环境安全，物品放置有序，协助患者生活料理。

(5)遵医嘱予物理治疗，如中频脉冲、激光、微波等；或采用中药热熨、中药熏洗、穴位贴敷等治疗。

## 五、健康教育

### (一)向患者及其家属讲解疾病的相关知识

1.术前准备

(1)做好术前宣教与心理护理，告知手术注意事项及相关准备工作，取得患者的配合。

(2)术前2 d指导患者练习床上大小便及俯卧位训练。

(3)对于吸烟者劝其戒烟，预防感冒；指导患者练习深呼吸、咳嗽和排痰的方法。

(4)为患者选择合适腰围，指导正确佩戴方法。

(5)常规进行术区皮肤准备、药物过敏试验及交叉配血等。

2.术后护理

(1)术后妥善安置患者，搬运患者时，保持脊椎一条直线，防止扭曲，使用过床板平托过床。翻身时，采取轴线翻身方法。

(2)根据不同的麻醉方式，正确指导患者进食，进食营养丰富易消化的食物。

(3)注意患者生命体征变化，观察双下肢感觉、运动、肌力等神经功能的变化。

(4)观察伤口敷料渗出情况，保持伤口负压引流管通畅，定时倾倒引流液，严格执行无菌操作。观察引流液的色、质、量的变化并正确记录，如引流液为淡黄色液体，怀疑脑脊液应通知医师及时处理，并将引流球负压排空，暂停负压引流。

(5)指导患者进行足趾、踝部等主动活动，促进血液循环。评估患者下肢疼痛改善情况，循序渐进指导患者进行蹬腿、直腿抬高、五点支撑及飞燕式等功能锻炼。

(6)根据手术方式，术后1～3 d协助患者佩戴腰托取半坐卧位或坐于床边，适应体位变化后，慢慢练习下地行走，行走时姿势正确，抬头挺胸收腹，护理上做好安全防护。

(7)积极进行护理干预，预防肺部感染、尿路感染及下肢静脉栓塞等并发症的发生。

(8)对排尿困难者，可采取艾灸关元、气海、中极等穴位，或予中药热熨下腹部，配合按摩，以促进排尿。对于便秘患者，采取艾灸神阙、天枢、关元等穴位，或进行腹部按摩，每天4次，为晨起、午睡醒后、早餐及晚餐后1～3 h进行，顺时针方向按摩，以促进排便。

(9)卧床期间协助患者做好生活护理，满足各项需求。

3.引起腰突症的危险因素

(1)外伤：急性损伤如腰扭伤，并不直接引起腰椎间盘突出。但是在失去腰背部肌肉的保护情况下，极易造成椎间盘突出。

(2)过度负重：从事重体力劳动和举重运动常因过度负荷造成椎间盘早期退变。当脊椎负重 100 kg 时，正常的椎间盘隙变窄 1 mm，向侧方膨出 0.5 mm。而当椎间盘退变时，负同样的重量，椎间隙变窄 1.5～2 mm，向侧方膨出 1 mm。

(3)长期震动：汽车和拖拉机驾驶员在工作中，长期处于坐位及颠状态，腰椎间盘承受的压力较大。据测定，当司机踩离合器时，其椎间盘压力增大约 1 倍。如此长期反复的椎间盘压力增高，可加速椎间盘的退变或突出。

(4)不良体位的影响：人在完成各种工作时，需要不断更换各种体位，包括坐、站、卧及难以避免的各种非生理性姿势，这就要求脊椎及椎间盘应随时承受各种不同的外来压力。若超出其承受能力或一时未能适应外力的传导，则可遭受外伤或累积性损伤。例如，抬举重物时的姿势十分重要，不良姿势常诱发本病的发生。

(5)脊柱的畸形：先天性及继发性脊柱畸形患者，由于椎间盘不仅不等宽，并且常存在扭转，这使得纤维环所承受的压力不一，而容易加速椎间盘的退化。

4. 常用治疗的不良作用及注意事项

(1)药物治疗：主要是止痛西药；只能止痛，不能治痛，长期服用易产生依赖性和毒副作用，不但无益于肠胃，还会损伤肝肾，所以应当慎用。

(2)牵引治疗：牵引疗法也是早期颈椎病的治疗方法之一，只能是缓解症状；病情较为严重的患者不适宜该方法。

(3)按摩疗法：是颈椎病的治疗方法中应用最广的一种，按摩疗法只是适用于颈椎病的初期，表现还不太严重时，因此就可以选择非手术疗法。

(4)针灸治疗：针灸疗法用于颈椎病，多采用循经取穴、局部取穴与经外奇穴相结合，可消除或减轻颈椎病所引起的头痛头晕、颈部酸痛、活动不便、耳鸣、上肢麻木及神经功能障碍等症状。也是保守疗法的一种，以缓解疼痛为主要目的。

(5)微创疗法：其技术是在局麻下应用激光针刀、射频靶点、臭氧消融术等在可视定位仪器下将突出的髓核溶解，降低椎间盘内压力的先进疗法。它具有微创伤、痛苦小、恢复快、疗效确切的作用，让患者在治疗过程中无任何不适感，更安全、更可靠。相比传统手术治疗简单、费用低。

5. 饮食禁忌

(1)腰椎间盘突出者胃肠蠕动慢，消化功能降低，故应合理安排饮食，注意少食多餐，又因其活动量减少，更应限制饮食，以防肠胃负担过重。

(2)饮食宜清淡，过咸、油腻、辛辣刺激食品会引起体内酸碱值的波动，加重疼痛症状。

(3)少食肉类及脂肪较高的食物，容易引起大便干燥，排便用力而导致病情加重。

(4)饮食中注意补充钙、镁、维生素 D 以及 B 族维生素等。含钙丰富的食物如奶类、豆类、小虾米、海带等，多吃新鲜的水果，适当补充动物肝脏，饮食多样化，少喝可乐类饮料。

## (二)教会患者正确的肢体康复锻炼方法

1. 四肢肌肉、关节的功能锻炼

卧床期间坚持定时活动四肢关节，以防关节僵硬。

2. 直腿抬高锻炼

术后第 1 天开始进行股四头肌收缩和直腿抬高锻炼，每分钟 2 次，抬放时间相等，每次

15～30 min，每天 2～3 次，以能耐受为限；逐渐增加抬腿幅度，以防神经根粘连。

3.腰背肌锻炼

根据医嘱，指导患者锻炼腰背肌，以增加腰背肌肌力、预防肌萎缩和增强脊柱稳定性。一般术后 7 d 开始，用五点支撑法，1～2 周后采用三点支撑法；每天 3～4 次，每次 50 下，循序渐进。但腰椎有破坏性改变、感染性疾患、内固定物植入、年老体弱及心肺功能障碍的患者不宜进行腰背肌锻炼。

4.行走训练

制订活动计划，帮助患者按时下床活动。一般卧床 2 周后借助腰围或支架下床活动，需根据手术情况适当缩短或延长下床时间。正确指导患者起床，预防卧床时间长引起的体位性低血压；方法为：协助患者系好腰围，抬高床头，先半卧位 30 s；然后移向床的一侧，将腿放于床边，胳膊将身体支撑起，移到床边休息 30 s；无头晕等不适后，在护士或家属的辅助下利用腿部肌肉收缩似身体由坐位改为站立位。

## 六、出院指导

(1)指导患者采取正确的卧、坐、立、行和劳动姿势，减少急性、慢性损伤发生的机会。

1)保持正确的坐、立、行姿势：坐位时选择高度适合、有扶手的靠背椅，保持身体与桌子距离适当，膝与髋保持同一水平，身体靠向椅背，并在腰部衬垫一软枕；站立时尽量使腰部平坦伸直、收腰、提臀；行走时抬头、挺胸、收腹，利用腹肌收缩支持腰部。

2)变换体位：避免长时间保持同一姿势，适当进行原地活动，以缓解腰背肌疲劳，长时间伏案工作者，积极参加课间操活动，以避免肌肉劳损。

3)合理应用人体力学原理：如站位举起重物时高于肘部，避免膝、髋关节过伸；蹲位举重物时，背部伸直勿弯；搬运重物时宁推勿拉；搬抬重物时弯曲下蹲，甚至腰背，用力抬起重物后再行走。

4)采取保护措施：腰部劳动强度过大的工人、长时间开车的司机，应佩戴腰围保护腰部。

(2)加强营养：加强营养可缓解机体组织及器官退行性变。

(3)佩戴腰围：脊髓受压的患者，可佩戴腰围，直至神经压迫症状解除。

（徐秀云）

# 第三节　胫腓骨骨折(骨折病)

胫腓骨骨折是指自胫骨平台以下至踝上部位发生的骨折。胫腓骨骨折是长骨骨折中较常见的创伤性疾病，发病率占人体骨折的 10%～13.7%。由于胫骨前方仅有皮肤覆盖，容易发生开放性骨折。10 岁以下儿童及青壮年为多发人群。

## 一、疾病诊断

### (一)西医

(1)局部疼痛、肿胀、畸形较显著，甚至有骨擦音，异常活动。骨折可有成角和重叠移位。

(2)应常规检查足背动脉、胫后动脉,腓总神经有无损伤。注意骨筋膜间室综合征的发生。

(3)X线检查,了解骨折类型。

(4)对于胫、腓骨远端涉及干骺端及关节面的骨折(Pilon骨折)诊断上除了标准的前、后位和侧位摄片,还可行CT及三维重建,了解骨折移位、压缩方向和程度。

### (二)中医

参照中华人民共和国中医药行业标准《中医病证诊断疗效标准(1995)》(ZY/T001.9-1994)进行诊断。

(1)有外伤史。

(2)局部肿胀,疼痛,压痛明显,畸形,功能丧失。上1/3骨折可引起血管、神经损伤。

(3)X线片检查可明确诊断及骨折分类、移位情况。

## 二、分型分类

### (一)西医(AO分类)

1.简单骨折

A1.螺旋形;A2.斜行(≥30°);A3.横断(<30°)。

2.楔形骨折

B1.螺旋楔形;B2.弯曲楔形;B3.粉碎楔形。

3.复杂骨折

C1.有两个内侧骨块;C2.多段;C3.不规则。

### (二)中医辨证

1.血瘀气滞证

骨折初期,伤后1~2周。局部肿胀压痛,舌质淡,苔薄白。

2.瘀血凝滞证

骨折中期,伤后2~4周。伤处疼痛拒按,动则加剧,功能活动障碍。舌红或有瘀点,苔白。

3.肝肾不足证

骨折后期,伤后大于4周。头晕耳鸣,腰膝酸软,两目干涩,视物模糊,五心烦热,遗精盗汗,舌淡胖。

## 三、治疗

### (一)西医

1.保守治疗(闭合复位、骨牵引、石膏制动)

适应证:小儿骨折;胫骨骨干的不全骨折或横行骨折,腓骨仍完好者,复位后辅以石膏外固定可稳定者;距下胫腓联合10 cm以上的单纯腓骨骨折不出现神经损伤征象者。合并严重的内科疾病患者,不能承受麻醉或手术风险极大者。

2.手术治疗

适应证:青年和成人的胫骨干骨折为稳定骨折端,早期活动减少并发症,均可手术内固定;严重污染的开放性骨折及感染性骨折患者;脊柱损伤致截瘫患者为便于护理减少并发症,也可手术治疗。腓骨头骨折出现腓总神经损害征象者。

手术方式选择:①开放性骨折,开放创口应彻底反复清创后选择内固定,污染和损伤重应根据情况选择外固定支架固定，便于观察和处理伤口。②AOA 型和 B 型骨折可首选胫骨髓内钉固定，粉碎性骨折及长段骨折应选择钢板螺钉治疗。

3. 其他治疗

(1)骨折固定稳定后可选择电脑骨伤愈合仪等，以促进骨折愈合，每天 2 次，每次 20 min。

(2)后期膝或踝关节粘连可以选用 CPM 等康复设备进行康复治疗，每天 2 次，每次30 min。

(3)后期关节粘连也可以选用中药外洗方法进行熏洗，可选用海桐皮汤等。每天 1～2 次，每次 30 min。

### (二)中医

1. 辨证用药

(1)血瘀气滞证：行气活血，消肿止痛。

(2)瘀血凝滞证：活血和营，接骨续筋。

(3)肝肾不足证：补益肝肾，调养气血。

2. 针灸治疗

一般要求在整复及固定之后才能进行针灸。

(1)取穴。主穴：足三里、阳陵泉、悬钟、太冲等。配穴：饮食不佳加中脘，体虚加涌泉。

(2)针法：均取患侧，阿是穴仅以艾灸，采用中药接骨艾条(在纯艾中加入麝香、乳香、没药、川芎、羌活等混合粉末制成)，每次灸 20 min，早期用泻法，中后期用补法。余穴均针刺，采用指切押刺进针法，于夹板缝隙进针，得气后，早期用泻法，中、后期用补法。

## 四、护理

### (一)一般护理

1. 起居护理

(1)病室要求：病室宜安静、无噪声，整洁、舒适，空气清新，光线柔和，温湿度适宜。为患者创造一个良好的休息环境。

(2)卧床时抬高患肢，摆放于功能位。

2. 饮食护理

予高蛋白质、高营养、易消化的饮食，忌辛辣、苦涩、油腻、煎炸、香燥之品，嘱其多饮水，多进食含钙丰富的食物，如虾皮、牛奶、海带等。

(1)血瘀气滞证：宜食行气止痛、活血化瘀的食品，如白萝卜、红糖、山楂、生姜等，少食甜食、土豆等胀气食物，尤其不可过早食以肥腻滋补之品。

(2)瘀血凝滞证：宜进活血化瘀的食品，满足骨痂生长的需要，加以骨头汤、鸽子汤等高蛋白质食物。

(3)肝肾不足证：宜进滋补肝肾、补益气血的食品，如鱼、虾、肉、蛋、牛奶，新鲜蔬菜水果。适量的食用榛子、核桃等坚果类食物以补充钙的摄入及微量元素。

3. 情志护理

(1)向患者介绍本疾病的发生、发展及转归，取得患者的理解和配合，消除不良情绪。

(2)介绍成功病例，帮助患者树立战胜疾病的信心。

(3)疼痛时出现情绪烦躁，使用安神静志法：患者闭目静心全身放松、平静呼吸，或听音乐，以达到周身气血流通舒畅。

4.给药护理

(1)血瘀气滞证:①治法:行气活血,消肿止痛。②方剂:活血止痛汤加减。③中成药:伤科接骨片。

(2)瘀、血凝滞证:①治法:活血和营,接骨续筋。②方剂:接骨紫金丹加减。③中成药:伤科接骨片。

(3)肝肾不足证:①治法:补益肝肾,调养气血。②方剂:八珍汤加减。③中成药:六味地黄丸等。

## (二)术前术后护理

1.术前护理

(1)心理护理:耐心解释,简明扼要地介绍手术的目的、麻醉及手术方式,手术的可靠性及安全措施,消除患者及其家属对手术的恐惧和紧张心理,使患者以最佳的心理状态配合手术治疗与护理。

(2)严密观察患者生命体征的变化,尤其是开放性骨折,骨折合并小腿皮肤撕脱伤和其他合并伤的患者,发现患者面色苍白、口唇发绀、血压下降等休克征象时,应立即投入抢救,输液、输血、输氧等。

(3)密切观察患肢远端血液循环,感觉运动,足背动脉搏动情况,观察患肢皮肤颜色、温度、肿胀情况。警惕骨折合并腘动脉损伤,腓总神经损伤及小腿骨筋膜室综合征,发现肢体远端动脉搏动触及不清,肢端发凉,感觉迟钝,肿胀严重,皮肤颜色改变,立即通知医生,做出紧急处理。

(4)患肢抬高,保持中立位,严禁外旋,为防止足跟压伤,可在踝部垫小软枕,以使足跟悬空。

(5)遵医嘱作相关术前准备,如备皮、禁食禁饮、练习在床上大小便等。

2.术后护理

(1)密切观察病情变化,定时监测体温,注意观察伤口敷料有无渗出,置引流管者观察引流液的量、颜色并确保引流通畅。

(2)密切观察患肢血液循环,有无肿胀、疼痛、趾端感觉和运动。

(3)并发症的预防:骨折最常见的并发症是呼吸道,尿路感染及褥疮,应尽可能多巡视病房,及时了解患者具体情况并指导患者预防并发症,鼓励患者每天做深呼吸,多饮水,定时协助患者翻身,保持床铺干燥整洁,经常按摩受压部位,对于手术后石膏外固定者,石膏边缘应给予保护。

(4)为外固定支架的患者,术后应防治针道感染,针眼处皮肤的护理是非常重要的,术后第2天更换敷料,清洁皮肤,每天用75%酒精滴针眼处2次,并密切观察针眼处皮肤有无红肿、疼痛、脓性分泌物及发热等现象。如发生上诉情况,应加强局部换药,同时通知医生调整或更换抗生素,避免针眼感染导致骨髓炎的发生,还应观察外固定支架固定效果。由于术后患肢消肿,患者行早期功能锻炼有可能导致外固定支架螺丝钉及固定针的松动,因此必须定时检查螺丝有无松动,及时扭紧螺丝,以保证外固定架对骨折段的牢固固定。

## (三)症状护理

1.疼痛

(1)评估患者疼痛的程度、性质、原因、伴随症状,是否有被动牵拉痛,做好疼痛评分,可应用疼痛自评工具"数字评分法(NRS)"评分,记录具体分值。

(2)遵医嘱中药外敷。

(3)遵医嘱耳穴贴压:取神门、交感、皮质下、肝、肾等穴。

2.肿胀

(1)评估肿胀的程度、范围、伴随症状,有无张力性水疱并做好记录。

(2)密切观察有无出现骨筋膜室综合征的可能:肿胀进行性加重、皮肤张力增高,水疱、肌肉发硬、不能触及足背动脉搏动、肢体颜色发绀或苍白,应立即报告医师,做好切开减压术前准备。

(3)观察肢体血运及颜色。

(4)抬高患肢,以减轻肿胀。

3.功能活动障碍

(1)评估患肢末梢血运、感觉及肢体活动情况。注意防止石膏支具压迫腓骨颈部导致腓总神经受压,如发现异常,应及时通知医生,及时处理。

(2)给予支具固定,抬高患肢并保持功能位。

(3)改变体位时注意保护患肢,避免骨折处遭受旋转和成角外力的干扰。

4.术后腰痛

(1)评估腰痛的部位、性质、程度。

(2)注意保暖。

(3)遵医嘱穴位贴敷:取阿是穴或命门穴。

## 五、健康教育

### (一)向患者及其家属讲解胫腓骨骨折患者康复训练的重要性

胫腓骨骨干骨折在全身骨折中最为常见。10岁以下儿童尤为多见。其中以胫骨干单骨折最多,胫腓骨干双折次之,腓骨干单骨折最少。胫骨是连接股骨下方的支承体重的主要骨骼,腓骨是附连小腿肌肉的重要骨骼,并承担1/6的承重。胫骨中下1/3处形态转变,易于骨折,胫量上1/3骨折移位,易压迫腘动脉,造成小腿下段严重缺血坏疽。胫骨中1/3骨折瘀血可关闭在小腿的骨筋膜室,增加室内压力造成缺血性肌挛缩成坏疽。胫骨中下1/3骨折使滋养动脉断裂,易引起骨折,延迟愈合。功能练习是治疗骨折的重要组成部分,否则会引起不良后果。因此,我们要在医师(康复师)的指导下,帮助和督促患者康复训练。告知患者应坚持功能锻炼,促进胫腓骨骨折功能恢复,增强患者自我保健意识。

### (二)功能锻炼的形式和要求

开始功能锻炼的时间及方法取决于患者骨折的性质、手术方式及患者的耐受能力,无论是开放性骨折还是闭合性骨折,术后应根据情况适当选择下床活动时间。一般是术后第3天起指导患者在床上行股四头肌的等长收缩运动,它可以促进局部血液循环,加快骨痂形成,促进骨折早期愈合;术后第5天,可继续在床上练习膝踝关节屈伸活动,也可配合CPM机帮助活动各关节,若为内固定患者;1周后可在护理人员协助下扶双拐下床活动,并逐渐使下肢负重,使骨折部位产生生理性应力,刺激骨折早期愈合。若为外固定架固定的患者,术后应拍X线检查,根据骨痂生长情况及骨折复位固定稳定情况,决定患者术后带支架下床活动的时间,分别采用拄双拐、单拐、弃拐顺序活动,活动量以自己能承受为准,量力而行,循序渐进,拍X线片骨折达到临床愈合标准即可拆除固定支架,一般为4个月左右。

### (三)指导患者正确应用三点步态用拐法

三点步态用拐法,即由健肢及双拐三点着地承负体重,患足悬空,双拐同时先向前迈步,着地后由双手用力持拐伴腋部负重,身体稍向前倾,健足向前移步。如此交替进行,严格禁止患足负重。注意环境,有人保护,防跌倒。

## 六、出院指导

(1)防止外伤,应在身体素质许可下早下床晚负重,下床时正确使用拐杖。

(2)饮食:多食高蛋白质、高纤维的食物,如鸡蛋、绿色蔬菜等。若患者有糖尿病,应嘱患者吃低糖或无糖饮食。

(3)用药:继续按时服用接骨续筋药物,直至骨折愈合牢固。

(4)定期复查:一般要求术后1个月、3个月、半年、1年来骨科门诊复查,发现患肢血运、感觉、活动异常请及时就医。

(5)功能锻炼:按照康复计划执行,要求循序渐进,劳逸结合。

(6)预防感冒。

(7)带石膏或支具出院者如发现石膏松动或变软,远端出现肢体感觉麻木,肢体发凉等应及时复诊。

(徐秀云)

# 第四节 骨关节炎(骨痹)

骨关节炎是一种常见的慢性进行性疾病。其主要病变是关节软骨的退行性改变,伴有软骨下骨质硬化和继发性骨质增生。

当受到异常载荷时,引起关节疼痛、活动受限等症状。其发病部位以负重较大的颈椎、腰椎最多。其次为膝、髋、足跟、手指等部位。该病也称为骨关节退行性疾病、骨关节病、退行性关节炎、增生性骨关节炎、老年性关节炎和肥大性关节炎等。

## 一、疾病诊断

### (一)西医

参照1995年美国风湿病学会骨关节病分类标准及2005年中华医学会风湿病学分会骨关节病诊断及治疗指南。

(1)多见于中老年。

(2)多累及负重关节,如膝、髋、踝、脊柱等。

(3)累及的关节隐痛,活动或劳累后加重,休息后能减轻;或进而持续疼痛,伴关节僵硬,活动后见好转,或有关节腔积液,后期关节肿胀增大,活动受限、畸形,但无强直。

(4)X线证实为退行性关节炎。X线片或MRI核磁共振检查,可见关节间隙狭窄,软骨下骨质硬化,关节边缘尖锐,并有骨赘形成。有时关节内可见游离体。晚期关节面凹凸不平,骨端变形。脊柱骨性关节炎的X线片和MRI显示椎间隙变窄，椎体边缘尖锐，有唇形骨赘，MRI可见椎间盘膨出或突出等退行性病变。临床表现与X线或MRI表现均符合者，即可确诊。

### (二)中医

参照中华人民共和国中医药行业标准《中医病证诊断疗效标准》(ZY/T001.1-1994)。

(1)初起多见腰腿、腰脊、膝关节等隐隐作痛，屈伸、俯仰、转侧不利，轻微活动稍缓解，气候变化加重，反复缠绵不愈。

(2)起病隐袭，发病缓慢，多见于中老年。

(3)局部关节可轻度肿胀，活动时关节常有喀刺声或摩擦声。严重者可见肌肉萎缩，关节畸形，腰弯背驼。

(4)X线摄片检查示骨质疏松，关节面不规则，关节间隙狭窄，软骨下骨硬化，以及边缘唇样改变，骨赘形成。

(5)查血沉、ASO、RF等与风湿痹、尪痹相鉴别。

## 二、中医辨证

1.肝肾亏虚证

关节疼痛、肿胀、时轻时重、屈伸不利，或伴关节弹响，腰膝酸软，腰腿不利，屈伸运动时疼痛加剧；或伴关节变形，筋肉萎缩，形寒肢冷；或五心烦热、午后潮热。舌淡，或有瘀点、瘀斑，苔白或白腻，脉沉细或沉细涩。

2.寒湿痹阻证

肢体、关节酸痛，或关节局部肿胀，屈伸不利，局部畏寒，皮色不红，触之不热，得热痛减，遇寒痛增，活动时疼痛加重；或伴腰膝酸软，四肢乏力；或纳食欠佳，大便溏薄，小便清长。舌苔薄白或白滑，脉弦紧或弦缓。

3.湿热阻络证

关节红肿热痛，活动不利，拒按，局部触之灼热。发热，口渴，烦闷不安；或伴腰膝酸软，四肢乏力，大便干结，小便黄。舌质红，苔黄腻，脉濡数或滑数。

4.痰瘀互结证

曾有外伤史，或痹痛日久，关节刺痛、掣痛，或疼痛较剧，入夜尤甚，痛有定处；或伴肢体麻木，不可屈伸，反复发作，骨关节僵硬变形，关节及周围可见瘀色。舌质紫暗或有瘀点、瘀斑，苔白腻或黄腻，脉细涩。

5.气血两虚证

关节酸沉，隐隐作痛，屈伸不利，肢体麻木、四肢乏力；或伴形体虚弱，面色无华，汗出畏寒，时感心悸，纳呆，尿多便溏。舌淡，苔薄白，脉沉细或沉虚而缓。

## 三、治疗

### (一)治疗原则

骨性关节炎是一个良性、慢性疾病。中医治疗主要消除或减轻疼痛，改善关节活动，增加关节的稳定性，防止畸形发生。手术治疗主要用于疼痛症状较重、活动障碍、畸形和关节紊乱严重影响关节功能等情况。

### (二)西医

1. 手术治疗

(1)适应证:反复发作的关节肿痛、关节积液,非手术治疗欠佳;关节活动功能已不同程度受限;因先天或后天关节畸形所致的骨性关节炎,症状呈进行性加剧;骨性关节炎伴关节内游离体形成;原发性关节炎及各种疾病所致的继发性骨性关节炎,关节严重损坏,关节功能明显丧失;持续性关节肿痛;X线片显示受累关节已呈晚期改变;严重关节肿痛,影响日常工作及生活,非手术治疗欠佳。

(2)手术方法截骨术;肌肉松解术;关节清理术;软骨下骨穿透术;关节切除成形术;骨软骨和自体软骨细胞移植术;人工关节置换术;关节融合术等。

2. 非手术治疗

手法治疗为中医学传统而有效的治疗方法。它通过放松软组织、松解粘连、缓解痉挛起到疏通气血,改善局部血液循环,促进软骨的新陈代谢和炎性物质吸收的作用。采用揉、按、拿、捏手法解除软组织紧与痉挛;点穴减轻疼痛;采用推拿、揉按、旋转以增加髌骨活动度;采用捶法、压法、叩击法以消除膝关节肿胀;采用牵引法增加膝关节活动。

### (三)中医

1. 中药内治

(1)肝肾亏虚证:补益肝肾,强筋健骨。

(2)寒湿痹阻证:散寒除湿,温经活络。

(3)湿热阻络证:清热除湿,通络止痛。

(4)痰瘀互结证:活血祛瘀,化痰通络。

(5)气血两虚证:益气养血,舒筋活络。

2. 中药外治

根据病情及临床实际,选择中药外敷、外贴敷膏药、中药离子导入、中药泡洗、中药熏洗、中药全身浸浴、中药穴位贴敷等疗法。辨证选用外用药物,如偏寒湿痹阻者,酌情选用祛风散寒除湿、温经通络药物;偏湿热痹阻者,酌情选用清热除湿、宣痹通络之品等。

3. 针灸疗法

(1)体针:根据病情辨证循经取穴或局部取穴。

(2)灸法:根据病情辨证采用温针灸、直接灸或间接灸法等,也可选用多功能艾灸仪治疗。

(3)其他:根据患者病情,可行穴位注射、铍针疗法、火针疗法,还可选用针刺手法针疗仪、电磁治疗仪配合治疗。

## 四、护理

### (一)护理评估

1. 健康史(生活史)

(1)一般情况:了解患者的肥胖程度、年龄等。

(2)了解患者有无先天性畸形,创伤或机械性磨损;了解患者有无关节面后天性不平整。关节不稳定,关节畸形引起的关节面对合不良;了解患者有无关节感染、血友病、神经性关节炎等。这些疾病可促使关节软骨耗损;了解患者有无长期不恰当地使用皮质激素,引起股骨头坏死及软骨病变等。

2.心理社会评估

(1)了解患者在发病前有无寒冷、潮湿、过度劳累和精神刺激等诱因。

(2)了解患者的文化素养、家庭背景、经济条件、医疗保障及家庭社会人际关系,以及家庭主要成员对患者的关心支持力度等。

(3)注重了解患者对疾病的认知程度、所持态度及心理承受能力等。

3.身体状况

(1)了解患者生活的自理能力、活动能力以及活动的安全性。

(2)了解患者的全身状况,有无晨僵以及僵硬关节的分布,活动受限的程度,有无关节畸形和功能障碍。

(3)了解患者的各项生命体征、精神和神志反应,以及营养情况,关节肿胀程度,受累关节有无压痛、触痛,局部发热及活动受限等情况。

(4)了解患者及其家属对疾病相关知识的了解程度,有无因不能活动或活动受限而产生不良的心理反应,如紧张、恐惧等。

(5)了解患者有无疼痛以及疼痛的起始时间、起病特点、发病年龄以及疼痛对患者的影响,患者对控制疼痛的期望和信心。

## (二)一般护理

1.生活护理

注意外部环境的变化,应居住在阳光充足、通风条件较好的环境中,提醒患者在气候变化时随时增减衣服,晚间可戴尼龙手套或袜套以缓解晨僵和关节疼痛,髋关节发病者,应选择高椅,勿坐低凳或沙发。避免频繁上下楼梯及屈蹲动作,行走时应穿轻便柔软的硬底软帮鞋,避免穿高跟鞋,以免关节损伤。睡眠时不要在膝下垫枕头,颈椎骨关节炎的患者应避免长期伏案、仰头或转颈,必要时使用护颈,枕头的高度要适当,以免关节变形。床铺应干燥、平整、清洁,出汗时勤换衣裤,防止感冒,阴天、下雨、寒冷、潮湿时,关节肿胀疼痛均可能加重,应嘱患者此时勿外出活动,注意保暖,关节处可加护膝,卧床患者应将患肢用软枕垫起,保持关节功能位,并按时更换体位,以免造成关节功能受限。

2.饮食护理

(1)给予清淡、易消化、营养丰富的饮食,忌油腻、辛辣食品,要注意补充蛋白质和纤维素,多食新鲜蔬菜和水果,防止便秘。大多数骨关节炎患者骨密度下降,多伴发不同程度的骨质疏松,所以饮食方面需选用含钙较高的食品如牛奶等。并要适当补充维生素D和钙剂,超过标准体重的患者,下肢和脊柱各关节要承受过大重量,妨碍关节软骨营养,应避免摄入过于肥腻食物,以清淡、低脂、新鲜蔬菜、水果及富营养的食物为主,减轻体重,以免增加关节及身体负荷。

(2)辨证施护:根据中医分型配合辨证施护。①肝肾亏虚证:饮食宜用补肝益肾、强筋壮骨之品,如鹿筋鸡脚汤、续断杜仲煲猪尾、黄芪肉桂白鸽汤等,忌生冷肥腻之品。②寒湿痹阻证:宜食进温经散寒的食品,如薏苡仁、韭菜、羊肉、干姜等,忌生冷的食品。③湿热阻络证:宜食进清热利湿通络的食品,如丝瓜、冬瓜、赤小豆、玉米须,忌食辛辣、肥甘、醇酒等的食品,鼓励多饮水。④痰瘀互结证:宜食进化痰祛瘀的食品,如萝卜、山楂等,忌肥甘厚腻等生痰生湿的食品。⑤气血两虚证:宜食进补益气血的食品,如大枣、龙眼、阿胶,同时多进食动物肝脏、菠菜等富含铁的食品。

3.情志护理

骨性关节炎患者受累关节疼痛明显,活动受限,生活自理能力有不同程度的下降,会产生悲观情绪,护士在与患者的接触中要以和蔼的态度,采取心理疏导、解释、安慰的方法做好心理护理,鼓励患者自我护理,参加集体活动。护士应视患者病情、性格、文化程度、接受能力、家庭环境的不同,分别采用口头讲解、现场示范等方式因人施教,向患者介绍疾病的发生、发展、转归及健康教育,注意情志变化。嘱患者卧床休息,安慰、鼓励患者树立战胜疾病的信心。

4.用药护理

(1)严格按医嘱服药,一定要准确掌握药物剂量,不能随意停药或增减剂量。

(2)为了减少胃部不适,口服消炎止痛药应在饭后服用。

(3)观察用药效果和反应,发现皮疹、胃痛、头痛等副作用,应及时报告医生并协助处理。

(4)定期检测血尿常规、骨密度及肝肾功能。

## (三)症状护理

1.疼痛

疼痛是导致患者骨骼与肌肉障碍及致残的一个重要原因。首先应对患者进行疼痛评估,包括症状、发作情况、疼痛部位和活动情况,然后采取干预措施;根据医嘱予以服止痛剂,减少患肢活动,做好患者的心理护理,保持情绪的稳定以积极配合治疗。肢体关节疼痛较剧,遇寒加重,得热则减者给予局部温热疗。

温针灸是借艾条火的热力给人体以温热性刺激,通过经络腧穴达到治疗、防病的一种方法,具有温通经络、行气活血、祛湿逐寒及防病保健等作用,不失为治疗骨性关节炎的有效方法。艾灸集热疗、光疗、药物治疗为一体,作用于特定穴,能温经通络,迅速改善局部血液循环,从而达到蠲痹止痛效果。取三阴交、内膝眼、血海、足三里为主穴治疗。保持患肢功能位。做好生活能力及安全评估。遵医嘱中药湿敷。遵医嘱穴位贴敷。

2.关节僵硬

本病初起,正当邪实正虚之际,患者应适当休息,可减少消耗,注意保暖,待病情缓解或邪退正复之时,鼓励患者适当活动,促使筋脉气血舒畅。对关节僵硬者,应进行按摩及被动活动膝关节,每天1次,每次30 min,适度锻炼,可活动筋骨,疏通气血。饮食宜温热,多用生姜、花椒等热性调料,以助热散寒。

3.躯体移动障碍

协助患者进食,排便及个人卫生。移动患者躯体时,动作要稳、准、轻,以免加重肢体损伤。指导并协助患者进行适当的功能锻炼,以达到预防关节僵硬或强直。评估活动受限的范围、持续时间等,必要时采取安全防护措施,防止跌倒及其他意外发生。遵医嘱中药涂药。遵医嘱中药泡洗。遵医嘱中药离子导入。遵医嘱蜡疗。

4.关节肿胀

评估肿胀的部位、持续时间、运动情况等。寒、湿痹的患者可局部热敷,注意避免烫伤。遵医嘱中药湿敷。遵医嘱中药熏蒸。遵医嘱中药外敷。遵医嘱穴位贴敷。肩痹取曲池、肩髃、手三里等穴,膝痹取足三里、委中、阳陵泉等穴。

# 五、健康教育

(1)居室宜温暖、干燥,衣着注意防寒保暖,夏季勿淋雨及涉水。

(2)肢体关节疼痛剧烈、屈伸不利时，或痛痹，痛有定处，得热痛减及有发热、脉数等表现者，应卧床休息。但需经常更换体位，以免局部受压及影响关节功能的恢复。

(3)注意局部保暖，可用热水袋热敷、中药熏洗、加用护套或施以拔罐。

(4)关节功能锻炼指导：急性活动期应卧床休息，睡硬板床，但不能绝对卧床，关节疼痛时可采用热敷、按摩、理疗等方法，减轻疼痛，纠正不良姿势。康复锻炼在医师指导下进行。

1)功能锻炼的方法及强度应遵医嘱。

2)进行功能锻炼的原则是将关节伸展到最大但不疼痛为宜，全身不觉得疲乏劳累为度，告知患者不是活动越多越好，也不是越痛效果越好。

3)选取合适的锻炼方式，如步行和游泳是骨关节病患者较好的锻炼方式，不主张爬山、登高、深蹲、爬楼梯等加重膝关节负重的运动。

4)合理的锻炼可恢复肌肉收缩力，关节灵活度和防治骨质疏松，告知患者不合理的锻炼则会增加关节负荷。

## 六、出院指导

(1)指导患者正确认识疾病：积极配合治疗，养成良好的生活习惯减少疾病复发，出院时再次了解、评估患者对本病的认识程度，评估其功能锻炼是否到位，能否达到治疗效果。

(2)做好卫生宣教及出院指导：首先嘱患者注意防寒、防潮，劳动时汗出切忌当风，垫褥、盖被，应勤洗勤晒，并保持清洁干燥等，平时加强个体调摄，如房事有节、饮食有常、劳逸结合，也可视情况参加各种体育锻炼。

(3)给予出院用药指导：对于中成药、活血化瘀的药物，嘱其服药后多饮温开水。

(4)落实出院回访制度：了解患者的情况，并提示、强化其坚持功能锻炼，另外日常可选择散步、骑自行车、慢跑、游泳等有氧运动，禁止较多地上下楼梯、爬山、球类等剧烈运动，同时局部注意保暖。避免各种诱因，如寒冷、潮湿、过度劳累和精神刺激、跷二郎腿、盘腿等，以防复发。

(5)保持乐观的情绪，积极配合治疗。保证充足的睡眠，做到作息时间有规律。均衡饮食，肥胖者应减轻体重，以减轻关节负荷。

(6)病情缓解后指导患者正确进行关节活动，以免不适当的锻炼加重关节损伤，锻炼 1 h 至少休息 10 min，每天 2～3 次，锻炼时提倡全身关节锻炼，患者可根据自己的兴趣爱好及身体状况选择合适的锻炼项目，如练气功、做健身操、散步等，避免跑步或球类等剧烈体育运动，尤其要提倡游泳，可减轻关节疼，促进肌肉放松，对关节僵硬较重者可进行强力的被动和主动运动，但不可施以暴力，以免造成骨与关节再度损伤。锻炼应从小运动量开始，循序渐进，持之以恒，锻炼强度以锻炼后不引起关节疼痛加重为度，如果锻炼后关节有持续的疼痛，则应降低锻炼的强度和缩短锻炼时间。锻炼前可先热敷关节，并做充分的准备活动，以保护关节。

(7)定期复查。

（徐秀云）

# 第五节 痔

痔指直肠下端肛垫发生病理性肥大，出现出血、脱垂等症状或伴随肛管静脉淤血曲张或血栓形成和肛缘组织增生形成的肿块。因饮食不节，燥热内生，下迫大肠，或久坐、负重远行等所致。以便血、肛门有肿物、坠胀、异物感、脱出或疼痛为主要临床表现。临床根据其症状和部位将其分为内痔、外痔、混合痔。痔是肛肠疾病中最常见的多发病，约占所有肛肠疾病的 85%，我国民间有“十人九痔”之说，男、女性皆可发病，以女性发病率为高，任何年龄都可发病。

## 一、病因病机

(1)饮食不节。由于饮食不节，过食辛辣酒醴，湿聚热生，下注大肠，蕴结于局部，导致筋脉淤积弛解，日久变化为痔。

(2)外感风、湿、燥、热之邪，或因七情内伤而致热毒蕴结，气血壅滞不通，经络不通而瘀滞结聚于肛门，冲突为痔。

(3)房室不慎，精气脱泄。醉饱入房，筋脉横解，精气脱泄，热毒乘虚下注。

(4)脏腑本虚，中气不足。痔者皆因脏腑本虚，外伤风湿，内蕴热毒，醉饱交接，以致气血下坠结聚肛门，宿滞不散，而冲突为痔。

(5)久坐久站，瘀血流注肛门。担轻负重，竭力远行，以致浊气、瘀血流注肛门引发痔。

(6)妊娠、分娩加重痔，常伴有分娩后痔的急性发作。

(7)便秘、久泻引发痔。久泻导致脾肾阳虚，中气下陷，升提无力，便秘努挣不下，局部筋脉瘀滞于下而成痔。

## 二、分类

根据痔的部位和病状分为内痔、外痔、混合痔。

### (一)内痔

位于齿线以上，由肛垫病理性肥大而形成，轻者以便血为主，重者以脱垂为主，临床根据其症状和病理组织变化分为四期。

1. Ⅰ期内痔

便血色鲜红，可无其他症状，肛镜检查见肛垫充血肿胀呈杨梅样，黏膜表面轻度糜烂，局部可有出血点或出血倾向，痔核呈血管肿型，指诊肛垫肿胀柔软。无痔核脱出，虽然内痔出血较剧烈，但几乎不痛。在滴血的病例中，有的是每次排便都有出血，也有的是间歇性出血，大量出新鲜血时止血较困难，大多要连续数日反复出血，出血量多时，有的人会因此而贫血。

2. Ⅱ期内痔

便血色鲜红，伴有肛垫脱垂，便后可自行还纳复位，肛镜检查肛垫肿胀明显增大，黏膜粗糙、色暗或糜烂而失去光泽，其表面局部或有出血点或有出血倾向，痔核呈血管肿型伴纤维化变化，指诊肥大肛垫可扪及，质软。

3. Ⅲ期内痔

排便或其他原因增加腹压时肛垫下移脱出，不能自行回纳，需休息或手推方能还纳复位，甚至可发生嵌顿，伴发肛门肿痛，便血少见或无便血。肛镜检查肛垫肿胀隆突明显，痔核呈纤维化型伴静脉曲张，指诊可扪及肛垫肥大隆突团块，质柔软，局部可有硬结。

4. Ⅳ期内痔

站立行走或咳嗽负重时肥大肛垫自行脱出，复位困难，无论休息或手推均不能复位，肛垫肿胀肥大明显，常污染内裤，肛外常可见痔核脱出。肛镜检查可见黏膜色紫暗，表面糜烂，伴发血栓，常有血性黏液覆盖。肛垫间沟消失，肿胀成环形。痔核为静脉瘤型伴血栓，指诊肛门一般较松弛，常可扪及血栓小硬结。

### (二)外痔

位于齿线以下，由肛缘结缔组织发炎增生、静脉丛淤血曲张或发生血栓形成的团块或赘皮。根据外痔发生的病因和临床症状可分为炎性外痔、血栓性外痔、结缔组织性外痔和静脉曲张性外痔。

1. 炎性外痔

肛缘皮肤破损，感染发炎，或过食辛辣、酗酒、腹泻等致皮肤充血水肿发炎形成炎性肿块，发生灼热疼痛或湿痒不适称为炎性外痔。

2. 血栓性外痔

肛缘皮下突发青紫色肿块。局部皮肤水肿、硬结、疼痛剧烈，触痛明显，称为血栓性外痔。常因肛缘曲张静脉因腹压增加，用力努挣等致血液滞留于血管内凝结为块，或血管破裂出血而淤积形成紫暗色肿块所致。

3. 结缔组织性外痔

肛缘皮肤皱襞因反复刺激或发炎，致结缔组织增生肿大形成皮赘，称为结缔组织性外痔。一般无症状，或偶有湿痒，临床以肛门异物不适感为其主要症状。

4. 静脉曲张性外痔

久蹲或腹压增大时肛缘皮下有青紫色团块隆起压之柔软处可消失，轻者无症状，重者可有肛门坠胀不适感，称为静脉曲张性外痔，多与Ⅲ期内痔和混合痔并发。

### (三)混合痔

内痔和相应部位的外痔相融合，局部齿线消失，称为混合痔。常由同一方位的内痔丛和外痔丛淤血曲张，互相沟通扩张所致，具有内痔和外痔的特征。临床常根据其特征和病理变化而分为静脉曲张型混合痔、结缔组织型混合痔和环状混合痔。

## 三、主要护理诊断/问题

1. 痔核脱出、疼痛、坠胀

痔核脱出、疼痛、坠胀与湿热下注和中气下陷有关。

2. 便血

便血与湿热下注、肠络受损有关；与大便努挣，络脉受损有关。

3. 知识缺乏

缺乏有关疾病的术后预防复发的康复知识。

4. 舒适的改变

舒适的改变与疾病本身及术后输液有关。

5. 痔核脱落期出血

痔核脱落期出血可能与血热妄行和络脉受损有关。

6. 术后并发症

术后并发症包括切口疼痛、出血、尿潴留与手术经脉受损、络脉未复、血热妄行、麻醉、紧张等有关。

## 四、常见症状和证候施护

痔的症状因痔的种类、病因和病程的长短与病变性质、程度不同而异，可单独出现，也可同时发生，或与其他病证相混。

### （一）便血

1. 症状

便血为痔的一个主要症状，指大便时或便后无痛性、间歇性出血，色鲜红，不与大便相混，或滴血，或射血，或便纸带血，或附于大便表面，或先血后便，或先便后血，常为内痔的重要症状，也可见于混合痔。临床仅见便血，无物外脱，一般考虑Ⅰ期内痔出血。若出血伴便时肿物外脱，但便后可回纳考虑为Ⅱ期内痔出血。Ⅲ期内痔出血少见，但肿物外脱需手托方可复位，便血又具有混合痔的特征为混合痔的出血。便血的发生主要是因肛垫微循环系统受到多种因素的影响发生障碍而致调节障碍，导致窦状静脉淤血，代谢产物堆积，组织缺氧代谢紊乱，组织水肿、坏死而致肛垫发生病理性肥大，黏膜血管损伤。

2. 证候施护

（1）应卧床休息，减少活动，避免疲劳。患者素体虚弱，注意保暖，避免感受风寒之邪。

（2）情志护理，给予精神上的鼓励和安慰，生活起居方面多加照顾关心，防止患者便血时过分紧张、惊恐加重出血。

（3）出血期间嘱患者大便不要用力，以免增加腹内压力，便后用温水帮助擦洗干净，肛周涂以油脂以保护皮肤。

（4）便血实热证，饮食宜清淡，忌食辛辣，禁烟酒，出血期宜进食易消化食物。平时可常吃绿豆百合汤、鲜藕汁加食盐、杏仁、茶、柿饼、黑木耳等具有清热、凉血、收敛止血之品。脾虚者则要加强营养，饮食上以高热量为主，食不宜过凉，忌食生冷瓜果，以防伤脾，宜少食多餐。

（5）注意观察便血的时间、量、色、质，如继续排出柏油样便，血压下降，脉细而数，呼吸急促，表示出血未停。若出现心慌、汗出、面色苍白、四肢湿冷，说明有虚脱的可能，应立即采取措施，做好抢救准备工作。

（6）大肠热结可服清热凉血通便药，平时多吃清热祛火的蔬菜，减少便秘的发生，并使大便软化易解，便血可止。

（7）大便带血或滴血少量时可用云南白药在肛门镜下敷于局部，肛内纳入复方角菜酸酯栓。

### （二）脱垂

1. 症状

脱垂是Ⅱ期及以上内痔和混合痔的另一主要症状，系肛垫支持结构肌纤维和韧带变形松弛断裂时肛垫下移难以复位所致。混合痔还常伴有肛周组织的松弛。一般是在Ⅱ期内痔时肛垫的支持组织尚未严重损害，在肛垫下移后随着排便完成可自行复位，当发展到Ⅲ、Ⅳ期内痔或混合痔时，肛垫支持组织严重受损故不能自行回纳，需用手托复位，甚至站久、行久、咳嗽时即可自行外脱。

2. 证候施护

（1）注意调理饮食，进食清淡易消化，有习惯性便秘或排粪不畅的脱垂患者，平时要多食含纤维素多的蔬菜、水果，保持粪便柔软，避免便秘或腹泻。

（2）卧床休息，采取舒适体位，适量活动，避免剧烈活动。

（3）直肠脱垂后应立即复位，可用手将其轻轻托回；脱垂后因水肿不易复位，在麻醉下进行复位。复位后需静卧半小时，并口服缓泻剂。

（4）要鼓励患者坚持做肛门功能锻炼，以增强肛门括约肌的收缩能力。

（5）排便时禁用蹲位，可在床上用便盆平卧位排便，以减少脱垂的机会。

（6）术后嘱患者控制大便在 2～3 d 间排出（以防出血和污染伤口）。首次排便应以开塞露注入肛内协助排便。

## （三）疼痛

1. 症状

疼痛常发生于炎性外痔、血栓性外痔和混合痔发炎。内痔一般无痛，但当其脱出嵌顿发生感染或血栓时可发生胀痛甚至剧烈疼痛，致患者坐卧不安，严重影响生活和工作。临床可见肛缘有充血水肿之炎性肿物或紫蓝色硬结，或内痔嵌顿，痔体水肿充血、炎性肥大。

2. 证候施护

（1）观察疼痛的部位、性质、强度、伴随症状和持续时间。

（2）指导患者采用放松疗法，如听音乐、看电视、深呼吸，以分散注意力，使其发挥耐痛潜在能力，必要时用止痛剂。

（3）适时坐浴：既可疗创治病，又可松弛括约肌而缓解疼痛。对于炎性痛、痉挛痛等，使用中药坐浴效果胜过服用止痛药。

（4）灼痛的炎症反应：可通过抗炎处理或解热镇痛药而缓解；跳痛因肌肉痉挛引起者，可以进行松弛训练或使用镇静药、肌松药。

（5）术后排便引起疼痛：可在排便前夜服用润肠通便的药物，或临时使用开塞露，可减轻排便疼痛。

（6）饮食：应当告知患者不宜食用辛辣食物，以免加剧炎症引起疼痛。同时，宜清淡而富有营养及膳食纤维食物，多吃水果、蔬菜等有助于排便正常，减轻疼痛。

## （四）肛门瘙痒

1. 症状

痔患者发生肛门瘙痒常因内痔或混合痔脱出直接刺激肛周皮肤，或肠内分泌物外溢影响皮肤代谢或对其过敏刺激皮肤所致。常伴随有肛门潮湿、皮肤皲裂、皱褶肥大、皮肤擦伤等，久之可致肛周皮肤病变。

2. 证候施护

（1）不要穿太紧的内裤，穿的衣服材质以棉质为好，因为棉质的柔软程度和透气性较好，能够使肛门处在一个较为干燥的环境下。

（2）应注意保持肛门局部的清洁、干燥，用温水清洗后，用柔软的纸巾轻轻擦干。勿搓擦、搔抓，忌用热水烫洗、肥皂反复清洗肛门，这样会洗掉肛周皮肤皮脂，破坏肛门皮肤环境，引起肛门瘙痒；另外过多使用肥皂，特别是碱性强的肥皂，刺激肛周皮肤也易引起肛周瘙痒。

（3）切勿用力抓挠，以免抓破皮肤使感染扩散，加重病情，饭前便后都要洗手，勤剪指甲、勤换衣、勤晒被等。

(4)合理安排饮食:饮食应清淡、富含维生素,多吃新鲜的蔬菜水果,忌烟、酒、辣椒、浓茶、咖啡及其他刺激性食物。

(5)多饮温开水,保持大便通畅,防止排出的渗液刺激肛门引起瘙痒。

### (五)肛门潮湿

1.症状

由于重度内痔或混合痔反复持续脱垂,肛垫严重受损,其感觉和控便能力受损,不能有效防止肠液溢出、粪便外溢,加之肛门松弛,肠内容物更易外溢,或炎性外痔水肿黏液渗出、内痔黏膜长期外露或嵌顿,黏液分泌增加致使肛门潮湿不洁,污染内裤,患者极不方便,且常与肛门瘙痒、湿疹并发。

2.证候施护

(1)进食清淡易消化的食物,多食蔬菜、水果,忌食辛辣及羊肉、虾、海鲜等腥膻发物;忌烟酒,以免使肛周毛细血管扩张。

(2)忌用热水、碱性肥皂水清洗或自涂刺激性药物,以免糜烂扩大。

(3)情志护理,帮助患者树立信心,减轻其心理负担,彻底治愈疾病。

(4)内衣、内裤宜柔软宽松,勤换勤洗,避免内衣、内裤过紧,以减少对皮肤的摩擦刺激。

(5)保持皮肤清洁、干燥。

### (六)肛门坠胀

1.症状

重度内痔和环状混合痔肛垫重度病理性肥大,体积肿胀增大,常脱于肛外,刺激排便感受器产生异常排便感,但欲便不出,或觉大便未尽感,长期刺激而致肛门坠胀,加之痔核感染发炎水肿更加重这一症状。

2.证候施护

(1)进食清淡易消化的食物,多食蔬菜、水果、忌食辛辣及羊肉、虾等腥膻发物;忌烟酒,患者要保持均衡、合理的饮食。

(2)情志护理,帮助患者树立信心、减轻其心理负担,彻底治愈疾病。

(3)多饮温开水,排便前夜服用润肠通便的药物或临时使用开塞露,保持大便通畅。

(4)适时坐浴,既可疗创治病,又可松弛括约肌而缓解坠胀。

(5)鼓励患者坚持做肛门功能锻炼,以增强肛门括约肌的收缩能力。

### (七)排便不畅

1.症状

由于肛垫和排便反射关系十分密切,因此肛垫肥大形成痔病,常可引起排便不畅。临床常见肿大的痔核脱出于肛外,或单个,或多个,或呈环状如莲花状,均可导致患者排便不畅。

2.证候施护

(1)养成定时排便的习惯:要确定一个适合自己的排便时间(最好是早晨),无论有无便意,或能不能排出,都要按时如厕,只要长期坚持,就会形成定时排便的条件反射。

(2)调整饮食:应多吃些含纤维素多的食物,如糙米、玉米、芹菜、韭菜、菠菜和水果等,以增加膳食纤维,刺激和促进肠道蠕动。芝麻和核桃仁有润肠作用,可以适当多吃一点。

(3)适当多饮水:每天早晨空腹时最好能饮一杯温开水或蜂蜜水,以增加肠道蠕动,促进排便。平时也应多饮水,不要等到口渴时才喝水。

(4)适当参加体育运动:应适当地参加体育运动,特别是要进行腹肌锻炼,以便增强腹部肌肉的力量和促进肠蠕动,提高排便能力。做腹部按摩,促进肠道蠕动。

(5)情志护理,保持乐观的情绪,心情愉快。

(6)上述方法无效,可以用开塞露或灌肠通便。

## 五、治疗

从治疗痔的角度来说,通常应首先采取一般治疗,包括改变饮食结构、多饮水、保持大便通畅等。若一般治疗方法无效,可采用保守治疗,常用的保守治疗方法有内治法、熏洗法、灌肠法、涂敷法、栓剂法、针灸法、理疗法等。

手术治疗是在其他保守治疗方法无效时才采用的。

### (一)内治法

内治法指内服药物为主的治疗方法,包括内服中药、西药。中药治疗痔较西药有明显的优势,中医强调整体观念和辨证论治,可根据痔患者病情的不同辨证选用中药汤剂、中成药内服,也可选用单方和验方进行治疗。

### (二)熏洗法

熏洗法也称为坐浴法,使热力和药物的作用直达病处发挥治疗作用,其疗效较内服药要好,通过热力和药物的作用,促进患处血液循环,使气血流畅而消肿止痛,缓解患者的自觉症状。

### (三)灌肠法

灌肠法即应用中药保留灌肠,可通过肠壁吸收药物的有效成分进入血液循环以发挥作用,也可以通过直肠直接作用于病变局部而发挥治疗作用,中药保留灌肠治疗痔有肯定的疗效,较口服药物有明显的优势。

### (四)涂敷法

涂敷法是指将药物直接涂敷于患处的治疗方法。该方法药物直接作用于病变部位,其疗效较好,适宜外痔及内痔的痔核脱出、肿痛不适的患者。

### (五)栓剂法

栓剂经肛门局部使用,由于是直肠局部给药,直接作用于患处,其疗效较口服药更好,同时也避免了口服药对胃黏膜的刺激。

### (六)针灸法

针灸疗法是中医学的重要组成部分,是通过针刺与艾灸调整脏腑、经络、气血的功能,从而达到防治疾病的目的。

### (七)理疗法

所谓理疗是指利用声、光、电、磁、温度等各种物理因素,对人体组织器官和致病因素发挥作用,从而调节机体的各种功能,达到治疗调养疾病和促进健康目的的治病、防病手段。

### (八)注射法

注射法是将药物注入内痔,通过药物的作用达到治疗内痔的目的。临床上根据药物对痔组织作用的不同分为坏死注射剂、硬化注射剂。

### (九)手术疗法

痔经过非手术疗法治疗无效后均需采用手术疗法。为了便于区别于非手术疗法,临床将凡是在麻醉状态下采用将导致局部组织损伤的治疗方法归为手术疗法。如内痔结扎疗法、外痔切除术、外痔剥离内痔结扎术、混合痔外剥内扎术、消痔灵注射硬化疗法等。其适应证包括:Ⅲ期内痔、Ⅳ期内痔、Ⅰ期或Ⅱ期内痔出血量大且保守治疗无效者、急性嵌顿痔、有症状的外痔。

(徐秀云)

# 第六节 肛 裂

肛裂是位于肛缘和齿线之间的皮肤全层裂开,形成的纵行裂疮,其方向与肛管纵轴平行,呈梭行或椭圆形,表现为便时肛门周期性疼痛和出血。肛裂为常见肛肠疾病,多发于青年和中年人,女性比男性多见,儿童也可发生,由于小儿未能进行良好的排便训练,可导致便秘,从而使肛门裂伤,老年人较少。

肛裂常发生于肛门后、前正中,以肛门后部居多,在两侧的较少。初期仅在肛管皮肤上有一小裂口,有时可裂到皮下组织或直至括约肌浅层。裂口呈线形或棱形,如将肛门张开,裂口的创面即成圆形或椭圆形。早期及时治疗可以痊愈。

## 一、病因病机

中医认为肛裂的发生多由燥火、湿热蕴结、血热肠燥或阴虚精亏而致。由于感受风、火、燥、热邪气,燥火结于胃肠,灼津伤液,粪便坚硬干结,难于排出,强力努挣,损伤肛门,造成裂口,裂口因大便秘结而反复加深,经久不愈,毒邪蚀肉遂成肛裂;或外感湿热邪气,内有过食醇酒肥甘,滋生湿热,蕴结胃肠,下注肛门,肉腐为病,不愈而成肛裂;或年老体衰,或产后贫血之人,血虚不能养肤,肠燥而为便秘,损伤肛膜发生肛裂。

## 二、分类

### (一)2 期分类法

1.早期肛裂(急性肛裂)

裂口新鲜,尚未形成慢性溃疡,疼痛较轻,一般在 1~2 周可以自愈。

2.陈旧性肛裂(慢性肛裂)

由急性肛裂转化而来,肛裂持续未愈或经治复发或经治未愈超过 4~8 周,裂口已形成梭形溃疡,同时有肛乳头肥大、前哨痔等,并有周期性疼痛。

### (二)3 期分类法

1.Ⅰ期肛裂

肛管皮肤浅表纵裂,创缘整齐,基底新鲜,色红,触痛明显,创面富于弹性。

2.Ⅱ期肛裂

有肛裂反复发作史。创缘不规则,增厚,弹性差,溃疡基底部紫红色或有脓性分泌物,周围黏膜充血明显。

3. Ⅲ期肛裂

溃疡边缘发硬，基底色紫红，有脓性分泌物，上端邻近肛窦处肛乳头肥大，创缘下端有前哨痔或有皮下瘘管形成。

## 三、主要护理诊断/问题

1. 疼痛

疼痛与排便时肛门扩张或刺激肛门括约肌有关。

2. 便秘

便秘与患者惧怕疼痛有关。

3. 舒适的改变

舒适的改变与疾病本身及术后输液有关。

4. 术后潜在并发症

术后潜在并发症包括切口疼痛、出血、尿潴留、肛门失禁与手术经脉受损、络脉未复、血热妄行、麻醉、紧张等有关。

5. 知识缺乏

缺乏疾病的相关知识。

## 四、常见症状和证候施护

### (一)疼痛

1. 症状

患者排便时，肛门部周期性疼痛，这是肛裂的主要症状。排便时粪块刺激溃疡面的神经末梢，立刻感到肛门灼痛或刀割样疼痛，但便后数分钟疼痛缓解。该期称疼痛间歇期。以后因内括约肌痉挛又产生剧痛，疼痛的程度随着肛裂的大小和深浅不同而有轻有重。该期可持续半小时到数小时，使患者坐立不安，很难忍受，直至括约肌疲劳后肌肉松弛，疼痛缓解。这是疼痛的一个周期，故称为周期性疼痛，为肛裂疼痛的特征。以后又因排便或喷嚏、咳嗽、排尿等都能引起周期性疼痛反复发作，疼痛还可放射到会阴部、臀部、大腿内侧或骶尾部。

2. 证候施护

(1)指导患者采用放松疗法，如听音乐、看电视、深呼吸，以分散注意力，使其发挥耐痛潜在能力，必要时用止痛剂。

(2)适时坐浴，坐浴是治疗肛裂等肛周疾病的重要措施。既可疗创治病，又可松弛括约肌而缓解疼痛。

(3)患者可以口服乳果糖类缓泻剂，使得大便松软、润滑。

(4)肛门栓剂或使用开塞露对减轻急性肛裂局部创面的炎症性疼痛也有帮助，可以改善局部血液循环，促进创面愈合。

(5)外用涂抹药物减轻疼痛，促进愈合。急性期可以用生肌散涂抹伤口，陈旧性肛裂则可以用马应龙麝香痔疮膏等治疗。

(6)饮食调节也是预防肛裂的一个好办法，多喝水，少吃肉，适当增加高纤维食物如蔬菜、水果的摄入，避免辛辣、煎炸等食物。

### (二)出血

1.症状

肛裂的出血不规则,时有时无。一般出血量不多,便时有鲜血点滴而出,有的粪便表面带血,有的仅卫生纸血染,有的与黏液混在一起附于大便表面。出血的多少与肛裂的大小和深浅有关,裂口越大越深,出血越多。

2.证候施护

(1)养成定时排便的习惯:要确定一个适合自己的排便时间(最好是早晨),不论有无便意,或能不能排出,都要按时如厕,只要长期坚持,就会形成定时排便的条件反射。

(2)患者可以口服乳果糖类缓泻剂或液状石蜡,使得大便松软、润滑。

(3)情志护理,给予精神上的鼓励和安慰,生活起居方面多加照顾关心,防止患者排便出血时过分紧张。

(4)出血期间嘱患者大便不要用力,以免增加腹内压力,便后用温水帮助擦洗干净,肛周涂以油脂以保护皮肤。

(5)注意观察便血的量、色、质。

(6)可服清热凉血通便药,平时多吃清热祛火的蔬菜,减少便秘的发生,使大便软化易解、便血可止。

### (三)便秘

1.症状

多为直肠型便秘。患肛裂的患者因恐惧排便时剧痛,常常有意推迟排便时间,减少排便次数,结果使粪便在直肠内停留时间延长,水分被过分吸收,大便变得越发干硬,一旦排便,就会使裂口更加加深,疼痛加重。形成"肛裂引起疼痛→怕痛不大便→大便更干硬→肛裂更加重→疼痛更加重"的恶性循环。

2.证候施护

(1)养成定时排便的习惯:要确定一个适合自己的排便时间(最好是早晨),不管有无便意,或能不能排出,都要按时如厕,只要长期坚持,就会形成定时排便的条件反射。

(2)调整饮食:应多吃些含纤维素多的食物,如糙米、玉米、芹菜、韭菜、菠菜和水果等,以增加膳食纤维,刺激和促进肠道蠕动。芝麻和核桃仁有润肠作用,可以适当多吃一点。

(3)适当多饮水:每天早晨空腹时最好能饮一杯温开水或蜂蜜水,以增加肠道蠕动,促进排便。平时也应多饮水,不要等到口渴时才喝水。

(4)适当参加体育运动:特别是要进行腹肌锻炼,以便增强腹部肌肉的力量和促进肠蠕动,提高排便能力。

(5)便秘患者平卧时做腹部顺时针方向按摩,以促进肠蠕动而排便。

(6)情志护理,保持乐观的情绪,心情愉快,不要动辄生气上火。

(7)给予口服润肠通便药物。

(8)如上述方法处理后仍无效,遵医嘱给予肠道清洁灌肠。

### (四)瘙痒

1.症状

一般肛裂只有少量血性分泌物,一旦发生感染,局部可形成肛缘脓肿,则分泌物增多,污染衣裤,刺激肛门皮肤引起局部瘙痒,甚至出现湿疹或并发肛周皮肤皲裂。

2. 证候施护

(1)不要穿太紧的内裤，穿的衣服材质以棉质为好，因为棉质的柔软程度和透气性较好，能够使肛门处在一个较为干燥的环境下。

(2)应注意保持肛门局部的清洁、干燥，用温水清洗后，用柔软的纸巾轻轻擦干。勿搓擦、搔抓，忌用热水烫洗、肥皂反复清洗肛门，这样会洗掉肛周皮肤皮脂，破坏肛门皮肤环境，引起肛门瘙痒；另外过多使用肥皂，特别是碱性强的肥皂，刺激肛周皮肤也易引起肛周瘙痒。

(3)切勿用力抓挠，以免抓破皮肤使感染扩散而加重病情，饭前便后都要洗手，要勤剪指甲、勤换衣、勤晒被等。

(4)合理安排饮食：饮食应清淡、富含维生素，多吃新鲜的蔬菜水果，忌烟、酒、辣椒、浓茶、咖啡及其他刺激性食物。

(5)多饮温开水，保持大便通畅，防止排出的渗液刺激肛门引起瘙痒。

## 五、治疗

肛裂的治疗原则是软化大便，保持大便通畅；制止疼痛，解除括约肌痉挛，中断恶性循环，促进裂损愈合。急性肛裂可经非手术治疗法治愈，慢性肛裂及急性肛裂经非手术治疗法失败者，一般采用手术疗法。尤其是肛管狭窄性肛裂必须行手术方能治愈。

### (一)内治法

1. 调理饮食

调整饮食节律，保持良好的生活习惯，进食富含膳食纤维类食物；睡前口服蜂蜜等润肠食物。

2. 适当服用缓泻剂

如患者通过饮食调节后大便仍干燥，可根据患者的病情和具体情况酌情适当选择中、西药缓泻剂治疗。如乳果糖口服液或麻仁润肠丸，使大便松软、润滑，以利排便；服用通便药时应注意先从小剂量开始服用，根据药效和排便情况逐渐调整药量，防止剂量过大，引起腹泻，反而使肛门疼痛加重。必要时外用开塞露促排便；若有便血，可服云南白药或槐角丸。

### (二)外治法

1. 熏洗疗法

该法适用于各种原因所致肛裂，目的在于活血化瘀，消肿止痛敛口，改善局部血循环以促进愈合。排便前坐浴，使肛门括约肌松弛，减轻粪便对肛裂溃疡的刺激，排便后坐浴，可使肛裂溃疡内的粪便残渣洗净，减少异物刺激，减轻肛门疼痛和痉挛。

2. 敷药疗法

主要通过药物直接敷于创面，该法药物直接作用于病变部位，可较好地达到清热解毒、活血化瘀、除湿止痒、止痛止血和生肌收口的作用。常用药物有消炎止痛膏、生肌散、生肌膏、马应龙麝香痔疮膏等；为减轻肛门局部疼痛，缓解括约肌痉挛，可用5%复方利多卡因乳膏外涂肛裂局部。

3. 塞药疗法

每天用于便后坐浴清洗干净，将普济痔疮栓、复方角菜酸酯栓等塞入肛内消炎止痛。

4. 封闭疗法

必要时可局部应用长效麻醉剂封闭治疗，可使急诊患者有效缓解疼痛。

### (三)手术疗法

急性肛裂多使用保守治疗,经上述治疗无效,可采用手术治疗。肛裂切除包括溃疡连同皮赘(前哨痔)一并切除,还可切断部分内括约肌纤维,可减少术后括约肌痉挛,有利愈合,创面不予缝合,术后保持排便通畅。手术疗法大致有肛裂切除术、肛裂侧切术、纵切横缝术、内括约肌切开术等。

(徐秀云)

# 第十六章　门诊护理

## 第一节　门诊护理管理制度

### 一、门诊护理工作管理制度

#### (一)目的

加强门诊护理管理,提高门诊患者满意度。

#### (二)依据

卫生部办公厅关于印发《三级综合医院评审标准实施细则(2011 年版)》的通知(卫办医管发[2011]148 号)。

#### (三)适用范围

门诊护士。

#### (四)责任人

门诊护士长。

#### (五)工作管理制度

(1)门诊护理管理工作实行护士长负责制,护士长在护理部、科护士长及门诊部领导指导下,负责门诊护理工作。门诊护理人员院内调动由护理部决定,并及时与门诊部沟通、协商,科内调动由科护士长与护士长协商解决。

(2)各诊室应有各级护理人员岗位职责、服务规范、工作流程、质量标准、消毒隔离等制度并严格执行。

(3)门诊护理人员必须严格遵守护理人员行为规范,着装整齐、仪表端庄,佩戴工号,准时上岗。自觉执行各项规章制度,恪守职业道德以高度责任心、同情心,耐心诚恳、态度和蔼接待每位患者,实行首问负责制。

(4)各诊室内各种抢救仪器、设备、物品、轮椅等,定点放置,专人管理,定时清点,定期检查、维修,定量供应,呈备用状态,一旦遇到患者病情突变,及时做好应急处理。

(5)加强诊室药品管理。严格执行药品、制剂分类管理,各类药品管理符合要求。

(6)认真做好各诊室开诊前的准备工作和接诊后的整理、清洁、消毒工作,候诊患者根据电脑挂号顺序就诊,做到一人一诊室、维持好就诊秩序。

(7)保持就诊环境的清洁、整齐、安静、舒适,做好患者就诊前、中、后的指导,定时开放电视、健康教育屏幕、实施健康宣教。

(8)严格执行卫生局有关规定和就诊须知,对老弱病残、70 岁以上老人及重症、劳模、离休干部、行动不便的患者,优先照顾、提供方便、确保安全。

(9)各诊室物品用消毒水擦拭 1～2 次/天有效控制院内感染。如有疑似患者,需要转至感染科就诊,应做好接待处的消毒工作。

(10)积极参加护理部、科室组织的业务学习,按时完成继教目标,不断学习新技术、新理论、新业务,努力提高专业技术水平。

(11)认真做好门诊实习同学的带教工作,做到护理带教有计划、有序化。

(12)护理人员必须熟练掌握突发事件的应急处理流程和报告流程,如病情突变、患者急救、火灾、食物中毒、停电等能有效地疏导和急救做到有效控制风险和危害。

(13)为保障门诊各诊室安全,诊室内禁止吸烟并加强对各类人员(医、护、工、患)的安全、知识教育和管理,自觉遵守医院规定,确保人身和财产安全。

(14)定期对患者或家属进行满意度测评,与患者沟通信息、征求意见,改进工作。

(15)护士长负责每月召开本单元护士工作讨论会或护理质量讲评会。

## 二、各诊室工作管理制度

(1)护理人员必须着装整齐,仪表端庄,佩戴工号,准时上岗。

(2)开诊前检查、清点物品(急救物品、氧气袋、血压计、轮椅等)并登记,保持其良好的备用状态。

(3)执行消毒隔离制度、做好体温表、诊疗台、电脑、诊室等清洁消毒工作,做好无菌物品的清洁、消毒、灭菌、规范放置工作、有效控制院内感染。

(4)做好第二次分诊工作和优先就诊工作,做到一人一诊室。并做好重症患者的护送工作。

(5)做好诊室内医疗器械、药品、消毒剂、麻醉药类和精神药类处方的管理工作,备好急救用品、药品,一旦遇到患者病情突变,及时做好应急处理。

(6)严格遵守护理操作常规,做好本诊室患者的各项治疗工作。

(7)认真做好接诊后的整理工作,统计好当天的工作量,关好水、电及门窗,防止意外事件发生。

## 三、服务台工作管理制度

(1)提前上班,挂牌上岗,仪表端庄、着装规范,态度和蔼,礼貌用语。

(2)坚守岗位。不得擅自离岗。保持预检服务台安静、无喧哗。

(3)熟练掌握业务知识及服务流程,熟悉公费医疗、医保政策及门诊专科、专家出诊等信息,解答问题耐心细致、准确预检、导诊、执行首问负责制。

(4)维持门诊大厅秩序,主动为患者提供各类咨询服务和便民措施(为残疾人、老年患者提供轮椅、协助就诊、保管寄放物品、提供雨伞、一次性茶杯、手纸等)。

(5)熟练掌握突发事件的应急处理流程和报告流程,处理好各种应急事件(负责转运送患者等)。

(6)负责门诊健康教育咨询工作,发放健康教育处方,按时、按序更换宣传板。并做好记录。

(7)保证轮椅、投币电话等正常使用,如有损坏,及时报修。

(8)耐心听取患者的反馈意见,记录备案并及时汇报领导。

(9)接待病假盖章时,必须严格核对医生签名、图章、病历和病假日期,相符后再盖章。

(10)保持服务台环境整洁,每日 2 次用 500 mg/L 文华消毒液擦拭工作台、桌面。每次接触传染患者后,及时用 1 000 mg/L 文华消毒液擦抹桌面,并消毒双手。

(11)下班前负责大厅空调、电脑、大屏幕的关闭检查工作。

## 四、服务台预检分诊制度

(1)提前上班,挂牌上岗、仪表端庄、着装规范,态度和蔼,礼貌用语。

(2)坚守岗位、不得擅自离岗。保持预检服务台安静、无喧哗。

(3)熟练掌握业务知识及服务流程、熟悉公费医疗、医保政策及门诊专科、专家出诊等信息,解答问题耐心细致、准确预检、导诊、执行首问负责制。

(4)从事预检、分诊的医务人员应当严格遵守卫生管理法律、法规和有关规定,认真执行临床技术操作规范、常规以及有关工作制度。

(5)做到一看、二间、三检查、四分诊。

(6)对传染病或者疑似传染病患者,分诊至感染科或分诊点就诊,同时对接诊处采取必要的消毒措施。

(7)根据传染病的流行季节、周期、流行趋势和上级部门的要求,做好特定传染病的预检、分诊工作。初步排除特定传染病后,再到相应的普通科室就诊。

## 五、换药室工作管理制度

(1)门诊换药室是为非住院患者进行伤口治疗性换药的重要场所。护理人员除应具有高尚的职业道德外必须具有敏锐的伤口观察能力和熟练的换药技巧。并在实践中不断学习,不断积累、总结、提高。

(2)保持室内空气流通,光线充足设有一般患者换药室和特殊感染伤口换药室、用具、器械须严格分开使用、清洁、消毒处理。

(3)换药室环境必须清洁整齐,每日做空气、物品表面、地面消毒。

(4)严格执行消毒隔离制度和无菌技术操作规范,换药用具坚持一人一使用,每次换药前必须洗手、戴口罩。

(5)严守保护和保密原则,关爱患者,尊重患者隐私,对患者隐私部位采用遮隔保护用具。

(6)各种外用药品、器械应固定放置,分类保管,标识清楚,用后归还原处。

(7)做好各种物品、器械的清洁、消毒工作,盛放消毒物品的容器每周彻底清洁消毒。

(8)特殊感染伤口的敷料、用具按特殊消毒灭菌要求处置,一次性用具到指定地点焚烧等。

## 六、中心治疗室管理制度

(1)中心治疗室工作有专人负责,承担门诊所有不宜在诊室内进行的护理技术操作,如导尿、留取中段尿、灌肠等。

(2)治疗室内保持清洁、整齐。每天做好消毒、整理工作,室内相对分污染、清洁、无菌区。私人物品不得放在室内,不得在室内会客、聊天等。

(3)各类物品、药品按规定分类保管、标签清楚,严防混放。

(4)严格执行无菌操作和正确执行各类操作规程,如有疑似传染病患者来做检查,必须严格执行传染病隔离制度、使用物品独立按传染病要求处理,严防院内感染,确保安全。

(5)自觉、认真地执行“三查七对一注意”,治疗后应留患者稍休息片刻,确保安全、防止差错发生。

(6)每天做好工作量统计每月做好汇总工作。

(樊建芳)

# 第二节 门诊护理常规

## 一、门诊一般护理

### (一)开诊前

(1)整理诊室、开窗通风。

(2)清点急救药品及物品并登记。

(3)做好开诊前的物品准备,如医疗器械、消毒液、消毒器械等。

(4)检查并启动HIS系统运行是否正常。

(5)保持室内整洁、安静、安全、舒适、空气流通、室温为18~26 ℃,每日湿扫地面1次。

### (二)开诊后

(1)维持候诊区秩序,运用HIS系统做好分诊工作,根据不同疾病分类安排患者到相应专业门诊就诊。

(2)根据病情测量体温,必要时测量血压,记录在门诊病例本上。

(3)密切观察候诊患者病情,病情变化者提前就诊,危重患者及时抢救并转送至急诊室进一步处理。老弱病残、婴幼儿等可酌情照顾提前就诊。如发现传染病患者应立即送感染性疾病科,防止交叉感染。

(4)实施移动式、迎前式、主动式服务,热情接待患者。

(5)定时巡视诊室,保护患者隐私。保持室内一医一患,必要时一患一陪。男医师为女患者检查肛门、乳房、会阴时应有护士陪同。

(6)严格执行无菌操作规程,严格执行手卫生。

(7)应用多种不同方式对患者实施健康教育,耐心解答患者提出的各种问题。

### (三)完诊后

(1)整理用过的器械、物品,做好清点、报废、请领、保管工作。

(2)整理诊室内卫生,消毒检查台、诊桌、诊椅、更换被服等。

(3)如有传染病患者,填写疫情报告卡,登记好,下班前投入疫情报告箱内。

(4)做好医疗废物分类处理。

(5)下班前关闭门、窗、水、电及HIS系统。

## 二、内科门诊护理

(1)按门诊一般护理常规。

(2)注意观察患者病情状况,对高热、气喘、年老体弱、残疾及行走不便等特殊情况,安排提前就诊。

(3)维持候诊秩序,根据计算机HIS系统安排患者有序就诊。

(4)做好消毒隔离工作,配合医师做好治疗工作。

## 三、外科门诊护理

(1)按门诊一般护理常规。

(2)备有无菌换药包、手术剪、探针及纱布、绷带、引流条、药品等。

(3)换药前做好解释工作,取得患者的配合;操作时动作轻柔、细致,观察病情。

(4)严格执行无菌操作,清洁伤口与感染伤口应分开处置,隔离特殊感染伤口,防止交叉感染。

(5)使用完毕的器械由供应室统一处理;医疗废物按规定分类处理。

(6)保持治疗室内清洁、通风,每日用紫外线照射消毒 1 次。

## 四、妇产科门诊护理

(1)按门诊一般护理常规。

(2)备齐妇科、产科检查所需的器械、用物、药物等,放固定位置以便取用。

(3)密切配合医师进行各项检查及治疗,保护患者隐私,尊重患者,陪同异性医师诊治。

(4)指导患者查体前排空膀胱,做妇科 B 超检查者保持膀胱充盈,已婚女性做 B 超前不需憋尿。

(5)对特殊检查者告知注意事项,如宫腔镜者告知米索前列醇的应用;无痛流产者禁饮食;微波治疗者月经干净 7 d 之内就诊治疗等。

(6)做好患者的健康教育,办好孕妇学校,开展优育保胎知识讲座。

## 五、儿科门诊护理

(1)按门诊一般护理常规。

(2)根据患儿心理特点布置美化候诊、就诊环境,室内有各色科学育儿图片、玩具等,以消除患儿的紧张心理,维持良好候诊秩序。

(3)备齐儿科所需用品、器械,如压舌板、手电筒、体温表等。抢救车内按要求备齐各种用品、药品。

(4)耐心做好患儿的分诊鉴别及各种治疗工作;体温高于 40 ℃者优先就诊。

(5)密切观察患儿病情变化,发现异常情况及时报告医师,做出相应的处理。

(6)对传染病或疑似传染病患儿,需采取相应的隔离措施,减少交叉感染机会。

(7)做好消毒隔离工作。

## 六、预防保健门诊护理

### (一)计划免疫工作管理常规

(1)预防接种证、卡(薄)按照接种者的居住地实行属地化管理,应由其监护人到儿童居住地所在接种单位办理预防接种证。

(2)设立接种门诊接种日,家长持接种证携儿童前来接种。做好接种前的预检工作,卡、证同时填写,凭卡接种。接种完毕以卡登记。然后归档存放,同时将接种信息及时录入疫苗系统。

(3)接种单位对适龄儿童在实施预防接种时,应当查验预防接种证,并按规定做好记录。书写工整、文字规范、填写准确、齐全,时间(日期)栏(项)填写均以公历为准。按照预防接种证上的信息将儿童基础资料录入疫苗系统。

(4)儿童迁移时,原接种门诊应通过疫苗系统将儿童既往预防接种史转入迁入地接种单位;迁入地接种门诊应主动查验儿童预防接种证和疫苗系统迁入信息,进行核对;无预防接种证的要及时补建,有漏种疫苗及时补种。

(5)接种门诊至少每6个月通过疫苗系统对区内建立预防接种证儿童进行1次核查和整理,剔除迁出、死亡或失去联系1年以上的儿童,另行保存。预防接种人员应及时备份疫苗系统数据,以防丢失。

(6)预防接种卡(薄)由接种医院保管,保管期限应在儿童满7周岁后再保存不少于15年;预防接种证有家长长期保管。

(7)预防接种门诊根据托幼机构、学校对儿童入托、入学查验预防接种证的报告,发现未按照国家免疫规划接种的儿童,会同托幼机构、学校督促其监护人在儿童入托、入学后及时到接种单位补种。

(8)年终做好报表统计工作。

### (二)冷链系统、疫苗使用管理常规

(1)冷链设备一律专物专用,有固定房间存放,专人负责管理,建账、建卡、统一编号,且账物相符,根据冷链运转周期有计划地实施冷链设备的更新。

(2)预防接种门诊冷链设备主要为普通冰箱、冷藏包、冰排等。低温冰柜温度应保持在−20 ℃左右。普通冰箱冷藏室温度应保持在2~8 ℃。各种生物制品在运输过程中必须符合温度要求,分类、分批号按其冷藏温度要求合理储存,杜绝因保管不当造成的疫苗失效。低温冰柜、普通冰箱应有温度计和测温记录簿,每天上午、下午各测温1次,做好记录。

(3)冰箱应放置平稳,远离热源,干燥通风,避免阳光直射和潮湿,冰箱的上部、后部分别留有30 cm、10 cm的空隙,底部设有20~30 cm高的垫脚架,并装配专用插座及稳压装置。冷链设备应保持清洁,及时除霜,至少每6个月进行1次全面保养维护。出现异常故障应及时维修,做好维修、更换零部件的记录。

(4)根据《中华人民共和国药品管理法》《中华人民共和国传染病防治法》及其实施办法和《生物制品管理规定》《预防用生物制品生产供应管理办法》等有关法律、法规及规章的规定,各预防接种门诊所使用的预防性生物制品实施逐级供应,其他单位和个人不得经营预防性生物制品。

(5)疫苗实施计划管理,各预防接种门诊应于每年3月中旬前根据儿童免疫程序、本地人口和出生率、接种方式和接种周期、各种疫苗的损耗系数,制订下年度的疫苗需用计划并逐级上报。建立生物制品领发登记手续,专人负责。

(6)疫苗管理专人负责,建立健全疫苗领发、保管制度,设立疫苗专用账本,做到账物相符。

(7)疫苗要按品名、批号分别存放,并按照效期长短、进库先后,有计划地分发。具备冷链条件的接种点疫苗存储量一般不得超过1个月的使用量。

(8)接种现场执行“疫苗不离冰”原则,疫苗从冰箱取出后须放入冷藏包内。使用疫苗时每次从冷藏包取出一支疫苗,并盖好冷藏包盖,冷藏包内冰排未完全溶化前应及时更换新冰排。活疫苗开启超过0.5 h、灭活疫苗开启超过1 h应做废弃处理。

(9)接种剩余疫苗按以下要求处理。

1)开启安瓿未用完的疫苗,必须废弃。

2)如冷藏包内的冰排未完全溶化,未打开的疫苗做好标记,放冰箱保存,于有效期内在下次接种时首先使用。

3)如冷藏包内的冰排已完全溶化,脊灰疫苗应全部废弃。卡介苗、白百破、麻疹、白破二联疫苗做好标记,下次接种时首先使用。

## 七、放射门诊护理

### (一)增强CT、血管造影检查

(1)询问过敏史,签署碘造影剂知情同意书、预约登记。

(2)腹部增强CT检查前1周内禁行钡剂检查、钡剂灌肠。增强CT、血管造影前禁饮食6 h,以减少造影剂的不良反应及对腹部影像的影响。

(3)符合检查条件者,行碘造影剂试验。按静脉留置针注射操作规范操作,静脉推注碘造影剂2 mL,观察20 min。碘试验结果阴性者,安排至相关机房检查。腹部增强患者,按检查部位安排好其检查前饮水时间,盆腔扫描患者嘱其憋尿。

(4)冠状动脉造影患者检查前应测心律、心率,如心律失常,或者心率>65次/分钟须通知临床医师。遵医嘱为患者服用美托洛尔等药物,监测患者心率、心律情况,做好检查前心理护理。

(5)增强CT、血管造影检查过程中观察注射部位有无渗漏、高压注射器压力曲线变化情况,若检查过程中出现明显不适,应做好抢救准备。

(6)检查后嘱患者到护士站观察30 min后,无不良反应再拔出留置针。告知患者48~72 h多饮水,尽快排出造影剂,离院后如有不适及时到就近医疗机构就诊。

### (二)腹部平扫检查

(1)询问患者检查前1周内未行钡剂、钡剂灌肠检查,检查前禁饮食6 h。

(2)泌尿系结石或胆结石患者,检查前饮500 mL白开水。

(3)按检查部位患者服用1%~1.5%的碘造影剂500 mL,盆腔平扫患者憋尿2~3 h。

(4)消化道出血、急性胰腺炎、肾衰竭、消化道穿孔、甲状腺功能亢进未治愈等患者根据病情禁服或慎服造影剂。

### (三)磁共振(MR)检查

(1)检查前复核MR患者安全调查表内容。

(2)检查前协助患者去除身上金属物质,体内有置入性金属物质,如心脏起搏器、冠状动脉内支架等禁做磁共振检查。

(3)轮椅、平车等金属制辅助运载工具。严禁进入磁体间。

(4)MR增强患者根据检查要求注射钆螯合物对比剂,操作时按照静脉留置针、静脉注射操作规范执行。

(5)注射后嘱患者告知48~72 h多饮水,尽快排出造影剂,离院后如有不适及时到就近医疗机构就诊。

### (四)静脉肾盂造影

(1)询问过敏史,签署静脉肾盂造影知情同意书,筛除检查禁忌证、预约登记。

(2)检查前1周内禁行钡剂检查、钡剂灌肠,并禁饮食12 h,以减少造影剂的不良反应及对腹部影像的影响。

(3)符合检查条件者,行碘造影剂试验。按静脉留置针注射操作规范操作,静脉推注碘造影剂2 mL,观察20 min。碘试验结果阴性者,安排至机房检查。

(4)行腹部X线片后,给予静脉推注碘造影剂,在检查的同时观察患者有无不良反应。

(5)于检查后观察30 min,无不良反应再拔出留置针。告知患者48~72 h多饮水,尽快排出造影剂,离院后如有不适及时到就近医疗机构就诊。

### (五)640-CT

(1)检查前。①检查前宣教:详细询问过敏史、交代注意事项;②选择合适的穿刺部位:应选择粗直、弹性好的血管进行穿刺;③药物试验:取对比剂原液 1 mL,做静脉试验。观察 20～30 min判断试验结果,制订完善的抢救程序,备齐抢救物品。

(2)检查中。①摆位:去除患者扫描部位的金属物品。协助患者平卧;②连接心电监护,电极片粘贴位置正确,导联线避开心影部位;③连接高压注射器:调节好注射对比剂的速度和总量,向患者告知注射造影剂时身体可能出现的反应;④呼吸训练:嘱患者按指令保持吸气、屏气、呼气和护理人员一致,直到掌握要领;⑤密切观察反应:注射过程中,密切观察穿刺部位的情况,严防对比剂外渗。密切观察心电监护,如有不适,做好应急处理。

(3)检查后:扫描结束,分离高压注射器连接管与留置针,候诊室观察 10～20 min。如有异常,立即采取相应措施,嘱患者多饮水,如有胸痛、皮疹、喉头水肿等变态反应时随时就医,以免迟发反应的发生。

### (六)PET/CT

(1)患者需持检查申请单提前预约。

(2)PET/CT 检查前 1～2 d 可以多饮水,禁做剧烈运动。糖尿病患者可以正常服用降血糖药。

(3)如果近期做过钡剂检查或钡剂灌肠,要求肠道钡剂排清才能接受检查。

(4)检查当天禁食 4～6 h,疑腹部病变时。则应禁食 12 h。脑部检查至少禁食 6 h(特殊情况请遵医嘱)。

(5)检查当天,测量患者的身高、体重,检测血糖并记录,血糖水平过高会影响组织对药物的吸收。

(6)评估患者一般情况。

(7)注射药物后需安静休息一段时间,50 min 或以上。

(8)显像前需排空膀胱。

(9)嘱患者去除身上一切金属,有活动性义齿应取下。

(10)机器扫描期间一般需仰卧,举双臂过头 30 min,并固定肢体,避免身体移动。

(11)须接受延时显像者,检查结束后请在指定休息区继续等候,得到工作人员明确通知后方可离开,请勿自行离开。

(12)做好报告结果的发放与解释工作。

(13)做好资料的登记、档案的整理和保存工作。

(樊建芳)

## 第三节　门诊输液室护理常规

门诊输液室护理常规如下。

(1)热情接待患者,认真核对患者医嘱单与药品是否相符,药瓶有无破损,是否过期,数量是否相符。

(2)询问输液患者既往有无药物过敏史,对于须做皮试的药物,严密观察皮试结果,阴性方可使用。

(3)严格执行"三查、七对"制度和无菌操作规则。"七对"包括:对患者姓名、日期、瓶次、剂量、浓度、皮试结果、治疗单。双人核对后按序正确配置药液。

(4)选择合适的血管,避开关节、静脉瓣、疤痕、红肿、炎症和皮肤溃烂处;避开手腕、手指、脚趾等皮下组织少的部位。按操作规范正确执行输液穿刺。

(5)穿刺结束,再次核对患者和药物,按年龄、药液性质调整滴速,交代输液患者当日输液瓶数,药物作用、副作用及注意事项,患者有疑问时须及时给予解释,待患者无疑问后方可离去。

(6)输液期间加强巡视,注意观察患者穿刺部位有无红肿、皮疹、外渗和全身有无输液反应等,如有异常及时给予相应处理。发生输液反应时须立即停药并及时向值班医生汇报,并做好相关登记。

(7)输液期间及时满足患者需要,如扶助如厕、提供开水,必要时联系医生和家属等,并做好相关宣教。

(8)输液完毕,及时交代患者或家属正确按压穿刺部位和合适的按压时间,防止因按压不当造成出血或血肿,影响下次穿刺。

(李红娜)

# 第四节 门诊输液室护理风险及防范

随着现代医学模式转变和优质护理服务工作的推广,人民群众对健康的需求日益增长,对医疗护理管理和服务质量也提出了更高的要求。门诊输液室是医院的前沿阵地,是医院联系社会的桥梁,是各科患者门诊治疗的最后一个环节,是医院的窗口。门诊输液室具有就诊患者多、社会涉及面广、患者病种和用药品种多、护理工作纷繁复杂、护理风险和隐患多等特点,稍有不慎,极易造成护理质量事故,引发护患矛盾,影响整个医院的形象。因此,必须加强门诊输液室护理管理,提高护理服务水平,强化护理风险点和护理隐患的排查,有针对性地制定预案和措施,做到超前防范、防患于未然。本节对门诊输液室常见的护理风险因素进行总结归纳,并提出防范措施。

## 一、配药过程存在隐患

### (一)配错药

1.风险因素

(1)责任心不强,未严格执行护理技术操作规程及查对制度。

(2)用药品种繁多、药物剂量悬殊较大,新药不断推出,同一种药物有几种剂量剂型及名称,药房容易造成混淆易出现发药错误,继而导致护理配药错误。

(3)在静脉输液使用的药物,存在药物名称相似但作用不同,药品外观或标识相似而药物名称不同,或者同种药品药物剂量不同,也会造成混淆。

(4)药物配伍不当。在两种或两种以上药物混合时,操作者只关注药物配伍后是否发生浑浊、沉淀、变色,而忽略了药物配伍后尽管药物外观并不一定会发生变化但药物的理化性质和药理作用、pH 等可能发生改变的特点。

(5)工作量和工作强度大,静脉输液卡填写时字迹潦草不易辨认,经常超负荷工作,过度疲劳,容易忙中出错,这些因素也是导致配错液的因素。

2.防范措施

(1)配药时严格执行"三查"制度:"三查"即接药时和患者共同查对、配药时两名护士核对并签名、配药后再次共同查对空药瓶,如有差错立即纠正,以免发生医疗纠纷。

(2)加强核心制度的学习与执行,增强护士的自我保护意识,坚决执行医嘱中的"五个不执行",即非抢救紧急状况口头医嘱不执行、病历本上与医生开出的处方不符不执行、不是本院医生开出的医嘱不执行、无医生签名或无处方权的医生开出的处方不执行、字迹潦草模糊或有疑问的医嘱不执行。

(3)实行首接负责制:设立接药台,由一名高年资、经验丰富的护理人员担任,主要接收、核对患者的输液注射单和药物。要求在患者及家属面前核对患者姓名、性别、年龄、药品名称、剂量、浓度、时间、用法,并检查药品的质量及有效期。首次输液的患者要仔细核对药品的种类及总量,及时杜绝药房发药的差错。特殊用法及剂量要用红笔标记并提醒配药护理人员,再查对药物中有无配伍禁忌以及药物的有效时间。实行和患者核对直接负责制度,经确认无误后收入配药间。

(4)设置专职配药护士、双人核对的安全管理制度:配药护士接到药品后应仔细再次核对静脉输液卡与药物是否相符,检查瓶装药物质量,如是否有裂缝、变质、浑浊现象及有效期等,连续输多瓶液体时仔细核对有无配伍禁忌。

(5)设置标语:在治疗室张贴警示语"正在配药中,请勿打扰",营造无干扰区域。

(6)加强药品的管理:药品应按时间顺序摆放,药品名称相同、剂量不同的药物应分隔放置;对于药品标签、外包装或药品名称相似的药物,应使用辅助标签以进行区分。高危药品使用警示标识,并根据药品的保存要求进行保管,如放入冰箱、避光保存等,设专人负责、定期检查。

(7)实行签名负责制:护理人员为每位患者每配一组药物前后均由两人常规查对并签名。

### (二)所配制药物不符合质量标准

1.风险因素

(1)药物过早配制。护理工作繁忙,护理人员不足,为了避免其他护理工作延误,两组以上患者的输液,护士一有空隙就将药液配制好,导致在临床工作中常有静脉输液药物配制过早的情况发生。配制好的液体放置时间过长,药物易分解导致疗效降低,增加输液不良反应的发生,同时还会破坏药品的密闭状态,增加细菌的繁殖机会。

(2)剂量不够。注射器抽吸瓶内药液时未掌握要点,造成药瓶内残留药液较多;输注两瓶以上液体时输注的瓶内仍有液体未输完,就换上另一瓶;护士排气方法掌握不对,造成药液浪费。

(3)增加污染的机会:①在抽吸使用玻璃安瓿装载的药物时,在用砂轮切割瓶口后,未用75%的乙醇擦拭瓶口,或不用手掰开瓶口处,而是用其他利器敲开安瓿,造成玻璃微粒增加产生药物污染。②针头插入瓶塞次数越多,针头越大,针头重复使用次数越多,配液时液体中产生的胶屑就越多;有的护士重复使用一个注射器反复抽药穿刺输液瓶塞,造成碎屑掉入液体内增加感染机会。③注射器使用的次数越多,使用时间越长,微粒的数量也越多,污染率越高。

同一注射器抽取多种药物，注射器内难免残留少量药液，在配置下一种药物时，可能与该药物发生反应，形成极细小的肉眼看不见的微粒，随后被输入血管，增加血液中栓子形成机会。④在配制液体过程中不恰当使用溶媒，有些药物要使用专用溶媒，但在实际操作中，有些操作者不使用专用溶媒，而使用普通溶剂如生理盐水或5％葡萄糖液体直接溶解药物，致使药物溶解度、理化性质、pH发生变化以及有结晶析出，导致输液不良反应的发生。

(4)不规范保管和使用药品。药品的存放条件不规范，如该冷藏保管的药品而没有冷藏保管，或者从冰箱取出待用时间过长，均可能导致药品失效甚至变性，这样就可能使治疗失效甚至会加剧患者的病情。

2.防范措施

(1)建立药物配制过程质量监控制度。特别注意批量药物配制时的质量控制，扩大静脉输液质量管理视角。

(2)加强业务学习，提高药理知识。特别是学习一些前沿的医药信息、药物更新、配伍禁忌等，掌握好药物的半衰期，合理使用溶媒，提高用药质量，确保用药安全。

(3)注意配伍禁忌。两种以上药物配伍时，注意配伍禁忌，配制后要观察药液是否变色、沉淀、浑浊。配制粉剂药品要充分振摇，使药物完全溶解方可使用。严格科学地执行给药方案，保证准确的给药浓度和剂量。有配伍禁忌的两组输液连续输入时，两组之间用过渡液体冲管，防止输液管内产生沉淀、变色和絮状物等。将常用药物配伍分别用不同颜色来标识，如可以相配伍的药物用蓝色笔书写，配伍禁忌的药物用红色笔书写，贴在配液室的墙上以便护理人员查询，避免出错。

(4)合理选择针头。用圆锥形针头加药可减少橡胶微粒的污染。避免注射器污染，必须遵循一人一针、一用一更换的原则。配药时采用两次或多次溶解稀释方法，以降低药瓶内残存液的浓度；换液体时尽量使瓶内的液体输完，再更换或拔针。对贵重针剂尽量使用小号注射器配药，滴完后要用液体冲管以保障药量用足，不浪费。

(5)配药时遵循现配现用的原则。有些药物在液体中稳定性差，易降解。

(6)正确抽吸药物。配药时勿太快，以减少瓶塞的进入或气泡的产生，减少药液浪费。正确折断安瓿，砂轮划开后，应用75％酒精棉签消毒再徒手掰开，这样可有效预防药液被微粒污染。

(7)科室准备药物说明书粘贴本。药物说明书方便护理人员及时了解和掌握药物的使用方法、配伍禁忌及可能发生的不良反应，以便发现问题能够及时正确处理。备药时看这些药平时是否配伍过，对既往未曾配伍的药物或存在疑问的医嘱逐一核对药物配伍禁忌表或查看药物说明书，把好药物查对关。

(8)建立静脉输液配制中心。有条件的医院应建立静脉输液配制中心，不但可以指导医师和护士用药，还可保证静脉输液协同用药的可靠性、安全性、无菌性，并可有效杜绝药品浪费，最大限度地保证静脉输液药物的使用安全。

## 二、输药过程存在的隐患

### (一)输错患者

1.风险因素

(1)环境特点。患者多，流动性大，尤其是老年人偏多，反应慢，认知功能减退；输液室治疗时间集中，患者密度大，环境嘈杂，部分听力困难的老人及患者容易听错姓名。

(2)医护人员因素。同名、同姓患者同时输液的情况时有发生，有些护理人员在工作中不严格执行操作规程，不按规定程序核对，输液时只喊姓名等。护理人员少，工作繁忙，不能严格执行查对制度，或有时护士要超负荷工作，导致过度疲劳，往往容易忙中出错。

(3)输液程序。患者仅凭门诊医生开出的注射单接受治疗，没有像病房那样，经过主班、药疗、责任护理人员等各程序的把关。医生未能认真把关，一张就诊卡，全家使用，注射单上的姓名、性别、年龄与患者不符。

2.防范措施

(1)要加强教育与培训，不断强化护理人员工作安全意识。

(2)建立静脉输液给药管理规范，包括过敏性药物的使用规范、特殊药物的使用规范、高危药物的使用规范。建立药物不良反应报告与处理制度。

(3)制定门诊查对制度。输液环节要进行双人核对、双人签名，以强化护士的查对意识与责任感，加强给药的风险控制。遵照查对原则及门诊治疗工作的具体情况，提出了“十一对”制度。“十一对”即核对患者的姓名、性别、年龄、就诊时间、就诊科室、医生签名、药名、剂量、浓度、治疗时间及给药途径。

(4)输液前实行编号、输液发号牌机制。排号用蓝笔，输液时不但核对姓名还要核对排号，从而杜绝同名同姓或音同字不同患者输错液体。

(5)加强给药安全的宣传与领悟，营造安全给药的文化氛围。在输液区张贴协助语“为了给药安全，请说出您的名字”的温馨提示，鼓励患者参与给药安全的查对。输液前护理人员让患者自己报出姓名，可防止患者因听错姓名而发生差错事故。

### (二)输液外渗和局部皮肤坏死

1.风险因素

(1)护士因素。由于护士输液技术不熟练，不了解血管和药物特点，导致重复静脉，穿刺。选择错误输入途径，对长期输液的血管保护不周，易造成药物外渗等与静脉输液相关的并发症。

(2)患者因素。老年人全身状况衰老，反应迟钝，疼痛感减弱，皮肤松弛，静脉脆弱，会增加外渗的可能，早期不易发现，易引起严重外渗。慢性病患者由于长期反复静脉注射，加之血管硬化、静脉脆弱、皮肤老化、皮下组织疏松、血管弹性差、韧性差等因素，外渗时外周静脉不能感受到疼痛，容易造成严重外渗。

(3)药物因素。强刺激性药物如化疗药物外渗进入周围组织比进入血管中刺激性更强。还有电解质类药物(如钙剂)，一旦外渗，将引起严重后果。

2.防范措施

(1)加强对输液专职护士的培养。通过不断学习实践，使她们在输液临床护理领域具有广博的、丰富的工作经验，具有先进的专业知识和高超的临床技能，给患者提供高质量的护理，使日常输液治疗能得到及时、安全、有效地实施。静脉穿刺时尽量做到一针见血，提高静脉穿刺的成功率，使用质量好、针头锐利的头皮针穿刺。加强针头局部固定的稳定性，防止针头移位。

(2)正确选择静脉，有计划地使用静脉。对长期输液的患者，要注意保护和合理使用静脉，应有次序地由远端到近端进行穿刺；避免在血运差的静脉上穿刺，选择粗直血管，避免静脉的反复穿刺，避开静脉窦、神经、肌腱、关节处等部位。

(3)熟悉药物的性能，掌握药物的浓度、剂量、输注速度及药品使用的注意事项。对组织刺激性强的药物，尽量选择粗直、容易固定的血管进行穿刺，必要时备抽吸生理盐水的注射器和头皮针，穿刺时先注入少量生理盐水，证实针头确实在血管内，再调换输液器进行输液。

(4)增强责任心，多巡视，输液完毕正确拔针。巡视时要检查输液部，如果发现高危药物外渗，应立即更换注射部位。拔针时拧紧调节器，去除胶布，快速拔针。在针尖即将离开皮肤的瞬间，迅速用干棉签沿血管方向按压穿刺点及其稍上方，直至不出血为止，一般持续 5 min。

(5)加强输液高危药物的管理。静脉输注高危药物时护士必须向患者做好宣教工作。护士应向患者交代哪一袋液体是高危药，叮嘱患者在输注高危药时应尽量减少活动，以免造成外渗。指导患者的自我观察，注意输注化疗药物时的感觉，有无注射部位的疼痛、肿胀感，注意观察有无滴速明显减慢的现象，如有应立即报告护士，及时做出判断，及时处理。建立高危药物巡视记录单。静脉输注高危药物时，必要时专人负责，每 15～30 min 巡视一次，注意患者的主诉及血管回血情况，局部有无肿胀表现等，详细记录化疗药物的名称、注射肢体的具体部位、输注时间及余量、血管通畅等情况，并做好交接班。

(6)一旦发现药液外渗要立即拔针，迅速报告给医生及时处理。如果已经出现皮肤坏死，要积极与医生配合，尽早处理，缩短疗程。

### (三)热原样反应

1. 风险因素

(1)药液质量不达标。药物搬运、储存和(或)使用中，因挤压等原因导致玻璃有细小裂纹，或者玻璃瓶瓶盖封口不严造成漏气导致微生物污染。护理人员在配液添加药物后，所配制药物溶液在输入前放置太久，造成细菌污染。割锯注射安瓿时不消毒引起不溶性玻璃微粒污染。

(2)输液器、输液瓶、输液袋、管道及针头受污。进空气的针头过滤装置不良或使用的针头过短，可将空气中的微生物和尘埃随空气带入药液中而造成药液污染。注射液中存在的非代谢微粒，有铝、铁和铅等无机盐微粒，结晶体，纤维素。细菌，真菌芽孢，还可能是溶性胶体微粒。

(3)联合用药引起热原样反应。如联合用药导致体内的 pH 改变，或者药物联用发生作用，产生沉淀或其他微粒发生病原反应。

(4)消毒剂不符合标准要求。消毒剂放置时间过长或不加盖致有效浓度降低，细菌对消毒剂的抗药性增加等，造成输液被污染。

(5)无菌技术不达标。护理人员无菌观念不强，操作不认真，操作前不洗手，未严格执行无菌操作而被细菌污染。

(6)输液配液室的空气洁净度不达标，导致热原样反应发生。

(7)热原累加。静脉给药时，当进入体内热原质细菌内毒素达到一定量时，患者即发生热原样反应。

(8)微粒累加。配液顺序不当也会使微粒增加甚至超标，配药受空气污染，尘埃微粒较多，配药针头过大，致使输液胶塞橡皮进入输液中，导致输液微粒增加。

(9)长期应用糖皮质激素的患者也会引起热原样反应。

2. 防范措施

(1)输液时要严格按照标准规定操作。输液器具及药品的保管要做到专人专管，使用已证明质量合格的静脉药液和一次性输液器具时应按有效期先后使用。输液器使用前要认真查看包装袋有无破损,用手轻轻挤压塑料袋看有无漏气现象。禁止使用不合格的输液器具。护理人员在静脉输液操作前应有效地进行手的清洁与消毒。输液时要根据药物的性质选择输液速度和温度,输液的环境要保持干净卫生,在执行输液操作时要衣帽整洁,戴好口罩。尽量减少联合输注,防止药物之间发生反应。输液时的药物要现配现用,避免长时间放置产生污染或者降低药效。

(2)加强配药室管理。配药过程要严格遵守无菌操作原则,杜绝无关人员进入配药室,尽量减少人流量,防止污染源的进入,以减少空气中的尘粒。改进安瓿的割锯与消毒,采用安瓿锯痕消毒后折断的方法,能达到无菌目的。配药室严格按《治疗室医院感染管理质量标准》常规进行每日消毒。加强配制环境的消毒与监控,每天做好环境和物体表面的清洁与消毒工作。夏季由于气温偏高,药物要现配现用,防止药物受热变质,或防止药液被微生物污染发生输液反应。配制完毕后应及时做好清场与消毒工作,不留死角,配制平台要保持干燥整洁,房间应无杂物、水渍,以防细菌滋生。清洁完毕后,应用紫外灯照射半个小时以上,每日至少用消毒液进行室内、门窗、台面、治疗车及地面湿式擦拭一次,每月治疗室空气细菌监测一次,并同时做好相关记录备查。

(3)注意配伍禁忌。护理人员在摆药时注意合理安排前后液体序贯顺序,注意配伍禁忌。液体中应严格控制加药种类,多种药物联用时尽量采用小包装溶液分类输入。

### (四)过敏反应

1.风险因素

个别药物本身具有致敏性;某些药物可能因原料杂质原因而致敏;患者体质和机体差异、营养状态差异、自身生理差异等,容易引起输液过敏反应。

2.防范措施

(1)建立过敏性药物的使用规范,严格实施过敏皮试。依常规询问患者药物过敏史,对敏感体质患者要特别注意。严格输液前评估。需做皮试的药物要详细询问"三史",把好皮试关。若曾做过过敏试验的,要查看与上一次皮试间隔时间、药物批号,特别是青霉素类的药物。如患者输入先锋类药物时,要询问之前的 12 h 内有无饮酒,如有的话,立即与医师联系,并交代用药期间及停药后一周内禁食含酒精的食物、饮料及药物。

(2)加强宣教,对空腹患者提醒患者输液前进食;输液容易过敏的药物结束 20 min 后方可离开,以利于观察用药后反应,减少意外的发生。

(3)加强对输液患者中年老体弱和幼儿的巡视,严密观察生命体征变化。

(4)制定过敏反应应急预案并使护理人员熟练掌握,备齐常用急救药物,使护理人员在患者发生过敏反应时,能够在最短的时间内实施抢救,以免造成患者死亡。

### (五)急性肺水肿

1.风险因素

(1)输液器滴速调节器松紧不稳定,易改变滴速。

(2)护理人员未按医嘱要求的时间、速度进行操作,输液过快引起循环超负荷。

(3)健康教育力度不够,病员及其家属自行加快输液滴数。患者认为加快输液速度自身能承受,而不知道过快输液的危害性。

2.防范措施

(1)根据患者的年龄、病情、身体状况及不同药物性质严格控制输液速度和药物浓度,对特殊患者及某些特定药物，尤需注意。体质虚弱、敏感，有心肺功能不全的患者，输液速度宜慢，一般在30～40滴/分钟为宜。

(2)加强护理及严密病情观察。输液过程中要加强巡视，严密观察生命体征变化，注意患者是否有胸闷、气急等不适反应。

### (六)空气栓塞

1.风险因素

(1)输液导管内空气未排尽，导管连接不紧，有漏气。

(2)科室人力资源不足，液体输完不能及时更换输液瓶或拔针。

2.防范措施

(1)输液前检查输液器的质量。

(2)在给患者输液时必须排尽空气。换瓶后，必须检查滴壶以下是否有空气，并多观察续液的下滴状况，待滴液顺畅后方可离开，以免空气进入血管。

(3)加压输液时，一定要严密观察，不得离开患者，以防液体滴空。

(4)调整护理班次，加强输液重点时段的液体巡视管理。安排一个加强班，增援输液高峰时段，保证输液护士有充足的时间巡视、更换液体。

(5)加强健康教育，增强病员及陪护的静脉输液相关知识，使静脉输液巡视工作安全有序进行。

## 三、护患纠纷、冲突

### (一)风险因素

(1)大环境因素。患者就诊从挂号开始，经过候诊、就诊、收费、检验、取药等环节，最后身心俱疲，容易把不满发泄在输液室护理人员身上。就诊环境差，管理不完善，影响患者的就诊、休息和隐私，造成患者情绪不稳定，满腹牢骚。

(2)健康宣教不到位。对于患者提出的问题，护理人员回答简单或使用难以理解的临床术语，语言缺乏艺术性，态度生硬，患者相应的知情权得不到满足，容易引起心理失衡。

(3)护理人员素质不过硬，护理队伍素质参差不齐。专业技术娴熟度不够好，具体的基础护理工作不到位，技术操作不规范、不严谨、不熟练，给患者带来不应有的痛苦和创伤，极易引起患者的不满，引发冲突的发生。个别年轻护理人员由于临床与社会经验不足，面对患者及家属的无理言行不能冷静对待，引发患者过激情绪。

(4)告知义务执行不到位。护理人员配备不足，护患比例不协调，护理人员工作量大，对患者提出的疑问疏于详细解释或解释不够耐心，如输液的注意事项、药物的不良反应、输液的速度以及拔针后如何按压穿刺部位等未及时告知，致使患者不满。

(5)护理人员服务质量不能满足患者的需求。随着医疗体制的改革，患者对就医环境、医疗技术水平、服务态度要求越来越高。由于患者的年龄、性别、性格、爱好和修养等各不相同，医院在提供服务时就很难满足所有患者及家属的需求，护理人员如没能掌握患者的心理和情绪变化的规律，缺乏有效的护患沟通，没有表现出充分的爱心、同情心和耐心，就易引起患者和家属的不满。

### (二)防范措施

(1)深化优质服务意识，牢固树立“以患者为中心”的服务理念。积极引导输液室的护理人员树立“以医院为家”的思想，把工作当成事业干，增强护理人员的事业心和责任心，运用规范的语言和行为，主动热情地接待患者和家属，变被动服务为主动服务。

(2)强化护理人员医学基础、专业理论、预防、保健等知识的学习，提高技术操作水平。严格执行各项规章制度和操作规程。加强基本功训练，力求做到规范化、标准化、程序化。不断加强专业知识学习，了解新药知识、博学广知、善于沟通。

(3)提高护理人员综合素质。加强护理人员心理学、法学、美学等知识的学习和教育，使护理人员具有良好的心理素质，管理好自己的情绪，做到不把情绪带入工作，受到不理解或误解时能够冷静地对待。

(4)积极开展“奉献爱心，争当模范”活动，每月评选一次。对表现突出的个人，给予一定的物质奖励，努力形成“争先创优”的良好氛围，不断激励护理人员的工作热情。

(5)优化护理流程，减少护患纠纷。将输液流程分为5个环节，即接单核对、摆药、配药、输液、巡视观察，每个环节相互关联，相互配合，明确分工。制定温馨化服务流程。具体包括护理人员礼仪行为规范、人性化护理语言规范、门诊输液服务流程。通过护理流程规范的实施，规范护理人员的行为语言，体现护理人员的职业礼仪和人性关怀。

(6)在收药窗口处设置明显标志，为老年、行动不便的特殊人群设置单独窗口，以免发生拥挤和踩踏事件。输液大厅设置导诊护理人员，并制定详细的行为规范标准，真诚热情地做好导诊工作，切实为患者提供快速、便捷的服务。

(7)创建温馨环境，努力提高护理质量水平。美化环境，做到干净、舒适、安静。地面保持整洁、干燥，标识清晰、设施方便、安全。墙壁上贴着“小心地滑”“输液时不要随意调整滴速”等提示用语，采取在输液区配备电视机、报纸、杂志、健康知识小处方，为年老、体弱、残疾人提供轮椅，免费提供开水、一次性茶杯、卫生纸等便民措施，尽自己之所能满足患者需求，为患者营造温馨、舒适、美丽、整洁、清新、安全的就医环境。

(8)学习沟通技巧，开办护患沟通、人际交流讲座，举办以护患纠纷为主题的沙龙，由护理人员对亲身经历的纠纷进行演示，展开讨论，提高沟通能力，促进护患关系和谐。

护理人员在接待患者时，应主动、热情、态度和蔼地与患者做适当的交谈，应根据患者职业、年龄、文化背景的不同采用不同的交谈方式，比如与文化层次较高、对医学知识有较多了解的患者进行交谈时，可以适当使用医学术语，言简意赅；与医学知识少的一般患者，特别是农村患者交谈时，则要用通俗易懂的语言；与老年人交谈时要视为长辈，对他们既要尊重，又不能急躁；与同龄人交谈时要注意平等相处，将他们视为兄弟姐妹。护理人员要着装整洁，仪表端庄，态度主动热情，语言文明礼貌，主动帮助患者。当患者对药物剂量和疗效产生疑问时，护理人员应以真诚、清晰、流畅的话语，向患者耐心解释，消除患者的疑虑，使患者处于最佳治疗状态。

(9)开展人性化护理的健康教育。把健康教育融入护理活动中，把疾病治疗与健康教育融于一体。由于输液室的患者流动量大、范围广，相对停留时间短，病情复杂，几乎涉及各个科室的护理健康宣教，所以健康教育要因事而异，因人而异。根据患者病情缓急、病种、预后、知识层次、对健康知识的要求和知晓程度等分层次采用不同的健康教育方式，针对患者年龄、文化程度、性别、理解力灵活掌握宣教方式。

(10)实行弹性排班制度，合理调配人力资源。在上午输液高峰时段加派加强班护理人员，主要负责协助治疗班输液、做健康宣教、维护输液室的秩序、告知患者注意事项、观察患者的病情变化等工作。这样既保证了患者输液安全又大大缩短了输液等待时间，杜绝了患者因等待时间过长而引发的护患纠纷。静脉输液治疗是临床给药的主要途径之一，大多数药物治疗是由护理人员执行。护理人员既是用药的实施者，又是用药的管理者。要实现安全有效地使用药物，护理人员不仅要具备相关的药理学知识和护理技术、高度的责任心和一丝不苟的敬业精神，而且要加强静脉输液室的管理，特别是认真查找出工作中存在的风险因素，有针对性地制定应对措施，才能够把门诊输液室工作风险降到最低，为就诊患者提供安全、优质的护理服务，为医院的发展作出积极贡献。

（李红娜）

# 第五节　伤口换药技术

无菌观念和换药技术是一个护理人员必备的专业技能。本节依照无菌技术观念、用物准备、换药技术依序介绍并呈现步骤，期许能够让护理人员的专业知识与专业技术更加相得益彰。伤口换药技术护理人员时时刻刻都须将无菌原则铭记在心并正确执行无菌技术，如此才能提供给患者一个安全的环境，防止感染的传播。

## 一、无菌原则

(1)灭菌用品须在有效期限内。

(2)灭菌物品须置于腰部以上、胸部以下，视线直视范围内的无菌区域中。

(3)灭菌物品或无菌区应避免长时间暴露于空中。

(4)灭菌物品应保持干燥。

(5)非无菌物品应远离无菌区。

(6)勿面对无菌区说话、咳嗽或打喷嚏。

(7)勿将非无菌物品横跨过无菌区。

## 二、无菌技术

拥有了无菌原则的观念，更重要的是操作的正确性，以下为无菌技术正确操作方法。

### (一)洗手

先将手上的饰品或手表脱去，蘸湿双手后以肥皂(一般使用于备药或非侵入性与患者接触的前后等)或消毒剂(手上有明显污渍、血渍，或执行侵入性治疗前后等)涂抹于双手，摩擦起泡后，仔细将手背、手掌、指尖、指缝、手腕(要清洗至手腕上 5 cm)等处搓洗至少 10 次，然后双手朝下以清水冲洗干净，最后用擦手纸拭干双手。

### (二)泡镊罐镊子的使用

将无菌镊子用拇指及示指、中指将其夹紧，移至泡镊罐中央，垂直取出无菌镊子，保持无菌镊子尖端朝下，然后才可松开镊子尖端夹取无菌物品。用毕后仍须用拇指及示指、中指夹紧镊子尖端后，再垂直放回泡镊罐中央。

### (三)有盖容器的使用

无曹镊子使用法：打开有盖容器时，须保持盖口朝下将容器盖提起，盖子移离容器后，将其放于桌上时须将盖口朝上。要将盖子盖回时，须将盖子拿起，反转让盖口朝下，再移到容器上方盖下。取盖时勿用手接触盖口及盖缘，盖口不接触任何未消毒灭菌的物品。

### (四)无菌溶液的使用

确定溶液名称及有效的消毒日期，检视是否有沉淀物或悬浮物质。依打开有盖容器的无菌技术打开瓶盖，手握标签面(避免弄湿标签)，倒少量的溶液以冲洗瓶口，再倒所需的溶液至无菌容器或纱布块内，使用无菌纱布从上往下擦拭，保持瓶口干燥，无菌溶液一经开封保存期限为 24 h。

### (五)打开无菌包的方法

依无菌原则检视无菌包，将其置于干燥清洁的桌面上，撕去消毒试纸，并打开远程包布，然后逐一打开无菌包的其他三角，注意此时双手因非无菌，故不可以横跨过无菌包上空，双手打开包布的四个角时，皆须抓包布外侧面，不可接触内侧面包布。

### (六)打开无菌单包敷料及棉枝的方法

依无菌原则检视单包敷料，从外包装封口处撕开，避免碰触包装内面，抓住纱布的一角，取出纱布覆盖于伤口中心。如果需要湿敷大、范围伤口，此时需多份无菌单包纱布，将纱布包从封口处撕开后，双手持包装外侧将纱布置入无菌换药弯盆中，不可用手取用。拆开棉签时，不可将包装全部撕开，只需撕开约 1/3 即可取用棉签，手持签端，棉球端朝下，执行清洁或消毒伤口的步骤。

### (七)将无菌物品放置到无菌区的方法

依无菌原则检查物品后，按照打开无菌包的方法打开无菌包的四个包布角，此时以一手(左手)由外面隔着包布抓住无菌物品，另一手(右手)抓住四个包布角并向后拉至手腕(左手)处，在距离无菌区高 10～15 cm 处置入无菌物品(或将无菌物品递给有戴无菌手套者)勿将无菌物品抛丢入无菌区，因容易造成无菌物品掉落至边缘造成污染或破坏无菌包内物品。

### (八)穿戴无菌手套

依无菌原则检视无菌手套包，将其置于一干燥清洁的桌面，依次打开包装纸，以右手抓住左手手套反折处的外缘，将其慢慢地套入左手，此时右手只能沿着左手套的反折处慢慢将手套拉好，将戴好手套的左手伸入右手手套反折处的内侧面，将手套拿起后套进右手协助将手套戴好，最后用戴好手套的右手将左手手套反折处内侧翻至平顺。戴无菌手套时若不小心污染，须重新更换新的无菌手套。

(李红娜)

## 第六节 伤口换药的操作

### 一、伤口换药的目的

检查伤口，清除伤口分泌物，去除伤口内异物和坏死组织，引流通畅、控制感染，以利伤口愈合。

## 二、伤口换药的适应证

(1)观察和检查伤口后需更换敷料。

(2)伤口拆线,松动或拔除引流管后。

(3)伤口渗液,出血等液体湿透敷料或外源性液体污染敷料。

(4)污染伤口、感染伤口、烧伤创面、肠造口、肠瘘、慢性溃疡、窦道等。

## 三、换药的基本原则

(1)换药前后要观察伤口的变化,注意患者的全身营养状况和评估伤口的演变趋势,及时采取相应的措施。

(2)应牢固树立无菌观念,严格遵守无菌操作原则,养成良好的无菌操作习惯。

1)医护人员要保持自身清洁,如换药前洗手或消毒液泡手等。

2)接触伤口的器械、敷料必须经过灭菌处理,一次性使用的器械、敷料等不能重复使用。

3)多个患者的换药,应先处理无菌伤口,然后处理感染伤口,恶性肿瘤的伤口和需要消毒隔离的伤口应放在最后换药;对有高度传染性疾病(破伤风和气性坏疽等)的伤口换药时,应专人负责处理,必须严格遵守隔离处理制度。医务人员应穿隔离衣,使用后的换药用具应分别予以处理(高压、煮沸灭菌);换下的敷料应予以焚毁;医务人员换药后应用肥皂水刷手、臂3~5 min,后用70%乙醇或碘伏擦拭。

4)换药的时间视伤口情况而定,外科无菌伤口可于术后第2天或第3天换药1次,除敷料潮湿或脱落外,直至拆线前无需换药。术后第一次换药时应有手术者参加;对分泌物多、感染较严重的伤口,应增加换药次数,每日可换1~2次,必要时也可随时更换,以保持敷料干燥,避免和减轻皮肤糜烂为原则。

5)换药时既不能使感染伤口的渗液或分泌物污染伤口周围的皮肤,也不能将周围皮肤上的细菌带入伤口。

6)清洁无菌的器械和敷料与污染的必须分开放置,不可随便混杂使用。例如:夹持污染棉球的镊子不可再进入消毒盘内取无菌的棉球。从伤口取下的敷料应放入污物桶,不准放在病床上或乱丢在地上以免污染环境和交叉感染。

(3)伤口内存留渗液、脓液、坏死组织或异物等均不利于愈合。所以换药时必须用引流、负压吸引、灌洗等方法,防止渗液、脓液等在伤口内积聚;应避免引流物和敷料放置不当或者久置不换,否则会使渗液、脓液等积聚增多。

(4)换药一般应在换药室内进行,卧床不起患者可用治疗盘将应用物品托至病房内进行换药。

(5)在冬季使用灌洗液前应适当加温。

(6)换药前半个小时应停止打扫卫生、铺床,换药时间一般应在晨间病房卫生整顿前进行。

(7)患者吃饭、睡觉时间内不要换药。

(8)换药时态度要和蔼,动作要轻柔、熟练、迅速,关心体贴患者,尽量减少患者在换药中的痛苦。擦拭创面时不可过分用力,以免新生的肉芽组织脱落。用探针伸入伤口时,要防止造成假道或出血。

(9)避免不必要的暴露患者的身体,避免过久暴露创面,冬季应注意患者的保温。

## 四、换药的一般操作步骤

(1)换药人员应按无菌原则,穿工作服,戴口罩和帽子,剪短指甲,用肥皂水洗净双手,根据伤口的情况准备敷料(一般应备治疗盘、无菌治疗巾、2 个换药碗、镊子 2 把、纱布若干、生理盐水棉球、碘伏棉球、美敷、胶布等),避免浪费和临时忙乱。每换一个患者的敷料,都必须洗手一次或在消毒水内浸泡双手才能给下一个患者换药。如果为大面积烧伤和特殊感染的伤口换药,还应穿手术衣和戴手套,并严格执行消毒隔离制度。

(2)向患者说明换药的目的和可能引起的感觉,消除患者对换药认识的误区和恐惧。对小儿患者,更需要说服家长,以协助工作。

(3)安置患者的体位。原则上应能充分暴露创面,光照良好,患者舒适安全,便于换药医师操作。可根据伤口的不同部位,采取坐位、仰卧位、侧卧位等姿势。

(4)去除敷料于伤口下以保护床单,解开绷带、胸带或腹带,取下伤口原有的敷料。撕脱胶带原则应由外向里,切勿生拉硬扯引起疼痛,增加患者痛苦。外层的敷料可以用手取下,内层的敷料应用镊子并应沿伤口的长轴方向揭起,新鲜的伤口更应注意。取出紧贴创面的敷料时应特别注意,因为创面渗液干结可使敷料黏结于创面,或者有新生的肉芽黏于内层敷料。对此,应先用生理盐水渗透,使敷料与创面分离;再轻轻提起敷料的四周或已分离的一边,夹盐水棉球轻压敷料黏着的创面,慢慢取出敷料,如有毛发黏着,可剪去或用汽油浸湿后揭去。如果发生少量渗血,可用棉球压迫片刻使之止血,必要时用 1%～2%普鲁卡因溶液湿润后再揭敷料。

(5)对伤口、创面进行清洁、消毒和其他处理,应根据具体情况使用相应的方法。例如对缝合的清洁伤口,主要是先用 75%酒精棉球由里向外消毒 3～5 cm,避免将细菌带入伤口。对感染伤口,则先用 75%酒精棉球或 0.5%碘伏棉球在其周围皮肤由外向里消毒;继而用盐水棉球等清除创面脓液,并根据伤口性质选用引流纱条等,最后再用酒精等消毒伤口周围皮肤。

(6)伤口处理完后用无菌敷料覆盖。覆盖面积的大小是伤口及其周围 3 cm 左右。至于加盖敷料的数量,则应按伤口渗出的情况而定。伤口无渗出液者置 4～8 层(1～2 块)纱布已足够,或覆盖 1 块美敷。如分泌物较多,所盖敷料必须相应增多,必要时加棉垫。纱布块需用胶布固定。胶布粘贴的方向尽可能与皮纹平行。粘贴前擦净皮肤的汗水、血迹和原有的粘胶等。某些部位的敷料除用胶布固定外,再用绷带卷缠绕或制成各种形式的带巾加固,如胸带、腹带等。

(7)妥善处理污染的敷料。更换下来的纱布、绷带及擦拭创面的棉球等,须用钳、镊夹取集中放于弯盘内,倒入污物桶。器械及碗、盆、盘擦洗清洁后,重新消毒灭菌。特殊感染的敷料应全部烧毁,器械作特殊灭菌处理。

## 五、换药时伤口用药

(1)盐水有增进肉芽组织营养和吸附创面分泌物的作用,对肉芽组织无不良刺激。等渗盐水(0.9%)可用于冲洗脓腔。等渗盐水棉球或纱布可用于清洁创面、创面湿敷、填充脓腔引流;3%～10%的高渗盐水有较强的局部脱水作用,可用于肉芽水肿明显的创面。

(2)3%过氧化氢液(双氧水)与组织接触后分解释放出氧,具有杀菌作用。用于冲洗外伤伤口、腐败或恶臭的伤口,尤其适用于厌氧菌感染的伤口。

(3)0.02%高锰酸钾液分解释放氧缓慢,但作用持久,具有清洁、除臭、防腐和杀菌作用。

用于洗涤腐烂恶臭、感染的伤口，尤其适用于疑有厌氧菌感染、肛门和会阴伤口。临床上常用1∶5000溶液进行湿敷。

(4)0.1%依沙吖啶(雷佛奴尔)、0.02%呋喃西林溶液有抗菌和杀菌作用，用于感染创面的清洗和湿敷。

(5)攸锁(漂白粉、硼酸)溶液具有杀菌、除臭、溶解坏死组织的作用。用于脓液及腐死组织多、恶臭的伤口清洗和湿敷。瓶制剂应密闭避光保存，不能久置，放置时间不宜超过1周。大面积伤口不宜应用，以免吸收过多氯离子。

(6)聚乙烯吡酮碘液(PVP-1)为新型杀菌剂，对细菌、真菌、芽孢均有效。0.05%～0.15%用于黏膜、创面、脓腔冲洗；10%液用于覆盖无菌切口；1%～2%液用于湿敷感染创面，最适用于下肢溃疡和癌性溃疡。

(7)抗生素溶液常用有1%新霉素Ⅱ和4万U庆大霉素混合液、0.16%庆大霉素、0.5%金霉素、2%杆菌肽、2%～5%春雷霉素等溶液，用于等待二期缝合的污染伤口，较大创面(如烧伤)植皮前的创面湿敷，敷料应每日更换1次，氯霉素滴丸直接置入感染创面、每平方厘米1粒，每日或隔日1次。

(8)1%～2%苯氧乙醇溶液对铜绿假单胞菌具有杀菌作用，效果最好，采用创面连续湿敷。

(9)0.02%氯己定(洗必泰)溶液用于伤口清洗，后者盥洗切口优于前者。

(10)10%大蒜素溶液具有杀菌和增强组织细胞吞噬的作用，对金黄色葡萄球菌、真菌感染效果较好。

(11)2%～4%甲紫(龙胆紫)溶液具有杀菌、收敛作用。用于表浅皮肤或黏膜溃疡的消毒，并促进结痂愈合。但不宜用于分泌物较多的浅表伤口。

(12)纯苯酚(石炭酸)溶液具有腐蚀、杀菌作用。用纯石炭酸溶液棉签烧伤肛裂和慢性窦道，使不健康的肉芽组织坏死脱落以促进愈合，用后需用酒精棉签擦拭以中和之，再用等渗盐水棉签擦拭，以防石炭酸烧伤病灶周围的健康组织。

(13)10%～20%硝酸银溶液用于烧伤、肛裂、慢性窦道和腐蚀过度生长的肉芽组织，用后需等渗盐水棉签擦拭。

(14)油剂纱布具有保护创面，敷料不易于干燥和延长换药时间等作用。常用的有：①凡士林纱布，用于新鲜创面，有保护、上皮的作用；②鱼肝油纱布，具有营养和促进肉芽组织或上皮组织生长的作用，用于愈合缓慢的伤口。创面分泌物少者，可2～3 d更换一次。

(15)粉剂、软膏类

1)碘仿纱条，具有抗菌、防腐、收敛、去臭和促进肉芽组织生长的作用。用于有腺体分泌的慢性窦道，如肛瘘、结核病灶清除后的伤口。碘仿有毒性不宜长期使用。

2)10%～20%鱼石脂软膏，有消炎退肿作用，用于早期脓肿。

3)10%氧化锌软膏，涂于皮肤表面，有保护皮肤免受分泌物侵蚀的作用，常用于肠瘘、胆瘘等四周的皮肤。

4)链霉素软膏，涂于纱布上外敷，用于结核性伤口。

5)2%聚乙烯吡酮碘软膏，用于治疗烧伤、慢性溃疡。

6)磺胺嘧啶银软膏，常用于烧伤创面的换药，可防止铜绿假单胞菌的感染。

(李红娜)

# 第七节　静脉留置针输液技术操作规范

## 一、操作目的

(1)为患者建立静脉通路,便于抢救。

(2)适用于长期输液患者。

## 二、评估要点

(1)评估患者的病情、年龄、意识、心肺功能、自理能力、合作程度、药物性质、过敏史等。

(2)评估患者局部皮肤状况、静脉充盈程度及血管弹性。

(3)向患者解释使用静脉留置针的目的,取得配合。

## 三、物品准备

(1)治疗盘内:碘附,75%乙醇、砂轮(必要时备)、剪刀、棉签、弯盘,标签。

(2)输液盘内:碘附、PDA、棉签、弯盘、一次性手套、止血带、胶布;静脉留置针、透明贴膜、肝素帽(酌情备)、一次性输液器、一次性治疗巾。

(3)遵医嘱备药液。

(4)其他:医嘱单、输液卡、输液架、快速手消毒剂、医用垃圾桶、生活垃圾桶、锐器盒。

## 四、操作要点

(1)双人核对医嘱。

(2)核对床号、姓名、住院号(呼唤患者,核对床头卡及手腕带)。

(3)洗手,遵医嘱准备药物,擦去瓶身浮灰或去除输液软瓶(袋)外包装,两人核对药名、浓度、剂量及有效期,检查瓶(袋)口、瓶(袋)体、瓶(袋)内液体。

(4)填写输液瓶贴并签名,将输液瓶贴倒贴于输液瓶(袋)上。

(5)洗手,戴口罩、备胶布。

(6)启开药液瓶盖的中心部分,常规消毒输液瓶(袋)注药口。

(7)检查输液器后关闭调节器,去除输液管和通气针头,同时插入输液瓶注药口至针头根部,再次核对。

(8)整理治疗台,再次洗手。

(9)备齐用物携至床旁,再次核对,用 PDA 扫描患者手腕带即药物标签上的二维码,确认一致。协助患者取舒适体位。

(10)挂输液瓶(袋),排尽空气,关闭调节器,检查输液管内有无空气。

(11)行静脉留置针穿刺(两种操作方法任选一项)

1)密闭式静脉留置针:①检查留置针型号及有效期,包装是否完好,取出留置针,将输液器上的针头插入留置针的肝素帽内,排尽空气。检查透明贴膜有效期及包装是否完好。打开备用。②戴手套,铺一次性治疗巾,选择适合的穿刺部位,在穿刺点上方 10 cm 处扎止血带,消毒皮肤,直径 8 cm 以上,待干。③再次核对。取留置针旋转松动外套管,密闭式留置应排尽空气后关闭调节器。取下留置针外套管,一手紧绷皮肤固定静脉,另一手持留置针,嘱患者握拳,在血管上方是针头与皮肤呈 15°～30°进针，见回血，降低至 10°左右，平行再推进 0.1～0.2 cm（确保套管尖端进入血管），送外套管。穿刺成功，松开止血带，嘱患者松拳。④打开调节器，带液体滴入通畅后，一手固定留置针翼，抽出针芯，用无菌透明膜做封闭式无张力固定。⑤在无菌透明贴膜上注明穿刺日期、时间、责任人。⑥取回止血带，撤去治疗巾，脱下手套。

2）开放式留置针：①检查并打开肝素帽、透明贴膜备用，检查留置针型号及有效期，包装是否完好，打开备用。②戴手套，铺一次性治疗巾，选择适合的穿刺部位，在穿刺点上方 10 cm 处扎止血带，消毒皮肤，直径为 8 cm 以上，待干。③再次核对。取留针松动针芯、置针旋转松动外套管，密闭式留置应排尽空气后关闭调节器。取下留置针外套管，一手紧绷皮肤固定静脉，另一手持留置针，嘱患者握拳，在血管上方是针头与皮肤呈 15°～30°进针，见回血，降低至 10°左右，平行再推进 0.1～0.2 cm（确保套管尖端进入血管），送外套管。穿刺成功，松开止血带，嘱患者松拳。④用无菌透明膜做封闭式无张力固定，用左手中指按压套管尖端血管，食指固定针座（V 型手法），右手抽出针芯，连接无针输液装置。⑤取回止血带，撤去治疗巾，脱下手套。⑥消毒无针输液装置，待干。液体排气，检查输液管有无气泡，再次核对将输液器于无针装置连接。⑦在无菌透明贴膜上注明穿刺日期、时间、责任人。

（12）根据病情、年龄和药物性质调节输液滴数，一般成人 40～60 滴/分钟，儿童 20～40 滴/分钟。

（13）再次核对，在输液卡上注明时间、滴数、并签名。

（14）协助患者取舒适卧位，询问需要并将呼叫器置于患者可及的位置，随时观察病情变化。

（15）处理用物，洗手，取口罩，记录。

（16）操作速度：完成时间 10 min 以内。

## 五、指导要点

（1）向患者解释使用静脉留置针目的和作用。

（2）告知患者注意保护使用留置针的肢体，不输液时，也尽量避免肢体下垂姿势，以免由于重力作用造成堵塞导管。

（3）告知患者及家属不可随意调节滴速，输液过程中出现异常时及时告知医护人员。

## 六、注意事项

（1）选择粗直、弹性好、易于固定的静脉，避开关节和静脉瓣，下肢静脉不应作为成年人穿刺血管的常规部位。

（2）在满足治疗前提下选用最小型号、最短的留置针。

（3）输注 2 种以上药液是注意药物间的配伍禁忌。

（4）不宜在输液侧肢体上端使用血压袖带和止血带。

（5）更换透明贴膜后，也要记录当时穿刺日期。

（6）静脉套管针保留时间可参照使用说明。

（7）每次输液前后应当检查患者穿刺部位及静脉走向有无红、肿，询问患者有关情况，发现异常时及时拔除导管，给予处理。

（曾芙蓉）

# 第八节 PICC维护技术操作规范

## 一、操作目的

保持导管通畅,预防感染。

## 二、评估要点

(1)询问、了解患者身体状况。

(2)观察PICC置管处局部情况,查看维护记录单的内容。

## 三、物品准备

(1)治疗盘内:1%碘附消毒液、75%乙醇、0.5%碘附、10 cm×12 cm透明贴膜、20 mL注射器、无菌接头、0.9%生理盐水、导管固定器、卷尺、胶布、一次性治疗巾、棉签、弯盘。

(2)无菌手套、PICC维护包(无菌治疗巾2块、小药杯2个内各盛无菌棉球10个、弯血管钳、纱布4块、弯盘)。

(3)其他:医嘱单、PICC维护记录单、快速手消毒剂、医用垃圾桶、生活垃圾桶、锐器盒。

## 四、操作要点

(1)核对医嘱。

(2)核对床号、姓名、住院号(呼唤患者、核对床头卡及手腕带),评估患者。

(3)洗手、戴口罩。

(4)备齐用物携至患者床旁,再次核对。

(5)协助患者将身体移向床对侧。备胶布。

(6)观察导管刻度,正确测量双侧上臂臂围,与置管前对比记录。

(7)从上向下(或有远心端向近心端)小心地拆除原有贴膜和胶布,避免牵拉导管。

(8)观察穿刺点及周围皮肤有无发红、肿胀、渗出物等异常情况。

(9)检查并打开PICC维护包。

(10)备无菌接头、10 cm×12 cm透明贴膜、导管固定器。

(11)取一块铺无菌巾垫于患者置管侧壁上,另一块无菌巾铺于其旁适当处,使之形成一个无菌区。备生理盐水、消毒液、预充无菌接头。

(12)取下导管固定器,观察该处皮肤情况。

(13)取无菌纱布包裹接头部分,将导管外露部分轻轻上提,注意勿牵拉。

(14)用75%乙醇棉球在距穿刺点0.5 cm处由中心向外螺旋式消毒皮肤,消毒范围上下直径达20 cm、左右达臂边缘,顺时针逆时针消毒交替进行,消毒3遍,用75%乙醇棉球用力擦拭导管体外部分(不含蓝色导管)、连接器及接头3遍。

(15)用1%碘附消毒液棉球消毒在穿刺点稍作停留后,由中心向外螺旋式消毒皮肤,消毒范围上下直径达20 cm、左右达臂边缘,顺时针逆时针消毒交替进行,消毒3遍。

(16)用1%碘附消毒液棉球稍用力擦拭导管体外部分、连接器及针头3遍。

(17)取下原有接头,用75%乙醇棉球消毒连接器的螺旋头,至少15 s。

(18)用 10～20 mL 生理盐水脉冲冲管并正压封管，连接新无菌接头。

(19)带消毒液干透后，将皮肤保护剂以穿刺点为中心，向外螺旋式涂抹于消毒部位皮肤上。

(20)安装导管固定器，将导管体外部分摆放成“U”形或“S”形，将固定器粘贴在手臂合适位置。

(21)贴好透明贴膜：贴膜一穿刺点为中心，覆盖全部体外部分导管及导管固定器，排尽贴膜下空气，使贴膜、导管、皮肤三者合一。

(22)脱手套，蝶形交叉固定连接器和接头，在固定胶布上记录导管类型、维护日期、时间、臂围、导管外露长度及责任人。

(23)再次核对，协助患者取舒适卧位，询问患者需要，性相关知识指导，整理床单位。

(24)处理用物。

(25)洗手、取口罩。记录。

(26)操作速度：完成时间 20 min 以内。

## 五、指导要点

(1)指导留置 PICC 期间穿刺部位防水、防牵拉等注意事项。

(2)告知患者保持局部清洁干燥，不要擅自撕下贴膜，贴膜有卷曲、松动、贴膜下有汗液时及时更换，避免置管部位污染。

(3)告知患者避免使用 PICC 置管一侧手臂过度活动，避免提重物、拄拐杖，衣服、袖口不可过紧，不可测量血压及静脉穿刺。

(4)告知患者避免盆浴和泡浴。

## 六、注意事项

(1)输入全血、血浆、蛋白等黏性较大的液体后应当以等渗液体冲管，防止管腔堵塞。输入化疗药物前后均应使用无菌生理盐水冲管。

(2)可以使用 PICC 导管进行常规加压输液或输液泵给药，但是不能用高压注射泵推注造影剂等。

(3)严禁使用小于 10 mL 注射器，否则如遇导管阻塞可导致导管破裂。

(4)护士操作前应洗手，并严格无菌操作。

(5)尽量避免在置管侧肢体测量血压。

(6)禁止将导管体外部分人为地移入体内。

(7)PICC 置管后 24 h 内更换敷料，并根据使用敷料种类及贴膜使用情况决定更换频率；渗血、出汗等导致的敷料潮湿、卷边、松脱或破损时应立即更换。

(8)肘上穿刺者测量肘上 15 cm 处臂围，肘下穿刺者测量肘上 10 cm 处臂围，儿童测量肘上 8 cm 处臂围。

(9)零角度去除贴膜，注意勿将导管拔出体外。

(10)固定导管，采取无张力粘贴，减少皮肤损伤。

(11)导管体外部分须充分覆盖在透明贴膜下，以免引起感染。

(12)消毒皮肤及导管后应充分待干。

(曾芙蓉)

# 第十七章　静配中心护理操作

## 第一节　无菌技术标准操作流程

无菌技术贯穿于整个静脉药物调配过程，包括药物调配场地的消毒灭菌、人员的无菌操作、药品的无菌调配、灭菌检测等。

此外，无菌技术不仅只是洗手、戴手套、清洁环境卫生等操作规程，更重要的是贯穿于整个操作过程的无菌观念，要求防止一切微生物的侵入，保持灭菌物品及无菌区不再受污染。

### 一、药物调配场地的消毒灭菌

#### （一）非无菌操作区（控制区）的消毒灭菌

无特殊的消毒灭菌要求。主要根据药品储存条件控制房间的温度、相对湿度、光线和卫生状况等，防止药品发生霉变、氧化等质量变化。同时应根据自身堆放的要求整齐地放置在相应药架上，并定期清洗药架。

一般要求如下：每日工作结束后，用专用拖把擦洗地面，用清水擦拭工作台、凳椅、门框及门把手、塑料筐等。每周一次消毒地面和污物桶：先用清水清洁，待干后，再用消毒液擦洗地面及污物桶内外，15 min 以后再用清水擦去消毒液。每周一次用 75％酒精擦拭消毒工作台、成品输送密闭容器、药车、不锈钢设备、凳椅、门框及门把手。一般不用消毒液进行上述擦拭消毒，以免长期接触消毒液后会腐蚀器械等。

#### （二）无菌操作区（洁净区）的消毒灭菌

进行无菌技术操作前半小时，必须停止清扫地面等工作，避免不必要的人群流动，防止尘埃飞扬。要监测消毒液的浓度以确保有效性。每月进行微生物测试。每 6 个月进行空气微粒测试。应有两套清洁用具分别用于清洗控制区和洁净区，这两套清洁用具使用后应分别用 0.1 g/L含氯消毒液（临用前调配）进行消毒灭菌。分为每日清洗、每周清洗和每月清洗。清洗时先用清水清洗，待干后，用 75％酒精擦拭消毒。

1. 每日清洗

（1）清洗消毒拖鞋。

（2）检测、记录洁净室内外空气压差（5 Pa）。

（3）整理层流净化工作台台面，把废弃物丢入垃圾桶。化疗药废物必须用有化疗药标识塑料袋封口，送医院垃圾处理站。

（4）用 75％酒精溶液擦洗层流净化工作台风机、照明灯开关的按键、超净台工作区的顶部，然后由里向外、由上向下清洁台面的两壁，最后清洁工作台面。

（5）用 75％酒精溶液擦洗和消毒所有的设备及货架、对讲机、座椅和门等。

（6）用 75％酒精溶液擦洗和消毒垃圾桶，包括里面和外面，然后套上垃圾袋。

（7）用 75％酒精溶液擦洗和消毒传递窗的顶部、两门把手、台面。

(8)用0.1 g/L含氯消毒液(临用前配制)擦洗地面,不能留死角。

(9)用0.1 g/L含氯消毒液(临用前配制)清洁消毒一更、二更的橱柜。

2.每周清洗

(1)与每日清洗的步骤相同。

(2)每周应彻底清洗层流净化系统进、出口1次。

(3)检查所有设备的不锈钢表面是否有锈迹,若有,则用百洁布擦去。

(4)每周总消毒1次。

3.每月清洗

(1)各仪器设备的高处除尘。

(2)用0.1 g/L含氯消毒液(临用前配制)擦洗地面、天花板和玻璃等。

(3)每月彻底清洗水平层流净化工作台、生物安全柜,室内空调净化系统初效、中效过滤网,尤其是抽风回风口易藏尘,应拆开仔细清洁。

## 二、人员的无菌操作

操作人员一般需要经过批准和培训方可进入调配场地,在不同的场地对操作人员有不同的要求。操作人员的更衣流程:入调配间、戴无菌手套、穿防护服及防护鞋、戴口罩、进一更换鞋、洗手、进二更、手消毒。

1.控制区的操作

人员要求身体健康,无割伤、溃疡等体表损伤;工作服、工作鞋等应整洁干净;不得佩戴首饰和携带食物;在工作前应彻底洗手等。

2.洁净区的操作

人员对无菌要求较高,要求身体健康,无割伤、溃疡等体表损伤;穿无菌衣裤,佩戴无菌口罩、无菌工作帽等;在操作前要彻底洗手消毒;尽量避免人为因素产生的微生物污染。

3.操作人员

由控制区进入洁净区的操作流程在非无菌的更衣室(一更)内先洗手;脱去控制区的工作服、工作鞋;用消毒液浸泡或擦拭手约半分钟。

4.由洁净区(一更)进入洁净区的缓冲室(二更)后的操作流程

戴无菌工作帽(全部遮住头发);穿无菌的洁净服;穿无菌的鞋;戴无菌口罩;戴无菌手套(双层手套,内层PE手套,外层无菌手套)并检查手套与灭菌工作服的密合性,必要时可使用胶带,进入无菌操作区前用镜子检查着装是否完全符合要求;进入无菌操作区前用注射用水小心仔细清洗手套表面,然后用75%酒精消毒手套表面去除微粒。

5.操作人员由洁净区出来的操作流程

(1)临时外出:在二更室脱下洁净服,并挂在挂钩上;出洁净区,将一次性灭菌手套、口罩等丢入更衣室外的垃圾桶,按照院内感染的要求,手套和口罩等垃圾需要丢入套有黄色垃圾袋的垃圾桶。在一更室应当更换工作服和工作鞋。重新进入洁净区必须按照之前的更衣程序进入洁净区域。

(2)工作结束:将脱下的洁净服进行清洗,有条件的医院可进行消毒灭菌;将一次性灭菌手套、口罩等丢入更衣室外的垃圾桶;洁净区内用鞋每天在指定的水槽内清洗后,再根据本院情况进行消毒灭菌。一般洁净服和洁净区内用鞋由专人或专岗负责整理、清洗或送洗。

6.要求在整个操作过程均做到无菌操作关键点

(1)洗手:是整个操作过程中无菌控制的关键一步,应严格按照七步洗手步骤进行操作。在洗手时,应脱去手表等饰品;最好使用抗菌肥皂清洗,并且泡沫要完全覆盖直至手臂的肘关节处等;应将指甲和指间的空隙处清洗干净。

(2)操作人员衣帽穿戴要整洁。帽子要把头发全部遮盖,口罩须遮住口鼻。在无菌操作前应修剪指甲,在无菌操作过程中禁止交谈、吃食物等,避免打喷嚏、咳嗽等。

(3)在戴无菌手套时,未戴手套的手不可接触手套外面,戴手套的手不可接触未戴手套的手及手套内侧,一旦手套破裂应立即更换。在脱手套时,须将手套口翻转脱下,不可用力强拉手套边缘或手指部分,以免损坏。

(4)在无菌操作过程中,避免无菌服接触地面。避免双手和身体其他部位直接接触无菌服和工作帽的外表面。不要用双手直接接触药品、包装材料、器械。

(5)操作者面向无菌区域,身体应与无菌区保持至少 20 cm 距离。取放无菌物品时,应面向无菌区。手臂须保持在腰部或工作台面以上,不可跨越无菌区,不可用手直接接触无菌物品。

(6)无菌的容器不能任意翻转。未经消毒的物品以及手、手臂等其他身体部位不可接触无菌物品,以免污染。

(7)不得将无菌物品或非无菌物品伸入无菌溶液瓶内蘸取溶液或直接接触瓶口倒液。倒出的溶液不可倒回瓶内。无菌物品一经取出,即使未用,也不可放回无菌容器内。

(8)无菌物品、器械等疑有污染或已被污染的,不可使用,应更换或重新灭菌。

(9)调配操作时避免横握注射器,即“一把抓”。

(10)针头不能反复多次使用,以免微粒污染及胶塞脱落。

(11)无菌物品与非无菌物品应分别放置,并标明显标志。无菌物品不可暴露在空气中,必须存放在无菌包或无菌容器内。无菌包应注明无菌名称、消毒灭菌日期,放在固定的地方。无菌包在未被污染的情况下,可保存 7 d,过期应重新灭菌。

(12)开包后的无菌包和开封后的无菌溶液有效期均为 24 h。

## 三、药品的无菌调配

操作人员在控制区将要进行调配的药品放进经 75% 酒精清洗晾干的药篮中,从控制区侧放入传递窗内,经紫外消毒 30 min 后,由在洁净区内的操作人员取出,根据无菌操作规程进行调配。调配完毕后,在加药口粘贴瓶口贴,将成品放入药篮,从洁净区侧放入传递窗,由控制区侧的工作人员取出。

(1)调配操作前 30 min,按照操作流程启动洁净间和净化系统,确认其正常运作,操作室室温控制在 18～26 ℃,相对湿度控制在 40%～65%,室内外压差符合规定。

(2)用蘸有 75%酒精的无菌纱布从上到下、从内到外擦拭洁净台的各个部位(顺序为顶部、两侧及内侧面、防护玻璃、洁净台面)。

(3)根据药物的性质选择相应的洁净台。准备好所需物品(75%酒精喷壶、无菌纱布、砂轮、弯盘、注射器、无菌布、塑料袋等)。

(4)调配前核对标签信息与药品实物是否相符,核对药品有效期及完好性。

(5)根据无菌操作要求摆放各类物品。内区放置已打开的药瓶等无菌物品;在工作区进行操作;外区放置注射器或其他带包装的物品(尽量不放或少放)。

(6)选取合适的一次性注射器,拆外包装,旋转针头连接处,确保针头斜面与刻度区处于同一方向,将注射器垂直放置于层流洁净台的内侧。

(7)输液袋、西林瓶的加药口用75%酒精消毒,并放置于洁净台工作区。

(8)正确吸取药液,保持"开放窗口"状态。若只抽吸部分药液,需进行标识。

(9)安瓿类药品:消毒瓶颈处(若使用砂轮,需使用后再次消毒),折断安瓿(瓶口不要朝向高效过滤器处),放置于内区,与注射器相距5 cm。左手手心朝注射器,用食指、中指夹住安瓿瓶,使瓶口向下倾斜与水平呈20°角,余下三指拿注射器针筒尖端处,右手拿活塞柄,针尖插入液体最深点上方,右手食指尖放在注射器针管后端边缘,外推针栓,将液体全部吸入注射器内,转动针尖向上,将针栓稍向下拉一点。

(10)西林瓶药品:除去瓶盖,消毒加药处(待干),将针头插入瓶塞内,往瓶内注入所需药液等量空气,增加瓶内压力,倒转药瓶及注射器,使针头处于液面下,吸取药液至所需处,以食指固定针栓,拔出针头。

(11)结晶、粉剂、油剂类药品:抽吸适量溶媒将结晶或粉剂药品溶解再抽取。调配油剂或混悬剂时应选用稍粗的斜面针头。由于玻璃瓶中的气压会升高,操作应小心,只需相当气压即可,否则瓶中压力过高会溢出药液。

(12)消毒输液袋加药口,拿起加药口使之与桌面呈45°角,持注射器垂直进针穿透内膜。注入药液后上下转动输液袋,使之充分混匀,并黏上瓶口贴。

(13)调配后再次核对各信息并签名。

## 四、灭菌检测

静脉药物无菌调配时,需要定期进行无菌检测,以确认灭菌效果。

### (一)空气取样

将直径为9 cm的普通营养琼脂平板置于监测房间,洁净区暴露30 min,准备区、控制区暴露5 min,检测细菌总数。取样时间一般选择在消毒灭菌后与进行静脉药物调配操作之间,取样高度一般为离地面的垂直高度的0.8～1.50 m。操作区域面积大小不同,其取样方法也不同。当操作区域的面积≤30 $m^2$ 时,设一条该区域的对角线,在该对角线上取3点,即中心1点,两端距墙壁1 m处各取1点。当操作区域面积≥30 $m^2$ 时,设两条该区域的对角线,共取5点,即中心1点,两条对角线的两端距墙壁1 m处各取1点。每个操作区域的每个取样点应在同一天取完,并可根据以前的测试资料来增加取样频率。对洁净区的空气培养应每月进行1次,并记录结果。

### (二)物体表面和医护人员的手

对于药篮、洁净台台面、洁净系统进出风口、房间墙、开关、门把手、物品车和传递窗等物体表面及医护人员的手用无菌棉拭子涂抹采样,检测细菌总数。

### (三)消毒液

用无菌针筒吸取各类消毒液(如含氯消毒液、75%酒精等)1 mL,分别加5 mL含0.5%硫代硫酸钠肉汤、2%吐温肉汤混匀,用无菌吸管吸取上述溶液0.2 mL,滴于普通琼脂平板上。每份样品同时做2个平行样,一平板置20 ℃培养7 d,观察真菌生长情况,另一平板置35 ℃温箱培养72 h,计算菌落数,培养后应无菌生长。

### (四)无菌物品

将使用后的无菌物品清洗干净、擦干和包裹送供应室经高压蒸汽灭菌后存放,在有效期内采样。取无菌物品,在无菌操作下用2份蘸有无菌洗脱液的棉拭子反复涂擦采样,并将棉拭子投入5 mL无菌洗脱液中。将采样管震打80次,用无菌吸管吸取1 mL待检样品放于灭菌平皿内,加入已熔化的45~48 ℃的营养琼脂15~18 mL,边倾倒边摇匀,待琼脂凝固,置37 ℃温箱培养48 h,计算菌落数。

(张　颖)

## 第二节　无菌调配技术要求

无菌技术是指根据生产或操作要求所采取的一系列控制微生物污染的方法或措施,从而保持无菌物品、无菌区域不被污染,如空气的生物净化技术、灭菌技术等。无菌技术是一个完整、系统的操作体系,包括无菌环境设施,无菌设备器材、人员的无菌操作等。整个操作体系中的任一环节都不能受到微生物的污染。静脉药物将通过静脉给药的方式进入人体内,因此,必须保证药品在调配过程中的每个环节都不会受到微生物的污染,从而保障药品质量体系的连续性。这要求操作人员在洁净的环境中(万级洁净区,局部百级),严格运用无菌操作技术,准确地量取、稀释、溶解、混合调配静脉药品,保障调配药品的安全。

### 一、对调配场地与装修材料的要求

1.环境

一般选择在安静区域内周围环境较好的房间,要求其密封性良好,无卫生死角,空气能进行生物净化。房间装修材料应具有表面光滑、不反光、易清洁、易消毒、不起尘、经久耐用等特点。

2.操作设备

不同特性的静脉药物应分开调配。抗生素类药物、危害药品(包括抗肿瘤药物等)的调配需要在生物安全柜中进行。肠外营养药物和其他药物的调配需要在水平层流净化工作台中进行。

3.操作室地面

表面光洁、不易起尘、耐腐蚀、易清洗。可采用刚性地面(水磨石)、涂料地面、弹性地面(聚氯乙烯)等。其中刚性地面(水磨石)经久耐用。

4.操作室墙面

可选用砖墙涂料或板材(如彩钢板)等,洁净区内以采用彩钢板较多。

5.天花板

可选用硬质型(如混凝土+涂料等)和软质型(如轻钢龙骨+板抹灰、石膏板、彩钢板等)两种材质。洁净区内以采用彩钢板较多。

6.操作室内门窗

门要简单、平整、密闭性好,不要使用木制材料。门应朝空气压力高的方向或洁净级别要求高的方向开启。窗应无缝隙，室内与墙面平齐，室外窗台应向下倾斜，不易积尘。传递窗两边的门应连锁、密封性好，清洁方便。

## 二、对调配器械的无菌要求

超净台、输液袋、一次性塑料注射器等静脉药物调配器械能耐受紫外消毒、高温蒸汽消毒或化学气体的消毒，达到无菌要求。

## 三、对空气净化的要求

由于空气中的悬浮粒子以及悬浮粒子可能携带的微生物会造成产品的污染，因此必须减少空气中悬浮粒子的含量和有效去除已存在的固体颗粒，从而保障产品质量。空气层流技术可为工作区域提供有效的、高质量的空气。根据空气洁净度划分区域。

(1)三十万级区域：除调配间的外部其他区域。

(2)十万级区域：调配间的一更以及其内的洗涤间。

(3)万级区域：调配间的二更和调配间内。

(4)百级区域：调配间内的操作台的局部区域。

静脉用药集中调配中心需要进行定期检测，一般至少每月一次进行洁净区环境和操作台的微生物检测，医院内检验科可以协助完成；每年至少一次洁净区和操作台的净化相关指标检测，需由资质的检验机构检测。

## 四、对操作人员的要求

控制操作人员的接触污染是无菌调配技术中最重要的环节。因此，只有经过批准和专门培训(如无菌技术培训、肿瘤化疗药物培训及考核合格)的人员方可进入操作区，操作过程中不应有“一把抓”的手势。进入无菌操作区的人员必须满足以下要求：身体健康(如遇有呼吸道疾病等情况时，不应进入调配间工作)且不佩戴任何饰物；保持双手卫生并进行彻底洗手消毒(七步洗手法)；需更换无菌服、无菌袜套及工作帽，戴无菌口罩及无菌乳胶手套。洁净服的材质、式样和穿戴方式，应与各功能室的不同性质、任务与操作要求、洁净度级别相适应，不得混穿，并应分开清洗，如危害药品调配间的洁净服需单独用洗衣机清洗烘干(若条件允许，可使用一次性洁净服用于危害药品的调配)；其他药物调配时的洁净服可以一起清洗烘干或送到医院洗衣房清洗，有条件的可在洁净服悬挂的柜子内进行紫外线灯消毒或由医院供应室清洗消毒。

(王欣阳)

# 第三节　全肠外营养液调配操作规程

全肠外营养液(TPN)由碳水化合物、脂肪乳剂、氨基酸、水、维生素、电解质及微量元素等各种营养成分按一定的比例，混合于特定的配液袋(三升袋)中，以提供患者每日所需的能量及各种营养物质，维持机体正常代谢，改善其营养状况。TPN 目前已得到广泛应用。三升袋是一个全封闭的输液系统，不需要用排气针，减少了被污染或发生气栓的机会。在适宜的温、湿度下按正确的调配步骤配好的 TPN 在室温条件下 24 h 内使用是十分安全的，具有更经济、更便利、减轻护理工作、减少调配时间和简化输注设施等优点。

## 一、全肠外营养液的调配流程

1.调配环境

(1)环境要求:应控制调配间的温度在18~26 ℃,相对湿度为50%~60%。压差:调配间气流定向流动,应维持>5Pa的正压。使用者检查1次/天,并记录在压差日报表上。

(2)环境监测

1)每天清洁、整理、消毒调配间。

2)每月进行环境空气微粒和微生物的检测。

3)每年进行高效过滤器的空气流速测试。净化台吹出来的空气是经过高效过滤器过滤的,可驱除99.99%直径在0.3μm以上的微粒,确保空气的正确流向及流速为0.3m/s。

2.调配前准备

(1)入室人员必须戴好口罩、帽子,更换专用鞋及隔离衣,洗手并戴无菌手套。

(2)每天操作开始前水平层流台先运行30 min,同时紫外线消毒,再用75%酒精仔细擦拭净化台的顶部、两侧及台面,顺序为从上到下,从里到外。若调配间停止使用超过24 h,则在使用前必须重新进行清洗。检查物品是否准备齐全,避免走动过多而增加污染机会。若净化台停止使用3 h后重新启动,则在使用前打开让其运行至少30 min。

(3)审核用药医嘱或输液标签及药品,根据医嘱或标签核对各种药品(品名、数量、有效期、批次、用药时间等),检查所有营养液是否变质、浑浊,有无絮状物。

(4)检查营养袋外包装有无破损、各种用物的品名和有效期。

3.调配顺序

TPN的调配必须严格按相关顺序进行,不恰当的调配程序,可严重影响混合液中脂肪乳的稳定性,以致全营养混合液变性。

(1)将微量元素加入氨基酸注射液中。若将微量元素加入葡萄糖注射液中易变色。

(2)将甘油磷酸钠等磷酸盐制剂加入另一瓶氨基酸或葡萄糖注射液中。

(3)10%氯化钠、10%氯化钾等电解质制剂和(或)维生素C、维生素$B_6$等水溶性维生素制剂和(或)胰岛素可加入同一瓶葡萄糖注射液中。10%葡萄糖酸钙和10%硫酸镁严禁加入同一瓶葡萄糖注射液中。

(4)脂溶性维生素溶解水溶性维生素后加入脂肪乳注射液中。

(5)混合顺序

1)首先将调配好的葡萄糖注射液移入三升袋。

2)再将调配好的氨基酸注射液移入三升袋。

3)丙氨酰谷胺酰氨注射液在氨基酸移入后再移入三升袋,轻摇翻转混合。

4)将含维生素的脂肪乳注射液反向悬挂在三升袋的上方静置几分钟,观察瓶壁是否有塑料胶塞,最后移入脂肪乳。

5)不间断一次完成混合、冲袋,并将调配好的溶液二次翻转轻摇混匀。

6)混匀完毕时需排气处理,即尽量排出三升袋中存留的空气,然后再夹紧相关管道阀门。

4.核对、确认调配

完毕后需再次核对输液标签与已调配的药物空瓶,并在输液标签上记录调配全肠外营养液的时间和签名；对氯化钾注射液、胰岛素等非整支（瓶）剂量需在输液标签上给予确认标记。

## 二、全肠外营养液调配注意事项

(1)三升袋中除上述药物之外不要加入其他药物，除非已有资料报道或验证过。

(2)为了防止注射器中产生沉淀，对微量元素、水溶性维生素、脂溶性维生素、磷酸盐溶液及其他电解质溶液应用独立的注射器，并根据药品选用适合型号的注射器。

(3)全肠外营养液调配时需注意药物浓度。

1)$Na^+$＜100 mmol/L，1 L 液体最多只能加 6 支 10％NaCl 溶液；含 5％GNS 500 mL 的，1 L液体最多加 1.5 支 10％NaCl 溶液。

2)$K^+$＜50 mmol/L，1 L 液体最多只能加 3.5 支 10％KCl 溶液。

3)$Mg^{2+}$＜3.4 mmol/L，1 L 液体最多只能加 3 mL 25％$Mg_2O_4$ 溶液。

4)$Ca^{2+}$＜1.7 mmol/L，1 L 液体最多只能加 5 mL 10％葡萄糖酸钙溶液。

5)葡萄糖、氨基酸最佳比例为 1∶1 或 1∶2。

6)混合液中葡萄糖的最终浓度为 0～25％，有利于混合液的稳定。

7)丙氨酰谷氨酰胺注射液是一种高浓度溶液，在输入前必须与可配伍的氨基酸溶液或含有氨基酸的输液相混合。1 体积的丙氨酰谷氨酰胺注射液应与至少 5 体积的载体溶液混合(例如 100 mL 丙氨酰谷氨酰胺注射液＋至少 500 mL 氨基酸溶液)，混合液中本品的最大浓度不应超过 3.5％。

8)某些维生素化学性质不稳定(维生素 A、维生素 $B_6$)；另一些维生素还可被容器或输液装置吸附；维生素 C 降解后可以和钙发生反应形成不稳定的草酸钙。故维生素一般应在全肠外营养液输注前加入。

(4)全肠外营养液调配应严格执行无菌技术，避免因配制不当、微生物污染而引起患者感染。调配后，有医疗机构会常规留样，保存至患者输注该混合液完毕后 24 h。

(王欣阳)

# 第四节　静脉药物调剂标准操作规程

从医嘱开具到给患者静脉输注用药，静脉药物治疗工作涵盖了医师、药师、护士以及工人等共同参与的十多个环节。其中，药师审核、打印标签、贴签摆药、核对是由药师完成的静脉药物调剂环节，而做好药品与物料领用管理、运用信息系统提升工作效率和质量也是做好静脉药物调剂工作的前提和保障。因此，静脉药物调剂标准操作规程主要包含药品与物料领用管理规程、电子信息系统操作规程、审核处方或医嘱操作规程、打印标签与标签管理操作规程、贴签摆药与核对操作规程等。

## 一、药品与物料领用管理规程

### (一)药品的请领

(1)静配中心原则上不得调剂静脉用药以外的处方。个别医疗机构为加强危害药品的统一管理，依据医疗机构内部管理规定，将膀胱或胸腔冲洗用、皮下注射用、肝动脉介入用以及鞘内注射用等非静脉使用的危害药品均纳入静配中心调剂调配范畴。

(2)作为医院药学部的一个部门，静配中心一般不得直接对外采购药品，所需的药品一律由药学部门药品科(库)统一采购供应。

(3)静配中心的药品请领应当根据每日消耗量填写药品请领单，定期向药库请领，负责人或指定人员应当在药品请领单上签名或依据权限管理规定在信息系统中直接生成请领单据和完成请领工作。

### (二)药品的验收

(1)负责静配中心等二级药库管理的药师应当依据药品质量标准、请领单、发药凭证与实物逐项核对，包括品名、规格、数量及有效期是否正确，药品标签与包装是否整洁、完好，核对合格后，分类放置于相应的固定货位，并在发药凭证上签名，同时需完成信息系统中单据审核和登账工作。

(2)凡对药品质量有质疑、药品规格数量不符、药品过期或有破损等的，应及时与药品科(库)沟通，退药或更换，并做好记录。

### (三)药品的储存管理与养护

(1)药库应当干净、整齐，地面平整、干燥，门与通道的宽度应当便于搬运药品和符合防火安全要求；药品储存应当按“分区分类、货位编号”的方法进行定位存放，库位上的药品标签名称及内容应与实物保持一致；对高危药品应设置显著的警示标志(高危药品标识或不同颜色的存放容器)。

(2)做好药库温湿度的监测与记录。药库应具备确保药品与物料储存要求的温湿度条件：常温区域 10～30 ℃，阴凉区域不高于 20 ℃，冷藏区域 2～8 ℃(个别药品有更严格的温度要求)，库房相对湿度 40%～65%。

(3)药品堆码与散热或者供暖设施的间距不小于 30 cm，距离墙壁间距不小于 20 cm，距离房顶及地面间距不小于 10 cm。

(4)规范药品堆垛和搬运操作，遵守药品外包装图示标志的要求，不得倒置存放。

(5)每种药品应当按批号及有效期远近依次或分开堆码并有明显标志，应遵循“先产先用”“先进先用”“近期先用”和按批号发药使用的原则。

(6)对不合格药品的确认、报损、销毁等应当有规范的制度和记录。

### (四)建立药品电子信息管理系统

已建立医院信息系统的医疗机构，应当建立药品电子信息管理系统，药品存量应当与一级库建立电子网络传递联系，可加强药品成本核算，方便账物管理和提高药品请领效率。

### (五)定期清点

静配中心所用药品应当做到每月清点，账物相符，如有不符应当及时查明原因。重点药品(贵重药品、高危药品等)应每日清点。可以根据实际需要调整重点药品目录。

### (六)注射器和注射针头等物料的领用和管理

注射器和注射针头等物料的领用和管理应当依据卫健委《国家基本公共卫生服务规范(以下简称规范)》的有关规定和参照药品请领、验收管理办法实施，并应当与药品分开存放。

## 二、电子信息系统操作规程

(1)由医师按照《处方管理办法》和《电子病历基本规范(试行)》有关规定，负责将患者处方或用药医嘱分组录入电脑。

(2)将静脉输液医嘱直接传递或由护士执行后传递至静配中心。

(3)药师审核处方或用药医嘱的适宜性,并对输液进行人工或系统自动的批次设定,自动生成输液标签及备份输液标签(或采用电子信息系统方式保留备份输液标签),上述标签或记录均应当有各道工序操作人员的信息,有条件的医疗机构应对贴签摆药、核对、计费、混合调配、输液成品核对、工人配送、病区护士核对签收、给患者静脉输注用药等各个环节均实现条码扫描确认,达到静脉输液治疗全程溯源追踪管理。

(4)处方或用药医嘱在完成调配操作流程和计费后,自动减去处方组成药品在二级库所存药品数量,做到账物相符,并自动形成药品月收支结存报表。

## 三、审核处方或医嘱操作规程

针对处方或医嘱审核,卫健委《规范》中已有基本的规定和操作规程,另外,医疗机构结合自身开展审核工作的需求和实际情况,一般也制定有具体的审方制度和操作规程。

### (一)卫健委《规范》中的审核医嘱操作规程

负责静脉用药医嘱或处方适宜性审核的人员,应当具有药学专业本科以上学历、5年以上临床用药或调剂工作经验、药师以上专业技术职务任职资格。负责处方或用药医嘱审核的药师逐一审核患者静脉输液处方或医嘱,确认其正确性、合理性与完整性,主要包括以下内容。

(1)形式审查:处方或用药医嘱内容应当符合《处方管理办法》《病例书写基本规范》的有关规定,书写正确、完整、清晰,无遗漏信息。

(2)分析鉴别临床诊断与所选用药品的相符性。

(3)确认遴选药品品种、规格、给药途径、用法、用量的正确性与适宜性,防止重复给药。

(4)确认静脉药物配伍的适宜性,分析药物的相容性与稳定性。

(5)确认选用溶媒的适宜性。

(6)确认静脉用药与包装材料的适宜性。

(7)确认药物皮试结果和药物严重或者特殊不良反应等重要信息。

(8)需与医师进一步核实的任何疑点或未确定的内容。

对处方或用药医嘱存在错误的,应当及时与处方医师沟通,请其调整并签名。因病情需要的超剂量等特殊用药,医师应当再次签名确认。对用药错误或者不能保证成品输液质量的处方或医嘱应当拒绝调配。

### (二)医疗机构医嘱审核工作制度和流程

目前,随着静脉用药集中调配工作的不断推广,医嘱审核工作得以有效地开展。部分医疗机构在医嘱审核工作方面投入了较多的人力和物力,取得了一些良好的成效,并制定了更为详细的、符合自身医院特点和实际情况的审核制度和操作流程。以下是某三甲医院医嘱审核的工作制度与操作流程,其工作制度主要规定了审方药师的资格,强调了审方的重要性,列举了审方的工具,明确了审方时必需的患者信息,以及指出了审方时实际会出现的若干注意事项及应对方法。而其医嘱审核的操作流程主要分为长期医嘱、临时医嘱的审核流程,同时也再次强调了一些审核要点,有一定的借鉴意义。

1.某院医嘱审核工作制度

(1)住院医嘱审核是指审方药师对通过医院信息系统发送至电子审方系统的住院患者用

药医嘱，就药品的遴选、药品名称、规格、用法、用量、药品相互作用、配伍禁忌以及选用的溶媒、载体的适宜性、相容性等进行适宜性审核，以保证患者用药安全的药学技术服务过程。

(2)医嘱审核岗位即审方药师应由经过培训并考核合格的药学人员担任，对医嘱的正确性和适宜性负责。

(3)所有医嘱必须经过审核，审核合格后静脉用药集中调配中心和住院药房方可进行摆药调配。

(4)审方药师通过大医通用药软件或医院自行开发的用药软件进行医嘱审核。

(5)审方药师在审核医嘱时能简便地获取患者姓名、病区、住院号、诊断、性别、年龄、身高、体重、用药史、过敏史、临床检验指标、手术记录或者详细病历等信息，以及住院期间的所有用药医嘱(药品名称、规格、剂量、溶媒、数量以及调配批次)等。

(6)审方药师应依据《处方管理办法》《医院处方点评管理规范(试行)》等有关规定对处方内容的适宜性和正确性进行科学的审核和评价，确保用药安全。审核评价内容主要包括：处方信息是否完整；给药剂量及用法、给药途径、选用溶媒与载体是否适宜，体积是否正确，配伍是否合理(药物相容性、稳定性、相互作用、配伍禁忌)；是否存在重复用药医嘱；给药时间和顺序(批次划分)是否恰当；给药输注速度、遮光或避光给药等特殊要求是否明确等。

(7)审方药师应对患者的所有医嘱(包括口服用药、针剂、外用药等)进行综合审核和评价，其中对新开的医嘱应优先审核，对危害药品以及全肠外营养液(TPN)应重点审核。

(8)审方药师应及时审核医嘱，尤其是临时医嘱，确保药品调剂和发送的及时性。

(9)医嘱审核时如遇到缺药情况，需及时通知病房修改，并登记缺药沟通信息。

(10)审核医嘱时应做好同一患者医嘱审核意见的前后连贯性以及临时医嘱和长期医嘱审核意见的一致性。

(11)审方药师发现不适宜处方或不合理用药时应保留医嘱审核的意见和建议，并及时联系病区处方医师或当班护士，督促修改和确认。药师不得擅自修改医嘱。审方药师不可随意更改约定的给药时间和顺序(批次)。

(12)发现危害药品或 TPN 不合理用药、大医通用药软件提示的严重不合理用药以及已明确为重复用药等不合理用药医嘱时需两名或两名以上审方药师共同确认后方可保留医嘱并进行临床反馈。

(13)依患者病情需要超说明书用药时，应得到临床医师确认，审方药师应进行充分风险评估，确认对患者无损害，并将其临床反馈信息登记后方可对医嘱放行。

(14)若临床医师拒绝修改有明显配伍禁忌或严重不合理用药或违反有关法律法规的处方，审方时应拒绝放行，登记并向药学部门主任和医务科报告。

(15)审核合格的医嘱必须经审方药师电子身份确认后方能传输到静脉用药集中调配中心或住院药房进行用药标签的打印及摆药调配。

(16)审方药师应做好清场工作和交接班工作，确保无药物医嘱滞留逾期。

(17)审方药师需对登记保留的医嘱定期汇总分析，及时反馈临床和医务科等相关部门。

(18)审方药师需要对药品基本信息进行动态维护，以提高医嘱审核软件的准确性。

2.某院医嘱审核操作流程

(1)药物医嘱分类：待审核的医嘱，按用药时间划分为明日(长期)医嘱和今日(临时)医嘱；按药品属性划分为普通药物医嘱(医嘱前标注“普”)、抗生素医嘱(医嘱前标注“抗”)、全肠外营养液医嘱(医嘱前标注"营")和危害药品医嘱(医嘱前标注"化")。

(2)审核医嘱流程:审核医嘱流程主要包括医嘱选择、批次划分、逐条审核医嘱、问题医嘱的保留及临床反馈等环节。以下是某医院审核医嘱流程。

进入"PIVAS电脑系统"→单击"调配管理"模块→选择"输液调配"栏目→选择"审核接收"→选择"明日(长期)医嘱"或选择"今日(临时)医嘱"→双击"某一个病区"并单击"单个病区审核"或"全选"所有病区并单击"批量审核"→医嘱显示后单击"批次",选择"自动批次",跳出对话框"是否自动定义批次全部输液",选择"是"(选择"否"表示只定义鼠标当前点到的蓝色医嘱的批次)→逐条审核,尤其关注自行开发的审方软件所提示的错误医嘱及所在的错误点→对不合理医嘱进行"保留"(用鼠标右键单击该医嘱"方式"→单击"调配方式",选择"保留"→跳出"医嘱错误登记"对话框,选择"处理方式"→录入处理意见→保存);对不合理批次进行更改批次(用鼠标右键单击该医嘱"方式"→单击"调配方式"→选择相应的批次)→单击"接收",跳出对话框"是否要接收全部输液",选择"是"(选择"否"表示只接收鼠标当前点到的蓝色医嘱),录入审核药师工号,按"确定"。

1)选择"明日(长期)医嘱"或选择"今日(临时)医嘱"进行审核,系统支持某一个病区单独审核或全选所有病区批量审核。

2)医嘱审核前先定义输液批次,系统支持自动批次划分。

3)结合审核医嘱界面提供的患者基本信息,逐条审核医嘱。基本信息包括以下内容:科室、病历号、医生姓名和电话,医嘱开具时间和用药时间,患者姓名、性别、年龄、身高、体重、体表面积、诊断、过敏史、检验结果,全部医嘱,病历(包括病程记录、影像学资料)、用药史、合理用药软件提供的各种药品信息。

4)关注自行开发的审方软件所提示的错误医嘱及所在的错误点,审核医嘱界面会用色块的方式直接标注在错误医嘱所在的问题点上,一组肠外营养液医嘱的用药频次上显示红色,提示该医嘱可能存在重复用药的情况,需要药师关注和查明情况。

5)对不合理医嘱进行"保留"拦截,并在系统中填写医嘱错误登记(医嘱错误的分类、审核人、处理意见等),并通知临床医师修改医嘱。被保留的医嘱,其患者名字显示红色,以提示不同的审核药师进行关注。医生反馈意见以及最终处理结果(医生作废、拒绝发放、医生修改)等信息也需及时进行补充登记和系统自动标记。任何一次的干预信息都被保留,可进行该医嘱的连续追踪。

(3)审核医嘱要点

1)根据"四查十对"原则,审核医嘱需首先查看患者基本信息。有药物过敏史的患者,如青霉素过敏等,需严格审核和把关药物是否需要皮试等情况,必要时提醒医生做皮试。

2)审核医嘱的重点是:新医嘱(系统标注"新")、高危药品(红色斜体字)医嘱、TPN医嘱、危害药品医嘱以及已处于保留状态的问题医嘱(患者名字显示红色)。其中,高危药物医嘱需特别审核剂量和浓度。TPN医嘱可使用自行开发的TPN审核工具,软件自动提示医嘱中各项指标是否达标,包括液体总容量、离子浓度、总能量、热氮比、糖脂比。危害药品亦即化疗药物医嘱,可使用自行开发的化疗药物审核工具,需特别审核诊断、剂量强度、实际剂量(按身高、体重或体表面积换算),同时考虑患者年龄、肝肾功能情况、血常规指标以及患者体力状态ECOG评分等因素。

## 四、打印标签与标签管理操作规程

(1)经药师适宜性审核的处方或用药医嘱,由电脑系统自动生成输液标签。

(2)电脑对输液标签进行自动编号或生成条码,编号方法或条码模式由各医疗机构自行确定。

(3)输液标签需包含以下基本信息:患者的姓名、病区、床号、病历号、日期、医嘱信息、批次、调配日期、时间、成品输液的稳定时间等。

(4)先确定需打印的处方性质(普通药物医嘱、抗生素医嘱、TPN 医嘱、危害药品医嘱,长期医嘱、临时医嘱等)和用药时间顺序(输液批次),然后以病区或药品(统排模式)为单位打印输液标签。输液标签打印后如遗失或其他原因需要重新补打,可按编号或其他信息在系统中查询到输液标签后单独打印。

(5)将输液标签放置于不同颜色(区分处方性质和输液批次)的塑料筐等容器内,以方便调配操作。

(6)输液标签贴于输液袋(瓶)上。备份输液标签应当导入电子处方系统留底备查或打印后随调配流程,并由各岗位操作人员签名或盖签章后保存 1 年备查。

(7)输液标签内容除上述基本信息外,还可注明需要特别提示的下列事项,系统支持标签信息的后台维护。

1)按规定应当做过敏性试验或者高危药品等某些特殊性质药品的输液标签,应当有明显标识。

2)药师在摆药准备或者调配时需特别注意的事项及提示性注解,如非整瓶(支)使用药品的实际用量、胰岛素剂量等。

3)临床用药过程中需特别注意的事项,如特殊滴速、避光、冷藏以及特殊用药监护等其他需备注的信息。

4)患者其他一些值得注意的信息,如补打的输液标签标记“重”字,以提示该输液标签已重复打印两次或更多,需注意避免重复调配。如患者出现临时转床情况,则成品输液核对环节应重新打印转床后的输液标签,并标记“转”字,以免成品输液配送错误。

## 五、贴签摆药及核对操作规程

(1)贴签摆药及核对实行双人制,一人摆药,一人核对。

(2)摆药前药师应当仔细阅读,核查输液标签是否准确、完整,如有错误或不全,应当告知审方药师校对纠正。

(3)按输液标签所列药品顺序摆药,按其处方药品性质、不同用药时间,分批次将药品放置于不同颜色的容器内。

(4)摆药以及核对时均需认真检查药品的品名、剂量、规格等是否符合标签内容,同时应当注意药品的完好性及有效期,并签名或者盖章。

(5)将输液标签整齐地贴在输液袋(瓶)上,但不得将原始标签覆盖。

(6)将摆有注射剂与贴有标签的输液袋(瓶)的容器按病区、处方药品性质不同通过传递窗送入和放置于不同的混合调配区内。

(7)冷藏药品摆药完毕应统一放置到规定的药品冷藏柜中,混合调配前由专人临时送至洁净调配区内。

(8)摆药注意事项

1)摆药时,确认同一患者所用同一种药品的批号尽量相同。

2)摆好的药品应当擦拭清洁后,方可传递入洁净室,但不应当将粉针剂西林瓶盖去掉。

3)目前部分医院因为电子信息系统或排班系统可以进行溯源追踪,所以非危害药品或高危药品的输液标签不再签名或者盖章;但为了确保危害药品或高危药品摆药的准确性,危害药品摆药时必须在标签上签名或者盖章。

4)每日应当对用过的容器按规定进行整理擦洗、消毒,以备下次使用。

5)目前有医疗机构摆药按照药品采取集中摆药模式,调配也按照药品采取集中混合调配模式,其调配效率可以提高,但其合理性存在不同的见解。

(9)摆药准备室补充药品

1)每日完成摆药后,应当及时对摆药准备室短缺的药品进行补充,并应当校对。

2)补充的药品应当在专门区域拆除外包装(为杜绝危害药品摆药差错,有些医疗机构规定拆包装时保留危害药品的中包装,便于区别),在补充药品时要核对药品信息,严防错位,如有尘埃,需擦拭清洁后方可上架。

3)补充药品时,应当注意药品有效期,按“先进先用、近期先用”的原则。

4)对氯化钾注射液等高危药品应当有特殊标识和固定位置。

5)对看似、听似以及多规药品应当有特殊标识。

(张素丽)

# 第五节　静脉用药集中调配标准操作规程

混合调配是静脉药物治疗整个流程中最为关键的环节之一,卫健委《规范》对相关操作已制定有基本的规程,其中静脉用药集中调配中心(室)人员的更衣,调配中心的清洁、消毒是做好混合调配的基础性保障工作,《规范》中的操作规程具有指导意义。同时,医疗机构也需要按照《规范》要求,再结合自身特点具体制定静脉用药混合调配操作规程,并尽可能细化全肠外营养液和危害药品的调配流程。本节还列举了某院在实践过程中一些有特殊调配注意事项的危害药品的调配操作规程,供参考借鉴。

## 一、静脉用药集中调配中心(室)人员更衣操作规程

1.进出静脉用药集中调配中心(室)更衣规程

进出静脉用药集中调配中心(室)应当更换该中心(室)工作服、工作鞋并戴发帽。非本中心(室)人员未经中心(室)负责人同意,不得进入。

2.进入十万级洁净区规程(一更)

(1)换下普通工作服和工作鞋。

(2)按七步手清洁消毒法消毒手并烘干,穿好指定服装。

3.进入万级洁净区规程(二更)

(1)更换洁净区专用鞋、洁净区隔离服并戴好发帽、口罩。

(2)手消毒,戴一次性手套。

4.离开洁净区规程

(1)临时外出:在二更室脱下洁净区专用鞋、洁净隔离服及帽子、口罩,整齐放置。一次性手套丢入污物桶内;在一更室应当更换工作服和工作鞋。

(2)重新进入洁净区时,必须按以上更衣规定程序进入洁净区。

(3)当日调配结束时,对脱下的洁净区专用鞋、洁净隔离服进行常规消毒,每周至少清洗2次;一次性口罩、帽子、手套一并丢入污物桶。

## 二、静脉用药集中调配中心(室)清洁、消毒操作规程

1.地面消毒剂的选择与制备

(1)次氯酸钠,为强碱性溶液,用于地面消毒为1%溶液。本溶液须在使用前新鲜配制。处理/分装高浓度(5%)次氯酸钠溶液时,必须戴厚口罩和防护手套。

(2)季铵类阳离子表面活性剂,有腐蚀性,严禁与肥皂水或阴离子表面活性剂联合使用。应当在使用前新鲜配制。

(3)甲酚皂溶液,有腐蚀性,用于地面消毒为5%溶液。应当在使用前新鲜配制。

2.静脉用药集中调配中心(室)清洁与卫生管理其他规定

(1)各操作室不得存放与该室工作性质无关的物品,不准在静脉用药集中调配中心(室)用餐或放置食物。

(2)每日工作结束后应当及时清场,各种废弃物必须每天及时处理。

3.非洁净区的清洁、消毒操作程序

(1)每日工作结束后,用专用拖把擦洗地面,用清水擦拭工作台、凳椅、门框及门把手等。

(2)每周消毒1次地面和污物桶:先用清水清洁,待干后,再用消毒液擦洗地面及污物桶内外,15 min以后再用清水擦去消毒液。

(3)每周1次用75%酒精擦拭消毒工作台、成品输送密闭容器、药车、不锈钢设备、凳椅、门框及门把手。

4.万级洁净区清洁、消毒程序

(1)每日的清洁、消毒:调配结束后,用清水清洁不锈钢设备,层流操作台面及两侧内壁,传递窗顶部、两侧内壁、把手及台面,凳椅,照明灯开关等,待挥发至干后,用75%酒精擦拭消毒。

(2)每日按规定的操作程序进行地面清洁、消毒。

(3)墙壁、顶棚每月进行一次清洁、消毒,操作程序同上。

5.清洁、消毒注意事项

(1)消毒剂应当定期轮换使用。

(2)洁净区和一般辅助工作区的清洁工具必须严格分开,不得混用。

(3)清洁、消毒过程中,不得将清水或消毒液喷淋到高效过滤器上。

(4)清洁、消毒时,应当按从上到下、从里向外的程序擦拭,不得留有死角。

(5)用清水清洁时,待挥干后,才能再用消毒剂擦拭,保证清洁、消毒效果。

## 三、静脉用药混合调配操作规程

1.调配操作前准备

(1)在调配操作前30 min,按操作规程启动洁净间和层流工作台净化系统,并确认其处于

正常工作状态，控制操作间室温于 18～26 ℃、相对湿度 40％～65％，令室内外压差符合规定，操作人员记录并签名。

(2)接班工作人员应当先阅读交接班记录，对有关问题应当及时处理。

(3)按更衣操作规程，进入洁净区操作间，首先用蘸有 75％酒精的无纺布从上到下、从内到外擦拭层流洁净台内部的各个部位。

3. 调配前的校对

调配药学技术人员或护士应当按输液标签核对药品名称、规格、数量、有效期等的准确性和药品完好性，扫描条码进行计费，确认无误后，进入加药混合调配操作程序。

4. 调配操作程序

(1)选用适宜的一次性注射器，拆除外包装，旋转针头连接注射器，确保针尖斜面或侧孔与注射器刻度处于同一方向，将注射器垂直或水平放置于层流洁净台的内侧。

(2)用 75％酒精消毒输液袋(瓶)的加药处，放置于层流洁净台的中央区域。

(3)除去西林瓶盖，用 75％酒精消毒安瓿瓶颈或西林瓶胶塞，并在层流洁净台侧壁打开安瓿，应当避免朝向高效过滤器方向打开，以防药液喷溅到高效过滤器上。

(4)抽取药液时，注射器针尖斜面或侧孔应当朝上，紧靠安瓿瓶颈口抽取药液，然后注入输液袋(瓶)中，轻轻摇匀。

(5)溶解粉针剂，用注射器抽取适量静脉注射用溶媒，注入粉针剂的西林瓶内，必要时可轻轻摇动(或置振荡器上)助溶，全部溶解混匀后，用同一注射器抽出药液，注入输液袋(瓶)内，轻轻摇匀。

(6)调配结束后，再次核对输液标签与所用药品名称、规格、用量，确认无误后，调配操作人员在输液标签上签名或盖章(身份识别标识)，或采用电子处方信息系统记录操作人员的信息。

(7)通过传递窗将成品输液送至成品核对区，进入成品核对包装程序。

(8)每完成一组输液调配操作后，应当立即整理台面，用蘸有 75％酒精的无纺布擦拭台面，除去残留药液，不得留有与下批输液调配无关的药物、余液、用过的注射器和其他物品。

5. 静脉用药混合调配注意事项

(1)不得采用交叉调配流程。

(2)静脉用药集中调配所用的药物，如果不是整瓶(支)用量，则必须将实际所用剂量在输液标签上明显标示，以便校对。另外，调配人员调配胰岛素、氯化钾、危害药品等高危药品的非整瓶用量时需在输液标签上手工签名确认。

(3)若有两种以上粉针剂或注射液需加入同一输液中，应当严格按药品说明书要求和药品性质顺序加入；对肠外营养液、高危药品和某些特殊药品的调配，应当制定相关的加药顺序调配操作规程。

(4)在调配过程中，输液出现异常或发现药品配伍、操作程序有疑点时应当停止调配，报告当班负责药师查明原因，或与处方医师协商调整用药医嘱；发生调配错误应当及时纠正，重新调配并记录。

(5)调配危害药品注意事项

1)危害药品调配应当重视操作者的职业防护，调配时应当拉下生物安全柜防护玻璃，前窗玻璃不可高于安全警戒线，以确保负压。

2)危害药品调配完成后，必须将留有危害药品的西林瓶、安瓿等单独置于适宜的包装中。

3)调配危害药品用过的一次性注射器、手套、口罩及检查后的西林瓶、安瓿等废弃物,按规定由医疗机构统一处理。

4)危害药品溢出处理按照相关应急预案执行。

(肖艳苓)

# 第六节　静脉药物配送标准操作规程

成品输液调配完成后静脉药物治疗工作进入配送环节,首先是成品输液通过传递窗由调配间送出到成品核对区域,需要由专门岗位药师负责成品输液核对,包装封箱后配送至临床与护士交接。这部分流程涉及药师、工勤人员以及病房护士,核对程序较多,有些医疗机构通过信息化手段,较好地实现了溯源追踪管理。

## 一、成品输液检查、核对操作规程

(1)软包装成品输液检查方法:"一挤二照三倒转四复照"。一挤:双手用力挤压软包装,检查有无渗液,尤其是加药处,如发现有渗液,说明软包装已有裂缝,溶液已被污染,不能使用。二照:对光照看溶液的质量,认真观察溶液有无沉淀、絮状物、霉点、异物、变色等。三倒转:将溶液上下倒转后再检查有无漂浮物或絮状物。四复照:再一次对光照看溶液,检查其质量。如检查溶液时发现有异常应马上上报处理。

(2)瓶装成品输液检查方法:与软包装溶液检查法类似,"一拧二摇三照四倒转"。一拧:用拇指、食指、中指三个手指轻轻地拧瓶塞,检查其松紧情况,如不能拧动或轻微动视为正常,如轻轻一拧其活动度很大,则提示该溶液不能使用。加药处有无渗液需认真排查。二摇:轻轻地摇动瓶身。三照、四倒转与软包装成品输液检查方法相同。

(3)注射器中的成品输液检查方法:以肉眼观察为主,主要检查有无漏液、变色、异物、絮状物等。

(4)按输液标签内容逐项核对所用输液和空西林瓶与安瓿的药名、规格、用量等是否相符。

(5)核检非整瓶(支)用量的患者的用药剂量和标识是否相符。

(6)核检各岗位操作人员签名是否齐全,确认无误后核对者应当签名或盖章(有条件的医疗机构可以通过扫描输液标签的条码进行系统内记录核对者的身份信息)。

(7)核查完成后,空安瓿等废弃物按规定进行处理。

## 二、成品输液包装与发放操作规程

(1)经核对合格的成品输液,用适宜的塑料袋包装,按处方药物性质可以采用印制有不同标识的包装,有医疗机构将危害药品成品输液在调配间内进行打包处理,也有医疗机构将药物空瓶或留有剩余危害药品的注射器装入危害药品专用空瓶包装袋并密封打包处理,保留24～48 h后作为废弃物统一处理。

(2)有条件的医疗机构可以通过扫描输液标签的条码进行实际成品输液数量的累加计数并与病房该批次输液的总数核实。当遇有患者临时转床情况时,可重新打印转床后的输液标签,以免药品送错到原病房。该批次的成品输液已全部核对扫描结束,系统会打印配送标签。

(3)将已包装的成品输液按病区整齐放置于有病区标记的密闭容器内(有医疗机构考虑到配送途中可能会引起注射器装的成品输液渗漏,所以有注射器固定装置),危害药品需有特殊标识的密闭容器,同时外送时尽可能随车携带化疗药物溢出处理包。

(4)将密闭容器加锁(钥匙由调配中心和病区各保存一把)或加封条。

(5)将送药时间及数量记录于送药登记本或扫描配送标签进行信息系统自动登记。

(6)配送工人及时将药送至各病区,由病区药疗护士开锁或启封后逐一清点核对,并注明交接时间,确认无误后,在送药登记本上签名。目前部分医疗机构多采用移动护理系统(PDA)可以方便地与静配中心送药工人进行交接和输液核对,首先扫描配送标签,然后逐包扫描成品输液的输液标签,系统会进行数据核对等处理。

(7)如有成品输液配送错误(少送、多送、错送)或发现调配差错等,即时沟通处理。

(肖艳苓)

# 第七节　静脉用药集中调配中心职业防护

## 一、静配中心中存在的职业风险因素

1.物理因素

(1)锐器损伤:锐器损伤是调配人员在工作中最常遇到的职业危害,如在掰安瓿时被玻璃划伤、配药被针头刺伤、在清洁物品时皮肤被损伤等以及玻璃碎屑、药液、药物微粉溅入皮肤或眼睛等。

(2)辐射

1)紫外线灯的非电离辐射。紫外线能破坏及改变微生物的脱氧核糖核酸(DNA)结构,使细胞当即死亡或者不能繁殖后代,达到杀菌目的。由于其穿透力弱,对人体的伤害主要表现在暴露的皮肤和眼睛上,可引起白内障、雪盲、角膜炎、免疫功能低下、灼伤、皮肤过敏、皮肤老化,甚至皮肤癌。带臭氧的紫外线灯发出的臭氧会刺激呼吸道易引起呼吸道水肿,长期接触会增加呼吸系统、心血管系统疾病的死亡率。静配中心的工作区全部配备有紫外线灯,每天定时启用。

2)电离辐射对人体的主要影响形式有热效应、非热效应和累积效应。长期接触电磁辐射的人群,即使接触功率很小,频率很低,也可能受累积效应影响,易产生中枢神经系统、内分泌系统、心血管系统、免疫系统、造血系统、生殖系统、视觉系统等方面的损伤,最直接损伤的是眼睛、皮肤。静配中心处方的审核、调配单的生成、退药都经过电脑完成,电脑等大量集中摆放产生的电离辐射对人体的危害显而易见。

(3)噪声:一般人在约 40 dB 声音下可保持正常的反应和注意力,超过 50 dB 的噪声会影响人的休息和睡眠,声级达到 70～90 dB 会使人感到厌烦,长期噪声刺激会引起耳聋、机体自主神经紊乱和内分泌功能紊乱。由于静配中心对调配间洁净度要求局部达百级,因此空调、风机等设备需长时间运行,生物安全柜的噪声声级为 58 dB,调配舱的噪声声级大于 10 dB,加之调配舱内振荡器的使用,使噪声污染远远超出正清水平。调配间外的噪声:拆药、摆药时药物包装袋及摆药盒发出的噪声，以及中央空调、电脑、打印机、摆药车、电话铃声等单独的音量并不大，但集中摆放后发出的持续混合噪声对人体会产生无规律的刺激，其对人体功能的影响尚未见报道。

(4)中央空调病：美国环保局、丹麦技术大学等机构在欧美曾做过调查，空调通风系统由于长期运行、清洁不当等原因，有42%～53%会引起室内空气污染，主要污染物为颗粒物和微生物，可引发三类疾病：①急性传染病，如军团病，在北美和欧亚非，包括中国，都发生过该病，死亡率达30%；②过敏性疾病，如过敏性肺炎、加湿器热病；③病态建筑综合征。由于静配中心工作区必须使用中央空调系统，所有工作面的人流、物流交错循环，所以该系统的维护、保养直接关系着室内空气污染程度。

(5)电脑职业病：人注视电脑荧光屏、敲击键盘、操作鼠标等动作反复单一、持续时间长，这种“反复紧张性损伤”主要表现在眼睛、腕以及肘、肩、颈、腰等部位，最严重的损害之一是眼睛，腕部是损伤最频繁的部位，甚至出现致命的“E栓塞”。由于人们长期久坐在电脑面前，造成下肢静脉中形成大量血栓，血栓脱落后游走至肺中出现致命的肺栓塞。因为此病与过度使用计算机有直接关系，故被命名为“E栓塞”。

2.化学因素

(1)药物：临床工作人员每天反复接触各种药物，其过敏反应率明显高于普通人群，尤其是过敏性休克。医务人员主要通过皮肤接触、呼吸道吸入和经口吞食受其危害，长期暴露在危害药品之下，有可能致畸、致流产、损害器官。在静配中心集中调配的大量危害药品和抗生素，是重点防护控制的药物危险源。自20世纪70年代以来，有大量研究证实，危害药品对操作人员可能产生潜在的职业危害。每日调配大量的化疗药物，这些化疗药物不仅会破坏癌细胞，也会对正常细胞造成损害。工作人员在拆药、摆药、调配药物过程中，药物不慎打碎、药液的溅洒、化疗药的溢出等会产生肉眼看不见的含有毒性微粒的气流或气雾，悬浮在空气中。这类药物长期被皮肤、呼吸道吸收进入人体，可造成胃肠道反应、白细胞计数下降、脱发以及由于药物蓄积而产生的脏器损伤。另外，空瓶中残留的药液以及附着在垃圾袋上的药液，也易引起污染。

(2)消毒剂、洗涤剂以及混合物质的作用：消毒剂的腐蚀性、挥发性、刺激性，易引起工作人员头痛、鼻炎、皮肤过敏、呼吸道刺激等症状。乳胶医疗用品是致医护人员职业性哮喘最主要的过敏原。乳胶手套中的致敏因子可通过皮肤直接接触或呼吸道侵入，使过敏体质或本来不过敏的人产生变态反应，常见表现为皮肤干、痒、红疹、红肿等。静配中心每天使用挥发性化学消毒剂(如含氯消毒剂、各类加酶的洗涤剂、酒精)，防护服、防护口罩上残留的洗涤剂与消毒剂，调配过程中存在的各种异味气体与消毒剂一起形成的混合气味，弥散在工作间的含药气溶胶、气雾或微粒，如果长期慢性接触，有可能通过皮肤、呼吸道进入人体，其对人体究竟有无伤害及伤害程度如何尚未见报道。

3.心理-生理因素

(1)生物节律紊乱：进行时效要求较高的工作时，为防止差错，工作人员精力高度集中，大脑长期处于紧张状态。

(2)心理因素：由于静配中心的特殊性，时间紧，任务重，工作节奏快，加上药物种类繁多，机器干扰声大，既要完成大量的输液调配工作，还要保证输液质量及患者用药安全，调配人员必须保持思想高度集中。若大脑长期处于紧张状态，生活作息时间缺乏规律性，生物钟紊乱，易导致注意力分散，甚至会造成工作失误。另外，由于工作环境相对封闭，无窗无自然风，终日不见阳光，工作人员心情压抑，易引起失眠、焦虑、忧郁等症状。工作人员如何在规定的时间内清醒、有序、准确、安全地完成静配中心药物的集中处置，是静配中心工作流程中需不断被改进、优化的重点之一。

(3)运动功能性损害：工作姿势与能量消耗和疲劳都有一定的关系。医务人员因工作中的强制体位和常年超时、超负荷工作，颈、腰椎劳损现象较普遍。由于静配中心药物为一次性集中调配，工作量大，工作时间长，工作人员每日有2/3的时间在调配药物。重复单一的加药动作，短期可引起手指肿胀、麻木，手腕关节疼痛，长期就可导致手指关节变形、手腕关节腱鞘炎等。同时，调配人员长时间在较低的温度下保持固定姿势，会导致身体僵硬、肌肉麻木，长期可引起颈椎病、肌肉劳损等。这些都是目前静配中心对工作人员的健康影响最明显的高危因素，也是人员流失的最直接原因。

## 二、静配中心职业安全管理措施

1.职业病的危害重在防护

静配中心职业风险管理的关键在于安全意识的培养。可以借鉴职业健康安全评价体系(OHSAS)的思路，对静配中心工作场所进行作业活动划分、危险源辨识、风险评估和重大风险控制策略判定，其中制度和文化建设是解决问题的重要手段。结合实际，制定落实一套科学、有效的静配中心职业安全管理规范和标准操作规程，制定意外事故应急预案，培训到位，把全员的质量意识和自我防护内化为自觉行为，使药品调配质量和人员安全达到最佳状态，使风险最小化。

2.建立职业健康档案，做好职业健康监护，找到潜在的致敏和危害因素，监督检测

个人防护分级管理，一般防护包括工作服、手套、口罩等基本防护。乳胶手套选用无粉型，在乳胶手套内可加戴一次性手套。特殊防护包括防护衣、防渗透围裙、护目镜、防护面具。严禁将个人防护器材穿戴出调配间。工作人员实行岗位轮换制，合理安排休息，定期体检，预防心理和生理疲劳。

3.严格分区管理，不同的调配间，采用不同的防护

设备调配环境禁止进食、化妆、储物。正确使用生物安全柜，保护操作人员、周围环境，保证成品输液质量。消毒剂、洗涤剂专人管理，密闭盛放。使用有标志的专用清洗袋。对所有污染情况记录备案。废弃物指定地点堆放，指定地点丢弃。

4.噪声和紫外线防护

科室机器和通风设备应设专人管理，定期进行检查、维护和保养，保持其运行良好。振荡器应集中使用，尽量减少噪声污染时间。操作人员应做到轻拿轻放，不大声喧哗。在进行紫外线消毒期间，工作人员禁止入内，如因工作需要进入，则须穿防护服，佩戴眼罩、口罩。输液贴应选择绿色环保、无污染的材质。

5.锐器损伤防护

调配人员应严格遵守调配操作规程，工作中做到认真仔细，避免造成不必要的伤害。操作前戴双层手套(第一副为薄的棉纱白色手套，每日进行清洗，紫外线消毒，第二副为无菌乳胶手套)，操作时开启药物瓶盖应用开瓶器，不要直接用手掰。打开安瓿时，先用砂轮划安瓿颈部，再用75%酒精擦拭，然后垫以无菌纱布绕安瓿颈部折断，以防被玻璃划伤。如不慎被划伤，可在伤口周围轻轻挤压，尽可能挤出损伤处血液，再用流动水进行冲洗，用碘伏消毒后包扎。

6.化学消毒剂防护

充分了解各种化学消毒剂的特点，以及使用方法、浓度、注意事项等，使用时佩戴橡胶手套，避免消毒剂与皮肤直接接触。注意通风，避免消毒剂刺激呼吸道。

7.危害药品防护

实行调配人员上岗准入制，这是保障静脉调配质量不可缺少的环节。建立合理完善的岗前培训制度，对上岗人员进行严格的考核，合格后方可上岗。同时，对上岗后的人员定期培训考核，以提高调配人员的综合素质。

实行定期岗位轮换，如调配人员每 2 周轮换 1 d 调配化疗药物，每 3～5 d 轮换调配抗生素类药物，以此减少调配人员接触危害药品的时间，保障人员健康。严格遵守操作规程和防护制度，调配前洗手，调配时戴帽子(遮住头发与耳朵)、两层防护口罩、眼罩、双层手套及防护套袖，穿防护服，在生物安全柜中进行调配。操作时隔离板不得高于安全警戒线，溶解、抽吸药物时不得压力过大，以免发生药物溢出。每次抽取的药液不得超过注射器容积的 3/4。如不慎发生药物外溢，则用专门的溢出包将药物彻底清除，然后对整个生物安全柜进行清洁消毒。调配完毕后的医疗废弃物(如手套、口罩、空安瓿等)置于专用黄色垃圾袋内并密封，粘贴专用标签，标明垃圾产生时间、种类，通过传递窗传出统一集中处理。每次配完危害药品后，应及时洗手、洗脸、漱口，若条件允许可行洗澡，保护自身安全。

8.生理及心理防护

调配人员在工作时要注意自我姿势的调节，多变换体位，交替支撑身体重心，缓解身体压力。在工作之余要多开展一些有益于身心健康的文娱活动，例如科室组织开展知识竞赛、利用废弃瓶盖做造型等助教娱乐活动。在生活中要注意合理膳食，加强体育锻炼，提高自身免疫力。另外，对调配人员定期组织体检，结合科室特点设置监测指标(如免疫功能、听力、白细胞计数、心理测试等)，根据监测结果合理安排工作和休息时间。

(李　洋)

# 第十八章 基础护理技术

## 第一节 体温的评估及异常时的护理

### 一、正常体温的评估

体温(body temperature)是指身体内部胸腔、腹腔和中枢神经的温度,较高且稳定,称为体核温度。皮肤温度称为体壳温度,低于体核温度,可随环境温度和衣着厚薄而变化。

#### (一)体温的形成

体温是物质代谢的产物。三大营养物质一糖、脂肪、蛋白质在氧化过程中释放的能量,其中50%的能量变为体热以维持体温,并以热能的形式不断散发于体外;其余不足50%的能量贮存于三磷酸腺苷(ATP)中,供机体利用。机体利用的最终结果仍转化为热能散出体外。

#### (二)产热与散热

1.产热方式

机体的产热过程是细胞的新陈代谢过程。人体以化学方式产热。人体主要的产热部位是肝脏和骨骼肌。

2.散热方式

人体通过物理方式进行散热。人体最主要的散热器官是皮肤,呼吸、排尿、排粪也能散发部分热量。散热方式有辐射、传导、对流和蒸发四种。

(1)辐射是热由一个物体表面通过电磁波传到每一个与它不接触的物体表面的散热方法。辐射散热量占总散热量的60%~65%。在低温环境中,它是主要的散热方式。

(2)传导是机体的热量直接传给它所接触的较冷物体的一种散热方式。传导散热量取决于所接触物体的导热性能。临床常用冰袋、冰帽、冷湿敷为高热患者降温。

(3)对流是传导散热的一种特殊形式,是指通过气体或液体的流动来交换热量的一种散热方式。

(4)蒸发是由液态变为气态,同时带走大量热量的一种散热方式。蒸发散热量占总散热量的20%~30%。临床常用酒精擦浴为高热患者进行物理降温。

#### (三)体温调节

人体体温的相对恒定除了自主性体温调节以外,还可由行为调节来适应环境。自主性体温调节是在下丘脑体温调节中枢控制下,随机体内外环境温度刺激,通过一系列生理反应,调节机体的产热和散热,使体温保持相对恒定的体温调节方式。

#### (四)正常体温

正常体温是一个温度范围,而不是一个温度固定值。临床上通常以测量口腔、腋下和直肠的温度为标准。其中,直肠温度最接近人体深部温度,但在日常工作中,以测量口腔、腋下温度更为常见、方便。正常体温范围如下。

口温:37 ℃(36.3~37.2 ℃)。

腋温:36.5 ℃(36.0~37 ℃,比口温低 0.3~0.5 ℃)。

肛温:37.5 ℃(36.5~37.7 ℃,比口温高 0.3~0.5 ℃)。

### (五)影响体温的因素

体温并不是固定不变的,可随昼夜、性别、年龄、运动和情绪等因素的变化而有所波动,但这种改变经常在正常范围内,其变动范围在 0.5~1 ℃之间。

1. 昼夜

一般情况下,清晨 2~6 时体温最低,下午 1~6 时体温最高。这种昼夜有规律的波动,是由于人们长期的生活方式如活动、代谢、血液循环等相应的周期性变化所形成的。

2. 性别

一般情况下,女性体温较男性体温稍高,女性在月经前期和妊娠早期轻度升高,排卵期较低,这种波动主要与孕激素分泌周期有关。

3. 年龄

新生儿体温易受外界温度的影响而发生变化。因为新生儿中枢神经系统发育尚未完善,皮肤汗腺发育又不完全,从而体温调节功能较差,容易波动。儿童代谢率高,体温可略高于成人。老年人由于代谢率低,故体温偏低。

4. 情绪与运动

情绪激动时,交感神经兴奋,运动时骨骼肌收缩,均可使体温略有升高。

此外,外界气温、进食、药物等均可使体温产生波动。

## 二、异常体温的评估及护理

### (一)体温过高

体温过高是指机体体温上升超过正常范围。病理性体温过高包括发热和过热。发热指在致热原作用下,体温调定点上移而引起的调节性体温升高,超过正常值 0.5 ℃,分为感染性发热和非感染性发热。过热是指调定点未发生变化,而体温调节障碍、散热障碍、产热器官功能异常引起的非调节性体温升高。

1. 发热的程度判断

以口腔温度为例,发热可分为如下。

低热:37.3~38 ℃。

中等热:38.1~39 ℃。

高热:39.1~40.0 ℃。

超高热:41 ℃以上。

2. 发热过程

一般发热包括三期。

(1)体温上升期:此期特点是产热大于散热。体温上升可有两种方式:骤升和渐升。

(2)高热持续期:此期特点是产热和散热趋于平衡。

(3)退热期:此期特点是散热大于产热,体温恢复至正常水平。

3. 常见热型

(1)稽留热:体温持续在 39~40 ℃左右,达数天或数周,24 h 波动范围不超过 1 ℃。常见于肺炎球菌性肺炎、伤寒等。

(2)弛张热:体温在39 ℃以上,24 h内温差达1 ℃以上,体温最低时仍高于正常水平。常见于败血症、风湿热、化脓性疾病等。

(3)间歇热:体温骤升至39 ℃以上,持续数小时或更长,然后下降至正常或正常以下,经过一个间歇,又反复发作。常见于疟疾等。

(4)不规则热:发热无一定规律,且持续时间不定。常见于流感、癌性发热等。

4.高热患者的治疗与护理

(1)积极查找病因:对于由感染引起的高热,应根据病情选用有效的抗生素治疗,及时清除局部感染病灶。因非感染性疾病所致的高热,也需根据不同病因采取相应的治疗措施。

(2)降温:可选用物理降温或药物降温方法。物理降温有局部和全身冷疗两种。体温超过39 ℃,可用冰袋、冷毛巾、化学制冷袋冷敷头部。体温超过39.5 ℃时,可用冷生理盐水(28～32 ℃)灌肠、温水擦浴或做大动脉冷敷等全身用冷。亦可针刺曲池、合谷、大椎、少商、十宣等穴位降温。物理降温30 min后观测体温,并做好记录及交班。

(3)观察病情:高热患者应1次/4小时测量体温;体温降至38.5 ℃(口腔温度)以下时,改为测量4次/天;体温降至正常3 d后,改为测量1～2次/天。

(4)营养支持,防止水电解质紊乱。少量多餐补充易消化的高热量、高蛋白、高维生素的流质或半流质食物,以提高机体的抵抗力。多饮水,3 000毫升/天。对不能进食者,予以静脉输液或鼻饲,以补充水分、电解质和营养物质,并促进代谢产物的排出。

(5)增进舒适和休息,预防口腔及皮肤等并发症。

(6)加强心理护理:观察发热各阶段患者的心理状态,对体温的变化及伴随的症状予以耐心解释,以缓解其焦虑、紧张的情绪。

(7)健康教育:与患者共同讨论分析发热原因及防护措施;教育患者加强营养、锻炼,以增强身体素质、提高防病能力。

### (二)体温过低

1.定义

体温过低即体温低于正常范围。常见于早产儿及全身衰竭的危重患者。某些休克、极度衰弱、重度营养不良患者在应用退热药后发生急剧降温反应,可导致体温过低。

2.分类

轻度:32.1～35 ℃。

中度:30.0～32.0 ℃。

重度:<30 ℃可有瞳孔散大,对光反射消失。

致死温度:23.0～25.0 ℃。

3.临床表现

皮肤苍白,口唇、耳垂呈紫色,轻度颤抖,心跳、呼吸减慢,血压降低,尿量减少,意识障碍,甚至昏迷。

4.体温过低患者的治疗与护理

(1)病因治疗:评估产生体温过低的原因,祛除病因。

(2)保暖措施:提供合适的环境温度,以24 ℃左右为宜;新生儿置温箱中;给予毛毯、棉被、热水袋、电热毯等;给予温热饮料。

(3)密切观察病情：监测生命体征的变化，至少1次/小时，直到体温恢复至正常且稳定。

(4)心理护理：多与患者接触，及时发现其情绪的变化。

(5)加强健康教育。

（李旭侠）

# 第二节 脉搏的评估及异常时的护理

## 一、正常脉搏的评估

当心脏收缩时，左心室将血射入主动脉，主动脉内压力骤然升高，动脉管壁随之扩张。当心脏舒张时，动脉管壁弹性回缩。

这种动脉管壁随着心脏的舒缩而出现周期性的起伏搏动形成动脉脉搏，这种搏动在浅表的动脉可触摸到，临床简称为脉搏(pulse)。

1.脉率

指每分钟脉搏搏动的次数(频率)。正常情况下，脉率和心率是一致的。当脉率微弱难以测定时，应测心率。正常成人在安静状态下，脉率为60～100次/分钟。

脉率受以下因素的影响如下。

(1)年龄：年龄愈小，脉搏愈快，新生儿可达130～140次/分钟，随年龄的增长而逐渐减慢，到老年时轻度增加。

(2)性别：女性比男性稍快。

(3)体型：身材高大者比同龄身材矮小者低。

(4)其他因素：进食、运动、情绪激动时脉搏可暂时增快；休息、睡眠时脉搏较慢。

2.脉律

指脉搏的节律性。它反映了左心室的收缩情况。正常脉律搏动均匀间隔时间相等。

3.脉搏的强度

指血流冲击血管壁的力量、大小程度。正常情况下，每搏强弱相同。它取决于心搏出量、脉压、外周阻力和动脉壁的弹性。

4.动脉壁的情况

触诊时可感觉到的动脉壁性质。正常动脉壁光滑、柔软，具有弹性。

## 二、异常脉搏的评估及护理

### (一)脉率异常

1.速脉

成人脉率超过100次/分钟，称速脉(心动过速)。常见于发热、大出血、甲亢、心力衰竭、休克等。

2.缓脉

成人脉率低于60次/分钟，称缓脉(心动过缓)。常见于颅内压增高、房室传导阻滞等。正常人如运动员也可有生理性窦性心动过缓。

### (二)脉律异常

1. 间歇脉

在一系列正常规则的脉搏中，出现一次提前而较弱的脉搏，其后有一较正常延长的间歇(代偿间歇)，称间歇脉(期前收缩)。隔一个或两个正常搏动后出现一次期前收缩，前者称二联律，后者称三联律。常见于各种心脏病或洋地黄中毒患者。

2. 脉搏短绌

在同一单位时间内，脉率少于心率称脉搏短绌(绌脉)。其特点是心律完全不规则，心率快慢不一，心音强弱不等。发生机制是由于心跳收缩无力，心排出量过少，以致不能引起周围动脉搏动所致。常见于心房纤颤的患者。

### (三)脉搏强度的异常

1. 洪脉

当心排血量增加，脉搏充盈度和脉压较大时，脉搏强大有力，称洪脉。常见于高热、甲亢、主动脉瓣关闭不全等患者。

2. 丝脉

当心排血量减少，动脉充盈度降低时，脉搏细弱无力，扪之如细丝，称丝脉(细脉)。常见于大出血、主动脉瓣狭窄和休克、全身衰竭的患者，是一种危险脉象。

3. 水冲脉

脉搏骤起骤落，如洪水冲涌，故名水冲脉。主要见于主动脉瓣关闭不全、动脉导管未闭、甲亢、严重贫血患者。检查方法是将患者前臂抬高过头，检查者用手紧握患者的手腕掌面，可明显感知水冲脉。

4. 交替脉

是指节律正常而强弱交替出现的脉搏。交替脉是左心室衰竭的重要体征。常见于高血压性心脏病、急性心肌梗死、主动脉瓣关闭不全等患者。

5. 奇脉

当平静吸气时，脉搏明显减弱甚至消失的现象称奇脉，可见于心包积液、缩窄性心包炎、心脏压塞的患者。

### (四)动脉壁的异常

正常动脉用手指压迫时，其远端动脉管不能触及，若仍能触到者，提示动脉硬化。

### (五)异常脉搏患者的治疗与护理

1. 病因治疗

查清病因，协助做好各项检查，积极治疗原发疾病。

2. 休息

适当卧床休息，减少心肌耗氧，必要时氧气吸入。

3. 加强观察

注意脉搏的脉率、节律和强弱等；观察药物的治疗效果和不良反应。

4. 准备急救药品和急救仪器

准备抗心律失常等药物，除颤仪、起搏器处于完好状态。

5. 心理护理

稳定情绪，消除顾虑。

6. 健康教育

指导患者饮食易消化、清淡；戒烟限酒；学会自我监测脉搏。

（李旭侠）

# 第三节　呼吸的评估及异常时的护理

## 一、正常呼吸的评估

机体在新陈代谢过程中，需要不断地从外界环境中摄取氧气，并把自身产生的二氧化碳排出体外，这种机体与环境之间进行气体交换的过程称为呼吸（respiration）。

呼吸是维持机体新陈代谢和生命活动所必需的基本生理过程之一，一旦呼吸停止，生命也终结。

### （一）呼吸调节

1. 呼吸中枢

指中枢神经系统内产生和调节呼吸运动的神经细胞群，分布于大脑皮层、间脑、脑桥、延髓和脊髓等部位。

2. 呼吸的反射性调节

(1)肺牵张反射：由肺的扩张和缩小所引起的反射性呼吸变化，称肺牵张反射，又称黑-伯氏反射。其生理意义是能使吸气不致过长、过深，促使吸气转为呼气。

(2)呼吸肌本体感受性反射：指呼吸肌本体感受器传入冲动引起的反射性呼吸变化。其生理意义是随着呼吸肌负荷的增加，呼吸运动也相应地增强。

(3)防御性呼吸反射：包括咳嗽反射和喷嚏反射，是对机体有保护作用的呼吸反射。

3. 化学性调节：动脉血氧分压（$PaO_2$）、二氧化碳分压（$PaCO_2$）和氢离子浓度 $H^+$ 的改变对呼吸运动的影响，称化学性调节。

### （二）正常呼吸

正常成人安静状态下呼吸频率为 12～20 次/分钟，节律规则，呼吸运动均匀、无声且不费力。呼吸与脉搏的比例为 1∶4，男性及儿童以腹式呼吸为主，女性以胸式呼吸为主。新生儿呼吸约 44 次/分钟，随着年龄增长而逐渐减慢。

## 二、呼吸异常的评估及护理

### （一）频率异常

1. 呼吸增快

指成人呼吸超过 20 次/分钟。常见于发热、疼痛、缺氧、甲亢等患者。

2. 呼吸减慢

指成人呼吸低于 12 次/分钟。常见于颅内压增高、安眠药中毒等患者。

### （二）节律异常

1. 潮式呼吸

潮式呼吸又称陈-施氏呼吸，是一种周期性的呼吸异常。

特点：开始呼吸浅慢，以后逐渐加快加深，达高潮后又逐渐变浅变慢，而后呼吸暂停数秒（5～30 s）后，再次出现上述状态的呼吸，如此周而复始，其呼吸运动呈潮水涨落般的状态，故称潮式呼吸。

发生机理：当呼吸中枢兴奋性减弱时，呼吸减弱至停，造成缺氧及血中二氧化碳潴留，通过颈动脉体和主动脉弓的化学感受器反射性地刺激呼吸中枢，引起呼吸由弱到强，随着呼吸的进行，二氧化碳排出，使二氧化碳分压降低，呼吸再次减弱至停止，从而形成周期性呼吸。常见于脑出血、颅内压增高的患者。

2. 间断呼吸

间断呼吸又称毕奥氏呼吸。其表现为呼吸和呼吸暂停现象交替出现。

特点：有规律的呼吸几次后，突然暂停呼吸，周期长短不同，随后又开始呼吸。如此反复交替出现。发生机理：同潮式呼吸，为呼吸中枢兴奋性显著降低的表现，但比潮式呼吸更为严重，多在呼吸停止前出现。见于颅内病变、呼吸中枢衰竭的患者。

### （三）深度异常

1. 深度呼吸

深度呼吸又称库斯莫氏呼吸，是一种深而规则的大呼吸。常见于糖尿病酮症酸中毒和尿毒症酸中毒等。

2. 浅快呼吸

是一种浅表而不规则的呼吸，有时呈叹息样。常见于呼吸肌麻痹以及某些肺与胸膜疾病，如肺炎、胸膜炎、肋骨骨折等，也可见于濒死的患者。

### （四）呼吸声音的异常

1. 蝉鸣样呼吸

表现为吸气时有一种高音调似蝉鸣样的音响。多见于喉头水肿、痉挛、喉头异物等。

2. 鼾声呼吸

表现为呼气时发出粗糙的鼾声，由于气管或支气管内有较多的分泌物蓄积所致。多见于昏迷患者。

### （五）呼吸困难

呼吸困难是指患者自感空气不足，呼吸费力，可出现发绀、鼻翼翕动、端坐呼吸，辅助呼吸肌参与呼吸活动，造成呼吸频率、深度、节律的异常。临床上可分为如下。

1. 吸气性呼吸困难

其特点是吸气显著困难、吸气时间延长，出现三凹征（吸气时胸骨上窝、锁骨上窝、肋间隙或腹上角出现凹陷）。由于上呼吸道部分梗阻，气流不能顺利进入肺，吸气时呼吸肌收缩，肺内负压极度增高所致。常见于气管阻塞、气管异物、喉头水肿等。

2. 呼气性呼吸困难

其特点是呼气费力，呼气时间延长。由于下呼吸道部分梗阻、气流呼出不畅所致。常见于支气管哮喘、阻塞性肺气肿等。

3. 混合性呼吸困难

其特点是吸气和呼气均感费力，呼吸浅而快。由于广泛性肺部病变使呼吸面积减少，影响换气功能所致。常见于肺部感染、大量胸腔积液和气胸。

### (六)异常呼吸患者的治疗与护理

1. 观察与治疗

观察患者目前的健康状况，如有无咳嗽、咳痰、咯血、发绀、呼吸困难及胸痛等主要症状，并注意呼吸的频率、深度和节律等；积极治疗原发疾病。

2. 休息与活动

如果病情需要卧床休息，向患者解释其重要性；如果病情好转，允许增加活动量，要注意患者对增加的活动量的耐受程度，以能耐受不疲劳为度。

3. 提供营养与水分

选择营养丰富、易于咀嚼和吞咽的食物，注意患者对水分的需要；指导患者进餐不宜过饱，避免产气食物，以免膈肌上抬，影响呼吸。

4. 吸氧

保持呼吸道通畅，必要时给予氧气吸入。

5. 心理护理

维持良好的医患关系，稳定情绪，保持良好的心态。

6. 健康教育

戒烟限酒，养成规律的生活习惯；教会患者缩唇呼吸、腹式呼吸等呼吸训练的方法。

（李旭侠）

# 第四节　血压的评估及异常时的护理

## 一、正常血压的评估

血压(bloodpressure)是血液在血管内流动时对单位面积血管壁的侧压力。如果无特别注明，均指肱动脉的血压。

当心室收缩时，血液射入主动脉，上升达最高值称收缩压。当心室舒张时，动脉管壁弹性回缩，动脉血压下降达最低值称舒张压。收缩压与舒张压之差为脉压。

### (一)正常血压

正常成人安静状态下血压范围为：收缩压 90～139 mmHg(12.0～18.6kPa)；舒张压为 60～89 mmHg(8.0～12.0kPa)；脉压为 30～40 mmHg(4.0～5.3kPa)。

换算公式：1kPa＝7.5 mmHg；1 mmHg≈0.133kPa

### (二)影响血压形成的因素

1. 每搏输出量

在心率和外周阻力不变时，如果每搏输出量增大，心缩期射入主动脉的血量增多，收缩压明显升高。

2.心率

在每搏输出量和外周阻力不变时，心率增快，心舒期缩短，心舒末期主动脉内存留的血量增多，舒张压明显升高。

3.外周阻力

在心排血量不变而外周阻力增大时，心舒期中血液向外周流动的速度减慢，心舒末期存留在主动脉中血量增多，舒张压明显升高。

4.主动脉和大动脉管壁的弹性

大动脉管壁弹性对血压起缓冲作用。动脉管壁硬化时，大动脉的弹性减弱，故收缩压升高，舒张压降低，脉压增大。

5.循环血量和血管容积

正常情况下，循环血量和血管容积相适应，才能保持一定水平的体循环充盈压。

### （三）影响血压变化的因素

1.年龄和性别

血压随着年龄的增长而增高。新生儿最低，小儿比成人低，男女之间血压差异较小。

2.昼夜和睡眠

清晨起床前的血压最低，饭后略有升高，晚餐后的血压值最高，睡觉时又会降低；睡眠不佳时，血压稍增高。

3.体型

高大、肥胖者血压较高。

4.体位

立位血压＞坐位血压＞卧位血压。

5.环境

寒冷环境血压可升高，高温环境血压可下降。

6.部位

一般右上肢高于左上肢，下肢高于，上肢。

7.其他因素

情绪激动、剧烈运动、兴奋、疼痛、吸烟等均可使血压升高。

## 二、异常血压的评估及护理

### （一）异常血压的评估

#### 1.高血压

指未使用降压药的情况下，18 岁以上成年人收缩压≥140 mmHg 或舒张压≥90 mmHg 称高血压。95％患者的高血压病因不明称为原发性高血压，5％患者血压升高是其某种疾病的一种临床表现，称为继发性高血压。由于高血压患病率高，且常引起心、脑、肾等重要脏器的损害，是医学领域重点防治的疾病之一。

2.低血压

指收缩压低于 90 mmHg，舒张压低于 60 mmHg 称低血压。临床分为无症状型低血压、有症状型低血压和体位性(直立性)低血压。有症状型低血压的临床表现因引发低血压的疾病不同而各具特点，但共同表现是往往伴有眩晕、虚弱、嗜睡、视力模糊、精神不集中或意识蒙胧、昏厥等，严重者可发展为休克。无症状型低血压一般随原发病症的治疗获效而得以纠正。

3.脉压异常

指脉压增大，常见于主动脉瓣关闭不全、动脉硬化、甲亢等；脉压减小，常见于主动脉瓣狭窄、心包积液、末梢循环衰竭等。

### (二)高血压患者的治疗与护理

1.休息与活动

合理安排生活，劳逸结合，保证足够休息和睡眠。

2.饮食与营养

低钠饮食，食盐<6 克/天；补充钙和钾盐，多吃新鲜蔬菜；减少脂肪摄入，戒烟限酒。

3.病情观察

密切观察血压及其他症状，避免血压剧变。

4.正确使用降压药

强调长期药物治疗的重要性，详细告知降压药物的名称、作用、用法、剂量、疗效与不良反应的观察及应对方法；遵医嘱服药，不可随意增减药量，或漏服、补吃药物或突然停药；注意药物的不良反应，应监测血压，为药物治疗提供依据。

5.其他

注意心理护理，加强健康指导。

（李旭侠）

# 第五节　Ⅰ期病房人员配备和资质

Ⅰ期临床试验主要研究人体对药物的耐受程度，并通过药代动力学研究，了解药物在人体内的吸收、分布、消除的规律，为后期临床试验制订给药方案提供依据。Ⅰ期临床试验需要多学科专业技术人员的合作，因此所有人员应具备与承担的工作相适应的专业特长、资质和能力。应制定岗位职责，并按照岗位职责要求进行必要的岗位培训，使工作人员全面掌握本职工作须具备的基本知识和技能，确保技术先进和知识更新。

## 一、Ⅰ期病房人员结构

根据Ⅰ期病房的规模、开展项目数量配备足够的专业人员，包括研究室负责人、主要研究者、研究医生、药师、研究护士及其他工作人员（如项目管理人员、数据管理人员、统计人员、质控人员、文档管理员、研究助理、护工等）。人员配置时应充分考虑到具体岗位所要求的具体技能、教育背景、专业资格、相关知识、必要的经历以及判断能力。

## 二、能力资质要求

1.研究室负责人

全面负责Ⅰ期临床试验管理工作；组织制定管理制度、标准操作规程、工作计划；建立、审批质量管理体系；检查和监督各岗位的工作状态；根据工作需求进行岗位配置和人员配置；保障Ⅰ期临床试验必需的资源；规范开展Ⅰ期临床试验；保障受试者的权益与安全。负责人应具备医学或药学本科以上学历并具有高级职称，具有5年以上药物临床试验实践和管理经验，组织过多项Ⅰ期临床试验，熟悉Ⅰ期临床试验相关的法规、规范和技术指导原则，熟悉Ⅰ期临床试验特性及工作管理程序。

2.主要研究者

主要研究者为临床试验项目的总负责人，和申办者共同制订试验方案，授权项目中的研究人员及承担的职责，并带领研究团队按照试验方案开展Ⅰ期临床试验，对Ⅰ期临床试验数据的真实、可靠负责；保护受试者的权益与安全；应具有对相关试验结果的准确性和可靠性进行评价的能力。主要研究者应具备医学或药学本科或以上学历、高级技术职称，具有系统的临床药理专业知识，至少5年以上药物临床试验经验，负责过多项Ⅰ期试验。研究室负责人和主要研究者可以是同一人。

3.研究医生

研究医生协助主要研究者进行Ⅰ期临床试验的医学观察、不良事件的监测与处置等工作。研究医生应具备执业医师资格，受聘于研究机构，具有医学本科或以上学历，有参与药物临床试验的经历，具备急诊和急救等方面的能力。Ⅰ期病房应根据开展项目的工作量配备相应数量的专职医生。

4.药师

药师负责Ⅰ期临床试验用药品的管理和使用等工作。药师应具备药学本科或以上学历，具有临床药理学相关专业知识和技能。

5.研究护士

研究护士负责Ⅰ期临床试验中受试者的护理、生物样本的采集、不良事件的监测等工作。研究护士应具备执业护士资格，受聘于研究机构，具有护理专科或以上学历，具有相关的Ⅰ期临床试验能力和经验。临床试验病房至少有一名具有重症护理或急救护理经历的专职护士。

6.质控员

质控员负责Ⅰ期临床试验全过程的监控。质控员应具备医学、护理、药学或相关专业的本科或以上学历，熟悉本研究室管理体系的运作过程，熟悉Ⅰ期临床试验工作目的和运行程序，并了解对试验结果的评价。

7.其他人员

主要包括：项目管理人员、数据管理人员、统计人员等，均应具备相应的资质和能力。

## 三、人员培训

(1)培训计划应适应Ⅰ期临床试验管理体系不断完善的需要，通过多种渠道、多种形式实施各级人员的培训和考核，注重对业务技术骨干和学科带头人的培养。

(2)培训内容包括临床试验相关的法律法规、规范性文件和相关的Ⅰ期临床试验技术指导原则、专业知识和技能、管理制度、技术规范、标准操作规程、临床试验方案、数据管理等；确保参与临床试验的人员都有与其所承担的工作相适应的资质和能力。

(3)负责人应根据工作内容及时安排相关培训，以便知识更新；内部培训时，培训后应将有关材料、记录归档；外部培训时，应制订相应的培训计划并提出申请获批，培训后也应将相关材料归档。

### 四、人员考核

(1)质控人员应对研究室工作人员工作进行充分的监督,以确保其能够胜任岗位工作,并且能够依据质量体系和试验方案要求工作,有良好的依从性。

(2)注重人员培训的有效性,如通过检查外出培训人员的结业证、合格证或其他考试及考核合格证明材料,以评价学习成效。

(3)每年年底,研究室工作人员提交年度工作总结,参加年度考核,对不能胜任其职责或其工作不符合质量体系要求的人员应有相应的处置措施。

(于宏坡)

## 第六节　Ⅰ期病房的条件建设

Ⅰ期病房是开展Ⅰ期临床试验的场所。Ⅰ期病房的设施和环境是开展Ⅰ期临床试验的基础,是Ⅰ期临床试验正常运行的保障。应根据相关指导原则配备满足条件的场所、设施和环境,以确保Ⅰ期临床试验质量。

### 一、Ⅰ期病房布局

1.试验区

试验区根据试验不同的环节,一般又分为受试者筛选功能区,包括受试者接待室、谈话室、体格检查室等;受试者给药和临床观察区,包括普通试验病房、专用试验病房、抢救室、护士站等;生物标本采集功能区,包括生物标本采集室、生物标本处理以及保存的实验室;药物管理功能区,包括药物储存室、药物准备室等。应根据试验流程的顺畅进行试验区的布局,一般没有严格的布局规定。

2.办公区

(1)医生办公室:配备办公信息设备,包括联网工作计算机和联网查询医院信息系统(hospital information system,HIS)和实验室信息系统(laboratory information system,LIS)的计算机;配备文件柜(带锁)、传真机、直拨电话、复印设备、摄录设备等。

(2)资料档案室。

(3)监察员办公室。

(4)试验物资储存库房。

3.受试者生活区

(1)更衣室:是提供受试者更换统一的Ⅰ期病房试验服的场所,应尽量布局在靠近Ⅰ期病房入口处,配备给受试者存放个人物品的带锁柜。

(2)餐饮室:包括配餐室和就餐室,配备饮水设备、食物称量秤、饮食保温设备等。

(3)活动室:可配备书籍报刊、棋牌、安全网络等,室内装修应体现舒适、温暖、愉悦的氛围。

(4)盥洗室:建议在整个生活区域设置数量合适的盥洗室便于试验期间监护。卫生间隔门应有向内向外双向开门的装置,以便受试者如厕时发生意外时可以迅速打开隔门进行救治。设计活动的男、女卫生间的标志牌,可以根据需求随时调整男、女卫生间数量比例。

## 二、病房信息系统设施

(1)门禁系统应设置双向的门禁系统。

(2)时钟同步系统。

(3)病房监控系统。

(4)Ⅰ期病房办公系统。

(5)联网的 HIS 系统、LIS 系统等。

(6)Ⅰ期试验药物管理系统和冰箱温湿度自动监控系统。

## 三、试验仪器设备管理

(1)试验病房设专人负责仪器设备管理,适时对试验设施和设备进行质量控制检查,对仪器资料进行归档管理。

(2)仪器设备操作者应具有适当资质并经过操作培训,应根据相应用途使用设备。

(3)仪器设备应有清晰的状态标识,标明其生产日期和运行状态。须检定校准的仪器设备按规定进行检定校准,确保试验病房的仪器设备符合国家的相关要求。

(4)仪器设备具有可操作的标准操作规程,并保留所有使用和维护的记录。

## 四、试验场所环境

(1)试验病房的能源、光照、通风、供水、废弃物处置设施以及环境条件应满足临床试验的要求。

(2)对于有特殊环境要求的工作区域,其设施的配备应满足规定的要求。有湿度或温度要求的试验房间,应配置温湿度监测仪。

(3)每批受试者出组后及时更换床单、被套,用消毒液擦拭床单位,开窗通风。

(4)试验产生的医疗废弃物和生活垃圾应按照临床医疗废弃物相关分类要求以及垃圾处理要求进行处理。

## 五、试验场所工作安全注意事项

(1)试验病房内不得进行与试验无关的活动,不得存放与试验无关的物品。

(2)为确保试验病房和人员安全,受试者试验期间根据方案规定留住试验病房,不能随意出入。对外来人员采取限制进入措施。非试验病房人员未经许可不得随意进出试验病房。允许进入者,需详细登记进入人员的信息和进出时间,佩戴标志牌,并接受工作人员的指引,按照规定路线出入。试验病房保持安静,不得大声喧哗。

(3)试验病房的台面和地面应保持干净整洁,进行常规清洁。值班人员每天下班时,不用的设施或设备应切断电源,关好门窗。

(4)试验病房应采用双供电线路并配备不间断电源。在使用电源、火源时必须遵守安全第一的规则。不得乱接电源。

(5)试验病房应设有消防通道并保持通畅。各工作场所均配备相应的消防设施并放置于醒目易取的地点。

(6)试验病房安全区域禁烟。

（于宏坡）

# 第十九章　健康体检护理

## 第一节　健康体检的重要性

影响国民的常见慢性病主要有心脑血管疾病、糖尿病、恶性肿瘤、慢性呼吸系统疾病等，慢性病发生和流行与生态环境、生活方式、饮食习惯等因素密切相关。目前估计慢性病患者已超过3亿，而且在现有的医疗技术条件下绝大部分慢性病均是不可治愈的。慢性病死亡占中国居民总死亡的构成已上升至85%。慢性病已经呈现年轻化发展趋势，开始侵袭四五十岁的中年人。所以，如何预防慢性病或推迟慢性病的发生发展，成为越来越多的民众关注的健康话题。而健康体检作为一种早期发现身体异常状况的有效手段，受到了广大国民的欢迎。

### 一、健康体检的意义

健康体检是一种医疗行为，是通过医学手段和方法对受检者进行身体检查，了解受检者健康状况，早期发现疾病线索和健康隐患的诊疗行为。其目的是对疾病进行提前预防、早期发现、及时诊断、积极治疗。通过体检数据观察身体多项功能反应，适时给予干预，改变不良的生活习惯，建立健康生活方式。健康是人生的第一大财富。从预防医学角度讲，所有健康人群至少应每年参加一次健康体检。尤其是35岁以上的人更应每年进行一次健康体检。这样做的好处是及时消除健康隐患，有助于重症疾病的防治。世界卫生组织曾经提出一个口号“千万不要死于无知”，很多人由于无知，将小病熬成大病，最终发展成不治之症。要改变这种状况，最好的办法就是体检。通过定期健康体检，可以明确了解自己身体处于何种状态。

1.健康人群

热爱健康的群体已认识到健康的重要性，但由于健康知识不足，希望得到科学的、专业的、系统的、个性化的健康教育与指导，这类人需要的是促进健康。

2.亚健康人群

处于四肢无力、心力交瘁、睡眠不好等症状人群，身体中存在某些致病因素，需要管理健康，消除致病隐患，向健康转归。

3.疾患者群

发现了早期疾病或各种慢性病，需要前往医院就医，在治疗的同时希望积极参与自身健康改善的群体。需要对生活环境和行为方面进行全面改善，从而监控危险因素，降低风险水平，延缓疾病的进程，提高生命质量。疾病特别是慢性非传染性疾病的发生、发展过程及其危险因素具有可干预性。一般来说，从健康到疾病的发展过程，是从健康到低危险状态，再到高危险状态，然后发生早期病变，出现临床症状，最后形成疾病。这个过程可以很长，往往需要几年到十几年、甚至几十年的时间。其间变化的过程多也不易被察觉。但是，健康体检通过系统检测和评估可能发生疾病的危险因素，帮助人们在疾病形成之前进行有针对性的预防性干预，可以成功地阻断、延缓，甚至逆转疾病的发生和发展进程，实现维护健康的目的。

## 二、健康体检的作用

(1)可早期发现身体潜在的疾病。对社会人群进行定期健康体检使受检人员在没有主观症状的情况下,发现身体潜在的疾病。以早期发现、早期诊断、早期治疗,从而达到预防保健的目的。

(2)是制定疾病预防措施和卫生政策的重要依据。利用健康体检的大量体检资料数据,通过卫生统计、医学科研方法,对某地区、某群体的健康状况及疾病的发病情况和流行趋势进行统计分析,为制定卫生政策法规等提供科学依据。

(3)社会性体检是发现某些职业禁忌证或某些人群的传染病、遗传病、保证正常工作和生活的重要手段。

(4)招生、招工、招聘公务员、征兵等体检是必不可少的工作。健康体检是对他们适应环境、保障工作能力的基本评估,也是培养合格人才的重要条件。

(5)对从事出入境、食品和公共场所的工作人员进行体检。能及时发现他们中的传染病,是控制传染源、切断传播途径的重要措施,从而使社会人群免受传染,同时也能保证被检者身体健康。

(6)对从事或接触有职业危害因素的人员进行上岗前的职业性和定期性的健康体检。可以早期发现职业病和就业禁忌证,尽快采取有效预防措施,降低或消灭职业病的发生,早期治疗职业病或阻止病态发展,以保证职工健康和改善职工工作环境。

(7)婚前健康检查可以发现配偶双方中的遗传病、传染病及其他暂缓或放弃婚姻的疾病,是保证婚后家庭幸福、婚姻美满、减少和预防后代遗传性疾病发生以及提高人口素质的重要手段。

通过体检,可以随时掌握自己身体的状况,建立起自己的健康档案。若有病症,提早发现并及时采取对策,能够在疾病的早期进行预防和治疗,大大降低了发病率、致残率、死亡率。健康体检的目的就是让大家合理地恢复健康、拥有健康、促进健康,有效地降低医疗费用的开支,更好地提高我们的生活质量和工作效率,使我们保持健康状态。

## 三、单位职工健康体检的意义

### (一)提高工作效率

通过健康体检,单位可以了解员工身体状况,更加有效合理地安排员工的工作任务和计划,减少因生病缺勤等产生的工作不协调影响工作进度;对员工健康关心,提高员工企业归属感和工作热情,提高工作效率。

### (二)节约人才损失

通过健康体检,单位可以及时对员工进行健康干预来降低发病率,避免因身体状况出现的人才损失和精英的流失,更能对于员工体检所检查出的疾病,采取及时的医疗手段,让员工早日康复,回归工作岗位。

### (三)提升单位福利

定期的健康体检,可作为提升员工福利的一种手段,将单位对员工的关怀落到实处。关心员工的身体健康,为员工安排健康体检,也能起到激励员工士气的作用。

## 四、健康体检的价值

(1)健康是“1”,智慧、财富、地位、荣誉等都是“0”。只有拥有健康这个1,其他所有的0才能十倍、百倍的呈现价值;而一旦失去了健康这个1,所有的智慧、财富、荣誉、地位都将失去意义。健康是人生最大的财富,是一切生命意义的基础。

(2)从医学角度讲,疾病的发生可分为5个阶段:易感染期、临床前期、临床期、残障期、死亡。这是一个进行性的过程,对健康的忽视将导致疾病逐渐深入,向前发展,直至终止人的生命。遗憾的是,一般人总是要等到疾病出现症状时才会被动地去寻求治疗。治疗疾病的最好方法,就是提前预防。如果在疾病的易感染期或者临床前期就通过体检的手段发现疾病隐患,并采取相应的措施,那么疾病就会被遏制在最初阶段,通过保健或者治疗轻松消除疾病,大大减轻了患者的身体和经济负担,也避免了疾病对身体的损害。

(3)建立健康档:系统完整的健康档案可为医生提供患者全面的基础资料,是医生全面了解患者情况、做出正确临床决策的重要基础。健康档案记录为解决健康问题提供资料。通过对受检者疾病谱等资料进行统计分析,全面了解受检者的主要健康问题,制订出切实可行的卫生服务规划。健康档案是评价体检中心服务质量和医疗技术水平的重要工具之一。

(程文杰)

# 第二节　健康体检的质量控制

体检作为早期发现疾病、全面了解身体状况的重要手段,严格质量管理非常关键。随着体检机构的不断增加,社会公众对体检服务与质量要求越来越高。为顺应体检市场的发展,满足不同层次体检人群的需要,取得良好的经济与社会效益,各体检机构应按照岗位特点制定各岗位工作职责和工作流程,规范操作程序,把握好体检的每个环节,使体检的服务和质量达到优质标准。

## 一、健康体检机构管理

### (一)机构执业资质

(1)健康体检机构是专门从事成人健康体检服务的独立或附设医疗机构,应具有合法有效的《医疗机构执业许可证》。

(2)执行国家卫健委制定的《健康体检基本项目目录》。

(3)体检收费标准应执行当地物价相关部门关于各级医疗机构的收费标准。体检项目、价格等应在公共区域公示。

### (二)医务人员资质及配置

(1)至少具有2名内科或外科副主任医师及以上专业技术职务任职资格的执业医师,每个诊查科室至少有1名中级及以上专业技术职务任职资格的执业医师。

(2)主检医师由主治医师及以上专业技术职务任职资格的执业医师担任。

(3)医技人员具有专业技术任职、资格,医师按照《医师执业证书》规定的执业范围和职业类别执业。专业技术人员必须具有相应的专业执业资质证书和上岗证。

### (三)健康体检场所要求

(1)有相对独立的健康体检场所及候检场所,应与医疗机构门诊、急诊场所分开,体检人员与就医人员分离。

(2)健康体检区域的建筑总面积不小于 400 $m^2$,环境清洁、整齐。

(3)体检区域布局和流程合理,符合医院感染控制要求及医院消毒卫生标准。

(4)具有候诊区域,体检秩序有序、连贯、良好。

(5)备有抢救车/箱、急救设备和必要的抢救药品,专人管理,良好备用。

(5)备有便民服务设施,如轮椅、饮水设施、残疾人卫生间等设施。

(6)设有健康教育宣传栏、健康宣传册等多种形式的健康教育宣传方式。

### (四)诊室要求

(1)设有独立诊查室,每个诊查室面积不小于 6 $m^2$。

(2)X 射线检查室及使用分区符合国家相关标准的规定。

(3)有清楚、明确的诊室标识。

(4)相应检查有公示告知。

(5)诊室有保护体检人员隐私设施。

(6)诊室清洁整齐,布局规范、合理,配备有效、便捷的手卫生设施及设备。

### (五)消防安全

(1)环境布局、建筑符合消防规范。

(2)有消防安全管理制度、应急预案及安全员。

(3)根据消防安全要求,认真开展消防安全检查,有完整的检查记录。

(4)保持消防通道畅通、防护器材完好,在有效期内。

## 二、健康体检质量控制

管理各体检机构有完整的科室管理制度、各岗位工作职责、工作流程和操作规程。体检机构各岗位工作人员上岗工作,均需佩戴有本人相关信息的标牌。

### (一)各岗位工作职责

1.诊室体检医师岗位职责

(1)主动热情接待每位受检者,耐心细致沟通。

(2)检查前认真核对受检者个人信息,包括姓名、年龄、性别、身份证号。

(3)严格按照体检的技术指标和操作规范,确保体检质量和体检结果的准确性,努力做到不漏诊、不误诊。

(4)如在体检过程中受检者出现急危重症情况,应及时上报领导,并建议到相关科室进一步诊治。

(5)体检医师应具有对体检中的疑难病、少见病的独立诊断能力,不能解决时与上级领导沟通。

(6)体检医师均为该诊室“危急值”第一责任人。

2.体检报告主检医师工作职责

(1)熟悉各种临床多发病及常见病的诊断标准及治疗原则,具备一定的沟通能力及技巧,做好体检报告书修改的沟通事宜。

(2)主检医师应熟悉并掌握各诊室阳性体征与科室小结所提供的不同临床意义。

(3)综合受检者的全面资料,包括疾病史、一般检查、各科室查体结论、实验室结果、辅助检查结果,做出全面合理的诊断及健康体检建议,并提交总检医师审核。

3.体检报告总检医师工作职责

(1)熟悉各种临床多发病及常见病的诊断标准及治疗原则,具备一定的沟通能力及技巧,做好体检报告书修改的沟通事宜,指导下级医生工作。

(2)综合受检者的全面资料,包括疾病史、一般检查、各科室查体结论、实验室结果、辅助检查结果,对主检医师审核的报告书进行评价审核、修改,为体检报告书的整体质量把关。

(3)对主检医师报告中可能出现的漏诊、误诊及时判断、更改,并指导主检医师提高工作。

(4)认真学习新技术的应用,提出相应的体检意见,不断提高体检报告书水平。

4.检查室护士工作职责

(1)严格执行消毒隔离制度及无菌技术操作原则。

(2)主动热情接待每位受检者,并做好检前解释工作,维持良好体检秩序。

(3)协助体检医生诊查,随时清理诊台,保持良好的诊室环境卫生。

(4)妇科检查前与受检者核对好个人婚姻情况,讲解妇科检查注意事项,并指导受检者如何配合医生完成体检,做好解释工作。

(5)掌握各诊室治疗椅、治疗台、诊疗器械的使用情况,保证正常使用。

5.采血室护士工作职责

(1)严格执行消毒隔离制度及无菌技术操作原则。

(2)主动热情接待每位受检者,并做好解释工作。

(3)静脉采血认真执行一人一针一管一巾一带制度。

(4)严格执行核对制度:认真与受检者核对个人信息,做好化验项目的核对工作。

(5)熟练掌握静脉取血操作技术。

(6)掌握晕针、晕血人员的救护方案,做好紧急救护,必要时卧位取血。

6.技师工作职责

(1)熟练掌握仪器正常操作规程,严格按仪器操作流程进行检查。

(2)认真做好仪器日常维护及使用记录,保证机器正常使用。

(3)检前认真做好受检者信息、项目核对及病史询问等工作。

(4)检查时注意保护受检者的隐私。

(5)严格掌握各项检查禁忌证,并做好解释工作。

(6)检查完成后,认真核对检查报告单内容,检查无误交于诊断医师出最终报告。

7.导检员工作职责

(1)具有主动热情的服务意识,耐心解释客人提出的疑问。

(2)正确引导及指导受检者进入体检流程。

(3)维持导检区域内的候检秩序,做到有序、安静、噪声小。

(4)熟练掌握体检内容及体检流程,合理安排体检流程,避免体检项目漏检、误检。

8.预约接待员工作职责

(1)随时热情接待体检咨询,耐心介绍体检项目、答疑。

(2)与体检客户确定体检项目及体检日期,协助咨询客人准确无误办理各项体检手续。

(3)向体检客人讲解体检注意事项,做好检前准备工作。

(4)单位体检结束后根据需要提供体检统计分析报告。

(5)体检项目确定后联系体检单位提供受检者名单,认真核对单位体检项目内容并对名单进行初步分类后交登录室。

### (二)设备管理

(1)体检机构应具有开展健康体检项目要求的仪器设备及相关许可证书,如《医疗器械生产企业许可证》《中华人民共和国医疗器械注册证》《中华人民共和国医疗器械经营企业许可证》,医疗器械的购置和使用符合国家相关规定。

(2)设备计量管理符合相关要求,每台设备都应具有计量合格证书。

(3)根据医学设备情况建立相应的设备管理制度。

(4)有设备管理员岗位职责。

(5)有医用设备使用安全监测制度,定期对设备进行安全考核和评估。

### (三)体检信息管理

(1)依据国家卫生行政部门相关卫生信息标准和规范,制定体检报告管理制度及信息保密管理制度,保护体检人员隐私。

(2)体检机构有独立的"健康体检计算机管理信息系统",体检信息系统操作权限分级管理。

(3)体检信息系统应配备专职或兼职信息系统专业维护人员。

(4)有体检信息安全监管制度及记录,专人管理。

### (四)实验室管理

(1)按照《医疗机构临床实验室管理办法》开展临床实验室项目检测。

(2)检验项目符合卫生计生委《医疗机构临床检验项目目录》范围。

(3)检验试剂、仪器设备应三证齐全(仪器注册证、经营许可证、生产许可证),符合国家有关部门标准和准入范围,检验设备应有标识并定期校准、保养、维修等维护制度和相关记录。

(4)有实验室安全流程,制度和相应的标准操作流程。

(5)具有相关资质人员负责检验全程的质量控制工作。

(6)执行实验室室间质控相关制度,有室间质控和室间质评程序文件。

(7)委托其他实验室检验的应符合《委托医学检验管理规范》,体检机构应有"委托检验服务协议书",协议书应规定双方的职责、委托服务应达到的标准,协议书须有法人或法人制定的委托人签署,并有单位公章。受托实验室应具有执业许可证,具有通过认可、认证或权威评审的证明材料、质量保证文件、作业指导书、标本交接记录和报告单交接发送纸质或电子记录等。

### (五)医学影像学质量控制管理

(1)医学影像检查应通过医疗机构执业诊疗科目许可登记,符合《放射诊疗管理规定》,取得《放射诊疗许可证》。

(2)有放射安全管理相关制度与落实措施。

(3)有专职人员负责对设备进行定期校正和维护,并有记录。

(4)诊断报告书写规范,有审核制度与流程。

(5)放射检查室门口设有电离辐射警告标志,并通过环境评估。

(6)有完整的放射防护器材与个人防护用品,保障医患防护需求,具有放射防护技术服务机构出具的设备及场所的年度《检测报告》。

(7)放射检查项目设置合理,严格遵守《卫生部办公厅关于规范健康体检应用放射检查技术的通知》(卫办监督发[2012]148 号)。

## 三、健康体检医疗安全管理

### (一)医疗安全制度及应急流程

(1)制定严格的医疗安全工作制度及意外应急处理流程及预案。

(2)在诊查活动中,要严格执行"查对制度",确保对受检者实施正确的操作。

(3)对受检者实施唯一标识(体检号或身份证号)管理。

(4)定期进行质量检查,召开质量管理会议,有分析、有整改,有落实、有记录。

(5)体检区域内应设有安全器材及设施(如应急灯、消防器材、无障碍通道等),安全类警示牌(如小心碰头、当心滑到、当心触电等)和消防类警示牌(如安全逃生图、紧急出口、禁止吸烟、灭火器等)。

### (二)体检结果危急值紧急处理制度和流程

(1)制定适合本单位的"危急值"报告制度与流程。

(2)根据工作需要制定"危急值"项目和范围。

(3)专人管理,有完整的"危急值"报告登记资料。

(4)对高危异常结果做到及时通知、登记,并有随访记录。

(5)传染病上报符合国家相关规定,做到及时上报。

### (三)投诉管理相关制度

(1)具有投诉管理部门处理投诉,设立有效的投诉电话或投诉岗位。

(2)具有明确的投诉管理制度和处理流程以及投诉处理记录、改进措施。

(3)具有明确的投诉电话、意见箱和投诉处理时限。

(4)在显要位置公布投诉管理部门、地点、投诉电话。

(5)有完整、明确的投诉登记记录,体现投诉处理全过程。

### (四)服务管理相关制度

(1)体检机构应设有体检流程相关指引或指示,体检科室标识准确,公告设施牌,如洗手间、电梯、公用电话、楼梯灯等标识应明显独立。

(2)体检机构应在体检场所公共区域进行明显展示有关体检项目公示内容如基础体检项目、价格、项目意义介绍等;以及委托公示项目如体检项目外送单位名称和资质。

(3)体检区域内应设立方便受检者看到的体检相关情况的指导或告知,如具体工作时间、体检须知、体检流程。

(4)妇科检查和腔内超声检查针对女性(未婚者)应设有告知栏和知情同意书。

(5)体检时有身体暴露检查的科室(如内科、外科、妇科、B 超等),应做到一受检者一室,检查时关门或有遮挡。

(程文杰)

# 第三节 健康体检超声检查相关知识

近半个世纪以来，随着超声医学迅速发展及超声新技术的不断出现，超声医学作为影像医学的重要组成部分在临床应用中发挥着重要作用。回顾超声诊断发展历程，从 20 世纪 50 年代的 A 超、M 超发展到如今的二维(B 超)、三维超声；从静态的灰阶超声成像发展到实时二维、实时三维超声成像；由黑白超声显像发展到彩色多普勒血流显像(CDFI)；随着超声造影技术的应用，超声诊断开始从解剖成像向功能成像迈进；超声技术与其他技术结合应用，相得益彰，开辟了超声检查的新途径，如内镜超声、腹腔镜超声、术中超声、介入超声等。超声显像技术已经与 X 线、CT、MR、放射性核素并驾齐驱，成为诊断信息丰富、临床使用最多、最方便、无创和安全的医学影像诊断方法之一。

## 一、基本特性

超声波是指超过人耳听力范围的高频率的声波(>20 000 Hz)。诊断常用的超声频率为 2～10 MHz(兆赫)。超声具有不同于 X 线的重要物理特性，其中与临床检测和诊断密切相关的特性有下列几点。

(1)方向性超声在介质(如人体软组织和水)中可以类似光线一样成束发射(声束)，直线传播，方向性很强。

(2)声阻抗超声在介质传播过程中会遇到声阻抗(Z)。超声垂直通过两个不同介质构成的交界面上，产生最大的界面反射—回声。

(3)声衰减超声在人体组织中传播，能量逐渐减低，这种现象称作声衰减。

(4)频移超声遇到运动中的物体，如血管内流动的大量红细胞，反射回来的声波频率发生改变即频移(Δf)，称为 Doppler 效应。

## 二、超声诊断的优点和不足

### (一)优点

(1)无创伤、无放射性。

(2)分辨力强，取得的信息丰富。

(3)可以实时、动态观察组织及器官。

(4)可以观察血流方向及流速。

(5)能多方位、多切面地进行扫查。

(6)检查浅表器官及组织不需空腹、憋尿及排便，随时可以检查。

(7)可在床旁、急症及手术中进行检查，不受条件限制。

(8)可以追踪、随访观察，并比较前后两次治疗的效果等。

### (二)不足

(1)超声检查切面的随意性较大，对切面的认识和理解还没有形成完全统一的规范标准。

(2)现有的探头构造技术限制了一个切面的扫查范围，不能保证一幅图像具有如 CT、MRI 图像一样的完整性。

(3)图像质量受呼吸、心搏等生理活动，以及气体、骨骼等解剖因素的影响或干扰等。

## 三、临床应用

随着影像医学的飞速发展，超声影像学已经成为一门具有临床特色的独立学科，其临床应用的领域得到了不断的拓展。超声波属纵波，即机械振动波。它在不同的介质中，传播速度不相同，反射的声波亦不相同。超声对人体软组织、脏器（如膀胱、胆囊）内液体有良好的分辨力，有利于诊断及鉴别微小病变。

### （一）检查内容

（1）形态学检查体积大小、形态改变、有无占位等。

（2）功能检查心脏功能、血流动力学、胆囊收缩功能等。

（3）介入性诊断和治疗在超声引导下，将穿刺针刺入病灶，进行细胞学及组织学的诊断，同时也可以对某些部位的积液、积脓、囊肿等进行抽液并注入药物治疗。

### （二）应用范围

1. 腹腔脏器

腹部疾病种类繁多，病情复杂，高敏感度彩色多普勒血流显像技术在腹部疾病的应用研究进展迅速，显示了极为重要的临床应用价值，更拓宽了超声在腹部领域的诊断范围，使超声诊断为腹部外科临床解决了大量的难题，在临床医学中占有举足轻重的地位，已成为各级医疗机构不可缺少的重要诊断手段之一。在肝脏、胆囊、胰腺、脾脏、肾脏、输尿管、膀胱、肾上腺、前列腺、胃肠道等领域可为临床提供丰富且有价值的影像诊断信息。

2. 盆腔脏器

妇产科是超声应用的一个非常广阔的领域。自 20 世纪 70 年代超声诊断应用于妇产科临床后，使妇产科疾病的诊断水平有了大幅度的提高。

3. 心血管

作为重要的心血管影像学技术，超声心动图的最大优势是能够为临床医师提供心血管系统结构、心内血流和压力以及心脏功能等重要信息。超声心动图对一些心血管疾病起着决定性的诊断作用，例如结构性心脏病、心肌疾病、心腔内肿瘤、心包积液、主动脉夹层、急性心肌梗死后机械并发症等。

4. 浅表器官

随着高频探头（10～20 MHz）的出现，使皮肤及皮下等浅表组织的超声探测，不仅成为可能，而且有了迅速发展。应用范围包括眼部、甲状腺、甲状旁腺、颌面与颈部、乳腺、浅表淋巴结、肌肉与肌腱、骨与关节等。

5. 颅脑与外周血管

20 世纪 90 年代随着超声血流成像多普勒技术的使用，使超声诊断颅脑与外周血管疾病从形态学与血流动力学结合，得到客观图像特征及血流动力学的参数表达。应用范围包括脑血管、颈部血管、腹腔血管、上肢血管、下肢血管等。

6. 介入性超声

采用超声影像引导经皮穿刺抽吸、活检和引流等介入技术，实现对病灶的诊断和治疗目的。主要优点是实时监护，无放射损伤，操作重复性强。对人体内微量积液、微小肿物和微细管腔的穿刺准确率高。经体腔超声显像技术如经食管、经膀胱、经血管和术中超声检查等也归纳于介入超声的范畴。

7.超声造影

随着超声成像技术的不断发展，新型声学造影技术成功地运用于临床诊断。超声造影剂是一类能够显著增强超声检测信号的诊断用药，在人体微循环和组织灌注检验与成像方面用超声造影剂进行超声检测，简便、实时、无创、无辐射，具有其他影像学检查方法如 CT、MRI 等无法比拟的优点。应用新型造影增强超声成像技术，可清楚显示微细血管和组织血流灌注，增加图像的对比分辨率，显著提高病变组织在微循环灌注水平的检测水平，进一步开拓了临床应用范围，是超声医学发展历程中新的里程碑。

（程文杰）

# 第四节　健康体检项目及其临床意义

如今健康体检越来越普及，想保证自身健康指数的大多数朋友都会选择每年定期体检，但是大家清楚某些健康体检的项目和意义吗？了解了每个体检项目的具体内容及意义，才能让每次的健康体检更有意义，下面对于健康体检的项目和意义做全面的介绍。

## 一、一般情况

1.身高

正常人体的身高随年龄变化也会有不同，从出生开始，男性到 25 岁左右，女性到 23 岁左右停止长高，从 40 岁开始男性的身高平均要降低 2.25%，女性平均要降低 2.5%，甚至一天中也会有 1～3 cm 的改变。影响身高的因素有很多，遗传因素较为普遍但也不是绝对，一个人后天的生活习惯，运动方式，都会影响到身高。国际上也有不同年龄段身高的计算方法，可适用于大多数人群。一般在常规检查中用身高增长来评定生长发育、健康状况和疲劳程度。

2.体重

是反映和衡量一个人健康状况的重要标志之一。

3.体重指数

BMI＝体重(kg)/身高$(m)^2$。

正常体重：18.5≤BMI＜24。

超重：24≤BMI＜28。

肥胖：BMI≥28。

4.血压

血管内的血液对于单位面积血管壁的侧压力。通常所说的血压是指动脉血压。

理想血压：收缩压＜120 mmHg、舒张压＜80 mmHg。

正常血压：收缩压＜130 mmHg、舒张压＜85 mmHg。

血压升高：血压测值受多种因素的影响，如情绪激动、紧张、运动等；若在安静、清醒的条件下采用标准测量方法，至少 3 次非同日血压值达到或超过收缩压 140 mmHg 和(或)舒张压 90 mmHg，即可认为有高血压，如果仅收缩压达到标准则称为单纯收缩期高血压。高血压绝大多数是原发性高血压，约 5%继发于其他疾病，称为继发性或症状性高血压，如慢性肾炎等。

高血压是动脉粥样硬化和冠心病的重要危险因素，也是心力衰竭的重要原因。

血压降低：凡血压低于 90/60 mmHg 时称低血压。低血压也可有体质的原因，患者自诉一贯血压偏低，患者口唇黏膜，使局部发白，当心脏收缩和舒张时则发白的局部边缘发生有规律的红、白交替改变即为毛细血管搏动征。

## 二、体格检查

### (一)内科检查

1. 脉搏

脉搏是心脏搏动节律在外周动脉血管的表现，检查的常用部位有桡动脉、颞动脉、足背动脉。其节律同心律。

2. 胸廓检查

胸廓的前后、左右径，是否对称，有无扁平胸、桶状胸、鸡胸，有无胸椎后凸(驼背)、侧弯，有无呼吸困难所致“三凹征”等。

3. 肺部

主要检查气管是否居中，呼吸动度、呼吸音是否正常，有无过清音、实音，有无干湿啰音、胸膜摩擦音，并叩诊肺下界，初步诊断肺炎、慢性支气管炎、肺气肿、气胸、胸腔积液等。

4. 心率

心脏搏动频率，正常 60～100 次/分钟；＞100 次/分钟为心动过速；＜60 次/分钟为心动过缓。

5. 心界

用叩诊法在前胸体表显示出的心脏实音区，初步判断心脏大小及是否存在左右心室肥大。

6. 心律

心脏搏动节律。正常为窦性心律，节律规整，强弱一致，且心率在正常范围。否则为心律不齐，常见异常心律有期前收缩、二或三联律、房颤等。

7. 肝脏

肝脏呈楔形位于右上腹，上界为右锁骨中线第 5 肋间，下界于剑突下小于 3 cm，右肋缘下不能触及质地柔软，边缘锐，无结节，无压痛。肝脏主要功能为糖、蛋白、脂肪代谢场所；分泌胆汁；并有防御及解毒功能。肝脏疾病时其上下限可发生改变。

8. 脾脏

脾脏位于左上腹，正常于左肋下不能触及。其主要功能为处理衰老红细胞及血小板，并能储存血液。如脾大常为肝脏、血液、免疫系统疾病。

9. 肾脏

肾脏呈半圆形，左右各一，位于腰椎两侧肋脊角。主要功能是产生尿液，调节体液，排泄代谢废物。如有病变常表现肾区叩痛。

10. 肿块

医生可通过视触叩听的检查方法初步判断有无腹部包块，并提出进一步检查的建议。

### (二)外科检查

1. 淋巴结

人体皮下有许多表浅淋巴结群，其主要分布在头颈部、腋下、腹股沟，这些淋巴结汇集相应皮肤表层淋巴液。淋巴结是人体防御器官，将淋巴液中有害物质吞噬清除。当淋巴结肿大压痛时常表示相应区域有病变。

2. 甲状腺

甲状腺呈蝶形位于颈前气管甲状软骨两侧，其分泌的甲状腺素对人体新陈代谢起重要作用。正常甲状腺外观不明显，不可触及，无血管杂音，无结节。甲状腺常见病变有单纯性肿大、甲状腺炎、甲亢、甲减、腺瘤、囊腺瘤，极少数有癌症。

3. 脊椎

人体脊柱由 32 个椎体相互连接从头后枕骨大孔直至臀部尾骨，其中颈椎 7 个，胸椎 12 个，腰椎 5 个，骶椎 5 个，尾椎 3 个。正常脊柱无侧弯，有 4 个生理弯曲：颈、腰椎稍前凸；胸、骶椎稍后凸。胸椎和骶椎无活动度，颈椎和腰椎具有一定的活动度，不注意保护易造成损伤如颈椎病、腰椎间盘突出等。组成人体脊柱的 32 个椎体的椎弓相连形成椎管，穿行其内的脊髓是神经传导的重要组成部分，自椎间孔发出外周神经控制躯干及四肢的运动和感觉。故脊椎病变还可表现外周神经损伤的症状。

4. 四肢

注意患者步态，检查上下肢有无畸形、外伤、感染、活动障碍及水肿等。

## (三)眼科检查

1. 视力

视力常使用远视力表(在距离视力表 5 m 处)及近视力表(在距离视力表 33 cm 处)，两表均能看清 1.0 视标者为正常视力。近视力检查能了解眼的调节功能，配合远视力检查可初步诊断屈光不正(包括散光、近视、远视)、老视或器质性病变(如白内障、眼底病变)。

2. 辨色力

辨色力可分为色弱和色盲两种。可分为先天性和后天性。先天性以红绿色盲最常见；后天性多由视网膜病变、视神经萎缩和球后神经炎引起。

3. 外眼

外眼包括眼睑、泪器、结膜、眼球位置和眼压的检查。

4. 内眼

内眼包括角膜、前房、虹膜、瞳孔、晶状体、玻璃体和眼底的检查。常见疾病有角膜炎、青光眼、白内障、视网膜病变等。

## (四)妇科检查

1. 外阴部

已婚妇女处女膜有陈旧性裂痕，已产妇处女膜及会阴处均有陈旧性裂痕或会阴部可有倒切伤痕。必要时有时医生会嘱患者向下屏气，观察有无阴道前后壁膨出、子宫脱垂或尿失禁等。

2. 阴道

阴道壁黏膜色泽淡粉，有皱襞，无溃疡、赘生物、囊肿、阴道隔及双阴道等先天畸形。

3. 宫颈

宫颈糜烂的程度(轻、中、重度)，宫颈肥大的程度，以及赘生物的大小、位置等。

4. 子宫及附件

子宫位置，有无肌瘤。卵巢及输卵管合称“附件”，有无囊肿。

## 三、实验室检查

### (一)糖尿病筛查

1. 空腹血糖

即空腹时血液中的葡萄糖浓度,葡萄糖是供给人体能量最重要的物质,它在血中的浓度受肝脏、胰岛素及神经系统等的调节,保持在正常范围内。参考范围:3.8～6.1 mmol/L,若≥7.0 mmol/L(126 mg/dL)应考虑为糖尿病,如血糖超过肾糖阈(9 mmol/L)即可出现尿糖。如果长时间的糖尿病未治疗,可能引起心脏血管、脑血管、神经系统、眼底病变及肾脏功能障碍等并发症。此外血糖增高还可见于内分泌疾病(肢端肥大症、皮质醇增多症、甲亢、嗜铬细胞瘤、胰高血糖素瘤),应激性高血糖(如颅脑损伤、脑卒中、心肌梗死),药物影响(口服避孕药等)。亦可见于生理性增高(如饱食后、高糖饮食、剧烈运动、情绪紧张)。

2. 餐后 2 h 血糖

当空腹血糖稍有升高时,需做餐后 2 h 血糖测定,它是简化的葡萄糖耐量实验,可以进一步明确有无糖尿病。若餐后 2 h 血糖值介于 7.8～11.1 mmol/L(140～200 mg/dL),应考虑为糖耐量降低,表示体内葡萄糖代谢不佳,可能存在胰岛 β 细胞分泌胰岛素功能减退,或胰岛素抵抗,应予以饮食和运动治疗。若≥11.1 mmol/L(200 mg/dL),就可诊断为糖尿病,应进一步咨询糖尿病专科医生。

3. 糖化血红蛋白(GHb)

糖化血红蛋白是血糖与血红蛋白的结合产物,由于糖化过程非常缓慢,一旦形成不易解离,故反映的是在检测前 120 d 内的平均血糖水平,而与抽血时间,患者是否空腹,是否使用胰岛素等因素无关,不受血糖浓度暂时波动的影响。对高血糖、特别是血糖、尿糖波动较大的患者有独特的诊断意义,也是判定糖尿病各种治疗是否有效的良好指标。糖化血红蛋白的测定结果以百分率表示,指的是和葡萄糖结合的血红蛋白占全部血红蛋白的比例。

糖化血红蛋白(HbA1c)正常值为:4%～6%。

<4%:控制偏低,患者容易出现低血糖。

6%～7%:控制理想。

7%～8%:可以接受。

8%～9%:控制不好。

### (二)血流变检测

血液流变学是研究血液中各种成分的流变规律。当血液的流动性和黏滞性(即黏稠度)发生异常时,可出现血流缓慢、停滞和阻断,可致血液循环障碍,组织缺血缺氧,引起一系列的病理变化。

临床常见的与血黏度增高有关的疾病有高脂血症、冠心病、高血压病、糖尿病、动脉硬化、脑血栓、心力衰竭、急性肾炎、肾病综合征、慢性肾衰、急性肾衰等。例如血液中脂蛋白和胆固醇增加,可使血液黏稠度增加,血流速度减慢,血管内皮损害,血管壁内膜粗糙,形成粥样硬化,造成血管弹性变差,易导致血栓形成。此外吸烟、超重(肥胖)也是血栓性疾病的发病因素。因此检测全血黏度、血浆黏度、红细胞变性的临床意义,要结合患者具体情况综合判断。

### (三)冠心病危险因素检测

指标同型半胱氨酸(HCY)HCY 水平升高与遗传因素和营养因素有关。现认为 HCY 反应性的增高是引起血管壁损伤的重要因素之一，它与心肌梗死和心绞痛的发生率和死亡增高有关，目前国内外逐渐把它作为心血管疾病临床常规检查指标。超敏 C 反应蛋白(hs-CRP) hs-CRP 是用高灵敏度的方法检测的血浆 C 反应蛋白水平，大量研究证实，hs-CRP 可能是比 LdL-C 更有效的独立的心血管疾病预测指标。个体 hs-CRP 的观测值应取两次(最好间隔 2 周)检测的平均值。

hs-CRP 可对表观健康的人群预示未来发生脉管综合征的可能性，对急性冠脉综合征(ACS)患者则是预后指标。心肌梗死后的 hs-CRP 水平预示未来冠心病的复发率和死亡率，和梗死面积无关。

## 四、影像学检查

### (一)心电图

心电图是诊断心血管疾病最常用的辅助手段。分析各波形出现的顺序及基线水平的变化可为诊断各种心脏疾病或全身疾病提供线索。P 波为心房兴奋产生；QRS 波为心室所形成；T 波为心室激动恢复(复极)的结果；P-R 间期代表激动由心房传到心室时所需的时间，正常值为 0.12～0.20 s，当 P-R 间期延长时提示房室间传导障碍；QRS 间期为心室除极时间，正常应在 0.08 s 以内，Q-T 间期代表心室复极的时间，在某些疾病时 Q-T 间期可明显延长。可用心电图诊断的疾病包括如下。

(1)心律失常：如房性及室性期前收缩、室性及室上性心动过速、病态窦房结综合征、房室及室内传导阻滞。主要表现为 P、QRS 波群出现的顺序及形态，节律的异常以及 P-R 段的延长或 P、QRS 波无固定关系。

(2)心肌梗死：主要表现为异常 Q 波及 ST 段的上移，T 波倒置等。

(3)冠心病心绞痛：主要表现为 S-T 段下移和 T 波倒置或低平。

(4)药物中毒或电解质紊乱：可表现为 QRS 波增宽，Q-T 间期延长及巨大 U 波等。

(5)心包积液：表现为肢体导联低电压。

心电图与运动试验相结合称为运动心电图，主要用于诊断冠心病及某些心律失常如窦性心动过缓及室性心动过速。平时心电图正常者，若运动后出现 S-T 段压低则为冠心病的临床诊断提供了重要依据。

### (二)胸部 X 线片

1.如何数肋骨

数肋骨是看片的基础，看片时常常是以肋骨作为标志。正常胸部 X 线片肋骨从后上向前下数，第 1 肋与锁骨围成一个类圆形的透亮区，这一部分也是肺尖所在的区域，两侧对比有利于发现肺尖的病灶。

2.如何判断肺纹理是否正常

一侧肺野从肺门到肺的外周分为三等份，分别称为肺的内、中、外带，正常情况下肺内中带有肺纹理，外带无，如果外带出现了肺纹理则有肺纹理的增多，反之内中带透亮度增加则肺纹理减少。对肺内、中、外带的区分还有一个意义，那就是对肺气肿时肺压缩的判断，一般来说肺内、中、外带占肺的量分别为 60%、30%、10%。

3.纵隔与肺门

肺门前方平第 2～4 肋间隙，后平对第 4～6 胸椎棘突高度，在后正中线与肩胛骨内侧缘连线中点的垂直线上。这有什么意义呢？举个例子：在纤维空洞性肺结核时，有“肺门上吊”，如果你知道了正常肺门的位置，就很容易判断是否肺门上吊。关于纵隔主要是判断是否有移位。

4.心脏

心脏后对第5～8胸椎，前对第2～6肋骨，心胸比<0.5。主动脉结是主动脉弓由右转向左出突出于胸骨左缘的地方，它平对左胸第2肋软骨。肺动脉段位于主动脉结下方，对判断肺动脉高压很有意义。

5.膈肌和肋膈角

一般右肋膈顶在第5肋前端至第6肋前间水平，由于右侧有肝脏的存在，右膈顶通常要比左侧高1～2 cm。

意义：胸腔或腹腔压力的改变可以改变膈肌的位置，如气胸时膈位置可以压低；膈神经麻痹出现矛盾呼吸。正常的肋膈角是锐利的，如果肋膈角变钝则有胸腔有积液或积血存在，一般地说肋膈角变钝：积液300 mL；肋膈角闭锁：500 mL。

6.乳头位置

男性乳头一般位于第4肋前间，女性乳头位置可较低，两侧不对称的乳头阴影易误诊为结节病灶。

7.如何判断病灶是来自肺内还是来自胸膜腔

一般来说如果病灶大部分在肺内则病灶来自肺内；可以结合侧位X线片来判断，同时CT可以精确鉴别。

（程文杰）

# 第五节　健康体检注意事项

## 一、体检前注意事项

（1）体检前3日内保持正常饮食，不要大吃大喝，不吃太甜、太咸、过于油腻、高蛋白食品及大量海产品，不要饮酒及浓茶、咖啡等刺激食物，晚上应该早休息，避免疲劳及情绪激动。各类食物可能对体检造成的影响。

1）含碘高的食品：如深海鱼油、藻类、海带、海蜇皮等，会影响甲状腺功能检测。

2）含嘌呤类的食物：如动物内脏、海鲜类食品，会影响血尿酸的检测。

3）动物血液制品：对大便潜血试验检查有一定影响。

4）含糖过高食物：对血糖、尿糖的检测有一定影响。

5）高蛋白食品：对肾脏功能检测有一定影响。

6）高脂肪食品：影响血脂的检测。

（2）体检前需禁食至少8 h，否则将影响血糖、血脂、肝功能（但饮少量的清水，送服平时服用的药物，不会影响体检结果）。

（3）体检前3 d不要服用非必需药物，因为各种药物在体内作用可能会影响到体检的准确性。

(4)为了保证体检后您能准确地了解自己的体检结果,请在体检前认真填写和核对体检表。

(5)体检前勿贸然停药。如高血压病患者每日清晨服降压药,是保持血压稳定所必需的,贸然停药或推迟服药会引起血压骤升,发生危险。按常规服药后再测血压,体检医生也可对目前的降压方案进行评价。服少量降压药对化验的影响是轻微的,所以高血压患者应在服完降压药物后体检。对糖尿病或其他慢性病患者,也应在采血后及时服药,不可因体检而干扰常规治疗。

## 二、体检中注意事项

(1)体检当天要注意先做要求空腹检查的项目,如采血、空腹彩超等。

(2)体检当天不要化妆,否则可能影响医生的判断(如贫血、心脏疾病和呼吸系统疾病等)。

(3)穿着简单衣物,女性勿穿连衣裙、高筒袜、连裤袜,男性不要打领带,穿高领套头衫或紧身衣。体检当日最好不要佩戴项链等饰品,不要穿带金属物品的衣服,女性内衣尽量不要带钢托。

(4)精神放松,用一种平常的心态参加体检,切忌紧张,以使检查结果得到客观、真实的反映。

(5)体检化验要求早上 7:30～8:30 采空腹血,最迟不宜超过 9:00。太晚会因为体内生理性分泌激素的影响,使血糖值失真。所以受检者应该尽早采血,不要轻易误时。静脉采血时心情要放松,抽血后立即压迫针孔 5 min,防止出血,勿揉局部。因个别人需较长时间才能凝血,若出现小片青紫,待 24 h 后进行局部热敷,会慢慢吸收。如有晕血史,请提前告知采血人员。

(6)内科检查前请先测血压、身高、体重。

(7)做 X 线检查时,宜穿棉布内衣,勿穿带有金属纽扣的衣服、文胸,请摘除项链、手机、笔、钥匙等物品。拟在半年内怀孕的夫妇及已怀孕的女士,请勿做 X 线检查、骨密度检查。

(8)做膀胱、前列腺、子宫、附件彩超时请勿排尿,如无尿需饮水至膀胱充盈。

(9)心电图检查前应安静休息 5 min 左右,不能在跑步、饱餐、冷饮或吸烟后进行检查,这些因素都可以导致心电图异常,从而影响对疾病的判断。

(10)做经颅多普勒检查时,需停服对脑血管有影响的药物 3 d 以上,检查前一天应洗头。

(11)做尿常规留取尿标本时,需要保持外阴清洁并留取中段标本,以确保化验结果的准确性,女士留取尿标本应避开月经期(至少经后 3 d)。

(12)便常规检查,可到体检中心后留取标本,也可在体检当日在家中使用干净容器留取。如大便有黏液或血液,应注意选取黏液及血液部分,以便提供准确的信息。

(13)女士做妇科检查(宫颈癌筛查),请避开经期,筛查前 24 h 阴道不上药、不冲洗、不过性生活。未婚女性不做该项检查。

(14)在体检过程中,向体检医生提供尽可能全面准确的疾病病史。

(15)请配合医生检查,务必按预定项目逐科、逐项检查,不要漏检。

## 三、体检后注意事项

(1)请保存好体检结果,以便和历次体检结果对照,也可作为以后就医的参考资料。

(2)如果在当次体检中身体状况良好,请保持良好的生活习惯,并且定期进行全面检查。

(3)如果体检结果反映出您的健康状况存在问题,请根据体检医生建议对异常指标进行复查、进一步检查或就医。

(4)当检查方法不足以作为诊断根据时,就必须到医院做进一步检查。

(5)当体检结果提示有疾病,需要治疗,应及时就医,以明确诊断疾病,以免耽误疾病治疗。

(程文杰)

# 第六节　超重与肥胖健康管理

对超重与肥胖者的健康管理主要依据《中国成人超重和肥胖症预防控制工作指南(试行)》。通过健康管理,使管理对象要掌握以下内容。

## 一、超重或肥胖的概念

### (一)超重与肥胖

肥胖是一种由多因素引起的慢性代谢性疾病。肥胖症患者的一般特点为人体脂肪的过量贮存,表现为脂肪细胞增多和(或)细胞体积增大,即全身脂肪组织块增大,体脂占体重的百分比异常增高,并在某些局部过多沉积脂肪。超重和肥胖对人体健康的危害都是因为体内脂肪过多惹的祸。

因此要评价某个人是否肥胖,最好是实际测量他的体脂肪含量。目前公认的在人群调查和临床实践中最实用的方法就是体重指数法(BMI),在大多数情况下,体重指数与体脂肪的比例相关。

要知道自己的体重是否合理,就要学会用体重指数(BMI)科学评价自己的体重。体重指数具体计算方法是以体重(千克,kg)除以身高(米,m)的平方,即 BMI=体重(kg)/身高$(m)^2$。

例如:体重 70 kg,身高 1.65,BMI 是:70÷1.652=25.7 BMI<18.5,说明体重过轻,可以适当增加食物的摄入量;BMI 为 18.5～23.9,说明体重是很标准的,应当将体重维持在这个范围内;BMI 为 24～27.9,说明体重已经超出正常范围,应当积极采取行动来减轻体重;BMI≥28,说明体重为肥胖,患慢性病的概率会显著升高,要积极开展减重行动。

通过测量腰围,能预测出患心血管疾病的危险性,衡量肥胖常用的指标是体重指数,但是腹部肥胖对心脏病的预测作用比体重指数更为准确,它是心脏病发作的一个独立危险因素。用腰围判断中心型肥胖的标准:男性≥85 cm,女性≥80 cm。

### (二)肥胖的分类

1.单纯性肥胖

无内分泌疾病或找不出引起肥胖的特殊病因的肥胖症为单纯性肥胖。单纯性肥胖者占肥胖症总人数的 95%以上,肥胖儿童中约 99%以上属于单纯性肥胖。单纯性肥胖按肥胖的程度可分轻、中、重三级。单纯性肥胖按脂肪的分布可分为全身性(均匀性)肥胖、向心性肥胖、上身肥胖或下身肥胖、腹型(苹果型)肥胖和臀型(梨形)肥胖等。

2.继发性肥胖

主要指由于继发于某种疾病所引起的肥胖,一般均有明显的疾病因素可寻。病因包括遗传因素、中枢神经系统因素、内分泌因素、代谢因素、环境因素(生活方式,社会因素,药物)。

3.特殊时期肥胖

某些特殊情况下由于人体自身的需要，也可使个体处于脂肪蓄积过多的状态，这种状态某种意义上有利于机体，如妊娠期及哺乳期的肥胖。

## 二、单纯性肥胖的危险因素

1.遗传因素

多项研究表明单纯性肥胖具有遗传倾向，肥胖者的基因可能存在多种变化或缺陷。双亲均为肥胖者，子女中有70%～80%的人表现为肥胖，双亲之一(特别是母亲)为肥胖者，子女中有40%的人较胖。研究表明遗传因素对肥胖形成的作用占20%～40%。

2.膳食不合理

膳食结构不合理对肥胖发生的影响，谷类和根茎类食物摄入量低；动物性食物、油脂类摄入量高，使得高能量密度食物摄入过高，脂肪供能＞30%，甚至35%，造成超重与肥胖。机体的能量摄入大于机体的能量消耗，从而使多余的能量以脂肪形式贮存，是导致肥胖的根本原因。进食行为是影响肥胖症发生的重要因素。不吃早餐，晚餐吃得过多，经常吃快餐，进食速度快都会使多余的能量在体内转化为脂肪而储存起来。

此外，如经常性的暴饮暴食、夜间加餐、喜欢零食，尤其是在看电视时进食过多零食，是许多人发生肥胖的重要原因。另外，在外就餐和购买现成的加工食品及快餐食品的情况增多，过多特别是经常上饭店参加宴会和聚餐者常常进食过量。

## 三、超重与肥胖健康管理的目标

(1)坚持合理膳食，控制膳食总能量和减少饱和脂肪酸摄入量。

(2)增加体力活动和锻炼，每天安排进行的体力活动的量和时间应按减体重目标计算。

(3)戒烟限酒。

(4)降低体重5%～10%，最好达到BMI＜24；合理安排减重速度，如成年轻度肥胖者，按每月减轻体重0.5～1.0 kg，中度肥胖者每周减轻体重0.5～1.0 kg为宜。

(5)如有其他慢性病危险因素要进行干预，使其得到一定的改善。

(6)管理期结束后，管理对象能够养成健康的生活习惯，合理调配膳食结构，坚持适量运动，维持体重不增加。

## 四、超重与肥胖健康管理的内容

### (一)平衡膳食、合理营养指导

1.膳食原则

(1)低热能饮食：膳食给予低热能食物，以造成能量的负平衡，使体内储存的多余脂肪逐渐消耗。对摄入的热能控制要循序渐进，逐步降低，最好使每天膳食中热量比原来每天减少1/3，这是达到每天每周能降低体重0.5 kg目标的一个重要步骤。低能量减重膳食一般设计为女性4186～5023kJ(1 000～1 200 kcal)/d，男性5023～6697kJ(1 200～1 600 kcal)/d，或比原来习惯摄入的能量减少1256～2092kJ(300～500 kcal)。避免用极低能量膳食(能量总摄入低于每天800 kcal的膳食)，如有需要，应在医护人员的严密管理下进行。控制热能的摄入时，要做到营养平衡，保证摄入充足的蛋白质。蛋白质来自肉、蛋、乳及豆制品，应占总热量的15%～20%，适量优质蛋白质可以与谷类等植物蛋白质的氨基酸起互补作用，提高植物蛋白质的营养价值。不提倡采用素食疗法，否则损害健康。

(2)适当限制脂肪的摄入：脂肪应占总热能的20%～25%，严格控制烹调油的用量，每日用烹调油10～20 g，同时还要控制油脂肥厚的食物，如烤鸭、炸鸡、红烧肉、扣肉、熘肝尖、爆腰花等。烹调时应注意烹调方法，以蒸、煮、炖、拌、汆、卤等方法，避免油煎、油炸和爆炒等方法，煎炸食物含脂肪较多。

(3)摄入适量的碳水化合物：碳水化合物应限制在占总热能的40%～55%，不可极度地控制，防止酮症的出现。碳水化合物以谷类食物为主要来源，每日应摄入150～250 g(3～5两)。在谷类食物中，最好选择粗粮和杂粮，因为它们含有丰富的膳食纤维，食用后具有饱腹感，可以延缓食物的消化、吸收的速率，有利于控制体重，减轻肥胖。严格限制单糖食物如蔗糖、麦芽糖、果糖、蜜饯及甜点心等食物。也要限制辛辣及刺激性食物及调味品，如辣椒、芥末、咖啡等，这类食物可以刺激胃酸分泌增加，容易使人增加饥饿感，提高食欲、进食量增加，导致减肥失败。食盐也应限制，食盐可引起口渴和刺激食欲，增加体重，每日食盐量控制在5～6 g。

(4)充足的无机盐和维生素：膳食中必须有足够量的新鲜蔬菜，尤其是绿叶蔬菜和水果，蔬菜含膳食纤维多，水分充足，属低热能食物，有充饥作用，可采用拌豆芽、拌菠菜、拌萝卜丝、拌芹菜、小白菜、冬笋、有的蔬菜可以生食、借以充饥。还可补充多种维生素、无机盐，防止维生素和无机盐缺乏。

(5)改变不良饮食习惯：养成良好的饮食习惯是防止肥胖的有效措施之一，平时最好不要吃零食、甜食、含糖饮料和碳酸饮料。吃饭时要慢嚼细咽，使食物与唾液充分混合，有助于消化吸收，可延长用餐时间，即使吃得少也可达到饱腹作用。一日三餐要定时定量，早餐要吃好，午饭要吃饱，晚餐要吃少。不可不吃早餐，中午对付，晚上会餐，这样不利于减肥。进餐时不看电视、阅读报纸等。

2.减肥的饮食疗法

(1)充分摄取蛋白质、维生素和矿物质：每餐在肉、鱼、蛋、乳类和大豆制品中摄取2种以上；蔬菜类要绿、黄色和单色蔬菜合理搭配，约各占一半；海草、蘑菇、魔芋类等要充分摄取；每餐食品种类要在8种以上。

(2)要努力使副食的体积不减少：肉要选用瘦肉部位；肉类的热量按白肉、红肉和青鱼的顺序的增加；贝、虾、蟹类因热量低可充分摄取；不使用食用果酱、调味汁、蛋黄酱、调味剂等。

(3)要设法获得饱腹感：摄取汤类食品，品种要多。选用耐嚼的食品。

(4)采取措施，防止体重反弹：肥胖症的饮食疗法存在的问题是，一旦减肥成功也很难维持，容易反弹。对于这些情况必须进行指导：必须充分品味食物，咀嚼可以向大脑传递已经进食的信号。因此，养成每口咀嚼20次的习惯很重要；确定规则的、正确的进食时间：就寝前进食是肥胖的原因。特别是早餐应多吃，晚餐少吃，睡前则禁止进食；不要过多购买食物。

(5)减肥期间禁用的食品：油炸食品、腌制食品、加工的肉类食品(肉干、肉松、香肠)、饼干类(不含低温烘烤和全麦饼干)、汽水可乐类食品、方便类食品(方便面和膨化食品)、罐头类食品、话梅蜜饯类食品(果脯)、冷冻甜食类(冰激凌、冰棒、雪糕)、烧烤类食品。

### (二)运动指导

运动是超重与肥胖防控的重要措施。运动可增加脂肪分解，提高胰岛素敏感性。长期坚持适量运动，具有良好预防肥胖、减肥的作用，还可提高心肺功能，改善身体不良指标。

(1)只限制饮食而不合并增加体力活动或不采取其他措施时，减重的程度和持续效果均不易达到满意的程度。建议采用中等降低能量的摄入并积极参加体力活动的做法，使体重逐渐缓慢地降低。

(2)提倡采用规律的、中等强度的有氧活动或运动。因为中等或低强度运动可持续的时间长，运动中主要靠燃烧体内脂肪提供能量。如用心率来大致区分，进行中等强度体力活动量时的心率为 100～120 次/分钟，低强度活动时则为 80～100 次/分钟。

(3)每天安排进行体力活动的量和时间应按减体重目标计算，对于需要亏空的能量，一般多考虑采用增加体力活动量和控制饮食相结合的方法，其中 50%(40%～60%)应该由增加体力活动的能量消耗来解决，其他 50%可由减少饮食总能量和减少脂肪的摄入量以达到需要亏空的总能量。

(4)如希望在 1 个月内减体重 4 kg，每周需减体重 1 kg，则需每天亏空能量约 4604kJ(1 100 kcal)，其中通过增加运动量以消耗 2302kJ(550 kcal)，即每天需要增加中等强度体力活动 2 h，或低强度体力活动 3～4 h。

(5)如计划在 1 个月内减体重 3 kg，每周需减体重 375 g，需每天亏空能量约 3349kJ(800 kcal)，其中通过运动增加消耗 1674kJ(400 kcal)，每天需要增加中等强度体力活动 1.5～2 h，或低强度体力活动 2.5～3.5 h。

(6)计划在 1 个月内减体重 2 kg，每周减体重 0.5 kg，则需每天亏空能量约 2302kJ(550 kcal)，其中由体力活动增加消耗 1256kJ(300 kcal)。最好每天增加中等强度体力活动1～1.5 h，或低强度体力活动 2～3 h。

(7)计划在 1 个月内减体重 1 kg，每周减体重 0.25 kg，则需每天亏空能量约 1130kJ(270 kcal)，其中由增加体力活动量每天消耗 628kJ(150 kcal)。每天至少增加中等强度体力活动 1 h 或低强度体力活动约 2 h。

(程文杰)

# 参考文献

[1] 刁永书,文艳秋,陈林,等.肾脏内科护理手册[M].2版.北京:科学出版社,2016.

[2] 唐英姿,左右清.外科护理[M].上海:上海第二军医大学出版社,2016.

[3] 郎红娟,侯芳.神经外科专科护士实用手册[M].北京:化学工业出版社,2016.

[4] 沈翠珍.内科护理[M].北京:中国中医药出版社,2016.

[5] 刘梦清,余尚昆.外科护理学[M].北京:科学出版社,2016.

[6] 潘瑞红.专科护理技术操作规范[M].武汉:华中科技大学出版社,2016.

[7] 孟共林,李兵,金立军.内科护理学[M].北京:北京大学医学出版社,2016.

[8] 赵艳伟.呼吸内科护理工作指南[M].北京:人民卫生出版社,2016.

[9] 翁素贞,叶志霞,皮红英.外科护理[M].上海:复旦大学出版社,2016.

[10] 张铭光,杨小莉,唐承薇,等.消化内科护理手册[M].2版.北京:科学出版社,2015.

[11] 游桂英,方进博.心血管内科护理手册[M].北京:科学出版社,2015.

[12] 姚景鹏,吴瑛,陈垦.内科护理学[M].北京:北京大学医学出版社,2015.

[13] 王兰.肾脏内科护理工作指南[M].北京:人民卫生出版社,2015.

[14] 陆一春,刘海燕.内科护理学[M].北京:科学出版社,2016.

[15] 张欣.妇产科护理[M].北京:中国中医药出版社,2015.

[16] 丁淑贞.心内科护理学[M].北京:中国协和医科大学出版社,2015.

[17] 屈红,秦爱玲,杜明娟.专科护理常规[M].北京:科学出版社,2016.

[18] 徐燕,周兰姝.现代护理学[M].北京:人民军医出版社,2015.